DIE KUNSTLITERATUR

EIN HANDBUCH ZUR QUELLENKUNDE

DER NEUEREN KUNSTGESCHICHTE

VON

JULIUS SCHLOSSER

KUNSTVERLAG ANTON SCHROLL & CO. · WIEN

UNVERÄNDERTER NACHDRUCK DER AUSGABE VON 1924

GESAMTHERSTELLUNG: AGENS-WERK GEYER + REISSER, WIEN
ISBN 3-7031-0604-2

KARL VOSSLER

ZUGEEIGNET

Werter Freund!

Es hat seinen wohlerwogenen Grund, wenn ich gerade Ihnen dieses Buch darbringe, trotz aller seiner Mängel — ich weiß genau, was ich sage —, und trotzdem wir, obwohl beide »Philologen«, auf so verschiedenen Gebieten tätig sind. Denn aus Ihren Schriften, die ich seit vielen Jahren aufmerksam verfolge, spricht ein Geist zu mir, dem ich mich irgendwie verwandt fühle und der mir in meinem engeren »Fache« selten, fast niemals, entgegentritt; so habe ich aus ihnen nicht nur Genuß, sondern reichste Belehrung und Förderung geschöpft. Ich muß Ihnen aber mit knappen Worten die Geschichte dieses Buches erzählen; sie gehört zu ihm, wie zu jeglichem Problem des Denkens; niemand hat uns dies ja so eindringlich eingeschärft, wie unser großer gemeinsamer, auch zu unserer Generation gehöriger Freund Benedetto Croce.

Die hier vereinigten Abhandlungen sind in den schlimmsten Jahren, die über uns »Mitteleuropäer« kamen, auch als eine Art freiwilliger »Kriegsdienstleistung im Hinterlande« zuerst in den Sitzungsberichten (Philosophisch-historische Klasse) der Wiener Akademie der Wissenschaften erschienen unter dem Titel: »Materialien zur Quellenkunde der Kunstgeschichte« (10 Hefte 1914—1920). Aber ihre Anfänge reichen um mehr als ein Vierteljahrhundert zurück; ihren praktischen Ursprung haben sie in eigenem Bedürfnis und in einer gewissen Sammlerliebe, die mich eine für einen Privatmann nicht ganz unerhebliche, nahezu vollständige Bibliothek kunsttheoretischer und kunstgeschichtlicher Literatur, meist auf italienischem Boden, zusammenbringen ließ: in ihm, mir durch Überlieferung, teilweise Herkunft meiner Vorfahren vertraut, hat diese ja überhaupt ihren Ursprung und ihre wesentliche Bedeutung. Auch dem vorliegenden Buche merkt man wohl an, daß ich sie in den Mittelpunkt gestellt habe, ursprünglich auch allein behandeln wollte; was ein übrigens wohlwollender Beurteiler gesagt hat, ich hätte die fremden Gebiete, namentlich in späterer Zeit, mehr als »Tourist« durchstreift, entspricht sicherlich der Wahrheit. Seit meinen wissenschaftlichen Anfängen ist Quellenkunde und -kritik auch ein Gebiet gewesen, in dem ich mich, schon meinen starken literarischen Neigungen nach, stets mit einer gewissen Vorliebe bewegt habe; meine ganze philologisch-historische Herkunft aus Sickels und Wickhoffs Schule trug dazu bei. Die Mängel und Lücken des Versuchs, in dem ich meine vieljährigen Studien endlich zusammengefaßt habe, sind mir ganz deutlich bewußt, wohl mehr als jedem andern, der sie gleichwohl, auf einem bestimmt umgrenzten Gebiete arbeitend, überall feststellen wird; ich habe vielfach aus zweiter Hand geschöpft, es wohl auch müssen, und die notwendige Unvollständigkeit aller bibliographischen Arbeit, die immer durch neuere Forschungen überholt wird, entschuldigt mich gar nicht. Mit vollem Bewußtsein wählte ich daher für jene erste Akademiepublikation einen möglichst bescheidenen Titel; habe ich hier ihn in der Buchausgabe durch einen andern ausdrucksvolleren ersetzt, so geschah das nur, um den immerhin vorhandenen Zusammenhang des Buches herauszuheben. Es ist nicht die bekannte Autorenheuchelei, die mich das betonen läßt; jener Mangel bleibt auch jetzt, trotz vieler Ergänzungen, die am Ganzen wenig ändern, bestehen; vollends die Literatur seit 1914 ist mir eigentlich nur zufallsgemäß zur Hand gewesen. Aber der eigentliche innere Mangel, den ich empfinde, ist anderer Art. Das vorliegende Buch ist, was man nicht (wie es schon geschah) mißverstehen sollte, hier durch seinen Untertitel deutlich als das bezeichnet, was es ursprünglich sein wollte und seiner ganzen Intonation nach bleiben mußte, als Quellenkunde; aber es ist ein zwieschlächtiges Gebilde geworden, durch Ansätze, die da und dort merklich werden, zu etwas ganz anderem, das auf jenem Grunde ruhen muß, und mich immer stärker beschäftigt, zu einer Theorie und Geschichte der Kunstgeschichtschreibung, also zu jenem Thema, das A. W. Schlegel zuerst in noch heute (und gerade heute wieder) vorbildlicher Weise in seinen Berliner Vorlesungen von 1801 aufgegriffen hat. Gleichwohl ist mein Buch im Grunde, trotz jener Ergänzungen und trotz einiger Überarbeitung im Stilistischen — ich habe mich, namentlich im Beginn, allzusehr in böser Fremdwörterei gehen lassen! — das nämliche geblieben, wie es sich in der Folge jener Akademieabhandlungen erwiesen hat; aber meine eigene Stellung zu ihm hat sich nicht unbeträchtlich geändert: es ist mir innerlich fremd geworden, wie denn einem Schriftsteller, der gewohnt ist vorwärts, nicht rückwärts zu blicken, seine eigenen älteren Probleme eigentlich nicht mehr angehören, ein Stück abgestreifter Schlangenhaut werden; man braucht kein Jakob Burckhardt zu sein und auf seinem einsamen Höhenweg zu wandeln, um zu verstehen, warum der Altmeister die Neubearbeitungen seiner Bücher als eine leere Plage, als etwas, das ihn im Grunde eigentlich nichts mehr angehe, andern überlassen hat. Daran aber, mein verehrter und lieber Freund, sind Sie zum großen Teil schuld. Ihre Schriften haben mir fortwährend neue Promblemstellungen und -klärungen gebracht; schuld ist ferner daran und vor allem jener Mann, dem wir beide so viel verdanken, und der meine von Jugend auf vorhandenen philosophischen Neigungen — die freilich bei Ihnen unvergleichlich festere Gestalt gewonnen haben — an- und aufgeregt hat: eben Benedetto Croce. Wir beide haben es, im Unterschied zu manchen Kollegen, obwohl auch wir noch aus der positivistisch-empirischen Generation herstammen, die sich naiv oder grobschlächtig »ästhetikfrei« wähnte, niemals vergessen wollen und können, daß wir an »philosophischen« Fakultäten lehren; leider hat ein mißgünstiges Schicksal es gefügt, daß wir es nicht Seite an Seite tun können. Sie wissen nun, weshalb Sie die Widmung dieses Wälzers sich selbst zuzuschreiben haben.

Ich hätte ihn nach alledem von Grund auf umarbeiten müssen und sollen; aber dazu fehlt mir, noch mehr als die Zeit, die Überzeugung, daß ich alle diese Probleme so weit durchgedacht hätte, daß sie für mich zu einem gewissen Abschluß gelangt wären; ich stehe noch immer in einer Krise. Wenn ich das Buch nun trotzdem hinausgehen lasse, hat dies einen rein praktischen Grund: daß es im Schul- und Forschungsbetrieb noch eine Zeitlang eine gewisse Sendung erfüllen kann. Das bezeugen mir die paar Rezensionen, die es erfahren hat, noch mehr aber viele Zuschriften, die mir zum Teil auch von Männern, die andere Felder bebauen, als die Kunstgeschichte, zugekommen sind. Es ist nicht Eitelkeit, wenn ich sage, daß mich außer der schönen und warmen — wohl allzu warmen — Rezension, zu der E. Steinmann nach Jahren seine Feder angesetzt hat, nichts so sehr gefreut und in gewissem Sinn beruhigt hat, als die lange, von einer sehr hohen Warte aus gesehene Besprechung eines mir persönlich unbekannten englischen Gelehrten (dessen Namen, H. Quigley, ich erst vor kurzem erfahren habe) in den Litterary Times dieses Jahres; gerade aus ihr ist mir aber noch klarer geworden, daß mein Wollen und Vollbringen sich nur notdürftig decken.

So nehmen Sie denn, verehrter Freund, dies Buch auch in seiner ehrlichen, offen bekannten Armut freundlich hin; vielleicht daß ich es dereinst noch durch ein besseres ersetzen kann.

Wien, am Weihnachtsfest 1922.

Ihr

J. S.

Ich muß hier noch einer Reihe von Männern gedenken, die mir ihren Anteil an diesem Buche durch Ergänzungen und Richtigstellungen bezeugt haben. An erster Stelle muß ich neben E. Steinmann in Rom, den ich schon erwähnte, G. Gronau in Cassel nennen; des weiteren meinen lieben Jugendfreund J. J. Tikkanen in Helsingfors, Chr. Hülsen in Florenz, P. Clemen in Bonn; endlich einige jüngere Gelehrte, von denen ich ein paar meine »Schüler« nennen darf: F. Saxl in Hamburg, G. v. Kieszkowski in Krakau, E. Kaufmann in Wien, K. Cassierer in Oberhambach, K. Eberlein in Rastatt; sie haben mir zum Teil Einsicht in noch ungedruckte eigene Schriften gestattet. Ihnen allen sage ich hier meinen wärmsten Dank.

Beim Lesen der Korrekturen und namentlich bei der Anfertigung der Register-Bibliographie hat mir einer meiner wirklichen »Urschüler«, Ernst Kris in Wien, hilfreiche Hand geleistet. Ihm, der mir seit langem nahe steht und meinen oft abseitigen Wegen immer mit herzlichem Verständnis gefolgt ist, danke ich an dieser Stelle besonders.

Inhaltsübersicht

Seite

An Karl Vossler VII
Vorerinnerung. Über Begriff und Umfang der kunsthistorischen Quellenkunde . . 1
Zur Bibliographie der Quellenkunde 2

Erstes Buch: Das Mittelalter 7

Einleitung: Beginn der abendländischen Kunstliteratur 9
I. Die mittelalterliche Kunstliteratur (Überblick) 9
1. Im griechischen Osten (mit Bibliographie) 13
2. Im lateinischen Westen 13
A. Technische Literatur (mit Bibliographie) 20
B. Poetische Kunstliteratur (desgl.) 27
C. Zur Historiographie der Kunst im Mittelalter (desgl.) 33
D. Periegetik des Mittelalters (desgl.) 41
II. Zur Kunsttheorie des Mittelalters 45
1. Kunsttheoretische Ergebnisse des Altertums 45
2. Das Erbe des Altertums im Mittelalter 59
III. Theorie und Praxis im toskanischen Trecento 67
1. Zu Dantes Kunstlehre 67
2. Die Werkstatt des Trecento. Der Traktat des Cennino Cennini (mit Bibliographie) 77

Zweites Buch: Frührenaissance. Leonardos Vermächtnis 85

I. Die historische Literatur 87
1. Lorenzo Ghiberti 87
Bibliographie 90
2. Die übrigen historischen Schriften des Quattrocento 92
Literatur 103
II. Die Theoretiker der Frührenaissance 105
1. L. B. Alberti 105
Bibliographie 110
2. Die Romantiker der Frührenaissance 112
Bibliographie 119
3. Die strengen Theoretiker der Frührenaissance 120
Bibliographie 128
III. Die historischen Thesen der Frührenaissance, Gesamtansicht 130
IV. Zu den kunsttheoretischen Thesen der Frührenaissance 133
V. Leonardos Vermächtnis 140
1. Einleitung 140
2. Bibliographie 143
3. Zu Leonardos Kunstlehre 150

Seite

Drittes Buch: Die Kunstgeschichtschreibung vor Vasari 165

I. Die Vorläufer Vasaris 167

1. Das Buch des Antonio Billi 167
2. Der Anonymus der Magliabecchiana. Gelli .Giovio. Wirkliche und angebliche Quellen Vasaris 168

Bibliographie 176

II. Erste Ansätze zur Kunstgeschichtschreibung außerhalb Italiens 178

Bibliographie 182

III. Die Kunsttopographie. Beginn der Guidenliteratur 183

Bibliographie 193

Viertes Buch: Die Kunsttheorie der ersten Hälfte des sechzehnten Jahrhunderts . 197

I. Die Kunsttheorie Mittelitaliens vor Vasari 199

Bibliographie 204

II. Oberitalienische Theoretiker 205

Bibliographie 218

III. Fortsetzung der vitruvianischen Studien 219

Bibliographie 225

IV. Erste Fernwirkung der italienischen Theorie auf das Ausland 226

1. Viator u. a. 226

Bibliographie 231

2. Dürer 231

Bibliographie 241

3. Deutsche Kunstbücher 242

Bibliographie 245

4. Francisco de Hollanda 246

Bibliographie 249

Fünftes Buch: Vasari 251

Einleitung 253

I. Entstehungsgeschichte der Viten. Verhältnis der ersten zur zweiten Auflage . 255

II. Die Quellen Vasaris 258

1. Eigentlich kunsthistorische Quellen 258
2. Historische Literatur 262
3. Sonstige Literatur 263
4. Mündliche Tradition. Vasaris Denkmälerkenntnis und Autopsie 263

III. Vasaris historische Orientierung und Arbeitstechnik 265

1. Der Geschichtsbegriff der Renaissance 265
2. Vasaris historische Absichten 268
3. Vasaris Arbeitstechnik und Stilkritik im Einzelnen 271

IV. Vasaris historische Gesamtansicht 277

V. Vasaris ästhetischer und kunsthistorischer Standpunkt 285

Bibliographie 294

Sechstes Buch: Die Kunstliteratur des Manierismus 305

I. Historik und Periegese 307

Bibliographie 332

Seite

II. Die kunsttheoretischen Schriften des Manierismus (Überblick) 338
1. Der toskanisch-römische Umkreis 339
2. Oberitalien 349
Bibliographie 356
III. Die Lehrer der Baukunst 360
Bibliographie 373
IV. Die Moralisten 378
Bibliographie 384
V. Die Kunsttheorie des Manierismus in ihren Grundlagen 385
1. Ansichten vom Wesen der Kunst 385
2. Vorherrschen des Intellektualismus 389
3. Die Lehre von der »künstlerischen Idee« 393
4. Verhältnis der Kunst zur »Schönheit« 395
5. Grundsätze der Kunstkritik 399
6. Die Lehre von den Genres und Stilgesetzen 402
7. Der Gedanke des »Klassischen« 404

Siebentes Buch: Die Geschichtschreibung des Barock und des Klassizismus . . . 407
Einleitung 409
I. Die römisch-florentinische Universalhistorie 410
Bibliographie 422
II. Die Kunsthistoriographie im übrigen Europa. — Die Geschichtschreibung des italienischen Klassizismus 425
Bibliographie 436
Niederlande 436
Deutschland 437
Lokale Kunstgeschichte 439
Nürnberg 439
Augsburg 439
Andere Städte 439
Dänemark 441
Allgemeine Literatur über die deutschen Kunstsammlungen des 18. Jahrhunderts 441
Frankreich 442
Künstlerleben u. a. 443
England 443
Kunst- und Künstlergeschichte 443
Schriftsteller über die Kunde englischer Vorzeit 444
Kunsttopographie, Sammlungen 445
Spanien 446
Topographische Literatur 446
Italien im 18. Jahrhundert 447
III. Einige Bemerkungen zum Gesamtcharakter der Kunstgeschichtschreibung des Barock und Klassizismus 449

Achtes Buch: Die italienische Ortsliteratur 463
I. Die örtliche Kunstgeschichtschreibung Italiens 465
II. Die Literatur der Ciceroni 472
III. Bibliographie der Ortsliteratur Italiens 492
Allgemeine Ortskunde und Reiseliteratur 493
Das landschaftliche und städtische Schrifttum 495

Seite

I. Oberitalien . . . 495

1. Friaul . . . 495

Udine, Cividale, Pordenone, Gemona . . . 495

2. Venetien . . . 495

Venedig . . . 495

Künstlergeschichte . . . 495

Einzelbiographien, Elogien u. dgl. . . . 496

Topographie . . . 497

Lokalliteratur über einzelne Bauten u. s. w. . . . 498

Venezianische Sammlungen . . . 499

Murano . . . 499

Padua . . . 499

Lendinara, Treviso . . . 500

Rovigo, Verona . . . 500

Bassano . . . 501

Vicenza . . . 502

3. Lombardei . . . 502

Brescia . . . 502

Bergamo, Como . . . 502

Trient und Welschtirol . . . 503

Cremona . . . 503

Crema . . . 504

Mantua . . . 504

Mailand . . . 504

Pavia . . . 506

Lodi . . . 507

4. Piemont . . . 507

Turin . . . 507

Vercelli, Novara, Alessandria . . . 507

5. Ligurien . . . 507

Genua . . . 507

6. Emilia und Romagna . . . 508

Parma . . . 508

Piacenza, Modena . . . 508

Reggio (d'Emilia) . . . 509

Bologna . . . 509

Cento, Faenza, Forli . . . 512

Ferrara . . . 512

Ravenna . . . 513

Rimini . . . 514

II. Mittelitalien . . . 514

1. Toskana . . . 514

Florenz . . . 514

Einzelbiographien . . . 514

Führer . . . 515

Fiesole, Prato, Pistoja . . . 517

Pescia, Empoli, Arezzo, Siena . . . 518

Pisa . . . 518

Seite

Livorno, Lucca . . . 519
Carrara und die Lunigiana . . . 519
Volterra, Cortona . . . 520

2. Umbrien . . . 520
Perugia . . . 520
Assisi . . . 520
Foligno, Spoleto, Gubbio, Todi, Spello, Città di Castello . . . 521
Sansepolcro, Orvieto . . . 521

3. Marken . . . 522
Ancona, Loreto, Ascoli . . . 522
Camerino, Fabriano, Fano, Fermo, Macerata, Montalboddo, Pesaro . 522
Sanseverino, Sinigaglia, Urbino . . . 523

4. Latium . . . 523
Rom . . . 523
Kunst- und Künstlergeschichte . . . 524
Römische Kunstzeitschriften alter Zeit . . . 525
Kunsthistorische Ortskunde . . . 525
Eigentliche Guidenliteratur . . . 525
Einzelnes und Sammlungen . . . 527
Viterbo, Caprarola . . . 527

III. Unteritalien . . . 528

1. Königreich Neapel . . . 528
Neapel . . . 528
Künstlergeschichte . . . 528
Guiden . . . 529
Gaeta, Monte Cassino, Benevent . . . 529
Abruzzen . . . 530
Apulien und Kalabrien . . . 530

2. Sizilien . . . 530
Messina . . . 530
Palermo . . . 530
Monreale . . . 530

3. Sardinien . . . 530
Sassari . . . 530

Italienische Kunst im Auslande . . . 530

Neuntes Buch: Die Kunstlehre des 17. und 18. Jahrhunderts . . . 531

I. Die italienische Kunsttheorie des 17. Jahrhunderts (Übersicht) . . . 533
Bibliographie . . . 543

II. Die Kunsttheorie des 17. Jahrhunderts in Frankreich . . . 547
Bibliographie . . . 554

III. Die Kunsttheorie des Barock in den übrigen Ländern . . . 557
Bibliographie . . . 560
Spanien . . . 560
Niederlande . . . 560
Deutschland . . . 561
England . . . 561

IV. Die Kunsttheorie des 18. Jahrhunderts außerhalb Italiens (Übersicht) . . . 562

Seite

V. Die italienische Kunsttheorie des 18. Jahrhunderts 575
Bibliographie 581
Frankreich 581
Architekturlehre 582
Spanien 584
England 584
Deutschland 585
Architekturlehre 587
Italien 588
VI. Einige Bemerkungen zur Kunsttheorie des Barock 591

Register (zugleich Gesamtbibliographie) 611

Vorerinnerung.

Über Begriff und Umfang der kunsthistorischen Quellenkunde.

Bevor ich die folgenden Kapitel vorlege, glaube ich, einige Zeilen der Verständigung vorausschicken zu sollen. Worte der Rechtfertigung sollte dies Unternehmen eigentlich nicht bedürfen, aber bei dem Zustande unseres Fachs, das noch immer die Kinderschuhe nicht ausgetreten zu haben scheint und immer wieder bedenklich wird, ob es sich den historischen Wissenschaften in der Tat zurechnen solle, gehören Unternehmungen solcher Art nicht gerade zu den selbstverständlichen Dingen, im Gegenteil pflegt man sie mit ziemlicher Gleichgültigkeit beiseitezuschieben, als etwas Lästiges und Langweiliges. Wie dem nun auch sein mag, — ich habe nicht Lust, hier die Worte des Unmuts zu wiederholen, die meine »Prolegomena zu Ghibertis Denkwürdigkeiten« einleiten (im Jahrbuch der Zentralkommission, Wien 1910: *Über Wesen und Desiderien der Quellenkritik*), und muß mich damit begnügen, festzustellen, daß ich schon als Schüler meines großen Lehrers Sickel die Kunstgeschichte eben auch nur als historische Disziplin aufzufassen vermag, wesensverwandt, doch in Aufgaben und zum Teil in den Wegen verschieden von ihrer Schwesterschaft, der sogenannten klassischen Archäologie, die ihr wissenschaftlich viel strafferes Wesen nicht zum geringsten Teile ihrer philologischen Schulung verdankt. Unter Kunstgeschichte verstehe ich aber hier, mit einer leidlich zu rechtfertigenden Einschränkung, lediglich die Geschichte der neueren, und zwar der christlichen Kunst in dem Umfange, in dem sie wirklich historisch geworden zu sein scheint, also etwa von Diokletian bis auf Napoleon, und dementsprechend wollen die folgenden Abschnitte auch nur Beiträge zu diesem zeitlichen und örtlichen Umkreise liefern.

Auch der Begriff der Quellenkunde selbst bedarf einer Einschränkung; gemeint sind hier die sekundären, mittelbaren, schriftlichen Quellen, vorwiegend also im Sinne der historischen Gesamtdisziplin die literarischen Zeugnisse, die sich in theoretischem Bewußtsein mit der Kunst auseinandersetzen, nach ihrer historischen, ästhetischen oder technischen Seite hin, während die sozusagen unpersönlichen Zeugnisse, die Inschriften, Urkunden und Inventare, anderen Disziplinen zufallen und hier nur einen Anhang bilden können.

Im Grunde handelt es sich also um philologische Aufgaben, und so wird die Gliederung der kunsthistorischen Quellenkunde auch durch jene Richtpunkte bestimmt sein, die den vorbildlichen Charakter jener wunderbar fein ausgebildeten Disziplin, der klassischen Philologie, ausmachen. Heuristik, Kritik und Hermeneutik der Quellen werden auch hier ebenso viele sich übereinander erhebende Stufen ausmachen wie dort. Die Quellenkunde hat zunächst den tatsächlich vorhandenen Stoff auszukundschaften und mindestens bibliographisch beschreibend zu übermitteln. Auf eine höhere Stufe steigt sie durch die kritische Bearbeitung dieses Rohmaterials, die den einzelnen Perioden wohl angepaßt sein muß. Zum Rang einer selbständigen historischen Disziplin, gleich den übrigen »Hilfswissenschaften« — um den verfänglichen Ausdruck einmal zu gebrauchen — erhebt sie sich durch die Darlegung des inneren historischen Gehalts dieses Materials selbst, in philosophischem Geiste betrachtet, wo sie dann notwendig, in die neueste Zeit übergehend, in eine Geschichte unserer Disziplin selbst ausmünden muß.

Der Verfasser ist sich sehr wohl bewußt, daß er ein Unternehmen dieser Art nicht vorlegen kann, sondern eben nur »Grundlagen« zu einem solchen, die einzelnen Punkten obiger Forderung in größerem oder geringerem Umfang gerecht zu werden suchen. Die unterste bibliographische Materialbeschreibung wird hier zur Not geleistet werden können, obgleich auch da Nachsicht am Platze sein möge. Was die Kritik der Quellen anbelangt, so ist ja in neuerer Zeit, namentlich was einen Kern- und Mittelpunkt des Ganzen, die Kritik der im Guten wie im Bösen höchst einflußreichen Geschichtschreibung Vasaris anbelangt, manches und Gutes geleistet worden. Dagegen liegt z. B. die Kritik der Schriftquellen des Barock, von einzelnen Vorstößen jüngster Zeit abgesehen, noch ganz in den Windeln. Schon aus diesem Grunde ist eine in sich abgeschlossene Quellenkunde, wie sie andere historische Fächer aufweisen, heute noch nicht möglich. Und dasselbe gilt vielleicht in noch höherem Grade von der dritten und höchsten Stufe, wo die Vorarbeiten noch geringer an Zahl und Gehalt sind.

Zur Bibliographie der Quellenkunde.

Über die Systematik der Quellen ist die ausgezeichnete Darstellung in Tietzes Methode der Kunstgeschichte, Leipzig 1913, S. 184 ff., zu vergleichen; allenfalls mag man noch einen Jugendaufsatz von mir, »Die Bedeutung der Quellen für die neuere Kunstgeschichte«, in der Beilage zur Münchener Allg. Zeitung 1892, Nr. 219/220, heranziehen. Als Gesamtdarstellung des Mittelalters ist trotz seines im Vordergrund stehenden kirchlich-archäologischen Interesses Pipers Einleitung in die monumentale Theologie, Gotha 1867, noch immer auf ihrem Platze. Einen flüchtigen Überblick habe ich in der Einleitung zu meinem Quellenbuche zur Kunstgeschichte des abendländischen Mittelalters, Wien 1896 (Eitelberger-

Ilgs Quellenschriften, N. F. VII), gegeben. Einen trefflichen Abriß der älteren florentinischen Kunsthistoriographie hat Frey seiner Einleitung zu der Ausgabe des Anonimo Magliabecchiano, Berlin 1892, vorangestellt. Einzeluntersuchungen wird man am gehörigen Orte verzeichnet finden. Während des Krieges ist ein Werk von Achille Pellizzari erschienen: I Trattati attorno le Arti figurative in Italia e nella Penisola iberica dall'antichità classica al Rinascimento, Vol. I, Dall'antichità classica al Secolo XIII, Neapel, Perrella 1915. Ich kann mich mit dem Ganzen vor Erscheinen des Schlußbandes nicht auseinandersetzen und bemerke nur soviel, daß mir über den Grundgedanken des Werkes schwere methodische Bedenken aufsteigen. Es ist zweifellos das Buch eines geistreichen und gelehrten Mannes, aber zum Teil unerträglich weitschweifig. Der Schwerpunkt liegt viel mehr auf literarisch-philosophischer als auf kunsthistorischer Seite, und das Verhältnis zur eigentlich kunstgeschichtlichen Literatur, wie zu dem Gegenstand, der doch einmal in Rede steht, der bildenden Kunst selbst, scheint mir gering und durch eine Menge exoterischer Darlegungen verschoben; doch sei hier schon auf die Abhandlung von Lionello Venturi, La critica d'arte in Italia durante i secoli, XIV. e XV. L'Arte XX (1917) 305, hingewiesen, sowie auf die Einleitungskapitel von Mary Pittaluga, Eug. Fromentin e le origini de la moderna critica d'arte. L'Arte XX and XXI (1917/18): I. Origini della critica acad. dal Vasari al Winckelmann. II. Le origini della critica del colore dal Dolce al Delacroix. Fontaine, Les doctrines d'art en France de Poussin à Diderot. Paris 1909. Dresdner, Die Kunstkritik. I. Entstehung der Kunstkritik, München 1915. Endlich das feine Buch von Waetzold, Deutsche Kunsthistoriker von Sandrart bis Rumohr. Leipzig 1921.

Ferner ist gerade jetzt ein Werk erschienen, das wie das genannte Pellizzaris sich mit meinen ungleich bescheideneren und der Kunstgeschichte als solcher dienenden Materialien ungefähr auf gleicher Bahn bewegt, obwohl sein Ziel von vornherein anders gesteckt ist. Es ist die groß angelegte »Geschichte der neusprachlichen wissenschaftlichen Literatur«, von dem Romanisten der Universität Heidelberg, Leonardo Olschki, einem Schüler K. Vosslers, Heidelberg, Winter 1918. Der vor allem in Betracht kommende erste Band behandelt die Literatur der Technik und der angewandten Wissenschaften vom Mittelalter bis zur Renaissance, d. h. von L. B. Alberti bis zu Leonardo und Dürer (der zweite, Bildung und Wissenschaft im Zeitalter der Renaissance, Leipzig, Olschki, 1922 erschienen, hat für uns geringere Bedeutung). Das Ziel ist, wie gesagt, ein anderes, aber der Kunsthistoriker hat alle Ursache, sich dieser ernsten, eindringenden und zu ganz neuen Resultaten gelangenden Darstellung zu freuen, als von einer Seite kommend, der romanischen Philologie, zu der er ein ähnliches fruchtbares Verhältnis haben sollte, wie seine ältere und ausgebildetere Schwesterwissenschaft, die klassische Archäologie zur Altphilologie.

Versuche kunsthistorischer Bibliographen, die für uns heute den Charakter von Quellenregistern haben, setzen ziemlich früh ein. Zu den ältesten gehört der Abschnitt in cap. 24 von Possevinus, Tractatio de poesi et pictura ethica, Lyon 1595, dann die Liste in Scaramuccias Finezze de' pennelli italiani, Pavia 1674, p. 217. Sehr ausführlich ist die Orlandis oft aufgelegtem Abcdario pittorico beigegebene Bibliographie (in 1. Aufl. Bologna 1704 u. ö. erschienen). Ähnlich in Palominos Museo pictorico, 1. Aufl. Madrid 1715—1724, 2. Aufl. 1795 (Buch II, hauptsächlich italienische Literatur). Ärmlich und durch viele Fehler entstellt ist Murrs Bibliothèque de peinture, de sculpture et de gravure. Frankfurt 1770, in 2 Bänden. Ganz ausgezeichnet ist dagegen die Bibliographie zur Geschichte der italienischen Malerei, die man in den verschiedenen Ausgaben hinter des Padre Lanzi Storia pittorica dell' Italia, 1. Aufl., Bassano 1789 u. ö., findet; die reiche Guidenliteratur Italiens ist hier zum ersten Male zusammengefaßt. Topographisch nach Reiserouten und Städten geordnet ist das nicht unverdienstliche Manuale bibliografico del viggiatore in Italia von Lichtenthal, in 1. Aufl. Mailand 1830 u. ö. erschienen.

Durch seine reiche Literatur dieser Art, die ja für das übrige Europa vorbildlich geworden ist, steht Italien überhaupt voran. So ist auch hier die erste eigentliche Kunstbibliographie entstanden, auf breiter Basis geplant, aber nicht vollendet, des Abate Angelo Comolli Bibliografia storico-artistica dell' Architettura civile edarti subalterne, Rom 1788 bis 1792, in 4 Bänden, mit ausführlichen Inhaltsangaben und bibliographischen Notizen über die einzelnen Werke. Erschienen ist von dem weitläufigen Unternehmen nur der erste von vier Teilen, die Architettura civile elementare umfassend, in drei Klassen: Introduzioni, instruzioni und instituzioni. Der Plan beruht auf dem System der französischen Enzyklopädie und entspricht der seit Vitruv von dem Architekten geforderten universellen Bildung, zieht daher (in Klasse II) alle möglichen Fächer, auch Jurisprudenz und Medizin, heran. Trotz der anscheinenden Beschränkung im Titel enthält das Buch daher ausführliche Nachrichten über die älteren kunsttheoretischen und kunstgeschichtlichen Werke, nicht bloß Italiens. Fleißige Zusammenstellungen dieser älteren Literatur auch in den Zusätzen Blankenburgs zu Sulzers berühmter Theorie der schönen Künste (separat Leipzig, 1797 erschienen) unter den Artikeln: Baukunst, Bildhauerkunst, Malerkunst u. s. w.

Dann kommen aber, wieder in Italien, die gedruckten Kataloge großer kunsthistorischer Bibliotheken in Betracht. Ein buchhändlerischer Versuch dieser Art liegt schon vor in dem von Brandolese verfaßten Catalogo de' libri spettanti alle tre belle arti del disegno che si trovano vendibili appresso Giambattista Albrizzi qu. Girolamo librajo e stampator Veneto l' anno 1773.

Das Hauptwerk auf diesem Gebiete rührt aber von einem in unserer Wissenschaft namhaften Manne, dem Grafen Leopoldo Cicognara, Verfasser der berühmten Geschichte der Skulptur, her. Es ist der Katalog seiner Privatbibliothek, einer der reichsten, die es jemals auf diesem Gebiete gegeben hat, mit vortrefflichen knappen Charakteristiken, wertvoll schon dadurch, daß er von einem mit dem Stoff durchaus vertrauten Gelehrten herrührt: Catalogo ragionato dei libri d' arte e d' antichità posseduti dal Conte Cicognara. Pisa 1821, in 2 Bänden. (Die Cicognarasche Bibliothek befindet sich jetzt in der Vaticana; über Cicognara selbst vgl. man die von A. di Sacchi seiner Ausgabe von C. s. Ragionamenti del Bello, Mailand 1834, vorausgesandten Notizen, ferner Becchis Elogio di L. C. letto all' academia della Crusca. Florenz 1837, und Malamani, Memorie del Co. L. C. tratte da' documenti originali. Venedig 1887—1888. 2 Bände.)

Als Fortsetzung des als Handbuch vielbenützten Cicognaraschen Katalogs gibt sich der Catalogo di opere classiche e di b. arti raccolte da Gius. Giudicini come complemento al Cicognara. Bologna 1844. Ähnliche Bibliothekskataloge sind in Italien bis in die neueste Zeit hergestellt worden und bilden brauchbare bibliographische Hilfsmittel. So Lozzis Bibliografia istorica dell' antica e nuova Italia, Saggio di bibliografica analitico, comparato e critico. Imola 1886, in 2 Bänden, alphabetisch nach Orten geordnet, ebenfalls der Katalog einer umfänglichen Privatbibliothek, naturgemäß lückenhaft und mit zuweilen recht weitschweifigen und dilettantisch überflüssigen Erörterungen. Ferner ist noch der Catalogo metodico della biblioteca storico-artistica Vico unita alla Communale Romana Sarti, Rom 1887, zu nennen. Endlich der bekannte, besonderes Gewicht auf die Städtegeschichte legende Katalog der Biblioteca Platneriana, auf Kosten des Deutschen Archäologischen Instituts in Rom 1886 gedruckt, dazu der von Mau ausgezeichnet redigierte Bibliothekskatalog desselben Instituts, Rom 1900—1902. 2 Bände.

Außerordentliches Material bieten die nicht in den Handel gekommenen First proofs of the universal catalogue of Books on Art des British Museum, London 1870—1882, in 2 Bänden mit Supplement; ihre Benützung ist aber durch die alphabetische Anordnung erschwert. Auch die vortrefflich angelegten, systematisch angeordneten Kataloge zweier großer Wiener Kunstbibliotheken bieten nützliche bibliographische Leitfäden, der des Österreichischen Museums für Kunst und Industrie von Chmelarz, Wien 1883, dann jener der Akademie der bildenden Künste von Lützow, Wien 1876. Ganz brauchbar sind die Zusammenstellungen in dem Büchlein von Boersma, Kunstindustrieele Literatuur. 1. Heft, Haag 1888. Auf die allgemeinen kunsthistorischen Bibliographien, wie sie in den älteren Bänden des Repertoriums für Kunstwissenschaft (namentlich die vorzüglichen, von F. Laban redigierten Abschnitte), in Venturis Zeitschrift L'Arte, in der Rivista storica Italiana (seit 1884, mit ausgezeichnetem Generalindex in 2 Bänden) finden, kann nur im Vorbeigehen verwiesen werden, ebenso auf die von Jellinek begründete, von Fröhlich und Beth fortgesetzte Internationale Bibliographie der Kunstwissenschaft (seit 1902) und das Repertoire d'art et d'archéologie, Paris, seit 1910 erscheinend, ein nützliches, nicht in den Handel gebrachtes Privatwerk, das Auszüge und Inhaltsangaben aus sämtlichen Zeitschriften enthält.

Besonders hervorgehoben als charakteristisch italienisch sei aber noch die von Calzini geleitete Rassegna bibliografica dell' arte Italiana, seit 1898 erscheinend, mit großem Fleiße, aber an einem abgelegenen Orte (in Ascoli) gearbeitet und daher mit recht ungenügenden Hilfsmitteln, namentlich was die ausländische, gewöhnlich aus zweiter oder dritter Hand benützte Literatur angeht. Verdienstvoll sind besonders die Inhaltsangaben, namentlich bei dem ungeheueren provinzialen Wust, in dem sich doch, besonders bei der Zersplitterung der italienischen Literatur in Nozze- und sonstigen Gelegenheitsschriften, manches Wichtige und leicht zu Übersehende findet.

ERSTES BUCH

DAS MITTELALTER

Einleitung.

Beginn der abendländischen Kunstliteratur.

Gleich den meisten Kulturäußerungen Europas senkt auch die an bildende Kunst anknüpfende Literatur ihre Wurzeln in hellenische Erde. Nun ist wohl von diesem bodenständigen Schrifttum nur mehr Weniges und Spätes unmittelbar auf uns gekommen, aber sein Geist und sein Stoff hat nachgewirkt, fast könnte man sagen bis auf unsere Tage. Das ungeheure Sammelbecken antiken Wissens, das die Enzyklopädie des älteren Plinius darstellt, hat uns nicht nur seine, wenn auch häufig fast unkenntlich gewordenen Trümmer, sondern auch — in Quellenverzeichnissen — seine Bibliographie und damit die Ahnung unendlichen, für immer verschütteten Reichtums erhalten; Vitruvs Compilation mit ihrem Katalog der alten Architekturschriftsteller (in Buch VII) tritt ergänzend hinzu.

Über die kritische Quellenforschung der neueren Archäologie orientiert am besten die treffliche Einleitung von Mrs. Eugenie Sellers, The elder Plinius chapters of the history of art, London 1896, eines der nützlichsten, echt englisch-praktischen Bücher. Für die Terminologie des Plinius ist O. Jahns Aufsatz über die Kunsturteile des Plinius, Abh. der sächs. Ges. d. Wiss. 1850, noch immer von Bedeutung. Endlich Kalkmann, Die Quellen der Kunstgeschichte des Plinius. Berlin 1898. In dem Wiederabdruck von Furtwänglers frühem Aufsatz über die Quellen des Plinius (Kleine Schriften, München 1913, I, 1 ff.) findet man jetzt eine vollständige Literaturübersicht. Gurlitt, Über Pausanias. Graz 1890. Heberdey, Die Reisen des Pausanias. Wien 1894. Petersen, Pausanias der Perieget, im Rhein. Museum 1909. Robert, Pausanias als Schriftsteller. Berlin 1907.

Diese älteste Kunstliteratur ist auf der Ausdrucksseite, in Künstlerkreisen groß geworden, so viel Unechtes und Legendarisches in ihr auch stecken mag, wie die Schriften des Apelles oder Euphranor. Aber die neuere philologische Kritik hat mit großem Scharfsinn die wichtigsten Vorlagen des Plinius rekonstruieren können, so namentlich den Xenokrates und Pasiteles, deren Schriften über technische Erörterungen hinaus zu ästhetisch-kritischen und historischen Folgerungen gediehen waren. Freilich gehören beide schon dem späthellenischen Zeitalter ausgesprochener Reflexion an. Gewiß waren es Bücher, die wie Ghibertis und Vasaris Werke aus einer reichen Kunstpraxis, in der diese Künstlerautoren mitten inne standen, erwachsen waren. Erhalten ist von dieser Art der Literatur nur ein einziges spätes und mittelbares Werk, das die Kenntnisse des Altertums auf einem wichtigen Gebiete allen Späteren vermittelt und dadurch unverhältnismäßigen Ruhm erworben hat: Vitruvs zehn Bücher von der Baukunst. Noch oder vielmehr wiederum in karolingischer Zeit lebendig, ja in Praxis umgesetzt, wie sich aus einem merkwürdigen Briefe Einhards ergibt, vermittelt es ästhetisch-technische Grundlegungen des Altertums dem späteren Mittelalter; seine Spuren finden sich in Schriften der Scholastik, in Italien bei Cennini. Im 15. Jahrhundert, als Poggio die Handschrift in St. Gallen wieder entdeckt hatte, nahm L. B. Alberti sich Vitruv zum Vorbild, hat in Lorenzo Ghiberti benützt und in seiner Weise, als erster, übertragen. Die Editio princeps zählt zu den Wiegendrucken des Quattrocento, die älteste gedruckte Übersetzung Cesarianos stammt von 1521; seine eigentliche Rolle als Bibel der Architektur hat wohl erst bei den Theoretikern des 16. Jahrhunderts angehoben.

Neben dieser Künstlerliteratur, die außer ihren technischen und ästhetischen Zielen, unter dem Einfluß des dem Griechenvolk eingeborenen historischen Sinnes, einen bedeutenden Einschlag geschichtlicher Konstruktion aufwies, kommt ein anderes ausgebreitetes Schriftwesen zu Wort, das auf der Eindrucksseite steht, aus Laienkreisen, aus dem Publikum der Genießer und Betrachter stammt. Ihr ältester uns bekannter Vertreter scheint der aus dem Pliniustext erschließbare Duris von Samos zu sein, der im 4. Jahrhundert v. Chr. gelebt hat. Haben jene theoretisierenden Künstler schon nach einer pragmatischen Verknüpfung der Kunstformen, also nach dem, was für uns heute »Kunstgeschichte« geworden ist, gestrebt, so meldet sich hier der lebhafte Anteil am Einzelnen, die Künstlergeschichte, freilich nicht im inneren stilistischen, sondern im äußeren, biographisch-anekdotischen Sinne. Überall, wo sich ein reiches, persönliches Kunstleben entfaltet hat, wie später in Florenz oder in den Niederlanden, zeigt sich diese Neigung des Publikums, das Leben und Schaffen seiner Helden in intimer Weise sich anzueignen, in Anekdoten, die meistens an der Oberfläche hängen bleiben, nicht selten aber auch durch sie ins Innere dringen und dann zu dem werden, was Burckhardt schön die *historia altera* genannt hat. Es steckt ein tüchtiger Brocken unvertilgbarer mythologischer Gesinnung und naiver Eindruckskritik in der Art, wie innerliches Schaffen und das oft so inadäquate Leben des Künstlers verbunden und popularisierend erklärt werden, in häufig trefflich erzählten, mit griechischer Fabulierkunst erfundenen und erborgten Geschichten oder Bonmots, die mit leiser Umbiegung der Wirklichkeit dem gewollten Zwecke dienstbar gemacht sind. Duris ist einer der einflußreichsten Schriftsteller auf diesem

Gebiete, und durch die von Plinius und der römischen Rhetorik gegrabenen Kanäle sind vor allem seine jeux d'esprit Gemeingut der ganzen späteren Welt im weitesten Umkreis geworden. Die allbekannten und viel nachgebildeten Anekdoten von Apelles und Zeuxis, um nur diese zu nennen, zeigen deutlich, wie dergleichen häufig ein epigrammatischer Niederschlag bestimmter ästhetisch-technischer An- und Einsichten ist.

Da des Cornelius Nepos wohl ganz literatenmäßig abgefaßte Malerbiographien als verloren zu gelten haben, so stellen uns die einschlägigen Bücher in Plinius' Naturgeschichte das einzig erhaltene Beispiel dieser Literaturgattung vor Augen. Die Enzyklopädie des oft unterschätzten Römers ist bei allen ihren Mängeln ein großartiger Versuch, die gesamte Natur in ihrem Verhältnis zu menschlicher Kultur zu betrachten, und Plinius, bei dem die Kunst folglich nur unter einem sekundären Gesichtspunkt erscheint, als Erläuterung des naturale durch das artificiale — nach einer bis ins 17. Jahrhundert fortwirkenden Anschauung — ist derart das große Sammelbecken, freilich auch das Grab antiken Gesamtwissens von der Kunst für uns geworden.

Plinius, der Literat, der seine geringe Kunsterfahrung selbst ungescheut preisgibt, hat seinen künstlerischen Stoff weiteren Gesichtspunkten dienstbar gemacht; sein, wie nicht anders zu erwarten, gewaltsamer Pragmatismus und Synkretismus erinnert von ferne an Vasaris Arbeitsweise. Was auch seine Vorgänger geleistet haben mögen, der Natur der Sache nach muß ihm das Verdienst bleiben, uns ein häufig verschobenes, aber immerhin eindrucksvolles Bild der alten Kunstentwicklung überliefert zu haben, das die moderne Archäologie richtigzustellen und wenn auch vielfach auf Um- und Irrwegen, wie denen des genialen Furtwängler, lebendig zu machen bemüht ist. Es konnte seine Wirkung auf die Späteren nicht verfehlen. Sie beginnt mit Ghibertis eigentümlichen Aneignungen, mit der Editio princeps von 1469, mit der vollständigen Übertragung ins Italienische des Landino von 1470, nicht zu vergessen des späteren Kommentars des Franzosen Demontiosus von 1585. Seit der hellenistischen Zeit hat sich endlich ein neuer, der topographische Anteil am Kunstwerk zum Wort gemeldet. Auch hier sind die Vorgänger, wie Pasiteles und Mucianus, aus Plinius, Polemon (dessen Fragmente von Preller gesammelt wurden) aus einem gleich zu nennenden Autor zu erschließen, und auch hier ist wieder nur ein einziges Werk der Art vollständig auf uns gekommen, das in seiner Wirkung allerdings den beiden anderen, Plinius und Vitruv, bedeutend nachsteht — obwohl die Editio princeps schon von 1516 stammt — und das seine eigentliche Bedeutung erst mit den archäologischen Studien der Neueren auf griechischem Boden entfalten konnte: des Pausanias' Führer durch Griechenland. Er entstammt ähnlichen Voraussetzungen, aus denen die unabsehbare Periegetenliteratur Neu-Italiens entsprang, enthält ebenso wie diese einen beträchtlichen Niederschlag aufgespeicherter Ciceroni- und Küsterweisheit, zugleich gefördert durch die starken historisch-antiquarischen und künstlerischen Interessen des Reisepublikums namentlich hadrianischer Zeit, hat aber auch eine tiefere nationale Wurzel an den Kultstätten Griechenlands, die ebenso wie später die mittelalterlichen Kirchen und Klöster die ältesten öffentlichen Museen nicht nur der Kunst-, sondern auch der Naturgeschichte gewesen sind, so seltsam uns dies auch heute klingt. Wie die Kirche des Mittelalters ihre Heiltumsbücher hat, wie Roms Guidenliteratur von den »Mirabilien« ausgeht, so ist die Grundlage einer volkstümlichen Literatur für den gläubig-schaulustigen Pilgrim auch bei Pausanias nicht zu verkennen, zumal wenn man sich vorhält, welche Rolle Reliquienwesen und sonstiges Heiltumwesen noch in den Guiden des 17. Jahrhunderts spielt, zumal wenn ihre Verfasser geistlichen Standes waren. Die Frage der persönlichen Schau des alten Periegeten ist von Heberdey musterhaft behandelt worden; es ist die nämliche, die uns auch in der Vasarikritik entgegentritt. .

Neben dieser technischen, historischen, topographischen Einstellung der Literatur, die das Kunstwerk als Objekt im Auge hat, stellt sich noch eine vierte ganz subjektive Gattung ein, die dem Kreise der Dichter, Rhetoren und Journalisten angehört und das Kunstwerk vorwiegend als Anregung und Vorwand zur Entfaltung von Geist, Witz und Laune benützt. Gerade diese Literatur der »Ekphrasis«, der feuilletonistischen Bilderbeschreibung, enthält namentlich bei einem feinen Kenner, wie Lukian, nicht selten Ansätze zu künstlerischer Stilkritik. Sie ist wieder durch ein großes, zusammenhängendes Beispiel vertreten, die Bilder- und Statuenbeschreibungen der beiden Philostrate und des Kallistratos (Ed. princ. von 1503; eine durch ihren Kommentar auch für den Kunsthistoriker merkwürdige Übersetzung rührt von Blaise de Vigenère, Paris 1579, her; vgl. Stark, Handbuch d. Archäologie I, 93). Hat man namentlich den älteren Philostrat lange als bloßen Schönredner unterschätzt, so ist jetzt ein enger Zusammenhang mit dem Kunstleben der späten Antike erkannt worden. Diese Bilderbeschreibungen, die auch in gebundener Form (so bei Statius) auftreten und ihren Zusammenhang mit den Rhetorenschulen, diesen mächtigsten Pflanzstätten antiker (und neuerer) Ästhetik, nicht verleugnen können, gehen von dem großen Sittengemälde des Petronius an als ständiges Requisit in den spätantiken Roman über und haben, nicht nur auf byzantinischem Boden, ein langes Nachleben gehabt.

Hält die Bilderbeschreibung doch noch viele konkrete Züge des Kunstwerkes fest, freilich in ihrer selbstherrlichen und rhetorisch auflösenden Art, so verflüchtigt sich dies fast ganz im Epigramm, dieser feinen Blüte griechischen Geistes. Die Sinngedichte — der deutsche Ausdruck ist treffender als der griechische, in dem indessen der Ursprung der Gattung noch deutlich anklingt —, wie sie die Anthologie aufbewahrt hat, namentlich die zahllosen auf Myrons Wunderkuh, sind bezeichnend dafür, wie das nämliche Thema in zahllosen Variationen verändert wird, und das Kunstwerk selbst hinter dem Feuerwerk von Geist, zu dem es Anstoß gegeben hat, nahezu verschwindet. Die Myron-Epigramme variieren unverdrossen einen der volkstümlichsten *concetti*, der durchaus der Eindruckssphäre bildender Kunst entstammt: die wirkliche oder angebliche Vortäuschung unmittelbaren Lebens; es ist die Form, unter der sich die volks- und urtümliche, nicht selten in Dämonismus umschlagende Anschauung am frühesten und leichtesten des stets enigmatischen Kunstwerks bemächtigt. Hat sich doch die Bildungsmagie bis heute in abgelegenen Tiefen und Weiten erhalten.

Ein ganzes Buch der palatinischen Anthologie ist bekanntlich der Bildkunst gewidmet; vgl. Vitry, Études sur les épigrammes de l'anthologie Palatine, qui contiennent la description d'une oeuvre d'art (Revue archéologique 1894).

I.

Die mittelalterliche Kunstliteratur (Überblick).

1. Im griechischen Osten.

Übersieht man die nach der Völkerwanderung aufkeimende Literatur, namentlich soweit sie auf Kunstdinge Beziehung hat, so erscheinen die Wege, die zur Antike führen, verschüttet, nur hie und da schmale Saumpfade offen, und die spärlichen Ansiedelungen auf urtümlichem, eben erst gerodetem Boden entstanden. Am ehesten wäre noch eine unmittelbare Weiterentwicklung auf byzantinischem Boden anzunehmen, aber auch hier handelt es sich um eine echt »mittelalterliche«, höchst eigentümliche Kultur, die man erst neuerdings recht zu erfassen begonnen hat. Spielt das Antike hier auch eine weit größere Rolle, schon durch eine innerlich wirksamere Kontinuität der Schriftsprache, als sie dem Latein des Westens eigen ist, so steht doch auch hier hinter der antiken Fassade etwas ganz Neues, das christlich-orientalische Gotteshaus. Griechischer Osten und lateinischer Westen waren, noch als das einheitliche Römerreich beide umfaßte, verschiedene Wege gegangen, eine Erscheinung, die z. B. die antike Numismatik sehr lehrreich darzustellen vermag, in dem stark individualisierten Kupfergeld der griechischen und gräcisierenden Städte vom Pontus bis Arabien hier, in der einheitlichen Reichsmünze dort. Die spätere administrative Einteilung des Reiches hat dem Rechnung getragen und die Zweiteilung des lateinischen Westens und des griechischen Ostens ward durch die Gründung des neuen Roms, der Konstantinstadt, noch stärker betont, bis schließlich auch die äußere und endgültige Trennung erfolgte. Wurde der Westen bald die Beute der Barbaren und erfolgte in seiner Zersplitterung das Aufkommen der von jeher in der Tiefe schlummernden Volkskräfte, die dann als romanische und germanische Nationen in die Geschichte eintraten, so hielt das Ostreich wenigstens äußerlich der sarazenischen, slawischen, mongolischen Flut, die es immer enger umspülte, bis ins späte Mittelalter stand und bewahrte, wenn auch zuletzt nur mehr als literarische Fiktion, sein antikes Erbe. Die Zweiteilung Europas war endgültig entschieden, als sich im großen Schisma auch die Kirchen trennten. Bleibt im Westen auch das alte Latein das einigende Band, so kommen doch schon ziemlich früh die Nationalsprachen und damit auch die Nationalcharaktere zur Geltung, während im Osten die viel kulturschwächere Slawenwelt ihr Zentrum in Byzanz fand und Selbständiges kaum hervorzubringen vermochte. Trotzdem laufen beide Entwicklungen parallel, neben der einheitlicheren und geschlosseneren, die wir mit dem Namen der *byzantinischen* belegen, steht die vielgestaltigere und unruhigere der *romanischen.*

So ist auch das Bild der Kunstliteratur im Osten geschlossener und hat seine antiken Voraussetzungen deutlicher bewahrt; hat doch auch diese Kunst die Reste antiker Raumdarstellung konserviert, die durch das Zwischenland Italien mit seiner griechischen Renaissance den Anstoß zu der neuen Malerei des Nordens und zur Überwindung des nationalen, aus urtümlichen Wurzeln aufgesproßten Linien- und Flächenstils gab.

Sehen wir uns nun nach der unmittelbar aus der Kunstpraxis selbst entsprungenen Literatur um, so ist sie in Wahrheit durch ein einziges Produkt vertreten, das trotz der alten, wenn auch reichlich umgebildeten Sprache in Form und Wesen durchaus neu, eigen- und volkstümlich ist und mit der Antike kaum mehr etwas gemein hat. Es ist das früher nach Alter und Einfluß stark überschätzte Malerbuch vom Berge Athos, die Ἑρμηνεία τῶν ζωγράφων. Heinrich Brockhaus und dem letzten griechischen Herausgeber Pappadopulos Kerameus gebührt das Verdienst, nachgewiesen zu haben, daß die Hermeneia keineswegs, wie man gemeint hat, den Tagen des Bilderstreits angehört, daß auch nicht einmal ein zwingender Grund vorliegt, in der uns vorliegenden, über das 18. Jahrhundert nicht zurückreichenden, in den älteren Ausgaben noch dazu durch einen Fälscher entstellten Redaktion einen besonders alten Kern anzunehmen, daß sie auch keineswegs ein Kodex der byzantinischen Kunst, woraus sich deren vermeintliche Starrheit erkläre, sei, sondern lediglich ein aus der Atelierpraxis hervorgegangener Handweiser, ähnlich wie im giottesken Italien der Traktat Cenninis, wobei natürlich für jeden einzelnen Fall die Frage offen bleibt, wie weit die beschriebenen Praktiken in den Werkstätten zurückreichen mögen. Antike Tradition ist hier im ganzen kaum zu erwarten, wohl zeigt sich aber der Zusammenhang mit italienischer Renaissancekunst, so wenn ein Atelierausdruck wie νατουράλε, freilich in verschobener Bedeutung, geradezu übernommen wurde. Trotzdem bleibt die Hermeneia eine der ansehnlichsten Quellen, wenn die Rückschlüsse immer mit der nötigen Vorsicht und Beachtung der späten Entstehungszeit gemacht werden; die zahlreichen technischen Vorschriften gewähren lebendigen Einblick in einen ganz mittelalterlichen Werkstattbetrieb, der vom *exemplum*, dem Arbeiten mit Bausen u. s. w. reichlichen Gebrauch macht. Die ausführlichen ikonographischen Schemata im II. und III. Teil, die Erörterungen über das auf dem Athos noch jetzt übliche System der Kirchenmalerei lassen die Ausbildung einer Tradition erkennen, zu der wir in den abendländischen Traktaten kein Gegenbild kennen.

Den frühesten Hinweis auf das Malerbuch hat Schorn im Kunstblatt von 1832, charakteristischerweise aus dem einstigen Münchener Kunstleben heraus gegeben. Damals befand sich eine Abschrift des 18. Jahrhunderts im Besitz des Malers Dimitri von Morea, der 1828 darnach einige Bilder in der griechischen Kapelle zu München malte. Aufgefunden wurde die Handschrift auf dem Berge Athos von Didron und in französischer Übersetzung publiziert: Manuel d'iconographie chrétienne grècque et latine, Paris 1845. Der griechische Urtext erschien zu Athen 1853, jedoch wie der Didrons auf einem interpolierten Exemplar des berüchtigten Handschriftenfälschers Simonides beruhend; auch die Jahreszahl 1458 scheint gefälscht. Letzte Ausgaben durch Konstantinidis, Athen 1885, in neuer gereinigter Gestalt von Pappadopulos Kerameus, Denys de Fourna, Petersburg 1900. Διονυσίου του ἐν Φούρνα Ἑρμηνεία τῆς ζωγραφικῆς, ebenda 1909. Vgl. dazu Byzantin. Zeitschrift, IX, 707. Pappadopulos hat die Zeit des mönchischen Redakteurs Dionysios von Furna (Beginn des 18. Jahrhunderts) nachgewiesen. Kurze Zusammenfassung der kritischen Ergebnisse von Leidinger im »Kunstwanderer« 1920, 45, der vollständig im Rechte ist, wenn er zur Vorsicht mahnt, aber die eigentliche, trotz der späten Redaktion bestehen bleibende Bedeutung des Buches einseitig verkennt. Deutsch von Schäfer, Trier 1855, die gewöhnlich benützte, obwohl ganz unzuverlässige, auf Didron beruhende Ausgabe. Dazu Piper, Monum. Theologie 256ff. Bayet, Notes sur le peintre byzantin Manuel Panselinos et sur le guide de la peinture du moine Denys. Revue archéologique 1884. Melani, Sul monte Athos e su una guida della pittura. Arte e storia 1901. Grundlegende Erörterungen über den Text und seine legendenhaft gefärbte Geschichte (der Maler *Panselinos*) bei H. Brockhaus, Kunst in den Athosklöstern, Leipzig 1891, S. 151ff., mit genauer Inhaltsübersicht. Zum Technischen: Berger, Beiträge zur Entwicklungsgeschichte der Malerei, München 1897, III, 65f. Über die Proportionslehre des Malerbuches und in Byzanz überhaupt vgl. jetzt die sehr lehrreichen Ausführungen Panofskys, Die Entwicklung der Proportionslehre. Monatsh. f. Kunstwiss., II, 1921, 199f.

Eine ähnliche Schrift von einem gewissen Doxaras, die auch erst aus dem Jahre 1726 stammt, hat Lambros, Παναγιώτου Δοξάρα περὶ ζωγραφίας χειρόγραφον, Athen 1871, herausgegeben. Über die verwandten, zum Teil illustrierten russischen Handwerksbücher, den »Podlinnik« u. a. vgl. Sabatier, Notions sur l'iconographie sacrée en Russie, Petersburg 1849. Deutsch bei Schäfer a. o. a. O. 442; vgl. auch Piper a. a. O. 267.

Künstlergeschichten werden wir in Byzanz, wo das Individuum offiziell verschwindet — man denke an das Porträt, das fast so typisch wird wie in althellenischer Zeit — nicht erwarten; ungemein reich ist dagegen die topographische Literatur, die fast ausschließlich an die Hauptstadt anknüpft, und von Prokops im Elogenstil abgefaßten Büchlein von den Bauten Justinians über des Niketas' Klageschrift über die 1204 von den Lateinern zerstörten Kunstwerke bis zur Topographie Konstantinopels des Kodinos im 15. Jahrhundert führt. Daß die Kunst der Antike hier eine außerordentliche Rolle spielt, eine fast noch größere als in Rom, ist in der Stadt, die Konstantin zu einem Museum alter Kunst gemacht hatte, begreiflich. Die Fülle der Nachrichten über bildende Kunst, die in den byzantinischen Historikern steckt, hat Unger, freilich in wenig glücklicher Weise, zu kompendieren versucht. Völlig im Geiste des Altertums ist nur die rhetorisch-journalistische Literatur in Ekphrasen und Epigrammen, die von der justinianeischen Zeit bis in die letzte Zeit des Reiches herabreicht; ist doch die Rhetorik auch als letzte der alten Literaturgattungen gestorben.

Für das Gesamtgebiet ist natürlich Krumbachers umfassende Geschichte der byzantinischen Literatur, 2. Aufl. von 1897, unentbehrlich; mit Nutzen wird man die gedrängte Übersicht desselben Verfassers in Hinnebergs Kultur der Gegenwart, Bd. VIII, 1 (1907) hinzunehmen. Auch auf das ausgezeichnete, einen starken Band füllende Generalregister der Byzantinischen Zeitschrift (Bd. I—XII) von Marc (Leipzig 1909) muß hier noch besonders verwiesen werden.

Topographische Literatur. Prokop, Περὶ κτισμάτων (558), zunächst im Pariser Corpus von 1662 mit lateinischer Übersetzung, daraus im Bonner Corpus der SS. Byz. von Dindorf (1832). Neue Ausgabe mit englischer Übersetzung und Kommentar von Aubrey Stuart in Palestina Pilgrims Text Society, London 1888, ferner von Haury in der Bibl. Teubneriana, Leipzig 1912. Der Text läßt wie bei fast allen oströmischen Historikern, noch viel zu wünschen übrig; aus des Prokopios überkommenem panegyrischem Stil das Reale herauszuschälen ist übrigens nichts weniger als leicht.

Die topographische Literatur über Konstantinopel hat im 15. Jahrhundert, knapp vor dem Türkeneinfall eine abschließende Redaktion durch Georg Kodinos Kuropalates gefunden. Das Ganze besser als in Bekkers Ausgabe im Bonner Corpus (1843), das unvollständigen und unsauberen Text und nicht einmal Register hat, in Mignes Patrologia graeca, vol. CLVII, mit beigefügter lateinischer Übersetzung. Das Quellenverhältnis ausführlich dargelegt von Praeger, Beiträge zur Textgeschichte der Πάτρια Κωνσταντινοπόλεως, Münchener Gymn.-Progr. 1895. Die Arbeit des Kodinos ist lediglich eine Kompilation aus älteren Quellen und enthält fünf Teile: die Gründungsgeschichte der Stadt, ihre Topographie, das Verzeichnis der öffentlichen Kunstwerke, auf Joh. Lydos und einer älteren Kompilation des 12. Jahrhunderts beruhend, die Gründungsgeschichte der Kirchen, Klöster, Paläste und öffentlichen Bauten, endlich die Geschichte der Sophienkirche, von zahlreichen Fabeln durchsetzt. Ein Exkurs über die Bau- und Bildwerke von Konstantinopel steht auch in der Weltchronik des Kedrenos (12. Jahrhundert, im Bonner Corpus VII, 563f.). Das gesamte damals erreichbare Wissen über den Gegenstand hat der französische Reisende P. Gyllius († 1555) in seiner Schrift De topographia Constantinopoleos, libri IV, Lyon 1561, zusammengefaßt; wiederholt in Banduris Imperium orientale, P. III (s. u.). Ein Schriftchen über die im 16. Jahrhundert noch vorhandenen Denkmale (verfaßt zwischen 1565 und 1575), herausgegeben von Foerster, De antiquitatibus et libris mss. Constantinopolitanis, Rostock 1877. Dazu die wichtigen Erläuterungs- und Sammelschriften: Banduris Imperium orientale, Paris 1711 und Venedig 1729; Combefis, Orig. rerumque Constantinopolis e variis autoribus manipulus, Paris 1664; Du Cange, Historia Byzantina (II. Teil u. d. T.: Constantinopolis christiana), Paris 1682, in deren Kommentaren namentlich ein ungeheures, noch heute wertvolles Material aufgespeichert liegt. Zur Topographie von Konstantinopel die Scriptores rerum Cpl. rec. Praeger, bei Teubner, Leipzig 1907, und mehrere Aufsätze desselben Verfassers: über die Erzählung vom Bau der Sophienkirche, Byz. Zeitschr. X, 453, über die Überlieferung der Patria Cpleos, ib. XIII, 370; Studien zur Topographie Kpls. ib. XIV, XIX, XXI.

Die Schrift des Prokop gehört schon zu den rhetorischen Paradestücken, zwischen Panegyrikus und Ekphrasis die Mitte haltend, an denen Byzanz in prosaischer und gebundener Form ungemein reich ist. Hier ist zu nennen die gleichfalls noch justinianeischer Zeit angehörige, schwülstige und schwer verständliche Beschreibung der Sophienkirche von Paulos Silentiarios, schon von Lessing in seiner Abhandlung zur Gesch. und Lit. aus den Schätzen der herzogl. Bibliothek in Wolfenbüttel, Braunschweig 1773 (Werke, Hempel XIII, 1, 194) besprochen. Im Bonner Corpus ed. Bekker 1837; der Text auch im Anhang zu Holzingers Altchristlicher Architektur in systematischer Darstellung, Stuttgart 1889, metrisch übersetzt von Kortüm im Anhang zu Salzenbergs Altchristlichen Baudenkmälern von Constantinopel, 1854, vollständig (in Prosa) mit Anmerkungen von Kreutzer, Leipzig 1875. Praeger in der Byz. Zeitschr. XIII, 1. Eine höchst sorgfältige Untersuchung verdanken wir Paul Friedländer, Johannes von Gaza und Paul Silentiarius, Kunstbeschreibungen justinianeischer Zeit, Leipzig 1912 (mit Texten, Kommentaren und ausführlicher Einleitung über die Beschreibungen von Kunstwerken in der antiken Literatur, deren durchwegs »rhetorischen« Ursprung Friedländer in Abrede stellt). Merkwürdig und vieles in dem engen Verhältnis zwischen Kunst und Literatur auch anderwärts aufhellend ist der Umstand, daß das Gedicht des Silentiarios bestimmt war, bei der Einweihung der Sophienkirche öffentlich vorgetragen zu werden. Ähnlich ist die metrische Beschreibung der Apostelkirche und ihrer Kunstwerke von Konstantin dem Rhodier (10. Jahrhundert), nach einer Athoshandschrift herausgegeben von Le Grand, mit archäologischem Kommentar von Th. Reinach, Revue des études grecques, vol. IX (1896); eine russische A. von Begleri, Odessa 1896. Vgl. auch Krumbacher a. a. O. 725. Auffallend ist der fanatische Haß gegen das heidnische Bildwesen. Für den Autor kommt der kritische Aufsatz von Wulff, Die sieben Wunder von Byzanz und der Apostelkirche nach Konst. Rhodios (Byz. Zeitschr. 1898, VII, 316f.) besonders in Betracht. Des Pachymeres († 1310) versifizierte Beschreibung des Augusteôn mit der Reiterstatue Justinians in Banduris Imp. Orientale I, 98ff., ist ein Gegenstück zu den antiken und mittelalterlichen Versbeschreibungen dieser Art von Statius und Walafrid Strabo.

Solche meist stark rhetorisch gefärbte Berichte gibt es auch in Prosa. Beispiele sind der Brief des Gregor von Nyssa an Amphilochus in Iconium (zw. 379 und 394) über die von ihm in Nyssa geplante Märtyrerkapelle; veröffentlicht mit ausführlichem technisch-philologischem Kommentar von B. Keil bei Strzygowski, Kleinasien 77—90; dann die Schrift des Photios über die von Basilios dem Makedonier gegründete Muttergotteskirche (9. Jahrhundert) bei Migne, Patrol. gr. CII, 563; die angeführte Schrift des Niketas Akominatos über die 1204 zerstörten antiken Kunstwerke (ed. Wilken, Gesch. der Kreuzzüge, 5. Teil, Leipzig 1829, dazu Heynes noch immer wertvolle Abhandlung über die Kunstwerke in Constantinopel, Comm. Soc. regiae scientiarum, Göttingen 1791 und 1792.

Aus allen diesen Dingen spricht doch unverkennbar noch ein starker formaler Anteil am Bildwerk, der in dieser Art im Westen zunächst selten vorhanden ist und sich erst entwickelt. Wie viel hier freilich auch literarische Tradition mitspielt, zeigen die zahllosen, auf Kunstwerke bezüglichen Epigramme, die die antike Überlieferung lückenlos fortsetzen. Die Verse des Ägypters Christodoros, mit der Schilderung der 532 im Nika-Aufstand zerstörten antiken Statuen im Zeuxippos-Gymnasium, bilden ein ganzes Buch der Anthologie, vgl. K. Lange, Die Statuenbeschreibungen des Christodor und Pseudolibanius. Rhein. Museum N. F. 35 (1880). Auf christliche Kunst, aber ganz im Stil des altheidnischen Epigramms, beziehen sich die Verse des Christophoros von Mytilene (11. Jahrhundert), A. Rocchi, Versi di Cristoforo Patrizio, Rom 1889, mit Kommentar. Neuere A. von E. Kurtz, Leipzig 1903, die des Theodoros Prodromos auf die 12 Monate, ein häufiges Thema byzantinischer Kunst (vgl. Strzygowski im Rep. f. Kunstw. 1888 u. 1890; Riegl in den Mitt. des Inst. f. österr. Geschichtsforschung 1889, dazu Krumbacher p. 753 f.). Sehr viel findet sich bei Manuel Philes (gleichfalls aus dem 14. Jahrhundert), Ausgabe von Miller, Paris 1855, vgl. Muñoz, Descrizioni di opere d'arte in un poeta bizantino del sec. XIV. Rep. f. Kunstw. 1904.

Ebenso ununterbrochen ist der Zusammenhang mit der Antike auf dem Gebiete der prosaischen Ekphrasis, der Einzelbeschreibung des Kunstwerkes, wo die Grenzen zwischen Wahrheit und Fiktion nicht immer zu erkennen sind. Ein höchst charakteristisches Beispiel bietet eine Homilie des hl. Asterius, Bischofs der pontischen Metropole Amasa, der am Schlusse des 4. Jahrhunderts lebte, also freilich ganz ähnlich wie Prudentius noch auf antiker Kultur fußt. (In Mignes Patrologia graeca, vol. XL, 334 f.) Schon dies Detail ist bezeichnend, daß er, von der Lektüre des Demosthenes ermüdet, sich in die Kirche der hl. Euphemia begibt, um dort die Gemälde aus der Passion der Heiligen zu betrachten; nicht minder das Selbstgefühl des rhetorisch Gebildeten, »dem nicht mindere Farben zu Gebote stehen als dem Maler selbst« (οὐδὲ γαρ φαυλότερα πάντως τῶν ζωγράφων οἱ μουσῶν παῖδες ἔχομεν φάρμακα.) Echt rhetorisch, obwohl klar und einsichtig, ist denn auch die Schilderung dieser für die frühchristliche Kunst sehr charakteristischen Martyrienbilder, die wir bei Paulinus von Nola wiederfinden; bei der Schilderung der grausamen Einzelheiten, der Marterwerkzeuge, der Blutspuren, übermannen ihn die Tränen. Auch sonst ist seine Phantasie durchaus stofflich angeregt, auch in der Schilderung von Einzelzügen, wie des gespannt zuhorchenden Gerichtsschreibers. Eine formale Würdigung ist nirgends versucht; alles, was dahin gehört, wird aus der unerschöpflichen Vorratskammer der Antike bestritten. Der Maler ist ein zweiter *Euphranor*, und die Mischung widerstreitender Affekte in dem Antlitz der verhörten Jungfrau, Scham und Standhaftigkeit, führt den Vergleich mit einem altberühmten Werke, der Medea (des Timomachos) herbei, oder vielmehr, diese vermutlich literarische Reminiszenz leitet den Homileten bei seiner Schilderung. Die Brücke von der Antike zum Mittelalter schlägt die Äußerung, der Künstler habe das *Ethos* noch besser als seine Farben gemischt (καὶ σφόδρα γε ἄγαμαι τοῦ τεχνίτου, ὅτι μᾶλλον ἔμιξεν τῶν χρωμάτων, τὸ ἦθος...); dieses *Ethos* trägt ja in der Wertschätzung den vollen Sieg über die Form davon. Einzelnes früher Genanntes gehört auch hierher; namentlich ist jenes philistäische Gaza, aus welchem der obenerwähnte Joannes stammt — von ihm rührt die Beschreibung einer Weltkarte in Gaza u. a. her — ein besonderer Mittelpunkt der Spätantike gewesen, in dem reichlich vorhandene Kunstwerke einen starken rhetorischen, fast journalistisch zu nennenden Anteil wacherhielten; in dieser Provinzstadt ist die Brücke vom Heidentum zum Christentum so breit wie in Konstantinopel. Ein Hauptvertreter ist hier der Sophist Chorikios (6. Jahrhundert) in dessen Prunkreden, die vielfach auf berühmte Kunstwerke der Antike Bezug nehmen, sich auch eine Beschreibung der justinianeischen Sergiuskirche in Gaza befindet, die in der neueren baugeschichtlichen Forschung oft herangezogen wird. Über die eigentümliche Atmosphäre der Stadt unterrichtet am besten Förster im Jahrbuch des kais. deutschen Archäolog. Instituts 1894, 167. (Der Praxiteles des Chorikios.) Eine Gesamtausgabe von Chorikios' Schriften hat Boissonade, Paris 1846, besorgt.

Die Schriftstellerei des Konstantin Manasses hat Sternbach in den Jahresheften des österr. Archäolog. Instituts 1902, 61 behandelt. Hier sind die kunstgeschichtlich wichtigen Stellen ausgezogen und kommentiert, ferner zwei merkwürdige Ekphrasen desselben Autors im Zusammenhang gegeben, die Beschreibung eines Mosaiks mit der Tellus (schon früher von Hercher in den Nuove mem. dell' Istit. archeol. II, 491 publ.), dazu der kritisch gereinigte Text der ähnlichen Ekphrasis des Manuel Philes (vgl. dazu den Theodulf betr. Abschnitt in meinem Quellenbuch zur Kunstgesch. des abendländ. Mittelalters, S. 121, Nr. XVI), endlich eine zweite Ekphrasis des Manasses (Odysseus und der Kyklop). Die Annahme, daß in einem Itinerar (Hodoiporikon) dess. Autors eine Stadtbeschreibung von Kpl. vorliege, hat Horna, Byz. Zeitschr. XIII, 313, als irrig erwiesen.

Ganz für sich steht die Prosopographie des apokryphen Archäologen Elpios Romäos, erhalten in einem Cod. Coislinianus in Paris, vgl. v. Dobschütz, Christusbilder (in v. Gebhardts und Harnacks Texten und Untersuchungen zur Gesch. der altchristl. Literatur, N. F., Bd. III, S. 298. Der Herausgeber wollte darin ein Malerbuch erblicken, was Fürst, Untersuchungen zur Ephemeris des Dictys von Kreta (Philologus 1900, H. 3), mit Recht bestreitet.

In wie späte Zeiten aber dergleichen hinabreicht, lehren zwei Stücke dieser Art, dadurch merkwürdig, daß sie Leistungen der neu orientierten nordländischen Kunst aus der Wende vom 14. zum 15. Jahrhundert noch völlig im Stile der alten Rhetoren behandeln. Das eine ist die Beschreibung, die Kaiser Manuel II. von einem zu Paris 1399 gesehenen französisch-flandrischen Teppich verfaßt hat; das andere, ähnliche, rührt von Johann Eugenikos aus Trapezunt (15. Jahrhundert) her. Zwei Welten, eine absterbende und eine aufsteigende, rühren da aneinander in seltsamem Kontrast. (Beide übersetzt und besprochen von mir in den Mitt. des Inst. f. österr. Geschichtsforschung, Bd. XVII.)

Aus der späten Antike gehen dann die fingierten Kunstbeschreibungen als ständiges Versatzstück auch in den byzantinischen Roman hinüber, so in den Roman des Eustathios, Hysmine und Hysminias, worüber Rohdes Geschichte des griechischen Romans nachzusehen ist. Etwas weiter ab steht die wüste allegorische Spielerei in dem Gedicht des sogenannten Meliteniotes, eine Beschreibung des Palastes der Vernunft (ed. Miller in den Notices et extraits de ms., vol. XIX, Paris 1858), die in einem altitalienischen Gedicht, der sogenannten *Intelligenzia* (worüber später), ihr Gegenbild hat. Über die ganze Literatur der byzantinischen Ekphrasen ist noch zu vergleichen Muñoz, Alcune fonti letterarie per la storia dell' arte bizantina N. Bull. di archeologia cristiana, 1904.

Die auf bildende Kunst bezüglichen Stellen aus den byzantinischen Geschichtschreibern, unter denen besonders Evagrios und Theophanes sehr viel enthalten, hat Unger in seinen Quellen zur byzantinischen Kunstgeschichte (Eitelbergers Quellenschriften XII) gesammelt; ein zweiter Band wurde erst 1897 aus Ungers Nachlaß von J. P. Richter in der neuen Folge der Quellenschriften, Bd. VIII, notdürftig publiziert. (Vgl. Praegers Rez. in der Byz. Zeitschr. VII, 198.) Beide Bände leiden indes an schweren Mängeln; die Texte, die bei den Byzantinern ohnehin im argen liegen, sind nach alten Ausgaben und lediglich in deutscher, nicht immer sinngetreuer Übersetzung gegeben, die Register sind mangelhaft, die Anordnung des Stoffes ist verfehlt, das ganze lediglich zur ersten Orientierung brauchbar. Über die Schriften aus dem Bilderstreit, die sachlich nicht viel bringen, vgl. Pipers Monum. Theologie 239f.; die wichtigste ist wohl der Apologeticus maior des Patriarchen Nikephoros (815), am bequemsten zugänglich in Mignes Patrol. graeca, vol. C.

2. Im lateinischen Westen.

A. Technische Literatur.

Das Altertum hat uns, wenn man von Vitruv absieht, keine technischen Anweisungen hinterlassen. Einen wundervoll lebendigen Einblick in den spätrömischen Werkstattbetrieb in den Tagen Diokletians, wo heidnische und christliche Steinmetzen nebeneinander arbeiten, gewährt die in einem Steinbruch Pannoniens, an der Grenze von Ost und West, spielende Passio IV Coronatorum. (Letzte A. von Wattenbach in Büdingers Unters. z. Röm. Kaisergesch. III. mit archäolog. Kommentar von O. Benndorf. Vgl. a. Ilg in Mitt. der Zentralkomm. XVII.) Es ist charakteristisch, daß das Mittelalter zunächst mit der Sammlung und Bergung der Werkstattpraktiken beginnt, der übrig gebliebenen wie der neu aufkommenden. Es ist so gut wie seine einzige Kunstliteratur im eigentlichen Sinne, begreiflicherweise, da es auf dem ungeheuren Trümmerfelde der antiken Kultur wieder von vorne anfangen mußte. Auch das Athosbuch, ein so später Widerschein es ist, bedeutet der Antike gegenüber etwas Neues, während die Kunstbeschreibungen im alten Fahrwasser segeln, die zahlreichen Notizen und Berichte über bildende Kunst bei den Historikern rohes

Material bleiben, bei dem man über andere als topographische Zusammenfassung kaum jemals hinausgelangt. Ästhetische oder geschichtliche Konstruktionen werden im Osten oder Westen nicht mehr versucht, erst am Schlusse der Periode regen sich neue Kräfte und Einsichten. So scheint es billig, mit dem orginalsten Teil dessen, was wir mittelalterliche Kunstliteratur nennen können, zu beginnen, mit den technischen Traktaten.

An die Spitze stellen wir, nicht sowohl seines immerhin ehrwürdigen Alters, als um seiner sonstigen Eigentümlichkeiten willen, den sogenannten Heraclius, De coloribus et artibus Romanorum; der Titel sagt schon zur Genüge, daß er eine Notbrücke zu der glorreichen Vergangenheit schlagen will. Es ist ein Buch, das schon Lessings antiquarische Aufmerksamkeit auf sich gezogen hat. Es gehört vermutlich noch ins 10. Jahrhundert und ist mit Sicherheit in Italien, wenn auch nicht gerade in Rom zu lokalisieren; das gilt freilich nur von den beiden ersten in wunderlichen Hexametern dahinklappernden Büchern; das dritte, in Prosa, ist erst im hohen Mittelalter und in Nordfrankreich zugesellt worden; wir wissen übrigens, daß die Schrift noch im 15. Jahrhundert gelesen wurde. Der angebliche Verfasser Heraclius ist, wie Ilg hübsch dargetan hat, eine mythologische Bildung: Heraclius (Ἡράκλειος λίθος) heißt bei Plinius der Prüfstein und wird im vorliegenden Falle zur Personifikation eines Wundermannes, der in der mittelalterlichen, von orientalischen Fabeln gespeisten Literatur auch sonst seine Rolle spielt. (Vgl. dazu auch die Notiz in Starks Handbuch der Archäologie, p. 90.) Allerhand Wundersames, wie die Eigenschaften der Steine, nimmt auch in dem Buche großen Raum ein. Diese »Römerkünste« lassen einen merkwürdigen Blick in die gärenden Zustände Italiens im frühen Mittelalter tun, nicht nur in ihrer wirren und verwahrlosten Sprache und Metrik, sondern ebensowohl in ihrem ganzen Geiste. Wie in den *Mirabilien* Roms und Konstantinopels rankt sich mittelalterlich-orientalisches Märchen- und Abenteuerwesen um die antiken Reste; es ist wirklich eine Art *Casa di Crescenzio*, mit alten Bauresten ausgeflickt. Wurde doch gerade darauf angespielt, welche große, freilich kunstfremde Rolle ein Erbe des Altertums, die Steinkunde, hier spielt; es genügt der Hinweis auf die wesensverwandten *Lapidarien* und *Bestiarien* des Mittelalters mit ihrem kraus phantastischen Ausbau antiker Naturkenntnisse und Naturfabeln. Bezeichnend ist auch, daß von monumentaler Kunst keine Rede ist, nur Miniaturmalerei, Glastechnik, Keramik treten in den Gesichtskreis des *Heraclius*, und daß vielfach griechische Rezepte mitgeteilt werden, ist im Italien dieser Zeit auch natürlich genug. Daß Plinius und Vitruv genannt und, wenn wohl auch nicht auf unmittelbarem Wege, benützt werden, ist wohl anzumerken.

Der »Heraclius« wurde zuerst von Raspe, A critical essay on oil-painting, London 1781, nach einer (unvollständigen) Cambridger Handschrift veröffentlicht. Lessings schon früher geweckter Anteil erklärt sich aus seiner Beschäftigung mit derselben Materie. Nach einer Pariser Handschrift veröffentlichte ihn Mrs. Merrifield in ihren trefflichen Original Treatises . . . on the arts of painting, London 1849, I. Kritisch revidierter Text mit deutscher Übertragung, Einleitung und Noten von A. Ilg, in Eitelbergers Quellenschriften IV, Wien 1873. Die Handschriften reichen bis ins 12. Jahrhundert zurück. Über das III. Buch wie über diese ganze technische Literatur überhaupt sind besonders zu vergleichen: Giry, Notice sur un traité du M. A. intitulé de coloribus et artibus Romanorum. Bibl. de l'école des Hautes Études XXXV (1878), mit wichtigen Mitteilungen über die Hss., namentlich eine neu gefundene in der Bibliothek von Valenciennes. Dann Bergers Beiträge zur Entwicklungsgeschichte der Malerei, München 1897, III, 30f. Der »Heraclius« wird sehr ausführlich, zum Teil unter neuen Gesichtspunkten (jedoch literarischer Art) von Pellizzari a. a. O. 387f., behandelt, der auch einen Neudruck der beiden ersten Bücher mit kritischem Apparat bringt (Anhang 505—515). Er versucht nach Girys Vorgang die geschichtliche Person des »Heraclius« gegen Ilg zu retten, wie mir scheint, nicht mit viel Glück.

Nicht um den Gegenstand irgendwie zu erschöpfen, sondern um den Geist des »Heraclius« näher zu beleuchten, in dem ja die mirakulose Edelstein- und Gemmenkunde eine so große Rolle spielt, sei hier auf ein paar seltsame Produkte des Mittelalters hingewiesen: den Libellus de deorum imaginibus des Albericus philosophus (9.—10. Jahrhundert? England?) in den Mythographi Latini ed. Muncker, Amsterdam 1681, II, 301ff., den Liber monstrorum in diversis generibus in Moriz Haupts Opuscula, Leipzig 1876, I, 221ff. (aus einer Wolfenbütteler Handschrift des 10. Jahrhunderts), endlich den »Cethel« aut Veterum Judaeorum physiologorum de lapidibus sententiae, bei Pitra, Spicilegium Solesmense, Paris 1885, III, 335ff. Hier liegen überall die antiken Gemmen zugrunde (deren Rolle auf mittelalterlichem Kirchen- und Profangerät bekannt genug ist), in phantastischester Auslegung und Umdeutung, die häufig an die venetisch-byzantinische Elfenbeinplastik des 10.—11. Jahrhunderts erinnert. (Vgl. auch Jahrbuch des Allerh. Kaiserhauses XXIII, 320, n. 1.) Zum Albericus ist zu vergleichen Saxl, Verzeichnis illustrierter astrologischer und mythologischer Handschriften des latein. M. A. aus römischen Bibliotheken (Sitzungsber. der Heidelberger Akad. 1915); in der Einleitung wird eine Untersuchung über die weit, von England bis Böhmen, verbreiteten Handschriften in Aussicht gestellt. Außerdem jetzt Gruppe, Gesch. d. klass. Mythologie, Supplementband zu Roschers Mythol. Lexikon, Leipzig 1921, S. 12f.

Den unmittelbaren Zusammenhang mit Byzanz, der in Italien ohnehin greifbar genug ist, stellt ein anonymer technischer Traktat in der Kapitelbibliothek von Lucca her, zuerst von Muratori in den Antiqu. Ital. medii aevii II, Diss. 24, veröffentlicht. Vgl. Berger a. a. O. III, 9; Pellizzari a. a. O. 379f., der in seinem Anhang auch eine kritische Ausgabe bringt (459—502). Wie diese südlichen, zum Teil noch halbantiken Werkstattüberlieferungen in den Norden übergehen, lehrt in sehr instruktiver Weise nicht nur das dritte Buch, das auf normannischem Gebiet dem Heraclius angeschlossen wurde, sondern vor allem die sogenannte Mappae clavicula, die anscheinend im 12. Jahrhundert auf angelsächsischem Boden entstanden, das Lucca-Manuskript und damit spätantikbyzantinische Technik als Vorlage benützt. (Gedruckt in der Archaeologia, London 1847.)

Weit über solch bloße Rezeptenliteratur erhebt sich schon ihrer ganzen Anlage nach die berühmte Schedula diversarum artium des Theophilus Presbyter, die in der Geschichte unserer klassischen Literatur dadurch eine gewisse Rolle spielt, daß es Lessing war, der sie zuerst auf der Bibliothek in Wolfenbüttel wiederentdeckte und als Stütze für seine Thesen über die Ölmalerei verwendete; von einer Wiederentdeckung muß insoferne gesprochen werden, als das Buch noch dem späten Mittelalter und selbst noch einzelnen Gelehrten des 16. Jahrhunderts bekannt war.

Lessings Schrift: Vom Alter der Ölmalerei aus dem Theophilus Presbyter erschien 1774; zu der beabsichtigten Edition kam es jedoch nicht; erst nach seinem Tode wurde der Traktat auf Grund des von ihm revidierten Textes durch Leiste herausgegeben. (Zur Geschichte der Literatur aus den Schätzen der herzoglichen Bibliothek in Wolfenbüttel, Bd. VI, 1781.) Gleichzeitig edierte sie der Herausgeber des Heraclius, der übel beleumundete Raspe, in seinem früher genannten Critical essay, London 1781. Spätere, auf verschiedenen Handschriften beruhende Ausgaben sind die des Comte Escalopier, Paris 1843, von Hendrie, London 1847, und die auf dieser beruhende des Abbé Bourassé in Mignes Dictionnaire d'archéologie sacrée, Paris 1862. Eine kritische Ausgabe mit Benützung aller erreichbaren Handschriften und Drucke hat A. Ilg zusammen mit einer deutschen Übertragung und einer sorgfältigen Einleitung in Eitelbergers Quellenschriften, Bd. VII, Wien 1874, geboten; der versprochene zweite Teil, der den Kommentar enthalten sollte, ist jedoch niemals erschienen. Der Theophilus wird ausführlich behandelt von Pellizzari a. a. O. 413 f., der allerdings mehr aus Gefühlsgründen für den italienischen (lombardischen) Ursprung der Schedula eintritt. Die neuere kunstgeschichtliche Literatur über die Rogerusfrage ist ihm unbekannt geblieben; darüber jetzt zusammenfassend Fuchs, Die Tragaltäre des Rogerus in Paderborn. Paderborn 1916. Eine beachtenswerte, weil von einem Techniker des Faches herrührende französische Übersetzung des Kapitels über Glasmacherkunst von Bontemps, Deuxième livre de l'Essai sur divers arts par Théophile. Paris 1876. Zu vergleichen ist namentlich auch Oidtmann in seiner trefflichen Monographie über die rheinische Glasmalerei vom 12. bis zum 16. Jahrhundert, I, 5 ff.

Theophilus — *qui et Rugerus* — wird der Autor der Schedula in drei Handschriften genannt; es handelt sich also um einen Klosternamen oder, wie Ilg vorzieht, um einen der in karolingisch-ottonischer Zeit beliebten Decknamen griechischen Gepräges. Ilg hat weiters die Hypothese aufgestellt, daß dieser Theophilus-Rugerus identisch wäre mit einem Künstlermönch Rogkerus, der zu Anfang des 12. Jahrhunderts als Goldschmied in dem niedersächsischen Kloster Helmershausen, im Bistum des kunstfreundlichen Bischofs Meinwerk von Paderborn lebte, und begründet seine Ansicht durch den Vergleich der Vorschriften der Schedula mit einem noch erhaltenen, urkundlich (um 1100) bezeugten Werk dieses Roger, dem silbernen Tragaltar im Domschatz von Paderborn. Man wird gegen die Hypothese Ilgs, die er übrigens selbst nur als solche hingestellt hat, methodische Bedenken hegen dürfen; die neueste Forschung, die das Werk des Rogerus von Helmershausen noch erweitern konnte (Tragaltar in der Franziskanerkirche in Paderborn, Herforder Goldkreuz im Berliner Kunstgewerbemuseum, Silbereinband einer Helmershausener Handschrift im Domschatz zu Trier), hat sie indessen als erwiesen und bestätigt angenommen. (Falke u. Frauberger, Deutsche Schmelzarbeiten des Mittelalters, Düsseldorf 1902. Vgl. dazu Falke in Lehnerts Geschichte des Kunstgewerbes I, 240.)

Die Schedula enthält eine ausführliche technische Enzyklopädie der frühmittelalterlichen Kunstfertigkeit, wie sie sich in den Klöstern entwickelt hatte; nach einem merkwürdigen Prooemium, das nach Art der großen scholastischen Lehrgebäude mit dem Sündenfall und der Einsetzung der Arbeit anhebt — ähnliches werden wir noch bei Cennini finden — beginnen die drei Bücher, in denen ein wortreicher Kanzelstil den geistlichen Autor hinlänglich verrät. Das erste gibt Rezepte für Miniatur- und Wandmalerei, das zweite handelt von Glasbereitung und Glasmalerei, das dritte vom Guß und sonstiger Metalltechnik, mit merkwürdigen ikonographischen Angaben (besonders cap. 60), von der Elfenbeintechnik, Edelsteinen und Gemmen. Es ist ohne alle Frage das wichtigste Kunstbuch des frühen Mittelalters, charakteristisch auch durch seinen für die ottonisch-sächsische Periode bezeichnenden Einschlag byzantinischen Wesens, und es ist für unseren Gegenstand von Bedeutung, daß es, ohne in die anspruchsvolle Versmacherei des Heraclius zu verfallen, ausgeprägte literarische Form und Ambition hat. Aus einer, wie Ilg annimmt, verlorenen Schrift des Theophilus, Breviloquium diversarum artium, haben sich Fragmente in süddeutschen Wiegendrucken des 15. Jahrhunderts, dem sogenannten *Lumen animae* erhalten (zusammengestellt im Anhang zu Ilgs Ausgabe).

Viel formloser als Theophilus sind die zahlreichen sonstigen Werkstattbücher des Mittelalters. Merkwürdig ist darunter der »Liber sacerdotum« wegen seines Zusammenhanges mit arabischen Quellen; daß dieser orientalische Einschlag in der Kultur des Mittelalters nicht gering anzuschlagen ist, wissen wir. (Gedruckt bei Berthelot, Chimie au moyen âge, Paris 1893, I, 179. Dazu Berger a. a. O. III, 57 f.) Ungefähr derselben Zeit gehört der Anonymus Bernensis (sec. XI—XII) an, Text und Übersetzung von Hagen, im Anhang zu Ilgs Theophilus, S. 377ff., ediert, eine Anweisung für den Miniator, die Bindemittel und das Kolorieren der Initialen behandelnd; eine neue kommentierte Ausgabe von Loumyer ist zu Bern 1908 erschienen.

Ich lasse hier eine Aufzählung der übrigen bis jetzt herausgegebenen Rezeptenbücher des späteren Mittelalters folgen. Ein süditalienischer Traktat des 14. Jahrhunderts, de Arte illuminandi, in der Bibliothek zu Neapel, wurde von Salazaro, Arte delle miniatura nel sec. XIV, Neapel 1877 (italienisch und französisch) ediert. Vgl. Lecoy de la Marche in der Gaz. des beaux-arts 1885, II, 422, sowie Guerreschi im Supplem. annuale all'enciclopedia di chimica, vol. XXI (1905) und Atti della R. Accad. di scienze di Torino, vol. XL (1905), der das Manuskript mit anscheinend unzureichenden Gründen ins 16. Jahrhundert hinabrücken will. (Vgl. jedoch L'Arte 1908, 75.) Ein bolognesischer Traktat, Segreto per colori, steht bei Merrifield, Original Treatises II, 340f., und wurde in Unkenntnis dieses früheren Druckes von Guerrini und Ricci in der Collezione delle curiosità inedite e rare, Bologna 1887, nochmals herausgegeben (vgl. Guerreschi in dem oben genannten Aufsatz). Vgl. ferner Malaguzzi-Valeri, Un trattato inedito del XV. secolo sulla tecnica dell' arte. Bull. dell' Instituto stor. Ital., fasc. 18. Über alle diese technischen Traktate im einzelnen und gesamten sind immer Bergers wichtige Beiträge, III. Folge, München 1897, nachzusehen. Zur mittelalterl. Kunstliteratur im allgemeinen Pellizzari a. a. O., 152ff., wo allerdings nicht viel Neues beigebracht ist.

Der besonderen Wichtigkeit des Gegenstandes für die mittelalterliche Kunst halber folgen hier die Traktate über Glasmosaik und Glasmalerei aus dem 14. bis 15. Jahrhundert; solche sind in ziemlicher Zahl aus Italien bekannt geworden: Drucke von Milanesi

(Dell' arte die vetro per musaico, Bologna 1864), Lisino (Della pratica di comporre finestre e vetri colorati Trattattello del s. XV. Siena 1885), Fratini (Storia della basilica e convento di S. Francesco d' Assisi, Prato 1882); Traktat des Maestro Antonio da Pisa um 1395 (deutsch, mit Einleitung von Bruck, Rep. f. Kunstw., 1902). Zu dem Traktat über Glasmacherkunst, den Milanesi dem Benedetto Embriachi, Sohn des merkwürdigen venezianischen Kunstunternehmers Baldassarre degli Ubriacki zuschreiben möchte, vgl. meine Bemerkung im Jahrbuch des Allerh. Kaiserhauses, XX, p. 244. Es ist unnötig, dazu anzumerken, welche große Rolle die nordische Technik in Italien bis in die Zeiten Vasaris hinein, der selbst Schüler eines französischen Glasmalers war, gespielt hat.

Einen Abschluß solcher Bestrebungen bedeutet eine höchst merkwürdige Kompilation, die in der ersten Hälfte des 15. Jahrhunderts von einem Laien, Jean Le Bégue (1431 als Greffier der Münze von Paris genannt), angelegt wurde und einen wahren Schatzbehalter mittelalterlicher Technik darstellt, in einer Zeit, die schon neuen Wegen zustrebte. Sie ist nicht nur ihres Materiales wegen wichtig, sondern vor allem wegen der allgemeinen historischen Bedeutung, die ihr zukommt. Es ist gewiß nicht ohne Wichtigkeit, daß damals noch die Tradition des frühen Mittelalters fortwirkte; de Le Bégue hat so alte Quellen wie Heraclius und Theophilus kopiert. Er hat aber außerdem noch Rezepte von zeitgenössischen Künstlern verwertet, namentlich die Aufzeichnungen eines französisch-niederländischen Meisters, des Jehan Alcherius, der aus Paris nach Mailand an den Hof der Visconti kam und in verschiedenen Werkstätten Frankreichs und Italiens Rezepte eingesammelt hat. Ein anderes Rezeptenbuch Le Bégues rührt von Peter von St. Omer in der Normandie (Anfang des 14. Jahrhunderts?) her; er selbst hat endlich noch ein Wörterbuch der Farben mit Erklärungen beigesteuert. In diesem Zusammenhang nördlicher und südlicher Werkstattüberlieferung liegt ein nicht geringes Interesse der Kompilation; sie zeigt wieder einmal deutlich Frankreich als Mittlerland.

Der Traktat Le Bégues ist bei Merrifield, Original Treatises, vol. I, teilweise publiziert. Dazu Berger, Beiträge III, 137, der noch andere deutsche Handschriften dieser Zeit, darunter auch ein 1870 in der Bibliothek von Straßburg verbranntes Manuskript bespricht, von dem sich jedoch eine Kopie im Besitz der Nationalgalerie in London erhalten hat (a. a. O. III, 154). Anschließen läßt sich hier ein merkwürdiges Schriftchen, der Dictionarius des Johannes de Garlandia (Ende des 11. Jahrhunderts, gedruckt in den Documents inédits pour l'histoire de la France, I. Série, bei Géraud, Paris sous Philippe le Bel, Paris 1837, p. 380ff.). Es ist ein Realwörterbuch für den Bedarf des täglichen Lebens, das die verschiedenen Handwerke mit ihrer technischen Nomenklatur lateinisch und französisch behandelt und dadurch nicht ohne Wichtigkeit ist, als ein Vorläufer späterer Werke dieser Art, von denen die auch im Titel viel nachgeahmte *Piazza universale* des Garzoni die bekannteste ist.

In ganz anderer Weise eröffnet sich ein Einblick in die mittelalterliche Werkstatt durch ein höchst merkwürdiges und einzig dastehendes Buch, das freilich auch viel mehr zu den primären Quellen der Denkmäler selbst gehört als zu den sekundären schriftlichen, mit denen wir uns hier beschäftigen. Es ist das der *Livre de portraiture*, das (nicht ganz zutreffend) sogenannte »Skizzenbuch« des Villard de Honnecourt, eines französischen Architekten aus dem 13. Jahrhundert.

Villards Livre de portraiture liegt in einer schönen Faksimile-Ausgabe von Lassus und Darcel, Paris 1858 vor. Willis Facsimile of the sketch book of Willard. London 1859. Eine neue von Omont ist neuerdings in den offiziellen Veröffentlichungen der Pariser Nationalbibliothek, Paris o. J., erschienen. Quicherat in der Rev. archéol. N. (1849). Mélanges d'archéol. 1886. Eitelberger, Mitt. der k. k. Zentralkomm. IV. Enlart, V. d'Honnecourt et les Citerciens. Bibl. de l'école des chartes 1875. Mortet, La mesure de la figure humaine et le canon des proportions d'après les dessins de Villard, d'A. Durer et de Léonard da Vinci, in Mélanges Chatelain, Paris 1910. Sehr eindringende Aufklärungen über Villards Proportionslehre bei Panofsky a. a. O. Monatsh. f. Kunstw. 1921, 205, und ihr Nachleben bis ins 16. Jahrhundert, S. 219.

Eine Vorrede belehrt uns, daß hier eine literarische Leistung, der Entwurf eines Musterbuches, geplant war, in dem vor allem der Versuch einer Art mittelalterlicher Proportionslehre — von Villard portraiture genannt — wichtig ist, die darauf ausgeht, unter vollständigem Verzicht auf anatomische Kenntnis und Erfassung der Wirklichkeit die lebende Form, ganz wie die architektonische, aus geometrischen Figuren zu konstruieren; es sind Wege, auf denen auch die Renaissance, ja das Barock (wie sich u. a. aus Rubens' Zeichenschule ergibt) noch gelegentlich wandelten. Das Buch des Villard ist eine der wichtigsten Quellen zur Erkenntnis des inneren Wesens jenes Stils, den wir den gotischen zu nennen gewohnt sind, sowie der Traditionen, die in den Werkstätten des hohen Mittelalters herrschten; nicht zu übersehen sind auch die autobiographischen Mitteilungen.

Die Überlieferungen der gotischen Bauhütten sind endlich noch ganz spät, besonders in Deutschland, durch ärmliche, aber schon zum Teil durch den Druck vervielfältigte Büchlein literarisch fixiert worden. Der Durchbruch der Renaissance gab dann ganz anderen, von Italien her importierten Ansichten Raum, an Stelle des gotischen Zirkelschlags traten die Maße des Vitruvius und der Vitruvianer.

Der älteste hierhergehörige Druck ist der des Matthes Röriczer, Von der Fialen Gerechtigkeit, Regensburg 1486, im Neudruck bei Heideloff, Bauhütten des Mittelalters 101 f., in modernem Deutsch bei Reichensperger in dessen Vermischten Schriften 1845. Dazu May, Hans Blum, Studien zur deutschen Kunstgesch. 124. Straßburg 1910. Ein ähnliches Schriftchen des Hans Schmuttermayer aus Nürnberg ist gedruckt im Anzeiger des German. Museums 1881, 73 (dazu 1882, 431). Ferner das Steinmetzenbüchlein von Hans Hösch von Gmünd, Geometrie deutsch, gedruckt bei Heideloff, der kleine Altdeutsche (Gothe) oder Grundsätze des altdeutschen Baustils. Nürnberg 1849. Ein später Nachklang ist noch Lorenz Lachers »Unterweisung« von 1516, gedruckt bei Reichensperger a. a. O. 133 f. Über die ganze Literatur ist das Verzeichnis in Hoffstadts Gothischem Abc 165 zu vergleichen. Die deutsche Spätromantik hat an Schriften dieser Art ein besonderes Gefallen bezeugt.

Von den »Kunstbüchlein« der späteren Renaissance, die in manchem

Betracht damit zusammenhängen, freilich auch mit verwandten italienischen Bestrebungen, wird später gelegentlich die Rede sein.

Am Schlusse des italienischen Mittelalters steht das merkwürdige Buch des Toskaners Cennini, das wir um seiner ganz besonderen Stellung willen, als Propyläen der großen italienischen Kunstliteratur, in einem folgenden Abschnitt ausführlich besprechen wollen.

B. Poetische Kunstliteratur.

Hier zeigt sich eine merkwürdige neue Erscheinung, die auch kulturgeschichtlich von Interesse ist. Sie hängt zunächst mit dem gänzlichen Umsturz der geistigen Grundlagen zusammen; Geist und Form der klassischen Schriftsprache werden vor allem durch den Einfluß der Bibel einschneidend verändert. Die Erscheinung, auf die wir deuten, hat ihr eigentliches Gegenbild nur in den Urzeiten der Antike. Seit der diokletianischen Periode zeigt überhaupt das späte Altertum eine gänzlich veränderte Physiognomie; der orientalische und barbarische Untergrund tritt stärker zutage, Analogien zu älteren Entwicklungen kommen hervor, die den genialen G. B. Vico zu seiner Theorie der *corsi* und *ricorsi* veranlaßt haben. Wie man in der diokletianischen Zeit zur Naturalwirtschaft zurückgekehrt ist, so sind ähnliche *ricorsi* auch auf geistigem, künstlerischem Gebiet unverkennbar.

Die Erscheinung, die wir meinen, ist der echt mittelalterliche »Titulus«, der das antike spielende Kunstepigramm im Westen ablöst; denn der griechische Osten weiß von ihm wenig oder nichts und die alte Gattung wird hier bis zum Ende weitergepflegt. Eine Welt scheidet den Titulus vom Epigramm, obwohl der Name im Grunde dasselbe bedeutet; dieses ist ein völlig selbständiges Kunstwerk in kleinstem Format, ein rein literarisches Erzeugnis, das dem Kunstwerk selbstherrlich gegenübersteht, es mit gefälligem Witz umspielt; jener ist wirklich die versifizierte Unterschrift zum Bilde, das er erläutert, ist mit ihm ernsthaft und wesentlich verbunden und nur durch die Kraft der Zeit von ihm zu trennen, wobei es nichts ausmacht, daß er, vor dem Kunstwerk entstanden, diesem als Wegweiser, als Programm dienen kann. Der ältesten griechischen Antike war er gleichfalls wohlbekannt, ein großes Beispiel bilden die Tituli der Kypseloslade in Pausanias' V. Buch.

Der älteste Titulus der christlichen Dichter des 4. Jahrhunderts ist auf den Ton der Predigt gestimmt; wie rein literarisch der Betrieb hier war, zeigt lehrreich ein Brief des Paulinus von Nola, der einem gallischen Freunde poetische Tituli für Bilder sendet, die er selbst schwerlich zu Gesichte bekommen hat. Sind die Wandgedichte des Paulinus selbst, dann die des Venantius Fortunatus wirklich lang ausgesponnene Predigten, so zeichnen sich dagegen die rein beschreibend erläuternden Tituli des Prudentius durch straffe Form aus. Daß sie vielfach, bis tief ins Mittelalter hinein, als Programme für erst auszuführende Zyklen anzusehen sind, wurde schon gesagt; so geben sich die Tituli Ekkehards IV. für den Dom zu Mainz in aller Offenheit.

Über den Titulus im allgemeinen: Steinmann, Die Tituli und die kirchliche Wandmalerei im Abendlande vom 5.—11. Jahrhundert, Beiträge zur Kunstgeschichte, N. F. XIX, Leipzig 1892 und Ficker, Die Bedeutung der altchristlichen Dichtungen für die Bildwerke in dem Festgruß für A. Springer, Leipzig 1885. Eine Zusammenstellung der Tituli und der von ihnen gar nicht zu trennenden Versinschriften ältester Zeit bei Garrucci, Storia dell' arte cristiana I; das Hauptwerk für die letzteren ist bekanntlich de' Rossi, Inscriptiones christianae urbis Romae (bis zum 7. Jahrhundert), Rom 1888, mit wichtiger Einleitung. Die berühmten Damasusinschriften sind von Ihm im Supplement der Rieseschen Anthologia Latina (Bibl. Teubner) ediert. Über die Ambrosianischen Tituli Merkle in der Röm. Quartalschrift 1896. Was die einzelnen Provinzen anlangt, so haben Le Blant die Inschriften von Gallien, Allmer und Terrebasse die sehr reichen von Vienne, Fr. X. Kraus die der christlichen Rheinlande gesammelt. Über die Bedeutung der im Corpus. Inscr. Lat. VIII edierten afrikanischen Inschriften s. Künstler in der Tübinger Theologischen Quartalschrift 1885, ferner: Titulorum gallicanorum liber, Alcimus, Avitus rec. Peiper, Berlin 1883. Über die christliche Epigraphik, auf die hier nicht weiter eingegangen werden kann, sind die Handbücher der christlichen Archäologie, von Kraus und Schultze sowie der noch immer nicht überholte Abriß im Anhange zu Pipers Monum. Theologie nachzusehen.

Alle hier erwähnten literarischen Zeugnisse sind in meinem Quellenbuch zur Kunstgeschichte des abendländischen Mittelalters (in Eitelberger-Ilgs Quellenschriften, N. F. VII, Wien 1896) gesammelt; dort sind auch die Quellenwerke, denen sie entnommen wurden, und die einschlägige Literatur genannt. Hier soll nur das Wichtigste wiederholt werden. Paulinus von Nola (353—431): Quellenbuch Nr. III; besonders lehrreich für die innere Geschichte des Titulus ist der Brief an Sulpicius Severus. Prudentius (348—410), sein »Dittochaeon« (Altes und Neues Testament), Quellenbuch Nr. I, das älteste Beispiel einer Parallelbilderbibel. Venantius Fortunatus (um 565), Quellenbuch Nr. VII (Tituli der Kathedrale von Tours); Helpidius Rusticus (6. Jahrhundert), Quellenbuch Nr. VI, Tristichen, die einen der ältesten typologischen Zyklen enthalten; andere Tituli ebenda IV und V; aus karolingischer Zeit ebenda XIX (aus St. Gallen). Die Tituli Ekkehards IV. für den Mainzer Dom, mit dem bezeichnenden Zusatz: eligantur qui picturis conveniant, ebenda XXVII, für den Kreuzgang in St. Gallen, ebenda XXVI. Ein Abtkatalog von S. Ulrich und Afra in Augsburg (15. Jahrhundert) enthält eine lange Beschreibung der Ausschmückung des Klosters mit Gemälden etc., zum Teil auf den Tituli des Abtes Udalricus (12. Jahrhundert) beruhend. (In Steicheles Archiv für die Geschichte des Bistums Augsburg III, Augsburg 1860, p. 102—130).

Bild und Schrift bleiben auch weiterhin im Mittelalter fest verbunden, mit theoretisch betontem Übergewicht der letzteren über das erstere, wie dies wohl am schärfsten in einem Briefe des Hrabanus Maurus an Abt Hatto von Fulda ausgesprochen ist (in meinen Schriftquellen zur karolingischen Kunst, Nr. 893); auch im späteren Mittelalter hat der Titulus keine Einbuße seines Daseins erfahren (als ein Beispiel für viele die Tituli der Glasfenster von St. Albans, 14. Jahrhundert, Quellenbuch Nr. XLI); er macht sogar, namentlich im italienischen Trecento, eine ganz merkwürdige Entwicklung durch. Dort erweitert er sich zum selbständigen literarischen Gebilde, in den nationalen Formen des Sonetts und der Kanzone, bleibt aber mit dem Bildwerk noch immer auf das innigste verbunden. Das merkwürdigste Beispiel der Art ist die erst neuerdings vollständig gelesene Kanzone auf dem berühmten Trionfo della morte im Camposanto von Pisa. (Vgl. Morpurgo in L'Arte 1899.)

Vielleicht noch auffälliger für uns ist der erzählende, sogar meist auf die gebundene Form verzichtende Titulus, der sich in behaglicher Prosa auf und neben dem Bilde ergeht, so daß er häufig ein Mehr (oder Minder) über dieses aufweist. Hierher gehören die merkwürdigen Unterschriften für den ältesten Gemäldezyklus im großen Ratssaal zu Venedig (bei Lorenzi, Monumenti per servire alla storia del Palazzo Ducale, Ven. 1868), dann der Auszug aus Petrarcas Viri illustres, im Auftrag Francescos von Carrara ausdrücklich als Titulus für die Fresken des Guariento im Kastell von Padua hergestellt. (Vgl. Jahrbuch der Kunstsammlungen des Allerh. Kaiserhauses XVI, 185.) Eines der lehrreichsten Beispiele ist das scholastische Lehrgedicht des Bolognesers Bartolommeo de' Bartoli über die sieben Künste und Tugenden, das — ein wichtiger Beleg für mittelalterliche Werkstatttradition — samt den zugehörigen Bildern von dem Spätgiottisten Giusto als *exemplum* für seine Ausmalung der Augustinuskapelle in Padua verwendet wurde. (Vgl. meine Abhandlungen in Band XVII und XXIII des Jahrbuches der Kunstsammlungen des Allerh. Kaiserhauses; das Lehrgedicht des Bartoli in Faksimile publiziert von L. Dorez, Bergamo 1904.)

Daß dergleichen nicht auf Italien beschränkt war, lehrt das große scholastische Kompendium, das als Text der allegorischen Gemälde in der Bibliothek des Prämonstratenserklosters in Brandenburg diente und sich im Nachlasse des Nürnberger Humanisten Hartmann Schedel auf der Münchener Bibliothek erhalten hat, desselben, der auch die obengenannten Paduaner Tituli kopiert hat (zuerst bekanntgemacht von A. Schultz im Jahrbuch der kgl. preuß. Kunstsammlungen I, 35, s. darüber Wiener Jahrbuch a. a. O., Bd. XVII, 84). Wie die illuminierte Handschrift später vom Blockbuch in dieser selben Rolle abgelöst wird, zeigt namentlich die schon von Lessing bemerkte Verwendung der Biblia Pauperum, wo mitunter dann sogar die Druckfehler der Vorlage auf den Tituli der Gemälde wiederkehren (s. darüber Jahrbuch des Allerh. Kaiserhauses XXIII, 337; über die Kopien des Defensoriums im Kreuzgang zu Brixen s. meine Notiz in der Beilage zur Münchener Allg. Zeitung 1904, Nr. 83). Auf die Sache selbst hat übrigens, was mir damals entgangen war, schon der verdienstvolle Heider (Mitt. der k. k. Zentralkommission I, 85) hingewiesen. Ein anderes nordländisches Beispiel sind die ausführlichen Erzählungen auf den berühmten Burgunder Teppichen Karls des Kühnen in Bern

(Stammler, Die Burgundertapeten, Bern 1889). Schließlich dringt der Einfluß des halbkirchlichen Schauspiels, der Moralität, auch hier ein, wie die ausdrücklich für Arazzi bestimmten dramatisierten Dicts moraulx des Henry de Baude zeigen (Quellenbuch Nr. XLV); daß dergleichen aus der Wirklichkeit stammt, beweist u. a. ein französischer Teppich im Museo Civico von Padua, wo der »Acteur« den »Prolog« spricht. (Publiziert im Archivio storico dell' arte 1889.) Und daß noch das Italien des Quattrocento an dieser Abwandlung des alten Titulus festhielt, zeigt die monumental kalligraphische Biographie Pius' II., die Pinturicchios Fresken in der Liberia von Siena begleitet. Im 16. Jahrhundert erst findet diese langlebige Form auch hier ein Ende; wie die letzten Reste des alten naiven »continuierenden« Stils jetzt verschwinden, die drei Einheiten des Klassizismus zuerst in der bildenden Kunst vollständig durchgeführt werden, so gehen Bild und Schrift auch fortan getrennte Wege, es entsteht eine eigentliche, immer mehr anwachsende, papierene Kunstliteratur.

Daneben hat sich im sonettfreudigen Italien schon frühe eine neben dem Kunstwerk hergehende Form des Bildergedichts entwickelt, das, verwandt mit dem antiken Kunstepigramm, doch einen wesentlich anderen Charakter hat. Solche Bildersonette, die, noch immer in unmittelbarem Zusammenhang mit dem Kunstwerk stehend, als Unterschrift an dieses geheftet werden, immerhin aber schon selbständiges Dasein haben, wurden schon im 14. Jahrhundert von den Stadtgemeinden ihren offiziellen Dichtern in Auftrag gegeben. Sie bilden heute, da die Werke, zu denen sie Anlaß gaben, häufig verloren sind, eine wichtige historische Quelle. Aus dem Florenz des Trecento haben sich dergleichen Bildergedichte von Pucci und Sacchetti erhalten (s. z. B. das Sonett des Pucci auf Giottos Danteporträt im Bargello, gedr. in D'Ancona und Baccis Manuale della lett. ital., Flor. 1903, I, 553; über ein anderes Sonett desselben Pucci, auf Giottos Commune rubato und diese Bildersonette des Trecento im allgemeinen vgl. Morpurgo, Un perduto affresco di Giotto nel palazzo del podestà di Firenze, Per nozze, Flor. 1897). Dagegen ist noch an Ort und Stelle, und ganz wesentlich mit dem Kunstwerk verbunden, das schon von Vasari (ed. Milanesi I, 513) mitgeteilte Sonett auf dem Fresko Gottvaters mit der mappa mundi im Campo Santo in Pisa. Welche Rolle die alte Form dann im Leben der pasquill- und elogiensüchtigen Nation spielte und bis heute spielt, ist bekannt, freilich auch wie es, gleich seinem Vorgänger dem Epigramm der Antike, endlich in äußerste rhetorische Hohlheit verfällt. Es genügt auf der einen Seite, auf Michelangelos marmorne Verse auf das Steinbild seiner Nacht, auf der anderen auf die zahlreichen Sonette auf Kunstwerke zu erinnern, unter denen die des G. B. Zappi und des Giuliano Cassiani noch heute in Italien berühmt sind; vom Cavalier

Marino rührt endlich ein ganzes Büchlein dieser Art, seine Galeria (Venedig 1667) her, das später noch Erwähnung finden wird. Aber von dem rein inhaltlich gestimmten Bildergedicht alter Zeit ist diese vorwiegend von formalen Interessen geleitete Spielart ebenso weit unterschieden wie das leichtgeschürzte Epigramm der Antike von dem altväterischen Titulus der Kypseloslade.

Neben dieser mehr oder weniger enge mit dem Bildwerke verbundenen Auf- und Unterschrift läuft die Schilderung von wirklichen oder erfundenen Werken der Kunst auch im Mittelalter fort und bildet die Fortsetzung dessen, was uns die Sophistenliteratur der Kaiserzeit oder der spätantike Roman bietet. Auch diese Dinge, die zu ihrer Zeit dem Lehr- oder Unterhaltungstrieb dienten, sind für uns heute mitunter sehr wichtige Quellen historischer Erkenntnis geworden.

Unter den Beschreibungen einst wirklich vorhandener Kunstwerke ragen in altchristlicher Zeit die Schilderungen hervor, die Prudentius in seinem Peristephanon (Hymnus IX und XI = Quellenb. II) von zwei Martyriengemälden entwirft, dem in der S.-Cassians-Kirche zu Imola, wo schon die charakteristische Figur des Küstercicerone (aedituus), des Nachfolgers des antiken »Exegeten«, auf den Plan tritt, und einem in den römischen Katakomben des Esquilin befindlichen, beide schon stofflich sehr merkwürdig und durch große Anschaulichkeit ausgezeichnet. An Gefühl für das Formale im Kunstwerk steht der Bischof Theodulf von Orléans († 821) als ein letzter Epigone antiker Kultur in karolingischer Zeit ganz vereinzelt da. Davon zeugt die Schilderung eines antiken Silbergefäßes mit den Heraklestaten (in meinen Schriftquellen zur Geschichte der karolingischen Kunst, Wien 1802, Nr. 1134, mit Note; die dort angeführte ältere Meinung, daß Tonvasen der Antike dem Mittelalter und der Renaissance nicht bekannt waren, ist irrig und erledigt sich durch die merkwürdige Schilderung, die ein toskanischer Schriftsteller des 13. Jahrhunderts, Ristoro d'Arezzo, von den antiken Gefäßen seiner Vaterstadt entworfen hat, dann die Notiz eines noch späteren Aretiners, Vasaris selbst, über die Nachahmungen solcher Gefäße durch seinen Großvater Giorgio, vgl. Jahrbuch des Allerh. Kaiserhauses, Bd. XXIV, 152 ff.). Ebenso die Beschreibuug zweier mit Darstellungen der sieben freien Künste und der Tellus versehenen Tische (Quellenbuch Nr. XVI), vielleicht auch spätantiken oder oströmischen Ursprungs. Weit an Formgefühl unter diesem romanisierten Goten stehen zwei rein inhaltlich angeregte Beschreibungen aus der Zeit Ludwigs des Frommen, die Schilderung des Ermoldus Nigellus von der Ingelheimer Pfalz und ihren Gemälden (Quellenbuch Nr. XVII), und Walafried Strabos aus der Reichenau Gedicht über die Reiterstatue Theodorichs, die Karl der Große von Ravenna nach Aachen entführt hatte (= Quellenbuch Nr. XX und vollständig in den Schriftquellen zur Geschichte der karolingischen Kunst, Nr. 1140, mit Angabe der weitschichtigen Literatur): dieses schon ganz erfüllt von fanatisch-dämonistischer Auffassung, auch keine eigentliche Beschreibung, sondern ein charakteristisch-mittelalterliches Denkmal phantastischer Umdeutung der Form, so daß das Bildwerk stückweise rekonstruiert werden muß. Es ist schon derselbe Geist fabulierender Umwertung des formal Gegebenen, der die Mirabilien von Rom, die Gesta Romanorum, zum Teil auch die spätbyzantinischen Topographen beherrscht. Aus späterer Zeit ist besonders wegen ihres Zusammenhanges mit einem erhaltenen Kunstwerk, der berühmten Tapete von Bayeux, die Schilderung der Kemenate der Gräfin Adele von Blois, Tochter Wilhelms des Eroberers, merkwürdig, von Baudri de Bourgeuil (Anfang des 12. Jahrhunderts). An der Wirklichkeit des Ganzen ist trotz einiger Phantastik kaum zu zweifeln (= Quellenbuch Nr. XXXI, im Auszug nach der schwer zugänglichen Ausgabe Delisles, Caën 1871).

So kommen wir zu den erfundenen oder halberfundenen Schilderungen, die sich, an die antike Ekphrasis anlehnend, auch in der mittelalterlichen Unterhaltungsliteratur fortspinnen. Wichtig ist darunter die Schilderung des Graltempels im jüngeren Titurel des Albrecht von Scharfenberg (im Auszug, Quellenbuch Nr. XL). Trotz aller Phantastik sind reale Züge, wie die Ablehnung der Krypta, unverkennbar, zugleich auch die gewaltige Wirkung der französischen Gotik auf das deutsche Mittelalter. Außerdem hängt das Ganze wohl zweifellos letzten Endes mit dem berühmten Felsendom von Jerusalem zusammen, der die Phantasie der bildenden Künstler bis in die Tage Bramantes und Raffaels hinein immer wieder erregt hat; ein Zeugnis der magischen Wirkung des Heiligen Landes auf ganze Geschlechterreihen. Vielleicht noch merkwürdiger als ein vielgewandertes Requisit aus der Garderobe der späten Antike ist die Beschreibung des Palastes der »Intelligenzia« in dem gleichnamigen altitalienischen Lehrgedicht des Trecento (= Quellenbuch Nr. XLVI, wo auch die Literatur angegeben ist, vgl. auch die Rekonstruktion, die ich in meinen Beiträgen zur Kunstgeschichte, Sitzungsberichte der Wiener Akademie, 1891, II, 41 ff., versucht habe, ferner die Ausführungen Strzygowskis in seiner Publikation über Mschatta, Jahrb. d. k. preuß. Kunstsammlungen, XXV, 231, der an den Salomonstempel denkt). Anscheinend die Legende eines spätantiken Palastplanes, hat sie sich als rhetorisches Prunkstück in zahlreichen Handschriften fortgeerbt und ist auch dadurch allein schon ein merkwürdiges Beispiel mittelalterlicher Typenbildung; in der »Intelligenzia« schließen sich übrigens noch Schilderungen von Wandgemälden aus der alten Geschichte in ausgeprägt höfisch-ritterlichem Stil an; so könnten sie ohneweiters ihren Platz in der Burg irgend eines oberitalienischen Dynasten finden. Das Palastthema wird übrigens auch sonst mannigfach variiert. Von dem abstrusen Gedichte des Byzantiners Meliteniotes war früher die Rede; hier soll die Liebesburg mit ihren Gemälden in Boccaccios Amorosa Visione (im Auszug: Quellenbuch Nr. L) erwähnt werden, besonders da sie den Zusammenhang mit der gleichzeitigen »höfischen« Kunst nirgends verleugnet, dann die Stelle in Chaucers House of Fame (Quellenbuch Nr. XLII). Eine Schilderung, wie sie endlich in Hartmanns von der Aue Erec (12. Jahrhundert = Quellenbuch Nr. XXXVII) von einem kunstvollen Frauensattel aus Elfenbein entworfen sind, findet in den tatsächlich erhaltenen Stücken dieser Art ihr vollkommenes Gegenstück.

Man darf nicht vergessen, daß die Verfasser dieser und ähnlicher Schilderungen, auch wo sie an ein vorhandenes Kunstwerk anknüpfen, dieses wohl fast immer als Erinnerungsbild mit starkem rhetorischen Aufputz behandelt haben. Das können antike wie moderne Schilderungen dieser Art, von Philostrats Imagines bis auf Heinses Kunstromane herab, recht deutlich machen. Aber auch wo dies nicht der Fall ist, zeigt sich die Phantasie des Beschreibers doch derart von dem künstlerischen Mittel seiner Zeit befruchtet, daß seine Aussagen, mit der nötigen Kritik natürlich, als Zeugnisse zu benutzen sind.

Stellen aus deutschen Dichtern des Mittelalters hat Ilg gesammelt: Beiträge zur Geschichte der Kunst und Kunsttechnik aus mittelhochdeutschen Dichtern. Quellenschriften, N. F. V. (dazu desselben Verfassers früher erschienene Zeitstimmen über Kunst und Kultur der Vergangenheit, Wien 1881); es ist das eine spät herausgegebene Jugendarbeit, die zum Teil auf jetzt veralteten Texten beruht. Dazu: Söhring, Werke bildender Kunst in altfranzösischen Epen. Diss., Erlangen 1900. Panzer, Dichtung und bildende Kunst des deutschen Mittelalters in ihren Wechselbeziehungen, N. Jahrbuch für das klassische Altertum, Geschichte und deutsche Literatur, VII, Leipzig 1904. Blanca Röthlisberger, Die Architektur des Graltempels im jüngeren Titurel. Sprache und Dichtung, XVI, H. 8, Bern 1917. Für das frühe Mittelalter sind meine oben angeführten Beiträge zur Kunstgeschichte des frühen Mittelalters, Wien 1891, zu vergleichen.

C. Zur Historiographie der Kunst im Mittelalter.

Weder zusammenfassend, noch bruchstückweise hat das Mittelalter jemals eine Betrachtung der eigenen Kunstentwicklung versucht, obwohl ihm die Bücher des Plinius ebenso bekannt waren als der späteren Zeit. Das liegt in seiner ganzen Anschauungsweise, die auch die Kunst nur im Dienste einer höheren Idee kennt und ihr also selbständiges Dasein nicht zusprechen kann. Für diese merkwürdige Periode der europäischen Menschheit ist es nicht so sehr das einzelne Kunstwerk, Bild, Bau oder Gerät, das durch sich selbst oder durch seinen Meister Anteil erregt, sondern das Kunstwerk weist über sich hinaus, wie das ganze irdische Weltleben nur Vorbereitung auf ein besseres und würdigeres Leben im Jenseits ist; so projizierten Augustinus und ihm folgend Orosius die irdische Geschichte in den Gottesstaat, und so ist auch das Erzeugnis menschlichen Kunstverstandes wie die Individualität nur insoferne etwas wert, wenn sie in höherer Sendung steht und *ad maiorem Dei gloriam* dient. Wie in den großartigen gotischen Kathedralen der scholastischen Enzyklopädie deutet und strebt auch hier alles nach oben, zum Urlicht, zu einem höheren geistigen Leben, in dem das unvollkommen Irdische erst Abschluß, Bedeutung und Erfüllung findet. Daher ist für den mittelalterlichen Geschichtschreiber, wenn er das Kunstwerk überhaupt in den Kreis seiner Betrachtung zieht, dieses nur eine Episode, ohne inneren Zusammenhang mit Früherem oder Späterem, nur geeignet zur äußerlichen Festlegung chronikalischer Daten oder als Zeuge kirchlichen Sinnes; das weltliche laienhafte Element kommt darum auch sehr spät und vereinzelt zur Geltung und spielt im frühen Mittelalter eine höchst untergeordnete Rolle, fast wie im echten Althellenismus, wo es freilich die Polis war, die mit ihrem tyrannischen Zentralismus alles private Wesen unterdrückte. Und doch lagen hier wie dort in diesem Privaten, Volkstümlichen und Nationalindividuellen die revolutionären Keime der Zukunft, in Dichtung gleicherweise wie in bildender Kunst, namentlich aber sehr eindringlich in der Musik zu verfolgen. Daß spiritualistisch überspannten Perioden einer aus alten Resten und jungen Trieben seltsam gemischten, nicht primitiven, sondern, gleich dem Byzantinismus und der Minnesingerzeit, höchst raffinierten Kultur das Gegenbild eines recht handgreiflichen Materialismus nicht fehlt, ist keine *fable convenue.* Es ist auch wirklich viel weniger die Form, als, vom theoretisch überstark betonten Inhalt abgesehen, der Materialwert und Stoffprunk des Kunstwerkes, oft, wie bei den beliebten Edelsteine vortäuschenden Glasflüssen, in naiver Weise betont, und die Künstlichkeit, das technisch Ungemeine und Subtile, was am höchsten geschätzt wird. Aus diesen wie aus jenen Gründen steht der Kirchenschatz im Vordergrunde, und wie einst im Altertum die periegetische Literatur an den Tempel und seine Schätze angeknüpft hat, so wiederholt sich das gleiche mit der christlichen Kirche als dem ersten öffentlichen Museum.

Die Inventarisierung dieser Schatzkammern der gläubigen Welt war also eine der vornehmsten Aufgaben. Selbstverständlich ging hier Rom voraus als Sitz der Kurie mit ihrer ausgezeichneten, altrömischen Gewohnheiten entsprungenen und nachgebildeten Organisation der Verwaltung, zugleich als das *caput mundi*, in dem die Gaben der ganzen Christenwelt zusammenflossen. Daher das Bestreben, die zahllosen Kirchen- und Klosterschätze in Evidenz zu halten, daher die genauen Inventare, in denen Zahl, Größe, Gewicht, Wert und Beschaffenheit der Gegenstände sorgfältig und musterhaft vermerkt sind. Derart bietet die Chronik des päpstlichen Rom, der Liber pontificalis Romanus (in seinem ältesten und wichtigsten Teil — dem sogenannten Anastasius bibliothecarius — im 7. Jahrhundert redigiert) eine diplomatische, auf Urkunden und Inventaren ruhende Darstellung auch der offiziellen Kunstpflege, die hier durchaus als wesentlicher Bestandteil des päpstlichen Regiments erscheint; ja die Register der Kirchendotationen nehmen oft breiteren Raum ein als die übrigen Regierungshandlungen. Das ist bezeichnend römisch, und diese Tradition hat in der Barockzeit ihre äußerste und letzte Apotheose gehabt; der Sitz der Stellvertreter Christi auf Erden sollte sich auf das glänzendste vor der Welt bekunden.

Das Beispiel Roms hat auch auf die übrigen geistlichen Residenzen gewirkt — während das dem Imperium unterworfene östliche Patriarchat nichts Entsprechendes aufweist — so in Neapel (Pontifikalbuch des Johannes Diaconus), vor allem aber in Ravenna, der letzten kaiserlichen Rivalin Westroms. Der Liber pontificalis des Agnellus von Ravenna ist dadurch denkwürdig, weil die Monumente zum ersten Male bewußt als historische Quelle benützt und über diesen Zweck hinaus den Blick auch auf ihre Entstehung und Erhaltung richtet. In diesem Sinne kann der ehrwürdige Geschichtschreiber Ravennas als Ahnherr der späteren Lokalantiquare Italiens gelten, bei denen, namentlich wenn sie geistlichen Standes sind, sich bis ins 17. Jahrhundert hinein der hagiographische Standpunkt geltend macht.

Das von Rom gegebene Beispiel hat noch weiterhin auf die übrigen ihm so eng verbundenen Glieder des hierarchischen Organismus seinen Einfluß geübt. Auch in den Kirchen und Klöstern der übrigen Länder bilden Schatzverzeichnisse, Bauregister und sonstige Urkunden der Art bedeutende Bestandteile der Lokalchroniken; einzelne Klostergeschichten gehören in dieser Beziehung zu den allerwichtigsten Quellen für uns, so die höchst anschauliche und in diesen Dingen sehr ausführliche, von Leo von Ostia verfaßte von Montecassino, in deren Mittelpunkt denn freilich die große Gestalt des bau- und schmuckfreudigen Abtes Desiderius († 1087 als Papst Viktor III.) steht. In Frankreich ragen in dieser Hinsicht die Klosterannalen von St. Wandrille (9. Jahrhundert) und Fleury (11. Jahrhundert), dann von St. Trond bei Maestricht (12. Jahrhundert), in Deutschland namentlich die von Petershausen bei Konstanz (12. Jahrhundert) hervor.

Da ferner der Bau von Kirchen und deren Ausstattung zu den wichtigsten Ruhmestiteln biographischer Darstellung, mittelalterlicher Auffassung nach, gehört, dem leitenden *operarius* bis in späte Zeiten hinein die vornehmere Stellung zukommt als dem artifex — denn über dem Werk steht die »Idee« — daher auch sein, nicht dieses letzteren Name häufiger am Kunstwerk erscheint, so gehört das Kunstdenkmal auch zu den Requisiten profaner Geschichtschreibung; es ist der Tribut, den das Weltliche an die alles überragende und beherrschende kirchliche Gewalt zu entrichten hat. Wie in Karls des Großen Residenz Aachen erhebt sich neben der Pfalz des Herrschers in unmittelbarer und engster Verbindung die *Capella Palatina.* Daher finden sich schon in Gregors von Tours († 594) Frankengeschichte viele architektonische Einzelheiten, bei der Seltenheit auf uns gekommener Reste jener Zeit größter Beachtung wert; vor allem die ausführlichen Beschreibungen der zwei größten merowingischen Kirchenbauten, der Martinskirche von Tours und der Basilika von Clermont, auf unmittelbarer Anschauung und, wie die genaue Mitteilung der Maße zeigt, auf archivalischem Material beruhend.

Woher Kenntnisse solcher Art stammen, darauf deuten einzelne erhaltene Nachrichten monographischen Charakters, Denkschriften über bedeutende Bauwerke, von den Bauherren selbst oder ihnen nahestehenden Personen verfaßt; sie bilden in ihrer Weise ein Gegenstück zu den Denkschriften antiker Baumeister, wie sie uns in Vitruvs Bibliographie überliefert und in einzelnen Fragmenten erhalten sind. Hierher gehören in gewissem Sinne die schon erwähnten Schilderungen, die Paulinus von Nola von seinen Basiliken in Nola und Fundi entwirft, dann aber die Denkschrift Angilberts über seine Abteikirche in Centula-St. Riquier — und vor allem der merkwürdige Rechenschaftsbericht des berühmten Abtes Suger (eines Mannes, dessen äußere Stellung schon unendlich charakteristisch ist) über seine Bautätigkeit in St. Denis, nicht nur der zahlreichen technischen Ausdrücke halber ein Dokument des neuen *gotischen* Stils. Auch der Traktat des Gervasius über die Kathedrale von Canterbury (12. Jahrhundert) möge genannt sein, und nicht zu vergessen ist ein für sich stehendes Dokument, die merkwürdige Bauordnung des Klosters Farfa in Latium (11. Jahrhundert), die einer Redaktion der cluniacensischen

Klosterdisziplin eingefügt wurde und ein Gegenstück in Worten zu dem berühmten St. Gallener Klosterplan darstellt.

Auf kunsthistorischem Felde ist nur weniges nach dem Muster von Overbecks Schriftquellen zur antiken Kunst versucht worden. Sehr viel Material findet man in des trefflichen Fiorillo, Geschichte der zeichnenden Künste. Auszüge aus der patristischen Literatur, freilich ziemlich oberflächlicher Art, hat Augusti, Beiträge zur christlichen Kunstgeschichte und Literatur, Leipzig 1841, 2 Bände, gegeben. Champollion-Figéac bringt in seinen Documents paléographiques relatifs à l'histoire des beaux-arts et des belles-lettres pendant le moyenâge, Paris 1868, Material aus französischen Bibliotheken und Archiven. Eine bestimmte Periode umfassen meine Schriftquellen zur Geschichte der karolingischen Kunst. Quellenschriften, N. F. IV. — Nachfolger hat dieses von meinem verstorbenen Lehrer Wickhoff angeregte und geförderte Buch bezeichnender Weise nicht gefunden. Eine Auswahl des wichtigsten Materials aus den Pontifikalbüchern von Rom und Ravenna findet man nebst der einschlägigen Literatur in meinem öfter angezogenen Quellenbuche (unter Nr. XIII und XIV), das viel weniger reichhaltige von Neapel steht in Muratoris SS. RR. Ital. I (Analyse in Pipers Monum. Theologie 363 ff.). Auszüge aus den einzelnen vorhin genannten Klosterannalen und Historikern in meinem Quellenbuch (III. Paulinus, VIII. Gregor von Tours, X. Beda, XV. Angilberts Denkschrift, XVIII. Saint Wandrille, XXVIII. Fleury, XIX. Ordo Farfensis, XXX. Montecassino, XXXII. Petershausen, XXXIII. St. Trond, XXXIV. Gervasius von Canterbury, XXXVI. Sugers Denkschrift, XXXVIII. ein Mainzer Inventar aus dem 12. Jahrhundert aus Christians Mainzer Chronik. Den kunsthistorischen Gehalt einer wichtigen liturgischen Schrift des hohen Mittelalters hat Ficker in seiner Abhandlung über den Mitralis des Siccardus, Leipzig 1889, ausgezogen — auch das ist ohne nennenswerte Nachfolge geblieben.

Endlich sei hier noch kurz auf eine Schrift hingewiesen, in der das Abendland gegen den die Kunst so tief berührenden Bilderstreit des Ostens Stellung genommen hat, die Libri Carolini, die vielleicht Alcuin unter persönlicher Anteilnahme Karls des Großen redigiert hat. (Druck in Mignes Patrol. Lat. 98.) Freilich ist ihr kunsthistorischer Gehalt nicht eben groß; das meiste läuft auf theologische, die Werktätigkeit kaum berührende Polemik hinaus. Zur Sache ist die freilich einseitig übertreibende Darstellung von Janitschek, Bilderstreit und Bilderproduktion im Straßburger Festgruß für A. Springer, Berlin 1885, zu vergleichen; dagegen meine Beiträge zur Kunstgeschichte, S. 19 ff. und im allgemeinen Pipers Monum. Theologie, 233², Kraus, Geschichte der christlichen Kunst II, 1 ff. und Leitschuh, Geschichte der karolingischen Malerei, Berlin 1894, 1 ff.

Hier sollen noch einige Angaben über die im strengen Sinne des Wortes nicht zur eigentlichen Kunstliteratur gehörigen Kunsturkunden, die Inventare etc. folgen. Frankreich steht hier, was die Sache und ihre Literatur anbetrifft, an erster Stelle; das ausgezeichnete, noch unter Napoleon so stark hervortretende Ordnungstalent des Volkes hat sich hier bewährt. Die Inventare sind mit größerer Sorgfalt und Sachkenntnis angelegt denn anderswo. Franzosen danken wir auch die treffliche Biographie der Inventaires imprimés, 3 Bände (nach Ländern geordnet, mit guten Registern), Paris 1892, von Mély und Bishop. Dazu der vom französischen Unterrichtsministerium herausgegebene Recueil d' anciens inventaires I, Paris 1896. Zu den ältesten und kostbarsten Überlieferungen dieser Art gehören die musterhaft geführten Inventare der Sammlungen des Herzogs Jean von Berry, veröffentlicht von Guiffrey in 2 Bänden, Paris 1894 (vgl. meinen Aufsatz: Ein fürstlicher Kunstfreund Frankreichs im 14. Jahrhundert, Beilage zur Münchener Allg. Ztg. 1894, 220, 221). An Frankreich schließen sich die eng verbundenen südlichen Niederlande an. Für Flandern: Dehaisnes, Documents et extraits divers concernant l'histoire de l'art dans la Flandre, l'Artois et le Hainaut avant le XVe siècle, 2 vols., Lille 1886. Pinchart, Archives des arts des sciences et des lettres. Documents inédits. 3 vols., Gent 1860—1881.

An zweite Stelle rückt Italien: Campori, Raccolta di cataloghi ed inventari inediti sec. XV—XIX, Modena 1870. Müntz, Les collections des Médicis au XVe siècle, Paris 1888. Dazu desselben Autors Arts à la cour des papes, Paris 1882. Die reichhaltige Urkundensammlung des verdienstvollen, jung verstorbenen Schleswigers Gaye, Carteggio inedito d'artisti dei secoli XIV, XV, XVI, 3 Bde., Florenz 1839—1840, führt auch ins Mittelalter zurück. Die übrigen Länder, voran Deutschland, stehen ziemlich weit zurück; hier beginnen inventarische Aufzeichnungen erst vom 16. Jahrhundert an ergiebig zu werden und kommen über ein subalternes Wesen selten hinaus. Die reichste Quelle fließt hier in den Urkunden- und Regestenbänden, die in fortlaufender Folge als Beilagen des Jahrbuches des Allerh. Kaiserhauses erschienen sind.

Daran reihen sich die Statuten der verschiedenen Künstlerinnungen. Eine zusammenfassende Bibliographie gibt es für Italien von Gonetta, Bibliografia statutaria della corporazioni d'arti e mestieri in Italia con saggio di bibliografia estera, Rom 1891. Monticolo, I capitolari delle arti Veneziane, Rom 1896. Dazu: Studii e ricerche sulle arti Veneziane. Boll. dell' Ist. stor. ital., fasc. 13. Malerstatuten: Zu den ältesten und historisch merkwürdigsten gehören die von Venedig, ed. Monticolo im N. Archivio Veneto II (1891), vgl. Molmenti, Lo statuto dei pittori Veneziani nel sec. XV, Venedig 1884. Gaudenzi, La società delle arti in Bologna nel sec. XIII, i loro statuti e loro matricole, Rom 1898. Das Breve dell'arte der sienesischen Maler, herausgegeben von Milanesi in den Docum. per la storia dell' arte Senese, Siena 1854. Das florentinische Malerstatut hat schon Baldinucci in seinen Notizie Sec. II, Dec. V gebracht. Die Fraglia dei pittori di Padova von 1441, ed. Odorici, Arch. Veneto VII—VIII. Das Statut von Cremona (1470), ed. Odorici, im Arch. stor. Ital. 1860 n. S. XI, p. I. Das von Rom (1478) bei Müntz, Arts à la cour des papes, vol. III, Paris 1882. Zu den ältesten Statuten im Norden gehört das von Prag (angelegt 1348), zuerst veröffentlicht von Pangerl und Woltmann in Eitelbergers Quellenschriften XIII, dann von Patera und Tadra mit vollständigem Text und kritischem Kommentar zu Pangerls Ausgabe, Prag 1878. Sehr wichtig sind dann die Statuten der Goldschmiedeinnungen. Die ältesten auch hier wohl die von Venedig (von 1233, nicht 1262!), ed. Odorici, im Arch. stor. Ital. n. S. XI; von Genua (1248), ed. Varni, Appunti artistici sopra Levante, Genua 1870; von Prag (1324), ed. Menčik, in den Sitzungsberichten der böhm. Ges. d. Wiss. 1891; von Siena, ed. dello Russo, Neapel 1870; von Neapel (1380), ed. Migliacco, im Arch. stor. Campano II. Die Nürnberger Goldschmiedeordnung hat Steinbauer in der Vierteljahrsschrift für Volkswirtschaft XVIII herausgegeben. Steinmetzen: Neuwirth, Satzungen des Regensburger Steinmetzentages von 1459, Wien 1888. Gurlitt, Erfurter Steinmetzenordnungen des 15. und 16. Jahrhunderts. Tappissiers: Deville, Recueil des documents et statuts relatifs à la compagnie des tapissiers 1258—1875, Paris 1876. Noch zu erwähnen wäre das in vieler Hinsicht wichtige Buch des »Prevost« von Paris Estienne Boileau, Livres des métiers de Paris (bis 1271), gedruckt in der Coll. des docum. inéd. p. s. à l'histoire de la France 1837, sowie in der Histoire générale de Paris 1879, beide Male mit reichhaltigen Erläuterungen. Es enthält die Satzungen der verschiedenen Gilden, unter denen die Kunsthandwerker, die Tapissiers, Tailleurs d'ymages u. s. w., natürlich eine ansehnliche Rolle spielen. Zur Vermeidung von Mißverständnissen sei bemerkt, daß die bei Lüer, Technik der Bronzeplastik (in Sponsels Monographien des Kunstgewerbes IV), Leipzig, Seemann, o. J., S. 28, angezogene, sehr eingehende Schilderung der Gießerwerkstatt eines Meisters Alain Le Grant sich nicht an dieser Stelle findet; woher sie stammt, weiß ich gegenwärtig nicht zu sagen; sie erinnert aber fast an Viollet-Le-Duc.

Anschließend sei noch des Endres Tuchers Baumeisterbuch der Stadt Nürnberg, herausgegeben von Weech und Lexer in der Bibl. des Literar. Vereines, Bd. 64, Stuttgart 1862, erwähnt (verfaßt 1464—1475), das die Organisation des städtischen Bauhandwerks mit merkwürdigen Nachrichten über Bauführung u. dgl. darstellt. Das älteste Baugesetz des Mittelalters rührt vom Langobardenkönig Luitprand (713—744) her und regelt den Lohn der später sogenannten *maestri Comacini*, der lombardischen Bauarbeiter, deren Organisation bekanntlich bis in unsere Zeit hinabreicht. Ferner: Regum Langobardorum leges de structoribus quas C. Baudius de Vesme primo edebat, Carolus Promis commentariis auxit secundum editionem Augustae Taurinorum repetendas curavit J. F. Neigebauer, München 1853. Ilg hat es in den Mitteilungen der Zentralkommission XVI, 63, zuerst übersetzt und kommentiert; der Originaltext nach dem Druck der Mon. Germ. Leges IV, 176, in meinem Quellenbuch Nr. XI. Dazu: Mezzario, I maestri Comacini (600—1800), 2 Bände, Mailand 1893.

Ein Wort gebührt endlich noch den geringen Spuren der Künstlergeschichte im Mittelalter. Obwohl dieses die Biographie vor allem von bestimmtem, religiösem Gesichtspunkte aus eifrigst gepflegt hat (die zahllosen *Vitae Sanctorum*), so ist es von seinem Standpunkt aus nahezu selbstverständlich, daß der Künstler hier nur dann zu Worte kommt, wenn er sich innerhalb der Kirche durch heiligen Lebenswandel oder hohes Ansehen bewährt hat; nur das, nicht seine künstlerische Eigenschaft entscheidet, und nur von da aus sind die Biographien zweier Männer anzusehen, die auch als Künstler und Kunstförderer gottgefällig wirkten, des hl. Eligius, des Patrons der Goldschmiede († um 665), und des Bernward von Hildesheim († 1022): beide von persönlichen Freunden und Zeitgenossen verfaßt, die eine von Audoënus (Auszüge Quellenbuch Nr. IX), die andere von Thangmar (Quellenbuch Nr. XXIII). Im übrigen ist uns nur da, wo die Legende sich des Künstlers bemächtigte, etwas mehr als ein Name geblieben. Das ist der Fall bei dem Künstlermönch Tuotilo von St. Gallen (nachweisbar 895—912), dessen Gestalt mehr als ein Jahrhundert später in der Chronik seines Heimklosters überlieferungsgemäß Gestalt gewann. (Quellenbuch Nr. XXV, nach den Casus S. Galli Ekkehards IV, über den verunglückten Versuch Mantuanis [Studien zur deutschen Kunstgesch. 1900], die historische Rolle des Mannes zu retten, vgl. die Ausführungen Swarzenskis im Rep. f. Kunstw. 1902). Er ist der Dädalus, die Personifikation des St. Gallener Kunstlebens geworden, ja in diesem Umkreise sogar als Heiliger verehrt worden.

Sonst begegnen uns ausführlichere Nachrichten über Künstler äußerst selten in den Quellen des Mittelalters. Eine Ausnahme macht der Bericht über einen von Otto III. aus Italien an seinen Hof nach Aachen gezogenen Künstler Johannes, über den aus örtlichen Gründen (er war auch in Lüttich tätig gewesen) ein ausführlicher Bericht in die Biographie des Bischofs Balderich von Lüttich (geschrieben um 1050, vgl. Quellenbuch Nr. XXIV) geflossen ist. Auch hier spürt man indessen schon den feinen Duft der Legende. Sonst ist die Person des Laienkünstlers im Norden noch sehr lange im Dunkel unpersönlichen Handwerks und in der Zunft untergegangen; es ist etwas Seltenes, wenn einmal der Name eines bedeutenden

Meisters, wie des Meisters Wilhelm von Köln, in der Chronik von Limburg im Vorübergehen laut wird; noch ein deutscher Gelehrter, wie Hartmann Schedel, der Verfasser der berühmten, mit Wohlgemuts Schnitten gezierten Weltchronik, ist trotz bedeutender Aufmerksamkeit auf bildende Kunst, und obwohl er in einer Hochburg des südlichen Humanismus, in Padua, studiert hatte, vom Individualismus der Renaissance ganz unberührt geblieben. Ihn interessiert an dem merkwürdigen scholastischen Freskenzyklus des Giusto bei den Eremitani zu Padua lediglich der absonderliche gelehrte Inhalt; der Künstler und sein Werk sind für ihn überhaupt nicht vorhanden, obwohl man damals gerade in Padua schon mit der schriftlichen Festlegung der einheimischen Kunsttradition begonnen hatte (vgl. meinen Aufsatz über Giusto im Jahrbuch der Kunstsammlungen des Allerh. Kaiserhauses, Bd. XVII und Quellenbuch Nr. XLIII und XLV).

Anders liegen die Dinge in Italien, wo die Persönlichkeit des Künstlers im nationalen Ethos einen ganz anderen Rückhalt hatte. Die volkstümliche Kunstform der Novelle und Anekdote hat sich ihrer schon frühe bemächtigt, zuerst in Florenz. Ich habe über den Gegenstand in meinen Prolegomena zu Lorenzo Ghibertis Denkwürdigkeiten (Kunsthistor. Jahrb. der Zentralkommission 1910) ausführlich gehandelt und verweise auf den betreffenden Abschnitt, so daß ich mich hier auf die Anführung des Wichtigsten beschränken kann. Auch die Künstlernovelle schließt sich, wie die florentinische Kunstgeschichtschreibung überhaupt, zu einem guten Teile an Dantes großes Nationalgedicht an; die berühmte Stelle über Cimabue und Giotto war der Ansatzpunkt, von dem aus sich zunächst bei den Dantekommentatoren eine ganze Literatur von Novellen und Legenden entwickelt hat, die ihren Abschluß in Vasaris Cimabue-Roman fanden; es ist charakteristisch, daß er seinen Zauber noch auf die modernste Forschung ausübt.

Zwar hat neuerdings ein bedeutender jüngerer Forscher, Rintelen, dem wir eines der besten Bücher unserer Literatur, über Giotto, verdanken, gegen die zuerst von Wickhoff scharf umrissene Auffassung des Cimabue als einer durchaus legendenhaften und anekdotischen Gestalt in etwas seltsamer Weise Front gemacht (Dante über Cimabue, Monatshefte für Kunstw. 1913, 200), und so möge hier eine kleine Digression zur Verständigung folgen, obwohl Rintelen mein oben genannter Aufsatz unbekannt geblieben zu sein scheint. Um von der Figur des angeblichen Altervaters der florentinischen Malerei soviel zu retten als möglich, kommt Rintelen zu einer sehr künstlichen Auslegung der berühmten Stelle im Purgatorio (cap. XI). Er stellt eine Gleichung auf: Guinicelli-Cavalcanti = Cimabue-Giotto und folgert daraus, daß Cimabue in eine Reihe gleichwertiger Männer gesetzt wird, unter denen sich Dantes Freund und Mystagog zum »neuen Stil«, Cavalcanti selbst, befindet; das geringere und deutlich beispielhafte Miniatorenpaar wird dabei wohlweislich vor der Schwelle gelassen. Ja, Rintelen kommt sogar auf die alte, natürlich nicht zu widerlegende, aber schwerlich jemals zu beweisende Ansicht zurück, Cimabue möge Giottos Lehrer gewesen sein — weil Dante versteckt neben seinen beiden »Lehrern« Guinicelli und Cavalcanti genannt sei. Was nicht einmal gar so sicher ist und auch von modernen Erklärern bestritten wird. Genau das nämliche haben die alten Scholiasten aus Dantes Stelle herausgelesen, nicht etwa gewußt; haben sie doch auch ganz entsprechend den Franco zum Schüler des Oderisi gemacht!

Daß Dante also Cimabue dem von ihm hochgeschätzten Guinicelli gleichsetzt, ist eben eine willkürliche und unbeweisbare Annahme, bei der man obendrein auch den Oderisi selbst als dritten im Bunde berücksichtigen müßte. Irgend eine Wertung liegt in der ganzen, durchaus moralisch, dem *ambiente* entsprechend, angelegten Stelle überhaupt nicht. Daß Cimabue für Dante noch eine reale Figur gewesen ist, wird man kaum bezweifeln; freilich, in welchem Grade und ob wesentlich mehr als die beiden Miniaturmaler aus Gubbio und Bologna, die ebenfalls seine Zeitgenossen waren, können wir absolut nicht wissen, und alles andere ist leeres Gerede. Schon für Dantes erste Kommentatoren und vollends für die späteren war Cimabue vollends nichts mehr als ein Name, auf den die Scholiastenweisheit nun häufte, was irgend plausibel schien; wir sehen viel zu deutlich in den Prozeß der Legendenbildung hinein, um anderes annehmen zu dürfen. Genau ebenso ist ein Gerank von Fabeln um die beiden Miniatoren entstanden, das heute niemand mehr ernst nimmt. Und nur darum handelt es sich; von dem Cimabue Dantes führt, wenn man ehrlich sein will, kein Weg mehr zu dem Cimabue, den wir heute nur mehr aus einem restaurierten Werke zweiter Hand, dem Mosaik von Pisa, und aus ein paar mageren Urkundennotizen kennen, wenn dieser Weg auch für Dante noch gangbar gewesen sein mag, und vor allem ebensowenig zu den Epigonen des 16. Jahrhunderts, von denen erst Billi Werke zu nennen unternimmt, die noch dem Kronzeugen des Trecento, Ghiberti, verborgen geblieben waren! Und nicht minder nachdenklich muß es uns machen, daß wir zu Cimabue, der augenscheinlich seinen Ruhm bloß Dante verdankt, eine ganz entsprechende Parallele finden, den alten Künstler Polyklet, der seinen auffälligen, durch die Antike in dieser Weise keineswegs überlieferten Ruhm in der Renaissance ebenfalls seiner Nennung in der Commedia verdankt.

Die zwischen den trockenen Zeilen der Dantekommentatoren aufblühenden Künstleranekdoten (eine sehr charakteristische des Benvenuto da Imola, die selbst naiverweise ihren Ursprung verrät, im Quellenbuch Nr. XLVII) setzen sich dann in der klassischen Erzählungsliteratur Toskanas fort, namentlich bei Boccaccio und Sacchetti; sie haben Brennpunkte nicht bloß in Giotto, sondern auch in der ebenso volkstümlichen Figur des sogenannten Buffalmacco gefunden, der in Wirklichkeit Bonamico hieß und ein sehr ernsthaft zu nehmender, weil von Ghiberti hochgeschätzter Künstler gewesen sein muß (Decamerone VI, 5; VIII, 3, 6, 9; IX, 6. Sacchetti nov. 63, 75, 163, 164, 191, 192); recht fein hat Ilg (Zeitstimmen, S. 44) auf die weitverbreiteten Schwankelemente in diesen Novellen hingewiesen.

Künstleranekdoten aus der Sieneser Volksüberlieferung (Beccafumi), gesammelt von Corsi, Arch. per lo studio delle tradizioni popolari XIII (1894) 203 f. vgl. Floerke, Künstlernovellen der Renaissance (in Übersetzung), München 1910, 311. Zur Maleranekdote im Norden der Beitrag von Bossert, Eine gereimte Erzählung auf den Maler Konrad Witz, Rep. f. Kw. XXXII, 497.

Das Hervortreten der Persönlichkeit, in der die Anekdote allerdings zunächst weniger den Künstler als den Menschen sucht, erhält neues Relief durch den aufblühenden Humanismus mit seinen Visionen der antiken *Gloria*; Petrarcas Sonette auf seinen Freund Simone Martini

(Quellenbuch Nr. XLIX) sind ein glänzendes Zeugnis dafür — besonders wenn man denkt, wie spät erst sich ähnliches im Norden ereignet.

Daß sich im Florenz des 14. Jahrhunderts, mit seinem großen Interesse an der Öffentlichkeit des Kunstwerkes, seinen gemischten Kunstkommissionen u. s. w., schon ein festes Kunsturteil zu bilden begonnen hatte, lehrt mancher Zug dieser Anekdoten- und Novellenliteratur. Besonders bezeichnend und ganz modern anmutend ist eine Novelle Sacchettis, wo eine Tafelrunde der berühmtesten Florentiner Künstler damaliger Zeit, unter ihnen Orcagna und Taddeo Gaddi, oben auf S. Miniato über die Frage des besten Nachfolgers Giottos streitet (Quellenbuch Nr. XLVIII).

Den Niederschlag dieses schon recht ausgebildeten Kunsturteiles von Florenz finden wir dann in einem Schriftchen des Chronisten Filippo Villani (De origine civitatis Florentiae et eiusdem famosis civibus, um 1400), das an der Eingangspforte der nun bald einsetzenden kunsthistorischen Literatur der Frührenaissance und damit der europäischen Entwickung der Gattung überhaupt steht. Ich habe in meiner früher erwähnten Abhandlung (im Jahrbuch der Zentralkommission 1910) ausführlich auch über Villani gehandelt und will schon Gesagtes nicht mehr wiederholen. Ich begnüge mich daher, hier bloß die sonstige einschlägige Literatur zu Villani nochmals mitzuteilen.

Das Elogium des Villani war anfänglich nur in italienischer Übersetzung bekannt, herausgegeben von Mazzuchelli mit ausführlichen gelehrten Noten, Florenz 1747 (wiederholt in der Ges.-A. der Chroniken der Villani von Gherardi Dragomanni, Florenz 1847.) Der lateinische Urtext wurde zuerst von Galletti, Florenz 1847, publiziert, ferner nach der Originalhandschrift der Laurenziana von Milanesi in den Operette storiche di Ant. Manetti, Florenz 1887. Der Abschnitt über die Künstler allein, mit Benützung einer jüngeren Kopie von Frey, Il libro di A. Billi, Berlin 1892, 73—75, (darnach im Quellenbuch Nr. LII). Über Fil. Villani Frey in der lehrreichen Einleitung zu seiner Ausgabe des Anonymus Magliabecchianus, Berlin 1892, pag. XXXIII ff. und Calò, Fil. Villani e il libro de orig. civ. Flor. Rocca s. Casciano 1904. Über das florentinische Kunsturteil des Frühhumanismus s. Lion. Venturi, La critica d'arte in Italia dur. i secoli XIV e XV. L'Arte XX, 305 f.

D. Periegetik des Mittelalters.

Für das Abendland standen zwei Stätten im Vordergrund der religiösen Verehrung, das Heilige Land, für das bald der Eifer der Kreuzzüge aufflammte, und Rom, das *caput mundi*. Itinerarien, d. i. Weg- und Handweiser für den gläubigen Pilgrim berichten von den Denkmälern an diesen Stätten; daß der religiöse Anteil zunächst durchaus im Vordergrunde stand, begreift sich bei der ersten Gruppe namentlich vollkommen; an zweite Stelle rückt das Wunderbare und die Kuriosität. Nicht viel anders dürfte es bei den alten Tempelführern der Antike gewesen sein, deren Vorhandensein sich aus dem Pausanias erschließen läßt.

Das repräsentative Werk der ersten Gruppe ist für den Kunsthistoriker der Bericht über die Pilgerfahrt des hl. Arculf, eines gallischen Bischofs zu Anfang des 8. Jahrhunderts, aus dessen Munde ihn der schottische Abt Adamnanus in seinen drei Büchern *De locis sanctis* aufgezeichnet hat (im Auszug nach Mabillons Acta Sanctorum O. B. in meinem Quellenbuch Nr. XII; eine deutsche Übertragung mit Kommentar von P. Mickley ist Leipzig 1917 [Das Land der Bibel II, 2. u. 3.] erschienen). Er ist von besonderer Wichtigkeit, weil er den Zustand der Bauwerke bald nach dem Siege des Islams schildert, bedeutend durch die beigefügten schematischen Grundrisse als erste Versuche archäologischer Illustration.

Die Literatur dieser Art hat noch bis in späte Zeiten reiche Nachfolge gehabt, es wird genügen, etwa an Ludolphs Liber de itinere terrae sanctae (um 1350, ed. Deycks in der Bibl. des Lit. Ver. zu Stuttgart, Bd. XXV), oder an noch spätere, wie das Reisebuch Schiltbergers (1394—1425, ed. Langmantel in derselben Bibl., Bd. CLXXII), zu erinnern, endlich an die besonders reichhaltige des Ritters Arnold von Harff (1496—1499, ed. E. v. Groote, Berlin 1860). Vgl. a. Baumstark, Abendländische Palästinapilger des ersten Jahrtausends und ihre Berichte. Görres-Gesellschaft, Köln 1906. (Mit eingehender Bibliographie.)

Wie im byzantinischen Reich die periegetische Literatur an die Reichshauptstadt, das östliche Rom, anknüpft, so ist das eigentliche, westliche Rom der Ausgangspunkt; hier liegen denn auch die Wurzeln der überreichen italienischen Guidenliteratur, die freilich seit der Renaissance immer mehr eine auf die Kunst als solche gerichtete Tendenz bekommt. Die »Mirabilia urbis Romae« sind aber in wiederholt modernisierter Form bis an die Schwelle des Barocks lebendig geblieben; schon ihr Name ist bezeichnend; es ist der gleiche mittelalterliche Märchengeist, der dämonistische Spuk, der sich, wie in Byzanz, gleich einem Qualm über die hohen Werke der Vorzeit zieht, aus dem ihre Formen phantastisch schwankend emportauchen. Hier wollen wir nur der mittelalterlichen Phase gedenken; ein Büchlein wie Albertinis Opusculum de mirabilibus novae et veteris urbis Romae (Druck von 1510), bezeichnet in seiner reinlichen Scheidung zwischen dem neuen Rom und dem nationalen Idol des alten den Wendepunkt der Renaissance; obwohl es aber von neuem Geist erfüllt ist, trägt es noch immer den Titel der alten Pilgrimsbücher an der Stirn.

Die »Mirabilia urbis Romae« reichen in ihrer ältesten Gestalt mindestens in das 12. Jahrhundert zurück: es ist das die von Urlichs publizierte Descriptio plenaria, die in verschiedene offizielle Schriften der römischen Kurie überging, so den »Polypticus« des Benedictus Canonicus, und den »Liber censuum« des Cencius camerarius, und sich, mit mannigfachen Zusätzen versehen, in den Handschriften bis zum Ende des 14. Jahrhunderts fortpflanzt; auch eine Version in stadtrömischem Dialekt hat sich auf der Laurenziana in Florenz (Gadd. 148) erhalten. Als Autor der Mirabilia nimmt Duchesne den obengenannten Kanonikus von S. Peter, Benedictus, selbst an. Eine etwas jüngere, selbständige Bearbeitung stellt die von Ozanam herausgegebene Graphia aurea urbis Romae dar. Vorarbeiten waren schon seit alter Zeit vorhanden, vor allem die noch in die letzte Kaiserzeit zurückreichende Regionalbeschreibung Roms, die einen Teil des römischen Chronographen von 354 bildet; dann die ganze, bis ins 9. Jahrhundert zurück zu verfolgende Literatur der Itinerarien, über die Jordan in seiner römischen Topographie ausführlich gehandelt hat. Im 15. Jahrhundert setzt dann schon der Druck dieser vielbegehrten Büchlein ein, die charakteristischerweise zu den ältesten, in Rom von den dort ansässigen deutschen Offizinen hergestellten Inkunabeln gehören; sie folgen sich seit den Siebzigerjahren des 15. Jahrhunderts in fast ununterbrochener Folge und gehen, mannigfach überarbeitet und modernisiert, immer aber den alten Titel bewahrend, bis an das Ende des 17. Jahrhunderts hinab; daneben laufen zahllose Übertragungen in die Nationalsprachen der europäischen Romfahrer, ein deutlicher Beweis, welche ungeheure Nachfrage nach ihnen bestand. Davon soll aber in einem späteren Abschnitt die Rede sein; hier interessiert uns nur die originale, mittelalterliche Gestalt des Werkchens.

Die Mirabilia sind also in erster Linie Wegweiser des Rompilgers zu den Kultstätten, aber sie räumen begreiflicherweise auch den weltlichen Merkwürdigkeiten, den *Wundern* des heidnischen Roms, ihren Platz ein und gerade diese Partien ziehen durch die eigentümliche Art des Vortrags unsern Blick am meisten an. Denn die Mirabilia gehören durchaus in den Zeit- und Dunstkreis der *Gesta Romanorum* und lösen wie dieses historisch-moralische Fabelbuch die Antike in ein Märchen auf; es ist die Geschichte der alten Welt, den großen Barbarenkindern in handgreiflich phantastischer Weise erzählt, genau so, wie sich der römische Dichter augusteischer Zeit in den seltsamen Zauberer und Wundermann Virgilius verwandelt. Dieses phantastische Märchenland Italien spiegelt sich ganz merkwürdig in einem Briefe, den Heinrich VI. Kanzler Konrad von Querfurt 1194 nach Hildesheim gerichtet hat. Der nämliche Geist ist ja auch innerhalb der bildenden Kunst lebendig, so vor allem in einer Gruppe von profanen Trühlein in Elfenbein, die in Byzanz, aber auch in der venezianischen Lagune und im normannischen Sizilien ihre Heimat haben. Die seltsamen allegorisierenden Geschichten der Mirabilia, die sich an zwei der berühmtesten Bildwerke Alt-Roms heften, an den Marc Aurel und die Pferdebändiger von Monte Cavallo, zeigen deutlich Geist und Stimmung dieser wunderlichen Literatur. An das erstere, im Volksmunde *Caballus Constantini* genannt, knüpft die abenteuerliche Sage vom *gran villano* und seiner Errettung Roms an; schon die Taufe auf Konstantin ist bezeichnend, und ihre Spuren lassen sich bis an die statuengeschmückten Portale südfranzösischer Kirchen verfolgen. Wie unbekümmert naiv, kinderhaft phantastisch das Mittelalter, selbst auf diesem uralten Boden, die Form aufzufassen gewohnt war, zeigt sich in einem einzelnen kleinen, aber sehr wesentlichen Zug, der leicht durch Parallelen aus der gleichzeitigen bildenden Kunst selbst verstärkt werden kann; der Stirnbüschel des Kaiserpferdes wird zur Nachteule umgedeutet und liefert ein weiteres märchenhaftes Requisit. Wie die mittelalterliche Phantasie aus realen Kunstwerken ganze Fabelgeschichten herausliest, hat de Rossi besonders schön an der Entstehung der berühmten Legende von der *Milde Trajans* aus einem römischen Triumphalrelief aufgezeigt; vieles Einschlägige hat auch G. Kinkel in einem lehrreichen Aufsatz (Sagen, aus Kunstwerken entstanden, in seinem *Mosaik zur Kunstgeschichte*) gesammelt. Wie echt volkstümlich dergleichen ist, zeigt ein spätes Werkchen, die 1684 in Neapel gedruckte *Posileccheata* des Pompeo Sarnelli, nicht nur in der Sprache, sondern auch vollkommen im Geiste des Volks von Neapel erzählt; jeder der fünf *cunti* knüpft an ein Bildwerk der Stadt an. Und wie sich der *popolino* mit den ehrwürdigen Resten seiner Ahnenzeit auf den Standpunkt von *compare* und *commare* stellt, das beweisen nicht nur der weltberühmte Pasquino mit seinem Partner Marforio, der Abate Luigi und die Madame Lucrezia von Rom, sondern auch die Reste manch alter Munizipalstadt, wie der *Muto* Pavias.

Ein anderes echt mittelalterliches Moment enthüllen uns die Fabeln der Statuen von Monte Cavallo. Ihre apokryphe Künstlerinschrift ward als Porträttitel gedeutet, die Nacktheit dieser beiden *philosophi*, d. i. Wundermänner, aber in christlich-asketischer Weise als Symbol des nichtigen Wesens dieser Welt begründet, wobei anzumerken ist, daß auf dem (wie bei Virgil) von magischem Licht umflossenen *Können* ein starker Nachdruck liegt; als *philosophi* erscheinen die technischen Aufseher der pannonischen Steinmetzwerkstätten in der *Passio IV. coronatorum*, die im 5. Jahrhundert redigiert wurde. (S. o.) Das ist völlig der Geist der *Gesta Romanorum*, der die antiken Historien nicht mehr als reine Gestaltung aufzunehmen vermag, sondern hinter der Form nach bedeutendem moralischen oder erbaulichen Inhalte sucht, wie er denn die Form sich nicht anders als durch diesen eigen zu machen weiß. Diese (anscheinend auf nordwestlichem Boden entstandenen) Gesta Romanorum bieten die seltsamsten Beispiele einer uns nicht selten, wie im moralisierten Ovid, blasphemisch anmutenden Erklärungsweise, die übrigens aus antiken Wurzeln sprießt, und nicht anders spiegelt sich die Natur in den *Bestiarien* und *Lapidarien*. So ist der reale Gehalt dieser ältesten Führer durch Rom für uns relativ gering, desto größer aber die Summe allgemein historischer Erkenntnis, die wir aus ihnen ziehen.

Einen ganz andern Standpunkt als das Volk, für das diese Literatur bestimmt ist, hat der gebildete Klerus diesen Dingen gegenüber eingenommen, so wenig auch er sich solchen Anschauungen zu entziehen vermochte. Zwei Sonderschriften von Geistlichen des 11. und 12. Jahrhunderts, Johannes Diaconus und Petrus Malleus, die beiden Hauptkirchen Roms, Lateran und Vatikan behandelnd, zeigen gelehrten antiquarisch-topographischen Anteil, haben aber für die Kunst als solche sehr wenig übrig.

Die älteste Version der Mirabilien (s. XII.) ist in der Handausgabe von Urlichs, Codex urbis Romae topographicus, Würzburg 1871, p. 92f. abgedruckt, dort auch eine Übersicht des gesamten Materials für das späte Altertum und das frühe Mittelalter, sowie bei Jordan, Topographie der Stadt Rom im Altertum II, 605f. Eine besondere Ausgabe besorgte Parthey, Berlin 1869; eine andere, mit Noten, Rom, Tip. Forense 1864, ist ein Wiederabdruck der Edition Nibbys in den Effemeridi letter, di Roma 1820. Die alte englische Übersetzung: The marvels of Roma or a picture of the golden city wurde neuerdings mit Anmerkungen von F. Nicholas, London 1889, herausgegeben; eine Faksimilereproduktion eines der ältesten Drucke, des Blockbuchs in Gotha (um 1480), wurde von R. Ehwald (als Privatdruck der Gesellschaft der Bibliophilen, Weimar 1904) veröffentlicht. Die Graphia aurea ist bei Ozanam in den Documents inédits p. s. à l'hist. litt. de l'Italie, Paris 1850, p. 155ff., gedruckt. Über andere A. vgl. Calvi, Bibliografia di Roma I, 91. Zur Literatur: C. W. Schneider, Commentarius hist.-litt. de antiquo libello mirabilia Romae inscripto, Jena 1756. Bock im Archäol. Anzeiger 1851. Brunet, Recherches sur l'ouvrage intitulé M. R. Bull. du bibliophile Belge 1885, 51. Duchesne, L'auteur des M. R. in Mélanges d'archéol. et histoire, XXIV (1904). Ferner Piper, Monum. Theologie, 491f., de Rossi, Roma sotteranea I, 157 und Inscript. christ. II, 331, Nissen, Ital. Landeskunde II, 2, 486, endlich Graf, Roma nella memoria e nelle immaginazioni del medio evo, Turin 1881, bes. I, cap. 4. Der Brief Konrads v. Querfurt findet sich in Leibnizens SS. RR. Brunsvicens. II, 695—98 abgedruckt. Über die *Gesta Romanorum* als mittelbare kunsthistorische Quelle Habicht in der Monatsh. f. Kunstwiss. 1915 (Tor von Capua).

Die Schrift des Johannes Diaconus De ecclesia Lateranensi ist in Mignes Patrol. Lat. CXCIV, die des Petrus Mallius, Liber de basilica S. Petri in den Acta SS. Boll. Juni VII, 37—56, zu finden. Vgl. dazu Piper, Monum. Theol., 499f.

II.

Zur Kunsttheorie des Mittelalters.

1. Kunsttheoretische Ergebnisse des Altertums.

E. Müller, Geschichte der Theorie der Kunst bei den Alten. Breslau 1834. — J. Walter, Geschichte der Aesthetik im Altertum, Leipzig 1893. — Jolles, Vitruvs Aesthetik, Freiburg i. B. 1906. — Birt, Laienurteil über bildende Kunst bei den Alten, Marburg 1902. — Bertrand, Etudes sur la peinture et la critique de l'art dans l'antiquité, Paris 1893. — R. Mayer, Natur und Kunst bei Aristoteles, Studien zur Gesch. u. Kunst des Altertums, her. v. d. Görres-Gesellschaft X, 2. Paderborn 1919. — Sehr wichtig und aufklärend sind Panofskys Ausführungen über die antike Proportionslehre, Monatsh. f. Kst. 1921, 188ff.

Wie fast auf allen Gebieten humanistischen Wesens sind es die Hellenen gewesen, die zuerst über die Theorie der Kunst nachgedacht haben, und ihre Ideen sind weit über das Mittelalter hinaus, bis in unsere Tage hinein lebendig geblieben. Es handelt sich hier, schematisch ausgedrückt, um drei Gedankenkomplexe, die die Summe — keineswegs ein System — dieser Erwägungen umfassen. Der erste entspringt aus der Sphäre des künstlerischen Ausdrucks selbst und hat das Wesen der Kunst oder der Künste zum Gegenstand, der zweite fällt in die Eindruckssphäre, richtet sich auf die Wirkung der Kunst und begreift das vielumstrittene und stachelige (psychologische) Problem des »Schönen« in sich und im Zusammenhang damit das Kunsturteil als einen Niederschlag aus jenen beiden Reflexionen, der dritte endlich geht aus dem Bestreben hervor, die Kunst als ein Gewordenes, als geschichtliche Erscheinung zu erfassen.

Der Begriff der »Kunst«, wie wir ihn in wesentlich engerer Fassung, eingeschränkt auf bestimmte Ausdrucksgebiete des optischen und akustischen Bereiches, verwenden, ist dem Altertum im wesentlichen fremd geblieben, besonders in jener Determinierung, die der (im Deutschen heute eigentlich schon veraltete) Terminus der »schönen« Kunst repräsentiert. Der griechische Begriff reicht viel weiter und läßt sich kurz mit der berühmten Baconschen Definition: *ars sive homo additus rebus* deutlich machen; er ist auch heute noch keineswegs gänzlich verschwunden. Noch bei Goethe gesellt sich gelegentlich zu den bildenden Künsten die »Staatskunst«, J. Burckhardt betrachtet den Renaissancestaat als »Kunstwerk«; noch mehr ist das der Fall im alltäglichen Sprachgebrauch, der unverblümt mit Ausdrücken wie Kriegs-, Reit-, Fecht- und Kochkunst hantiert. Die heute so stark nach Geltung verlangende Kunst des Tanzes schwankt in unseren ästhetischen Lehrbüchern unentschieden zwischen den Grenzen der Kunst im engen und weiten Sinne; und die Kunst des Gärtners, an der unsere modernen Ästhetiker meist vornehm vorübergehen, wird in den älteren Systemen als vollwertig anerkannt.

Auf dieser weiten Plattform steht auch durchaus das ältere griechische Denken. Bei Plato erscheinen die »Künste«, die das Mittelalter später als *artes mechanicae* kompendiert, also etwa Heilkunst, Ackerbau, Schiffahrt, Kriegskunst neben denen, die wir heute allein als Exponenten der künstlerischen Phantasie ansprechen. Vor allem nimmt die jetzt so hoch gewertete Architektur einen viel geringeren Platz ein; Plato nennt sie gelegentlich geradezu nach dem Handwerk Hans Sachsens, denkt aber zunächst an das Baugewerbe. Der Titel und Inhalt einer medizinischen Schrift des Galen περὶ τέχνης zeigt uns deutlich, daß es sich hier um den uns überkommenen und geläufigen Begriff der *Technik* handelt, als der Summe des Könnens, der durch

Tradition und Übung gefestigten Produktion; und genau dasselbe meint der vulgäre Sprachgebrauch unserer Volksviertel, für den »Künstler« die fahrenden Leute aller Art sind, die durch Schaustellung ihrer Geschicklichkeit ihr Publikum anziehen.

Aber die Alten haben schon verschiedene Subdefinitionen dieses weiten Begriffs versucht, und wiederum bei Plato treten uns in diesem Umkreise die »musischen« und die »nachahmenden« Künste entgegen. Allein das innere eigentümliche Wesen der Künste, das wir zu fassen glauben, hat sich bei den Alten nie scharf herausgestellt; sie finden ihre Stelle neben andern Tätigkeiten, bleiben dem höhern Begriff des »Könnens« untergeordnet und wesentlich an das »Technische« gebunden. Vollends bei Plato, der sein eigenes künstlerisches Schaffen theoretisch leugnet und aufhebt, sinkt die εἰδωλοποιητική tief unter die αὐτοποιητική, die im wahren Sinne schaffende Kunst, die hervorbringt, was vorher nicht da war, und der Notdurft des Lebens im weitesten Sinn dient. Im »Sophisten« leugnet Plato, lange nachwirkenden Vorstellungen über die Phantasie gemäß, das Schaffen des Künstlers überhaupt; Maler wie Dichter gehören in eine Klasse mit Gauklern, sie erzeugen Scheinbilder, anmutige Spiele, die kein so wirkliches Dasein haben wie ein handfester Stiefel. Sie geben Abbilder von Abbildern, die ja auch ihrerseits nur im ewigen Reich der Ideen wirklich existieren, den Schein des Scheines dieser Welt, ein Gedanke, der das ganze Mittelalter beherrscht und in dem berühmten Verse Dantes von der Kunst als der »Enkelin Gottes« nur würdiger gewendet ist. Bloß solche Kunst, die auf die »Daseinsform«, wie heute unter unbewußter Nachwirkung platonischer Gedanken gesagt wird, begründet ist, gleich der ägyptischen, findet Gnade vor Platons Augen; der spätere Gegensatz der »Taktiker« und »Mimetiker« kündigt sich hier an (s. u.). Im Neuplatonismus gilt ja das Kunstwerk als ein Abfall von der Idee in schlechte Materie.

Intellektualistische und ethische Wertungen durchkreuzen den Begriff der Kunst als Ausdruck der Persönlichkeit in bestimmten technischen Formen unter ausschließlicher Herrschaft bildender Phantasie, und lassen ihn während des ganzen Altertums nicht zu vollständiger Klarheit reifen, obwohl die Ansätze keineswegs fehlen.

Quintilian (Inst. Or. II, 18) unterscheidet drei Klassen von Künsten — man sieht, daß das einigende Band niemals zerrissen wird und die eigentlich hemmende Schranke nicht fällt —: die θεωρετική, rein auf intellektuelle Erkenntnis gerichtet, als deren Beispiel die Astronomie gegeben wird, die πρακτική, deren Ziel in einem Tun beruht, das kein Residuum hinterläßt, und als deren Muster der Tanz, aber auch die Rhetorik angeführt werden, endlich die ποιητική, die in einem bleibenden Werke ihren Ausgang hat; ihre Vertreterin ist die Malerei. Dergleichen ruht aber schon auf aristotelischen Überlegungen.

Von Aristoteles rührt bekanntlich die berühmte, von Mittelalter wie Renaissance gleichmäßig angenommene Definition des Wesens der Kunst her. Sie findet sich in der Ethik an Nikomachos, und noch Varchi hat sie in seiner berühmten Erklärung eines Sonetts des Michelangelo zitiert (ἕξις μετὰ λόγου ἀληθοῦς ποιητική, ὧν ἡ ἀρχὴ ἐστιν ἐν τῷ ποιοῦντι, ἀλλὰ μὴ ἐν τῷ ποιουμένῳ). Ihr Prinzip ist ein Hervorbringen (ποιεῖν, daher ποιητική), das sich sowohl vom Erkennen unterscheidet, bei dem das Subjekt ausgeschaltet ist, weil es als ein Notwendiges nicht anders sein kann als es ist (θεωρητική), als vom Tun, das auf einen bestimmten Lebenszweck gerichtet ist (πρακτική). Das künstlerische Schaffen — stets im antiken Sinne zu nehmen — mündet hingegen in einem realen Erzeugnis, einem Einzelnen und Gestalteten, bei dem es auf die Persönlichkeit des hervorbringenden Subjekts ankommt; daher auch die früher zitierte lapidare Definition des Bacon. Der Neuplatonismus und nach ihm die Scholastik setzte es gerne in Parallele mit dem Schaffen (creare) Gottes, und der abgenützte Bühnenausdruck »eine Rolle kreieren« hat, wie man sieht, eine recht ansehnliche Vorgeschichte; umgekehrt hat schon Platon den *Demiurgen* als Künstler aufgefaßt, der die Dinge nach dem *Proplasma*, dem *exemplum* des Mittelalters oder, wie wir sagen, nach dem Modell bildet — ein sehr merkwürdiger, unmittelbar aus dem Künstleratelier stammender Vergleich. Das Bild hat immer weiter gelebt, die Kirchenväter wie die Scholastiker (Thomas von Aquin) gebrauchen es, endlich hat es auch die Renaissance aufgegriffen; so L. B. Alberti in einem pseudolukianischen Dialoge, der seinerzeit dem Dosso Dossi Stoff für ein absonderliches Bild geliefert hat: Zeus als Maler vor der Staffelei sitzend. Der intellektualistische Standpunkt meldet sich aber auch bei Aristoteles sofort in der näheren Bestimmung dieses Hervorbringens »mittels eines richtigen Begriffs«.

Auch Aristoteles weist also der Kunst in unserem heutigen begrenzten Sinne durchaus keine Ausnahmestellung zu; vollends ist ihm der Begriff des Schönen als ihres Charakteristikums, wie dem ganzen Altertum überhaupt, ganz fremd; als ihr Charaktermerkmal erscheint vielmehr die viel berufene und viel mißverstandene μίμησις, die Nachahmung, die aber keineswegs im Sinne des 18. Jahrhunderts, sondern, entsprechend der aristotelischen Grundanschauung selbst, als Darstellung aufzufassen ist; es handelt sich um die innerliche Mitwirkung des Subjekts, sein Nach- und Mitleben des Gegenstandes, und darum fällt bei Aristoteles die Musik als Darstellung bestimmter Charaktere, wie sie dem Ethos der alten Tonarten entsprach, durchaus und in hohem Grade unter den Begriff der Mimesis. Auf diesem Boden ist auch später das fruchtbare Prinzip der Kunst als eines Ausdrucks erwachsen.

So ist dem gesamten Altertum wie seinem Schüler, dem Mittelalter, der Begriff der späten sogenannten schönen Kunst als selbstständige Einheit so gut wie völlig fremd gewesen, höchstens daß sich bei Plotin einige Ansätze zu solcher Anschauungsweise finden, die später zu großer Bedeutung gelangt sind (Walter a. a. O. 776). Die Poesie erscheint bald mit der Musik im Reigen der »musischen« Kunst, bald mit der Rhetorik oder Historie verschwistert, vollends zu unseren »bildenden« Künsten läuft von hier aus kaum ein Pfad. Der Grund liegt hauptsächlich darin, daß der Begriff der frei und selbstherrlich schaffenden künstlerischen Phantasie dem Altertum im Grunde fremd geblieben ist; eine Nachwirkung dieser Anschauung zeigt sich noch in dem berühmten, immer unvollständig zitierten und darum gewöhnlich mißverstandenen Satz Buffons über den Stil, den Heinrich v. Stein, Entstehung der neueren Ästhetik (p. 70), geistvoll erläutert hat.

Vollends die Baukunst, die in neueren Systemen mit Vorliebe an die Spitze der »schönen« Künste gerückt wird, hat griechischem Denken gemäß dort nichts zu suchen; wenn das Mittelalter sie unter seine »artes mechanicae« einreiht, folgt es darin nur antiken Anschauungen. Obwohl Varro sie aus dem praktischen Sinn seines Römervolkes heraus samt der Medizin in den Kreis seiner neun »Disziplinen« gestellt hatte, ist sie mit jener später wieder daraus verschwunden.

Durchaus auf antikem, namentlich hellenischem Ethos, ruht eine andere Einteilung der Kunst, die die Folgezeit, obgleich ihr jenes fremd geworden war, aufrecht erhalten hat. Das ist die Scheidung zwischen »freien« und »unfreien« Künsten, die in die christliche Wissenschaftslehre übergegangen ist, obwohl ihr der Boden antiker Gesellschaftsordnung, auf dem sie ruhte, durch eben dasselbe Christentum entzogen worden war. Systematisch ausgebildet tritt sie uns in dem früher zitierten Schriftchen des großen Arztes Galen entgegen: den Künsten, die er mit dem Ehrentitel λογικαὶ καὶ σεμναὶ schmückt, treten die βάναυσαι καὶ χειρωνακτικαὶ gegenüber. Das ist der Standpunkt der aristokratisch denkenden und organisierten Gemeinschaft, die den dunklen Untergrund des Sklavenwesens unter sich fühlt; Lohnerwerb und physische Anstrengung dumpfen Handwerks erscheint ihr als etwas Niedriges und Unedles, des Freien Unwürdiges. Dazu gesellt sich unter dem ungeheueren Einfluß des platonischen Denkens und seiner Ideenlehre, die der nüchternere Geist eines Aristoteles zu durchschauen, aber nicht zu überwinden vermochte, der auf diesem Gebiet verhängnisvolle Einfluß griechischer Spekulation, die Überhebung und Überschätzung des Intellektualen. So steckt in Galens

Schema die älteste Spur jener freien Künste in mystischer Siebenzahl, die dann, durch spätantike Kompendien kümmerlich begrenzt und zusammengefaßt, bis zur »Artistenfakultät« der mittelalterlichen *universitas litterarum* hinabführt. Rhetorik, Musik, Geometrie, Arithmetik, Dialektik, Astronomie und Grammatik sind schon bei Galen genannt, ihnen gesellen sich Medizin und Jurisprudenz, dann bei Varro, wie wir sahen, ohne Nachfolge, die Architektur, zu; es sind die *artes liberales*, das Fachwerk der drei weltlichen Fakultäten: ihre Königin, die Theologie, ist freilich erst, an Stell und Statt der alten Philosophie, durch die Scholastik auf den Thron gesetzt worden. Was wir Kunst nennen, das müssen wir mit der Laterne unter den handwerklichen, »banausischen« Künsten suchen; ihnen fallen diejenigen zu, die das Mittelalter, treu seiner Neigung zur gedanklichen Symmetrie, in der Siebenzahl der *artes mechanicae* zusammengefaßt hat. Die Medizin in ihrem unedleren praktischen Teil fand hier ihre Stätte, daneben aber auch alle jene Fertigkeiten, die schon im Altertum immer wieder paradigmatisch an dieser Stelle auftauchen, als Baukunst, Ackerbau, Schiffahrt und ähnliches. In jenen *artes liberales*, wie man sie später noch nannte, die nur dem Freien, nicht aber dem Sklaven gestattet sind, klingt zweierlei nach: die Organisation der alten Gesellschaft und der des Erkennens frohe griechische Intellektualismus. Von dem, was wir Kunst nennen, ist die Architektur hier ausgeschlossen worden, die Poesie erscheint als ein Anhang der Rhetorik und bloß die Musik behauptet, allerdings nur mit ihrer mathematischen Theorie, siegreich ihre Stelle, zum steten Neid und Ärger der Bildkünste. Es ist höchst bezeichnend, daß schon Galen die Frage aufwirft, wohin diese letzteren wohl gehören mögen und sie in halbem Ausweichen damit beantwortet, man könne, wenn man wolle, Malerei und Plastik zu den freien Künsten rechnen; sein Grund klingt für uns freilich sonderbar: beide könnten auch im Alter bei schwindender Kraft ausgeübt werden, was bei dem eigentlichen Handwerk nicht so sehr der Fall sei. Es sind also äußere, soziale, nicht innere Gründe, die diese Einteilung bestimmen.

Man sieht daraus, daß die bildenden Künste sich immer in dieser gefährlichen Nachbarschaft des unfreien und um Lohn arbeitenden Handwerks bewegen, mit dem sie ja auch sozial lange in Zünften und Gilden vereinigt geblieben sind; ihre Anstrengungen, sich von da abzulösen und gleich der bevorzugten Musik in die Reihen der *artes liberales* einzurücken, setzten im Italien des Quattrocento ein und haben von da ab nicht mehr geruht, bis endlich der Begriff der »schönen Künste« (und Wissenschaften) in der Theorie fixiert wurde. Namentlich der Plastik hat immer der Vorwurf unedlen Schweißes, körperlicher Anstrengung im Wege gestanden; noch in der Renaissance, in den langwierigen akademischen Polemiken um den Vorrang der Künste, kommt dieses derbere, körperlichere Wesen der Bildnerei immer wieder aufs Tapet. Im Altertum war es nicht anders, man man braucht sich nur an den Traum Lukians und seine Schilderung der edlen Frau Philosophia und der derben, schmutzigen Bildhauermagd zu erinnern, die ihm am Scheidewege seines Lebens entgegentreten.

In diesen Dingen ist der Intellektualismus des Altertums tätig; er hat aber noch an anderer Stelle bedeutend nachgewirkt. Wir haben schon gesehen, wie Platon, mitten im bilder- und sinnenfrohen hellenischen Leben, die Kunst von den glänzenden Gipfeln seiner Ideenlehre — diese selbst eine poetische Schöpfung ohnegleichen — in das Nichts ihrer Wesenlosigkeit zurückstieß, ihre Vertreter Gaukler und Lügner schalt, wie der alte Tolstoi in unseren Tagen. Dieser Rügeton ist im Altertum nie mehr ganz verstummt, die Stoa namentlich hat ihn aufgenommen und dem Christentum vererbt. In ihr ist zuerst jene verhängnisvolle allegorische Auffassung der Poesie und der Kunst überhaupt groß geworden, nach der das Mittelalter, als seinem Wesen durchaus entsprechend, eifrig gegriffen hat.

Dadurch meinte man die Kunst zu heben und zu läutern, da sie nun als ein schillerndes Kleid um den ewigen Körper der Idee gilt; die Wendung ins Moralische ist vollends bei Seneca vollzogen, für den nur die Ausübung abstrakter Tugend wahre, freie Kunst ist, Maler und Bildhauer aber bloße Diener des Luxus sind. Der Geist, dem Chrysipps allegorische Homerauslegung entsprang, hat das ganze Mittelalter in Bann gehalten und seine Nachwirkungen noch weit in die Renaissance hinein erstreckt.

Der Begriff der »schönen« Kunst wie der Kunst als »Ausdruck« ist also den Alten im ganzen fremd geblieben. Wohl ist aber von ihnen der Begriff des Schönen selbst in Kunst wie in Natur im Tiefen und Weiten durchdacht worden, freilich ohne je, gerade wegen der Vermengung jener beiden Reiche, der erst Kant ein Ende bereitet hat, zum Abschluß zu gelangen.

Auch der concetto des Schönen wächst bei den Hellenen aus ihrem nationalen Ethos hervor. Zwar schillert er, wie im gemeinen Sprachgebrauch noch heutigen Tages, in vielen Facetten, aber so viel ist klar, daß er an ein ganz bestimmtes Ideal körperlicher Schönheit, und zwar zunächst des Mannes, anknüpft, wie sich denn der weibliche Idealtypus altgriechischer Kunst nicht nur in der Amazone, gerne männlicher Bildung annähert. Hier kommen noch Unterströmungen griechischer Psyche hinzu, die für uns nicht leicht zu fassen sind. Die platonische Liebe, die in engster Beziehung zur Schönheit steht, wächst deutlich aus der hellenischen Knaben- und Männerliebe hervor, wobei in Sapphos Kreise das weibliche Gegenstück nicht fehlt. Ihre Spiritualisierung findet ein Gegenstück im späten Mittelalter, wo die raffinierte Frauenminne des Troubadours durch den dolce stil nuovo der Toskaner zu scholastischer Allegorie sublimiert wird.

Das natürliche Ideal des in allen Teilen durch den nationalen Sport ausgebildeten Ephebenkörpers ist schon in alter Zeit durch Polyklet und seinen berühmten *Kanon* künstlerisch und literarisch zugleich fixiert worden; der programmatische Ausdruck, der uns hier überliefert wird: τετράγονος (*quadratus* bei Plinius) stammt wieder aus dem nationalen Ethos. Man hat vorgeschlagen, ihn durch »vierschrötig« mit der anklingenden Bedeutung: »von echtem, altem Schrot und Korn« wiederzugeben, und in der Tat ist er durch einen Ausdruck des gemeinen Lebens zu verdeutlichen, die »Güte«, wie man von guter Familie, besseren Ständen u. dgl. zu reden pflegt, Phrasen, die auf ein gewisses wünschbares Maß der Lebenshaltung zielen. Der merkwürdige Ausdruck: καλοκαγαθία umschreibt vollends das zivile Ideal eines körperlich wie geistig harmonisch ausgebildeten Mannes.

Polyklets berühmte Erläuterungsschrift des »Kanon« ist das erste Beispiel schriftlicher Fixierung der Proportionslehre, das wir kennen, einer Disziplin, die bis in unsere Tage hinein lebendig geblieben ist, freilich auch vom krausesten Gestrüpp normativer Satzung und Spekulation umwuchert wird. Ursprünglich sicher auf rein technischem Boden, im Atelier, erwachsen, haben die (durch Vitruv) den spätern Zeiten notdürftig überlieferten Maßstäbe Polyklets gewiß zunächst nur rein praktische Bedeutung gehabt; sie wollten alte Kunsterfahrungen festhalten, einen Handweiser des Bildners herstellen, wie denn in unseren Kunstschulen immer noch dergleichen Behelfe von Generation auf Generation vererbt werden. Aber wie neuere Versuche der Art darüber hinaus fast immer in ästhetische Dogmatik ausmünden, so ist auch hier irgendein Zusammenhang mit dem alles durchsetzenden philosophischen Nachdenken der Griechen kaum abzuweisen, besonders mit der einflußreichen Spekulation der Pythagoräer, die mit der Theorie der angesehensten Kunst der Hellenen, der Musik, so enge zusammenhängt. Grund genug, daß gerade diese ihren Platz unten den alten *artes liberales* eingenommen und stets siegreich behauptet hat. Das einzige, aber kostbare Fragment, das aus Polyklets Schrift durch einen alten Mechaniker überliefert wurde, stellt nämlich eine ästhetische These auf: τό γὰρ εὖ παρὰ μικρὸν διὰ πολλῶν ἀριθμῶν [ἔφη] γίγνεσθαι (vgl. Diels im Archäol. Anzeiger 1889, 10); tatsächlich bringt der freilich späte Autor, der den Inhalt von Polyklets Schrift in knappster Weise übermittelt, Galen, das Werk des Künstlers sogleich mit der Spekulation eines Philosophen, Chrysipp, zusammen, der die körperliche Schönheit in das bestimmte Verhältnis der Teile zum Ganzen gesetzt hat. Das ist das Prinzip, formaler, zahlenmäßig auszudrückender Vollkommenheit, der vielberufenen Einheit in der Mannigfaltigkeit, Dinge, die auf pythagoräische Überlegungen, deren vollkommene Zahlen und Körper hinleiten und eben am faßlichsten in der Musik sind. Obwohl nun schon im Altertum, besonders im neuplatonischen Kreise, dagegen begründeter Widerspruch laut wurde, ist trotzdem wieder der Versuch gemacht worden, von diesem Standpunkt aus das Problem der Schönheit formalistisch zu lösen.

Diese formalistischen Versuche richten sich eingestandenermaßen und unmittelbar auf Erfassung der körperlichen Schönheit; eine neue Wendung ergibt sich mit Sokrates, in dem man ja überhaupt die Peripetie althellenischen Lebens verkörpert erblickt. Est ist die Verkündigung der geistigen Schönheit, um die es sich hier handelt; sie taucht freilich schon früher bei den Dichtern, wie Sappho, auf. Diese Forderung des seelischen Ausdrucks im Körper wird durch Sokrates, der bekanntlich von Hause aus Bildhauer gewesen war, in den Xenophontischen Gesprächen mit dem Maler Parrhasios und dem Bildner Kleiton ausgesprochen. Wenn Xenophon sagt, daß der erstere durch diesen unmittelbaren Einfluß der Maler der Grazien geworden sei, so ist das nur ein pragmatischer Ausdruck für die Wendung im hellenischen Kunstleben, die auf Praxiteles hinleitet und von Julius Lange meisterhaft analysiert worden ist. Diese Art des Schönen ist nun freilich Messungen nicht zugänglich, sie erhält auch bei Sokrates sofort die Folie des Moralischen, die von da ab immer wieder mit ihr verbunden worden ist. Die Richtung auf die praktische Ethik, auf Tugend und Tüchtigkeit, tritt in Sokrates' weiteren Versuchen, das Schöne zu umgrenzen, hervor, in seiner Identifizierung des Schönen mit dem Brauchbaren und Zweckmäßigen, die trotz ihrer Beschränktheit und Einseitigkeit immer wieder hervorgetreten ist, noch in der materialistischen Auffassung der von Sempers genialem Werk ausgehenden Richtung, wenn auch mit anderer Betonung. Und noch der hl. Augustinus hat eigenem Bekenntnis nach in seiner heidnischen rhetorischen Jugend ein Buch *de pulchro et apto* verfaßt. In Sokrates' berühmten Extremen des »schönen« weil brauchbaren Mistkorbes und und des »häßlichen« goldenen Schildes liegen aber die Keime zu jener einflußreichen Lehre vom Angemessenen, dem *Dekorum*, das durch Vermittlung der alten Rhetorik in der Kunstlehre der Renaissance eine so wesentliche Rolle gespielt hat. Endlich tritt bei ihm jener concetto der Auswahl der schönen Teile durch den Künstler hervor, etwas das wohl auch seine Herkunft aus alten Atelierpraktiken nicht verleugnet und dank der langlebigen griechischen Anekdote bis in die Theorie der Renaissance hinein Leben behalten hat.

Wir gelangen zu dem Manne, dessen Gestalt schon im Altertum mit dem Zauber des Göttlichen umwoben war und dessen Geisteskraft noch heute die Welt im Bann hält, zu Platon. Seine Hypostase des begrifflichen Denkens in das zeit- und raumlose, ewige und außerweltliche Sein der Idee ist der kühnste Ikarosflug des menschlichen Geistes gewesen.

Wer weiß, ob bei Plato, dem Künstler, den eine tragisch zu nennende Selbsttäuschung zum Feind der Kunst selbst machte, nicht ein künstlerisches Überlegen den Anstoß zu seiner Ideenlehre gegeben hat? Denn es mag dem Künstler leicht sein Schaffen derart erscheinen, als ob die in seinem Geiste fertig vorhandene Idee in die Außenwelt, die Materie, hinausträte und ihr Form verleihe; der *furor divinus* mag geneigt sein, dieses Gedankenwesen als Widerschein einer höheren Welt, als etwas Geheimnisvolles und Mystisches aufzufassen, dem der Stoff sich als ein Fremdes, ja Feindliches, entgegenzustemmen scheint, zumal im Banne jenes Dualismus, der schon im altasiatischen Denken die Welt spaltet. Platon hat zuerst die Schönheit in das ewige Reich der Ideen erhoben, fertig geworden ist er mit diesem schillernden Wesen aber ebensowenig als seine Nachfolger; auch bei ihm mündet die Spekulation schließlich in die Idee des Guten und gelangt damit auf jene gefährliche Klippe, an der von Kant bis auf neue und neueste Systeme das gebrechliche Schifflein der Ästhetik immer wieder gescheitert ist.

Diese Gedanken sind nun, wenn auch zum Teil im Widerspruch zu dem großen Lehrer, von Aristoteles bis auf Plotin weiter gedacht und entwickelt worden; und in dieser Form hat sie schließlich das Mittelalter übernommen. Was wir bei Platon vermuteten, wird bei Plotin Gewißheit; er knüpft unmittelbar an die Psychologie des Künstlers, und zwar des bildenden Künstlers, an; durch das Schauen (θέαμα), schon bei Platon das Vehikel der Schönheit, treten die Dinge wie eine Zeichnung ins Dasein; freilich ist es ein arger Abfall von der Höhe der Idee in die rohe, dumpfe und böse Materie. Das Bedeutende bei Plotin ist die Erkenntnis des geistigen Prinzips der Form, der künstlerischen Nachahmung als einer geistigen Tat, aber gerade das hat zunächst nicht gewirkt. Von diesem Standpunkt aus hat der große romantische Philosoph des späten Altertums auch gegen die platonische Bestimmung des Schönen als Ebenmaßes Protest erhoben, weil die lediglich nach harmonischen Gesetzen geformte Figur allen geistigen Gehalts ermangle; trotzdem ist die ästhetische Geometrie bis auf unsere Tage herab immer wieder als Schlüssel zur Erkenntnis des Kunstschönen angepriesen worden. Endlich hat Plotin die Rolle der künstlerischen Phantasie erkannt; er knüpft dabei an das berühmteste Bildwerk des Altertums, den Zeus des Phidias, an.

Aber diese neuplatonischen Ansichten haben noch eine andere, bedenklichere Seite. Das ästhetische Denken wendet sich hier von der sinnlichen Form, also dem, was die Kunst wesentlich bestimmt und ausmacht, ab, zugunsten des Inhalts, der Idee, die über der Form schwebt und wertvoller als diese ist, auch allein in das Reich der echten übersinnlichen Schönheit eingeht. Auf dem Boden dieser idealistischen Theorie ist dann die Norm der *schönen Kunst* erwachsen, wie die Entwicklung seit dem 17. Jahrhundert zeigt.

Die große Bedeutung des Aristoteles für die Weiterentwicklung der Dinge liegt auf dem Gebiete der engeren Kunstlehre. Er ist auch auf diesem Felde der Begründer der Kategorien; die logische Erörterung und Scheidung der Kunstformen geht wesentlich auf ihn zurück, und seinen Spuren folgend haben die Spätern das dialektische System in Poetik und Redekunst bis auf unsere Zeiten lebendig, bis ins Feinste, ja Überfeine ausgearbeitet. Auf dem Boden der Rhetorik, derjenigen antiken Wissenschaft, die am längsten von allen am Leben geblieben ist, ist das Begriffs- und Kategorienwesen der Kunstgattungen und ihrer Normen erwachsen, das von da aus in die spätere *Ästhetik* überging und hier freilich ein ganz anderes Gesicht erhielt, als es seinem ursprünglich didaktisch-forensischen Zweck nach gehabt hatte.

Hier wurden auch die drei Hauptkategorien ästhetischen Wesens fixiert, neben dem »Schönen« im mittlern Sinn das »Anmutige« und das »Erhabene«, dem ein später Rhetor, Longinus, bekanntlich ein ganzes Buch gewidmet hat. Vitruv nähert dieser Dreieinigkeit schon die drei »Baustile« des alten Hellas an (vgl. Walter a. a. O. 796ff.); dergleichen geht wohl auf die in Alexandrien fortgebildete aristotelische Kunstlehre zurück; den Zusammenhang mit dem fest begründeten Lehrgebäude der Rhetorik, wie es dann Quintilian in klassischer Weise vollendet hat, ersieht man vollends aus dem Grundriß der Architekturästhetik bei Vitruv, mit seinen Kategorien: ordinatio (τάξις), dispositio (διάθεσις), eurythmia, symmetria, decor und distributio (οἰκονομία). Sehr bemerkenswert ist bei Vitruv der enge Anschluß an die Musiktheorie des Altertums, namentlich in den Abschnitten über die Harmonie. Bei Quintilian wiederum ist der sehr bedeutende Versuch einer Scheidung der historisch entwickelten Stilarten der Literatur zu verzeichnen, in engem Parallelismus mit den bildenden Künsten durchgeführt (Inst. Or. XII, 10).

Dies führt uns zu dem Kunsturteil der Alten und zu ihren Ansichten über den historischen Zusammenhang der Phänomene bildender Kunst.

Aus den Kunstbüchern des Plinius können wir noch die verschiedenen Richtungen, ihren Ursprung und ihre Ziele erschließen.

Zunächst sind es, wie in der Renaissance, die **Künstler**, die aus ihren Erfahrungen heraus zu bestimmten Fragestellungen fortgeschritten sind; ihnen liegt vorerst das Technische im niedern und höhern Sinne am Herzen; von da gelangt man zu dem Nachdenken über die Entstehung des Kunstwerks, zur Entwicklung der formalen Probleme. In einer der wichtigsten Quellen des Plinius, die die neuere Kritik aufgedeckt hat, dem Xenokrates, ist das gut zu verfolgen. Bei ihm handelt es sich um Probleme des künstlerischen Ausdrucks, um den technischen Fortschritt bestimmter Darstellungsformen, deren Entstehung und Weiterbildung er von Phidias bis auf Lysipp verfolgte; daß sich dabei bestimmte Kriterien formalistischer Natur einstellten, wie die Aufmerksamkeit auf Eurhythmie und Proportion zeigt, liegt im Wesen der Sache. Von diesem Standpunkt aus ordnen sich die Künstlerindividualitäten in eine nicht äußerlich chronologische, sondern historische Kontinuität. Es ist das Problem der künstlerischen Persönlichkeit von der Ausdrucksseite doch formalistisch her erfaßt; hier liegen die Wurzeln der *Geschichte der Kunst* im objektiven Sinne.

Diese Künstlerüberlegungen haben zu einer sehr ausgebildeten Terminologie geführt, die uns in der alten Literatur, namentlich bei Plinius, Vitruv und Quintilian entgegentritt, freilich auch für uns Heutige sehr schwer zugänglich ist, um so mehr als gewisse Grundlagen, die mit dem nationalen hellenischen Ethos zusammenhängen, für uns gänzlich verschüttet sind. Wie diese Terminologie dann zum Teil in die Renaissance übergeht, wie sie z. B. Ghiberti ganz naiv, weit von ihrer ursprünglichen Bedeutung entfernt, verwendet, ist ein höchst merkwürdiges Schauspiel, das nicht selten an die ebenso naive und willkürliche Entlehnung antiker Requisiten in der Kunst des Quattrocento erinnert. Hier interessieren uns besonders zwei Kategorien, die in dem antiken Kunsturteil eine bedeutende Rolle gespielt haben müssen, namentlich deshalb, weil sie in der modernsten Kunstliteratur wiederkehren und hier einen erklecklichen, nicht immer fördersamen Einfluß auf kunsthistorische Interpretation erlangt haben. Ich meine die zweifellos bedeutenden Überlegungen, welche ein bildender Künstler unserer Zeit, **Hildebrandt**, an die »Daseinsform« und »Wirkungsform« des im Raume sich entfaltenden Gebildes geknüpft hat. Es handelt sich um die »haptische« und »optische« Form der Auffassung, in der vorsichtigeren Sprache der Sinnespsychologie, die längst mit diesen Dingen operiert hat; denn in Hildebrandts Problemstellung klingt unverkennbar der Einfluß philosophischer, Jahrhunderte lang durch den unheilvollen Schemen der Substanzvorstellung irregeführter Spekulation an, das uralte platonische Scheinproblem von Sein und Schein. Es ist auch kein Zufall, daß gerade bei Platon sich die ältesten Spuren der Anwendung dieser Gedanken auf die bildende Kunst finden; und seine abwehrende Stellung zu dem, was wir Phänomenalismus derselben nennen können, mußte durch seinen Gedankenweg gegeben sein. Es dreht sich hier um das, was die Griechen τάξις (bei Vitruv ordinatio) nannten, die auf Gesetz und Maße, also wesentlich durch die *symmetria* begründete Schönheit vermeintlich objektiver Art, und die εὐρυθμία, die schon ihrer Wortprägung nach auf den von den Griechen überaus hochgestellten Rhythmus (numerus) hinweist, und der ein starkes, anscheinend »subjektives« Element anhängt. Denn es handelt sich hier darum, durch die μίμησις dem Natureindruck so nahe als möglich und wünschbar zu kommen, die haptische Form, die durch die optische Wahrnehmung Verschiebungen und Veränderungen erleidet, derart zu korrigieren, daß in ihr wiederum jenes Ebenmaß des Schönen zur Geltung kommt, also das vermeintliche »Sein« durch den schönen »Schein« zu ersetzen. Das geschieht durch die *temperaturae* (die *adiectiones* und *detractiones*), so wie unser »wohltemperiertes« Tonsystem einen Kompromiß zwischen der mathematisch zu fixierenden »reinen Stimmung« und unserer Praxis herstellt. Schulbeispiele dieser *Temperaturen* sind die wohlbekannte Entasis der altgriechischen Säulen, und die schon Platon bekannten, freilich von ihm durchaus verworfenen Praktiken der Proportionsänderungen in hoch aufgestellten Bildwerken. Diese Fragen haben nicht nur, wie wir aus bestimmten Zeugnissen wissen, die alten Schriftsteller über Optik viel beschäftigt, sie spielen auch in den Reihen der bildenden Künstler eine große Rolle, und es scheint tatsächlich, als wenn im Verlauf der älteren Kunstgeschichte zwei Parteien kenntlich wären, die einen den Standpunkt der τάξις, die andern den der εὐρυθμία vertretend. Jolles, dessen kleiner Schrift wir die eingehendsten Untersuchungen über diese Sache verdanken, meint mit Recht, daß wir unsere modernen, stets und überall nur mit dem Bewußtsein ihrer inneren Unzulänglichkeit zu verwendenden Schlagworte des Idealismus (τάξις) und Realismus (εὐρυθμία) gerade auf die Antike nur gleichnisweise anwenden dürften. Tatsächlich scheint sich aber aus Plinius beziehungsweise aus seiner Quelle Xenokrates eine Reihe ausgesprochen »mimetischer« Urteile gewinnen zu lassen; als Gipfel der griechischen, in unserer Sprachweise »realistischen« Kunstübung ergibt sich hier Lysipp, derselbe, von dem der Ausspruch überliefert wird, er bilde seine Figuren, wie sie »erscheinen«, seine Vorgänger so, wie sie »seien«; was uns von seiner Kunst überkommen ist, paßt auch ganz gut dazu, zu dem Ton- und Bronzebildner, wie ihn auch Hildebrandt in rechten Gegensatz zum Marmorbildner setzt, der aus einer ganz andern Raumauffassung heraus arbeitet. Auf der andern Seite haben wir eine Reihe »taktischer«, vielleicht auf Pergamon zurückgehender Urteile, die sich aus Quintilian namentlich gewinnen läßt, für die im Sinne unseres »Klassizismus« die an sich »objektiv« gegebenen schönen Verhältnisse (*symmetria*) und das richtige Verhältnis zu der dargestellten Idee (*decus* und *pondus*) an erster Stelle stehen, und die sogar einen Wertunterschied zwischen *pulchritudo* und *similitudo* zu setzen geneigt ist (Jolles a. a. O. 97), während die Mimetiker den nicht minder relativen Begriff der »Naturwahrheit« voranstellen.

Von einer andern, der Eindrucksseite her, von den Wirkungen, nicht vom Wesen der Kunst her, hat sich das kunstliebende und kunstbetrachtende Laientum der Aufgabe genähert; hier handelt es sich um die Probleme des Biographischen sowie der Kunstpolitik im weitesten Sinne, um die sozialen, ethischen, religiösen Wirkungen der Kunst. Denn die Person des Künstlers selbst in seiner individuellen Lage, dann in seiner allgemeinen Stellung zur Gesellschaft und dem Mittel, das sie umgibt, der Einfluß, den dieses auf ihn und er auf dieses gehabt hat, sind wesentliche Punkte dieser Laienkritik und hier liegen die Wurzeln jener Künstlergeschichte äußerlicher Art, die von der Antike bis in die Renaissance stets eifrigste Pflege gefunden hat, und an deren Stelle zuerst Winckelmann mit Bewußtsein die »Geschichte der Kunst« setzen wollte. Das äußere Leben des Künstlers steht im Vordergrund ihres Anteils, ihr Vehikel ist vorwiegend die Anekdote, das Aperçu, wodurch sie in typischer Weise das künstlerische Schaffen dem allgemeinen Verständnis nahe bringen will. Ihr Vertreter ist jener früher genannte Duris von Samos, mit seinem durch Plinius vermittelten langdauernden Einfluß auf die Nachwelt. Auch das literarische Epigramm gehört diesem Kreise an, das naiv oder raffiniert die unmittelbare Wirkung auf den Beschauer, die sogenannte »Naturwahrheit« — einen in allen Farben schimmernden Begriff — umschreibt; dieses und die intellektuelle Lust am »Schönen« sind die Punkte, um die es sich gleich einer Schraube ohne Ende dreht. Im übrigen verweise ich auf das oben genannte Schriftchen von Birt, das viel einschlägiges Material, freilich aber auch recht viel Kunstfremdes und Schiefes enthält.

Die Alten haben das vom Ausdruck herkommende Künstlerurteil und das auf dem Eindruck ruhende Laienurteil wohl auseinandergehalten. Auf aristotelischer Grundlage setzt Quintilian (Inst. Or. II, 17) das Wesen der Rhetorik als Kunst gegen diejenigen fest, die ihr dies Wesen absprechen, »weil sie auf Täuschung ausgehe«. Das Wesen der Kunst liege aber *in actu* nicht *in effectu*, auf das in dem hervorbringenden Subjekt ruhende Prinzip komme es an, und es sei irrig, die Wirkungen der Rhetorik mit ihrem Wesen zu verwechseln, entscheide doch auch nicht der Ausgang einer Krankheit gegen den tüchtigen Arzt. *Docti rationem artis intelligunt, indocti voluptatem*, sagt derselbe Quintilian an einer andern bedeutenden Stelle (IX, 4).

Den Widerspruch zwischen Künstler- und Laienurteil haben auch die Alten wohl gefühlt und gekannt. Der jüngere Plinius, selbst ein gebildeter Kunstliebhaber, sagt es gelegentlich mit dürren Worten heraus (Ep. I, 10): *De pictore, sculptore, fictore nisi artifex iudicare non potest.* Nun, *adhuc sub iudice lis est,* und an Mißverständnissen fehlt es beiderseits wahrhaftig nicht! Man braucht nur etwa an Grillparzers heftige Stellungnahme gegen Gervinus zu denken, an die zahlreichen Polemiken zwischen Künstlern und Kunstgelehrten auf allen Gebieten, um zu erkennen, wie dieser Gegensatz noch in unsere Zeiten hineinragt. Er wird auch kaum jemals verschwinden, denn es handelt sich um ganz verschiedene Ausgangspunkte; das Unglück aller Ästhetik aber hat immer in deren Verschleierung oder Verkennung gelegen.

2. Das Erbe des Altertums im Mittelalter.

Piper, Monumentale Theologie, bes. S. 530—567. — Menendez y Pelayo, Historia de las ideas esteticas in España. Madrid 1890 ff., besonders Bd. II, ein Buch das viel weiter ausgreift, als der Titel andeutet. — Abert, Die Musikanschauung des Mittelalters und ihre Grundlage. Halle 1905. Ein fremdes Gebiet behandelnd, aber durch die Parallelen wichtig. — Schlosser, Zur Genesis der mittelalterlichen Kunstanschauung in der Sickel-Festschrift, Mitteilungen des Instituts für österr. Geschichtsforschung, Ergänzungsband 1901. — Berthaud, S. Augustini doctrina de pulchro ingenuisque artibus. Mit Auszügen. Poitiers 1891. Dazu die wichtigen Seiten in Riegls Spätrömischer Kunstindustrie, I, 211 ff., der mit Nachdruck auf die noch ungenützten Quellen für die Erkenntnis des »Kunstwollens« aus den gleichzeitigen literarischen Zeugnissen hinweist; ich muß allerdings bekennen, daß ich den genialen, aber stark konstruierten Gedankengängen Riegls ebensowenig beizustimmen vermag, als den z. T. von ihm abhängigen M. Dvořaks in seiner Abhandlung: Idealismus und Realismus in der gotischen Skulptur und Malerei (Histor. Zeitschrift 119, 1 ff. u. 185 ff.), besonders weil hier das Lehngut im mittelalterlichen Denken nicht mit der notwendigen Kritik ausgeschieden ist. — Taprelli, Delle ragioni del bello secondo la dottrina di S. Tommaso d'Aquino in der Civiltà cattolica 1859. — Marchese, Delle benemerenze di S. Tommaso d'Aquino verso le b. arti. Genua 1874. — Wulf, Études historiques sur l'Esthétique de S. Thomas. Löwen 1896. — Auch Pellizzari, I trattati att. le arti figurative bringt auf S. 286 und bes. 301 f. wortreiche, aber ziemlich inhaltsarme Ausführungen über die sog. Ästhetik des Aquinaten.

Die Stoa, der Platonismus, namentlich in seiner späten, stark von orientalischen Elementen durchsetzten Form, endlich und vor allem Aristoteles, der *maestro di color che sanno* im christlichen Okzident wie im sarazenischen Orient, diese drei endlich zusammengefaßt von den Kirchenvätern, das sind die Paten jener merkwürdigen Welt- und Kunstanschauung, der das Mittelalter in seiner scholastischen Enzyklopädie die höchste architektonische Vollendung gegeben hat.

Schon das sokratische Denken hatte die geistige Schönheit nachdrücklich betont; die Stoa ist auf diesem Wege weiter gewandelt. Wenn Seneca behauptet, die Tugend sei an sich »schön«, auch ohne

»äußere« Schönheit, so steht das im Einklange mit sonstigen asketischen und kunstfeindlichen Stimmungen bei ihm, die das Christentum bereitwillig übernahm; zugleich zeigt sich deutlich jene früher erwähnte Abwendung von der sinnlichen Form zum Inhalt. Noch ausgeprägter und vom uralt bilderfeindlichen Geist des Orients berührt ist die Askese des Neuplatonikers Porphyrius, und es ist begreiflich, daß der bekehrte Augustinus mit höchstem Gefallen dessen Satz akzeptiert: *Omne corpus esse fugiendum, ut anima possit beata permanere in Deo.* Daß dieser asketische Zug in der patristischen Literatur sehr stark ist, ohne daß er eine sehr raffinierte und prunkvolle Kunstübung zu hemmen vermochte, ist sicher; sicher wohl auch, daß darin etwas von dem Haß des Unterdrückten und Sklaven steckte, den die antike Gesellschaftsordnung von den geistigen Gütern der Freien, den *artes liberales,* ausgeschlossen hatte, obwohl die Stoa auch schon an seiner Emanzipation gearbeitet hatte. Moderne Gegenbilder fehlen nicht, wie der halbvergessene Anarchist Pierre Proudhon, dessen instinktiver Haß gegen Genie und Kunst als selbstherrlichste Lebensäußerungen sich zu den wahnsinnigsten asketischen Fratzen verstieg, die Venus von Milo eine Pornographie nannte und den antiken Statuen syphilitische Wunden eingeimpft wünschte, auf daß sie ihren Reiz und ihre Macht über die Sinne einbüßten. Auf der äußersten Linken der patristischen Literatur erklingen verwandte Töne, so wenn Origines die körperliche Häßlichkeit Christi geflissentlich ausmalt und erhebt, als vollkommene Abwendung vom alten Kunstideal, und Tertullian ihm ebenso leidenschaftlich sekundiert — war doch das Panier des neuen Glaubens, unter dem er siegte, das schmähliche Marterholz des Sklaventodes.

Natürlich war die »heidnische« Kunst eine so tiefgewurzelte Macht, daß sich die junge christliche Bildnerei mit ihr allenthalben abzufinden hatte und dabei zu zahlreichen Kompromissen kommen mußte. Aber besonders die Plastik, die dem alten Kultus gedient hatte, und die völlig verweltlichte Musik boten hier Angriffspunkte in Menge, die bald auch praktische Folgen hatten. Bald galt das Rundwerk, das schon im spätantiken Volksbewußtsein von dunklem, dämonischem Zauber umwittert war, — man denke an gewisse Erzählungen Lukians oder des älteren Philostrat, die doch beide noch die antike Kennerschaft vertreten — als ein Blendwerk der Hölle. Die Mirabilien Roms, wie die Periegetik Konstantinopels legen davon Zeugnis ab.

Der ausgesprochene Dualismus von Geist und Materie, die Vergottung des ersten, die Dämonisierung des letzteren, wunderbarerweise noch im naturwissenschaftlichen Denken in der Lehre von der »Trägheit« der Materie nachhallend, fördern den Zwiespalt von Inhalt und Form, von Theorie und Praxis. Die Autoren der Kaiserzeit von

Vitruv und Plinius ab bis auf Boethius vertraten Kunstanschauungen einer viel älteren Zeit, die auf das Schaffen ihrer eigenen Tage nicht mehr passen, und vollends den Platonikern wie den Stoikern mußten der Art ihrer Denkrichtung nach die illusionistische Malerei und Plastik, die alexandrinische Oper mit ihrer raffinierten Instrumentation ein Abscheu sein, da sie im Geiste ihrer Lehrer der Kunst nur im Dienste der *Idee* einen Wert zusprechen wollten.

Gefördert durch den ausgesprochenen Intellektualismus antiken Denkens mußte man zu einer einseitig gespannten und überspannten Hervorhebung des Inhalts auf Kosten der Form, der Theorie auf Kosten der Praxis kommen und das erklärt, daß deren Wege immer weiter auseinanderliefen, bis der doch niemals zu unterdrückenden lebendigen Kunstübung eine völlig entfremdete und graue Schuldogmatik gegenüberstand. Es ist das am lehrreichsten in der Geschichte der mittelalterlichen Musik zu verfolgen. Diese »Kunst der Musen« κ. ε., deren hohe, von keiner andern Schwester erreichte Schätzung sich in ihrer niemals angetasteten Stellung im System der Enzyklopädie ausspricht, ist, was ihre praktisch-sinnliche Seite, die eigentliche und wirkliche Kunstübung anlangt, völlig aus dem Gesichtskreis der spiritualistischen Philosophie verschwunden. Weder bei Boethius noch bei Cassiodor, den letzten Römern, die sie in Kompendien behandelt haben, findet sich mehr eine Beziehung auf lebendige Kunstpraxis, ja selbst das Verständnis der antiken Tongeschlechter ist dahin, von dem blühenden Körper der alten Musik ist lediglich das nackte mathematisch-physikalische Gerippe übriggeblieben. Wie dieses schemenhafte Wesen gleich einem Nachtmahr auf der musikalischen Entwicklung des Mittelalters gelastet hat, wie sich namentlich die mehrstimmige Volksmusik der nördlichen Gebiete mit ihrer grundverschiedenen Tonalität in einem jahrhundertlangen Kampf gegen den konservativen Klassizismus durchsetzen mußte, wobei es an den wunderlichsten Kompromissen nicht fehlte, das mag man in der höchst instruktiven Geschichte der Musiktheorie im 9. bis 19. Jahrhundert von H. Riemann nachblättern; es ergeben sich da überall die belehrendsten Parallelen zur Geschichte der bildenden Künste.

Der hl. Augustinus, der uns in seinen Bekenntnissen ein erschütterndes Bild der Seelenkämpfe entrollt hat, die ein glühend empfindender Mensch, gleich ihm, im Übergange von der alten zur neuen Weltanschauung durchmachen mußte, tat eine höchst merkwürdige Äußerung (Conf. X, 23). Ich gebe sie in der etwas kürzenden Umschreibung Aberts wieder: »Durch die heiligen Worte werden meinem Empfinden nach unsere Seelen andachtsvoller und leidenschaftlicher zu der Glut der Liebe hingezogen, wenn sie gesungen, als wenn das nicht der Fall wäre. Wenn ich mich der Tränen erinnere, die ich bei den Gesängen der Kirche vergossen habe, und auch jetzt bedenke, daß nicht der Gesang es ist, der mich bewegt, sondern die Dinge, die gesungen werden mit klarer Stimme und entsprechender Melodik, da kommt mir der große Nutzen dieser Einrichtung wiederum deutlich zum Bewußtsein. Und doch muß ich, wenn es mir zustößt, daß ich durch den Gesang mehr bewegt werde als durch das Gesungene, mich einer schweren Sünde schuldig bekennen und ich wünschte, in solchem Falle lieber keinen Sänger zu hören.«

Zeugnisse ähnlicher Stimmungen ließen sich noch genug, auch aus anderen Kirchenvätern, anführen. Da ist es denn kein Wunder, daß der Inhalt über die Form zu triumphieren scheint, Wort und Schrift über Ton und Bild, das Abstrakte über das Sinnliche; zumindest forderte das die Theorie und die Praxis mußte sich beugen. Die von Gewissensqualen diktierten Worte des größten Feuergeistes der Kirche umschreiben das nüchterne und lakonische Programm des hl. Hieronymus: *non vox canentis, sed verba placeant,* und der alte Kirchengesang mit seinem äußersten Verzicht auf das eigentliche Musikalische steht unter der vollen Herrschaft des Wortes; alles Sinnliche ist verbannt, wie heute noch die Instrumentalmusik aus der Liturgie der orientalischen Kirche, die genau wußte, was und warum sie es tat. Alles Sinnliche ist ja nur ein Gleichnis des Übersinnlichen und nur von dieser Warte aus betrachtet von einigem Wert. Die mittelalterliche Kunstphilosophie hat diese vom Platonismus herkommenden Gedanken mit vollem asketischen Ernst durchgeführt. Das Ethos, das Ausdrucksprinzip der antiken Musik wurde nun ganz anders aufgefaßt, in das Eindrucks- und Wirkungsprinzip der *moralitas musicae,* die christliche Ethik, umgedeutet. Es geht allenthalben um Intellektualisierung und Moralisierung der sinnlichen Form.

Wie es der nächsten Schwesterkunst, der Poesie, und vollends der bildenden Kunst, dabei erging, ist leicht einzusehen. Auch hier ist die hohe Kunstidee das Primäre, das eigentlich und einzig Wertvolle, die Formung durch den Künstler eigentlich das Nebensächliche. Es war eine Geistesrichtung, die sich übrigens im späteren Altertum schon zum Teil praktisch durchgesetzt hatte. Die spätrömischen Sarkophage spiegeln in ihren überfüllten und krausen Mythologien die immer mehr im Licht des Ostens sich färbende Weltanschauung wieder; zwar zeigen sie noch immer die Kunstprinzipien einer älteren, reflexionsloseren Zeit in voller Rundheit, aber sie dienen doch schon einem ideellen außerkünstlerischen Zwecke, sind durchgeführte Allegorien. Auch das so auffällige Verschwinden des individuellen Porträts und sein Ersatz durch typische Bildung in der späten Antike findet sicherlich seine Wurzeln in dieser vom Neuplatonismus beförderten Sinnesart. Bald naht die Zeit, wo man gegen die geschlossene individuelle Form im Sinn der Antike überhaupt gleichgültiger wird und zu merkwürdig primitiven, ornamentalen und piktographischen Gestaltungen zurückkehrt, wie am Beginne der Kunstentwicklung — die Kunst der »Barbaren«, vom irischen Norden bis zum langobardischen Süden, setzt ein.

Schon früher wurde daran erinnert, daß das Hinüberdenken und Auflösen geformter Bildung in transzendenten, den Wert erst bestimmenden Gehalt bereits im Altertum begonnen hat. Wie Chrysipp den Homer moralisiert und allegorisiert, so ist die jüdisch-alexandrinische Philosophie eines Philon, der seine Wissenschaft zuerst ausdrücklich in den Dienst der Theologie stellte, darauf ausgegangen, den historischen und poetischen Gehalt der heiligen Schriften allegorisch auszulegen, sie hat auf die heidnischen Neuplatoniker wie Plotin ebenso gewirkt wie auf die christliche Philosophie. Zu dem ehernen Rüstzeug der späteren Scholastik gehört die Lehre vom *dreifachen* Sinn der Bibel, in dem sich der reale, wörtliche nahezu auflöst und verflüchtigt.

Das spätere Mittelalter ist rüstig auf diesen Wegen weitergeschritten, und die Spuren dieser Gedankenrichtung lassen sich noch in der Renaissance und über sie hinaus nicht verkennen; selbst in der klassizistischen und idealistischen Ästhetik begegnet man ihnen; die berühmte Definition des Schönen als des »Scheinens der Idee durch den Stoff« wäre hier wohl zu nennen. Die lange und viel gelesene Mythologie des Fulgentius, der moralisierte Ovid, die *Gesta Romanorum*, die mystischen Naturgeschichten gehören in dieses Bereich. War nun das von der Schrift fixierte Wort schon ein unvollkommenes, über sich hinaus deutendes Symbol für höhere Werte, so mußte die noch viel sinnenfälligere ruhende Bildform sich umsomehr der gleichen Forderung fügen. Hier war der geistige Gehalt noch mehr verdunkelt als in der abstrakteren, durch ihre Begriffe mit der Gedankenwelt innigst verbundenen Sprache; auch läßt uns das Mittelalter keinen Zweifel darüber aufkommen, welcher der beiden Ausdrucksformen der Vortritt gebührt. Das Bild war ja nach einem berühmten Worte die Schrift der *illiterati*, ein geringer Notersatz. Ein merkwürdiges Zeugnis dieser Anschauung ist ein Brief des Hrabanus Maurus an Abt Hatto von Fulda, einen der Kunst beflissenen Mann; die Darstellung durch Bild und Schrift wird hier verglichen (vgl. meine Karoling. Schriftquellen Nr. 893). Das Bild ergötzt für den Augenblick, frommt aber nur einem Sinne und verdient keinen Glauben, weil es den wahren Sinn der Dinge fälscht; die Schrift allein kann Richtschnur des Heiles sein. Ägypten hat die Malerei erfunden; sein Name ruft sofort die biblische Erinnerung an *angustans tribulatio* und *vanus labor* hervor — eine Interpretation, die für das Mittelalter so bezeichnend wie möglich ist. Die antike Grundlage ist trotzdem nicht zu verkennen. Daher die große Rolle des *Titulus*, der erläuternden und belehrenden Aufschrift, die jetzt wiederum hervortritt. Das Bild hat höchstens das Verdienst, als Mittel der Erinnerung an große und gute Taten zu dienen, ein Grundsatz, den die berühmte Streitschrift der Libri Carolini so formuliert (vgl. Karoling. Schriftquellen Nr. 885): »*Pictores igitur rerum gestarum historias ad memoriam reducere quodammodo valent, res autem, quae sensibus tantummodo percipiuntur, et verbis proferuntur, non a pictoribus, sed ab scriptoribus comprehendi et aliorum relationibus demonstrari valent.*« Das sind Klänge aus jenem merkwürdigen Bilderstreit, in dem sicher eine Reaktion semitischen Wesens sich barg, waren doch die Juden seit ihren Propheten ein bildloses Volk geworden. Der arabische Islam folgte nach, nicht sowohl aber das Bekennertum der nichtsemitischen Stämme, als Mauren, Perser und Inder. Byzanz ist zeitweilig diesem Bildersturm erlegen; daß Karl der Große, wie Janitschek übertreibend gemeint hat, ein Gegner der religiösen Kunst überhaupt gewesen sei, ist freilich ein Irrtum. Daß aber die *Libri Carolini* die Kunst nur als Vehikel des Dogmas oder als reines Spiel dekorativer Phantasie gelten lassen, hängt mit der allgemeinen Auffassung der Zeit zusammen, die die Bildkunst als eine exoterische Lehre gegenüber der esoterischen, durch Wort und Schrift vermittelten, auffassen.

Nach alledem muß das Mittelalter wohl einen von dem unsrigen gänzlich verschiedenen Begriff vom Wesen der Kunst haben. Der Intellektualismus hatte zur Festigung der theoretischen Grundlagen liberaler Bildung geführt; das schon von dem alten Römer Varro versuchte System wurde durch die landläufigen Schulbücher spätester Antike, den Martianus Capella und Cassiodor, in gedrängtester Form dem Mittelalter überliefert, als Trivium der logischen und Quadrivium der mathematisch-physikalischen Wissenschaften. Es ist klar, daß es sich hier nicht um die Praxis des Könnens, sondern um die formalen Grundlagen des Wissens handelt; nur um ihrer physikalischen Grundlegung halber konnte eine Kunst in unserem Sinne, die Musik, hier Aufnahme finden, wie die Poetik um ihrer logischen Fundamente halber in der Rhetorik aufging. Da lag dann auch der Punkt, wo auch die Künstler des Quattrocento einsetzten, um ihrer neuen, nunmehr auf optische Theorien gegründeten Bildkunst die Aufnahme in den alten Kanon zu erwirken.

Denn die Stellung dieser Künste, die das ganze Mittelalter hindurch einer wissenschaftlichen Basis entbehrten, blieb noch lange zweifelhaft. Zwar hatte Varro schon die Architektur, d. h. natürlich wiederum ihre auf Mechanik begründete Theorie, zugelassen, aber bei den Späteren verschwand sie wieder, und der eigentlich praktische Kunstbetrieb fiel ohnehin aus dem Rahmen der *disciplina* ebenso wie die praktische Seite einer andern »Kunst« der Medizin. Ihre Stelle findet sie, ganz ebenso wie die bildenden Schwesterkünste, neben dem Handwerk, im Reigen der »artes mechanicae«, deren geheiligte Siebenzahl als typisches Gegenstück zu den sieben »freien Künsten« erscheint. Auch hier scheidet der intellektualistische Dualismus scharf und unerbittlich, wie Inhalt und Form, so begriffliches und anschauliches Wesen, Theorie und Praxis. Die *artes liberales*, die jetzt freilich anders betont sind als in der alten Gesellschaft, stehen ebensoweit über den *artes mechanicae* als Wissen über dem Können. So weit, daß ein Kirchenschriftsteller des hohen Mittelalters, Hugo von St. Victor, ihren Namen in echt scholastischer Etymologie von *moechus* (*moechanicae* = *adulterinae*) ableitet, also ihre »ehrliche« Geburt bestreitet. Die Kunst in der Praxis gehört zum Handwerk und ist das ganze Mittelalter hindurch auch der Zunft untertan geblieben; im Norden noch länger als im Süden, wo die Künstler sich allmählich, nicht zum wenigsten durch ihre theoretischen Bestrebungen, dem gelehrten Wesen annäherten und ihren Platz in der Gesellschaft eroberten; bis zu welchen Höhen das Virtuosentum des 17. und 18. Jahrhunderts, all der cavalieri, conti und marchesi gelangte, ist allbekannt. Bis dahin war, bei aller frühzeitig in Italien auftretenden Selbstbewußtheit und Schätzung des Künstlers als solchen noch immerhin ein langer Weg. Wie schon im justinianeischen Kodex Ärzte und Maler zünftig verbunden sind, so waren die letzteren, die Farbenreiber, noch im mittelalterlichen Florenz mit den Apothekern (*speciali*) zu einer Gilde verbunden.

Ein paar kleine aber recht bezeichnende Züge mögen hier noch angeführt werden. Auf einer russischen Elfenbeinschnitzerei, den hl. Andreas darstellend, nennt sich der Verfertiger — ein »Künstler« im Sinne der Renaissance »Mechaniker des kaiserlichen Hofes«. Ilg-Boeheim, Führer durch Schloß Ambras, Wien 1898, S. 77 n. 181. Und in Manzonis berühmtem Roman schleudert der mailändische Adelige, der den verhängnisvollen Zusammenstoß mit dem spätern Padre Cristoforo hat, diesem, dem Bürgerlichen, das in dieser Zeit schon als schimpflich empfundene Wort »vile meccanico« ins Gesicht. (I promessi Sposi cap. 4.)

Der gewaltige Gedankenbau der scholastischen Philosophie hat die Kunst denn auch, solchen Anschauungen entsprechend, seinem System eingegliedert. Die antiken Bausteine dieses gotischen Prachtbaues sind nicht zu verkennen, nur sind sie in einem neuen und eigentümlichen Geiste umgeformt. Dreifach ist die Wurzel der Erbsünde, lehrt Vincentius von Beauvais in seinem monumentalen *Speculum doctrinale*: Unwissenheit, Begehrlichkeit, Schwachtum. Drei göttliche Kräfte wirken diesen entgegen: eine intellektuelle, die Weisheit (*sapientia*), eine sittliche, die Tugend (*virtus*), eine praktische, die Notwendigkeit (*necessitas*). Ihnen entsprechen drei Betätigungen des Menschen: Wissenschaft (*Theorica*), Ethik *Practica*), Kunst (*Mechanica*), d. h. alles Können, das der Notdurft des täglichen Lebens dient. Es ist das aristotelische Erkennen, Tun, Hervorbringen. Das Gegenbild der sieben freien Künste der Theorica, die in der Spekulation wie in der Kunst jener Tage (Dante, Spanische Kapelle in Florenz) den sieben Planeten verglichen werden, sind die sieben *artes mechanicae*: lanificium, armatura, navigatio, agricultura, venatio, medicina theatrica. Das ist die praktische Kunstlehre, denn ihr theoretisches Fundament gehört ja der Theorica zu, so erscheint die Medizin als Wissen im Rahmen der Physik und die Benennung *Physicus* ist noch ein Nachklang aus dieser Zeit. Unsere »bildenden« Künste haben hier, wenn man von *lanificium* und *armatura* (Hausbau) absehen will, durchaus keinen Platz gefunden, es entspricht das ihrer dienenden Stellung im Mittelalter. An Versuchen, sie einzugliedern, hat es nicht gefehlt; in der steinernen Enzyklopädie am Campanile zu Florenz erscheinen sie im Gefolge und als Anhang der *mechanicae*.

In welchen Bahnen sich nun das Kunsturteil des Mittelalters, nach seinen höchst dürftigen Spuren zu urteilen, bewegen wird, ist leicht abzusehen.

Alle Kunst ist symbolische Darstellung im Dienste einer höheren Idee, außerhalb derselben ist sie wesenlos und nichtig, im besten Falle leerer Schmuck; wie gegen die immer und stark vorhandene Schmuckfreudigkeit dieser Epoche gelegentlich zu Felde gezogen wurde, kann noch für das hohe Mittelalter die Apologie des hl. Bernhard lehren (vgl. Quellenbuch Nr. XXXV). Das Ziel des Kunstwerkes kann und darf nur die Ehre des Himmels sein, höchstens daß der Stifter oder *operarius* ein schon quantitativ mit Absicht beschränktes Plätzchen erhält. Es handelt sich also um das zugrunde liegende Inhaltsobjekt, von der Eindrucksseite her betrachtet, und nur um dieses. Dementsprechend weist das Mittelalter eine sehr große Anzahl ausführlicher Schilderungen von Kunstdenkmälern auf, ohne die geringste künstlerische Wertung. Was hervorgehoben wird, ist meist das kostbare Material, der Glanz der Ausstattung, der feierliche Goldgrund, höchst selten die Qualität der Arbeit. Ist dies der Fall, so steht die Künstlichkeit der Kunstmäßigkeit fast immer voran; im Norden ist sie noch lange ein wesentliches Element der »Kunst- und Wunderkammern« geblieben. Derart sind die uns erhaltenen Kunstbeschreibungen entweder stilistische Prunkstücke, freilich ohne die Kennerschaft antiker Ekphrasen, oder sie beschränken sich auf plane Darlegung des Gegenständlichen: dieses wird erklärt und vor allem gedeutet, gerne über den *historischen* Sinn hinaus, ohne daß auf die besondere Weise der Formung weiter eingegangen würde, als es die äußerliche Kennzeichnung fordert, trotz gelegentlich eingesprengten Fremdgesteins, ästhetischer und kritischer Termini von der Antike her. Noch ein Mann wie Ghiberti weiß sein eigenes Hauptwerk, die berühmte Paradiesestür, im einzelnen nur diskursiv erzählend, mit Kennzeichnung des objektiv zugrunde liegenden biblischen Inhalts zu schildern. Der Künstler ist eben ein Werkzeug, dienend und namenlos; selbst im mittelalterlichen Italien tritt er nicht selten in den Schatten der *Opera* zurück, die das *fecit* für sich in Anspruch nimmt. Im Norden dauert diese Anonymität noch viel länger, der persönliche Anteil verschwindet unter der Produktionsmarke der Werkstatt. In Italien dagegen, wo der antike Ruhmesgedanke nie gänzlich in der Askese unterzugehen vermochte, liegt die Sache etwas anders. Die Künstlerinschriften, die dem Norden ja auch keineswegs fehlen, tragen frühe eine merkwürdig pomphafte Ruhmredigkeit zur Schau; es fehlt nicht an Vergleichen mit der Künstlergeschichte der altnationalen Vergangenheit, wie denn die großen Namen des Altertums, Phidias, Praxiteles, Virgil, wenn auch in märchenhafter Vermummung, im Volksbewußtsein lebendig geblieben ist. Für den Norden bedeutete dergleichen so gut wie nichts; so ist es zu verstehen, daß in Shakespeares »Wintermärchen« eine Künstlerpersönlichkeit wie die des Giulio Romano völlig im alten Fabelstil auftaucht. Aber man darf auch nicht vergessen, woher diese uns oft seltsam berührenden Prunkinschriften fast alle ihren Ausgang nahmen: von der Bauhütte oder der Stadtgemeinde, die im Ruhm des Künstlers ihren eigenen künden will, anders wie im Norden, wo die Kontinuität des alten Munizipalwesens fehlt. Aber auch das deutet schließlich auf ein wesentlich anderes Verhältnis der Gemeinschaft zur Kunst, auf alte Römerstraßen, die zu neuen Stätten führen.

III.

Theorie und Praxis im toskanischen Trecento.

1. Zu Dantes Kunstlehre.

Schnaase, Dante und die Schule Giottos, Mitt. der Zentralkomm. VIII, 241, und Geschichte der bildenden Künste im M. A. 2. Aufl. (1876) V, 336 f. — Janitschek, Dantes Kunstlehre und Giottos Kunst. Antrittsvorlesung Leipzig 1892. — Leynardi, La psicologia dell'arte nella Div. commedia. Turin 1894. — Kraus, Dante, Berlin 1897. S. 548 ff. — Coletti, L'arte in Dante e nel medio evo. Treviso 1904 (mir nur dem Titel nach bekannt). — Vossler, Die philosophischen Grundlagen zum süßen neuen Stil des Guido Guinicelli, Guido Cavalvanti und Dante Alighieri. Heidelberg 1904. — Derselbe, Die göttliche Komödie, Entwicklungsgeschichte und Erklärung, 4 Bände, Heidelberg 1907. — B. Croce, La poesia di Dante, Bari 1921 (deutsch Wien 1921).

Am Eingange der klassischen Zeit Neuitaliens steht das Standbild eines der wenigen ganz und völlig Großen in der Geistesgeschichte Europas, des Dante Alighieri. Sein dichterisches Lebenswerk, die Divina Commedia, und die Kanzonen, die er im »Convito« selbst mit einem Prosakommentar zu erläutern begonnen hat, fassen in einem monumentalen Fresko die Anschauungen des Mittelalters zusammen; von seinem Hauptwerk, das eine Bibel der Nation wurde, gehen die eindringlichsten Wirkungen aus, besonders auf dem uns beschäftigenden Gebiet. Knüpft doch die florentinische Kunsthistorie unmittelbar an die Commedia an, wobei auf früher Gesagtes verwiesen sei.

Aristoteles, Thomas und die Poesie der Troubadours sind die Quellen, aus denen Dantes Kunstlehre schöpft; Vossler hat dies in meisterhafter Weise in seiner an der Spitze dieses Abschnitts zitierten Abhandlung dargelegt. Der »süße neue Stil« ist uns Heutigen aber durchaus nicht ohne weiteres verständlich, und das Folgende wird zeigen, wie leicht dieses ausgesprochen mittelalterliche Gebilde von modernen Anschauungen aus mißverstanden werden kann.

Das Verhalten des Künstlers zu seinem Stoff behandelt Dante in seiner Schrift *De monarchia*. In drei Graden sei die Kunst vorhanden, als Idee im Geist des Künstlers, als Technik im Instrument, als ungeformter Stoff *pontentialiter* in der Materie. Altes Erbe von Platonismus und Patristik her ist die Vergleichung Gottes, des Künstler-Demiurgen in seinem Verhältnis zur Natur, seinem Werk. Aber die gestaltlose Materie setzt dem Schaffen tauben Widerstand, »Trägheit«, wie später gesagt wird, entgegen, und die höchste auf Erden unerreichbare Idee liegt jenseits der Sinne, in Gott.

Par. I, 127. Vero è, che come forma non s'accorda
Molte fiate all'intenzion dell'arte,
Perch'a risponder la materia è sorda.

Par. XIII, 76. Die Natur schafft:
Similemente operando all' artista
Ch'ha l'abito (*habitus*) dell' arte e man che trema.

Par. XXX, 31. Ma or convien, che 'l mio seguir desista
Più dietro a sua bellezza (*Beatricens*), poetando,
Come all' ultimo suo ciascuno artista.

Wozu ausdrücklich zu bemerken ist, daß der von Dante oft angewendete Ausdruck *artista* ebenso den Künstler in unserm Sinne, als durchaus noch den Handwerker im alten Sinne umfaßt, wie denn das Romanische heute noch *artigiano* und *artisan* gebraucht, und wie aus Par. XVI, 49 klar hervorgeht. Dort heißt es nämlich von der rassenreinen Bevölkerung des alten Florenz:

La cittadinanzia che or è mista,
Pura vedeasi nell' ultimo artista.

Auch Dantes Begriff von der Kunst ist also noch durchaus der früher entwickelte des Mittelalters.

Das gewaltige Gedicht klingt dann auch in diesem Zurücktreten des Schaffenden vor der Hypostase seines ewig unerreichbaren Ideals aus. Par. XXXIII, 140, vor der Schau der Trinität:

all' alta fantasia qui mancò possa.

Den Begriff der Phantasie als künstlerischen Agens, eine Erbschaft der ausgehenden Antike, werden wir noch weiterhin bei Cennini wiederfinden.

So ist auch bei Dante der Zwiespalt zwischen Inhalt und Form, Idee und Stoff vorhanden, jenes uralte, auf dem Schemen der Substanz ruhende Scheinproblem der Ästhetik, das nicht leben und nicht sterben kann. Liegt aber alle Kunst wesentlich in der Idee beschlossen, in der Annäherung an ein transzendentes Ideal, so kann die Formung im Stoff niemals entsprechend sein, die Kunst ist ein Symbol höherer Werte. Über dem Bild steht Schrift und Wort, noch genau so, wie das frühe Mittelalter aus dem Munde des alten Hrabanus sprach. (Vgl. Purg. XXXIII, 76, wo Beatrice zu dem Jugendgeliebten sagt, er möge ihre Lehren unter dem Bilde des Pilgerstabes mit sich nehmen: *se non scritto, almen dipinto.*) Aber auch das dichterische Wort versagt vor dem Letzten und Höchsten; es ist ein Schleier, der sich über die Wahrheit breitet: Inf. IX, 61.

Mirate la dottrina, che s' asconde
Sotto il velame degli versi strani.

In dem letzten Worte liegt das, was die spätere Zeit, wenn auch aus geänderten Anschauungen heraus, *bizzarro, capriccioso, pellegrino* nannte, und worauf sie sich in ihren »Inventionen« soviel zugute tat.

Es sind nun diese esoterischen Wahrheiten, die der *Convito* als durchlaufender Kommentar zu dem dichterischen Lebenswerke Dantes enthüllen, den Kern aus der poetischen Schale lösen wollte; der große Dichter hält es noch für nötig, sich zu entschuldigen, daß er diese scholastischen Glossen nicht in der Gelehrtensprache, auf Latein geschrieben habe. Die alte Poetik hatte noch mit dem horazischen Begriffspaar: *aut prodesse volunt aut delectare poetae* dem intellektualistischen wie dem hedonistischen Standpunkt Rechnung getragen. Dante verschmilzt es, echt mittelalterlich, zu einer Einheit. (Convito I, 2.) *Intendo anche mostrare la vera sentenzia di quelle (i. e. canzoni), che per alcuno vedere non si può, s' io non la conto perchè nascosa sotto figura d' allegoria, e questo non solamente darà diletto buono audire, ma sottile ammaestramento.* Denn, wie es die *Vita nuova* c. 25 weiter ausführt, bedeutet es Schmach für den Poeten, wenn er sein *ragionamento* nicht der rhetorischen Hülle entkleiden könnte, derart, daß es *verace intendimento* enthülle. Auch hier dürfen wir nicht mit modernen Anschauungen an die Sache herantreten; der antik-mittelalterliche Dualismus, die Kluft zwischen Stoff und Form, der ungeheure Widerspruch zwischen Künstlerpraxis und doktrinärer Theorie treten hier klar zutage; nur ein so gewaltiger Dichtergeist wie Dante durfte ihn ohne wesentliche Schädigung herausfordern und aufnehmen. Der Poet ist gegen seine bessere Einsicht, über den Theoretiker (für unsern Standpunkt) fast immer siegreich geblieben. Aber der Kampf, der hier in einem genialen Individuum zu einem merkwürdigen Kompromiß führt, ist der gleiche, der sich in der mittelalterlichen Musikgeschichte zwischen überlieferter starrer Theorie und dem modernen Harmonie- und Tonalitätsgefühl der praktischen Musikübung Jahrhunderte hindurch abgespielt hat.

Man versteht nun, daß Dante die Methode der vierfachen Auslegung, wie sie die Scholastik auf die antiken Grundlagen in ein System gebracht hatte, auch auf die Poesie anwenden konnte. Der buchstäbliche Sinn, das heißt alles das, was wir als das eigentlich künstlerische Erfassen, die lebendige Anschauung, die einen Dante, förmlich wider Willen, durch die Kraft der *Fantasia* über die Schar trockener Lehrdichter, wie Brunetto Latini, Cecco d'Ascoli und so viele andere, eben als Künstler, erhebt, dieser Wortsinn ist der unterste der Grade, genau so wie die Anschauung überhaupt in der intellektualistischen Wertsetzung unter dem Begriff, die Ästhetik im Sinne Baumgartens unter der Logik steht. Über ihn erhebt sich die ideale Interpretation, die allegorische, moralische und mystische Deutung der reinen Form, als die *verità ascosa sotto bella menzogna* (Convito II, 1); die Wurzel dessen, was man später »schöne Kunst« nennt, ist hier nicht zu verkennen. Dieses Problem des ästhetischen Scheines, der gleichwohl wirkliche Empfindung weckt, also das, was ein vielgequälter moderner Terminus mit »Einfühlung« meint, berührt Dante in einer merkwürdigen Stelle der Commedia. Er knüpft an ein Beispiel aus der zeitgenössischen Architektur, an die kauzenden Tragfiguren oder *gobbi* der gotischen Bildnerei an:

Purg. X, 130. Come per sostenar solaio o tetto
Per mensola talvolta, una figura
Sie vede giunger le ginocchia al petto,
La qual fa del non ver vera rancuna
Nascer a chi la vede.

Solches Überfliegen der Form durch die Idee erklärt bis zu einem gewissen Grade auch die ungemeine Rolle des *exemplum*, die Abschreibung und Abwandlung eines gegebenen Archetypus im Mittelalter. Vöge hat gelegentlich ein vortreffliches Beispiel der gern geübten »Analogiebildung« aus frühmittelalterlichen Miniaturen beigebracht, wie für die Räuber in der Parabel vom Samariter das Schema der *tortores* in der Kreuzigung übernommen wird. (Vgl. meinen Aufsatz: Zur Geschichte der künstlerischen Überlieferung im späten Mittelalter, Jahrbuch des Allerh. Kaiserhauses, Bd. XXIII, S. 284). Noch im späteren Italienischen erhält sich der Ausdruck *esemplare,* der vollständig die Bedeutung von *ritrarre,* abbilden, angenommen hat. Dante steht ganz auf dem Boden dieser Anschauung. Als er im Paradiso terrestre vor der Vision der Kirche entschlummert (Purg. XXXII, 64), will er diesen Schlaf schildern *come pittor che con esemplo pinge.* Sein *exemplum* ist aber eine Szene der Antike, nämlich Argus, der von Merkur eingeschläfert wird. Der eigentliche Sinn dieser *bella menzogna* liegt jedoch tiefer, und wird uns auch, den wohlbekannten theoretischen Überzeugungen des Dichters gemäß, keineswegs vorenthalten: Dantes Schlaf ist in mystischer Analogiebildung dem Schlafe der Jünger am Ölberg nachgebildet; durch ihn gestärkt, wird er der Vision der zukünftigen Kirche teilhaftig. Das Gegeneinanderstellen der beiden Bilder entspricht außerdem ganz dem »typologischen« Schema.

Die Typik der Renaissance ist dagegen trotz mancher vom Mittelalter her sich herüberspinnenden Fäden ganz andern Geistes; bei ihr handelt es sich um die Abwandlung formaler Motive, wie sie sich ganz ähnlich in der Epik dieser Zeit von Bojardo über Ariost zu Tasso herab verfolgen lassen.

Zu dieser mit dem *simile* eng verbundenen Kunst scheint sich nun der *dolce stil nuovo* in Gegensatz zu befinden. Sein Programm hat Dante in der berühmten Stelle der *Commedia* verkündet, wo er dem Buonagiunta erwidert:

Purg. XXIV, 52ff. . . . Io mi son un' che quando
Amor m' inspira, noto; e a quel modo
Che detta, dentro vo significando.

O frate, issa veggio, disse, il nodo
Che il notaro e Guittone e me ritenne
Di qua dal dolce stil nuovo, ch' i' odo.

Io veggio ben, come le vostre penne
Diretro al dittator sen vanno strette,
Che delle nostre certo non avvenne.

Es scheint nahe zu liegen, dieses Künstlerbekenntnis des *neuen Stils* in moderner Weise im Sinne von Goethes »Gelegenheitsdichtung« zu deuten: als die Inspiration durch das unmittelbare Erlebnis gegenüber der ältern, konventionellen, exempelhaften Poesie der Provençalen und Sizilianer. Vossler hat aber in seinem geistvollen Büchlein dieser Meinung mit Recht widersprochen. Gleich jedem andern historischen Phänomen ist der neue Stil nicht aus unserer Auffassung, sondern aus der seiner Zeit heraus zu fassen, aus seinen beiden Grundlagen, der Troubadourpoesie und der Scholastik, dichterischen und gelehrten Wesens, die eine für uns Moderne sehr seltsame Ehe eingegangen sind. Es handelt sich um den Begriff des Amore, des *dittatore*. Ursprünglich ganz sinnlicher Weise an körperliche Schönheit geknüpft, die nur das Auge vermitteln kann (daher einem Blindgeborenen gelegentlich die Möglichkeit der Liebe abgesprochen wird), vergeistigt er sich in der späteren Troubadourpoesie. Es stellt sich die auch von Dante erörterte Frage des Seelenadels, der Seelenschönheit ein, wie in der altgriechischen Lyrik, Begriffe, die von dem Ästhetentum der Provence oft in raffinierter Weise abgeleitet werden. Hier entsteht ein neues modernes Element, die Sentimentalität. Dieser Begriff des Amor erfährt nun aber durch die ebenfalls auf französischem Boden entstandene Scholastik merkwürdige Umbiegungen. Amor heißt das weltbewegende Prinzip, das den sieben Himmeln ebenso ihre Bahn vorschreibt, als dem herabfallenden Stein:

L' amor che muove il sole e l' altre stelle.

Es sind die Worte, in denen bekanntlich die Commedia austönt. Alte Gedanken jonischer Naturphilosophie leben in neuer Formung wieder auf. Und so erscheint folgerichtig die höchste menschliche Erkenntnisform, die (kirchliche) Philosophie, in der ältern italienischen Kunst (so auf Niccola Pisanos Sieneser Kanzel, in dem Fresko der Spanischen Kapelle in Florenz, ja noch auf A. Pollajuolos Grabmal Sixtus IV. in St. Peter) unter dem Bilde der christlichen *Caritas*, der höchsten, mystischesten der göttlichen Tugenden, aber mit seltsam heidnischen Attributen, Fackel, Bogen, Pfeil, der mittelalterlichen Frau Minne angenähert. Amor, als Prinzip jeglicher Begehrung (*appetitus*) kann aber nur durch Wesensähnlichkeit (*similitudo*) zwischen Liebendem und Geliebtem hervorgerufen werden. Diese Ähnlichkeit kann nach der aristotelisch-thomistischen Lehre *actu* (der Wirklichkeit, der fertigen Form nach) oder *potentia* (der Anlage nach) vorhanden sein. Nur das erstere trifft auf das Verhältnis von Mensch zu Menschen zu und erzeugt im höchsten Falle den *amor amicitiae*, das zweite richtet sich auf die höheren *Intelligenzen*, in der Stufenleiter vom Engel bis zu Gott, und dieser *amor concupiscentiae* entsteht in dem höchsten der drei Seelenvermögen des Menschen, der *anima rationalis*, die ihn allein mit der Welt jenseits der Sinne verbindet. Nun ist die Anschauung der Kirche von der Frau zwar nicht die gänzlich ablehnende der semitischen Religionen; immerhin ist diese aber ein wesentlich niedriger stehendes Wesen, physisch wie psychisch, das darum nur mit unvernünftig sinnlicher

Begierde der *anima animalis*, im besten Falle mit Freundschaft geliebt werden kann.

Hier war also für die sinnlich-übersinnliche Frauenminne der Provençalen kein Raum mehr, bei denen charakteristischerweise allein unter allen Romanen das alte Wort Amor sein Geschlecht geändert hatte und zur *Amors* (Frau Minne) geworden war. Diesen Gegensatz hat der *Stil nuovo* überbrückt; das ist die von Dante hervorgehobene Tat, die symbolische Auffassung des Amor, die Spiritualisierung der Frauenminne, geradeso wie im Altertum die Männerliebe durch Platon in philosophische Höhen entrückt worden war. An Stelle der sinnlichen Wahrnehmung, die bei den Troubadours die Liebe vermittelt, tritt im *Stil nuovo* die innere Erkenntnis des Wesens, das Verständnis der tiefer stehenden Intelligenz für die höhere, engelhafte, der sie *potentia*, durch ihre Anlage, sich nähert.

Dantes berühmte Stelle sagt also, wie Vossler, dessen Spuren wir hier durchaus folgen, schlagend nachgewiesen hat, ungefähr folgendes: Der *dolce stil nuovo* singt nicht in der alten Weise von Frauenminne, sondern die Frau ist für ihn ein Höheres, ein Symbol des Amor, des großen kosmischen Prinzips, das die Seele des Menschen nach der ihr wesensähnlichen Potenz drängt, die sich in der Stufenleiter der Intelligenzen bis zu Gott hinauf offenbart. Solches ist das Wesen des neuen Stils, dessen Schöpfungen also nach Dantes schon vorgetragener Lehre neben dem planen, buchstäblichen, exoterischen einen höhern allegorischen, esoterischen Sinn haben müssen, so wie er sich im Kommentar des Convito darstellt. Als *angiola*, als engelgleiche Frau, natürlich nicht im sentimental spielenden Sinn dieses Wortes bei den Modernen, sondern in dem herben und ernsten des scholastischen Trecento, erscheint Dante die verklärte Jugendgeliebte und so zeichnet sich der des Stiftes kundige Dichter selbst, am Jahrestage ihres Todes, nach einer der lieblichsten Stellen der Vita nuova. F. Wickhoff hat das in einem seiner anziehendsten kleinen Aufsätze überaus schön dargelegt (Über die Gestalt des Amor in der Phantasie des italienischen Mittelalters, Jahrbuch der königlich preußischen Kunstsammlungen 1890).

Dieser *angiola*, dieser himmlischen Verklärung irdischer Liebe und vergänglichen irdischen Daseins, gilt die erste Kanzone:

Voi che intendendo il terzo ciel movete,

es ist der Himmel der Venus, und die Durchdringung des Heidnisch-Profanen durch das christlich-kirchliche Element ist, wie in den oben gegebenen Beispielen aus der bildenden Kunst, für das Trecento in besonderem Maße bezeichnend. Der ganze zweite Traktat des *Convito* verfolgt dann die Darlegung dieses Themas, in ihm wird der Kampf zwischen den beiden Gewalten geschildert, der sinnlich irdischen, die Dante zur lebenden, wirklichen Beatrice hinzog, und der himmlischen, die mit der *vittoria del nuovo pensiero*, d. h. mit der Erkenntnis und Aufnahme des von Guido Cavalcanti begründeten neuen Stils endigte. Das Thema selbst reicht, wenn auch in wesentlich abgeschwächter und seines hohen Ernstes beraubter Form, wie man weiß, bis in Kunst und Literatur der Renaissance hinein. Aber schon für diese letztere, geschweige denn für die Moderne war und ist es kaum mehr möglich, sich der Grundstimmung des *Convito* völlig anheimzugeben. Hier klafft der tiefe Abgrund zwischen mittelalterlicher und neuerer Welt- und Kunstauffassung. Versuche, diese Dinge vom modernen Standpunkt aus zu begreifen, müssen notwendig zur Verfälschung der Tatsachen führen; ihre richtige Erkenntnis jedoch gibt einen Schlüssel zur Kunstlehre des Mittelalters, deren Abstand von unserem Denken schon daraus erhellt, daß wir unsern Begriff der Kunst ihr niemals unterschieben dürfen. Daß Dante an seiner Theorie nicht auch als Künstler in unserm Sinn gescheitert ist, liegt in der Größe seiner Persönlichkeit und seiner mächtigen Kraft der Anschauung, die ihn der in diesem Punkte notwendig günstiger gestellten Bildkunst nähert.

Zu dem schon früher berührten Concetto des Seelenadels, und damit noch einen Schritt weiter in die Kunstlehre des Trecento, führt uns die letzte im *Convito* erläuterte Kanzone, die vierte. Hier findet sich eine merkwürdige Stelle, die wiederum leicht im modernen Sinne zu mißdeuten ist, wie dies Janitschek in seinem schwächlichen Schriftchen wirklich getan hat.

. . . . chi pinge figura
Se non può esser lei, non la può porre.

Im Convito wird das folgendermaßen in Prosa umschrieben: *Nullo dipintore potrebbo porre alcuna figura, se intenzionalmente non si facesse prima tale, quale la figura essere dee.* Wären wir nicht schon durch die Stelle der *Commedia* vorbereitet, so läge die Deutung in modernem Sinn auf das innere Erlebnis des Dichters, im Gegensatz zur Konvention der ältern Dichtung, nahe genug. In der Tat ließe sich dies auf Petrarcas vielfach so modern anmutende Lyrik, dort, wo sie nicht konventiell ist, anwenden; doch nicht einmal diese, geschweige denn Dantes Poesie, ist von diesem Standpunkte aus zu erfassen.

Zunächst birgt auch diese Stelle ein Gleichnis. Gegen Friedrichs II. aristokratische Definition des Adels (*antica ricchezza e bei costumi*) verficht Dante den Satz, daß Reichtum nicht inneren Adel verleihen könne. Der prosaische Kommentar zeigt, daß Dante hier auf Überlegungen antiker Philosophie fußt. Nur von Wesensgleichen kann das Gleiche Eindrücke empfangen; so muß im Auge die Lichtqualität ursprünglich erhalten sein, wie schon Plato und seine Nachfolger bis auf Plotin herab lehrten. Es ist der Gedanke, zu dem sich auch Goethe bekennt: *Wär' nicht das Auge sonnenhaft* .... Dantes Meister Aristoteles hatte in seiner Entwicklungslehre weiter ausgeführt, daß ein Ding von einem andern nur dann hervorgebracht werden könne, wenn es der Anlage (*potentia*) nach auch in diesem enthalten sei. Nun ist Reichtum eine niedere Sache (*viltà*), also dem Adel begrifflich entgegengesetzt, kann ihn daher weder hervorbringen noch zunichte machen. Zur weitern Erläuterung dieses echt scholastischen Gedankens bringt Dante Gleichnisse bei: vom aufrechten Turm, den der in der Ferne fließende Fluß nicht abzulenken vermag, und das oben zitierte vom Maler. Auch dieser vermag nur die Figur darzustellen, die sich in ihm befindet, als Idee, die primär vorhanden sein muß, soll sie in den stets widerstrebenden Stoff eingehen. Dies liegt nun in Dantes Sinn und aus dem ganzen scholastischen Aufbau seiner Kanzone ist es zu verstehen, keineswegs in der modernen, von Janitschek gegebenen Deutung, der sehr weitgehende Folgerungen aus seiner irrigen Prämisse gezogen hat. Er hat sich u. a. auch auf die Meditationen des hl. Bonaventura berufen, jenes zumal in seiner Volgarefassung echt volkstümliche Erbauungsbuch, das gewiß auf die toskanische Kunst nicht ohne Einfluß geblieben ist. Bonaventura erlebt die ganze Geschichte Christi in sich, in den schönsten und zartesten Bildern; aber das ist innerstes Gut und Ziel aller Mystik überhaupt, wie denn der Gläubige in der Messe das Mysterium der Menschwerdung Gottes täglich miterlebt und vorschauend der Gemeinschaft der Heiligen teilhaft wird. Ferner stellt Janitschek Giottos »Entdeckung der Seele« als angebliches Vorspiel des 15. Jahrhunderts in Parallele mit Dantes »neuem Stil«. Darin steckt manches Scheinbare, aber auch nur Scheinbares, vor allem aber viel Unbill und Unverständnis gegen die ältere Kunst und Poesie In der Lyrik der Troubadours und wenigstens einzelner Minnesänger lebt sehr viel echtes und persönliches Gefühl und Erlebnis, trotz aller Manier, nicht minder als im gotischen *Linienstil*. So scharfe Schnitte zu machen ist unhistorisch und unpsychologisch zugleich. Und vor allem: dergleichen moderne Anschauungen können wohl in den Text Dantes hineingelesen werden; der Historiker, der dies aber unternimmt, handelt in diesem Fall dilettantisch, noch schlimmer als die ältere Archäologie, die althellenische Bildwerke durch späte römische Schriftzeugnisse erklären zu dürfen vermeinte. Sicher liegen Dantes wie Giottos Größe als Künstler in ihrer Persönlichkeit, in der Schärfe und Lebendigkeit ihres Schauens in die Welt, aber jene Theorie hätten sie von sich gewiesen, ja kaum begriffen, eben weil sich Dante so wenig als Giotto als Künstler in unserm Sinne fühlen konnten.

Endlich sieht Janitschek Äußerungen Boccaccios und Filippo Villanis, die das »unmittelbar Lebendige« in Giottos Werken hervorheben, einen Beweis für seine »Entdeckung der Seele«. Auch das ist falsch vom Standpunkte jener alten Beurteiler, die mit dem uralten volkstümlichen Concetto vom *Leben des Kunstwerks* sicher einen ganz andern Sinn verbanden als wir Modernen mit dem problematischen Begriff: *Realismus*. Späterer Künstlerwitz hat freilich dem alten Cimabue sehr respektlos *Augen von Tuch* angehängt, aber diese alte Generation war doch keineswegs so mit Blindheit geschlagen, daß sie übersehen hätte, wie Giottos Bäume und Berge sich von der Wirklichkeit um ein beträchtliches entfernen, die Figuren in seinen Gebäuden nicht wohnen und sich bewegen können, wenn ihnen dieser Vergleich überhaupt einen Sinn enthalten hätte! Mögen sie auch die uns noch imponierende anschauliche Gebärden- und Blickssprache der Giottoschen Gestalten als etwas Neues und Mächtiges herausgefühlt haben, im wesentlichen empfanden sie doch ganz anders als wir; das *Leben* der Kunst ragte für sie über die gemeine greifbare Wirklichkeit hinaus und hatte eine ganz andere, von jenem althergebrachten Concetto platter Natürlichkeit entfernte Bedeutung, die viel mehr zu den echt mittelalterlichen Grundlagen des neuen Stils stimmt. Wir Heutigen dürften uns kaum mit ihnen verständigen können, denn wir reden verschiedene Sprachen. Ein formsicherer Zeichner wie Villard stellt in seinem früher erwähnten *Livre de portraiture* einen Löwen auf die Beine, den er eigenen Angaben nach *nach dem Leben* gezeichnet hat, was nicht hindert, daß dieser Löwe für uns sehr »kindlich« stilisiert ist. Aber dieser Vergleich mit der »Kinderkunst« hinkt bereits von Geburt an; wohl kommt es auch dem Kinde darauf an, festzuhalten, nicht, was es sieht, sondern was es weiß, aber von »Kinderkunst« zu reden ist überhaupt eine bedenkliche Sache, nicht nur wegen der geistigen Unreife und der mangelnden Schulung der Hand, sondern weil das Kind höchstens auf dem Wege zur Kunst ist, Mitteilung statt Ausdruck geben will. Der mittelalterliche Künstler will freilich auch die Tatsache hervorheben, daß er den Löwen in Wirklichkeit gesehen hat, d. h., daß er kein *exemplum* wiedergibt. Aber was wir naturalistische Darstellung nennen, das mußte dem echten Mittelalter trotz seiner hohen technischen Ausbildung ein Unding sein, weil es die Idee, nicht die einzelne Form für wertvoll hielt. Die vielen »realistischen« Züge der Commedia sind nur für uns »realistisch« und nicht um ihrer selbst willen da. Daher ist die Naturform, vom menschlichen Körper angefangen, in der Gotik wie weiches Wachs, das sich den Forderungen ihres »Kunstwollens« — um einen Ausdruck Riegls zu gebrauchen — unbedingter fügen muß als in andern vergleichsweise gebundeneren Perioden, und der

Beschauer war gewiß nicht »realistischer« gestimmt als der Darsteller. Hat doch noch der weitgediehene Naturalismus der Hochrenaissance vor der Schranke des *rilievo* Halt gemacht; Lionardo, der die Wirkungen des vollen Sonnenlichts wohl gekannt und studiert hat, schließt es dennoch von der Kunst aus, weil es die plastische Form, eben jenes *rilievo* zerstöre.

Die angeführten Beispiele weisen auf die eigentlich selbstverständlich sein sollende Maxime, daß die Kunst der Vergangenheit keinen andern Maßstab als den der eigenen Zeit verträgt. Hat man sich von der gewollt und mit innerer Notwendigkeit unhistorischen Ästhetik des Klassizismus freigemacht, verpönt man es, die klassische Elle an das Werk der Modernen zu legen, so muß man ebenso vermeiden, moderne Anschauungen auf das uns vielleicht noch ferner als das Altertum liegende Mittelalter zu übertragen.

Die Kunstanschauungen Petrarcas hat Lionello Venturi neuerdings in einem kurzen Aufsatz (La critica d' arte e F. Petrarca, L'Arte XXV, 238f.) im Überblick darzustellen versucht. Aus den *Ep. de rebus fam.* VI, 2, ergibt sich, daß Petrarca, wie es scheint nicht gerade mit sonderlichem Eifer, einen Traktat über die freien und mechanischen Künste geplant hat. Wie dieses Thema alt und gemeinplätzlich ist, so bewegen sich die Gedanken des der bildenden Kunst gegenüber ganz intellektualistisch und moralistisch eingestellten Dichters in alten Geleisen, und aus dem bisher bekannt gewordenem Material scheint mir für das »Kunsturteil des Trecento« recht wenig gewonnen zu werden. Die (in anderer Hinsicht schon erwähnten) Sonette auf Simone in modernem Sinne auszudeuten, wie dies Venturi tut, heißt in den gerade gerügten Fehler verfallen.

2. Die Werkstatt des Trecento.

Der Traktat des Cennino Cennini.

Am Ausgang der mittelalterlichen Kunstliteratur steht das späteste literarische fixierte Vermächtnis der großen Kunstentwicklung Toskanas im 14. Jahrhundert, der Traktat des Cennino di Drea Cennini aus Colle di Valdelsa (um 1390).

Cennino, dessen Vater ebenfalls Maler gewesen zu sein scheint (vgl. cap. 45), war Schüler des Agnolo Gaddi. Von seinen Werken scheint, da die Fresken in Volterra einem andern Cennino (di Francesco) zugehören, nichts erhalten zu sein als das schon bei Vasari erwähnte, bezeichnete, aber ganz verdorbene Fresko, seinerzeit im Depot von S. Marie Nuova in Florenz. In der Florentiner Malerrolle fehlt sein Name; gleich seinem Landsmann Giusto ist er nach Padua, an den Hof der Carrara ausgewandert, wo sein Name in Urkunden des Jahres 1398 erscheint; er steht in Diensten des Francesco Carrara und ist mit einer Einheimischen (aus Cittadella) verheiratet. Er wird also dort gelebt haben und gestorben sein, obwohl dies neuerdings von Dini bestritten worden ist; die älteste, laut der Schlußklausel im

Schuldgefängnis (*stinche*) von Florenz geschriebene Kopie seines Traktats ist von 1437 und also schwerlich mehr von seiner Hand. Weiter wissen wir nichts von ihm.

Inhalt des Traktats. I. Teil. c. 1—4 Allgemeines. Lebensregeln. 5—34 Technik der Zeichnung. 35—62 Farben. 63—66 Pinsel, II. Teil. c. 67—112 Technik der Wandmalerei al fresco, al secco, in Öl. (c. 70 Proportionslehre. c. 87 Perspektive.) III. Teil. c. 113—140 Tafelmalerei. IV. Teil. c. 141—Schluß. Kunstgewerbliche Arbeiten aller Art. (c. 157 Miniaturmalerei. 162 Gemalte Tücher und Textilarbeiten. 171 Glasmalerei. Goldgläser. 173 Zeugdruck. 179—180 Schminken. 181 ff. Naturabgüsse und Formen für Metallguß.)

Handschriften und Drucke. Der »Libro dell' arte« ist schon Vasari in einem in Künstlerkreisen wohlbekannten Exemplar des Goldschmieds Giuliano in Siena vorgelegen; im Leben des Agnolo Gaddi (Ed. Milanesi I, 643 f.) gibt er, jedoch erst in seiner zweiten Auflage von 1568, eine ziemlich ausführliche Analyse des Inhalts. Baldinucci hat dem Cennini eine eigene Biographie gestiftet (Notizie Sec. II. Dec. VIII. in der Mailänder A. IV, 478 ff.), mit von Salvini beigesteuerten Anmerkungen. Allgemein bekannt wurde Cennini jedoch erst durch die Editio princeps des Traktats, die Tambroni, Rom 1821, besorgte, jedoch auf einer modernen und unvollständigen Abschrift der Vaticana beruht. Die erste kritische und bis heute maßgebende Ausgabe wurde von den Gebrüdern Carlo und Gaetano Milanesi, Florenz, Le Monnier, 1859, veranstaltet, mit sorgfältiger Einleitung und trefflichem Glossar der technischen Ausdrücke. Sie ruht 1. auf der von Salvini zuerst beschriebenen und mit Vasaris Exemplar identifizierten ältesten Kopie der Laurenziana von 1437, da die zur Zeit Mannis in der Casa Beltramini zu Colle, dem Geburtsort Cenninis, bewahrte Handschrift (möglicherweise das Original), nicht mehr auffindbar ist; 2. auf einer besseren und vollständigeren Kopie der Riccardiana aus dem 14. Jahrhundert. Ein Neudruck des Libro d'arte mit revidiertem Texte von R. Simi ist Lanciano 1913 erschienen.

Übersetzungen. Englisch auf Grund von Tambronis Ausgabe von Mrs. Merrifield, London 1844. Französisch von Mottez, Paris 1858. N. A. Chartres 1911. Auf Milanesis Ausgabe beruht schon die deutsche Übersetzung von A. Ilg, mit der Eitelbergers Quellenschriften, Bd. I, Wien 1871, ins Leben traten, sowie die neue englische von Christiania Herringham, mit ausführlichem Kommentar, London, Allen 1899. Eine neue deutsche Übersetzung von P. Willibrord Verkade, Straßburg 1916 erschienen, ist nicht ohne Interesse, weil sie aus der Beuroner Kunstschule stammt und modern-praktischen Zwecken dienstbar sein will. Das Vorwort stellt in diesem Betracht folgende programmatische Frage: »Die neueste Richtung der Malerei will eine spiritualistische sein, behilft sich aber bis jetzt immer noch mit der Maltechnik einer rein realistischen Kunstepoche. Sind vielleicht die Trecentisten und die Lehrer ihrer Malmethoden berufen, ihr im Aufsuchen besser passender Ausdrucksmittel behilflich zu sein?«

Erläuterungsschriften. Eastlake, Materials for a history of oilpainting, London 1847, p. 71 ff. — Toman, Erklärung einer Stelle Cenninis, Rep. f. Kw. IX, 245. — Toesca, Precetti d' arte italiani, Saggio delle variazioni dell' estetica nella pittura dal XIV al XVI secolo, Livorno 1900, p. 23 ff. — Nomi, Della vita e delle opere die C. C., Siena 1892. — Dini, Cennino di Drea Cennini, in Miscellanea storica della Valdelsa, XIII (1905). Vgl. A. Berger Beiträge, z. Entw.-Gesch. der Maltechnik, München 1897, III, 93 ff. Vesco in der Arte XXII (1919) 67. Nur aus einer Anzeige ist mir bekannt Al. Chiappelli, Gli artefici scrittori e la lett. nazionale (von Cennini bis Dupre). Florenz 1915.

Cennini, der seinen künstlerischen Stammbaum durch seinen Lehrer Agnolo Gaddi auf Taddeo Gaddi und damit auf Giotto zurückführt, gibt uns schon durch die genaue Angabe der langen Lehrzeiten einen merkwürdigen Einblick in die zünftige Werkstatt-Tradition des Trecento. Mit nationalem Stolz hebt er hervor, daß Giotto die

Kunst statt des (mittelalterlichen) Griechischen Latein reden gelehrt habe. Damals war die große griechische Renaissance des Dugento schon längst als abgetan in die Rumpelkammer der Vergangenheit verbannt worden; die Vorstellung von der *rozzezza* der modernen Griechen, die Vasari später mit so schnöder Verachtung behandelt, ist aber noch kaum vorhanden. Im übrigen ist das Buch klar und einsichtig, von einem nicht ungebildeten Manne verfaßt, und als Denkmal des abscheidenden giottesken Trecento, dessen Summe es zieht, höchst denkwürdig.

Cenninis Einleitung zu seiner Schrift ist dadurch merkwürdig, daß sie einen engen Zusammenhang mit Gedanken der scholastischen Enzyklopädie verrät. Wie Theophilus beginnt er *ab ovo*, mit dem Sündenfall und der Arbeit der ersten Menschen, aus der sich alle Künste entwickeln, natürlich die Künste im Sinne des Mittelalters, die die *necessitas* hervorruft. Aus Le Bègues Sammelwerk dürfen wir vielleicht schließen, daß das alte Klosterbuch am Schlusse des 14. Jahrhunderts in Künstlerkreisen bekannt war. Cennini, der in der gelehrten Stadt Padua lebte, braucht aber seine Anschauungen nicht aus dem Theophilus bezogen zu haben, wie man gemeint hat und was im Grunde recht wenig wahrscheinlich ist. Dergleichen Erörterungen sind Gemeingut der scholastischen Literatur und Vinzenz von Beauvais exordiert im selben Geiste. Daß dem Cennini aber aus Quellen solcher Art noch andere Kenntnisse zugeflossen sein dürften, werden wir noch sehen.

Zu jenen Künsten, die der Not der ersten Menschen ihren Ursprung danken, rechnet Cennini auch seine eigene, die Malerei. Klingt hier deutlich der Begriff der alten *ars mechanica* an, so führt Cennini sehr merkwürdigerweise einen Faktor ein, der seine Auffassung der Kunst schon der unsrigen nähert, freilich schon in der Spekulation des späten Altertums seine Rolle spielt: die künstlerische Phantasie, die zur Handgeschicklichkeit hinzutreten muß, um als wirklich darzustellen, was real nicht vorhanden ist; wir haben sie schon bei Dante angetroffen. Deshalb verdient die Malerei im zweiten Range unter der Wissenschaft (*scienza*) zu sitzen und von der Poesie den Kranz zu erhalten. Unwillkürlich erinnert man sich der trecentistischen Darstellungen der Künste, in der Spanischen Kapelle, in Giustos Eremitanifresken in Padua u. s. w. Denn gleich dem Dichter hat auch der Maler Freiheit zu bilden, wie es ihm die Phantasie erlaubt, sitzende oder aufrechte Figuren, halb Mensch, halb Roß.

Dreierlei ist an dieser Stelle bemerkenswert. Einmal die uralte, bis in die altgriechische Zeit zurückreichende Vergleichung des Malers mit dem Dichter, das berühmte *ut pictura poesis*, ein geflügelter Concetto des Altertums, der bis auf Lessings Laokoon sein Wesen in der Kunsttheorie getrieben hat. Er stammt in dieser Fassung bekanntlich aus der Poetik des Horaz (v. 361) und hat dort allerdings einen wesentlich andern Sinn. Daß Cennini, sei es unmittelbar, sei es auf einem Umwege, seinen Vergleich aus dem viel gelesenen, auch in Dantes *Convito* benützten Schulbuch bezogen hat, lehrt das weiterfolgende Beispiel des Kentauren, mit dem die *Epistola ad Pisones* beginnt:

Humano capiti cervicem pictor equinam
Jungere si velit . . . . . .

und Horaz (der sich gegen diese Auffassung übrigens polemisch verhält) faßt die Meinung der Gegenpartei in den Satz:

pictoribus atque poetis
Quidlibet audendi semper fuit aequa potestas.

Das ist wohl die älteste Spur dieses einflußreichen Werkes in der Kunsttheorie, die im weiteren Verlauf einen solchen Schatz an geflügelten Worten und Gemeinplätzen daher übernommen hat.

Ferner meldet sich zum ersten Male, wenn auch nur flüchtig und, wie man sieht, aus antiker Grundlage erwachsend, das später endlos ausgesponnene Thema vom Rangstreit der Künste, der *Paragone*.

Zuletzt, und das ist das Wichtigste für uns, wird hier zuerst, am Vorabend der Renaissance, aus der Künstlerpraxis heraus ein Vorstoß unternommen, die bildende Kunst aus den Banden des Handwerks, der *ars mechanica*, zu lösen, und zwar mit einem Elemente, das wieder antikem Denken angehört. Der Malerei gebührt die zweite Stelle nach der Wissenschaft, neben und vor der Poesie. Es ist der Weg, den die Theoretiker der Folgezeit weiter gewandelt sind und der schließlich zu dem Concetto der selbstherrlichen »schönen Kunst« führte.

Nicht umsonst steht Cenninis Buch auf der Scheide zweier Perioden. Es enthält antik-mittelalterliche und moderne Elemente; er selbst betont ausdrücklich das »Moderne« an Giottos Stil. Zum ersten Male erscheint dieser wichtige, schon früher gebrauchte Terminus in der italienischen Kunsttheorie. Wohl wird schon die Natur als sicherste Führerin genannt (c. 28), begreiflich genug in einer Zeit und Umgebung, die, wie besonders die Fresken der veronesisch-paduanischen Schule zeigen, ein unmittelbares und ziemlich ausgiebiges Modellstudium pflegte, aber für den nach dem Norden verschlagenen Giottisten hat das Wort doch kaum viel mehr Bedeutung als für seine Landsleute aus dem Laienstande, Boccaccio und Villani (s. oben), und er bleibt den Traditionen seiner Schule in allem Wesentlichen zugetan. Die Typik und die Vorherrschaft des mittelalterlichen *exemplum* tritt uns fast in allen seinen Vorschriften und Ratschlägen entgegen. Führt die Regel, im Freien zu zeichnen und dann die Sonne stets zur Linken zu haben (c. 18), gleich auf antik-südlichen Boden, so sind die weitern Einzelheiten doch wieder ganz mittelalterlich formelhaft, wie denn in Cenninos Werkstatt genau so mit Bausen nach ältern Vorbildern gearbeitet wird als etwa in den Ateliers der Athosklöster (c. 28). Die Stellen des Gesichtes werden genau bezeichnet, wo der Schatten zu sitzen hat: Nase, Lippen, Mundrand, Kinn u. s. w. Ebenso wird die Weise, in der Agnolo Gaddi das Wangenrot anlegte, genau geschildert und zur Nachahmung empfohlen, da sie dem Gesicht mehr »relievo« gebe. Dieser wichtige Kunstausdruck tritt uns hier ebenfalls zum ersten Male entgegen. Ebenso formelhaft sind die perspektivischen Vorschriften (c. 87). Die obern Gesimse der Architekturen sollen fallend, die untern steigend gebildet werden; das ist noch nicht einmal die rein empirische Manier, die in Flandern geübt wurde, als die toskanischen Maler bereits die mathematische Konstruktion begründet hatten. Genau so formelhaft sind die Vorschriften für die Landschaftsmalerei; hier finden wir den oft zitierten Rat, große unbehauene Steine als *exempla* im Atelier zu halten. Es handelt sich um die merkwürdig schematische, aus der Antike vererbte Darstellung des Terrains mit abgetreppten Felsen, die sich in den Bildwerken des Trecento mit ungemeiner Zähigkeit erhält und auch in die französische Miniaturmalerei übergegangen ist. Im übrigen muß man Malern in dieser Richtung schon etwas zu gute halten; noch in unsern Tagen empfahl Böcklin dem Wiener Meister Scharff, als dieser seine Keller-Medaille arbeitete, nicht etwa im Scherz, sich, was den Bart Meister Gottfrieds anlange, an eine Taxushecke zu halten (Frey, A. Böcklin, S. 183), und im 18. Jahrhundert befürwortet ein anderer berühmter Schweizer, Salomon Geßner, in seinem Brief über die Landschaftsmalerei (Werke, Zürich 1777, I, 176) fast dieselbe Praktik wie der alte Cennini: »Ein Stein kann mir die schönste Masse eines Felsens vorstellen und ich hab es in meiner Gewalt, ihn ins Sonnenlicht zu halten, wie ich will, und kann die schönsten Effekten von Schatten und Licht, und Halblicht und Widerschein, dabey beobachten.«

Wichtig und merkwürdig ist Cenninis Kapitel über die Proportionen des Menschen (c. 70); es ist wieder das erste Mal, daß sie in einem Kunsttraktat zur Sprache kommen. In der Theorie behaupten sie von da an ihre feste Stelle bis auf unsere Zeit herab. Empirischer Formeln solcher Art hat eben keine Werkstattpraxis seit altägyptischer Zeit entraten können, selbst im Malerbuche des Athos fehlt das Kapitel nicht, hier freilich wohl (seiner ganz späten Redaktion [s. o.] entsprechend) auf abendländisch-italienischer Grundlage. Cenninis Angaben, die Einschreibung der menschlichen Figur in den Kreis, die acht Gesichtslängen des Körpers, die Dreiteilung des Gesichtes nach Nasenlängen verraten deutlich die antike Quelle. Es ist der berühmte Passus in Vitruvs Architekturbuch (III, 1), der die antike, für uns mit Polyklets Kanon beginnende Praxis kompendiert. Doch muß Cennini den damals noch wenig gekannten Vitruv nicht geradezu benützt haben, obwohl auch Filippo Villani mit der Kenntnis desselben prunkt. Daß nämlich Vitruv, der, wie erinnerlich, noch in karolingischer Zeit gelesen und praktisch kommentiert wurde, mindestens den Gelehrten der Scholastik nicht unbekannt war, zeigt das wörtliche Zitat der Proportionslehre, das Vinzenz v. Beauvais in sein großes *Speculum naturale* (L. XXVIII, 2) herübergenommen hat, und die freilich von Mystik umnebelten merkwürdigen Körpermaße in einer Vision der hl. Hildegard von Bingen (veröffentlicht im Repertorium f. Kunstw. XXXII, 445; vgl. zu dem Ganzen meine Ghiberti-Ausgabe, Berlin 1912, II, 33).

Echt mittelalterlich, obgleich auch hier ein (freilich dieser Zeit nicht mehr verständlicher) Nachklang von der Antike her nachzittern könnte, ist die Ausscheidung der Frau aus der Proportionslehre, weil sie kein »Ebenmaß« besitze, ein Gedanke, der übrigens selbst in modernster Zeit, nicht nur in dem grobianischen Paradoxon Schopenhauers, immer wieder aufgeflattert ist. Hier wirkt aber wohl stark die ablehnende Haltung der Kirche gegen das Weib mit, das die Erbsünde in die Welt gebracht hat und in ihrem Bereiche zum Schweigen und Dienen verurteilt ist (vgl. auch das, was oben über die Frauenliebe gesagt wurde). Im gleichen hat die unvernünftige Kreatur keine Proportion, daher man sich an die »Natur« zu halten habe; naiver kann die Hohlheit dieser ganzen künstlichen Proportionsdogmatik, in der ein Atelierbehelf sich als Gesetz gebärdet, nicht ausgedrückt werden. Daß Cennini ein Mensch des Mittelalters ist, zeigt seine völlige Unkenntnis der Anatomie; er ist fest im Bibelglauben, daß der Mann eine Rippe weniger als die Frau habe. Dergleichen hat nun freilich wenig praktische Bedeutung; dafür ist die Forderung der geziemenden Farbe, braun für den Mann, weiß für die Frau, im rhetorischen Concetto des Decorum sowohl als in der Praxis selbst ein Nachklang antiker Ateliergewohnheiten, der sich übrigens selbst noch im 17. Jahrhundert mitunter recht auffällig bemerklich macht. Die Antike selbst, als Form, spielt bei Cennini aber noch nicht die mindeste Rolle; das könnte für seine Zeit und seine Umgebung recht verwunderlich scheinen, denn Padua war damals schon eine echte Humanistenstadt, in der der Preis des Altertums laut verkündet wurde, und die merkwürdigen Denkmünzen der Carraresen, die Cennini wohl selbst noch gesehen hat, gehören zu den ältesten und merkwürdigsten Zeugnissen des italienischen Klassizismus. Aber Cennini ist viel zu fest mit der Praxis der heimatlichen Giotteske verwachsen; wie fremd er im Grunde antikem Wesen gegenübersteht, zeigt seine ganz mittelalterlich fabulose Vorstellung von der Art, wie die nackten Statuen des Altertums entstanden seien, nämlich als Nachahmungen von Naturabgüssen über der ganzen Figur, über die er sich ausführlich verbreitet (c. 182); das Akademisch-Formelhafte ist übrigens auch hier leicht zu erkennen. Dergleichen lag nun nahe genug; war doch die Technik des Wachsabgusses (als Lebens- oder Totenmaske) seit dem Altertum nicht verloren gegangen, wurde selbst an den nordischen Königshöfen geübt und ist namentlich in Toskana die Grundlage eines blühenden Gewerbes, der *ceraiuoli* und ihrer *boti* für die Gnadenkirchen (vgl. meine Geschichte der Porträtplastik in Wachs, im Jahrbuch des Allerh. Kaiserhauses, Bd. XXIX, 171 ff.). Cennini lehrt auch das Ausgießen dieser Formen in Metall; die Renaissance hat dann, wie bekannt, von der monumental in Bronze behandelten Totenmaske reichlichen Gebrauch gemacht, wie wir aus vielen Zeugnissen wissen.

Im übrigen ist das Atelier des Cennini noch ganz zünftig und handwerksmäßig eingerichtet; es übernimmt alle Arten gewerblicher Arbeiten, das Bemalen von Fahnen, Schildern, Truhen, Vorzeichnungen für Sticker und Zeugdrucker, selbst das kunstgerechte Schminken der Damen. Alles das geht ja noch ins 15. Jahrhundert fort, wohl auch darüber hinaus; Handwerk und Kunst, *ars mechanica* und *liberalis* sind noch einträchtig beisammen. Die Trennung der hohen »schönen« Kunst vom offiziell verachteten »Kunstgewerbe«, des »Kunstmalers« vom »Flachmaler« hat sich dann seit der Virtuosenzeit der Spätrenaissance vollzogen, und erst die modernste Entwicklung hat sie wieder fallen lassen, in Theorie wie in Praxis.

Endlich ist Cenninis Traktat ein erster und merkwürdiger Zeuge für die aus der Atelierpraxis heraus entwickelte, bei ihm schon ziemlich gefestigte Terminologie der Kunstausdrücke. Einige dieser Termini, denen ein langes Leben beschieden war, haben wir schon erwähnt; Milanesis treffliches Glossar zu seiner Ausgabe gibt übersichtliche Auskunft. Ich will hier nicht auf die besonderen technischen Ausdrücke eingehen, sondern nur kurz einige Begriffe allgemein theoretischen Gehalts herausheben: »Disegno« der bei Cennini schon den Sinn angenommen hat, in dem ihn die spätern Theoretiker gebrauchen; er ist das *fondamento dell' arte* zusammen mit dem Kolorit (*il colorire*, c. 4) und bedeutet über die bloße »Zeichnung« hinaus die innere, durch die Theorie gefestigte Form: [il disegnare di gesso] . . . ti farà sperto pratico, e capace di molto disegno entro la testa tua (c. 13), und besonders das abschätzige Urteil c. 171 über die Miniatoren, die mehr *pratica* als *disegno* haben. Während der Ausdruck *esempio* (c. 8 u. ö.) der mittelalterlichen Kunstterminologie angehört, sind das schon erwähnte *rilievo* (c. 9) für Modellierung, das (auch in das Malerbuch von Athos hinübergewanderte) *naturale* (c. 28) *l' ignudo* (c. 71), *sfumare* (c. 31, 71), *maniera* (c. 27) Ausdrücke, die aus der Kunstsprache von da ab nicht mehr verschwunden sind.

ZWEITES BUCH

DIE FRÜHRENAISSANCE
LEONARDOS VERMÄCHTNIS

I.

Die historische Literatur.

1. Lorenzo Ghiberti.

Ein Hauptmoment der neuen Entwicklung ist das Erwachen des historischen Sinnes, den das Mittelalter nicht, oder jedenfalls nicht in dieser Weise gekannt hat. Billig stellen wir darum nicht den bedeutendsten Theoretiker, L. B. Alberti, an die Spitze, sondern die ehrwürdige Gestalt des Ahnherrn der kunsthistorischen Literatur im eigentlichen Sinn des Wortes, den großen Bronzebildner Lorenzo Ghiberti (1378 bis 1455), um so mehr, da er unmittelbar aus einer giottesken Malerwerkstatt des voraufgehenden Jahrhunderts herausgewachsen, schon in seiner Person die alte mit der neuen Zeit verbindet und in seinem berühmten zweiten »Kommentar« sein eigenes Leben mit der Ahnenreihe der Trecentisten einleitet. Da ich jedoch Ghibertis Schrifttum in sogleich zu nennenden Ausgaben ausführlichst behandelt habe, so will ich der Vollständigkeit willen nur die bibliographischen Angaben sowie einen knappsten Umriß des Tatsächlichen hierhersetzen und verweise für alles sonstige auf die genannten Publikationen.

Die drei *Commentarii* Lorenzo Ghibertis sind eine Frucht seines späten Alters; das beweist die Nennung seiner letzten großen Bildwerke und der aus seiner wunderlichen Olympiadenrechnung zu erschließende Ansatz seines römischen Aufenthalts im Jahre 1447. Nur die erste theoretische Schrift der neuen Zeit, Albertis Buch von der Malerei, ist früher (1439) entstanden. Ghibertis Bezeichnung seiner Schrift als *Commentarii* ist für ihn wie für sein humanistisches Mittel sehr bezeichnend; er will darin tatsächlich die Summe seines Lebenswerkes nach allen Richtungen hin ziehen, und darum habe ich den Titel so verdeutscht, wie er dem antiken Namen und der Absicht des Autors entspricht, als »Denkwürdigkeiten«; übrigens hängen sie auch sicher ihrem geistigen Wesen nach mit der national-florentinischen Memoirenliteratur der *Ricordi* zusammen. Der große Traktat ist in der einzigen auf uns gekommenen Kopie, noch derselben, die Vasari im Besitze Cosimo Bartolis sah und benützte, unvollständig erhalten und bricht so unvermittelt ab, als hätte der Tod dem Autor an die Feder gerührt; daß dieser Schluß wirklich berechtigt ist, können wir freilich nicht beweisen; wir dürfen aber annehmen, daß dem sogenannten *Anonymus der Magliabecchiana* noch ein besserer Text, vielleicht das Original selbst, vorgelegen hat. Jedenfalls trägt aber namentlich der dritte Kommentar den Charakter eines ersten Entwurfes, an den die letzte ordnende Hand nicht mehr gelegt werden konnte. Eine Widmung an einen vornehmen, jedoch nicht mit Namen genannten Mann war beabsichtigt; vielleicht könnte man an Niccolò Niccoli denken.

Der erste Kommentar ist völlig antik nach Inhalt und Form; dafür ist besonders bezeichnend der lang verkannte Eingang, den Ghiberti merkwürdigerweise einem verschollenen Kriegsingenieur der Diadochenzeit, dem ältern Athenaeus, entlehnt hat, wie er denn auch weiterhin im Sinne seiner den Begriff des Plagiats kaum kennenden oder wertenden Zeit solche Anleihen und Aneignungen reichlichst gemacht hat. Auch das Programm der enzyklopädischen Künstlerbildung, das er aufstellt, ist einem alten Autor, Vitruv, entnommen; selbständig und neu ist Ghiberti aber auch hier, wenn er, seiner Sache voll bewußt, Perspektive und Anatomie als wesentliche Fächer aufnimmt. Hieran schließt sich die älteste Bearbeitung der alten Künstlergeschichte, wie sie durch Plinius überliefert ist; die vielen Mängel und Mißverständnisse, oft seltsamer Art, die sie enthält, müssen wir um so milder beurteilen, als Ghiberti noch auf eine der Handschriften des alten Autors angewiesen war, deren Gestrüpp erst die spätere philologische Textkritik mit schwerer Mühe gerodet hat; die Editio princeps des Plinius, wie die vollständige Übersetzung des Landino sind beide erst nach Ghibertis Tode erschienen (1469, beziehungsweise 1476) und leiden ebenfalls noch an vielen Mängeln. Wie selbständig und bei aller Naivetät doch kritisch Ghiberti der von ihm so hoch verehrten Überlieferung der Antike gegenübersteht, lehrt manche merkwürdige Stelle, auf die hier nicht weiter eingegangen werden kann.

Der zweite Kommentar setzt die historische Erörterung fort; auf die Periode des »mittleren Alters« (ein concetto, der schon im vorhergehenden Humanismus, bei Boccaccio und Villani erscheint) folgen die ältesten Künstlerbiographien stilistischer Art, die wir kennen (wenn man die merkwürdigen Biographien der provençalischen Troubadours ausnimmt) nicht Anekdotensammlungen — wie denn Ghiberti der Anekdote mit Bewußtsein aus dem Wege geht, besonders auffällig im Kapitel des populären Eulenspiegels *Buffalmacco* — sondern das Leben des Künstlers in ihrem Werk betrachtet. Ghiberti ist unser Kronzeuge für das Trecento, er berichtet auch hier fast nur »Denkwürdigkeiten«, selbst Erschautes und Erlebtes, und literarische Vorlagen sind bei ihm so gut wie gar nicht nachzuweisen, sehr zum Unterschied von seiner sonstigen, unbekümmert plagiierenden Arbeitsweise. So sehr er, wie natürlich, Florenz und Toskana in den Vordergrund stellt, fehlt doch nicht die Aufmerksamkeit auf das außerhalb der engern Heimat, wie in Rom und Neapel, selbständig Geleistete, ja er nennt und wertet außerordentlich hoch einen zeitgenössischen nordischen Vertreter der eigenen Kunst, den deutschen Bildhauer »Gusmin«, in dem Swarzenskis feine Analyse den großen Meister der neuerworbenen Kreuzigungsgruppe in Frankfurt wiederentdeckt hat. Auch das ist höchlich bezeichnend für ihn. Das ist nun Ghibertis eigene Ahnenreihe; denn nun folgt die erste Selbstbiographie eines Künstlers, die wir kennen, wiederum nicht in Erzählung äußerer Schicksale, sondern in dem innern Leben der eigenen Werke bestehend; es sind die alten *ricordi*, die chronologischen Denkwürdigkeiten des Eigenlebens, in eine besondere Sphäre gehoben. Mehr als ein Jahrhundert vergeht, bis wieder ein Bildner, freilich mit den ausgesprochenen literarischen Neigungen seines Zeitalters in dieser Weise zur Feder greift: Benvenuto Cellini. Was dazwischen von Künstleraufzeichnungen liegt, sind fast nur trockene Geschäftsnotizen, nach guter alter Florentiner Handwerkssitte, wie die *ricordi* des Neri di Bicci und Späterer. Auch Ghiberti hat solche Tagebücher geführt, eines davon, das freilich nur wirtschaftliche Angelegenheiten seines selbsterworbenen Gütchens diente, hat Baldinucci noch benützt; es ist lange Zeit verschollen gewesen und erst in jüngster Zeit wieder zum Vorschein gekommen. An Leistungen literarischer Art, wie sie uns in der ganz einzig dastehenden *Vita nuova* Dantes oder in Petrarcas berühmten »Brief an die Nachwelt« vorliegen, darf man bei Ghiberti natürlich nicht denken; sie stehen aber auf gleicher Stufe mit der früh in Florenz erscheinenden Memoirenliteratur, als deren köstliches Beispiel wohl die Hauschronik des Donato Velluti († 1370) anzuführen ist. Am Schlusse des zweiten Kommentars stellt Ghiberti noch einen Architekturtraktat in Aussicht; seine langjährige Mitarbeiterschaft am Dombau neben Brunellesco gibt ihm dazu Veranlassung und Beruf; ob der sogenannte *Zibaldone* der Familie Ghiberti wenigstens in seinen Vitruvexzerpten auf Lorenzo zurückzuführen ist, bleibt freilich eine offene Frage.

Der dritte und letzte, an Umfang größte Kommentar enthält, getreu dem von Ghiberti aufgestellten Programm, den Versuch, die theoretischen Grundlagen der Kunst festzulegen, in wiederholten Anläufen, die den Charakter des ungeordneten Entwurfes noch deutlicher machen, unter Hinzufügung schematischer Zeichnungen. Vor allem liegt Ghiberti die Optik am Herzen, und es ist fast rührend zu sehen, mit welchem Eifer sich der alte Künstler in ein uferloses Meer wissenschaftlicher Spekulation hinauswagt. Es ist antik-mittelalterliches Schulwissen, das Ghiberti vorzugsweise nach einem berühmten arabischen Handbuch, der Optik des Alhazen, vorträgt, den er auch gebührend oft neben Ptolemaeus und Vitello als Gewährsmann nennt; wie weit seine Selbständigkeit geht, ist noch nicht ausgemacht, vorhanden ist sie hier gewiß, wie auf anderen Gebieten, um so mehr, da er nicht selten die Ansichten verschiedener Autoren kritisch miteinander zu vergleichen sucht. Hier schreitet also Ghiberti ebenfalls der zahllosen Schar der Späteren voran, die in heißem Bemühen der bildenden Kunst eine feste wissenschaftlich begründete Unterlage zu geben versuchten. Seine Originalität zeigt sich vor allem auch in den merkwürdigen Fundberichten über Antiken in Florenz, Siena und Rom, die er seinen Darlegungen über freies und gedämpftes Licht als Beispiele einschaltet; auch hier ist es das erstemal, daß sich ein Künstler mit künstlerischem Sinn über diese nationalen Heiligtümer vernehmen läßt; wir kennen ihn ja auch als einen der ältesten Sammler von Antiken.

Den fragmentarischen Schluß bildet endlich der Versuch einer Proportionslehre, auch ein Thema, das in Italien nicht nur durch den gleichzeitigen Alberti, sondern vor allem durch die Späteren überreichliche Nachfolge gefunden hat. Auch hier erweist sich Ghiberti als originell und selbständig denkender Kopf; er kritisiert nicht nur die Lehre Vitruvs, die ja den Ausgangspunkt aller dieser Untersuchungen bildete, sondern stellt neben den vitruvianischen auch einen andern Kanon, der in der Renaissance unter dem Namen des Varro läuft und anscheinend altes Ateliergut ist, da er auch bei Gauricus und Dürer auftritt und eine Spur selbst bis auf Cennini zurückleitet. Zum erstenmal tritt dann hier auch die lange nachwirkende Praktik auf, die menschliche Figur aus einem Gradnetz zu konstruieren, Dinge, die in abstrakter Form schon die gotische Bauhütte Villards gekannt hatte.

Die große kunsthistorische Bedeutung Ghibertis liegt in seiner fast unbedingten Zuverlässigkeit, künstlerischen Einsicht und Redlichkeit; seine allgemein historische Rolle ragt aber über diesen Quellenwert noch beträchtlich hinaus, denn er hat die durch Vasari und seine Nachfolger verschleierte echte Künstlergeschichte als erster in Umrissen gesehen. Welchen Anteil er im besonderen an der Bildung einer festgeprägten italienischen Kunstprosa gehabt hat, mag man aus dem meiner großen Ausgabe angehängten *Indiculus Ghibertianus* ersehen.

Der zweite Kommentar Ghibertis ist zum erstenmal von Cicognara in seiner Geschichte der Plastik (Prato 1823, IV, 208 ff.) abgedruckt worden; den fehlenden Anfang trug

v. Rumohr im Kunstblatt 1821, dann in seinen Italienischen Forschungen I, 290, nach; er ist. überhaupt der erste, der Ghibertis Traktat in vollem Umfange genützt hat. Die Antikenbeschreibungen des III. Teils hat ein anderer, um die italienische Kunstgeschichte hochverdienter Nordländer, Gaye, im Bullettino dell' Istituto, Rom 1837, 67—70, zum erstenmal veröffentlicht. Dann gab G. Milanesi den zweiten Kommentar als Beigabe zu seiner ersten Vasari-Ausgabe (Le Monnier, Florenz 1846, vol. I), hat ihn aber in der zweiten, bei Sansoni erschienenen, nicht mehr wiederholt. Endlich hat Frey alle bisher edierten Stücke, nach der Handschrift revidiert, in seinen Ausgewählten Biographien des Vasari, Berlin 1886, Bd. III, gesammelt. Eine französische Übertragung des bis dahin gedruckten Materials gab Perkins im Anhange zu seiner Biographie Ghibertis, Ghiberti et son école (Paris 1885). Erste deutsche Übersetzung von dem Verfasser dieses Buches: Die Denkwürdigkeiten des florentinischen Bildhauers L. G. Berlin, Bard 1920 (nur die historischen Abschnitte, mit ausführlicher Einleitung über G. als Schriftsteller). Eine vollständige Ausgabe auf Grund der Handschrift der Biblioteca Nazionale in Florenz (Magliabecchiana, Cod. XVII, 33) habe ich endlich bei Bard in Berlin 1912 in zwei Bänden erscheinen lassen (Bd. I Text, Bd. II Kommentar). Eine Handausgabe der Commentarii kündigt Pellizzari a. a. O., S. 49, an.

Die wertvollsten Erörterungen über Ghibertis Traktat findet man in Freys Ausgabe des Anonimo Magliabecchiano, Berlin 1892, S. XXXIX f. und des A. Billi (ebenda), p. XVII f. sowie besonders in den von mir herausgegebenen »Vasaristudien« Kallabs, Wien 1908, p. 151 f. Eine zusammenfassende, durch manches Corollar vermehrte Behandlung des Ganzen habe ich in meinen »Prolegomena zu einer künftigen Ausgabe Ghibertis« im Jahrbuch der k. k. Zentralkommission (auch separat, Wien 1910) zu geben versucht, wozu die in manchen Einzelheiten erweiterte und überarbeitete Einleitung im II. Bande meiner großen Textausgabe (ferner die zu meiner Übersetzung) kommt. Ghibertis Olympiadenrechnung wurde, jedoch nichts weniger als einwandfrei, von Hermanin im Jahrbuch der Gallerie Nazionali Italiane V, 1902, 81 f.), dann von Rathe, Der figurale Schmuck der alten Domfassade in Florenz, Wien 1910, 123 f., untersucht. Über den deutschen Bildhauer Gusmin handelt Swarzenski in zwei vorläufig orientierenden Aufsätzen der Zeitschrift »Die Rheinlande« XIV, 1914, 379 f. (Salve crux laudabilis. Eine deutsch-italische Künstlergeschichte). Über Ghiberti als Stilisten sprechen D'Ancona und Bacci in ihrem Manuale della letteratura ital., Florenz 1905, II, 54. In seiner Gesch. d. neusprachl. wiss. Lit. I, 88—109, gibt Olschki eine Würdigung G.s, die scharf (wohl allzuscharf) den fruchtlosen wissenschaftlichen Dilettantismus unseres Autors beleuchtet, freilich aber, ihrem Programm gemäß die großen Verdienste G.s um die historisch und kunsttechnische Literatur unberücksichtigt läßt. Dazu in Beilage I, S. 452, noch einiges über G.s Verhältnis zu den arabischen Quellen. Den »optischen Traktat« hat mein Freund Prof. Arturo Castiglioni in Triest behandelt: Il trattato dell' ottica di L. G., Rivista di Storia critica delle Scienze mediche e naturali Anno XII, Siena 1921.

Über den *Zibaldone* des Buonaccorso Ghiberti († 1516) in der Magliabecchiana (XVII, 2) ist jetzt ein Aufsatz von Corwegh in den Mitteilungen des kunsthistorischen Instituts in Florenz IV (1910) zu vergleichen; einige Skizzen daraus hat Burger, Das florentinische Grabmal, p. 399, veröffentlicht. Auszüge in französischer Übertragung mit Konkordanzen aus Vitruv hat schon früher Perkins in seiner Ghibertimonographie gegeben. Das von Baldinucci (Notizie V, 40) benützte Ausgabenbuch des Ghiberti ist jetzt im Besitze des Hofantiquars Rosenthal in München aufgetaucht, aber bis jetzt nicht veröffentlicht worden. Bloß eine romantische Mystifikation ist August Hagens Produkt: Lorenzo Ghibertis Chronik seiner Vaterstadt, Leipzig 1833 (italienisch Florenz 1845), die aber gelegentlich ernst genommen worden ist.

2. Die übrigen historischen Schriften des Quattrocento.

Unmittelbar an Ghiberti läßt sich der Florentiner Cristoforo Landini († 1504) anschließen, als der erste, der den ganzen Plinius ins Volgare übertragen hat; die Editio princeps des lateinischen Textes war 1469 in Venedig bei Johannes de Spira gedruckt worden. Landinis Übersetzung erschien zuerst 1473 in Rom und hat trotz ihrer Mangelhaftigkeit viele Auflagen erlebt. Während Ghibertis Kompendium der alten Kunstgeschichte bis auf die neueste Zeit im Manuskript schlummerte, schöpften die Späteren vielfach aus diesen Ausgaben, so vor allem Billi, der Anonymus der Magliabecchiana, und Adriani in seinem Vasaris zweiter Ausgabe vorangestellten Kompendium der alten Künstlergeschichte. Landini hat seine Arbeit auch selbst verwertet; in seinem zu Florenz 1482 gedruckten Horazkommentar gibt er einen gedrängten Abriß der alten Künstlergeschichte. Das Wichtigste für uns ist jedoch sein großer Dantekommentar von 1481, weil ihm eine »Apologie« des Dichters und seiner Vaterstadt gegen ihre Verleumder vorausgeht. Landini gibt hier eine Überschau alles dessen, was Florenz anf dem Gebiete der Kultur geleistet hat, nach Kategorien der berühmten Männer geordnet, wobei selbstverständlich, wie man jetzt schon sagen muß, die bildende Kunst nicht vergessen ist.

Übrigens ist es bezeichnend, daß der hier gegebene Abriß der Florentiner Kunstgeschichte gerade wieder in einem Kommentar zu dem Dichter sich findet, der sozusagen den Zellkern darstellt, aus welchem jene entsteht. Landini lehnt sich für das Trecento an Villani an und setzt ihn bis auf seine eigene Zeit hinab fort, die er mit auffallender Kürze behandelt; Ghibertis Kommentare sind ihm allem Anscheine nach unbekannt geblieben. Ganz in Villanis Art werden kurze zugespitzte Urteile über die berühmtesten Florentiner Künstler des 15. Jahrhunderts von Masaccio an bis auf die beiden Rossellini herab gegeben, die als Niederschlag des zeitgenössischen Urteils wichtig genug sind; freilich enthalten sie nur geringen Tatsachenstoff. Für derlei Charakteristiken war auch das klassische Altertum vorbildlich; die berühmten Stellen in der vielgelesenen Rhetorik Quintilians (Buch X) haben sicher dabei vorgeleuchtet. Frey hat mit Recht darauf aufmerksam gemacht, daß nur Künstler besprochen sind, die bereits verstorben waren und dadurch ein halbwegs abschließendes Urteil erlaubten; ein Verfahren, das auch noch Vasari, wenigstens in seiner ersten Auflage, beibehalten hat.

Landinis Sentenzen sind merkwürdig genug, um etwas nähere Betrachtung zu verdienen. Schon wie er seinen Vorgänger bisweilen interpoliert, der, selbst schon reichlich von neuem Geiste des Humanismus erfüllt, die alte Zeit mit ganz andern Augen betrachtet, ist erwähnenswert. Von Cimabue heißt es, daß er die *lineamenti naturali* und die wahre Proportion, die die Griechen *simmetria* nennen, gefunden habe — das letztere eine deutliche Anleihe aus der alten Kunstschriftstellerei. Auch daß er die Figuren, die bei den Frühern tot waren, zum Leben erweckt habe, steht in dieser Form nicht bei Villani; man sieht wiederum in die fortschreitende Heroisierung des angeblichen Ältervaters der toskanischen Malerei hinein. Im Werke des Giotto erscheint die Kapelle der Lupi neben dem Santo zu Padua *ganz von seiner Hand gemalt*, die Villani nicht hat. Bei dem früh verstorbenen Masaccio wird im Sinne des Zeitalters die Nachahmung des Wirklichen, das *Relief* der Figuren, und die ausgezeichnete Perspektive nach Gebühr hervorgehoben. Fra Filippo wird in der Komposition, im Kolorit und *rilievo* besonders tüchtig genannt, lauter Schlagworte, die aus der Theorie nicht mehr verschwinden und sich immer mehr zu Schulkategorien auswachsen. Andrea del Castagno wird als großer Zeichner, aber auch als Liebhaber der Schwierigkeiten der Kunst, besonders der Verkürzungen, gelobt. Paolo Uccello ist wieder ein großer *Compositore*, stark in der Tiermalerei und in der Perspektive; auch Pesello sucht in der ersteren seinesgleichen. Bei Fra Angelico wird die Anmut und Andacht betont. Brunellesco ist nicht nur der ruhmreiche Erbauer der Domkuppel, sondern auch der Pfadfinder in Malerei wie in Plastik, namentlich was die Perspektive anlangt, wie noch vorhandene Werke seiner Hand bezeugen. Donatello ist würdig, neben den Alten genannt zu werden *nella varietà pronto* und höchst lebendig im Ausdruck seiner Figuren, die alle in Bewegung erscheinen. Der jung gestorbene Desiderio, zart und anmutig, konnte sich in der Glätte niemals genug tun. Ghiberti, mit unverdienter Kürze behandelt, erscheint doch als der Schöpfer seines Hauptwerkes, das man später die *Paradiesestür* zu nennen gewohnt war. Mit den beiden Rossellini endet, wie gesagt, der Künstlerkatalog; die Fortsetzung, die Francesco Sansovino in seiner Ausgabe dieses Dantekommentars (1564) hinzugefügt hat, zeigt den veränderten Stil und Geist der Zeiten.

Wie man in Florenz das von Villani Begonnene weitergeführt hat, zeigt ferner eine unmittelbare Fortsetzung seiner Schrift, die in einem Sammelbande der Magliabecchiana (XVII, 1501) seinen Kapiteln angehängt ist, die *XIV uomini singhularj in Firenze dal 1400 innazi.* Neben Leonardo Bruni, Poggio u. a. sind acht Maler und Bildhauer des Quattrocento besprochen, Brunellesco, Donatello, Ghiberti, Masaccio, Fra Angelico, Fra Fillipo, P. Uccello, Luca della Robbia — wie man sieht, sind es so ziemlich die führenden Künstler der ersten Quattrocentohälfte, die wir auch heute noch als solche erkennen. Der Sammelband rührt, wiederholten Vermerken gemäß, von dem berühmten Mathematiker Antonio di Tuccio Manetti (1423—1497) her; ob er wirklich der Autor oder, wie Chiappelli meint, bloß der Kopist ist, wird noch später zu erörtern sein. Die Art der Würdigung schließt sich eng an das Vorbild Villanis an; die Datierung der Schrift ergibt sich aus verschiedenen Anhaltspunkten. Eine Randnotiz des Inhaltes, daß »lo Scheggia«, der Bruder Masaccios, dem Autor am 15. September 1472 mitgeteilt habe, Masaccio sei am 21. Dezember 1401 geboren, kann freilich ein späterer Zusatz zum Texte sein, aber der Umstand, daß Luca della Robbias erst 1474 vollendete Sakristeitür des Domes im Texte erwähnt ist, und der einleuchtende Hinweis Freys, daß wie bei Landino nur Verstorbene berücksichtigt sind, während Leuchten des damaligen Florenz, wie Verrocchio († 1485), Ghirlandajo († 1492), Poliziano († 1494) noch nicht mit aufgeführt sind, lassen die Schrift wohl wirklich zwischen den Todesjahren Luca della Robbias, des als verstorben erwähnten Paolo Toscanelli (1482) und Verrocchios (1488) festlegen.

Künstlerkataloge solcher Art bleiben an der Stelle, wo sie schon der alte Villani eingefügt hatte, in Städte- und Landesgeschichten, fortan eine ständige Erscheinung. Aus Florenz wäre noch etwa das Buch des Ugolino Verino zu erwähnen (De illustratione urbis Florantiae libri duo), den historischen Daten nach im ersten Jahrzehnt des 16. Jahrhunderts, etwa zwischen 1502 und 1512 entstanden. Die Hauptkünstler der Stadt bis auf Leonardo und Perugino hinab werden darin, diesmal in Hexametern, kurz charakterisiert, freilich mit seltsamen Lücken, denn es fehlen so bedeutende Gestalten wie Filippino, Uccello, Andrea del Castagno, die Rossellini, selbst Fra Angelico und Michelangelo. Auch die merkwürdige »Anthropologie« des Raphael Volaterranus (Rom 1506) enthält ein Kapitel über die bildenden Künstler von Giotto bis auf Raffael und Michelangelo. Ebenso der »Spiegel der Steine« des Camillo Leonardo aus Pesaro, dessen Vorrede von 1502 datiert ist und der nicht nur Steinschneider, sondern auch eine Anzahl der namhaftesten Oberitaliener des ausgehenden Quattrocento (so Piero della Francesca, Melozzo, Gio. Bellino, Perugino, Mantegna) zu charakterisieren sucht. Alles das zeigt, wie tiefe Wurzeln der Anteil an bildender Kunst gefaßt hatte; woher diese Erscheinung sich letzten Grundes herleitet, ist nicht schwer einzusehen: aus dem lebhaften, durch Konkurrenzen und kommunale Bestellungen aller Art lebhaft geförderten öffentlichen Anteil an Kunstdingen. Notizen, die, für den bestimmten Zweck einer Bestellung angelegt, alle etwa in Betracht kommenden Künstler zusammenstellen, gelegentlich auch kurz charakterisieren, haben sich schon aus dem Trecento erhalten.

Aufzeichnungen solcher Art beginnen nun auch im übrigen Italien, jedoch sporadisch und außerhalb des großen innern Zusammenhanges, den sie in Florenz, der eigentlichen Heimat der europäischen Kunstgeschichte, besitzen. So hat Michele Savonarola, der Großvater des Frate, um 1440 seinem Lobspruche Paduas auch ein Kapitel über die dort wirkenden Künstler eingefügt, ausschließlich solche des Trecento, wie er denn selbst noch der ältern Generation angehört. Seine Nachrichten sind zum Teil recht charakteristisch und intim. Echt italienisch und das Mittel, aus dem diese ganze Künstlerliteratur herauswächst, bezeichnend ist z. B. die Schilderung, wie der Menge am Sensafest der schon lange sehnsüchtig erwartete Zutritt zum großen Ratsaal in Venedig gewährt wird, wie die Beschauer sich vor den Gemälden des Guariento stauen und nicht vom Platze rücken wollen. Handelt es sich hier auch zunächst um rein stoffliches Interesse, um eine nationale Angelegenheit, so wird doch damit der Boden bereitet, auf dem allmählich auch, zumal im leichtempfänglichen Süden, ein Anteil formaler Art erwächst. Nach Besprechung der einheimischen Künstler Guariento und Giusto folgen, freilich auch in knappsten Zügen, die »ausländischen«, in Padua tätigen Meister, nach einer recht merkwürdigen Rangeinteilung. Giotto erhält natürlich den ersten Platz, als derjenige, der zuerst nach dem Mosaikenstil *modernas figuras* gebildet habe. Lokalpatriotischer Pragmatismus spielt schon recht auffällig in die geschichtliche Betrachtung herein: von der *dignitas* der Stadt angezogen, habe Giotto den größten Teil seines Lebens in ihr verbracht! Die zweite Stelle wird dem Jacopo Avanzi von Bologna gegeben; erst die dritte dem von uns so hochgeschätzten Altichiero von Verona. An vierter Stelle steht ein schattenhafter Stefano von Ferrara. Die große Bedeutung der Freskenstadt, als hoher Schule der Maler schon damaliger Zeit, wird gebührend hervorgehoben.

In einen andern höfischen Umkreis führt das Büchlein des Bartholomaeus Facius *de viris illustribus*. Dieser Schüler des Guarino von Verona, selbst ein Oberitaliener aus Spezia, hat am Hofe des berühmten Humanistenkönigs Alfons von Neapel gelebt, und dorthin weist auch das Werkchen, das vor 1457, wo er starb, jedenfalls in seinen letzten Lebensjahren, verfaßt sein muß. Auch hier erscheint die bildende Kunst nur im Rahmen eines größeren Ganzen. Nach einem aus dem Altertum überlieferten Schema, dem späterhin auch die Porträtsammlungen folgen, werden die berühmten Männer in Klassen (als Kriegshelden, Ärzte u. s. w.) vorgeführt; den Malern und Bildhauern ist eben eine solche zugewiesen. Da Facius nur hervorragende, zum Teil, wie Donatello, ihn überlebende Zeitgenossen behandelt, sind seine Nachrichten von bedeutender Zuverlässigkeit und nicht geringem Wert. Sie spiegeln vor allem wider, was an dem großen humanistischen Mittelpunkt des damaligen Italiens, am Neapler Hofe, als Welt- und Modekunst galt. Und da ist es vor allem das bedeutende Hervortreten der Niederländer, das uns auffällt; Facius' Berichte sind die älteste schriftliche Quelle für die Geschichte der mit Italien so nahe und vielfach verknüpften altniederländischen Kunst. Denn von den vier »klassischen« Malern des Facius — in unserm Sinne gesprochen — wird Jan van Eyck *nostri saeculi pictor princeps* genannt; und aus Facius stammt unsere Kenntnis einer Reihe der auch gegenständlich merkwürdigsten, in Neapel befindlichen, leider aber verlorenen oder verschollenen Werke des Meisters. Charakteristisch ist es aber für den italienischen Berichterstatter, wie der Nordländer durchaus im südlich-humanistischen Sinne angesehen wird, eine Sache, die Felix Becker ganz schief aufgefaßt hat und die mit dem sonstigen Wert von Facius' Angaben nichts zu tun hat. Jans Beschäftigung mit der »Geometrie« (d. i. der Perspektive) wird vom italienischen Standpunkt aus gewertet; die Anregung zu seiner Farbentechnik (den *proprietates* der Farben) soll er gar aus der Lektüre der Alten, namentlich des Plinius, übernommen haben! Was Facius an Einzelzügen hervorhebt, ist für die Auffassung der Italiener von diesen Dingen sehr bemerkenswert. An einer Verkündigung im Besitze des Königs selbst rühmt er die unübertreffliche Haarbehandlung; in einem Interieur die täuschende Raumvertiefung; an der Außenseite desselben Bildes, das die Bildnisse eines Ehepaares trägt, *ad unguem expressum*, fällt ihm die Naturbeobachtung eines durch eine Ritze eindringenden Sonnenstrahles auf; an einem Frauenbad im Besitze eines Kardinals Octavian bemerkt er die Spiegelwirkung (eine Frau von hinten gesehen) und andere realistische Einzelheiten an Landschaften mit ganz kleinen Figuren die Behandlung der Ferne — lauter intime, gut beobachtete Züge. Es nimmt uns für seine Zuverlässigkeit ein, wenn er bekennt, von andern Werken Jans, über die er keine sichere Kunde erhalten, nicht sprechen zu wollen. Dem Kapitel über van Eyck geht eines über Gentile da Fabriano voraus, es ist gefolgt von dem über Pisanello, beide, wie man weiß, Künstler, die mit der niederländischen Kunst in einem merkwürdigen Zusammenhang stehen und im ganzen damaligen Italien gesucht und geschätzt wurden. An vierter Stelle folgt endlich wieder ein Niederländer, Rogier van der Weyden, von dem in der Vita des Gentile ein merkwürdiges und symptomatisches Künstlerurteil (anläßlich seines Aufenthalts im Jubiläumsjahr 1450 in Rom) über den italienischen Künstler als den vorzüglichsten seiner Genossen, mitgeteilt wird. Wie aufmerksam Facius auf Kunstdinge ist, beweist seine aus zweiter Hand mitgeteilte Nachricht, daß Pisanellos Gemälde im Dogenpalast, von dem er auch bezeichnende Züge zu berichten weiß, durch Feuchtigkeit erheblich gelitten hätten. Von Rogier, den Facius zu einem Schüler Jans macht, kennt er ebenfalls eine Reihe von Werken aus persönlicher Anschauung, so ein Frauenbad in seiner Heimat (Genua), Leinwandbilder beim König Alfonso; aber auch von einem Bilde in einer Brüsseler Kirche hat er Kenntnis. Man sieht, welche Richtungen der Kunst des Quattrocento in seiner ersten Hälfte die italienischen Humanisten am meisten angezogen haben. Vor allem die eigentliche Modekunst der Höfe, eben die altniederländische, deren Schätzung im damaligen Italien uns unwillkürlich an den Japanismus späterer Zeiten erinnert.

Das Kapitel des Facius über die Bildhauer ist bedeutend karger; hier nennt er nur Toskaner, was freilich auch wieder bezeichnend ist; er meint auch, es gäbe wenig berühmte Bildner, obwohl er von »einigen Zeitgenossen« prophetisch voraussagt, daß sie einst mit Ruhm genannt sein würden. Namentlich aufgeführt und charakterisiert hat er nur Lorenzo Ghiberti und dessen Sohn Vittorio; der Altmeister († 1. Dez. 1455) war zur Zeit, als Facius schrieb, vielleicht noch am Leben, sicher jedoch Donatello, der als dritter genannt und *ad antiquorum gloriam proxime accedere* gerühmt wird; die Erwähnung seines Gattamelata (aufgestellt 1453) bietet übrigens auch (wie früher die Erwähnung des Jubiläumsjahres 1450) einen beiläufigen Anhaltspunkt zur Datierung der Schrift.

Diese ist das erste literarische Werk, das, ganz dem Umkreise, in dem es entstand, entsprechend, über den immerhin begrenzten Standpunkt des Florentiners hinausgeht, Gesamtitalien berücksichtigt, ja mehr noch, überhaupt unsere älteste Quelle für die einflußreichste Kunstrichtung außerhalb Italiens, die altniederländische, ist. Doch sei gleich hier vorgreifend bemerkt, daß Vasari keineswegs, wie Becker, einer Annahme Schnaases folgend, sagt, den »Kern« seiner Nachrichten über Jan van Eyck dem Facius verdankt; die Zusammenstellung der Parallelstellen beider Schriftsteller bei B. beweist eher das Gegenteil von dem, was er darlegen will.

Gewiß ist alles bei Facius vom besondern neapolitanischen Standpunkt aus gedacht und geschrieben; schon Ghiberti hatte ja in dieses Mittel hineingedeutet mit seiner köstlichen Legende vom Kölner Bildhauer »Gusmin«. Welche große und ernste Bedeutung dieser nordische »Realismus«, dessen intime Züge zu belauschen der italienische Humanist nicht müde wird, für Italien hat, ist hier nicht am Orte, weiter auszuführen. Daß die Nachrichten des Facius zu einem großen Teil auf Autopsie, zu einem andern auf ersichtlich gut unterrichteten Gewährsmännern beruhen, macht sie uns doppelt wertvoll.

An einen andern viel kleineren Hof, der aber für die Kultur der Nation von großer Bedeutung wurde, nach Urbino, führt uns der Lobspruch auf die Malerei, den Giovanni Santi, der Vater Raffaels, seiner Terzinenchronik der Taten des Herzogs Federigo einverleibt hat. Entstanden ist sie nach 1482, dem Todesjahre des Herzogs, und dessen Sohn Guidobaldo gewidmet. Der Anlaß zu dieser *disputa della pittura* (in Buch XXII, cap. 96 ff., v. 66 ff.) wird durch die Bewunderung gegeben, die der Herzog bei einem Aufenthalt in Mantua den Werken Mantegnas, dieses *Bannerträgers der modernen Malerei*, zollt. Seinen Stil, in dem das antikische Element und die Meisterschaft der Verkürzungen gebührend hervorgehoben werden, bezeichnet der fürstliche Mäzen durch Giovannis Mund als mustergültig und klassisch. Es folgt ein Lob der Malerei, für das Plinius und Vitruv als Zeugen ins Feld geführt werden. Charakteristisch ist die Verwahrung gegen ihre Einreihung unter die *artes mechanicae*. Der Perspektive, *invention del nostro secul novo*, wird ein Ehrenplatz eingeräumt; das Bewußtsein, in einer neuen Zeit zu leben, ist für diese Generation nicht minder bezeichnend.

Mit v. 120 beginnt die Aufzählung und knappe Charakteristik der berühmten Maler, sie schließt sich an die bedeutsame Würdigung des Paduaner Meisters an, dessen bis in die Marken reichender Einfluß hier recht sichtbar wird. An erster Stelle stehen *el gran Jannes*, d. i. Jan van Eyck, und seine Schüler Rogier, deren »die Wahrheit selbst übertreffendes Kolorit« besonders hervorgehoben wird. Wir haben hier wieder die das ganze Quattrocento durchziehende Hochschätzung der nordischen Kunst, begreiflich namentlich in Urbino, wo Justus von Gent gemalt hat; und auch hier reihen sich wieder unmittelbar Gentile da Fabriano und Pisanello an. Es folgen die Toskaner; die sehr lange und durch ihre Vollständigkeit merkwürdige Liste zeigt, wie sich die Auslese der Besten damals schon vollzogen hat (Fra Angelico, Fra Filippo, Pesello, Dom. Veneziano, Masaccio, Uccello, Andrea del Castagno, die beiden Pollajuoli, Piero della Francesca, ein Jünglingspaar, *par d'etate e par d'amori*, nämlich Leonardo und Perugino *divin pictore*, Ghirlandajo, Filippino, Sandro, Signorelli, *de ingegno e spirto pelegrino*.) Hierauf die Oberitaliener (Antonello, Giovanni und Gentile Bellini, Tura, Ercole Grandi, Melozzo. dieser ein persönlicher Freund Santis), dann die Bildhauer: Donatello, *el vago Desyder si dolce e bello*, Quercia, *el buon Vecchieto*, Rossellino, Vittorio di Lorenzo Ghiberti. Auf den alten Ghiberti selbst bezieht sich der folgende, etwas mysteriöse Passus: *el chiaro fonte, de humanitade e innata gentileza | che ala pictura et ala sculptura è un ponte | sopra del quale se passa cum destreza.* Worte, die man fast auf eine Bekanntschaft mit Ghibertis literarischem Lebenswerk zu deuten geneigt sein könnte. Es folgen noch *l'alto Andrea del Verrocchio*, Andrea Bregno in Rom, der weitgenannte Antonio Riccio, *el chiar Senese*, d. i. Francesco de Giorgio (der am herzoglichen Palast von Urbino tätig war), schließlich Ambrogio da Milano, dessen Ornamente am gleichen Orte mit Recht höchlich gelobt werden und der »den Alten gleichzustellen ist«.

Eine Tirade gegen das *secul vile,* das die Malerei mißachtet, macht den Schluß; Santi bringt hier als Nutzanwendung das aus Vitruv stammende Schulthema der Renaissance, das wir auch bei Ghiberti finden, ein Musterbeispiel aus der verehrten Antike: das griechische Gesetz, nach dem die Kinder in der Zeichenkunst unterrichtet werden sollten. Dem zünftig gebundenen Maler ist es ein Behagen, doch wenigstens aus der Ferne das Beispiel eines Dilettanten auf dem Königsthrone, René von der Provence († 1489), anführen zu können, weil es seiner Kunst zu Ehre und Ruhm gereicht. Noch einmal tritt endlich Mantegnas Gestalt hervor, der große Eindruck seiner Werke auf die Gesellschaft von Urbino wird nachdrücklichst betont.

Der Lobspruch des Giovanni Santi ist kein verächtliches Dokument jener Tage; er spiegelt die Anschauungen, die man an einem der bedeutendsten Zentren der italienischen Renaissance von der die Nation so tief bewegenden Kunst hatte, getreulich wieder; und darin liegt sein symptomatischer Wert. Ghibertis merkwürdige Selbstschau hat uns schon das erste Beispiel einer Künstlerbiographie, das wir überhaupt mit diesem Namen belegen dürfen, gegeben; nunmehr tauchen, wieder in Florenz, andere selbständige Lebensbeschreibungen von Künstlern auf. Die anscheinend älteste darunter ist einem Manne gewidmet, der freilich nicht ausschließlich ausübender Künstler war, in dem aber diese Seite doch bedeutend genug, wenn auch nicht restlos erkennbar für uns hervortritt, und der jedenfalls als Theoretiker der Kunst eine überragende und weithin wirkende Stellung einnimmt: Leone Battista Alberti († 1472 in Rom). Wenn die unvollständig erhaltene, in der Gelehrtensprache verfaßte Vita nicht, wie man, durchaus nicht ohne Wahrscheinlichkeit, vermutet hat, aus seiner eigenen Feder stammen sollte, so muß sie mindestens von einem Zeitgenossen herrühren, der ihm aufs engste befreundet war und in seiner nächsten Nähe gelebt hat. Das lehren die ganz intimen Mitteilungen, die darin enthalten sind und das Fragment zum Range eines Dokuments der modernen Seele erheben: Berichte über die ganz gegenwartsmäßig anmutenden Stimmungen und Seelenkämpfe des merkwürdigen Mannes, seine Melancholie im Frühling, die nervösen Überreizungen, von denen dieser rastlos ins Weite strebende, von Pose und Manier durchaus nicht freie Geist gelegentlich heimgesucht wurde, wie er anderseits, jeder Art von Leibesübung zugewandt, sich auch als Hochtourist betätigte. Der Mann, der mit zwanzig Jahren, wie hier erzählt wird, eine lateinische Komödie *Philodoxus* schrieb, die von den Zeitgenossen lange für ein antikes Originalwerk des Lepidus gehalten wurde; der die Philologie mit Pseudowerken des Lukian düpierte; mit 24 Jahren die Pose eines Patriarchen annehmend, in fabelhafter Schnelligkeit die Bücher *de familia* hinwarf, er hat die Kunst der Inszenierung verstanden, wie wenige der spätern Modernen. Er ist wohl einer der höchsten Typen des Dilettanten, die jemals gelebt haben, und er hat auch darin seine oft bemerkte Verwandtschaft mit dem jüngern Lionardo. Eine charakteristische Anmerkung der Vita gehört hierher, obwohl sie über seine künstlerischen Leistungen sonst nur wenig bringt, über seine Rolle als Architekt sogar gänzlich schweigt. Das ist der Bericht, wie er in Jugendjahren, durch übermäßiges Studieren schwer in seinem Nervensystem geschädigt, die Namen seiner nächsten Umgebung vergißt, während die gesehenen Dinge fest und scharf in ihm haften, wohl ein Zeugnis für nicht gewöhnliche visuelle Begabung. Hierher gehören auch die recht interessanten Notizen über seine optischen Versuche (*dimostrationi*), in denen er mit Brunellesco parallel geht. Es ist von der Konstruktion eines Guckkastens die Rede, zu denen er eigene »Tag-« und »Nachtbilder« und Beleuchtungseffekte erfindet, von denen die Biographie erstaunliche Dinge erzählt. Im übrigen bringt diese auch hier merkwürdig feine und intime Züge, so sehr sie sich auf einer gewissen Höhe der Überschau hält und vornehmlich den Gesamtcharakter der merkwürdigen Persönlichkeit dem Leser nahebringen will. Albertis starkes Schönheitsempfinden, das an einer Reihe bezeichnender Züge dargelegt wird, namentlich der Landschaft gegenüber, klingt auch an mehreren bedeutenden Stellen seines großen Architekturbuches wieder.

An Albertis Biographie schließt sich die gleichfalls anonym überlieferte Lebensbeschreibung eines seiner größten Zeitgenossen, des Filippo di Ser Brunellesco an. Ihre Autorschaft wurde von Milanesi für Antonio di Tuccio Manetti (1423 bis 1491) in Anspruch genommen, den berühmten Mathematiker und Bauverständigen, der 1491 in dem Wettbewerb für die Domfassade von Florenz genannt wird (Vasari ed. Milanesi IV, 305) und auch auf dem merkwürdigen, schon von Vasari beschriebenen Halbfigurenbilde der berühmten Florentiner (von P. Uccello, jetzt im Louvre) neben Brunellesco erscheint. v. Fabriczy, Barbi, zuletzt Chiappelli haben die allerdings nicht schwerwiegenden Argumente Milanesis beiseite geschoben; neuerdings ist jedoch Moschetti mit, wie es scheint, haltbareren Beweisen für die ältere Zuschreibung eingetreten; dem Manetti gehören dann auch die oben behandelten *vite d'uomini illustri* an. Die intimen und genauen Angaben der Biographie lassen erkennen, daß sie von einem Bewunderer und nahen Freunde des großen Meisters verfaßt ist, der in dem Parteigezänk, das sich nach dessen Tode erhob, mitten inne stand. Albertis berühmtes, damals nur wenigen Humanisten zugängliches Werk über die Baukunst wird besprochen. Das alles paßt zu einem in Gelehrten- wie Künstlerkreisen heimischen Mann gleich Manetti, wenn dieser auch beim Tode Brunellescos (1446) erst 23 Jahre alt war.

Ein Schreiben des Autors an einen Freund Girolamo (Benivieni?) der Näheres über den Meister erfahren wollte, eröffnet die Biographie. Es enthüllt uns auch den merkwürdigen und für das Mittel, aus dem die Florentiner Kunsthistoriographie erwachsen ist, recht bezeichnenden Anstoß zu ihrer Abfassung. Sie bildet nämlich die Fortsetzung und gleichsam den Kommentar zu dem Texte der berühmten altflorentinischen Novelle vom *grasso legnajuolo*, die ihr in der Handschrift vorausgeht. In diesem übermütigen und für unsere Begriffe grausamen Schwank — Rumohr hat ihn in seiner schönen Sammlung für Kunst und Historie, Hamburg 1823, II, 97 übersetzt — erscheint Brunellesco als Hauptanstifter und zum Schlusse als Gewährsmann der ganzen tollen, im Jahre 1409 spielenden Geschichte, in der einem armen Teufel, eben jenem »dicken Tischler« (dem Florentiner Intarsiator Manetto Adamantini), seine Person eskamotiert wird. Wie die Biographie Albertis ist auch diese Vita des Brunellesco in den Handschriften unvollständig enthalten; Vasari hat sie stillschweigend benützt.

Kallab hat (in seinen Vasaristudien) schön dargelegt, wie diese durchaus apologetisch gestimmte Schrift, wenige Dezennien nach dem Tode des Helden verfaßt, sich schon vollständig von der Legende beherrscht erweist, die sich um die Gestalt des großen Erneuerers der »wahren und echten Bauweise« im Sinne der Alten und L. B. Albertis rankt; man erinnert sich vielleicht, wie bald nach Goethes Tode die gleiche Erscheinung im kleinen Weimar sich zeigt. Denn als Neuerer und Klassiker, dessen Wirken normativ und vorbildlich ist, erscheint er hier durchaus; wie beim Giotto Villanis und Ghibertis bestimmt die Anknüpfung an die Antike seine Stellung als Heros der Kunst, obwohl wir heute wissen, daß seine berühmteste Leistung, die Kuppelkonstruktion, nur die technische Lösung eines von der »Gotik« gestellten und hinterlassenen Problems war. Alles, was vor ihm geschaffen worden war, tritt vor seinen Verdiensten ins Dunkel zurück; diesem Gedanken dient auch der große und überaus merkwürdige Exkurs über die mittelalterliche Baukunst, den wir später in größerem Zusammenhang besprechen werden. Zugleich führt aber die Schrift mitten in den Streit der Parteien nach Brunellescos Tode hinein, dessen große Kirchenbauten bekanntlich unvollendet zurückgeblieben und dadurch zum Zankapfel geworden waren; es ist ein höchst lebendiges Stück der Florentiner Künstlergeschichte, das uns da überliefert wird. Sie atmet die heftigste Polemik, ist tendenziös bis zur Entstellung der Tatsachen, ohne daß dadurch ihr großer historischer Wert allzusehr beeinträchtigt würde. Denn im übrigen ist die Berichterstattung treu und unmittelbar lebendig, wie sie eben unmittelbarer Beziehung zu dem Helden ihr Dasein verdankt; der intime und lebhafte Bericht über die Befestigungen von Vico Pisano zeigt das beispielsweise. Auch verfügte Manetti, wenn er wirklich der Autor ist, über gute Beziehungen zu Männern aus Brunellescos eigener Generation; so wird Luca della Robbia gelegentlich als Gewährsmann genannt.

Der Verfasser hat, wie gesagt, das ausgesprochene Bestreben, seinen Helden in hellstes Licht zu setzen; zu diesem Zwecke zieht er nicht nur Urkunden der Opera heran, freilich nur wo sie seinem Zwecke dienlich sind, sondern fügt auch das große denkwürdige Gutachten Brunellescos vom Jahre 1420 über die Kuppelkonstruktion ein. Freilich wird er gegen die Nachfolger und Konkurrenten des Meisters häufig ungerecht bis zur Gehässigkeit, die sich denn auch gegen Donatello und namentlich gegen Brunellescos langjährigen Mitarbeiter Ghiberti richtet, dessen Verdienste — gegen den urkundlich überlieferten, von Fabriczy sorglich dargelegten Tatbestand — auf ein Nichts herabgedrückt werden. Es ist eben nicht zu vergessen, daß wir eine Parteischrift, eine Apologie vor uns haben, deren Verfasser mit pragmatischen Verknüpfungen arbeitet und die überdies unter dem Einfluß der in Florenz so rasch wuchernden Legende steht. Auch dadurch ist übrigens die Vita ein höchst bedeutendes und sehr persönliches Denkmal; ihr Stil, den ein Deutscher (Frey) weitschweifig und unklar findet, wird von italienischer Seite (Chiappelli, Moschetti), der wir wohl die größere Kompetenz zubilligen müssen, als naiv und volkstümlich gelobt. In der Tat erscheint er uns als sehr lebendig, die Frische eines ersten Entwurfes bewahrend, und in den zahlreichen Anakoluthen manchmal an Ghiberti erinnernd.

Wir haben schon früher die geschäftlichen und häuslichen Aufzeichnungen (*ricordi*) erwähnt, die in Florenz alte Sitte sind und den Übergang zu einer eigentlichen Memoirenliteratur bilden, deren hervorragendstes Beispiel aus dem Trecento das gleichfalls schon erwähnte Hausbuch des Velluti ist. Solche *ricordi*, trockene Geschäftsnotizen, die uns aber gleichwohl manch wertvolles Tatsachenmaterial überliefern, sind uns innerhalb dieser Periode von einer Anzahl namentlich toskanischer Künstler aller Art überliefert; freilich sinken sie erheblich unter das Niveau dessen, was wir Literatur nennen, und sind gar nicht als Darstellungen beabsichtigt. Dahin gehören die Ricordi des Neri di Bicci, des Alessio Baldovinetti u. a. Völlig nebelhaft sind für uns die *ricordi* des Domenico Ghirlandajo, die Vasari gelegentlich nennt. Auch beginnt die später zum breiten Strom anschwellende und mitunter recht anspruchsvoll sich gebärdende Literatur der Künstlerbriefe, jetzt freilich erst in dünnem Faden zu fließen. Dagegen ergibt das Tagebuch eines Laien, des Luca Landucci (1450 bis 1512), eine nicht unbedeutende Ausbeute auch in künstlerischer Beziehung für den hier in Betracht kommenden Zeitabschnitt; ihm schließt sich für den ganzen Verlauf des Cinquecento dasjenige des Agostino Lapini an.

Im ganzen ist der vortreffliche Abriß der florentinischen Kunsthistoriographie, den Frey seiner Ausgabe des Anonimo Magliabecchiano (Berlin 1892) vorangestellt hat, zu vergleichen.

Cristoforo Landini († 1504), Dantekommentar, Ed. pr. Flor. 1481, spätere Ausgabe (zusammen mit dem Kommentar des Velutello) von Francesco Sansovino, Venedig 1564. Er enthält die Apologie Dantes mit der Übersicht der florentinischen Kunstgeschichte, vgl. Frey a. a. O., p. XLVI. Über Landini: Tiraboschi, Letteratura ital. Venez. Ausg. 1796, VI, 3, p. 995.

Die *vite di IV uomini singhulary in Firenze dal 1400 innanzi*, erhalten in einem Sammelbande von der Hand des Antonio Manetti (Magliabecchiana XVII, 1501), sind zuerst gedruckt bei Milanesi, Operette istoriche edite ed inedite di A. Manetti, Florenz 1887, dann von Frey in seiner Schulausgabe der Viten Vasaris, Bd. IV (Brunellesco), Berlin 1887, p. 119—120 (der Schluß in den Anmerkungen p. 205—206) und von v. Fabriczy, Archivio stor. dell'arte 1892, 56. Die einschlägige Literatur über die Person des Autors s. u.

Ugolino Verino, De illustratione urbis Florentiae, 1. III, mit dem Künstlerkatalog im II. Buche, 1512, in 2. A. noch Florenz 1636 erschienen. Ein Gedicht Verinos zum Lobe der florentinischen Kunst hat H. Brockhaus in der Festschrift zu Ehren des kunsthistorischen Instituts in Florenz 1897 mitgeteilt. Raphael Volaterranus, Commentariorum Urbanorum l. XXXVIII, Rom 1506, gehört, da in der Anthropologia L. XXI, vol. I, p. CCC) schon der Traktat des Gauricus benützt ist, streng genommen schon in die folgende Periode. Der Künstlerkatalog daraus gedruckt bei Müntz, Les arts à la cour des papes II, 304. Camillo Leonardi (aus Pesaro), Speculum lapidum, Venedig 1502, Augsburg 1533, ja noch Hamburg 1717 gedruckt.

Michele Savonarola, De laudibus Patavii (um 1440), gedruckt bei Muratori. SS. RR. Ital. XXIV. Der die Künstler betreffende Abschnitt in meinem Quellenbuch z. Kunstgeschichte no. LIII. Über seine Schriftstellerei im allgemeinen sehr ausführlich Tiraboschi, Storia della lett. ital. (Venez. A. 1796) VI, 413f.

Bartholomaeus Facius († 1457), De viris illustribus, zuerst von Mehus, Florenz 1745 herausgegeben. Über F. vgl. Tiraboschi, Lett. ital. VI, 2, 685f. und Becker, Schriftquellen zur Gesch. der altniederländischen Kunst, Diss. Leipzig 1897, 32f.

Giovanni Santi († 1494), Reimchronik der Taten des Herzogs Federigo von Urbino, Zum erstenmal aus der Hs. (Cod. Ottobon. der Vaticana 1305) von Holtzinger herausgegeben, Stuttgart 1897, fast nur als roher Textabdruck, ohne nennenswerten Apparat. (Der Lobspruch der Malerei: B. XXII, cap. 96, v. 66ff.). Vgl. Schmarsow, Gio. Santi, in der Vierteljahrschrift f. Kultur u. Literatur der Renaissance II (1887), auch sep. Berlin 1887.

Eine merkwürdige Adressenliste der besten florentinischen und sienesischen Künstler um 1350, die für die Bestellung einer Altartafel in Pistoia in Betracht kamen, mitget. von Chiappelli im Boll. stor. Pistoiese II, fasc. 1, darnach von Fabriczy im Repertorium f. Kw. XXIII, 496. Eine Charakteristik florentinischer Künstler vom Ende des 15. Jahrhunderts, zu ähnlicher Information für Herzog Lodovico il Moro bestimmt, auf einem Blatte im Mailänder Staatsarchiv, mitget. von Müller-Walde, im Jahrb. d. k. preuß. Kunstsammlungen XVIII, 113 (der ital. Text im Anhang, S. 165).

Die anonyme lateinische Biographie des L. B. Alberti befindet sich in der Magliabecchiana (cl. IV, 48), wurde von Mehus 1751 wieder aufgefunden und zuerst von Muratori, SS. RR. Ital. XXV, veröffentlicht, vgl. den Brief Baldinuccis von 1680 an Ant. Magliabecchi, in dessen Besitz sich damals die Hs. befand, bei Campori, Lettere artistiche

129, n. 161. Dann auch bei Galletti, Phil. Villani de civ. Florentiae famosis civibus. Flor. 1847, S. 139f, Italienisch bei Bonucci, Opere volgari di L. B. Alberti, Flor. 1843, und darnach wiederholt bei Solerti, Autobiografie e vite de' maggiori scrittori Italiani, Mailand 1903, p. 163f. Sonstige Lit. über Alberti s. u. Anfang und Schluß der Vita fehlen. Fueter gibt in seiner ausgezeichneten Geschichte der neuern Historiographie (in Below-Meinekes Handbuch der m. a. u. neuern Geschichte I, München 1911, S. 105) eine gute, besonders gegen Janitscheks Ausführungen (s. u.) gerichtete Charakteristik der Selbstbiographie, die hier ausdrücklich als solche anerkannt wird.

Die anonym überlieferte Vita des Brunellesco befindet sich in der Nationalbibliothek zu Florenz (cl. VIII, 1401). Zuerst von Moreni mit Baldinuccis Biographie publ. u. d. T. Due vite inedite di Fil. Brunellesco, Flor. 1812, jedoch interpoliert und mit z. T. willkürlich geänderten Lesarten. Vgl. die Note zu Milanesis Vasariausgabe II, 329 u. 341. Neue Ausgaben gleichzeitig von Milanesi, Opere istoriche ed inedite di Antonio Manetti, raccolte da Gaetano Milanesi per la prima volta ed al suo vero autore restituite, Flor. 1887, und von Holtzinger (nach dem Druck, jedoch mit Hinzufügung der Varianten aus der Hs.), Stuttgart 1887, endlich von Frey, mit revidiertem Texte und guter Einleitung in seinen Ausgewählten Biographien Vasaris, IV. Bd., Berlin 1887.

Milanesi identifizierte als erster den Autor mit Antonio Manetti, fast nur aus paläographischen Gründen, wegen der Übereinstimmung mit dem unzweifelhaft von Manettis eigener Hand herrührenden Sammelband der Biblioteca Nazionale XVII, 1051, der die *uomini singhulari* enthält (s. o.). Die Autorschaft der letzteren wurde zuerst von C. v. Fabriczy, abgelehnt, in seinem früher erwähnten Aufsatz im Archivio dell' arte 1892. dann in der Einleitung zu seinem großen Werk über Filippo Brunellesco, Sein Leben und seine Werke, Stuttgart 1892, p. XIIf., während er für die Vita Brunellescos sie nicht in Zweifel zog; in Beziehung auf die Novelle vom dicken Tischler dann von Barbi, A. Manetti e la novella del grasso legnajuolo, Flor. 1893 (Nozze Cassini-d'Ancona) entschieden bestritten. Dann trat Al. Chiappelli auf den Plan, der alle Gegengründe resumierte, auch ein unbekanntes Fragment aus einem Codex in Pistojeser Privatbesitz mitteilte, und endlich die Vita Brunellescos selbst dem Manetti nahm: Della vita di F. Brunellesco attribuita ad A. Manetti con un nuovo frammento di essa tratto da un codice Pistoiese del s. XVI im Archivio stor. Italiano 1896 (XVII, 241), später auch in des Autors Pagine d'antica arte fiorentina, Flor. 1905 wiederholt. Der neu gefundene Codex ist nicht nur vollständiger, sondern enthält auch bessere Lesarten, so daß die Florentiner Handschrift des Anspruchs, das Original zu sein, verlustig geht. Neuerdings ist jedoch A. Moschetti, Ant. Manetti ed i suoi scritti intorno a Fil. Brunelleschi, in der Festschrift für Attilio Hortis, Triest 1910, abermals für Manettis Autorschaft an sämtlichen von Milanesi publizierten Schriften eingetreten. Er hat die Frage von einer Seite angefaßt, die seine Vorgänger seltsamerweise vernachlässigt hatten, und seine Hypothese durch eine sorgfältige Analyse und Vergleichung des stilistischen Ausdrucks zu erhärten gesucht. Es ist für einen Nichtitaliener schwer, ihm auf dieses Gebiet zu folgen, ich bekenne auch, daß mir an seinen Gegenüberstellungen durchaus nicht alles einleuchtet, meine jedoch, daß die innere Wahrscheinlichkeit für seine Annahme spricht. Chiappellis Gründe gegen Milanesis Behauptungen waren allerdings einleuchtend; sie ergaben Manetti lediglich als Schreiber, aber noch keineswegs als Autor der in dem Florentiner Sammelbande vereinigten Stücke. Die Vita ist nicht vollständig, sie bricht in der Florentiner Fassung, die gewiß auch Vasari vorgelegen hat, bei der Erzählung vom Bau von S. Spirito ab. Endlich sind noch die Ausführungen Kallabs in seinen Vasaristudien, Wien 1908, p. 158, zu vergleichen.

Die in der Vita enthaltene Denkschrift Brunellescos über die Domkuppel (1420) ist mit verschiedenen Emendationen selbständig gedruckt bei Durm, Baukunst der Renaissance in Italien, Stuttgart 1903, p. 69 (= Rep. f. Kunstwissensch. XXI, 1898, 259—261). Deutsch von demselben, Zwei Großkonstruktionen der ital. Renaissance, Berlin 1887.

Aufzeichnungen von Künstlern. Oderigo di Andrea di Credi, orafo fiorentino, Memorie 1405—1425. ed. Polidori im Arch. stor. Ital., ser. I, vol. IV, 3. — Bernardo Cennini, orafo fior. (um 1450), ed. Fantozzi, Memorie biografiche di B. C., Flor. 1839. — Neri di Bicci, Ricordi (1452—1475). Auszug bei Milanesi, Vasari II, 701. — Maso di Bartolommeo, Ricordi (1447—1453). Yriarte, Journal d'un sculpteur florentin, Paris, Rotschild 1894 (= Gaz. d. b. arts 1881, I, 426 und Arch. stor. Ital., ser. V. vol. XV, 391 f.), vgl. Janitschek im Anhang zu L. B. Albertis Kl. kunsttheoret. Schr. 257 f. — Alessio Baldovinetti († 1499), Ricordi (aus einer Abschrift Milanesis, jedoch unvollständig) ed. Pierotti, p. Nozze Bongi-Ranalli Lucca 1868 und im Anhange zu Londi, A. Baldovinetti fiorentino, Flor. 1907. Poggi, I ricordi di A. B. nuovamente publ. ed illustrati (Frammenti ined. di vita fiorentina ed. Lorenzoni, fasc. 1, 2), Flor. 1909. Horne, A newly discovered libro di ricordi of A. B. (im Archiv von S. Maria Nuova in Florenz), Burlington Magazine II, 22, 167 (Text auf S. 381). Dazu die Notizen aus dem Merkbuche des Francesco Baldovinetti († 1545) auf der Nationalbibl. in Florenz, die Nachrichten über Alessio, Florentiner Paläste u. dgl. enthalten, mitgeteilt von Fabriczy im Rep. f. Kw. XXVIII, 539 f. und bei Poggi a. a. O. 47. Über Domenico Ghirlandajos ricordi (Vasari, ed. Milanesi II, 452, v. di Stefano): Frey in seiner Ausgabe des Anon. Magliabecchiano, p. 236 und Kallab, Vasaristudien, 157 und 206. Ausgabenbücher des Dom. Ghirlandajo erwähnt Vasari tatsächlich (v. di Michelagnolo VII, 138).

Luca Landucci, Diario fiorentino 1480—1516, ed. del Badia, Flor. 1883, deutsch von Marie Herzfeld, Jena 1912. Janitschek hat im Rep. f. Kunstw. III, 377, kunstgeschichtliche Notizen aus Landucci ausgezogen. — Agostino Lapini, Diario (1596). ed. Corazzini, Flor. 1900. Die Briefliteratur wird in einem späteren Abschnitt angeführt werden; für unsere Periode kommt der I. Band von Gayes Carteggio inedito in Betracht.

II.

Die Theoretiker der Frührenaissance.

(1. L. B. Alberti.)

An der Spitze steht (abgesehen von Ghiberti) Leone Battista Albertis großes Hauptwerk, der erneuerte Vitruv, die zehn Bücher *de re aedificatoria.* Seine eigentliche Wirksamkeit beginnt, trotz allen Lobes der Zeitgenossen, doch erst im 16. Jahrhundert. Die Editio princeps des lateinischen Originals ist auch wirklich erst Jahre nach Albertis Tod zu Florenz 1485 herausgekommen. Die Übersetzungen in die Nationalsprachen, die das Buch erst populär gemacht haben, fallen sämtlich in die zweite Hälfte des folgenden Jahrhunderts, als der Boden schon für den kommenden Klassizismus vollständig urbar gemacht worden war. Aber schon Rabelais hat Alberti neben Vitruv gestellt.

Die Abfassung des Werkes fällt nach Matteo Palmieris Bericht in die Zeit, da sich Alberti am Hofe Nicolaus V. in Rom aufhielt; diesem großen Papste soll er schon 1452 Einsicht in das Werk gegeben haben. Aber wirklich bekannt wurde es erst durch den Druck;

die unmittelbare Wirkung auf die Zeitgenossen war gering, auch aus innern Ursachen; die nicht zahlreichen Zitate bei Biondi da Forli, Filarete, Manetti (Vita des Brunellesco), Francesco di Giorgio, bezeugen, daß es mehr vom Hörensagen bekannt als wirklich gelesen war.

Der Inhalt dieses größten Werkes des merkwürdigen Humanisten schließt sich in seinen äußeren Umrissen an Vitruv an, schon in der Anzahl der Bücher. Das erste bis dritte behandelt alles das, was bei dem alten Lehrmeister unter den Begriff der *firmitas* fällt, Wahl des Terrains, Baumaterialen, Fundamentierung, Buch IV—V die *utilitas* d. h. die Arten der Gebäude nach ihrer Zweckbestimmung, Buch VI die architektonische Schönheit (*venustas*), Buch VII—IX den »Hochbau« (VII. Tempel, d. i. Kirchen, VIII. die öffentlichen, IX. die privaten Gebäude), Buch X die in Vitruvs VIII. Buche abgehandelte Wasserbaukunst. Die Kunst des Festungs- und Kriegsarchitekten, die, wie wir wir noch später sehen werden, in Italien zu einem eigenen hochentwickelten und weit über seine Grenzen hinaus wirksamen Fach gedieh, fehlt bei Alberti so gut wie völlig, denn die ganz antikisch drapierten Vorschriften über die Anlage eines römischen Lagers u. s. f. im V. Buch sind kaum hierher zu rechnen; die Maschinen, die Vitruv im IX. und X. Buch ausführlich behandelt, bilden bei seinem Nachfolger einen Anhang zum VI. Buch.

Vitruv, der im frühen und hohen Mittelalter wenigstens in Gelehrtenkreisen bekannt war, wurde der Renaissance doch erst wieder durch Poggio wiedergegeben, aber der erste Druck fällt sogar nach Albertis Schrift (ca. 1486); dieser sowohl wie Ghiberti waren noch durchaus auf handschriftliche Kopien angewiesen, deren Texte recht verderbt und noch nicht durch philologische Kritik gereinigt waren. Alberti klagt auch, wie Ghiberti über seine Pliniusvorlagen, darüber, redet von Unverständlichkeit und schlechtem Stil. Er hat aber doch, parallel mit der Pliniusbearbeitung Ghibertis, die erste große Erneuerung des alten Grundschriftstellers unternommen, und zwar völlig im Geiste einer neuen Zeit. Nirgends erscheint Alberti auch originaler als hier, wie er denn geistig weit über dem im Grunde recht kümmerlichen Kompilator der Kaiserzeit steht. Er wahrt überall seine Selbstständigkeit, noch mehr als Ghiberti, übt Kritik an den Maßen seines Autors, hat auch in Rom selbst Messungen angestellt und gelegentlich bis zu den Fundamenten hinab gegraben. Darin wandelt er altnationale Wege, denn dergleichen Messungen hatte schon zu Petrarcas Zeiten der paduanische Arzt Dondi in Rom unternommen, und die Anekdoten von Brunellescos und Donatellos »Schatzgräberei« sind wenigstens ein Reflex davon. Wichtig ist auch, daß Alberti die Denkmäler durchaus als seine primäre Quelle betrachtet und dies ernstlich betont.

Für die Richtung von Albertis Schriftstellerei überhaupt ist es bezeichnend, daß sie sich gar nicht an Leute vom Fach, sondern an das große humanistisch gebildete Publikum wendet, wie auch die spätern großen Traktate des 14. Jahrhunderts, seine Nachfolger, an die Adresse der *dilettanti* und Bauherren gerichtet sind. Darum ist auch die ursprüngliche Fassung in der Gelehrtensprache, lateinisch. Trotz seines Verkehrs in Handwerksbuden und Ateliers, von denen die anonyme Vita, ein wenig den alten Sokrates kopierend, zu berichten weiß, hegt Alberti überall das Bestreben, den Boden des Handwerks zu verlassen und sich dem vitruvianischen Ideal, der *ars liberalis*, zu nähern. Aber er weiß doch vieles aus eigener Praxis zu berichten, so z. B. in Buch X, wo er von seinen Konsolidierungsarbeiten an den dem Einsturz nahen Seitenschiffen der alten Peterskirche in Rom spricht. Ebenso zeigt in der Schrift über die Malerei die Empfehlung kleiner, noch jetzt geübter Praktiken den Routinier: das Betrachten mit blinzelndem Auge, um die Form malerischer aufzufassen, die Beurteilung im Spiegel u. a.

Trotz des augenscheinlichen Ehrgeizes Albertis, der Vitruv der Modernen zu werden, trotz aller rückwärtsgewandten Gelehrsamkeit, über deren Herkunft das Verzeichnis der benützten (auch griechischen) Schriftsteller in Buch II Auskunft gibt, ist doch überall das Bestreben sichtlich, an Modernes anzuknüpfen und mit diesem fortzuwirken. Bei Alberti ist das naive mittelalterliche *exemplare* kaum mehr vorhanden, das bei Ghiberti noch in so reichem Maße vorherrscht. In der Terrainlehre, bei der Aufzählung von Fundstätten für Baumaterial ergibt sich diese Rücksicht auf heimische und zeitgenössische Verhältnisse von selbst; aber anderes, wie die Forderung humaner Gefängnisse, die Rücksicht auf Spitäler und andere gemeinnützige Anstalten, läßt den modernen Toskaner erkennen, so gerne er auch Beispiele aus der verehrten Antike vorbringt. Durchaus modernem Gefühl ist auch die sehr beachtenswerte Erörterung der landschaftlichen Wirkung des Bauwerks entsprungen, womit das, was die Vita von Albertis Naturgefühl zu berichten weiß, stimmt. Kommt aber der reine Theoretiker zu Wort, so fühlen wir uns sogleich in der dünnen und klaren Luft des strengen Klassizismus; was die »mittlern« Zeiten nach dem Altertum geschaffen haben, wird mit einer Gebärde feinsten Hochmuts auf die Seite geschoben. Es ist das Gefühl nationaler Zusammengehörigkeit, das nicht zuletzt da wirksam ist; von den *nostri antichi* (zu denen er mit besonderem Nachdruck auch die alten Etrusker rechnet) spricht er schon in der Einleitung; das macht ihn auch ungerecht gegen die große Entwicklung der eigenen Väterzeit. Es steht im Zusammenhang damit, daß er bemüht ist, Vitruvs griechische Terminologie überall durch lateinische zu ersetzen. Doch ist die ihm zugeschriebene Schrift über die fünf Säulenordnungen, wie Hoffmann mit Recht ausgeführt hat, nicht von ihm, sondern erst ein Niederschlag aus der Zeit des reifen Klassizismus, etwa Serlios. Aber Alberti hat nicht nur die Theorie der Baukunst, sondern auch die der beiden andern Schwesterkünste behandelt; die Schriften *de pictura* und *de statua* gehören zu den wichtigsten Dokumenten der Frührenaissance überhaupt.

Die erste, die von 1436 datiert ist und demnach die älteste theoretische Äußerung des Quattrocento, noch vor Ghiberti fallend, darstellt, trägt an der Spitze eine Widmung an Brunellesco, die eine wichtige Urkunde damaliger Künstlergeschichte ist. Der Zweck, den Alberti mit seiner Schriftstellerei verfolgt, ist hier klar ausgesprochen: gleich Ghiberti will er den Neueren das geben, was sie im Vergleich mit den Alten schmerzlich vermissen: Regel und System der Bildkünste. Er will hier aber populär, als »Maler«, nicht als »Mathematiker« reden, wenn er die unverrückbaren theoretischen Fundamente der Kunst behandelt. Bemerkenswert ist übrigens das Bekenntnis (im II. Buche), daß er die Malerei nur in seinen Mußestunden, also doch eigentlich als Dilettant, betreibe. Zwar beruht seine Darstellung, wie kaum anders zu erwarten, der Hauptsache nach auf Euklid, ist aber doch, schon des Themas wegen, selbständig und eigenartig.

In einer bemerkenswerten Einleitung scheidet Alberti sachgemäß zwischen der haptischen Form im Sinn der neuern Sinnespsychologie, der tastbaren, stereometrischen »Daseinsform« (nach Hildebrands sehr anfechtbarem Ausdruck) und der optischen, der »Erscheinungsform«. Diese hat veränderliche Eigenschaften, die dem Wechsel von Ort und Beleuchtung unterliegen. Daran schließt sich die Theorie der Sehstrahlen, in der bis ins 17. Jahrhundert hinein üblichen Weise abgehandelt, bevor Galileis Schüler, Bernardo Castelli, sie auf moderne Grundlage stellte. Der folgende Abschnitt von den Farben ist kurz, enthält aber manche feine Beobachtung, z. B. über Reflexe auf einer grünen Wiese. Auch seine »Demonstrationen« in Rom, die Versuche mit dem Guckkasten, deren die anonyme Vita gleichfalls gedenkt, werden kurz berührt; Burckhardt hat übrigens auf eine arabische Quelle (Ibn Firnas bei Hammer, Literaturgesch. der Araber I, 51, Kultur der ital. Renaissance, Ital. Ausg. I, 289) verwiesen. Alberti unterscheidet vier Hauptfarben: Rot, Blau, Grün, Gelb, die noch — ein merkwürdiger Zug — in mittelalterlicher Weise den vier Elementen parallelisiert werden. Weiß und Schwarz sind, gegen die aristotelische Lehre, hingegen keine Farben, sondern Modifikationen des Lichtes.

Nun folgt die moderne naturwissenschaftliche Definition der malerischen Darstellung als eines Querschnitts durch die Sehpyramide;

hier steht Alberti völlig auf dem Boden seiner Zeit und seines florentinischen Mittels. Der Beweis ist mathematisch in großer Ausführlichkeit geführt; völlig neu ist die Anwendung auf die bildende Kunst, denn an die Antike konnte hier nicht angeknüpft werden. Kern hat jedoch in außerordentlich lehrreicher Weise dargelegt, wie das italienische Trecento, vor allem die sienesische Malerei, hier, wenn auch noch in tastenden Versuchen, vorgearbeitet hat. Sind Albertis Methoden der perspektivischen Konstruktion, der Bestimmung des Augenpunktes u. s. w. noch unvollkommen, so steht seine Schrift doch ehrwürdig da als der Beginn jener unabsehbaren Reihe von Schriften über künstlerische Perspektive, die Italien bis ins 18. Jahrhundert hinein hervorgebracht hat; Ghiberti ist zur Behandlung der gleichen Sache nicht mehr gekommen.

Nach dieser Grundlegung folgt im II. Buch die Systematik der Malerei. Auch hier ist Alberti der Ahnherr der zahlreichen Systeme der Kunsttheorie, die schließlich in die klassizistische Ästhetik des 18. und 19. Jahrhunderts ausmünden. Und auch hier befinden wir uns mitten in der praktischen Kunstübung von Florenz. Alberti stellt, wieder streng in mathematischem Geiste fortschreitend, drei Teile der Malerei fest, den linearen Umriß (*circonscriptione*), die Zusammensetzung der Flächen (*compositione*), die Modellierung der Körper im farbigen Licht (*receptione di lumi*). Bei dem ersten kommt das Hilfsmittel des Gradnetzes (*velo*), als dessen Erfinder er sich im lateinischen Text ausdrücklich rühmt, das aber auch Ghiberti kennt, zur Sprache; in der Tat etwas Neues, zum mindesten in seiner Anwendung auf die mathematisch fundierte Perspektive, das an Stelle des mittelalterlichen *exemplum* und der mechanischen Bausenschablone Cenninis und des Kunstbuches von Athos trat. Im zweiten Teil, der »Komposition« kommt die Proportionslehre zu Wort, die jetzt durch die Anatomie eine ganz neue und feste Grundlage erhielt. Alberti lehrt schon das Verfahren der Renaissance, die Figuren zuerst nackt anzulegen, aus sicherer Kenntnis von der Lagerung der Knochen, Sehnen und Muskeln zu beginnen, und sie dann erst zu bekleiden. Auch der dritte Teil, der vom Kolorit handelt, trägt echt florentinische Züge. Der Hauptakzent liegt auf der scharfen plastischen Modellierung, dem *rilievo*, das Leonardo noch zu Beginn des Cinquecento so stark betont. Es war kein Zufall, daß Toskana seit dem Trecento die Hegemonie in der Plastik Italiens innehatte. Auch die Farbenharmonie Albertis ist ausgesprochen florentinisch, ein Akkord von Rosa, Grün, Himmelblau; größte Sparsamkeit im höchsten Licht und Schatten wird sorglich eingeschärft — um des *rilievo* willen. Wenn Alberti vor zu reichlicher Anwendung des reinen Goldes warnt, es nur an untergeordneten Ornamenten und architektonischen Teilen duldet, so wendet er sich damit unmittelbar gegen seine Zeit, die den schweren plastischen Goldauftrag noch gerne in der Weise des Mittelalters anwendet.

Wesentlich kürzer, aber nicht minder inhaltsreich ist der Traktat *de statua*, am spätesten, wie es scheint, nach 1464 entstanden. Auch er ist ursprünglich lateinisch abgefaßt; hier gibt Alberti, wann auch an Plinius sich anlehnend, doch im Wesen völlig selbständig und in tiefer praktischer Einsicht, die berühmte, von der ganzen Renaissance angenommene Definition der Bildnerei *per via di porre* und *per via di levare*. Er unterscheidet drei Arten, von dem Charakteristikon der technischen Arbeit ausgehend: die Plastik, die Stoffe wegnimmt und zusetzt (Bildnerei in weichem Material, also Ton und Wachs), diejenige, die bloß wegnimmt und die lebende Form aus dem Werkstück herausholt (Steinplastik), endlich die dritte, die bloß zusetzt, die Toreutik, *caelatura* des Plinius, die Treibarbeit in Metall. Der Bronzeguß findet als rein technisch-manueller Vorgang keine Erörterung. Der Bildner bedarf jedoch einer festen Methode. Von einer merkwürdigen Scheidung des Gattungsgemäßen und Individuellen ausgehend, fixiert Alberti seine Regeln der Messung (*dimensio*) und Grenzbestimmung (*definitio*). Die erste, mit Lineal und Winkelmaß hantierend, umfaßt die Proportionslehre, die Alberti als einer der ersten, in streng klassizistischem Geiste ausgebaut hat; die zweite, der ein von ihm selbst ersonnenes Instrument, der *definitor*, dienen soll, hat die Aufgabe, die individuellen, temporären, durch die Bewegung hervorgebrachten Veränderungen in der anatomischen Erscheinung des Modells so genau als möglich festzuhalten. Es sind Probleme, die unter anderem (nach Vinc. Dantis Zeugnis) Michelangelo literarisch fixieren wollte und die der Erstgenannte, seinen Spuren folgend, zu lösen versuchte.

Albertis Traktat der *statua* ist wohl die am klarsten und folgerichtigsten gedachte unter seinen kunsttheoretischen Schriften, eine reife Frucht der Altersweisheit; hier namentlich sind zum erstenmal Ideen dargelegt, deren Wirksamkeit freilich erst viel später begonnen hat.

1. Albertis Hauptwerk, die X libri de re aedificatoria, sind erst nach seinem Tode (1472) in der Urausgabe, Florenz 1485 in Folio erschienen. Die wichtigsten Handschriften sind die der Laurenziana LXXXIX, 113; der Cod. Vaticanus Urbinas. lat. 24, geschrieben 1483 in Padua; eine vielleicht für Matthias Corvinus gefertigte Kopie auf der Bibliotheca Estense in Ferrara. Weitere Ausgaben, die den steigenden Anteil, den das 16. Jahrhundert an dem Werke nahm, beweisen, sind zu Straßburg 1511 und 1541, zu Paris 1512 und 1543 erschienen. Erste italienische Übersetzung von Pietro Lauro, Venedig 1546, an die sich die zumeist benützte, durch Holzschnitte erläuterte von Cosimo Bartoli, dem kunstverständigen Freunde Vasaris, anschließt, zusammen mit den kleineren Traktaten (übers. von Lod. Domenichi), nel Monteregale, bei Torrentino, im gleichen Verlage und im gleichen Jahre wie Vasaris erste Ausgabe, 1550, erschienen; 2. Auflage, ebenda 1565, abermals mit Vasaris zweiter Auflage zusammenfallend (Nachdruck Venedig 1565). Die

italienische Bearbeitung, die Bonucci für Albertis Original selbst hält, ist erst von dem Genannten in seiner Ausgabe der Opere volgari di L. B. Alberti, Florenz 1843, vol. IV veröffentlicht worden (Hs. der Riccardiana in Florenz, nur drei Bücher umfassend). Weitere Ausgaben des gleichen Textes, London 1726 (und 1739, italienisch-englische Parallelausgabe), Bologna 1726 und 1782, Rom 1784, Perugia 1804 (von B. Orsini, mit Noten, in den Classici italiani, Mailand 1804 und Mailand 1833 (mit Noten von Ticozzi). Auf Bartolis Arbeit fußen die französische Übersetzung (mit den Holzschnitten nach Bartoli) von Jean Martin, Paris, Kerver 1553, ferner eine schlechte spanische von Franc. Lozano, Madrid 1582 (wiederholt 1640). Portugiesisch von Andrea Resendens, schon 1493. Erste deutsche Übertragung von Max Theuer, Wien 1912 (mit Anmerkungen, erläuternden Zeichnungen und Bibliographie). Über eine Sonderfrage (Inkrustation bei A.): Behne, Monatsh. f. Kunstwiss. 1914, 55.

2. De pictura libri II. Erste lateinische Originalausgabe, Basel 1540, und (mit Vitruv und Gauricus zusammen) Leyden, Elzevir 1649. Der italienische Originaltext Albertis ist erst von Janitschek zugänglich gemacht worden (s. u.). Italienische Übersetzungen von Domenichi, Venedig 1547 und Florenz 1568, von Bartoli, Venedig 1568 (opuscoli morali di L. B. A.). Il trattato della pittura e i cinque ordini architettonici con prefaz. di G. Papini, Lanciano 1911. Spanisch von De Silva. Madrid 1784. Eine neugriechische Übersetzung aus dem 18. Jahrhundert befindet sich (nach Janitschek) in der Marciana. Zum Technischen: Berger, Beiträge IV, 1—3, sowie in einem Buche, das hier ein für allemal angezogen wird und eine wahre Schatzkammer technisch-historischen Wissens ist, bei J. Meder, Die Handzeichnung. Wien 1919.

3. De statua. Der lateinische Urtext ist erst von Janitschek publiziert worden. Die älteste italienische Übersetzung von Bartoli steht in dessen Venezianer Ausgabe von 1568 (s. o.). Deutsch (ohne Nennung Albertis!) von dem Vitruvübersetzer Walter Rivius, Fürnembster Notwendigster angehend mathematische und mechanische Künste eigentlicher Bericht, Nürnberg 1547 (s. u. sowie Stark, Handbuch der Archäologie, p. 95). Ob die in einem Brief von 1470 erwähnte, angeblich von A. herrührende Schrift de arte aeraria mit unserem Traktat identisch ist? (vgl. Voigt, Wiederbelebung des class. Altertums. 2. A., I, 375 und weiter unten).

4. Imago Romae (mit Plan), teilweise her. von de' Rossi, Piante de Roma, Rom 1878. Über das technische Verfahren der Planzeichnung, s. Winterberg im Repertorium a. u. a. O. 335 f.

5. De punctis et lineis apud pictores, her. von Mancini a. u. a. O. 66.

6. Elementa picturae (kurze Übersicht der für den Maler notwendigen geometrischen Probleme), ed. Mancini, Per nozze, Cortona 1864. Eine alte italienische Übersetzung (Albertis Volgareübertragung scheint verloren zu sein) bei Mancini, Opera inedita etc. 47 (s. u.).

Unechtes und Zweifelhaftes.

1. I cinque ordini architettonici, 1. A., bei Bonucci, IV, 377, nach der (einzigen) Hs. der Chigiana, ital. und deutsch bei Janitschek (s. u.). Nach Hoffmann erst aus Serlios Zeit.

2. Trattato della prospettiva (Optik) bei Bonucci IV, 95. Die Echtheit ist sehr zweifelhaft, vgl. Mancini und Brockhaus in seiner Ausgabe des Gauricus, p. 41.

Gesamtausgaben. Bartolis und Domenichis Übersetzungen von Albertis drei Hauptwerken über die bildenden Künste sind in der schönen Bologneser Folioausgabe von 1782 (und 1786) vereinigt. Auf Bartolis Text beruhen auch die Ausgaben von Dufresne (nur de pictura und de statua, zusammen mit Lionardos Traktat), Paris 1651 (Neapel 1733), dann die große italienisch-englische Parallelausgabe, London 1726 und 1793, ferner die der Classici Italiani, Mailand 1804. Die drei kleineren Traktate (de pictura, de statua, die 5 Säulenordnungen), deutsch von Janitschek, A.s kleinere kunsttheoritische Schriften in

Eitelbergers Quellenschriften, Band XI, Wien 1877, mit guter Einleitung über die Handschriften etc.

Ferner die wichtigen Ausgaben: L. B. Alberti, Opere volgari, ed. Bonucci, Florenz 1842—1849, nicht völlig einwandfrei. L. B. Alberti opera inedita et pauca separatim impressa, ed. Mancini, Florenz 1890.

Über Albertis Kunstschriften: Außer der grundlegenden Biographie von Mancini, Vita di L. B. Alberti, Florenz 1882 (dazu desselben Autors Nuovi documenti e notizie di L. B. A. im Archivio storico Italiano, Ser. IV, vol. 19 und separat, Florenz 1897) und Janitscheks Einleitung zu seiner oben erwähnten Übersetzung: Pozzetti, L. B. Albertus landatus, mit Anhang: memorie e documenti intorno alla vita letteraria di L. B. A., Florenz 1789. Popelin, L. B. A., Gaz. d. b. arts XXV, 403 (Paris 1868). Janitschek, Albertistudien im Repertorium f. Kunstw. VI. Winterberg, L. B. A.s technische Schriften, ebenda, VI, 326. Hoffmann, Studien zu L. B. A.s zehn Büchern de re aedificatoria, Dissert., Frankenberg 1883. Vesco, L. B. A. e la critica l'arte in sul principio del Rinascimento. L'Arte XXII (1919), auch über die mittelalterlichen Vorgänger seit dem Heraclius, etwas wortreich. Staigmüller, Kannte A. den Distanzpunkt? Repertorium f. Kw. XIV. Panofsky, Das perspektivische Verfahren L. B. Alberti's Kunstchronik, N. F. XXVI, 508, mit dem wichtigen Nachweis, daß A. das Verfahren des Distanzpunktes nicht gekannt hat, wie er auch in den übrigen Kunsttraktaten des Quattrocentos nicht erscheint. Irene Behn, L. B. A. als Kunstphilosoph; Straßburg 1911 (= Zur Kunstgesch. des Auslandes, Heft 85). Flemming, Die Begründung der modernen Ästhetik u. Kunstwissenschaft durch L. B. A. Leipzig 1916. Über L. B. A.s Rolle als Architekt: Schumacher, L. B. A. und seine Bauten, bei Borrmann und Graul, Die Baukunst, III. Serie, Heft 1.

Die übrige Literatur über A. findet man am bequemsten, obwohl nicht lückenlos zusammengestellt, in dem Artikel Suidas, in Thieme-Beckers Allg. Künstlerlexikon I, s. v. Alberti. Immer lesenswert bleibt der Aufsatz von A. Springer über A. in seinen Bildern a. d. neuern Kunstgeschichte, 2. A., I, 259. Über Albertis Stellung in der wissenschaftl. Literatur: Olschki, Gesch. d. neusprachl. Wiss. I, 45—88.

2. Die Romantiker der Frührenaissance.

Wesentlich anderer Natur ist die Schriftstellerei eines etwas jüngern Landsmannes Albertis, des Antonio Averlino, der sich mit einem gezierten Humanistenausdruck Filarete nannte. Architekt und Bronzebildner, hat er sein Leben außerhalb seiner Vaterstadt, wo man ihn, scheint es, nicht sonderlich schätzen wollte, verbracht, in Oberitalien, wo er das große Spital von Mailand baute, in Rom, wo er einen bedeutenden Auftrag erhielt, den Guß der Erztüren von S. Peter. Sein großer Traktat, der zwar bis auf den heutigen Tag nicht vollständig gedruckt ist, aber seine Beliebtheit durch zahlreiche Handschriften und die für Matthias Corvinus angefertigte lateinische Übersetzung bekundet, ist zwischen 1451 und 1464 entstanden. Vasari hat ihn recht abfällig beurteilt; er bleibt aber doch ein ansehnliches Dokument der Frührenaissance. Mit Alberti hat Filarete die starke Tendenz nach dem antiken Ideal gemein, von der nicht nur sein nom de guerre, sondern auch seine Werke — so die Odysseusplakette in Wien und die für Piero Medici gefertigte Bronzereduktion des Marc Aurel in Dresden — Zeugnis ablegen. Die romanhafte Einkleidung und das klassizistische Mittel nähern seinen Traktat dem später zu besprechenden *Traum des Polifilo*, aber an literarischer Formvollendung steht er weit unter Alberti. Wohl aber hat er nähere Beziehungen zur Praxis als dieser oder vollends als der Literat Colonna, der Autor der *Hypnerotomachia*.

Der Traktat besteht zum Teil aus Dialogen zwischen dem Verfasser (der sich hinter einem Anagramm Onitona = Antonio versteckt) und seinem Patron und Bauherrn Francesco Sforza sowie dem jungen Galeazzo Sforza. Diesem soll die vortreffliche neue antikische Manier zu Gemüte geführt und mundgerecht gemacht werden; Filarete spielt die Rolle des toskanischen Erziehers zum guten Geschmack in der Lombardei. Es ist bekannt, wie lange man hier, und noch mehr in Venedig, an den überlieferten »gotischen« Formen, freilich in ganz origineller Ausbildung, festgehalten hat, im Kirchen- wie im Profanbau, und wie diese gerade im 15. Jahrhundert zu reichster Blüte entwickelt worden sind. Filarete selbst hat in seinem Mailänder Spital, trotz aller Theorie, mit ihnen paktieren müssen. In seinem Buche ist er jedoch der leidenschaftlichste Parteigänger der *maniera antica*; dieser Praktikus prunkt mit dem humanistischen Gelehrtenkleide, das er freilich nicht mit dem Anstande und der Würde eines Alberti zu tragen weiß, ist es doch aus Flicken und Lappen aller Art auch wunderlich genug zusammengenäht.

Auch Filarete opfert dem Idol der Renaissance; auch er will die »regelmäßige«, auf Normen begründete *maniera antica* gegenüber der empirischen Willkür der *maniera moderna* — das ist bei ihm, entgegen sonstigem Sprachgebrauch, die freilich noch sehr lebendige *Gotik* — in seinem Werk darstellen. Einige Jahrzehnte später beginnt das Wirken jenes merkwürdigen Mantuaner Klassizisten, der tatsächlich wie ein Vorläufer des Empire erscheint, und sich ostentativ »L'Antico« nennt, wie dasjenige eines andern Oberitalieners, der sich, trotz ähnlicher Tendenzen, unter dem wie in bewußtem Gegensatz gewählten Decknamen des *Moderno* verbirgt. Als seine Vorgänger betrachtet Filarete Vitruv und Alberti, die aber in der Gelehrtensprache, die sie schrieben, nicht auf das große Publikum wirken konnten. Darum bedient sich Filarete mit eingestandener Absicht des *Volgare*, und er ist wirklich, trotz aller fadenscheinigen Gelehrsamkeit, ein handfester Praktiker.

Das Hauptthema des Buches ist jedoch dem Autor eigentümlich und von ihm selbständig behandelt. Es ist die romanhaft dargestellte Gründung einer Idealstadt, Sforzinda genannt, bei der auch nicht die literarische Anknüpfung an die Antike fehlt: die von Vitruv (II, 1) erzählte Geschichte von dem phantastischen Plan des Athosbaus durch Dinokrates. Die Sache selbst, tatsächlich einer der großen Gedanken der hellenistischen Architektur, von deren Schöpfungen auf diesem Gebiete die Renaissance freilich keine reale Vorstellung haben konnte, ist ein Lieblingstraum dieser Zeit, der völlig, nur in recht bescheidenen Grenzen, verwirklicht worden ist, im Corsignano-Pienza Pius II., teilweise im kleinen Sabbioneta einer Linie der Gonzaga, in noch kleinerem Maßstab im Kastell von Ostia. Wo aber sind Pläne wie Nicolaus V. Umbau der leonischen Stadt, Michelangelos kühne Idee des Ausbaus des Signoriaplatzes in Florenz geblieben? Bramantes Via Giulia in Rom ist ein Torso, aber Ferrara ward doch durch die Este des Cinquecento eine durchaus regelmäßige Stadt, sogar über das Bedürfnis hinaus, mit modernen breiten Straßen, freilich schon unter Preisgebung des Schutzes gegen Sonne und Wind, den die gewundene Straße des Mittelalters gewährt, der daher selbst Alberti (de re aedif. VI, 5, VIII, 6) aus ästhetischen wie praktischen Gründen das Wort redet. Von dem, was man wollte, geben die Architekturen der Maler einen Begriff, wohl auch der große Idealplan einer vollkommenen Renaissancestadt, der sich, von der Hand des jüngeren Vasari, in der Handzeichnungensammlung der Uffizien erhalten hat. Die starre Regelmäßigkeit, die Herkunft vom Reißbrett, ist, wie bei den meisten modernen Stadtplänen, auch hier merklich; die letzten Pfade führen bekanntlich in den Norden des 18. Jahrhunderts, zu den regelmäßigen Stadtplänen von König Stanislaus' Nancy, von Mannheim und Karlsruhe.

Auch Filaretes Sforzastadt zeigt diese Linealmäßigkeit. Sie ist in Form eines achteckigen Sterns angelegt, eine Form, die die Renaissance besonders für Schloß- und Festungsbauten aus dem Mittelalter (Friedrichs II. Castel del Monte) übernommen und mit sichtlicher Vorliebe und genialem Blick ausgebildet hat (Sternschloß in Prag). Die merkwürdigste und sehr einflußreiche Anlage dieser Art ist aber die venezianische Festung Palmanuova von 1593, die Filaretes Idee, den dem Achteck eingeschriebenen runden Hauptplatz, auf den Radialstraßen von den Toren und Türmen der Ecken her ausmünden, in Wirklichkeit übersetzt darstellt.

Die Typen der Gebäude werden von Filarete bis ins einzelne hinab, bis zu den Kaufmannsläden und Handwerkerbuden, festgestellt. An der Spitze steht, wie billig, der Dom, dessen Mosaiken- und Steinschmuck Filaretes Beinflussung durch römische und oberitalienische Muster erkennen läßt. Merkwürdig ist ferner die Beschreibung des großen Spitals, im Hinblick auf des Autors eigene Tätigkeit in Mailand, merkwürdig auch, obwohl im Grunde auf national-antiker Basis ruhend, die Schilderung der Erziehungsanstalten. Daneben fehlt freilich, aus dem feudalen Mittel fürstlicher Höfe her, der Tierpark nicht. Besonders interessant ist das eigene Haus des Filarete (B. XVIII), mit seiner Büste über der Tür und einer Ruhmeshalle der Künstler (s. u.). Von der signorilen Haltung der Cavalieri- und Virtuosenzeit ist es freilich noch ein gut Stück entfernt, wie sie der *Palazzo degli omenoni* des Leone Leoni in Mailand — wo auch dessen bedeutendes Gipsmuseum untergebracht war — darstellt. Eher wird man sich an Giulio Romanos Haus oder das Vasaris in Arezzo erinnert finden.

An den Haupttraktat des Filarete schließen sich noch einige Bücher an. Zunächst ein Traktat von der Zeichenkunst (= B. XXII—XXIV), der die Grundsätze der Optik und Perspektive sowie die Farbenlehre, vielfach im Anschluß an Alberti behandelt, aber auch auf die Technik eingeht. Die Ölmalerei (auch die alte auf der Mauer, die schon Cennini beschreibt) wird behandelt, aber das Verfahren der Niederländer kennt der Autor doch augenscheinlich nur vom Hörensagen; daß ihn die Neuerungen der van Eyck und Rogiers beschäftigen, ist charakteristisch für das Italien dieser Zeit. Das Mosaik, das er in Rom und Venedig näher kennengelernt hat, erscheint ihm schon als eine veraltete Technik.

Das letzte (XXV.) Buch, bloß äußerlich angestückt, handelt über die Bauten und Sammlungen der Mediceer und enthält manche wichtige historische Nachricht.

In Einzelheiten ist Filaretes Traktat überhaupt eine ergiebige Quelle; die großen Künstlerverzeichnisse (besonders in Buch VI und XI) hat schon Vasari, wenn auch fahrig genug, benützt. Fast alle bedeutenden Künstler der Zeit kommen hier vor, mit fiktiven Arbeiten für Sforzinda beschäftigt. Die Nordländer, wie Jan van Eyck und Rogier sind nicht vergessen, Foucquet ist eine persönliche Bekanntschaft Filaretes aus dem Rom Eugen IV. Auch von den Sammlungen seiner Zeit weiß er Verschiedenes zu berichten; besonders merkwürdig sind seine Nachrichten über Gemmensammlungen, nicht nur in Italien; sie sind auch für die Renaissance eine wichtige Formquelle. Filarete weiß noch von der Sammlung des Herzogs von Berry; er ist der älteste Schriftsteller, der die berühmte, jetzt in Wien befindliche Gemma Augustaea erwähnt, von der er einen Gipsabguß kennt.

Dann hat Filarete vieles, das auf die Kunst seiner, wie der folgenden Zeit Licht wirft. Er ist, soviel ich sehe, der älteste Gewährsmann, der ein Requisit erwähnt, das damals gewiß schon längst in den Ateliers heimisch war: die Gliederpuppe, das antike Kinderspielzeug, auch schon ihre Bekleidung mit gummigetränkten Draperien, ein Verfahren, das bei den quattrocentistischen Künstlern, aber auch, im Zusammenhange mit diesen, bei den Deutschen der Vischerschule zu verfolgen ist (B. XXXIV).

Auch für die Ikonographie der ältern wie der zeitgenössischen Kunst seiner Heimat ist Filarete eine wichtige Quelle. Die Auslassung über die abgenützten Allegorien der Väterzeit (im XVIII. Buch) ist sicher nicht ohne Wichtigkeit; eine neue Seite, die für das Cinquecento besonders wichtig werden soll, tritt schon bei ihm hervor, angeregt durch die römischen Obelisken: das Hieroglyphenwesen (B. XII). Von besonderm Wert sind seine Nachrichten über Profankunst. Bei der Ausschmückung seiner Paläste steht er, wie wir heute noch verfolgen können, auf realem Boden und lehnt sich an wirklich Gesehenes an. Für die gemalte Weltchronik im Fürstenpalast von Sforzinda nennt er selbst eine *sala* in Rom als Vorbild; dergleichen Zyklen sind auch verschiedentlich in Handschriften erhalten, in dem fälschlich dem Giusto zugeschriebenen *Skizzenbuch* in Rom, in einer Bilderhandschrift des Lionardo da Besozzo und in der Bilderchronik, die Sidney Colvin dem Maso Finiguerra geben will. Wertvoll ist sein Bericht über die verlorenen mythologischen Fresken des Foppa im Banco Mediceo in Mailand, an deren Programm, wie es scheint, Filarete selbst Anteil gehabt hat (B. XXV). Die Gemälde aus der Geschichte des Spitals von Sforzinda finden ihr Gegenbild in den noch erhaltenen des Hospitals der Scala zu Siena. Auch die alte, auf Giotto zurückgehende Allegorie des *Comune pelato* (monumental am Tarlatigrab in Arezzo erhalten) kommt noch bei ihm vor (B. X). Aus der höfischen Kunst des Trecento stammt ferner die Geschichte vom Krieg um Theben (B. XI), die Guariento im Carraresenpalast von Padua gemalt hat und die sich auch auf altfranzösischen Wandbehängen findet. Ein Renaissancethema, die Verleumdung des Apelles, hat er dagegen aus Alberti übernommen; daß er bei Nennung der Quelle Lukian mit Lukrez verwechselt, wie ein andermal Polyklet (in florentinischer Aussprache *Policreto*) mit Polykrates, darf bei seiner Art von Gelehrsamkeit nicht Wunder nehmen (B. XVIII u. XXIII).

Solche Einzelheiten sind wichtig, denn sie lehren, wie Filarete, trotz aller antikischen Drapierung, enger mit dem Trecento und der Gotik zusammenhängt als Alberti, der Johannes der klassizistischen Hochrenaissance. Seine Begeisterung für die Antike ist romantischer Art, ganz in der Weise der älteren Malergenerationen. Sein merkwürdiger Einspruch gegen das antike Kostüm von Donatellos Gattamelata quillt aus dieser Gesinnung, deshalb tadelt er auch an Masolinos Heiligen das m o d e r n e Kostüm. Eigentümlich ist auch seine Einwendung gegen Donatellos Apostel auf der Erztür von S. Lorenzo, aus dem gleichen Renaissanceconcetto des *decorum* heraus: sie sähen wie *schermidori* aus. Das antike Mittel ist bei ihm märchenhaft phantastisch, fast noch mehr als in der Hypnerotomachia, die Schilderung der Hafenstadt von Sforzinda, wo das antike, jetzt geborgene Prachtschiff im Nemisee vorkommt (B. XI), ist dafür ebenso bezeichnend, als die opernhafte Maskerade des Kronprinzen, der als Apollo verkleidet den Künstler im Atelier besucht, die Merkurstatue vor seinem Rathaus und die Mirabiliengeschichte des *Grabmals des Remus*, d. i. der Cestiuspyramide (auf seiner Erztür von S. Peter). Endlich mag die seltsame Künstlerhalle in seinem Hause noch einmal erwähnt sein; die Künstlerstatuen sind hier wie Heilige mit ihren Attributen aneinandergereiht, ihre Meisterstücke vor sich tragend. Auch das zeigt, wie Filaretes Buch viel mehr in der Vergangenheit und unmittelbarsten Gegenwart wurzelt, als Albertis erhabenes und posiertes Kunstgelehrtentum. Auf seine Zeit hat er darum auch mehr gewirkt als dieser; daß er mit seiner Generation veraltete, erklärt sich ebenso daraus.

An Filarete schließen wir den berühmten Roman der Hypnerotomachia Poliphili, als dessen (ungenannter, aber unter einem Kryptogramm sich verbergender) Verfasser längst Francesco Colonna von Treviso, ein hochbetagt 1507 zu Venedig verstorbener Dominikanermönch, festgestellt ist.

Sein Werk ist am Ende des II. Buches von 1467 datiert, die Vollendung hat sich aber noch durch Jahre hindurch hingezogen, so daß es erst 1499 in den prachtvollen, mit den berühmten, linienstrengen Holzschnitten gezierten Wiegendruck der Aldinischen Offizin in Venedig erschienen ist. Es folgt der herkömmlichen Form des allegorischen Romans, die vom Roman de la Rose bis in die Schriftstellerei Maximilians I. und weiterhin maßgebend ist; das von Dante verkündigte mittelalterliche Prinzip des Lehrgedichts herrscht hier noch unbedingt, und von Dante ist die Einleitung ebenso inspiriert, wie sich das Ganze, zuweilen sogar wörtlich, an Boccaccios Allegorica, namentlich dessen *Amorosa Visione* anlehnt. Die von »Poliphilus« geliebte »Polia« ist die Personifikation des antiken Ideals der Renaissance, ihre Rolle ist jener der Beatrice in der Commedia nachgebildet, und es scheint sogar, daß sich hinter ihr ebenfalls eine reale Person verberge. Auch die allegorische Architektur des Mittelalters setzt sich wie in der »Intelligenzia« und bei Boccaccio hier fort, der Palast der Eleutherilide hat auch hier moralischen Sinn. Freilich ist das die äußere Zurichtung, die hinter neuen Gedanken, der großen Renaissance-Rhapsodie über das Thema Vitruv im I. Buche zurücktritt. Die Grundstimmung ist romantisch im Sinne des Quattrocento. Schon die Sprache des Buches ist höchst charakteristisch; ursprünglich, wie aus der Vorrede sich ergibt, lateinisch begonnen, ist es dann in einem wunderlichen Misch-Idiom abgefaßt worden, einem venezianisch gefärbten Volgare, das nach Kräften latinisiert, aber höchst ernsthaft gemeint ist, und seine Parodie in der ungefähr gleichzeitig in Oberitalien entstehenden *maccaroneischen* und *fidenzianischen* Dichtung findet. Das von dieser mit so übermütigem Humor verspottete Bestreben der Pedanten, die lebendige Sprache zurückzuschrauben, dem gelehrten

Idiom des nationalen Idols selbst in der Rechtschreibung zu nähern, ist in Italien seit langem wirksam, schon in den Notariatsurkunden, und eine merkwürdige Parallele zu verwandten Strömungen in Kunst und Schrift. So weit wie hier ist diese Sucht praktisch jedoch selten gegangen; man hat tatsächlich Zweifel geäußert, ob Colonna dem lateinischen oder italienischen Schrifttum beizuzählen sei, und wir müssen schon auf das Niveau neugriechischen Literaturwesens herabsteigen, um etwas Ähnliches zu finden. Daß die Humanisten allen Ernstes die Möglichkeit erörterten, das Volgare durch das Latein zu ersetzen, ist ohnehin bekannt genug. Dazu wimmelt es in diesem seltsamen Stil nicht nur von vitruvianischen Terminis, was nicht zu verwundern ist, sondern auch von griechischen, ja arabischen Brocken; und dergleichen ist ja wieder für dies nordöstliche venetische *ambiente* (man denke an Mantegna, den Medailleur Boldù, auch an Filarete) sehr bezeichnend. Der uns heute so sehr geläufige Ausdruck »Arabeske« begegnet hier vielleicht zum ersten Male; welche Rolle die Sache selbst im venezianischen Kunstgewerbe spielt, ist bekannt.

Das antike Trümmerfeld, auf das nun Polifilo im Traume geführt wird, spiegelt den Zauber der antiken Ruinen wieder, der seit den Tagen der Mirabilien, dann Cola di Rienzis, Petrarcas und Poggios die italienische Phantasie beherrscht und nicht mehr losgelassen hat.

Literarisch ist es hier zum erstenmal in großem Umfang fixiert; im selben Mittel erscheint auch, bei Mantegna, die antike Ruinenlandschaft, die dann von Raffael bis Poussin ihr heroisches Zeitalter erlebt und allgemein wird. An dem Faden einer ziemlich läppischen allegorischen Liebesgeschichte sind Phantasien über antike Bauten aufgereiht, die ihr Gegenstück in Architekturstaffagen der gleichzeitigen Malerei finden; hier tritt auch die Holzschnittillustration als wesentlicher Bestandteil verdeutlichend zum Texte hinzu. Der Bruder Colonna ist aber ein Literat, kein Architekt, wenn auch in geometrischen Problemen, deren er viele mit sichtlicher Vorliebe bringt, wohl zu Hause.

Im Grunde ist also das Buch ein romantischer Kommentar zu Vitruv; zahlreiche Punkte kommen zur Sprache, die die spätere Theorie aufgreift und breit ausführt. Vor allem ist die Rolle des ägyptischen Hieroglyphenwesens auffallend, die hier (wie bei Filarete) zum erstenmal hervortritt, vortrefflich in diesen allegorisch bildenden Kreis passend, wie sie denn in ihrer späteren Ausbildung (Valeriano) einen so bedeutsamen Bestandteil der inneren Geschichte des italienischen Manierismus bildet.

Im Zusammenhang mit der Grundstimmung des ganzen Buches steht die Polemik gegen die »Barbarei« der gotischen Formen und den Mischstil des eigenen venetischen Mittels, wie ihn die Künstlerfamilie der Lombardi damals am glänzendsten darstellte.

Nicht alles, was in Colonnas Roman vorkommt, ist romantische Phantastik. Das berühmte Puttirelief, das sich seit dem Ende des 15. Jahrhunderts in der Miracolikirche zu Venedig befand, und das man dem Praxiteles zuschrieb, erscheint hier; ebenso der obeliskentragende Elefant von Catania, der durch Berninis Nachbildung auf dem Minervaplatz in Rom weithin bekannt wurde. Aus Vitruvs Beschreibung des »Turms der Winde« in Athen (I, 6) stammt die Kairosartige Figur als Windfahne, ein Motiv, das in den Seestädten der adriatischen Küste, von Venedigs Dogana bis nach Fano hinab, besonders beliebt wurde. Aus der mittelalterlichen Medizin schreibt sich dagegen wieder der Koloß her, an dem alle Teile des menschlichen Körpers, deren Krankheiten und Heilmittel angegeben sind: das bekannte Aderlaßmännlein, das schon im *Stundenbuch* des Herzogs von Berry zu Chantilly vorkommt.

Das oberitalische Mittel ist natürlich nirgends zu verkennen. Die Mosaikdekoration spielt eine große Rolle; anziehend sind die Beschreibungen (und Abbildungen) von Renaissancegerät in antikischem Stil. Das nahe Padua, in dem schon damals die Werkstatt des Riccio blühte, war ein Mittelpunkt solcher Gewerbstätigkeit in Bronze. Nicht zu übersehen sind endlich die Beschreibungen architektonisch angelegter Gärten mit ihren zu Figuren verschnittenen Buchshecken. Wie die berühmten und viel erörterten Holzschnitte des Buches endlich mit der lombardisch-venezianischen Kunst jener Tage zusammenhängen, ist ein Thema für sich, das hier nicht einmal gestreift werden soll.

Filaretes Architekturtraktat, verfaßt für Francesco I. Sforza, um 1451—1464, nach dessen Tode Piero Medici gewidmet, ist in fünf Hss. bekannt; eine lateinische Übersetzung, auf Veranlassung Matthias Corvinus' durch Ant. Bonfini aus Ascoli besorgt, ist in sechs Codd. erhalten. Nachrichten über die schon Vasari bekannte Schrift in Milanesis Vasariaausgabe (ed. Sansoni II, 458); über die Hss. ist die Einleitung zu der ersten, durch W. v. Oettingen besorgten Ausgabe zu vergleichen, in Eitelberger-Ilgs Quellenschriften, N. F. III, Wien 1896, die freilich nicht durchaus einwandfrei ist, den (nicht vollständig gegebenen) Text und die Übersetzung durcheinander mischt, auch nur einen sehr dürftigen Kommentar aufweist. Das Widmungsschreiben sowie einige Auszüge schon früher in Gayes Carteggio inedito I, 200f.

Erläuterungsschriften: Dohme, Filaretes Traktat von der Architektur (mit ausführlicher Inhaltsangabe) im Jahrbuch der preuß. Kunstsammlungen I. W. v. Oettingen, Über das Leben und die Werke des A. Averlino Filarete, Beiträge zur Kunstgesch., N. F. IV, Leipzig 1888. Lazzaroni und Muñoz, Filarete, Rom 1908, mit Faksimile und Inhaltsangabe nach Büchern (in Kap. VII). Olschki, Gesch. d. neusprachl. wiss. Lit. I, 109—119. Berger, Beiträge IV, 6—9.

Fra Francesco Colonna (1433—1527), Hypnerotomachia Poliphili, Ed. princ. Venedig, Aldus 1499, mit den berühmten Holzschnitten, 2. A. bei Aldus' Söhnen, Ven. 1545. Eine vollständige Faksimilereproduktion der 1. Ausgabe ist bei Methuen in London 1904 erschienen.

Übersetzungen: Französisch, bei Kerver, Paris 1546 (mit andern Schnitten), dann 1551, 1554, 1561. Freie Bearbeitung u. d. T. Le tableau des riches inventions, von

Verville, Paris 1600 und 1657. Schlechter Auszug u. d. T. Les Amours de Polia, Paris 1772. Neuere (freie) Übersetzung von Le Grand, Paris Didot, 1803 (Nachdruck von Bodoni Parma 1811), dann von Popelin, mit Geschichte des Textes und Reproduktionen der Holzschnitte, Par. 1883. (Fra Colonna ist auch der Held einer Novelle von Charles Nodier.) Erste englische Übersetzung von Waterson, London 1592.

Die Literatur über die Hypnerotomachia beginnt mit Temanzas Vite de' più celebri architetti ecc., Venedig 1768, p. 1 ff. sowie mit Federicis Memorie Trevigiane, Venedig 1803, 98 ff. (mit Dokumenten). Fiorillo, Über den Dominikaner F. Colonna und sein berühmtes Buch Hypnerotomachia, in den Kleinen Schriften, Göttingen 1803, I, 153. Gegen Temanzas Hypothesen richtet sich z. T. Barca, Della geometria di Polifilo, Brescia 1808, in Fol. (mit Abb.). Santi, Ricordo di Fra F. C., in den Discorsi letti nella I. R. Accademia di b. arti, Venedig 1837. Marchese, Memorie dei più insigni pittori... Domenicani, 2. Ed., Florenz 1854, I, 332 f. Ilgs Tübinger Doktordissertation »Über den kunsthistorischen Wert der Hypnerotomachia Poliphili«, Wien 1872, ist eine recht leichtsinnige und oberflächliche Arbeit, nicht einmal der hier gegebene Auszug aus der Schrift ist verläßlich. Dorez, Études Aldines, des origines et de la diffusion du songe de Poliphile. Revue des bibliothèques VI (1896), 239 f. Eingehend und grundlegend ist die literarhistorische Untersuchung von D. Gnoli in der Bibliofilia, Bd. I, 1899. Biadego, Intorno al sogno di Polifilo. Atti del R. Istituto Veneto LX (1900/1901). Molmenti, Alcuni documenti concernenti l' autore delle H. P., Archivio storico ital., S. V, vol. XXXVIII (1906), mit 48 Urkunden, 1471 bis 1526, aus dem Venezianer Staatsarchiv. Barrand, Essai de bibliographie du songe de Poliphile in der Bibliofilia dir. da Leo S. Olschki XV, XVI, Florenz 1913—1915. Über das Hieroglyphenwesen der H. höchst lehrreich Giehlow, Die Hieroglyphenkunde des Humanismus etc., her. von Weixlgärtner, im Jahrbuch der Kunstsammlungen des Allerh. Kaiserhauses XXXII, Wien 1915, He 46—79.

Über die Holzschnitte der Hypnerotomachia Fillon, Quelques mots sur le songe de Poliphile, Gaz. d. b. arts 1879. Ephrussi, Étude sur le songe de P., Paris 1888. A'ppell, The dream of Poliphilus, London 1893, mit vollständigen Reproduktionen der Holzschnitte. Poppelreuter, Der anonyme Meister des Poliphilo. Straßburg 1904 (Zur Kunstgesch. des Auslandes, H. XX), der indessen trotz der schon durch Ephrussi nachgewiesenen Holzschneidermarken die unhaltbare Zuschreibung an den jungen Palma vertritt. Über den »gegenwärtigen Stand der Frage über die H. P.« orientiert O. Pollak in der Kunstchronik 1911/1912, Nr. 28.

3. Die strengen Theoretiker der Frührenaissance.

Wir fassen hier eine Gruppe von Schriftstellern zusammen, die in streng mathematischer Weise die formalen Grundlagen der bildenden Künste festzustellen suchen: Francesco di Giorgio, Piero della Francesca, Luca Pacioli; jeder von ihnen vertritt eine bezeichnende Seite dieses Schrifttums.

Der Sieneser Architekt, Maler und Plastiker Francesco (Cecco) di Giorgio Martini hat seinen Traktat über die Zivil- und Militärarchitektur nach 1482 am Hofe von Urbino verfaßt, und an die Fürsten der italienischen Renaissancehöfe richtet sich denn auch dieses Buch von den edlen Künsten des Krieges und des Friedens. Überall knüpft Martini an die Antike an, die Äußerungen ihrer Schriftsteller sind sein Leitstern und Ausgangspunkt für Wertung und Begriffsbestimmung der Kunst. Er beklagt es aufs bitterste, daß trotz der Bemühungen auch eines Herzogs Federigo noch keine

Übertragung des Vitruv vorhanden sei — die älteste stammt bekanntlich erst aus dem römischen Kreise Raffaels. Auch Martini hat also den Ehrgeiz, einen modernen Vitruv zu schaffen, und die sieben Bücher seines Traktats zeigen schon in ihren philosophischen Einleitungen den Anschluß an das antike Vorbild. Gleich Alberti gebärdet er sich als Togaträger; eine antikische Schrulle, recht bezeichnend übrigens für die kleinen Tyrannenhöfe Italiens, ist sein Projekt einer Fürstenpfalz mit einem »Ohr des Dionysius«.

Trotzdem ist Vitruv für unsern Künstlerautor, wie für die Frührenaissance überhaupt, keine dogmatische Autorität. Ihm stehen die antiken Denkmäler selbst in erster Linie. Er teilt zahlreiche eigene Zeichnungen und Messungen nach antiken, teilweise nicht mehr vorhandenen Bauten mit und wird dadurch eine wichtige primäre Quelle. Der originale Charakter der Frührenaissance tritt bei ihm besonders stark hervor; er erzählt, wie er diese antiken Studien zu eigenen Entwürfen verwertet, klagt freilich auch darüber, daß sie ihm von Konkurrenten weggeschnappt worden seien. Über seine eigenen Bauten berichtet er manches und erlangt dadurch unmittelbaren Quellenwert. Überhaupt erweist er sich, viel mehr als Alberti, als Mann der Praxis.

Martini behandelt kurz den christlichen Kirchenbau, der bei ihm allerdings auch ganz antikisch auftritt. Der Rundbau steht ihm an erster Stelle, bezeichnend für diese Zeit; an zweiter und dritter behandelt er den basilikalen Langbau und das aus den beiden andern gemischte, in Italien seit alter Zeit national überlieferte System. Die schwierige liturgische Frage der Stellung des Altars im Rundbau ist bei ihm schon ausführlich mit Gründen und Gegengründen abgehandelt. Auch die Stadtanlage kommt zur Sprache mit mancher merkwürdigen Einzelheit über städtische Hygiene, endlich der Privatbau.

Allein der Schwerpunkt von Martinis Traktat liegt in der Erörterung des Festungsbaus (Buch V). Es ist das ein für die italienische Renaissance höchst bedeutendes Thema, diese Verbindung der Ingenieurtechnik, für die die Italiener bis zum heutigen Tage Geschick und Neigung bewahrt haben, mit der Architektur und der bildenden Kunst überhaupt. Es ist unnötig zu erinnern, welche Rolle Männern wie Brunellesco, Leonardo, Michelangelo und anderen bis auf Sanmicheli herab auf diesem Gebiete zugewiesen war, bei dem Zuletztgenannten ist es vielleicht die bedeutendste Seite seines Schaffens. Um zu erkennen, welchen Sinn dergleichen für die damalige Anschauung hatte, genügt es zu erinnern, daß die dreifache vitruvianische Forderung nach Festigkeit, Nützlichkeit und Schönheit des Baus auf diesem Felde in idealer Weise erfüllt werden konnte. Tatsächlich hat Italien hier auch eine klassische Höhe erreicht; sein Einfluß reicht noch bis in die moderne Befestigungskunst herab, wie es denn seit den Tagen seiner *condottieri* die hohe Schule der Kriegskunst überhaupt gewesen ist; hier entstanden Montecuccolis berühmte Aphorismen! Blanchs *Scienza militare* gilt den Italienern als ein klassisches Nationalwerk, und von hier ist noch zuletzt der edelste Typus des Feldherrn, Prinz Eugen von Savoyen, ausgegangen, wie endlich Napoleon, den man wohl gelegentlich den letzten der condottieri genannt hat. Francesco di Giorgio selbst steht hier an ansehnlicher Stelle; er gilt als Erfinder der *baluardi*, und seine Entwürfe zeigen einen ebenso hervorragenden Künstler als Techniker. Ebenso gilt er als einer der wichtigsten Theoretiker des heute zu solch unheimlicher Bedeutung gediehenen Minenkriegs, über den er sich ausführlich verbreitet. Sein VI. und VII. Buch behandeln Anlage und Verteidigung von Kriegshäfen sowie die Kriegsmaschinen. Daß in dem Traktat auch das Geschützwesen zu Wort kommt, versteht sich von selbst; Martinis Patron, Herzog Federigo, galt, wie später Alfonso von Este, für einen der bedeutendsten Kenner auf diesem Felde. Die Nachrichten unseres Autors über diesen Zweig der Technik sind sehr wertvoll; welche Bedeutung ihm in der damaligen Kunst zukam, ist bekannt. Von Pisanello bis auf Leonardo gibt es eine stattliche Reihe von Entwürfen für künstlerisch verzierte *bombarde*; und vollends die Rolle der Stückgießer in der Bronzeplastik ist ein wichtiges Kapitel der allgemeinen Kunstgeschichte. Martini erwähnt auch einen unmittelbaren Landsmann, jenen Giovanni delle Bombarde, von dem unter anderem noch ein bezeichnetes Weihbecken in der Fontegiusta zu Siena erhalten ist.

Wie Optik und Perspektive bei Ghiberti und Alberti, freilich in grundverschiedener Weise, in den Plan ihrer Traktate Aufnahme gefunden haben, ist früher gesagt worden. Vollständig auf exakter, mathematischer Basis durchgearbeitet wurde das schwierige Gebiet aber erst von Piero della Francesca, dem merkwürdigen, aus Borgo San Sepolcro gebürtigen, jedoch in Florenz ausgebildeten umbrischen Maler († 1492), einem der ersten, der den modernen Freilichtproblemen mit Bewußtsein und Erfolg nachgegangen ist. Für die ganze Stellung dieser Malerstudien zu der Wissenschaft der Renaissance ist Pieros bezeugter naher Verkehr mit seinem gleich zu erwähnenden engeren Landsmann Luca Pacioli, dem berühmten Mathematiker und Euklidübersetzer, wichtig und bezeichnend.

Die drei Bücher von Pieros Traktat *De prospectiva pingendi* ruhen denn auch völlig auf euklidischer Grundlage. Es ist eine strenge, trockene und sachliche Arbeit, die uns hier überliefert wird, in charakteristisch latinisierendem Volgare, mit mathematischer Präzision und Methodik vorschreitend. Das I. Buch handelt über die Punkte,

Linien und Flächen, das II. über die stereometrischen Körper und deren Konstruktion, das III. über den perspektivischen Aufriß von Köpfen und Bauteilen. Der Vortrag ist bis ins kleinste hinein mathematisch geführt; das Buch läßt den großen Fortschritt gegenüber den noch stark empirischen Thesen Albertis erkennen. Diese exakte Strenge entsprach einem Ideal der Renaissance; tatsächlich ist das Werk auch rasch zu Ruf und Einfluß gelangt. Pacioli bezeugt, daß Lionardo ein von ihm geplantes Buch über Perspektive liegen ließ, als er von Pieros bereits fertigem Traktat Kunde erhielt; schon 1506 spricht Volaterrano in seinen römischen Kommentaren mit hoher Achtung von ihm, und noch Daniele Barbaro hat vieles daraus in seine 1568 gedruckte Perspektivlehre übernommen. Auch Vasari kennt Pieros Werk wohl; bei ihm findet sich auch jene Anklage gegen Pacioli, daß er die Arbeiten seines Lehrers Piero, da dieser blind geworden war, plagiiert und unter seinem eigenen Namen herausgegeben habe. Die lange Zeit erörterte Frage (vgl. die Note zu Milanesis Vasari II, 488) ist neuerdings wieder von Jordan aufs Tapet gebracht worden, der die Behauptung aufstellte, daß Pacioli in seinem Venedig 1509 gedruckten *Libellus de V corporibus regularibus* einfach ein italienisches Werkchen Pieros über den gleichen, für die perspektivischen Aufgaben wichtigen Gegenstand — das Jordan in einer vatikanischen Handschrift zu finden glaubte — sich angeeignet habe. Winterberg hat dagegen, wohl mit Recht, Einsprache erhoben. Es handelt sich höchstens um eine gemeinsame Arbeit beider Männer, und Paciolis obengenannter kleiner Traktat ist das Werk eines reinen Mathematikers auf streng euklidischer Grundlage; auf das Thema selbst kommt Pacioli abermals mit philosophischer Betrachtungsweise in seinem großen Werke über die »göttliche Proportion« zurück, in dem er überdies des Piero mit großem, aufrichtigem Lobe gedenkt. Im übrigen ist nicht zu vergessen, daß der Begriff des Plagiats erst sehr spät fest wurde, und für das Mittelalter wie für die Renaissance in unserem Sinne eigentlich kaum vorhanden war.

Der erwähnte Traktat des Luca Pacioli *De divina proportione* führt uns schon in ein anderes Mittel, an den Hof des Lodovico Moro in Mailand; er trägt das Schlußdatum 1497, ist aber erst 1509 in Venedig zum Druck gelangt. Wie die Widmungsschrift lehrt, ist er aus den wissenschaftlichen Unterhaltungen jenes geistreichen Kreises hervorgegangen, dem auch Lionardo angehörte; über dessen Wirken enthält er denn auch manche denkwürdige Einzelheit, so über das Abendmahl, die Reiterstatue des Sforza, über Lionardos Kunstbuch (Vorwort und Architekturtraktat cap. 6 und 23). Mit dem großen Florentiner ist der Verfasser überhaupt in den Jahren 1496 und 1497 in engem Verkehr gestanden; und so gehen auch die Zeichnungen des Buches, Paciolis ausdrücklicher Angabe nach (cap. 10), auf jenen zurück. Persönliche Freundschaft verband ihn mit seinem älteren Landsmann Piero della Francesca, dessen Perspektivtraktat er mit begeisterten Worten erhebt, als *di tal facoltà delli tempi nostri dignissimo monarca.* Bezeichnend ist, daß er in diesem Zusammenhang mit nicht minder emphatischen Worten eines berühmten venezianischen Intarsiators, des Lorenzo Canozzo von Lendinara gedenkt, wie des ihm ebenfalls befreundeten Sohnes desselben, des Ingenieurs Giovanni Maria; er nennt auch deren Werke in Venedig, Padua u. s. w. (Vorrede zum Architekturtraktat). Mit L. B. Alberti hat er in Rom noch Verkehr gepflogen (Architekturtraktat, c. 8). Diese Beziehungen zu bildenden Künstlern sind für den gelehrten Euklidübersetzer und Mathematiker charakteristisch. Selbst sein mathematisches Hauptwerk, die *Summa arithmeticae* (Venedig 1494) enthält in der Vorrede einen merkwürdigen Katalog von solchen florentinischen und oberitalienischen Künstlern, die sich in der Perspektive hervorgetan haben. In der Tat fühlt er sich als Lehrmeister der Künstler; sein Architekturtraktat, der mit der *Divina proportio* zusammen gedruckt ist, wendet sich an eine Anzahl landsmännischer Künstler (Cesare dal Saxo, Cera del Cera, Rainer Francesco de Pippo, Bernardo und Marsilio da Monte, Hieronymo da Jecciarino), die er als seine Schüler und Zöglinge bezeichnet. Er erwähnt gelegentlich selbst (c. 9), daß er im Klosterhof der Frari in Venedig seinen Eleven praktische Demonstrationen vorführe.

Auch Paciolis Traktate sind noch in dem schwerfälligen latinisierenden Stil wie alle die Werke der Art, die wir bisher kennen gelernt haben, abgefaßt; erst Lionardo hat den Italienern ein Muster klassischer wissenschaftlicher Prosa gegeben. Dazu gesellt sich bei dem Franziskanerpater Pacioli noch eine starke theologisch-philosophische Färbung. Hier, am Ende des 15. Jahrhunderts, wagen sich zuerst jene Spekulationen ans Licht, die später in der Kunsttheorie, nicht zu deren Vorteil, einen so breiten Raum beanspruchen.

Die *Divina Proportio* Paciolis ist nämlich der berühmte, in seiner Anwendung auf die Theorie der Bildkunst fast berüchtigt zu nennende »Goldene Schnitt« der alten Mathematik, reichlich durchsetzt von mystisch-spekulativen Elementen, deren Erörterung hier in die für die Konstruktionsmethoden des Quattrocento so wichtige Lehre von den fünf regelmäßigen Körpern ausmündet. Schon hier fehlt die Beziehung auf die Architektur nicht, es wird auf Bramantes Mailänder Bauten verwiesen, und so schließt sich denn endlich ein eigenes Traktat über diese Kunst selbst an.

Hier kommen dann auch alle jene Konstruktionsversuche des menschlichen Körpers, des Alphabets u. s. w. zur Sprache, erläutert durch Zeichnungen, die, wie gesagt, nach Paciolis eigenen Worten niemand geringern als Leonardo selbst zurückgehen. Merkwürdig ist die Aufzählung normal gebauter Säulen in Italien, unter ausdrücklicher Ablehnung von Albertis »toskanischer« Säulenordnung. Die von den Malern und Bildnern gern benützten, vom Barock wieder geflissentlich begünstigten gewundenen Säulen von S. Peter erscheinen hier ausdrücklich als Gegenbeispiel, ein Zeichen für die erwachende strenge Richtung, die mit der Romantik der Frührenaissance gebrochen hatte. Daß Pacioli ferner gegen die ältere lombardische Bauweise sich polemisch ablehnend verhält, zeigt, wenn wir es nicht aus den Monumenten selbst wüßten, daß sie ihre Macht seit Filaretes Tagen noch keineswegs eingebüßt hatte. Die toskanische Bauweise ist das Ideal und Muster auch für diesen Mittelitaliener, der Palast von Urbino sein vornehmstes Schulbeispiel. Daß Lorenzo Medici als Baudilettant gerühmt, eigener Modelle von seiner Hand für den Palast von Neapel gedacht wird, ist in diesem Zusammenhang auch nicht ohne Wichtigkeit.

Paciolis Tätigkeit leitet also schon auf den großen Florentiner hin, dessen Wirken in Mailand den Abschluß des Quattrocento und die Inauguration einer neuen Zeit bildet, auf Lionardo da Vinci, dessen »Vermächtnis« wir denn auch zum Schlusse behandeln wollen.

Dieser selbst war aber in Mailand keineswegs auf unvorbereiteten Boden getreten. Schon unter den älteren Mailänder Künstlern hatte eine theoretisierende Bewegung eingesetzt, deren Kunde uns allerdings nicht mehr unmittelbar, sondern durch spätere Quellen überliefert, wohl auch in ihren Nachwirkungen erkennbar ist. Der bekannte Mailänder Malertheoretiker G. P. Lomazzo bringt nämlich an verschiedenen Stellen seines 1584 erschienenen *Trattato della pittura* sowie in seiner *Idea del tempio della pittura* (Mailand 1590) die von den Späteren oft nachgeschriebene Nachricht, daß das Haupt der Altmailänder Malerschule, Vincenzo Foppa aus Brescia (in Mailand in den letzten vier Dezennien des 15. Jahrhunderts tätig, † gegen 1516) einen Traktat über die Malerei hinterlassen habe. Lomazzo wollte ihn sogar veröffentlichen; heute ist er verschollen. Es liegt kein zwingender Grund vor, die Glaubwürdigkeit des Autors in diesem Falle von vorneherein zu bezweifeln. Der Traktat befaßte sich mit den *quadrature*, d. i. der Konstruktion des menschlichen Körpers, namentlich des Kopfes, nach bestimmten geometrischen Schemen — etwas, das schon, freilich in ganz anderer Art, die Gotik (Villard, s. o.) versucht hatte, und wie es auch bei den toskanischen Perspektivikern (bereits bei Ghiberti) freilich nur in skizzenhafter Gestalt, zum Vorschein kommt. Ferner mit einem andern alten Hauptthema der oberitalienischen Kunst, der Konstruktion des Pferdekörpers. Bei den Toskanern finden wir dergleichen noch nicht; Lomazzo nimmt auch ausdrücklich die

Rolle des Pfadfinders auf diesem letzteren Gebiete für Foppa in Anspruch. Phantastisch, aber im Sinne der Renaissance ist natürlich die Anmerkung, daß Foppa durch die *figure quadrate* des alten Lysipp angeregt worden sei. Die Handschrift war durch Federzeichnungen erläutert, und Lomazzo bemerkt ziemlich hämisch, daß Dürer in seiner berühmten, in Italien viel gelesenen »Unterweisung der Messung« sich die Hauptergebnisse zugeeignet habe. Auch Daniele Barbaro habe im achten Buche seiner Perspektive (es ist die berühmte, 1569 zu Venedig erschienene *Prattica della prospettiva*) vieles daraus verwendet. In dieser Form dürfte die Nachricht freilich, namentlich was Dürer anbetrifft (denn Barbaro hat die betreffenden Figuren, wie er auch selbst angibt, aus Dürer übernommen), wenig glaubwürdig sein, etwas Wahres ist aber doch an der Sache. Studien solcher Art wurden von den Nachfolgern Foppas weiterbetrieben, und Lionardo selbst wurde bei seinem Aufenthalt in Mailand in sie hineingezogen: Dürer und seine Nachfahren sind aber gerade von diesem Mailänder Mittel aus auf das stärkste beeinflußt worden, was freilich hier zunächst nicht weiter ausgeführt werden kann.

Obwohl wir damit zum Teil schon über die Grenzen der von uns angenommenen Periode hinausgeführt werden, wollen wir doch hier vorläufig zusammenstellen, was uns, freilich auch nur durch literarische Tradition, von der Fortsetzung dieser Studien in Mailand bekannt ist. Zwei Schüler Foppas, beide aus Treviglio gebürtig und Ateliergenossen, haben, wieder nach Lomazzos Zeugnis, theoretische Werke solcher Art hinterlassen, die freilich heute als verschollen oder verloren zu gelten haben: Bernardino Butinone und Bernardo Zenale (tätig bis gegen 1526). Von jenem erwähnt Lomazzo einen Architekturtraktat (?), von diesem aber besaß er selbst die Handschrift eines dem eigenen Sohn des Autors zugeeigneten und aus dem großen Pestjahr (1524) datierten Traktates über Perspektive und Architektur, den zu veröffentlichen er die Absicht hatte. Er gibt auch einige Auszüge, die uns den Charakter des Buches deutlicher erkennen lassen, um so mehr als Zenale Beziehungen zu Lionardo hatte und von diesem auch in seinen Aufzeichnungen neben Mantegna erwähnt wird. Daß er immerhin einen ältern Standpunkt vertrat, können wir aus seinen Ausführungen über die Luftperspektive entfernter und klein erscheinender Gegenstände erkennen, die Lomazzo aus Fragmenten seiner Schriftstellerei wiederzugeben versichert. Er steht nämlich, im Gegensatz zu hervorragenden Meistern seiner Zeit, auf dem Standpunkt, daß auch die entfernten Gegenstände deutlich, in Nahsicht wiedergegeben werden müßten; es ist die Forderung der Deutlichkeit, die die Kunst des Quattrocento beherrscht. Lomazzo zitiert hier wieder Dürer, der in Gemälden wie in Stichen das gleiche Prinzip verfolge. Im übrigen nennt unser Autor den Zenale wiederholt mit großem Lobe neben Foppa, Leonardo und Andrea Mantegna, von dessen schriftstellerischer Tätigkeit er gleichfalls Kunde zu haben behauptet und von dem er Skizzen und schriftliche Erläuterungen im Besitze des Perspektivikers Andrea Gallarato kennt. Unmöglich ist die Sache nicht, erscheint Mantegna doch als der erste Vertreter jener den Lomazzo so sehr interessierenden perspektivischen Scheinkonstruktionen, die gerade in Oberitalien durch den Padre Pozzo ihre letzte virtuose Ausbildung erhalten haben.

Noch vor Lionardo war ein anderer bedeutender Mittelitaliener in den Mailänder Kreis eingetreten, Bramante von Urbino, der dort (ca. 1476—1499) sich auch als Maler betätigt hat. Lomazzo nennt ihn als Autor eines Traktats, der, wie er gehört hat, in die Hände des berühmten Genueser Malers Luca Cambiaso geraten und diesem von großem Nutzen gewesen sein soll; was daran Wahres ist, läßt sich ebensowenig erweisen wie die allerdings ziemlich verdächtig klingende Angabe, auch Raffael, Polidoro und Gaudenzio Ferrari hätten ihn benützt. Das angegebene Thema, die *Quadratur* des menschlichen Körpers sowie des Pferdes ist allerdings in besonderem Maße oberitalienisch. Seltsam und mit größter Vorsicht aufzunehmen sind die Angaben des bizarren Querkopfs Doni in seiner z. T. phantastischen Bibliographie, der *Libraria*, wo er drei architektonische Traktate des Bramante aufzählt, auch einige Angaben über ihren Inhalt macht, um so mehr als Doni als literarischer Fälscher, z. B. des apokryphen Briefes Dantes an G. da Polenta erwiesen ist. Festeren Boden betreten wir mit den Nachrichten Lomazzos über die schriftstellerische Tätigkeit eines Schülers des Bramante, Bartolommeo Suardi, gen. Bramantino (bis 1536 nachzuweisen). Lomazzo nennt nicht nur ein Werk über die Altertümer von ihm, das man, anscheinend zu Unrecht, in einer Handschrift der Ambrosiana wiederzufinden geglaubt hat, sondern gibt auch ausführliche wörtliche Auszüge aus einer Perspektivlehre. Bramantino unterscheidet darin sachgemäß drei Arten perspektivischer Konstruktionen, die mathematisch fundierte, die rein empirische und mechanische mit dem althergebrachten Netz (*graticola*, *velo*), eine Sache, die bekanntlich auch Dürer lehrt. Ein Schüler Bramantinos ist der von Lomazzo erwähnte Agostino di Bramantino, dessen Indentifizierung mit dem bei Masini genannten und um 1525 angesetzten Agostino dalle prospettive schon Lanzi vorgenommen hat. Von seinen Konstruktionen werden Wunderdinge erzählt — bedeutend ist der Ort, wo er wirkte, Bologna, denn dort hat Dürer, eigener Aussage nach, die »heimliche Perspektive« lernen wollen.

Welchen Wert die Mailänder auf ihre perspektivischen Studien legten, ersieht man auch aus einem merkwürdigen, höchst seltenen Wiegendruck um 1500, den *Antiquarie prospetiche Romane composte per Prospectivo Milanese depictore*, ein Werkchen, das niemand Geringerem als Lionardo gewidmet ist; es wird uns noch gelegentlich in einem andern Umkreis beschäftigen. Der Anonymus hat den Titel *Prospettivo* in augenscheinlicher Absicht als seinen schriftstellerischen *nom de guerre* gewählt; sein Werkchen ist von einem Frontispitz in Linienholzschnitt geschmückt, das eine konstruierte nackte Proportionsfigur, wie wir sie von Lionardo und Dürer her kennen, zeigt, vor den Ruinen Roms, einen Zirkel handhabend und eine Armillarsphäre erhebend. Über den Autor ist viel, aber fruchtlos hin und her geraten worden; auch an Bramantino wurde gedacht.

Das übrige Italien hat sich an diesen theoretischen Studien der Frührenaissance, so viel wir wissen, nicht weiter beteiligt; nur aus Neapel kommt uns dunkle Kunde von dem Volgaretraktat eines Porcello de' Pandoni de *arte fusoria* zu, das ein um 1470 anzusetzender Brief des Hieronymus Aliottus *brevissimus libellus, nuper editus et vernacula lingua compositus* nennt. Auch der Norden schweigt, er kommt erst in der nächsten Periode, freilich in nachdrücklichster Weise, mit dem größten nordländischen Künstler, Dürer, zu Wort, um dann wieder auf lange Zeit hinaus zu verstummen.

Zur Literatur über die Perspektivlehre im allgemeinen: Bossi, Del cenacolo di Lion. da Vinci. Mailand 1810 (Verzeichnis der ältern Schriften). Libri, Histoire des Sciences mathématiques. Paris 1838, bes. Bd. III; auch Ferrari, La scenografia. Cenni storici dall'evo classico ai nostri giorni. Mailand 1902 kann genützt werden. Burmester, Die geschichtl. Entwicklung der Perspektive in Bez. zur Geometrie. Beilage zur Allgem. Zeitung. München 1906. no. 6. Kern, Die Anfänge der zentralperspektivischen Konstruktion in der ital. Malerei des 14. Jahrhunderts. Mitt. des kunsthistor. Institutes in Florenz. Berlin 1912. Derselbe, Das Dreifaltigkeitsfresko in S. Maria Novella. Jahrb. d. k. preuß. Kunstsammlungen 1913. Müller, Über die Anfänge und das Wesen der malerischen Perspektive. Rektoratsrede. Darmstadt 1913. Wolff, Mathematik und Malerei. Mathem. Bibliothek 20/21. Leipzig 1916.

Francesco di Giorgio Martini († 1506), Trattato (d' architettura civile e militare), in 1. Ausgabe besorgt von Cesare Saluzzo, Turin 1841, 2 Bde mit Atlas. Die Einleitung zum I. Band enthält eine ausführliche Biographie des F. di Giorgio von Promis, der II. Band fünf Abhandlungen zur Geschichte des italienischen Festungsbaus und über Leben und Werke der berühmtesten Schriftsteller über dieses Thema, von Egidio Colonna (1285) bis auf F. Marchi (1560). Eine ausführliche Inhaltsangabe gibt schon Della Valle in den Lettere Sanesi II, 67 ff., bes. 106 f. Rumohr hat ihn eingehend gewürdigt. Ital. Forsch. II, 183 (in meiner Neuausgabe, Frankfurt 1920, 340 f.). Über F. di Giorgio: Pantanelli, Di F. di G. pittore, scultore ed arch. Senese, Siena 1870. Donati, Rocchi u. a., F. d, G. Martini (Festschrift zum IV. Zentenar), Siena 1903. Rocchi, F. di G. Martini nelle tradizioni dell' ingegneria militare Italiana, Bull. Senese di storia patria IX, 186. Olschki, Gesch. der neusprachl. Wiss. Teil I, 119—237. Über die Hss. ist die Einleitung Saluzzos zu vergleichen. Der Name des Autors ist zwar nicht in ihnen überliefert, jedoch seit alten Zeiten, durch gute Tradition und innere Gründe sichergestellt. Die Originalhs. scheint nach dem Tode Herzogs Federigo von Urbino (1482) verfaßt zu sein, in dessen Dienste Francesco 1477 getreten war. Noch Scamozzi hat den Traktat (ebenso wie den des Filarete) besessen und benützt (Della Valle a. a. O. II, 71). Zu Francescos Traktat sind die Ausführungen bei Jähns, Gesch. der Kriegswissenschaften, München 1889, X, 436 f. zu vergleichen. Eine Martini zugeschriebene Vitruv-Übersetzung auf der Nationalbibliothek in Florenz. Olschki a. a. O. II, 203. Anm. 1.

Piero della Francesca († 1492). 1. De prospectiva pingendi. Nach dem Original der kgl. Bibliothek in Parma, her. von C. Winterberg, Straßburg 1899 (mit deutscher Übersetzung). Zur Lit.: Comolli, Bibliografia III, 186. Janitschek, Des Piero della Francesca drei Bücher von der Perspektive, Kunstchronik XIII (1878), 670. Sitte, Die Perspektivlehre des P. de' Francesca, Mitt. des Österr. Museums f. Kunst u. Industrie VII (1879). Funghini, Prefazione all' opera su Piero della Francesca del prof. Felice Pichi, Sansepolcro 1892. Pittarelli, Intorno al libro: de prospectiva pingendi di P. d. F. Atti del congresso internaz. di scienze storiche, vol. XII, sez. 8 (1905). Über eine alte Kopie des Traktats in der Pariser Nationalbibliothek cf. Chronique des arts 1884, 424. Olschki a. a. O. I, 137—151.

2. Traktat über die fünf regelmäßigen Körper. Zusammenstellung der älteren Literatur von Harzen in Naumanns Archiv f. d. zeichnenden Künste II, Leipzig 1856. Jordan, Der vermißte Traktat über die 5 regelm. Körper des P. d. F., Jahrb. der preuß. Kunstsammlungen I. Winterberg, Der Traktat des P. d. F. über die 5 regelm. Körper und Luca Pacioli. Repert. f. Kunstw. In den Memorie della R. Accad. dei Lincei S. V. vol. XIV. Rom 1916 versucht G. Mancini neuerdings das Plagiat Paciolis an P. della Francesca nachzuweisen. Über P. d. F. außerdem die Spezialwerke von Witting, Straßb. 1896 und Water, London 1896.

Luca Pacioli. 1. De divina proportione. Ed. princ. Venedig 1509. Darnach neu her. und übersetzt von C. Winterberg in Eitelberger-Ilgs Quellenschriften, N. F. II, Wien 1889. Comolli, Bibliografia III, 11 ff. 2. Summa arithmeticae, Ed. princ., Venedig 1494. Die Vorrede mit dem Künstlerkatalog abgedruckt von E. Müntz im Courier de l'art 1886, 226. 3. Der Tractat de V. corporibus regularibus, Ed. pr., Ven. 1507, s. o. unter P. della Francesca, ferner Fiorillo in den Kleinen Schriften I, 320 f. Über Paciolis Verhältnis zu Lionardo vgl. Müller-Walde im Jahrbuch der preuß. Kunstsammlungen XIX, 233, bes. 242, dann Solmi, Le fonti dei manoscritti di Leonardo da Vinci, p. 219 f. Evelyn, Alcune notizie su Fra Luca Pacioli, L'Arte 1914, 224. Die Euklidübersetzung des Campanus (Ed. princ. 1482) wurde von Pacioli beaufsichtigt und Venedig 1509 neu herausgegeben. Über P. jetzt sehr eingehend Olschki a. a. O. I, 151—251.

Die Mailänder. Über Vincenzo Foppas Traktat sind die Hauptstellen in Lomazzos Trattato dell' arte della pittura ecc., Mailand 1575, p. 264, 275, 320 und desselben Autors Idea del tempio della Pittura, Mail. (1590), p. 16. Die Späteren, wie Rossi in seinen Elogi istorici dei Bresciani illustri, Brescia 1602, haben sie nur ausgeschrieben. Brockhaus in seiner A. des Gauricus, Lpz. 1886, p. 45 mit Anm. 4. Vgl. auch Constance Ffoulkes u. Maiocchi, Vincenzo Foppa, Lond. 1909, p. 243, wo die Glaubwürdigkeit Lomazzos sicher mit Unrecht in Zweifel gezogen wird. Über Bernardino Butinone: Lomazzo, Idea, p. 17. Über Bernardino Zenale und sein Manuskript von 1524: Lomazzo, Trattato, p. 164 u. 174, Idea, p. 107. Vgl. Tassi, Vite de' pittori . . . Bergamaschi, Berg. 1793, I, 85 f. Lanzi, Storia pittorica (Pisa 1816) IV, 172. (Murr hat in seiner schleuderhaften Bibliothèque de peinture II, 496 aus Lomazzos Angaben einen Druck, Mailand 1524, in Folio konstruiert!) Über A. Mantegnas Schriftstellerei: Lomazzo, Trattato, p. 264 u. Idea, p. 17. Über Bramante: Lomazzo, Trattato, p. 320 u. Idea, p. 16. Die Stelle aus A. F. Donis Libraria seconda, Venedig 1555, p. 44 lautet: *Ottima cosa anzi necessaria sarebbe che colui che tien questo tesoro di Bramante ascoso lo desse fuori . . . ha pur fatto un trattato del lavoro Tedesco, et delle volte di getto intagliato, del far lo stucco, delle colature dell' acqua, ehe si conducono le fontane rustiche, et l' ha chiamato Pratica di Bramante et dentro insegne i modi d' apiccar . . . le pietrecotte, il modo di fare pavimenti commessi onde chi legge questo non si tosto vede un edificio che subito conosce se gl' è proportionato o no, et sapra dire di tutte le parti che se gli convengono a star bene universalmente.* Doni erwähnt außer dieser *Pratica di Bramante, L. I* noch eine *Architettura di Bramante libri V* (über die Säulenordnungen) und *Modo di fortificare L. III.* Neuerdings hat Vogel, Bramante und Raffael (Kunstwissenschaftl. Studien IV, Leipzig 1910) versucht, den berühmten, angeblich von Raffael stammenden Brief über die gotische Architektur Bramante zuzuschreiben, wodurch Donis Angaben einigermaßen erhärtet würden. Davon soll noch später die Rede sein. Über Bramantino: Lomazzo, Idea, p. 16, Trattato, p. 274 ff. (mit den Auszügen, die in deutscher Übersetzung bei Suida, Die Spätwerke des Bartol. Suardi, Jahrb. der Kunstsammlungen des Allerh. Kaiserhauses XXVI, 353 gegeben sind). Über das Quidproquo d' Argenvilles, der eine angebliche Ausgabe von 1756 erwähnt, vgl. Comolli, Bibliografia III, 211. Die *Rovine di Roma* sind unter Bramantinos Namen von Della Croce und Mongeri Mailand 1875 herausgegeben worden. Vgl. Suida a. a. O. 297. Über Agostino (di Bramantino) dalle prospettive vgl. Masini, Bologna perlustrata, Bol. 1666, p. 612 und Lanzi, Storia pittorica (Ed. Pisa 1816) IV, 178 und V, 63. Die *Antiquarie prospetiche* wurden von Govi, Rom 1876 neu, mit guter Einleitung herausgegeben. Suida hält a. a. O. 383 ihre Zuteilung an Bramantino für möglich.

Über den Traktat des Porcello de' Pandoni aus Neapel, De arte fusoria, s. Voigt, Wiederbelebung des klass. Altertums, 2. A., I, 375 und Brockhaus, Gauricus, p. 32. Über die Schriften des Schöngeistes Pandoni, der Sekretär König Alfonsos von Neapel war, vgl. Tiraboschi (Venez. A.) VI, 656 f. Ein gleichfalls dort erwähnter Traktat des L. B. Alberti »Ars aeraria« ist kaum mit seiner Schrift de statua zu identifizieren.

III.

Die historischen Thesen der Frührenaissance.

Gesamtansicht.

Das hier berührte Thema ist in einem weiteren Rahmen und nach einer bestimmten Seite hin in meinen Prolegomena zu Ghiberti, Jahrbuch der k. k. Zentralkommission, Wien 1910, p. 5 (dazu p. 19 und 23 f.), behandelt. Über das Kunsturteil der Frührenaissance, nicht immer überzeugend, Lion. Venturi in der Arte XX (1917), 305 f.

Man kann eigentlich nicht behaupten, daß die Frührenaissance besonders starke historische Tendenzen gehabt hätte; manche ihrer großen Männer, an ihrem Eingange L. B. Alberti (trotz des kurzen historischen Exkurses im VI. Buch seines Architekturwerkes) wie am Ausgange Lionardo, verhalten sich überhaupt gleichgültig, wenn nicht ablehnend gegen diese Richtung der Erkenntnis. Das Zeitalter ist noch zu voll von jugendlicher Schaffenslust, um Lust und Muße zu reflektierender Rückschau zu haben, es arbeitet mit allen Kräften an der Grundlegung des theoretischen Fundaments, und diese Seite tritt daher in seinen Betrachtungen viel stärker hervor.

Dazu hat es die Grundlage seiner historischen Konstruktionen, soweit sie, allerdings in höchst bedeutender Weise, bei Ghiberti und in Manettis Brunellescobiographie vorhanden sind, aus der vorhergegangenen Periode, dem Trecento, übernommen. Der Gedanke, eine Periodizität der Kunstentwicklung festzustellen, ist auf humanistischem Gebiet groß geworden und war zunächst ein literarisch, nicht durch Einsicht in das Kunstwerk selbst, entsprungener Gedanke. Er findet sich zuerst in Boccaccios berühmter Novelle von Giotto und Messer Forese (Decamerone VI, 5). Der Danteprofessor Boccaccio hat den Begriff des *dolce stil nuovo* in seiner Weise aus der *Commedia* übernommen und zuerst auf bildende Kunst angewendet. Die vorausgehende »griechische« Kunstperiode Italiens, in der die Kunst lediglich eine Augenweide für Unwissende war, wird abgelöst durch den neuen Stil Giottos, den großen Erwecker der wahren, durch Jahrhunderte begrabenen Kunst; die Natürlichkeit seiner Gestalten, die Boccaccio, wie schon der ältere Chronist Giovanni Villani († 1348) als das Neue und Entscheidende hervorheben, hat für diese Männer allerdings einen wesentlich andern Sinn als für uns Heutige. Dieser Begriff des *rinascimento*, dessen Zusammenhang mit der alten italienischen Mystik übrigens K. Burdach (Sitzungsber. der k. Preuß. Akademie 1910, 594) dargelegt hat, ist von da im italienischen Denken haften geblieben; die Dreiteilung der Kunstentwicklung ist damit festgelegt, zwischen die antike und die eigene, kräftig empfundene *moderne* Zeit schiebt sich die lange Periode eines Todesschlafes der Kunst, ein *Mittelalter*, ein. In dieser Art hat Filippo Villani in seinem Elogium von Florenz den Gedanken aufgenommen und weitergesponnen. Bei ihm erscheint schon die merkwürdige Legendenfigur von Dantes Cimabue als Ältervater der neuen Richtung.

Unabhängig von Villani (nach allem, was wir vermuten können) hat Ghiberti in selbständiger Weise diese große Geschichtskonstruktion übernommen. Seine Ansicht ist in vieler Hinsicht merkwürdig und folgenreich. Mit dem Zeitalter Konstantins, das die Zerstörung der alten Denkmäler sowohl als der literarischen Kunsttradition einleitet, beginnt der Verfall, ja Stillstand aller Kunst. Erst mit Ghibertis 382. Olympiade (etwa um 1150) setzt die neugriechische Manier (Ghiberti denkt hier durchaus an seine toskanische Heimat) als schwacher und roher Anfang einer Besserung ein, bis Giotto und seine Schule wieder die *arte naturale* erringen. Die Vorstellung eines solchen »Wiederauflebens« der Kunst wurde durch eine Pliniusstelle unterstützt, die Ghiberti bezeichnenderweise mit rinacque übersetzt (Plin. H. N. 35, 29, *rursus ol. CLVI revixit*). L. B. Alberti zeigt, wie schon gesagt, nur geringes historisches Interesse. Bei ihm findet sich der vielgewendete, scheinbare und doch schiefe Gedanke, daß Blüte der Kunst mit politischer Blüte und Macht zusammenfalle. So blüht und verfällt die alte Architektur mit dem Römerreich; vor der großen Kathedralenkunst des Mittelalters, auch der heimischen, geht Alberti mit eisigem Schweigen vorüber (Widmungsbrief der Schrift *della pittura* an Brunellesco). Bei Filarete taucht, zum ersten Male in der eigentlichen Kunstliteratur, die berüchtigte »Barbarentheorie« — der die »Gotik« ihren Namen verdankt — in schattenhaften Umrissen auf; die *ultramontani* sind die eigentlichen Urheber des schlechten Geschmacks, der *maniera moderna;* auch die Zeit Giottos ist, was die Baukunst anbelangt, noch in ihrem Banne und die neue Zeit datiert erst von dem Auftreten Brunellescos und der Wiedergewinnung der allein echten *maniera antica.*

Am konsequentesten und ausführlichsten finden sich die Gedanken in Antonio Manettis Brunellescobiographie entwickelt, in dem großen Exkurs über die Geschichte der Architektur; es ist, von Ghiberti sowie dem verwandten Kapitel in Albertis VI. Buche abgesehen, das einzige und größte Dokument dieser Art, das uns das Quattrocento hinterlassen hat, und das Fundament, auf dem Vasari weitergebaut hat.

Der Exkurs beginnt mit dem Ursprung alles Bauens aus dem Zweckbau, der primitiven Hütte, und mit der altorientalischen Baukunst; Kunst wird diese jedoch erst unter den Händen der Griechen. Auch bei diesen ist der Profanbau das Vorausgehende; der Steinbau des Tempels wächst aus dem Handwerk des Zimmermanns hervor. Drei Jahrhunderte lang vor Goethes berühmtem Jugendaufsatz ist der Gedanke durchgeführt, daß die Kunst lange »bildend« gewesen, ehe sie »schön« geworden sei. In langem Entwicklungsprozeß keimen die antiken *Ordnungen* hervor, jenes Schiboleth der Renaissance, in dem sie ihren Traum von Harmonie und Regel verwirklicht erblickt. Der klassizistische Gedanke des Zusammenhangs von politischer mit künstlerischer Blüte tritt auch hier hervor, wie bei Alberti, wohl auch in unmittelbarem Zusammenhang mit ihm. Von Griechenland geht die Führerschaft der Kunst auf Rom über und mit diesem Weltreich ist auch sie zugrunde gegangen. Denn es folgen nun die Barbaren, Vandalen, Goten, Langobarden, Hunnen, die ihre eigenen Baumeister mitbringen, vor allem die Deutschen, da sie selbst zu jeglicher Kunstübung ungeschickt waren; ein seltsamer Rückschluß von dem den Italienern jener Tage wohlbekannten und von ihnen hochgeschätzten deutschen Handwerksmann auf eine ferne Vergangenheit. Diese »barbarische«, d. h. im Grunde »deutsche« Baukunst — wenig später hat man sie geradezu *maniera tedesca* genannt — überschwemmt nun ganz Italien, bis Karl d. Gr. die letzten Barbaren, die Langobarden, vertreibt, ihren *collegi* — darin stecken die alten Zünfte der *maestri Comacini* — ein Ende macht und den geringen Resten der Res publica Romana die Hand reicht. Der große Germanenkönig, der hier, wie man sieht, schon vollständig zum *Charlemagne* der heute noch in Italien volkstümlichen *Reali di Francia* geworden ist, zieht römische Baumeister an sich, unter denen sich noch kümmerliche Reste antiker Tradition erhalten haben; mit ihnen stellt er das verfallene Florenz wieder her, in dessen ältesten Bauten, S. Pietro in Scheraggio und SS. Apostoli, wenigsten noch ein Schimmer altrömischer Bauweise erglänzt. Wir Heutigen erkennen in diesen die legendarisch gefärbte Erinnerung an zwei große Tatsachen der Kunstgeschichte, an die mit der Erneuerung des alten Imperiums parallelgehende sog. karolingische Renaissance und an die mit dem sagenhaften Erneuerer von Florenz lokalgeschichtlich verknüpfte sog. *Protorenaissance* von Toskana und Umbrien. Vasari hat dann (in seiner Biographie des Tafi) die Anknüpfung Brunellescos an diese nationale Antike, namentlich den vermeintlich antiken Tempel des Baptisteriums, weiter ausgeführt. Mit dem Ausgang der karolingischen Dynastie kommt das Reich wieder an die *Tedeschi* und die kaum errungene »gute« Bauweise geht abermals verloren. In dieser fremdem »deutschen« Manier ist dann in Italien weitergebaut worden, bis Brunellesco, der große Erneuerer und Erwecker des neuen Stils, kam, der an die heimische Überlieferung und die römische Vergangenheit angeknüpft hat.

So stellt sich neben Ghibertis *maniera greca* die von den »Barbaren« — man weiß, welchen Klang dieses Wort noch immer für romanische Ohren hat — ausgehende *maniera tedesca*, viel später *gotica* genannt, als Parallelerscheinung. Wie der Klassizismus das Wort »Barock« als gattungsmäßigen Schmähnamen für die Kunst seiner Vaterzeit in Schwang brachte, so hat die junge Renaissance alles, was ihr von ihrer Ahnenzeit als überlebt und überwunden erschien, in ihrem leidenschaftlichen Zurücksehnen nach dem nationalen Idol der Vergangenheit als »barbarisch«, »gotisch«, »griechisch« verfemt. Es steckt immerhin eine dunkle Erinnerung an die zwei größten Kulturmittelpunkte des »Mittelalters«, Byzanz und Paris, darin.

Diese These hat dann Vasari sich zu eigen gemacht und sie derart zu kanonischem und europäischem Ansehen erhoben, daß ihr Einfluß noch heute nicht ganz überwunden ist.

IV.

Zu den kunsttheoretischen Thesen der Frührenaissance.

Zur Literatur kommt fast allein das oben erwähnte Buch von Irene Behn, L. B. Alberti als Kunstphilosoph, Straßburg 1911, in Betracht. Gut geschrieben und klar disponiert, bietet es, wenigstens dem Historiker, nicht allzuviel. Im Besonderen über die Proportionslehre der Frührenaissance bis zu Lionardo die lehrreichen

Ausführungen Panofskys, Monatsh. f. Kunstwiss. 1921, 207 ff. Sehr lehrreich wie immer, auch für den Kunsthistoriker, K. Vosslers Habilitationsschrift: Die poetischen Theorien der italienischen Frührenaissance (seit dem Trecento). Berlin 1900.

Tritt man aus dem Mittelalter in das Quattrocento hinüber, so muß man vor allem die Wahrnehmung machen, daß zumal der Begriff der bildenden Kunst eine entscheidende Umwertung erfährt. Als Prophet einer neuen Zeit, die freilich, wie seine eigentliche Wirksamkeit überhaupt, erst nach seinen Tagen einsetzt, erscheint L. B. Alberti. Es ist das erste Mal, daß (im Traktat von der Malerei) der Begriff der *bellezza* in engste Beziehung zur Bildkunst gestellt wird (wenn auch Vitruvs *eurythmia* den Ausgangspunkt bildet) als das Zusammenstimmende, während das nicht Zusammenstimmende häßlich ist (Beispiel: zu große neben kleinen Flächen, wie in den Gesichtern alter Weiber). Mit der neuen Kunst, die im Sinne Albertis selbst und seiner technischen Verfahren, wie des *velo*, auf bewußt genaue Wiedergabe der Natur ausging, war hier eine Auseinandersetzung unumgänglich. Alberti gibt sie, indem er neben die *Ähnlichkeit* die *Schönheit* als oberstes Gesetz stellt. Auch hier liefert die Antike Beispiel und Gegenbeispiel; die berühmte Anekdote von Zeuxis und den Jungfrauen von Kroton (aus Cicero) erscheint hier wohl zum ersten Male, um von den Späteren unaufhörlich wiederholt zu werden; als Gegensatz dazu die aus Lukian bekannte Geschichte von dem alten Realisten Demetrios von Alopeke. Vertieft wird das Thema noch in Albertis Buch von der Architektur (VI, namentlich Kapitel 5—7). Auch hier erscheint Vitruvs *eurythmia* in neuer Fassung zur Definition der architektonischen Schönheit verwendet: als Zusammenstimmung (*concerto* übersetzt Bartoli) aller proportionell verbundenen Teile zu einem Ganzen; das »Ebenmaß« ist für Alberti ein Naturgesetz, und zwar das vollkommenste. Schon bei ihm meldet sich, in unmittelbarem Zusammenhang mit Vitruv, die später von der Renaissance ungemein ausgesponnene und wichtige Spekulation aus musikalischen Verhältnissen. Albertis scharfer Geist hat wohl auch nicht verkannt, daß die Bestimmung der künstlerischen Schönheit eines der schwierigsten und gefahrvollsten Probleme sei (IX, 5). Der Begriff der *schönen Kunst* ist damit angebahnt, den freilich erst eine spätere Zeit sich völlig zu eigen macht, mögen seine Wurzeln auch schließlich bis zur Lehre des *schönen Scheins* in der mittelalterlichen Kunstlehre zurück zu verfolgen sein.

Etwas Neues ist auch dem Mittelalter gegenüber die mit den Tendenzen des Quattrocento innig verwachsene Überzeugung, daß die Kunst auf Gesetzen und Regeln beruhe; jene Ansicht, die ihren höchsten, einseitig gesteigerten Ausdruck in der späteren Lehre von der »regelmäßigen« Tragödie gefunden hat. Wie die neuen Gebilde des rhythmisch und harmonisch klar gefügten Florentiner Palast- und Basilikastils die Absage an das romantische, unregelmäßige »Mittelalter« verkörpern, so urteilt Alberti von der hohen Warte seines geläuterten Geschmacks herab verächtlich und abfällig über die Stadtburgen und Türme seiner toskanischen Heimat (VIII, 5), als Zeugen verworrener, roher und gesetzloser Zustände, die nicht mehr in das neue stadtbürgerliche Ideal passen. So haben schon die ältesten Theoretiker der Frührenaissance, Ghiberti wie Alberti, das klar formulierte Bestreben, die Kunst auf Regeln zu bringen; es ist vor allem die mit so vielem Eifer ausgebaute Lehre von der Perspektive und den Proportionen, die das Fundament bilden soll, und Alberti verkündet ungescheut seine Einsicht, daß den Werken der sonst so hochgestellten Antike, aus Mangel an Einsicht in die perspektivischen Probleme, eine Unvollkommenheit anhafte.

Das ist denn der feste Grund, von dem aus in dieser Zeit unablässig das Dogma von der Kunst (besonders der Malerei) als Wissenschaft verkündet wird; begreiflich genug bei den Künstlern, die von Ghiberti an eifrig und hingebend um die Gewinnung der wissenschaftlichen Grundlagen ihrer Tätigkeit bemüht waren, auch bald in den Reihen der Gelehrten, wie Luca Pacioli, ihre Partisane fanden. Ihr Selbstbewußtsein ist begreiflich genug; sind diese toskanischen Künstler doch die Schöpfer einer vor ihnen, in der Anwendung auf bildende Kunst, unerhörten Lehre, die tatsächlich der Antike wie dem Mittelalter gegenüber etwas vollständig Neues darstellt. Diesen wissenschaftlichen Charakter betonen alle Theoretiker dieser Zeit, Francesco di Giorgio sowohl, in der Vorrede seines Architekturtraktats, wie Piero della Francesca, dessen Schrift das Ideal der Renaissance von streng mathematischer Beweisführung in vollendetster Form darstellt, nicht minder bei Pacioli, der sich wohl bewußt ist, welch ungemeiner Fortschritt damit gegenüber der Antike vollzogen ist, und der die Perspektivlehre als fünfte Wissenschaft in das alte Quadrivium eingereiht sehen will — wie es ein Künstler dieser Zeit, Antonio Pollajuolo, auf seinem Grabmal Sixtus IV. in St. Peter, wenigstens im Bilde der althergebrachten Allegorien wirklich getan hat.

Und hier kommen wir auf die eigentliche Triebfeder dieser Bestrebungen. So begreiflich uns bei diesen Pfadfindern auch der Zug zur Wissenschaftsseite hin erscheinen mag, dies einseitige Hervorheben der Theorie auf Kosten der Praxis, die ihr doch allein als das Primäre Leben zu geben vermag, so meinen wir doch, darin ein Erbteil des aus der Antike her fortwirkenden Intellektualismus zu erkennen. Historisch ist die Sache nur zu begreifen aus der altangesehenen Stellung, die die am höchsten gestellte Kunst des Altertums, die Musik, kraft ihrer ausgebildeten wissenschaftlichen Grundlegung, im

Reigen der »freien Künste«, auch noch in der Erstarrung im bekannten Kanon des Mittelalters, einnahm. Die bildenden Künste waren in ihrer rein praktischen Ausbildung in die niedriger stehenden *artes mechanicae* verwiesen oder schwebten bestenfalls als ein unklares Zwischengebiet in der Mitte zwischen beiden, eben weil sie des theoretischen Fundaments entbehrten. Dieser Protest gegen die ältere Auffassung ist besonders von Francesco di Giorgio in der Vorrede seines Traktats scharf formuliert worden. Daß jene »freien Künste« aber gar nicht Künste in unserem Sinne, d. h. freie Betätigungen schaffender Phantasie, sondern eben, wie die »Poetik«, auch »Disziplinen« waren, Versuche, jene Tätigkeiten des bildenden Geistes gleichsam als Naturobjekt zu betrachten und auf den Seziertisch zu legen, das enthüllt uns die Kluft zwischen der noch immer fortwirkenden ältern und der späteren sowie vollends unserer heutigen Anschauung. Von hier aus trat, wie schon im Altertum, die Kunstspekulation ihren langen Weg an; einmal in der schon in der Antike vorgebildeten weitaus mächtigeren Tendenz, in der Kunst ein objektives, den Kategorien von Zeit und Raum wie dem Subjekt überhaupt entrücktes selbständiges Wesen zu erkennen, als das sich immer deutlicher der schon von Alberti als dunkel und schwankend empfundene Begriff normierter Schönheit entwickelte; dann in dem tastend bereits im Neuplatonismus, namentlich von Plotin (der auch für die Hochrenaissance vorübergehend zum Leben erwachte) beschrittenen Wege, die psychische Beschaffenheit und Tätigkeit des künstlerischen Subjekts zum Ausgangspunkt zu nehmen.

Zu beiden Richtungen finden sich schon in dieser Periode Ansätze, zu der zweiten naturgemäß viel dürftigere und unzusammenhängendere. Den Mittelpunkt des Strebens nach der objektiv zu fassenden Schönheit bildet schon jetzt die Lehre von den Proportionen, in kümmerlicher Gestalt von Vitruv überliefert, auch im Mittelalter nicht gänzlich vergessen, aber erst von dieser neuen Zeit mit vollem Eifer ausgebaut und ernstlich nutzbar gemacht. Daß damit eine gewaltige Überschätzung eines ursprünglich rein praktischen Atelierbehelfs Hand in Hand ging, ist begreiflich. Schon bei Alberti, der allerhand Anekdoten aus dem Altertum als Beispiele bringt, auch die uralte und viel nacherzählte, daß, wenn zwei Hälften derselben Bildsäule, die eine in Paros, die andere in Carrara, nach bestimmtem Kanon hergestellt würden, sie genau zusammenpassen müßten. Alberti ist sich freilich ganz klar darüber, daß es sich hier um die typische Darstellung, das Gattungsideal, handelt, dem er die individuelle Darstellung gegenübersetzt; diesen beiden dienen ja seine merkwürdigen Methoden, die der *dimensio* einer-, der *definitio* anderseits.

In diesem Umkreis tritt der schon aus dem Altertum überlieferte Gedanke des menschlichen Leibes als Vorbildes für den organischen

Bau des Kunstwerkes, einschließlich der Architektur, hervor, veranlaßt durch die ja ganz richtige Überlegung, daß alles Maß (wie Fuß, Elle, Spanne) seinen Ursprung von jenem herleite. Der Vergleich wird schon bei Filarete (B. I) zu Tode gehetzt; ausgeführt und durch Zeichnungen erläutert ist er auch bei Francesco di Giorgio, der zu ganz seltsamen Thesen kommt, die letzten Endes noch in Goethes spaßhaftem Sprüchlein: »Kleid' eine Säule, sieht aus wie ein Fräule« nachklingen. Was bei Vitruv noch literarischer Vergleich ist, wird hier ernsthaft ins Bild übersetzt, und so erscheint die dorische Säule als Mann, die jonische als Frau, die korinthische als Mägdlein; der menschliche Körper wird dem Grundriß einer Basilika eingezeichnet und sogar das Gebälk dem menschlichen Antlitz angeglichen. Auch die Hypnerotomachia streift das Thema. Es sind Dinge, die lange nachgewirkt haben und in breitester Ausführlichkeit auch in jenem von Henszlmann beschriebenen venezianischen Architekturtraktat aus dem Beginn des Cinquecento wiederkehren.

Von diesem, der älteren Geistesrichtung so natürlichen, anthropozentrischen Standpunkt beginnt auch Luca Pacioli (der das Thema gleichfalls, wenn auch nicht so geschlossen, behandelt hat) seine Ausführungen, die historisch wichtig sind, weil sie die Brücke zu den Bestrebungen der Oberitaliener und damit auch zu denjenigen Dürers schlagen. Aus solchen Anschauungen sind jene Konstruktionen des menschlichen Körpers, des Gesichts, endlich des Alphabets entstanden, die, schon bei den ältesten toskanischen Theoretikern kenntlich, ein schier unversiegliches Renaissancethema bilden.

Alle diese Dinge sind ein deutlicher Ausdruck für das Streben dieser Zeit nach einer praktischen Ästhetik, nach dem, was schon Landino, ganz aus seiner Umgebung heraus, als *simmetria* selbst dem alten Cimabue unterschob. Bei Pacioli mündet dieses Streben schon offenkundig in die Spekulation; die von ihm zuerst in diesem Sinne ausführlich behandelte Lehre der fünf regelmäßigen Körper als der aufsteigenden Leiter der Vollkommenheit bis zur Kugel, die Gott selbst repräsentiert, zeigt den *salto mortale* des mathematischen in das theologisch-philosophische Denken, zugleich aber auch den beginnenden Einfluß Platons, dessen Timäus denn auch hier schon den Ausgangspunkt bildet. Wichtig ist die praktische Anwendung auf die bildende Kunst, die Pacioli mit Selbstbewußtsein vorträgt (Anekdote vom Steinmetzen in Rom).

Die Folgerungen, die die Frührenaissance aus diesen Sätzen gezogen hat, bereiten schon der späteren *Ästhetik* das Feld. L. B. Alberti formuliert in seiner Schrift über die Malerei Forderungen des Ausdrucks, die bereits, wie so häufig bei ihm, Tendenzen der späteren Zeit vorausnehmen. Dazu gehört die Feststellung der ausdrucksvollsten

Bewegung, der nach oben (*verso l'aere*), die, durch die pathetische Kunst der Hochrenaissance aufgenommen, durch die Niobidengruppe noch ein berühmtes Vorbild aus »klassischer« Zeit erhielt; J. Lange hat das Thema in seiner geistreichen Weise in einem Aufsatz (*Die Geschichte eines Ausdrucks*) behandelt. In diesem Zusammenhang kommt bei Alberti auch zum erstenmal in der italienischen Kunstliteratur ein großes und für die Renaissanceästhetik äußerst wichtiges Thema zur Sprache: der aus der alten Rhetorik stammende concetto des πρέπον oder *decorum*, das dann auch mit reichlicher Berufung auf antike Quellen, wie Cicero und Quintilian, abgehandelt wird. Alberti bringt aber auch Gegenbeispiele aus der zeitgenössischen Kunst; so wenn er es tadelt, in perspektivisch dargestellte Räume zu große Figuren zu stellen, ein mittelalterlicher Rest, der dem neuen Raumgefühl zuwiderläuft, aber z. B. noch in der Verkündigungsszene des Genter Altars fühlbar genug ist. Mit der These, daß nicht mehr als neun bis zehn Figuren die Handlung bestreiten sollen, nähert sich Alberti der strengen Kompositionsweise der Hochrenaissance; sein Tadel ist deutlich gegen die überfüllten Bildpläne des Quattrocento gerichtet. Auch die Forderung, widrige oder unanständige Teile zu bedecken — wobei wieder ein berühmtes antikes Beispiel, die Periklesbüste mit dem, den mißgeformten Schädel verdeckenden Helm, zitiert ist — läuft der herben Naivität des Quattrocento zuwider; Ghirlandajos Großvaterbild im Louvre braucht nur genannt zu werden. Endlich ist die Tendenz dieser auf »Schönheit« zielenden Kunst, im Sinne Albertis, ganz deutlich, wenn der formalistische Grundsatz aufgestellt wird, kein »edles Glied« zu verdecken; es handelt sich also um die in den Altarbildern des Cinquecento so deutlich betonte »schöne Pose«.

Es ist durchaus mit diesen Anschauungen im Einklang, wenn Alberti zum erstenmal das Historienbild auf die höchste Staffel der Kunst erhebt, auf der es fast bis auf unsere Tage mit dem langsam legendär werdenden »Historienmaler« verblieben ist. *La istoria è summa opera del pittore* verkündet er, und daß darin ein gutes Stück aus dem Mittelalter vererbter intellektualistischer Inhaltswertung steckt, ist nicht schwer einzusehen. Auch hier deutet und schreitet er seiner Zeit voraus, wie bei ihm zuerst jene Geringschätzung des Handwerksmäßigen und Technischen auffällt, die im weitern Verlauf zu der so manche seltsamen Erscheinungen aufweisenden, auch bis in unsere Tage hineinreichenden Scheidung von Kunst und Handwerk, zum Virtuosentum der auch sozial gehobenen Künstler führt, die Scheidung »hoher« und »angewandter« Kunst zur Folge hat. Auch hierunter verbirgt sich das Bestreben, die Kunst aus dem Reigen der *artes mechanicae* in den der »freien« Künste hinüberzuführen.

Schließlich ist erwähnenswert, daß bei Alberti wie bei Filarete die ersten Spuren des Vergleichs und der Abschätzung der einzelnen Künste hervortreten, jener sogenannte *paragone*, der dann zu einem der am meisten abgeleierten Schulthemen der Renaissance wurde, letzten Endes aber noch in den Untersuchungen über die Grenzen der Künste seit dem 18. Jahrhundert mitschwingt.

Diesen objektiven Tendenzen gegenüber tritt natürlich die Aufmerksamkeit auf die Psychologie der Kunst und des Künstlers bedeutend zurück. Was Alberti darüber zu sagen weiß, mag man in der gedrängten Übersicht bei J. Behn nachsehen; viel ist es gerade nicht. Merkwürdigerweise finden sich gerade bei einem Empiriker wie Filarete einzelne überraschende Streiflichter. Das, wie wir gesehen haben, schon bei Dante anklingende Problem der »Einfühlung« (wie man heute sagt) in das Kunstwerk spielt auch bei ihm eine gewisse Rolle. In seiner Polemik gegen den gotischen Spitzbogen fügt er den (auch von andern gebrachten) Gegengründen technischer noch solche ästhetischer Art zu: nämlich den als peinlich empfundenen Widerstand, den das Auge bei dem Hingleiten über die gebrochene Linie finde, während dies bei dem Rundbogen nicht der Fall sei. Ähnlicher Art sind seine Äußerungen über die Raumwirkung der niedrigen alten Kirchen (er hat wohl an romanische Basiliken gedacht), die ein bestimmtes Kunstwollen, die Demut vor Gott, verdeutlichen, während in den neuern gerade die hohe, lichte Wölbung uns das Gefühl seelischer Erhebung einflöße, ein Gedanke, den die Romantik bekanntlich mit Vorliebe auf die Gotik angewendet hat. Eigentümlich ist auch seine Anmerkung über die Verwendung des Spiegels und perspektivischer Konstruktionsmittel, die weder die Alten noch Giotto und seine Schule gekannt hätten; er meint aber, vielleicht hätten sie davon gewußt, wollten aber dergleichen nicht anwenden; der *fatica* wegen, setzt er freilich hinzu. Die Überzeugung von der in das Werk übergehenden Persönlichkeit des Künstlers ist bei Filarete schon so stark, — im Gegensatz zu dem unpersönlich empfindenden Mittelalter — daß er die »Morelli«sche Methode schon vorausahnt. Wie aus den Zügen der Handschrift den Schreiber, so könne man, meint er, aus den künstlerischen Formen den Urheber erkennen. Es ist das immerhin bemerkenswert, wenn dabei auch eine leise Reminiszenz an die, übrigens von Ghiberti in ihrem wörtlichen Sinn als kindisch erklärte Anekdote von dem Wettstreit der feinsten Linie zwischen Zeuxis und Apelles im Spiele sein könnte.

V.
Leonardos Vermächtnis.

1. Einleitung.

An der Schwelle des neuen Jahrhunderts, dessen Mitte genau durch ein im wahrsten Sinne des Wortes epochemachendes Werk, die erste Auflage der Viten Vasaris bezeichnet wird, steht die problematische Gestalt des großen Suchers Leonardo da Vinci. Nach der Mitte des alten Jahrhunderts (1452) geboren und kurz vor Raffael gestorben (1519), ragt er aus der Welt des Quattrocento in die Zeit hinüber, die man gern als die *età d'oro* Italiens bezeichnet. Deutet das berühmte, von so viel Schöngeistern gründlichst mißverstandene und vergeheimniste Lächeln der Mona Lisa in seinem Archaismus auf die Befangenheit des Suchens und die Unfreiheit älterer Auffassung einem der schwierigsten Ausdrucksprobleme momentaner Erregung gegenüber hin (wie nicht minder seine noch ganz von der Tendenz zum »Vertikalismus« beherrschte Landschaft), so weisen anderseits gerade die von ihm gestellten Forderungen seelischer und körperlicher Bewegung schon der neueren Malerei die Wege. Wie über seinem künstlerischen Werk schien aber der Unstern allzu extensiven Wollens und Nichtvollendens auch über der schriftstellerischen Tätigkeit des geistig Größten unter allen florentinischen und italienischen Künstlern. Von dieser Seite seines Könnens und Schaffens soll hier nur, soweit sie sich auf die bildende Kunst bezieht, Rechenschaft gelegt werden; für alles andere sei auf die Literaturangaben verwiesen.

Aus Paciolis *Divina proportione*, also aus dem Leonardo zunächststehenden Mailänder Kreise, wissen wir, daß dieser schon um 1498 einen Malertraktat *de pittura e movimenti humani* vollendet, zwei andere Schriften zur Mechanik (*del moto locale* und *della percussione e pesi delle forze*) unter den Händen hatte. In der Tat hat J. P. Richter ein Bruchstück solcher Niederschriften von 1492 in Ashburnham Hall nachweisen können. Zur Vollendung des großen Malerbuches, das das bedeutendste Monument der gesamten italienischen Kunstliteratur geworden wäre, scheint es aber doch niemals gekommen zu sein; immerhin zeigt uns der erhaltene summarische Entwurf (in Ludwigs Ausgabe unter Nr. 410) die Architektonik des Ganzen. Zwar berichtet Lomazzo, daß Leonardos Traktat über die Anatomie des Pferdes 1499 während der Mailänder Wirren verbrannt sei, und die Urschrift könnte allenfalls damals mit verloren gegangen sein. Immerhin bleiben starke Zweifel, ob sie überhaupt in abgeschlossener Form vorhanden war, und heute, wo die Handschriften nahezu vollständig bekannt sind, ist die Hoffnung so gut wie aufzugeben, daß sie jemals wieder zum Vorschein kommen könnte.

Leonardos Nachlaß besteht in Merk- und Skizzenbüchern, die in bunter Folge aphoristische Gedanken, größere Entwürfe, flüchtig hingeworfene oder ausgeführte Zeichnungen enthalten. Er hatte höchst merkwürdige Schicksale, über die man sich am besten aus Jordans unten zitierter Schrift (Malerbuch 303) orientiert.

Nachdem der Meister 1519 auf französischer Erde, fern von dem seit langem verlassenen Heimatboden, gestorben war, kamen die Schriften und Entwürfe an seinen Freund und Schüler Melzi; über ihr weiteres Schicksal geben die allerdings tendenziös gefärbten Aufzeichnungen eines Mailänder Barnabiten Gio. Ambr. Mazzenta (um 1570) Aufschluß; sie sind jetzt vollständig veröffentlicht worden. Melzis unwissende Erben vernachlässigten den Schatz; auch wurden sie von gewissenlosen Leuten ausgebeutet. Eine besonders schäbige Rolle spielt dabei Pompeo Leoni, der Sohn des berühmten Bildhauers Leone Leoni, der mit diesen Papieren einen förmlichen Handel trieb, auch gefälscht zu haben scheint, Zusammengehöriges auseinandernahm, anders zusammenstellte u. s. w. Auf diese Art ist auch der berühmte *Codex Atlanticus* zustande gekommen. Was noch in Leonis Händen verblieben war, gelangte in den Besitz des Mailänders Arconati, dessen großes Verdienst nicht zuletzt darin besteht, seinen Schatz, darunter den eben erwähnten Atlanticus 1637 in die Ambrosiana gestiftet zu haben, die sich infolgedessen im 17. Jahrhundert des stolzen Besitzes von dreizehn Bänden rühmen durfte.

Die großen Revolutionen der napoleonischen Zeit haben dann diese Kostbarkeiten 1796 nach Paris entführt. Zwölf Bände kamen ins Institut, der Atlanticus in die Nationalbibliothek. In Frankreich ging man recht autokratisch willkürlich mit den Zimelien um; sie wurden u. a. trotz der alten Vermerke umsigniert.

Bei der umfassenden Restauration des Jahres 1815 ist nur der Codex Atlanticus in seine alte und wahre Heimat zurückgelangt. Der Lässigkeit des österreichischen Kommissärs für das lombardisch-venezianische Königreich, der die Spiegelschrift Leonardos für »chinesisch« hielt (es war übrigens der zu seiner Zeit als Romanschriftsteller und Original berühmte F. v. Meyern), wäre es beinahe gelungen, auch diesen, wie die unbeachtet gebliebenen Bände des Instituts, Frankreich zu erhalten, wenn nicht Canova und Benvenuti als die Kommissäre des Papstes und Toskanas dazwischen getreten wären.

So kommt es denn, daß Frankreich, wo Leonardo den letzten Atemzug getan hat, heute noch den Löwenanteil mit 17 Handschriften besitzt, die zum Teil noch die alten Signaturen A—M tragen (Traktat über Licht und Schatten; Merkbücher, die als Quellen für die spätere Redaktion des Malerbuches in Betracht kommen); freilich ist dieser Bestand auch durch die Eingriffe des sonderbaren Bibliomanen Libri gemindert. Der zweitgrößte Anteil kommt auf die königliche Bibliothek von Windsor (acht Handschriften: Proportionen des Menschen, Anatomie des Pferdes, vier Anatomietraktate). Diese sind zum Teil durch den Grafen Arundel, den bekannten Kunstmäzen, für Karl I. erworben worden. Italien selbst besitzt außer kleineren Beständen (in der Trivulziana in Mailand, in der ehemaligen Sammlung des Grafen Manzoni in Rom, Einzelblätter in Turin, Modena, Florenz) nur den berühmten Codex Atlanticus der Ambrosiana, der freilich der größte an Umfang ist (395 Folios, genaue Inhaltsangabe bei Jordan a. u. a. O. 344 f.). J. P. Richter zählt im ganzen 55 Handschriften und Fragmente (worunter freilich viele membra disjecta). Der älteste sicher datierte Anatomiekodex in Windsor stammt von 1489, die jüngsten Handschriften reichen aber bis ins Jahr 1518 hinab, so daß wir also Leonardos Schrifttum im ganzen wohl zu überblicken vermögen.

Zwei Umstände sind es, die sich von jeher der Verbreitung und näheren Kenntnis dieses Schatzes hinderlich erwiesen, abgesehen von der Verborgenheit mancher Stücke im Privatbesitz: seine ungeordnete Form und die eigentümliche, teilweise schwer lesbare Spiegelschrift *a rovescio*, deren sich der Linkshänder Leonardo bediente, wie er auch mit Vorliebe mit der Linken gezeichnet hat, ein Umstand, den schon Pacioli hervorhebt und Lermolieff-Morelli bei der Sichtung der Originalzeichnungen verwerten konnte.

Es sind nur vereinzelte Angaben, die auf eine wirkliche Bekanntschaft des Cinquecento mit Leonardos Schriften schließen lassen, zumal in seiner toskanischen Heimat, der der Meister seit langem entrückt war. Wohl wissen wir von Cellini, daß er eine Abschrift des Traktats über die Perspektive besessen hat (den er sogar veröffentlichen wollte), und Vasari (ed. Milanesi IV, 37) berichtet eine merkwürdige Geschichte von einem mailändischen Maler (der Name fehlt in der Ausgabe von 1568 und ist nur durch Punkte angedeutet), der ihn auf der Durchreise nach Rom in Florenz aufsuchte und die Absicht kundgab, dort Leonardos »Buch von Malerei und Zeichnung« in Druck zu geben. Daß es sich dabei wirklich um Originale gehandelt hat, beweist Vasaris Äußerung über die Spiegelschrift. Aber dieser weiß nichts von den ferneren Schicksalen zu melden; mit der Abschrift der Vaticana besteht hier schwerlich ein Zusammenhang.

In Mailand stand man natürlich der Sache von jeher näher; von Pompeo Leoni war schon die Rede. Leonardos Einfluß auf Dürer, der in neuester Zeit manche Aufhellung erfahren hat, liegt klar zutage;

weniger jedoch der Weg, auf dem dieser Leonardos Studien kennen gelernt hat. Der mailändische Maler Figino besaß auch eine Schrift Leonardos. Lomazzo gibt einen Auszug des *Paragone*. Annibale Carracci und Guido Reni (der Abschriften besaß) waren mit dem Theoretiker Leonardo vertraut; andere, wie Armenino, wissen wieder nichts von ihm. (Über Kopien nach Leonardos Malerbuch in einem Traktate des Rubens über die Proportionen s. Pawlowski in l'Art, 1884, Juni.)

Schon in der zweiten Hälfte des 16. Jahrhunderts begann man sich nun aber ernstlich mit Leonardos Vermächtnis zu beschäftigen und an dessen Redaktion zu denken. Von Vasaris mailändischem Maler haben wir schon gehört. Die wichtigste dieser Bearbeitungen ist der berühmte Kodex 1270 der Vaticana, aus der herzoglichen Bibliothek in Urbino stammend (daher *Urbinas* genannt), eine Vorarbeit zur Drucklegung des Malerbuches, der Schrift und den Sprachformen nach von einem Lombarden um 1550 redigiert.

Der Name Melzis erscheint dreimal darin; an ihn als Bearbeiter ist aber doch kaum zu denken (Jordan, 279—284), obwohl es neuerlich wieder versucht worden ist. Aufgebaut ist die Arbeit durchaus auf Leonardos Originalschriften selbst; sie erscheinen am Schlusse mit ihren alten Siglen verzeichnet. Es sind darunter solche, die heute fehlen, so daß der *Urbinas* derart in die Reihe der unmittelbaren Quellen rückt. Die Anordnung des ungeheuren Stoffes ist eine selbständige und keineswegs unbedeutende Leistung des unbekannten Redaktors, der auch Anmerkungen beigesteuert und die Zeichnungen nach Leonardos Originalen kopiert hat. Von Fehlern ist diese Bearbeitung freilich nicht frei; aber der ungemeine Reichtum des Inhalts (944 Kapitel!), das Zurückgehen auf heute verlorenes oder verschollenes Gut machen sie höchst wertvoll und unersetzlich. Außerdem existiert aber noch eine Reihe anderer gekürzter Bearbeitungen (vgl. Jordan, 318 f.), so fünf Handschriften der Ambrosiana in Mailand, in der Riccardiana zu Florenz mit Zeichnungen des Kupferstechers Stefano della Bella († 1654), in der römischen Barberiniana u. s. w.

2. Bibliographie.

Ältere Drucke. Trotz dieses augenscheinlichen lebhaften Anteils ist im 16. Jahrhundert noch keine Drucklegung zustande gekommen. Auch der fast druckfertig vorliegende, sorgfältig ausgearbeitete Codex Urbinas ist liegen geblieben. Es mußten anderthalb Jahrhunderte nach Leonardos Tod verstreichen, bis die Editio princeps seines Malerbuches ans Licht trat, auch sie nicht in Italien, sondern in dem Lande, das ihm in Leben und Tod so bedeutungsvoll geworden war, in Frankreich. Diese erste Ausgabe wurde von einem in der Kunstliteratur bekannten Manne, Rafael Trichet Du Fresne, besorgt: ein stattlicher Foliant (Trattato della pittura di Lionardo da Vinci, nuovamente dato in luce con la vita dell' istesso autore scritta da Raff. du Fresne), 1651 bei Langlois in Paris erschienen. Er enthält außer der im Titel erwähnten Biographie Leonardos noch den Traktat L. B. Albertis de statua und ist der Königin Christine von Schweden gewidmet, deren Hof ja ein Mittelpunkt solcher gelehrt-künstlerischer Bestrebungen gewesen ist, wie denn u. a. Baldinucci für sie das Leben Berninis geschrieben hat. Du Fresnes Druck beruht freilich auf Abschriften zweiter und dritter Hand, namentlich auf einer Kopie im Besitz des Sieur de Chantelou (jenes selben, dem wir das merkwürdige Tagebuch über Berninis Aufenthalt in Frankreich verdanken); ursprünglich war diese im Besitze des Cavaliere del Pozzo und ihre Zeichnungen rührten zum Teil von Poussin her. (Jordan 277, vgl. auch die übrigens recht abschätzigen Äußerungen Poussins selbst über die im selben Jahr 1651 erschienene, noch zu erwähnende französische Übersetzung des Sieur de Chambray in einem Brief an den Stecher Abraham Bosse, bei Guhl-Rosenberg, Künstlerbriefe, 2, II, 251; über Poussins Zeichnungen Hautecoeur im Bull. d'hist. d'art français 1913). Diese Illustrationen wurden von Errard für die Ausgabe umgezeichnet (ebenda). Del Pozzos Exemplar ging auf die Handschrift der Barberiniana zurück. Der Text enthält dementsprechend auch nur eine unvollständige Redaktion, ist überdies ziemlich willkürlich behandelt. Trotzdem wurde diese schöne Ausgabe Grundlage für etwa zwanzig spätere Drucke bis zum Beginn des 19. Jahrhunderts.

Die älteste in Italien herausgekommene Ausgabe, erst 1733 in Neapel erschienen, beruht auf ihr, ebenso die Bologneser von 1786, ferner die durch B. Orsini besorgte von Perugia 1805, auch noch die in den Classici Italiani, Mailand 1804, von Amoretti besorgt, mit bemerkenswerten Memorie storiche sulla vita, gli studj e le opere di L. d. V. des Herausgebers (Neue Ausgabe mit Zusätzen aus der römischen Ausgabe Manzis, Mailand 1859). Selbständig und auf dem Exemplar der Riccardiana beruhend ist nur die in Florenz 1792 erschienene, von Fontani besorgte Quartausgabe (Trattato della pittura ridotto alla sua vera lezione sopra una copia a penna di mano di Stefano della Bella con le figure disegnate del medesimo). Auch diese Edition schöpft übrigens aus dritter Hand, da der Kodex des Stefanino della Bella auf den Codex Pinellianus der Ambrosiana (Sec. XVI) zurückgeht. Das vollständige Exemplar, eben jener Urbinas der Vaticana, wurde von Manzi publiziert, Rom 1817, mit einem Atlas von 22 Tafeln und Anmerkungen von Gherardo de' Rossi; diese Ausgabe ist Ludwig XVIII. gewidmet.

Von älteren hierhergehörigen Einzelausgaben sind zu erwähnen: die Publikation von Zeichnungen Leonardos durch Carlo Gius. Gerli, Disegni di L. d. V., Mailand 1781, in neuer Ausgabe unter dem Titel Disegni incisi sugli originali da C. G. Gerli, riprodotti con note illustrative da G. Vallardi con 61 tavole in rame, Mailand 1830 in Fol. Auch dem 18. Jahrhundert gehören noch die Stichwerke nach Leonardos Karikaturköpfen an: 1. nach Wenzel Hollars Stichen: Caricaturas by L. d. V. from drawings out of the Portland Museum, London 1786; 2. vom Grafen Caylus, publiziert von J. P. Mariette, Recueil de testes de caractere et charges, Paris 1780. Dann die Tabula anatomica e bibl. M. Britanniae Hannoveraeque regis (Anatomie des Coitus), Lüneburg 1830; die Schrift Del moto e misura dell' acqua (eine späte Redaktion), herausgegeben von Cardinali, Bologna 1828.

Auch die älteren Übersetzungen beruhen bis auf Ludwig herab (s. u.) durchwegs auf den alten Drucken zweiter Hand. Die älteste französische, die des R.(oland) F.(réard) S.(ieur) D.(e) C.(hambray), erschien gleichzeitig mit Du Fresnes Ed. princ. Paris 1651 in Fol. mit den Stichen Errards. Eine neuere ist die von Ganet de St. Germain, Genf 1820. Die jüngsten rühren von dem verdienten Ravaisson-Mollien, Paris 1903, in 2 Bänden, sowie von dem seltsamen Schwärmer Sar Peladan, Paris 1910, mit Kommentar und »ästhetischen« Zeichnungen her (Text des Cod. Urbinas). Englisch von J. W. Brown, London 1877. Die älteste (ganz gute) in deutscher Sprache rührt von J. G. Böhm her, Nürnberg 1724 und 1747 (auch Leipzig 1751), mit einem bemerkenswerten Versuch, den Stoff selbständig zu ordnen.

Die modernen Bestrebungen, das Schriftwerk Leonardos herzustellen und zu erschließen, lassen sich nach ihrer Art, des überlieferten Materials Herr zu werden, in drei Gruppen einteilen. Wir besitzen 1. die Originalhandschriften, 2. deren Kopien, 3. spätere Redaktionen, die teilweise verlorene Stücke enthalten. Den zuletzt genannten Weg, der seit alter Zeit gangbar ist, schlug Heinrich Ludwig (1829—1897), ein in Rom ansässiger gelehrter Maler, ein. (Ein pietätvolles Lebensbild des Mannes hat F. Knapp der Ausgabe der hinterlassenen Schrift Ludwigs über Erziehung zur Kunstübung und zum Kunstgenuß vorangestellt, Studien zur deutschen Kunstgeschichte, H. 78, Straßburg 1907). Er besorgte die höchst sorgfältige neue Bearbeitung des Codex Urbinas 1270 der Vaticana für Eitelbergers Quellenschriften, als deren XV.—XVII. Band sie Wien 1882 in drei Teilen erschienen ist; Band I und II enthalten den Text mit guter deutscher Übertragung und den Hilfszeichnungen, Band III birgt einen weitschichtigen Kommentar. Die deutsche Übersetzung ist auch besonders als Band XVIII herausgekommen. Eine neue Ausgabe dieser Übersetzung mit Einleitung von Marie Herzfeld erschien Jena 1909.

Ludwigs Stellung zu seinem Autor ist ganz eigentümlich. Er sucht mit großem Geschick, wenn auch nicht immer ohne Willkür (da ihm die Originalschriften nicht zugänglich sind), die richtige Lesart zu ergründen und nimmt, auch in dieser Hinsicht gleich den alten Editoren verfahrend, eine neue Ordnung des Stoffes vor, den er mit fortlaufenden Nummern versieht. Sein Bestreben ist das eines Praktikers, er will, seiner ganzen Richtung entsprechend, das Malerbuch Leonardos der modernen Kunst zugänglich und nutzbar machen; sein Standpunkt ist von einseitigen und veralteten ästhetischen Normen bestimmt, historische Schulung und historisches Interesse fehlen ihm. Daher auch die durchgehende, wenig erquickliche und ziemlich unfruchtbare Polemik gegen die Kunstforscher, namentlich seinen Antipoden J. P. Richter. Auch Ludwig schöpft, wie schon gesagt, aus zweiter Hand; wie er selbst betont, konnte und wollte er auch gar nicht anders; denn mit der Durchforschung der zum Teil schwer zugänglichen Handschriften war damals gerade erst begonnen worden. Nachdem Richters gleich zu erwähnende Arbeit erschienen war, hat Ludwig noch einen Nachtrag zu seiner Ausgabe geliefert: Leonardos Malerbuch, neues Material dem Cod. Vat. 1270 eingeordnet, Stuttgart 1885. Ein großer Teil dieser Publikation wird von einer recht ungesalzenen und nur zum Teil berechtigten Polemik gegen Richter angefüllt; einen nennenswerten Fortschritt bedeutet sie nicht mehr.

Auf dem Codex Vaticanus beruhen auch die jüngsten italienischen Ausgaben des Trattato, die von Tabarrini besorgte, mit Noten G. Milanesis und Vasaris Leonardobiographie, Rom 1890, und die billige, aber ganz hübsche zweibändige von Borzelli, Lanciano 1914.

Einen völlig andern und neuen Weg schlug J. P. Richter ein. Ausgedehnte Reisen, sein Aufenthalt in England befähigten ihn, überall die Originale selbst einzusehen und zu studieren; hier erschlossen sich ihm Schätze, die bis dahin unbekannt oder unzugänglich waren. Die historische Schulung, die er aus Th. v. Sickels Werkstatt mitgebracht hatte, leitete ihn zu dem glücklichen Gedanken hin, das vorliegende Originalmaterial in paläographisch getreuer Abschrift zu fixieren. Als Frucht dieser schwierigen Bemühungen ist das große zweibändige, mit echt englischer Opulenz ausgestattete Werk erschienen: The literary works of Lionardo, London 1883, mit einer großen Zahl vorzüglich ausgeführter Tafeln. Der architektonische Teil ist von H. v. Geymüller bearbeitet; dem Text steht die englische Übersetzung gegenüber. Leider hat das Werk sehr schwere Mängel; der Text ist nicht selten unrichtig wiedergegeben, die Übersetzung läßt zu wünschen übrig, ebenso die allgemeine Anordnung des Stoffes, dem dazu ein ausgiebiges Register fehlt. Allein diese organischen Fehler können dem Ganzen doch niemals das große Verdienst der Initiative nehmen. Richter hat tatsächlich als erster den ungeheuren Reichtum des Leonardischen Vermächtnisses erschlossen und seine Arbeit bleibt als Grundlage bestehen, wenn sie auch nur mit Vorsicht zu nützen ist.

Bei Richter sind ähnlich, wie dies in den älteren Redaktionen geschehen war, die Originalhandschriften, die ja freilich nur Bruchstücke und Entwürfe zu einem größeren Ganzen sind, auseinandergerissen und nach bestimmten Gesichtspunkten, fremdem Ermessen gemäß, eingeordnet worden. Ein dritter Weg war aber schon 1872 von der Leonardostadt Mailand aus gezeigt worden, ohne daß er zunächst Nachfolge gefunden hätte. Damals erschien der »Saggio sulle opere di Leonardo da Vinci«, herausgegeben von Belgiojoso, Mongeri, Cam. Boito und Govi, Mailand 1872; 24 Tafeln in Heliogravüre mit Reproduktionen von Schriften und Zeichnungen aus dem Codex Atlanticus umfassend. Die Herausgeber haben damals schon mit Recht auf die Gefahren hingewiesen, die auch heute noch solchen kostbaren Handschriftenschätzen drohen; der unselige Bibliotheksbrand von Turin hat sie uns erst neuerdings grell vor Augen geführt. Freilich mußten sie anderseits als einsichtige und sich selbst bescheidende Männer auf die großen Schwierigkeiten und die Kostspieligkeit eines so riesenhaften Unternehmens, als es die Gesamtaufnahme des Nachlasses in dieser Weise darstellt, verweisen. Sicher ist das aber der einzige wissenschaftlich gebotene und zum Ziele führende Weg. Mit Hilfe der gesteigerten Mittel moderner Reproduktionstechnik ist dann der von Mailand aus befürwortete Gedanke zuerst und besonders in Frankreich Tat geworden. Die Bibliothek des Institut de France nahm sich als alte Hüterin dieser Schätze der Sache an. Ein französischer Gelehrter, Ravaisson-Mollien, besorgte die monumentale Faksimilereproduktion: Les manuscrits de Léonard de Vinci de la bibliothèque de l'Institut publiés en facsimiles, Paris 1881—1891, also fast gleichzeitig mit Richters Werk in sechs starken Folianten erschienen. Die Lichtdrucke stehen hinter den Richterschen Heliogravüren zurück; dafür umfassen sie das gesamte französische Material auf 2178 Faksimiletafeln. Beigegeben sind die wörtliche Übertragung in Druckschrift sowie die französische Übersetzung. Der letzte Band enthält ein vortreffliches Gesamtregister, eine Chronologie und Bibliographie der Schriften Leonardos. Ravaisson-Mollien tritt dadurch an die Spitze der modernen Leonardoforschung, die immer und in viel höherem Grade mit seinem Namen als mit dem Ludwigs und Richters verknüpft bleiben wird.

Dieser Initiative folgten nun auch die übrigen in Betracht kommenden Länder. Ein Russe, Theodor Sabachnikoff, selbst Besitzer des ehemals dem Grafen Manzoni gehörigen, einst von Libri beiseite gebrachten Leonardomanuskripts, veröffentlichte im Verein mit dem italienischen Gelehrten Piumati sowie mit Ravaisson-Mollien, der die französische Übersetzung lieferte, seinen Schatz: Codice sul volo degli uccelli e varie altre materie, Paris 1898. Dann nahm er, von denselben Mitarbeitern unterstützt, die Publikation der in Windsor befindlichen Manuskripte in Angriff: I manoscritti di Lionardo da Vinci della R. biblioteca di Windsor. Dell' Anatomia fogli A (mit Einleitung von Matthias-Duval), Paris, Rouveyre 1898. Diese vom englischen Königshaus autorisierte Ausgabe blieb jedoch infolge von Mißhelligkeiten mit dem Verleger leider unvollendet; ein zweiter Band erschien dann noch unter demselben Titel (Dell' Anatomia fogli B) 1901 bei Roux in Turin. Der frühere französische Verleger Rouveyre unternahm dann auf eigene Faust eine unrechtmäßige Publikation, kastriert, mit wahllos durcheinandergeworfenem Stoff, ohne jede Übertragung des Textes; sogar die Lichtdrucke sind unglaublich schlecht. Diese Winkelpublikation: Feuillets inédits, réproduits d'après les originaux manuscrits à la bibliothèque du chateau de Windsor ist in Paris 1891 ff. in 22 Faszikeln erschienen, aber für die wissenschaftliche Leonardoliteratur ebenso unbrauchbar wie die gleichfalls unautorisierte desselben Verlages: Léonard da Vinci, Sciences physico-mathématiques, manuscrits inédits d'après les originaux conservés au British-Museum, Paris 1901 ff., auf 15 Bände veranschlagt. Dazu: Léonard da Vinci, Problèmes de géometrie et de hydraulique (Forster Library; South Kensington Museum), Paris 1901 ff., 3 vol. Neuerdings sind die anatomischen Studien Leonardos auf der Bibliothek in Windsor an einem sehr entlegenen Verlagsort herausgekommen: Vangenstein, Fonahn, Hopstock, Quaderni d' anatomia. Fogli della Royal Library di Windsor, mit englischer und deutscher Übersetzung, Christiania 1911 ff. (Vgl. den wertvollen Bericht von Seidlitz in der Deutschen Literaturzeitung 1913.) Gute Übersicht von Favaro, Passato, presente e avvenire delle edizioni Vinciane, Racc. Vinciana X, 165—221.

Eine mustergültige Publikation ist dagegen die von Piumati besorgte, von der R. Accademia dei Lincei in Rom herausgegebene Prachtausgabe des Codice Atlantico in Mailand, bei Hoepli 1894—1903 erschienen. Vorausgegangen war die Edition des Codice di L. da Vinci nella biblioteca del principe Trivulzio von Beltrami, Mailand 1891, mit 94 Tafeln, sowie die von Einzelblättern, die sich auf der Bibliothek von Turin befinden: I disegni di L. da Vinci nella biblioteca di S. Maestà a cura di P. Carlevaris, Turin 1888. Piumati hat 1902 vom italienischen Unterrichtsministerium den Auftrag erhalten, eine monumentale Gesamtpublikation der Schriften Leonardos zu veranstalten (Bacci-d'Ancona, Manuale della lett. Ital. II, 197).

Dieses gewaltige, heute noch schwer zu überblickende Material wurde der gebildeten Laienwelt in ein paar guten kleinen Anthologien zugänglich gemacht. In einem zierlichen Bändchen der bekannten Collezione Diamante: Frammenti letterari e filosofici trascelti dal Dr. Edm. Solmi, Florenz, Barbéra 1899, hat der inzwischen verstorbene Forscher den Text in der Originalsprache (freilich zurechtgemacht) gegeben, mit Noten, die namentlich wertvolle Aufschlüsse über die von Leonardo benützte ältere Literatur gewähren. Ferner die Bände von Beltrami, Scritti di L., Mailand 1913 und Fumagalli, L. prosatore, Mail. 1915. Eine geschickt gemachte Auswahl in deutscher Übersetzung hat dann Marie Herzfeld mit sorgfältiger Einleitung zusammengestellt: Leonardo da Vinci, der Denker, Forscher und Poet, in 2. vermehrter Auflage, Leipzig 1906, erschienen. Ferner Peladan, Textes choisis de L. d. V. traduits d'après les mscr. originaux, Paris 1907. Mc. Curdy, The note books of L. Rendered into English with introduction. London 1906.

Erläuterungschriften. Den Versuch einer Leonardobibliographie hat E. Solmi in seiner Darstellung: Lionardo da Vinci, Florenz, Barbéra, 1900, p. 225f., gegeben. Seit mehreren Jahren ist vom Archiv des Castell Sforzesco in Mailand ein verdienstliches Unternehmen ins Leben gerufen worden, die Raccolta Vinciana presso l' archivio storico del Comune di Milano, die unter diesem Titel Bulletins in zwangloser Folge herausgibt (seit 1905 in Mailand erscheinend). Die Faszikel enthalten eine Rubrik für Bibliographie von E. Verga sowie vortreffliche kurze Inhaltsangaben der im Archiv angelegten und ständig vermehrten Leonardobibliothek, Heft X ist als Festschrift zur Vierhundertjahrfeier 1919 erschienen. Dieses sowie das zuletzt erschienene XI. Heft (1920—1922) zeigt ein ungeheures Anwachsen der Lionardoliteratur, die sich in ihren Themen zuweilen schon bedenklich der »Dantologie« und »Goethephilologie« nähert. Jedenfalls wird aber niemand, der sich mit Leonardo beschäftigt, an der Raccolta Vinciana vorbeigehen dürfen und können; auf sie sei daher auch ein- für allemal verwiesen.

Hier kann natürlich nur jene Literatur einigermaßen berücksichtigt werden, die sich auf das Schriftwerk Leonardos bezieht, namentlich soweit es kunstgeschichtliche Bedeutung besitzt. Doch soll immerhin, auch seiner schönen Abbildungen halber, das unvollendete Werk von Müller-Walde, Lionardo da Vinci, München, Hirth, 1889—1890, genannt werden. Ferner: Klaiber, Lionardo-Studien, Zur Kunstgeschichte des Auslandes, H. 56, und besonders W. v. Seidlitz' Neues Leonardo-Buch, Berlin 1909 (s. u.).

Über die Handschriften. Dozio, Degli scritti e disegni di L. d. V. specialmente dei posseduti un tempo e posseduti adesso dalla Bibl. Ambrosiana, Mailand 1871. Die für das Schicksal des Nachlasses wichtigen Aufzeichnungen des Mailänder Barnabiten Ambrogio Mazzenta (von 1635) wurden bereits von Govi, mit unvollständig gebliebenem Kommentar, im »Buonarroti«, 1873—1878, veröffentlicht (vorher schon in französischer Übertragung von Piot in seinem Cabinet de l'amateur 1861), dann von Uzzielli (s. a. u.) in seinen Ricerche II, Rom 1884 (Alcune memorie dei fatti di L. d. V. a Milano e dei suoi libri). Sie liegen jetzt in einer sorgfältigen Ausgabe des derzeitigen Präfekten der Ambrosiana D. Luigi Gramatica vor: Le Memorie su L. da V. di Don A. Mazzenta ripubblicate ed illustrate, Mailand 1919. Ravaisson-Mollien, Les écrits de L. d. V., Gaz. d. b. arts 1881, 225 f. (ausgezeichnete Übersicht). J. P. Richter, Bibliographie der Handschriften L.s, Zeitschr. f. bild. Kunst, 1882. Favaro, Gli scritti inediti di

L. d. V., Venedig 1885. Ders., Per la storia del codice di L. nella biblioteca di Lord Leicester. Arch. stor. Ital. 1916. Ders. Über L.s Trattato sul moto e misura dell' acqua, Rendiconti della R. Acad. dei Lincei, Rom 1918. H. de Geymüller, Les derniers travaux sur L. d. V. (über Richter, Ravaisson, Ludwig), Gaz. d. b. arts 1886, bietet eine gute Orientierung. Levêque, Les manuscrits de L. d. V., Journal des Savants, 1892. Carusi, Per il »Trattato della pittura« di L.; Contributo di ricerche sui manoscritti e sulle loro redazioni in der Festschrift des Istituto Vinciano in Roma, her. von M. Cermenati, Bergamo 1919, S. 419ff. Dorez, Un manuscrit precieux de L. d. V., Gaz. d. b. arts., 3. S., XXVIII, 177 (Mathematische Traktate mit Randzeichnungen nach Gemälden und Skizzen L.s von Melzi?). Ratti, Il Codice Atlantico, Mailand 1907, P. Nozze. Motta, Un ms. Vinciano a Roma? (18. Jahrhundert, verschollen.) Racc. Vinciana, 1909, 104. Marinis, Un ms. sconosciuto di L. (Madrid, verschollen), ebenda 1906. Cermenati, Un codice di L. in Germania? Racc. Vinc. X, 221f. (über jene angeblich eigenhändige Hs. des Malerbuchs, die Sandrart in Rom eigener Aussage nach von seinem Freunde Poussin zum Geschenk erhielt). Ein besonderes Thema behandelt: Ballet, L'écriture de L., contribut à l'étude de l'écriture au miroir, Paris 1900.

Über L.s Quellen grundlegend Solmi, Le fonti dei manoscritti di L. d. V., Turin 1908, und Nuovi contributi alle fonti dei manoscritti di L. d. V., im Giornale storica della Lett. ital. 1911. Ferner: D'Adda, L. d. V. e la sua biblioteca, Mail. 1872. De Toni, L. d. V. e Luca Pacioli; Atti dell' Ist. Veneto 1905/06. Duhem, L. d. V., ceux qu'il a lus et ceux qui l'ont lu (naturwissensehaftlich), Paris 1906. Derselbe, L. d. V., Cardan et B. Palissy; Thémon, le fils du Juif et L. im Bull. Ital. VI u. VII (1906/07). Müntz, L. d. V. et les savants du moyen âge, Revue scientifique 1901. Sappa, Una fonte di L. d. V., Giorn. stor. lett. Ital. 1909.

Über einzelne Schriften Leonardos. Das Malerbuch. Comolli, Bibliografia stor.-critica dell' Architettura civile, Rom 1791, III, 189ff. Gallenberg, L. d. V. (mit Übersetzung nach der Ausgabe Amorettis), Leipzig 1834. Jordan, Untersuchungen über das Malerbuch des L. d. V., in Zahns Jahrbüchern für Kunstwiss. V (1873), 272f. Auch besonders Leipzig 1873. Vortrefflich und gründlich über die Redaktionen und Ausgaben des 16. und 17. Jahrh. orientierend, mit guter Inhaltsangabe. J. P. Richter, L.s Lehrbuch der Malerei, Zeitschr. f. bild. Kunst XVII (1882); dagegen Ludwig im Rep. f. Kunstw. V. Winterberg, L.s Malerbuch in seiner wissenschaftl. und prakt. Bedeutung; Jahrbuch der königl. preuß. Kunstsammlungen VII (besonders nach der mathematisch-naturwissenschaftlichen Seite hin gut orientierend). Einen Auszug aus L.s Malerbuch hat neuerdings W. v. Seidlitz in seinem Buch über Leonardo, Berlin 1909, I, 299f., gegeben; vgl. auch Seidlitz. Für eine neue Ausgabe von L.s Traktat. Mitt. des kunsthist. Instituts in Florenz 1908. Eine gedrängte Übersicht der Ausgaben und Übersetzungen jetzt in einem Per-Nozze-Schriftchen L. Beltramis, Il trattato della pittura di L. da V. nelle varie sue edizioni e traduzioni, Mailand 1919, wozu jedoch die ausführliche Note Vergas in der Racc. Vinciana XI, 10f. zu vergleichen ist.

Über den merkwürdigen Physiologus L.s Springer, Berichte der königl. sächs. Akad. d. Wiss., Leipzig 1884. Goldstaub und Wendriner, Ein tosko-venezianischer Bestiarius, Halle 1892 (mit Anhang zu cap. 6: Exkurs über L.s Bestiarius). Über eine Hs. mit autobiographischen Notizen: Mancini, Di un codice artistico e scientifico con alcuni ricordi autobiografici di L. d. V., Arch. stor. Ital. IV. S., vol. XV. Porro, Lionardo, libro di memorie, Arch. stor. Lombardo, VIII. Über L.s fiore di virtù: Calvi, Il manoscritto H. di L.; »Il fiore di virtù« e l'Acerba di Cecco d'Ascoli, Mail. 1898. Solmi, La festa del Paradiso di L. d. V. (Hs. der Bibl. Estense, Beschreibung eines Festes am Hofe des Lodovico Moro 1490, mit mechan. Erfindungen L.s), Arch. stor. Lomb., S. IV, XXXI (1904).

Allgemeines über L. und seine Stellung zur Kunsttheorie. Über L. als Stilisten: Mazzoni, L. d. V. scrittore, N. Antologia 1901. Del Lungo, L. scrittore, ebenda 1909. Springer, L.s Selbstbekenntnisse, in den Bildern a. d. neueren Kunstgesch.

2. A., I, 299. Dazu die merkwürdig einseitigen, aber tiefgehenden Ausführungen von Freud, Kindheitserinnerungen des L. d. V., Schriften zur angewandten Seelenkunde, H. 7, Wien 1910. J. P. Richter, Lionardo-Studien, Zeitschr. f. bild. K., 1880. Ders., L. im Orient, ebenda, 1882. Dagegen: Ravaisson-Mollien in den oben zitierten Aufsätzen der Gaz. d. b. arts und Douglas-Freshfield in den Proceedings of the Royal Geogr. Society, London 1884, vol. IV, 323. Uzzielli, Ricerche intorno a L. d. V., drei Serien, Flor. 1872, Rom 1884, Turin 1896. Ders., L. e le Alpi, Turin 1890. Baratta, Curiosità Vinciane, Turin 1905. L. da Vinci, Conferenze fiorentine, Mail. 1910. (Darin u. a.: Solmi, La resurrezione dell' opera di L. — Favaro, L. nella storia delle scienze sperimentali. — Bottazzi, L. biologo e anatomico. — Croce, L. filosofo. — Del Lungo, L. scrittore. — Beltrami, L'aeroplano di L.). Modigliani, Psicologia Vinciana, Mail. 1913.

Kunsttheorie. Bossi, Delle opinioni di L. d. V. intorno alla simmetria de' corpi umani, Mail. 1811 fol. Brun, L.s Ansichten über das Verhältnis der Künste (unbedeutend), Rep. f. Kunstw. XV. Nielsen, L. og hans forhold til perspektiven (dänisch, jedoch mit deutschem Resumé). Kopenhagen 1897. Wolff, L. als Ästhetiker, Diss. Jena 1902. Klaiber, L. d. V.s Stellung zu der Geschichte der Physiognomik und Mimik; Rep. f. Kunstw. 1915. Beltrami, L. d. V. negli studi per il tiburio della cattedrale di Milano, Mail. 1903. Favaro, Il canone di L. sulle proporzioni del corpo umano; Mem. dell' Ist. anatomico della R. Univ. di Padova 1917. Ders., Misure e proporzioni del corpo umano secondo L. Atti del R. Ist. Veneto di scienze, lettere ed arti. Ven. 1918. Malaguzzi-Valeri, L. e la scultura, Boll. dell'Istituto Vinciano in Roma V. (1923). Lionello Venturi, La critica e l'arte di L. da V. Bologna 1919 enthält im ersten Teil eine geistvolle und an neuen Gesichtspunkten reiche Darstellung von L.s Kunstlehre.

Über L. als Naturforscher existiert eine reiche Sonderliteratur, über die ich nur teilweise unterrichtet bin, die aber des Umstandes halber, daß der Naturforscher L. von dem Künstler L. gar nicht getrennt gedacht werden kann, wenigstens andeutungsweise angeführt werden soll. Das älteste Werk dieser Art ist G. B. Venturi, Essai sur les ouvrages physico-mathématiques de L., Paris (1797). N. A. von Cermenati, Mailand 1911. Vieles zu L. in dem Buche des Conte Gugl. Libri, jenes Mannes, der in der Geschichte des leonardischen Vermächtnisses eine so zweideutige Rolle spielt, dessen beherzte Verteidigung durch P. Mérimée (in der Revue des deux mondes, 1852) wir aber auch nicht vergessen wollen: Histoire des sciences mathématiques en Italie depuis la renaissance des lettres jusqu'à la fin du XVII siècle, Paris 1838—1841, bes. vol. III, 10 ff. Eine Gesamtdarstellung bei Séailles, L. d. V. philosophe et savant, Paris 1906 (vorher in der Revue politique et littéraire, Paris 1881). Höchst eindringliche, ganz neue Aussichten öffnende und mit der herkömmlichen Apotheose brechende Darlegung der problematischen Natur des großen Florentiners bei Olschki, Gesch. der neusprachl. Wiss. Lit. 252—413. Grothe, L. als Naturforscher und Philosoph, Berlin 1879. Raab, L. als Naturforscher, Berlin 1880. Prantl, L. d. V. in philosoph. Beziehung, Sitzungsber. d. Bayr. Akad. d. W.. Phil. Hist., 1885. Croce, L. filosofo (eine ausgezeichnete scharfe Darlegung, ausdrücklich und etwas ironisch gegen den verstiegenen Leonardokult von heute gerichtet) in der oben erwähnten Sammelschrift, mit weiteren Literaturangaben wieder abgedruckt im Anhang zu Croces Saggio sullo Hegel, Bari 1913, 213 f. Solmi, Studi sulla filosofia naturale di L. d. V., Modena 1898. Ders., Nuovi studi sulla filosofia naturale di L., Mantua 1905. Ders., Il trattato di L. sul linguaggio, Arch. stor. Lombardo 1906. Vangenstein, L. og fonetiken, in den Schriften der Akad. von Christiania 1913. Von demselben Verfasser (ebenda 1917) auch eine Abhandlung über L.s Stil und Syntax. Falchi, L. musicista, Rivista d'Italia 1902. Elsässer, Die Bedeutung L.s für die exakten Wissenschaften, Preuß. Jahrbücher, 1899. Bottazzi, L. d. V. filosofo, naturalista e fisologo, im Archivio di antropologia e di etnografia 1902. Rouna, L. peintre — ingénieur — hydraulicien, Paris 1902. Cook, The curves of life .... with special reference to the mss. of Leonardo. Lond. 1915; vgl. die Anzeige im Burlington Magazine XXVII, 246. Duhem, L. d. V. et Villalpand

(Physikal. Theorien), Bulletin Italien (Bordeaux), V, 1905. Ders., Albert de Saxe et L. d. V., ebenda. Ders., L. d. V. et les origines de la zoologie, ebenda, VI. Ders., L. el a macchina per volare, N. Antologia 1908. Baldacci, Über L. als Botaniker, in versch. Abhandlungen der Memorie della R. Accad. di Scienze dell' Ist. di Bologna 1914—1916. Beltrami, L. e il porto di Cesenatico, Mail. 1902. Ders. L. d. V. negli studi per render navigabile l'Adda: Rendiconti dell' Istituto Lombardo, XXXV. Baretta, L. d. V. e i problemi della terra, Turin 1903. Cantor, Über einige (math.) Konstruktionen von L. d. V., Leipzig 1890. Neuestens zusammenfassend von Feldhaus, L. d. V. der Techniker und Erfinder, Jena 1913 (mit vielen Abbildungen).

Marx, Über M. Antonio della Torre und L., die Begründer der bildl. Anatomie, Göttingen 1849. Lanzilotti-Buonsanti, Il pensiero anatomico di L., Mail. 1897. Perrod, L. anatomico, Rom 1899. Jackschath, Die Begründung der modernen Anatomie durch L., Medizin. Blätter (Wien) 1902, XXV, wo der (sehr fragwürdige) Nachweis versucht wird, daß die Werke des Vesalius, De humani corporis fabrica und Carlo Ruini, Anatomia del cavallo eigentlich als Schriften Leonardos anzusehen seien. Holl, L. und Vesal. Archiv f. Anatomie u. Physiologie 1905. Bottazzi, Un esperimento di L. sul cuore e un passo dell' Iliade, Racc. Vinc. X, 153. Solmi, Per gli studi anatomici di L. d. V. in Miscellanee di studi critici pubbl. in onore di G. Mazzoni, Florenz 1907. Angelucci (Direktor der Neapolitaner Augenklinik), L'occhio e la sua fisiologia nelle scoperte di L. d. V., Giornale d'Italia 1906, April. Elsässer, Die Funktion des Auges bei L. d. V., Zeitschr. f. Mathematik, XLV.

Diese Liste kann und will gar nicht Vollständigkeit beanspruchen; sie soll nur einen beiläufigen Begriff davon geben, wieviel Federn gerechter-, mitunter wohl auch unnötigerweise durch die gewaltige Hinterlassenschaft Leonardos in Bewegung gesetzt worden sind. Die Bedeutung des großen Florentiners ragt eben weit über das enge Gebiet der Kunst hinaus; seine Tätigkeit auf diesem ist aber ohne das Korollar seiner sonstigen Bestrebungen überhaupt nicht zu verstehen.

3. Zu Leonardos Kunstlehre.

Leonardo erscheint am Schlusse des Quattrocento in vielem als die Erfüllung dessen, was L. B. Alberti am Beginn des Jahrhunderts verkündet und erstrebt hatte, und die Gegensätzlichkeit ihrer Weltanschauung ist vielfach nur scheinbar; übrigens ist es sicher, daß Leonardo an seinen Vorgänger unmittelbar anzuknüpfen gesucht hat. Auch in diesem Florentiner, der gleich Dante fern von der Heimat hat sterben müssen, lebt jener merkwürdige universelle Zug, der vor allen andern die Führer dieser auserwählten Stätte der Menschheit einzig kennzeichnet. Leonardos Entwürfe überflogen weit sein engeres Schaffensgebiet, die Malerei, der er doch mit so leidenschaftlicher Liebe ergeben war, als Michelangelo der Schwesterkunst. Darum zerrann ihm sein Schaffen unter den Händen; wenige haben mehr vermocht als er, keiner mehr gewollt, aber auch keiner weniger zu Ende gebracht. Wie bei Michelangelo liegt die Tragik seines Schaffens in ihm selbst, nicht in äußeren Umständen. Vom Künstler wie vom Denker sind fast nur Ruinen und Fragmente auf uns gekommen, deren größte das Abendmahl dort, das Malerbuch hier sind; andere hat ein böses Schicksal schon frühe zerstört, wie die Modelle seines Reiterdenkmals und den Schlachtenkarton, der mit dem seines großen Landsmannes und Gegenfüßlers unterging. Es ist wenigstens möglich, daß eine, wenn auch nicht endgültige Originalfassung seines großen Lehrbuchs existiert hat; aber auch diese müssen wir für vernichtet ansehen. Was jedoch an Originalwerken von ihm erhalten geblieben ist, vor allem der gewaltige Schatz seiner Zeichnungen, zeigt, daß er zwei Kardinalforderungen der Frührenaissance zu einer Höhe geführt hat, wie keiner vor ihm: bestimmte Modellierung im fließenden Licht (Rilievo Sfumato) und seelischen Ausdruck.

Dieses unendliche Ausgreifen und nirgends zur Vollendung Kommen hat aber eine große positive Seite; was er bei größerer Sammlung uns an vollendeten Werken hätte schenken können, hätte schwerlich die Weite und Höhe seines Adlerfluges ersetzen können, von dem er auf die Welt herabblickte. Es steht bei ihm wie bei den größten und tiefsten Anregern unserer deutschen Frühromantik, bei Novalis und Friedrich Schlegel, deren ganzes unendliches Wollen, ausgesprochen in Fragmenten, durch innere Notwendigkeit ein »magisches« Fragment bleiben mußte. Unablässig den Gesetzen der Natur nachspürend, hat er vieles vorausgespürt und vorausgenommen, was erst spätere Wissenschaft und Technik ergriffen und begründet haben, gerade wie jene Romantiker. Er hat den Italienern zuerst das Beispiel wissenschaftlicher Prosa gegeben, auf einem Felde, das dann ein Galilei bestellen konnte, und das auch später noch bis ins 18. Jahrhundert und weiter wahrhaft klassische Stilmuster aufweist. Es ist staunenswert, wie dieser Maler von Florenz die Sprache meistert, auf Gebieten, die bis dahin kaum eine andere Terminologie besaßen, als die erstarrter scholastischer Schuldisziplin.

So steht er als der erste und größte jener bildenden Künstler da, die, wie in weiterem Abstande Dürer in Deutschland, Palissy in Frankreich die Ära des naturwissenschaftlich-mathematischen Fortschrittes einleiten. Doch wird man nicht vergessen, welche wackere Arbeit von Kleineren vor ihm geleistet worden ist, in seiner wirklichen wie in seiner Adoptivheimat Mailand, zum mindesten, was die mathematisch-physikalischen Grundlagen der bildenden Kunst angeht, und ebenso, welch ein großer Leser dieser Mann war, der das Schrifttum jener Vorzeit, der er als erbitterter Kämpe gegenüberstand, in reichstem Maß in sich aufgenommen hat.

Es ist unnötig, nochmals zu wiederholen, daß der Stern oder Unstern gigantischen Wollens und Nichtvollbringens auch über seinem Schrifttum geleuchtet hat. Über die Geschichte und die Schicksale seiner Handschriften haben wir das Nötigste mitgeteilt; hier soll uns nur noch der große Malertraktat beschäftigen, dessen Anfänge bis in das letzte Dezennium des 15. Jahrhunderts zu verfolgen sind, der uns aber lediglich als posthumer Notbau überliefert ist.

In Leonardos Malerbuch (das im folgenden unter Zugrundelegung der verdienstvollen Ludwigschen Ausgabe unter Beziehung auf deren fortlaufende Nummern besprochen wird) klingen sämtliche Themata der Renaissancekritik an, vom Rangstreit der Künste beginnend, jenem akademischen Schulpensum, das er geistreicher als alle andern behandelt hat, das aber selbst in einem bezeichnenden Zusammenhang mit Älterem steht.

Das Merkwürdigste ist jedoch Leonardos grundsätzliche Stellung zur Wissenschaft und sein erkenntnistheoretischer Standpunkt der Natur gegenüber. Wenn er seine eigene Kunst, die Malerei, ihrer mathematisch-physikalischen Grundlagen halber als Wissenschaft, und zwar als Naturwissenschaft anspricht und dieses Theorem mit feurigem Eifer verficht, so wandelt er zwar auf Bahnen, die schon die älteren toskanischen Theoretiker in naiver Empirie beschritten hatten; was er aber vor sich bringt, trägt den Stempel seiner hohen und originellen Geistesart wie den einer neuen Zeit, und es ist überhaupt zweifelhaft, welche Seite des Genies mehr bei ihm vorherrscht, die erkennende des Forschers oder die anschauende des Künstlers; sicher durchdringen sie sich beide. In den Anthologien von Solmi oder von M. Herzfeld kann man seine Ansichten in kompendiöser Form überblicken.

Leonardo stellt sich von vornherein auf den Boden des durch Erfahrung gewonnenen Wissens; er ist durchaus ein naiver Realist, dem die Gegenstände das Denken bestimmen. Hier liegt auch freilich die aus seinem Wesen selbst mit Notwendigkeit sich ergebende Schranke dieses großen und freien Geistes. Das Experiment nimmt bei ihm eine Zentralstellung ein; und von diesem seinem Bollwerk aus, in dem er fest auf der Erde zu stehen vermeint, macht er die heftigsten Ausfälle gegen die trügerischen »Geisteswissenschaften«, d. h. gegen die überkommene spekulative Naturphilosophie auf aristotelisch-platonischer Grundlage. Es ist die vollkommene Absage des erwachenden positivistischen Geistes an die Scholastik, die erste Morgenröte der neuen Erfahrungswissenschaft. Leonardo kämpft gegen die traditionelle Definition, die das aus der Erfahrung stammende Wissen als »mechanisch« brandmarkt und als allein wissenschaftlich die aus dem Geiste stammende Spekulation anerkennt. Als echter Radikaler stellt er die Sache vollständig auf den Kopf; alles Wissen, das nicht unmittelbar aus sinnlicher Erfahrung herstammt, ist ihm nichtig und trügerisch, er ist der umgekehrte Platoniker. Ja, er schreitet zu Anschauungen fort, die in etwas späterer Zeit ihn und sein Buch vor das Inquisitionstribunal gebracht hätten, gleich Galilei. »Wenn schon die Sinne angezweifelt werden«, ruft er aus, »wieviel trügerischer müssen die Dinge sein, die gegen die Sinneserfahrung sind, als die Existenz Gottes und der Seele, über die doch ohne Ende deklamiert wird und bei denen es wirklich zutrifft, daß jederzeit, wo Vernunftgründe und klares Recht fehlen, Geschrei an ihre Stelle tritt, was bei sicheren Dingen doch nicht vorkommen kann.« (Ludwig, Nr. 6.) Nun ist freilich nicht zu vergessen, daß Ansätze zu solcher Betrachtungsweise schon in der älteren Wissenschaft des Morgen- und Abendlandes vorhanden waren, namentlich in der zu Padua blühenden merkwürdigen Schule der sog. Averroisten. Durch die künstliche Trennung von Glauben und Wissenschaft hat man aber sein Auslangen und Frieden mit dem Kirchendogma zu finden gewußt. Nun trat aber zum ersten Male ein richtiger und naiver Empiriker, mit frischen Sinnen, von seiner künstlerischen Anschauungsform ausgehend, auf den Plan und warf mit einem energischen Ruck den alten Schulranzen von sich. Der alte Philosoph, der sich da blendet, um gänzlich ungestört in innerem Schauen versinken zu können, ist ihm weiter nichts als ein bedauernswerter armer Narr (15). Es ist wie ein tiefes Atemholen in einer durch Gewitter gereinigten Luft. Daß er, wie schon gesagt, in seinem naiven, fast naturburschenhaften Realismus das Prinzip bis zu völliger Einseitigkeit überspannt, lag im notwendigen Gange seiner Entwicklung vorgezeichnet.

Für Leonardos Denken ist es sehr charakteristisch, daß er die Kunst, von der er ausging, als einen der höchsten Werte faßt, sie als Wissen, ja als Philosophie charakterisiert, weil sie von »Bewegung« handle. Ein merkwürdiges und inhaltreiches Wort, auch durch die ihm selbst kaum bewußten Hintergründe, aus denen es kommt! Leonardo stellt die Bildkunst sogar noch höher, weil das Auge weniger leicht zu täuschen sei als Ohr und Verstand.

Eigentümlich ist auch die Weise, wie Leonardo sich Dantes Wort von der Kunst als »Enkelin Gottes« zu eigen macht. Der alte Dichter hatte, wie wir wissen, die Tochterschaft der Kunst gegenüber der Natur selbstverständlich in seinem großen scholastischen Sinne aufgefaßt; bei dem Erben des Quattrocento gewinnt der Gedanke positive Form, »Kunst ist Nachahmung der Natur« (3); es ist der Concetto, der in der Praxis der Renaissance zu viel weitergehenden Folgerungen geführt hat als in der stets kompromißbedürftigen Theorie. Die Geschichte der Wachsplastik liefert dafür die merkwürdigsten Belege bis an den Ausgang der älteren Kunst. Hier flattern nun die uralten Geschichtchen von der Täuschung des Gesichtssinnes bei Mensch und Tier heran; aber auch eigene Erinnerungen (22).

Wie in seinem Kampf gegen die scholastische Metaphysik, so schreitet Leonardo auch auf seinem engsten Gebiet über die ältere

Anschauung hinweg. Hatte das Mittelalter Schrift und Wort über das Bild erhoben (Hrabanus Maurus), so erklärt Leonardo, getreu seinem Standpunkt, die Anschauung, das Bild für bestimmter, deutlicher als die aus dem Verstande herstammende Schrift (7). Die Theorie der symbolischen Kunstlehre, wie sie zuletzt der Stil *nuovo* am raffiniertesten ausgearbeitet hatte, ist hier gänzlich überwunden.

Aus der hohen Einschätzung insbesondere seiner Lieblingskunst, der Malerei, erklärt sich auch die Stellung, die Leonardo den übrigen Künsten gegenüber einnimmt. Er hat als erster in weitem Umfang das später bis zum Überdruß behandelte und schließlich ganz leer gewordene Thema des *Paragone*, des Rangstreites der Künste, aufgenommen, ein Thema, das in einer inneren Verwandtschaft zu einem anderen, von Lessing und weiterhin behandelten steht, dem von den Grenzen der Künste. Die Herkunft des *Paragone* ist gleichwohl nicht zu verkennen, er wächst aus der volkstümlichen Tenzonen- und Kontrastliteratur des Mittelalters heraus (vgl. dazu die umfängliche Stoffsammlung von Steinschneider, Rangstreitliteratur. Ein Beitrag zur vergleichenden Literatur- und Kulturgeschichte; in den Sitzungsberichten der Kais. Akademie der Wissenschaften in Wien, Phil.-Hist., Kl., CLV, 1906, 4). Was Leonardo vorbringt, sind freilich zu einem guten Teil Sophismen, wenn auch solche eines geistreichen Mannes; übrigens sind sie, wie das aus der Sachlage sich von selbst ergibt, nicht durchaus sein Eigentum. Aber seine Argumente tauchen zum Teil im spätern Cinquecento wieder auf, als sein Nachlaß, im ganzen ungekannt und ungelesen, bei Melzi lag; ein merkwürdiger Ausklang verhallt noch im ersten Akt von Shakespeares »Timon von Athen«. Schon die Art, wie sich Leonardo mit der vornehmsten der Künste, der Poesie, auseinandersetzt (17 f.), erweist abermals den Gegensatz zur älteren Sinnesweise. Die Poesie gibt Schatten, die Malerei die Dinge selbst, die schattenwerfenden Körper. Der von keinerlei erkenntnistheoretischer Überlegung angekränkelte Gegenstandsglaube kann sich nicht naiver und unverhüllter zeigen. Auch hier tritt wieder die unbekümmerte, dem Malerwesen entstammende und für Leonardo so charakteristische Hochschätzung und Überschätzung des sinnlichen Elements hervor, der scheinbar unmittelbar und greifbar gegebenen Erfahrungstatsache. Auch hier nimmt er ein altes, in graues Altertum zurückreichendes Wort auf, das von der Malerei als einer stummen Poesie, es in seiner Weise scharf zugespitzt ins Gegenteil verkehrend und parodierend — er nennt die Poesie mit kaustischem Witz eine blinde Malerei. »Wer mag nun der schadhaftere Krüppel sein«, fragt er ironisch, »der Blinde oder der Stumme?«, und von seinem Standpunkt aus kann freilich die Antwort nicht zweifelhaft sein. Sein Beispiel ist aber die vollständige Antithese der alten Bilderstürmerei: der Name

Gottes, in Schrift an eine Wand gemalt, erwecke lange nicht so viel Erinnerungen und Eindrücke als das Bild. Desgleichen war freilich nicht für das Volk der Schrift κατ' ἐξοχήν und bildscheuende Semiten gesagt — und nur ein weniges nach Leonardos Tod hat wieder ein Bildersturm durch die Kirchen des Nordens gefegt und sie von allem vermeintlichen Götzentum zuweilen nur allzu gründlich gereinigt.

Leonardo wird eben nicht müde, die sinnliche Wirkung des Bildes, die größere Kraft seiner Eindringlichkeit gegenüber dem körperlosen Wort immer und immer wieder zu betonen; er ist unbefangen genug, in seiner prächtigen Sachlichkeit sogar das laszive Bild für seine Theorie dienstbar zu machen (28). Auch darin lebt ein großer Forschergeist, der vor keiner Erscheinung des Lebens ängstlich halt machte; hat doch Leonardo auch mit wissenschaftlichem Eifer und Ernst die Anatomie der Zeugung behandelt.

Das schwerste Gegenargument, mit dem er zu rechnen hatte und das tatsächlich noch lange seine Kraft behalten hat, war die aus der mittelalterlichen Kunstlehre stammende Theorie der tieferen, symbolischen Bedeutung (und damit Rechtfertigung) des Bildes. Leonardo weicht hier scheinbar, wie ein gewandter Fechter, einen Schritt zurück und stellt sich auf den Boden der älteren Theorie. Er bemüht sich zu zeigen, daß die symbolische Sprache dem Maler ebensogut zugänglich sei; hier taucht wieder jenes berühmte Schulbeispiel von der Verleumdung des Apelles auf, das wir schon von L. B. Alberti her kennen. Während der Maler aber die Nachahmung der Naturdinge aus eigenstem Berufe unternehme, — so legt Leonardo zum Angriff aus — bleibe der Dichter an Kraft der sinnlichen Vorstellung unter ihm; will er dennoch den bedeutenden Inhalt, so muß er bei den Wissenschaften, als Rhetorik, Philosophie, Theologie, Anleihen machen (35). Es ist unnötig zu sagen, wie Leonardo hier, seinem Standpunkt zuliebe, die Kraft der poetischen Phantasie herabsetzt; der Dichter ist ihm ein *Hehler* von Dingen, die aus verschiedenen Wissensgebieten gestohlen sind; mit diesem Ausfall trifft er gerade die zu seiner Zeit noch immer im Schwange gehende Poetik. Darin steht der Maler dann freilich mit dem Dichter auf gleicher Stufe; »aber das ist das schwächste Stück der Malerei«, setzt Leonardo sogleich triumphierend hinzu. Man wird unmöglich verkennen, wieviel Modernes, trotz aller veralteten Ausdrucksweise, in diesen Worten enthalten ist; ist es doch die Opposition gegen das außerhalb der Form liegende, über sie hinausweisende, das lehrhafte und anekdotische Moment, die sich hier ankündigt. Leonardo steht völlig auf der Ausdrucksseite; was auf der Tafel ist, ist ihm das Wichtigste, nicht das, was hinter der Tafel ist, durch sie hindurchgesehen wird, im Sinne der scholastischen Poetik.

Merkwürdig ist auch der *Paragone* der Musik, jener Kunst, die Leonardo selbst übte und so hoch einschätzte, daß er sie die »Schwester der Malerei« nannte (32). Beide wirken durch Harmonie und Proportion, doch muß auch hier das Ohr hinter dem Auge zurückstehen. Leonardo gibt einem alten Unmut der Künstlertheoretiker Ausdruck, wenn er, im Vollgefühl der neuen Errungenschaften, von Ungerechtigkeit spricht, daß die Musik, nicht jedoch ihre »Schwester« unter den freien Künsten figuriere. Das musikalische Gebiet wird auch weiterhin noch oft in Leonardos Theorie gestreift.

Dagegen hält er es nicht für nötig, sich mit der Architektur auseinanderzusetzen; sie steht völlig für sich und gerade bei ihr ist das Schwanken zwischen *freier* und *mechanischer* Kunst immer ein Stein des Anstoßes gewesen.

Am schlechtesten kommt die Kunst weg, die doch die eigentliche Zwillingsschwester der Malerei ist und in der Leonardo sich selbst *episodisch* versucht hat, die Skulptur (42 f.). Das starke Element handwerksmäßiger Arbeit in ihr scheint ihm nicht sympathisch gewesen zu sein, da berührt er sich mit Alberti; übrigens klingen hier immer Vorstellungen aus dem Altertum herüber, wie sie in Lukians elegant erzähltem Traum von der schmutzigen Magd Bildnerei im Arbeitskittel zutage treten. Die Sophismen Leonardos — es sind zum guten Teil solche — leben auch später weiter, sie sind auch von ihm nur geformt, nicht erdacht. Immerhin verraten sie den geistreichen und denkenden Künstler. Licht, Schatten, perspektivische Verkürzung sind in der Rundplastik von der *Natur* selbst gegeben, es fehlt also die künstlerische Verarbeitung, die theoretische Überlegung, das wissenschaftliche »Element der Malerei«. Höher steht in Leonardos Augen das Relief; es war auch nicht umsonst seit Ghibertis und Donatellos Tagen immer fühlbarer die Pfade des »Malerischen« gewandelt. Aber Leonardo hebt auch sogleich seine perspektivischen Mängel hervor; es ist immerhin nicht zu vergessen, daß die schwierige Reliefperspektive erst viel später, im folgenden Jahrhundert, durch den Mathematiker Ubaldi ihre wissenschaftliche Grundlegung erhalten sollte. Für die Zeitanschauung ist es sehr bezeichnend, daß Leonardo schon die Lehre von der farblosen Plastik der Hochrenaissance vorträgt und daß er noch auf dem älteren Standpunkt der zwei Hauptansichten fußt, der von der Kunst Michelangelos und seiner Nachfahren bald geleugnet werden sollte.

Trotz aller Rückständigkeiten denkt Leonardo doch tiefer und moderner als seine Zeitgenossen. Es ergibt sich aus seinen Worten, daß er die *Nachahmung* keineswegs wörtlich, sondern als geistige Tat, als tiefstes Wesen künstlerischen Ausdrucks erfaßt. Denn das ist's, was ihn bei seiner Wertung der beiden Schwesterkünste leitet, so sehr er auch, was die Plastik anlangt, neben das Ziel schießt. Er hebt die geistige Verarbeitung durch den Maler hervor, der die drei Hauptsachen, Modellierung, farbiges Licht, räumliche Vertiefung, aus eigenen Mitteln beistelle, während sie die Plastik, wie gesagt, unmittelbar aus den Händen der Natur empfange. Darum ist für Leonardo der reine Naturalist, jener, der »unwissenschaftlich«, d. h. ohne Kenntnis der theoretischen Grundlagen, namentlich der Perspektive arbeitet, das Naturvorbild als roher Empiriker wiedergibt (wie der volkstümliche Plastiker, ein Guido Mazzoni etwa), nichts als ein Stümper (40). Deshalb sagt er, von da an, wo sich der Bildner auf die Stücke des Malers einließe, sei er eben Maler, und wo er diese nicht braucht, eben bloß Bildner. Und darum spricht er sich auch gegen den Gebrauch roher Hilfsmittel, der *Camera optica*, des Visierens durch die Glastafel oder des Albertischen Netzes aus. Das sind Behelfe, Erleichterungen für diejenigen, die die Sache theoretisch beherrschen, sich überflüssige Mühe sparen wollen, aber nichts als Eselsbrücken und Faulenzer für den reinen Empiriker und Naturalisten. Diese Dinge müssen geistig beherrscht werden, und sie erweisen sich als wirklich fruchtbringend nur für den, der aus seiner geschulten Phantasie heraus sich die Natur zu assimilieren weiß; hier läuft die Scheidelinie zwischen dem Künstler und dem handwerklichen Kopisten und Banausen. Wenn Leonardo dabei die Skulptur als Vertreterin des empirischen Naturalismus hinstellt, so steckt, wie in seinen Ausführungen überhaupt, sehr viel Tiefes und Wahres neben absichtlich Einseitigem und Falschem.

Für ihn ist also die Malerei die Kunst κατ' ἐξοχήν — ihr Wesen liegt in der Nachahmung beschlossen, die aber keine mechanische, sondern die innere, geistige Verarbeitung des Naturvorbildes ist; im Grunde ist das ein Gedanke, den das aristotelische Denken, aber auch der stets vielgelesene alte Rhetor Quintilian an seiner Stilschule entwickelt hatte. Und um »Stil« handelt es sich auch durchwegs. Deshalb nennt Leonardo die Malerei eine »zweite Natur« (57a); auf dem »zweiten« liegt der Nachdruck, sonst käme die tautologische Plattheit späterer Theorien heraus, die doch immer hilflos neben der Praxis einherlaufen. Noch schlimmer ist freilich die Nachahmung der Manier eines anderen Künstlers; wer sich dieser ergibt, ist nicht mehr Sohn, sondern Enkel der Natur (66); wir begreifen schon jetzt, daß die vielberufene Antike bei Leonardo keine Rolle spielt.

Die eigentliche Kunstlehre Leonardos läßt sich aus den zahlreichen Ansätzen und Wiederholungen nur mit einiger Deutlichkeit erkennen, soweit sie sich ihm überhaupt gefestigt hatte. Den Kern der Malerei erblickt er im *Rilievo*, in der strengen Modellierung durch Licht und Schatten. Alle seine Vorschriften gehen aus dieser Forderung hervor und haben sie zum Ziel. Sein eigenes Schaffen ist darauf eingestellt.

und seine unvollendete, in der Untermalung erhaltene Anbetung der Uffizien ist deshalb ein so wichtiges Dokument nicht nur für ihn selbst, sondern für eine ganze große Phase der mittelitalienischen Renaissance. Aus ihr ersehen wir, wie er seine Lehre der Modellierung aus den Mitteltönen (129) praktisch verwertet, aber auch, wie er nicht aus der Farbe heraus denkt und von ihr herkommt, sondern aus der plastisch klaren Formvorstellung, als echter Florentiner, dessen Heimatland nicht ohne tiefen Grund schon seit dem Dugento die kaum bestrittene Führerschaft in der Plastik, jener von ihm so schnöde behandelten Kunst, inne hatte. Nur schlechte Lehrbuben, sagt er, malen ohne Schatten (52). Die Arbeiten des merkwürdigen frühen Pleinairisten und Lehrmeisters seines Freundes Luca Pacioli, jenes Piero della Francesca, werden schwerlich nach seinem Geschmacke gewesen sein. Gleichwohl hat niemand vor Leonardo und noch lange nach ihm die Wirkungen freien Sonnenlichtes theoretisch so eingehend erfaßt und beschrieben, wie überhaupt keiner, bis zur deutschen Romantik herab, gleich ihm die atmosphärischen Phänomene gewürdigt hat. Aber dergleichen bleibt ihm Theorie, wissenschaftliche Erkenntnis, vor deren Anwendung auf die malerische Praxis er höchst ernsthaft und eindringlich warnt (713). »Male nie von der Sonne durchschienenes Laub, es ist konfus«, leitet er den Schüler an (977). »Volles Licht zerstört die Form, macht sie flach«, sagt er mit vollem Recht; und daß er dergleichen ablehnt, ist durchaus verständlich, ist doch das *rilievo* der feste Grund, auf dem er fußen will. Zerstreutes Licht, bedeckter Himmel sind die vorteilhaftesten Bedingungen (117, 122, 129), eben weil sie die plastische Form am klarsten und natürlichsten geben. Er warnt auch davor, im Atelierlicht gemalte Figuren in freie Luft zu setzen, ein Verfahren, das noch die späteren Holländer unbedenklich ausüben. Sein Lehrgang, wie ihn der zweite Teil des Malerbuchs in der Redaktion des Urbinas und Ludwigs darstellt, ruht durchaus auf solchen Grundsätzen.

Das zweite Hauptstück der Malerei liegt für Leonardo im seelischen Ausdruck, der sich durch Bewegung im weitesten Sinn (*movimenti* bei Pacioli), Gebärdensprache und Physiognomik äußert. Leonardos eigenes Schaffen hat seiner Zeit die Wege auf diesem Felde gewiesen; deshalb besteht er auch mit solchem Nachdruck auf dieser Forderung, ohne die die Malerei »doppelt tot« ist (377, 378). Die höchst anschauliche Art, mit der er einzelne Affekte schildert (400 f.), namentlich im Hinblick auf die Gebärdensprache, ruft sofort die Erinnerung an sein berühmtestes und bis auf unsere Tage herab vielkommentiertes Werk hervor. Zu seinen ebenso berühmten Karikaturen leiten physiognomische Studien, wie die Merktafel der Nasenformen (404) hinüber. Allenthalben betont und studiert Leonardo das

Eigenwüchsige; er warnt vor der Verwendung gleichförmiger Typen, die wie »Brüder« aussehen; hier findet er sich in offenem, von ihm selbst ausgesprochenem Gegensatz zu seinem großen Zeit- und Heimatgenossen Michelangelo.

Das dritte Hauptstück, die Farbe, steht bei Leonardo nicht nur äußerlich in letzter Linie. Er sagt das hart und gerade heraus; für den, der das Hauptgewicht auf die Modellierung in abstraktem Lichte verlegt, ist die Farbe Verdienst des Farbenreibers, nicht des Malers, und ein Bild mit häßlichen Farben ist dennoch verdienstlich, wenn es nur gut modelliert ist. Mit ähnlicher Schroffheit wendet er sich gegen die Schönmaler älterer Zeit, die fast ohne Schatten malen (95 f., s. o.). Das ist wieder der echte Toskaner, der hier spricht, und der völlige Gegensatz zur venezianischen Malerschule, der auch später immer wieder in gegenseitigen Anwürfen zum Vorschein kommt, liegt auf der Hand. Doch hindert das nicht, daß Leonardo, wiederum als Forscher, auf diesem Gebiet die feinsten Beobachtungen angestellt hat. Hieher gehören die schönen Bemerkungen über farbige Schatten (659), über Reflexe (713: das ganz moderne Bild der weißgekleideten Dame in vollem Sonnenlicht auf grüner Wiese!). Aber das sind, wie gesagt, Ergebnisse des Naturforschers, die Leonardo keineswegs in künstlerische Praxis umgesetzt sehen will. In der Farbentheorie steht er auf dem Standpunkt der aristotelisch-theophrastischen Schule, der noch von Goethe und der Romantik eingenommen wurde; er statuiert eine sechsfache Farbenskala, deren Endpunkte Weiß und Schwarz als Licht und Finsternis sind und zwischen die sich die übrigen vier, aus dem Zusammenwirken von Licht und Dunkel entspringend, einfügen. Leonardo parallelisiert sie in scholastischer Weise mit den vier Elementen. (Gelb = Erde, Grün = Wasser, Blau = Luft, Rot = Feuer, 160 f.)

Wie namentlich Solmi nachgewiesen hat, beschäftigte sich Leonardo, unbeschadet seiner Opposition gegen die scholastische Weltanschauung und Methode, sehr viel und sehr intensiv, trotz einem Gelehrten, mit mittelalterlicher Spekulation. Wie er den alten *Physiologus* zu erneuern sich vergnügte, so greift er selbst in einer so modernen Disziplin, als es die Lehre von der Perspektive ist, gelegentlich auf ein Lehrbuch gotischen Mittelalters zurück, die *Prospectiva communis* des Peckham († 1292); er hat ganze Stellen daraus wörtlich übernommen (in Solmis Anthologie, p. 407). Das Buch ist ihm wohl im Mailänder oder in dem durch Lucas Gauricus (dem Bruder des Theoretikers) besorgten Venezianer Druck von 1504 vorgelegen. Der Zusammenhang mit der gelehrten Arbeit des Mittelalters ist hier noch ebenso vorhanden wie am Anfang des Jahrhunderts bei Ghiberti. Wie Leonardo die Wissenschaft der Linearperspektive im einzelnen gefördert hat, läßt sich hier nicht ausführen; bedeutend ist aber, daß er die in Toskana von Alberti bis auf Piero della Francesca ausgebildete Disziplin mit ihren eigentümlichen und subtilen Methoden nach Oberitalien verpflanzt, wo schon die älteren Mailänder und Paduaner sich neue, den Florentinern noch unbekannte Probleme gestellt hatten. Leonardos Bemerkungen über perspektivische Scheinkonstruktionen (469, 470) zeigen, daß er sich auf diesem Gebiete mit Anteil umgetan hat, das ja gerade in Oberitalien auf der Linie von Mantegna über Correggio bis zum Padre Pozzo hinab eine so bedeutende Entwicklung fand. Vor allem ist er jedoch der erste, der über Licht- und Luftperspektive gründlich nachgedacht hat; er behandelt sie selbständig neben der linearen (204 f.), und seine Bemerkungen (besonders 449 f.) gehören zu dem Feinsten und Treffendsten dieser Art.

Besonders merkwürdig wegen weiterer Beziehungen, namentlich auch zu der wichtigen Lehre von den Proportionen, ist das von Leonardo anscheinend zuerst erkannte und formulierte Gesetz der Abstände in der perspektivischen Verkleinerung (471). Es besagt, daß Objekte von gleicher Größe, deren Abstände vom Auge in arithmetischer Proportion (1 : 2 : 3 : 4) fortschreiten, in umgekehrtem Verhältnis, d. h. in harmonischer Proportion ($\frac{1}{2} : \frac{1}{3} : \frac{1}{4}$) verkleinert werden. Die Sache ist von Bedeutung, weil Leonardo an anderer Stelle (25, dazu 32 u. 34) sich unmittelbar auf die *sorella della pittura*, d. i. die Musik, bezieht. Das solchen Spekulationen zugrundeliegende Bestreben ist leicht zu erkennen: es handelt sich darum, es der älteren festbegründeten Theorie der alten freien Kunst gleichzutun. Das von Plutarch in seinem Büchlein über die Musik der Alten ausführlich erörterte, aus der platonisch-aristotelischen Lehre stammende Thema der arithmetischen und harmonischen Progressionen war für die Renaissance von höchstem Wert; auf der pythagoräischen Musiktafel, die der Vertreter der Musik in Raffaels Schule von Athen so auffällig weist, findet es sich schematisch dargestellt. (Naumann in der Zeitschr. f. bild. Kunst, XIV, 1.) Dabei handelt es sich um die für die neuere mehrstimmige Musik so wichtige Theorie der Konsonanzen, die dann im Venedig des 16. Jahrhunderts durch die berühmten *Institutioni armoniche* Zarlinos (1558) zu der erst von der modernen Theorie ganz verstandenen und aufgenommenen Lehre der Dualität aller Harmonik (harmonische Progression der Obertöne in Dur — arithmetische der Untertöne in Moll) geführt hat; sie war übrigens schon in der arabischen Theorie vorgebildet. Auch bei den Späteren, wie Lomazzo, werden wir das Thema wiederfinden, vielleicht im Zusammenhang mit Leonardo; jedenfalls ist dieser, dessen Geist rastlos bemüht war, die formalen Beziehungen zwischen den Einzelkünsten und ihren Fundamenten aufzuhellen, auch daran nicht vorbeigegangen.

Was die Lehre von den Proportionen anlangt, so hat Leonardo diese nicht nach dem überlieferten starren System behandelt, sondern auf sie in ihrer Veränderung durch die Bewegung sein Augenmerk gelenkt; »bewegtes Leben« war ja eine seiner Kardinalforderungen in Theorie wie in Praxis. Im übrigen kehrt die literarisch aus der Antike überlieferte Theorie der künstlerischen Auswahl auch bei ihm wieder (109). Mit seiner Anweisung, die Studien nach gut proportionierten Modellen in sorgfältiger Verwertung zu einem wohlgefälligen Ganzen zu verbinden, will er einer Gefahr begegnen, die dem Maler droht; eine Erinnerung aus dem naiv-realistischen Quattrocento klingt nach: Leonardo hat bemerkt, daß der Maler unbewußt seinen eigenen Körper, namentlich die Hände, zum Vorbild nehme, eine Sache, auf die er des öfteren zurückkommt (172, 173, cf. 251): *Il pittore pinge se stesso.* Das heißt jetzt, in der Renaissance, etwas wesentlich anderes, als Dante mit seinem seltsamen Vers: »chi pinge figura, se non può esser lei, non la può porre«, aussagen wollte. (Vgl. I. Buch.)

Was der Anatom Leonardo bedeutet, ist hier nicht Ort und Beruf auszuführen. Im Traktat (besonders 110 f.) finden sich Untersuchungen, die in den bisherigen Malerschriften etwas Unerhörtes waren; freilich überfliegt der Anteil am Gegenstande auch weitaus die Grenzen der Kunst. Die Leichensektion, eine im Altertum ausgefallene, an den Universitäten des italienischen Mittelalters nur selten und geheim betriebene Sache, war Leonardo ein wohlbekanntes Feld; der Äußerung eines Zeitgenossen ist zu entnehmen, daß er über dreißig Kadaver seziert hat: etwas, das damals bei einem Künstler noch etwas sehr Ungewöhnliches war. So hat er sich Kenntnisse und Folgerungen zu eigen gemacht, vor denen sich noch die moderne Wissenschaft in Ehrfurcht neigt; ich verweise auf die treffliche Orientierung in M. Herzfelds gediegener Einleitung zu ihrer Leonardo-Anthologie.

Auf besonderem künstlerischen Gebiet hat Leonardo die Muskellehre (Teil III des Malerbuchs) mit besonderem Anteil ausgebaut. Er sieht schon die Übertreibung, die im Verlauf des Cinquecento kurze Zeit nach seinem Tod gerade in dieser Richtung eintrat, voraus: seine Warnung vor allzu betonter Muskulatur, die den Körper wie einen *Sack voll Nüsse* erscheinen lasse, ist voll treffenden Witzes, und klingt wie an die Adresse eines Bandinelli und anderer Nachtreter des Michelangelo gerichtet. Auch da scheint ihm die horazische *aurea mediocritas* das erstrebenswerte Ziel.

Leonardos Lehren quellen überall aus Leben und praktischer Einsicht; graues Theoretisieren ist nicht seine Sache, im Gegensatz zu der Humanistenart seines Vorgängers L. B. Alberti, dem er doch manches entlehnt. Wo er sich auf dergleichen einläßt, wie in den Ausführungen über Komposition (236 f.), vermag er freilich seine Zeit nicht zu verleugnen. Der alte rhetorische Schulbegriff des πρέπον-*decorum* spielt auch bei ihm seine Rolle; wie sehr er jedoch innerlich über das Quattrocento, aus dem er leiblicher und künstlerischer Herkunft nach stammt, hinausgediehen war und das Cinquecento einleitet, zeigt neben vielem andern sein Tadel des naiven älteren Stils. (Vgl. n. 78, wo das breitbeinige Stehen bei Kindern und Frauen als unschicklich verurteilt wird.)

Vom eigentlichen Handwerk bringt Leonardo nicht viel; trotz seiner vielfachen Experimente hat er verhältnismäßig wenig technische Rezepte und Vorschriften des Aufzeichnens wert gefunden. Mit Alberti berührt er sich auch darin, daß historische Interessen ihm, dem eifrigen Naturforscher, im Grunde fremd sind; sie liegen ihm zu weit hinter dem unmittelbar Gegebenen zurück. Zeitgenössische Kunst und Künstler erwähnt er gleichfalls selten, und wo es geschieht, fast immer tadelnd. Bezeichnend ist seine abfällige Äußerung über Botticelli als Landschafter (79), der ja freilich auch einer absterbenden Generation angehörte. Merkwürdig ist indessen ein historischer Aphorismus, der sich im Codex Atlanticus findet (bei Solmi, Pensieri 35) und an die alte Giotto-Anekdote anknüpfend, dem großen Erneuerer der Kunst, den jungverstorbenen Masaccio an die Seite setzt. Es ist das lebendige Gefühl für die großen Originalgenies, für seinesgleichen, die der Kunst die *Taktilwerte*, jenes *rilievo* erobert haben, das ihm so sehr am Herzen liegt. Das *stultum imitatorum pecus* hat für ihn keinerlei Interesse; und deshalb hat er die Perioden, die ihm als epigonenhaft erschienen, die Kunst der Römer und der Giotteske, nur gering einzuschätzen vermocht.

Er steht am Ausgang des Quattrocento und erhebt den weithin schallenden Heroldsruf der neuen Zeit, so wie sein dämonischer Zeitgenosse der Spätrenaissance vorausschreitet. Darum steht er auch der älteren Periode und ihren naiveren und primitiveren Kunstmitteln, aus denen er selbst herauswuchs, vielfach unwillig und polemisch gegenüber. So tadelt er z. B., daß die Maler ein einjähriges Kind in den Proportionen eines Erwachsenen, d. h. mit acht Kopflängen darstellen, während das in der Natur zu beobachtende Verhältnis zwischen Kopf und Körper wie 5 : 8 sei; es ist bekannt, wie zäh die in Italien so geschätzte niederländische Modekunst an diesem Archaismus festhielt. Alles Fahrige und Hastige der Komposition ist ihm, dem strengen Stilpropheten der *età d'oro*, vom Herzen zuwider; sein Gegenbeispiel einer Verkündigung, wie man sie nicht machen solle (78), liest sich, als wäre es auf den Spätstil des Filippino gemünzt. Leonardo erhebt als Erster Protest gegen die uralt überkommene, diskursive Darstellungsform, die die Handlung in ihren sich folgenden Augenblicken im gleichen Bilde entwickelt. Was er dafür empfiehlt, ist freilich schon im Quattrocento, so in Ghibertis Paradiesestüren, angewendet worden: die Nebenszenen kleiner auf Terrasseschichten des Hintergrundes, auf Hügeln der Landschaft anzudeuten, um der voll und breit entwickelten Hauptszene des Vordergrundes nur als Staffage zu dienen. Das Herausringen aus der älteren Auffassung ist trotzdem deutlich, es ist das schon bei Alberti merkbare Streben nach durchaus einheitlich geschlossener Bildwirkung, dessen volle Konsequenz eben das Cinquecento trotz mancher Rückfälle gezogen hat: der große Stil, der Raffaels römische Periode kennzeichnet. Aus diesem Grunde verwirft Leonardo auch den naiven Gebrauch, den die ältere Zeit von den modernen Trachten gemacht hatte, weil sie in ihren Absonderlichkeiten dem Grundsatz des *Dekorums* widersprechen und die einfach große, bedeutende Linie stören. Aus der nämlichen Überzeugung stammt es, wenn er die (im Quattrocento, namentlich in Oberitalien, aber auch noch, wohl im Zusammenhang damit, in der Vischerschule des 16. Jahrhunderts zu bemerkende) Manier, die Draperie feucht über die Modelle zu legen und zu fixieren, ihrer Kleinlichkeit wegen ablehnt (536, 544).

Am merkwürdigsten ist aber bei Leonardo wohl die äußerst untergeordnete Rolle, die das nationale Idol, die Antike, spielt. Sie erscheint nur gelegentlich, wie eben in dem gerade berührten Zusammenhang, als Muster der Gewandbehandlung (543); sonst steht sie fast gänzlich außerhalb seiner Gedankengänge, was ja bei seiner Richtung auf das unmittelbar Gegebene, bei seinem Streben, nicht Enkel, sondern Sohn der Natur zu sein, wohl verständlich ist. Über eine kühle Empfehlung ihrer Vortrefflichkeit im allgemeinen (im Cod. Atlant., fol. 147, bei Richter II, 1445: *L'imitatione delle chose antiche è più laudabile delle moderne*) ist Leonardo, im Gegensatz zu seinen Zeitgenossen, nicht hinausgekommen, eben weil sie ihm, dem großen Wirklichkeitssucher, Natur aus zweiter Hand bedeuten mußte. Auch in dieser Beziehung steht er einzig und bedeutend da.

Leonardos Fragmente sind das großartigste Denkmal, das uns die gesamte italienische Kunstliteratur hinterlassen hat, schon aus dem Grunde, weil ein Geistesmächtigerer als er nicht mehr zur Feder gegriffen hat; nur Dürers literarisches Vermächtnis, das mit dem seinen durch manchen Faden verknüpft ist, kann neben ihm bestehen. Vasaris unvergleichlich größere historische Rolle war aber mit einer viel kleineren Persönlichkeit verknüpft. Wie die ehrwürdige Gestalt eines Künstlerpatriarchen, des alten Ghiberti, am Eingang des Quattrocentos steht, so leitet die größere und inkommensurable Figur des Künstlers Leonardo über seinen Ausgang und die Schwelle des Cinquecentos hinweg.

DRITTES BUCH

DIE KUNSTGESCHICHTSCHREIBUNG VOR VASARI

I. Die Vorläufer Vasaris.

1. Das Buch des Antonio Billi.

Was Ghiberti begonnen hatte, fand zunächst im Quattrocento keine eigentliche Nachfolge; über magere Elogien oder knappe Charakteristiken ist man kaum hinausgekommen, so bedeutend einzelne Ansätze zu universalgeschichtlicher Betrachtung, wie in Manettis Biographie des Brunellesco, auch sein mögen. Das Zeitalter war eben historisch nur mäßig angeregt; seine ganze Kraft widmete es der Theorie, den Versuchen, die Grundlagen der bildenden Künste exakt und spekulativ festzustellen. Zu gedankenvoller Rückschau fehlten zumeist Ruhe und Stimmung.

Erst das Florentiner Cinquecento lenkt wieder auf den von Ghiberti gebahnten Pfad ein. Das erste Werk dieser Art ist der sog. *Libro* des Antonio Billi, so nach einem öfters wiederholten Zitat bei dem ihn ausschreibenden Anonymus der Magliabecchiana genannt. Über den Verfasser wissen wir so gut wie nichts. Es ist sogar zweifelhaft, ob jener Antonio Billi der Autor und nicht eher bloß der Besitzer des »Buches« gewesen ist; nachgewiesen ist er als Großkaufmann aus einer angesehenen Florentiner Familie in der ersten Hälfte des 16. Jahrhunderts. Sehr zum Unterschied von Ghiberti ist der Verfasser des »Buches« jedenfalls kein Künstler, sondern ein historisch interessierter Laie gewesen; das eigene Kunsturteil ist gering und unsicher, immerhin kennt er doch vieles, besonders in Florenz, aus eigener Anschauung. Im ganzen ist das Buch das erste Beispiel jener Schreibtischarbeiten von zunftigen und unzünftigen Literaten, die von jetzt an immer häufiger werden, durchaus von Stubenluft erfüllt und ohne rechten Zusammenhang selbst mit dem lebendigen Kunstschaffen der nächsten Umgebung.

Es liegt auch keineswegs eine vollständig ausgearbeitete literarische Leistung vor, sondern ein Konglomerat von Notizensammlungen, deren einzelne Teile sich wohl unterscheiden lassen und deren Entstehung zwischen den Jahren 1481 und 1530 einzuschließen ist. Der Versuch Freys, verschiedene Hände in dem überkommenen Material zu scheiden, ist durch die scharfsinnige Analyse Kallabs als unnötig und aussichtslos dargetan worden; wohl aber lehrt die Betrachtung der erhaltenen Abschriften sowie deren Benützung seitens der späteren Autoren, wie des Anonymus der Magliabecchiana, Gellis und Vasaris, daß der voraussetzliche Urtext dieser Kollektaneensammlung durch die Hände Verschiedener gegangen ist, die ihn mannigfach überarbeitet und ergänzt haben.

Trotzdem ist »Billi« an sich wie quellengeschichtlich von großer Bedeutung; das erstere durch die Fülle der von ihm überlieferten Notizen, das letztere dadurch, daß er die wichtigste Quelle Vasaris für die ältere Zeit ist. Er hat Villani, Landino und Manettis Vita des Brunellesco gekannt und benützt; merkwürdiger- und bezeichnenderweise sind ihm aber Ghibertis Nachrichten unzugänglich geblieben. Dadurch erscheint er in dem das Trecento betreffenden Teil als eine zweite selbständige Quelle, freilich durchaus nicht zu seinem Vorteil. Wir erkennen, welche große Entwicklung die legendenhafte Tradition seitdem genommen hatte; eine Menge Irrtümer, die Vasari übernommen und zu Ansehen gebracht hat, fallen auf Billis Schuldenkonto. Selbständigen Wert haben dagegen seine Nachrichten über das Quattrocento; hier ergibt sich auch im allgemeinen die Zuverlässigkeit seiner Nachrichten, aus denen Vasari wieder reichlichst geschöpft hat. Der Kern des Buches, das so gut wie ausschließlich florentinische Künstler berücksichtigt, reicht von Cimabue bis auf A. Pollajuolo; Nachträge behandeln zeitgenössische Künstler, namentlich Leonardo und Michelangelo.

2. Der Anonymus der Magliabecchiana. Gelli. Giovio. Wirkliche und angebliche Quellen Vasaris.

Das im »Buche des Billi« Begonnene hat in erweiterter Form und mit unmittelbarer Aneignung des darin Enthaltenen ein anderer, namenloser Schriftsteller von Florenz fortgesetzt, ohne auch seinerseits über einen ersten Entwurf hinaus zu kommen. Es ist das der sog. Anonimo Magliabecchiano (auch Gaddiano), so genannt nach dem Standorte seines Elaborats. Über seine persönlichen Daten wissen wir fast gar nichts, aus den Daten seiner Schrift ergibt sich bloß, daß er zwischen 1537 und 1542 gearbeitet hat. Baldinucci, der die Handschrift gekannt hat, meinte hier die erste Niederschrift Vasaris für seine Vite zu sehen; ebenso haltlos ist Milanesis Hypothese, der an Vasaris Freund und Mitarbeiter G. B. Adriani gedacht hat. Der Verfasser ist ein Mann, der in Künstlerkreisen wohlbekannt war; außer Vasari nennt er selbst Pontormo und Bandinelli als Berater; seine ausführlichen Angaben über Leonardo, der für Florenz schon lange verschollen war, dankt er vielleicht dessen Schüler G. F. Rustici. Aber ein Künstler ist er gewiß ebensowenig gewesen als der Autor des Billibuches, vielmehr dessen Geistesverwandter; man könnte wegen der frommen Sprüchlein, mit denen er jeden seiner Abschnitte einleitet, fast daran denken, daß er Geistlicher gewesen sein möchte.

Wie er Messer Giorgio persönlich kennt und von ihm auch Material erhalten hat, so erscheint er auch sonst als der eigentliche Vorläufer Vasaris oder, genauer gesagt, dessen Arbeit geht der seinigen parallel. Vasari seinerseits hat ihn nicht benützt, wohl aber haben beide, abgesehen von Ghiberti und »Billi«, Quellen gemeinsam, wovon gleich die Rede sein soll. Auch sonst hat die Arbeitstechnik des Anonymus viel Verwandtes mit der seinen, ist synkretistisch und pragmatisierend, auch die Terminologie verdient Beachtung. Zum Unterschied von dem rohen Brouillon »Billis« hat er schriftstellerische Ambitionen, sucht seinen Stoff zu gliedern und literarisch zu formen. Zur endgültigen Redaktion ist der Anonymus ebensowenig wie der Autor des Billibuches gekommen; seine Arbeit ist entweder durch den Tod unterbrochen oder, was vielleicht wahrscheinlicher ist, beiseitegelegt worden, eines Umstandes halber, der auch auf M. A. Michiel, wie sich noch ergeben wird, bestimmend gewirkt hat: daß nämlich Vasaris Viten 1550 im Druck erschienen.

Trotzdem das Elaborat, wie das Buch des Billi, ein unzweideutiges Stubenprodukt ist, geht dem Autor die Kenntnis der Denkmäler durchaus nicht ab; an einer Reihe von Stellen (die Kallab a. u. a. O. 181, Note 3, verzeichnet hat) will er die Angaben seiner Vorlagen durch eigenes Schauen berichtigen. An solchen Selbstermahnungen fehlt es überhaupt nicht und sie machen den Charakter des Brouillons noch deutlicher. Das bezeugen Randbemerkungen, wie *meglio dire* oder die besonders bezeichnende in der Vita des Buffalmacco: *levare tutte tali fagiolate, vere, ma dirle con brevità e allargharle in altre istorie non dette per li altri.* Diese ausgesprochen literarische Tendenz wird auch durch den wohldurchdachten Gesamtplan bekräftigt. Zum erstenmal seit Ghiberti ist wieder eine Darstellung des gesamten Kunstverlaufes von der Antike her beabsichtigt und versucht worden. Für die antike Kunstgeschichte hatte der Anonymus eine Hilfe, deren Ghiberti noch hatte entbehren müssen, die große, nunmehr längst im Druck vorliegende Pliniusübersetzung Landins. Aber sein eigenes Eigentum ist der Versuch einer Periodisierung und Gruppierung der alten Kunstgeschichte, alles freilich rein auf literarischem Wege gewonnen und ohne nennenswerte Kenntnis der Monumente, wenn auch gelegentlich eigene Nachrichten, wie z. B. über das seltsame, einst in Ghibertis Besitz gewesene *Letto di Policleto,* nicht ganz fehlen.

Der zweite Teil umfaßt die florentinischen Künstler des Trecento und des frühen Quattrocento. Hier arbeitet der Anonymus die Angaben der Apologie Landinos, namentlich aber Ghibertis (nach einer anderen Handschrift als der uns einzig bekannten, vielleicht sogar dem

Original, wie er denn auch von einem *originale* spricht) sowie Antonio Billis (den er in dieser ausdrücklichen Weise als Autor zitiert) ineinander, was begreiflicherweise nicht ohne seltsame Entstellungen, Doppeldaten und sonstige Mißgriffe abgeht. Weitere Teile behandeln dann die sienesischen Künstler, über das von Ghiberti Gebotene hinausgreifend (Taddeo Bartoli, Vecchietta u. a.) und die Bildhauer von den Pisani bis auf Verrocchio. Daran schließt sich endlich ein am meisten den Charakter eines ersten Entwurfes tragender Teil, in dem manches sogar *in bianco* gelassen ist, der aber eine Fülle wertvoller Notizen enthält. Er umfaßt Nachträge zum Trecento, ausführliche Kompilationen über eine große Zahl der führenden Künstler des Quattrocento, sowie endlich besonders wichtige über Zeitgenossen, wie Andrea del Sarto, Leonardo und Michelangelo. Den Schluß des Manuskriptes bilden lose angehängte *Ricordi* über Bauten in Rom, Beschreibungen der Malereien in der Certosa zu Florenz und Pilgernotizen über Kuriositäten in Perugia, Assisi, Rom.

Die Vorlagen des Anonymus sind mit den früher erwähnten und uns wohlbekannten noch keineswegs erschöpft. In höchst mühevoller, aber technisch meisterhafter und mustergültiger Analyse hat Kallab (a. u. a. O., p. 187—207) klargelegt, daß gewisse, sachlich wie formal übereinstimmende Partien der drei miteinander parallel arbeitenden Schriftsteller, des Anonymus Magliabecchianus, Gellis und Vasari, methodisch einwandfrei nur durch die Annahme einer allen dreien gemeinsamen »Quelle K« erklärt werden können, die Billis Buch nach Inhalt und Form verwandt, doch ausführlicher als dieses gewesen sein muß. So sehr Kallab den Charakter seiner Aufstellung als einer methodisch geforderten Hypothese betont, so sehr bedeutet sie in philologischer Hinsicht einen großen Fortschritt über die in Einzelbeobachtungen scharfsinnigen, aber wirren und etwas dilettantischen Versuche Freys, eine Mehrzahl von Vorlagen anzunehmen. Nun erwähnt der Magliabecchianus tatsächlich an zwei hier in Betracht kommenden Stellen einen *primo testo*, der sich wieder in einem Passus (die Herkunft Giottinos betreffend) mit einer Nachricht berührt, die Vasari als den *Ricordi* des Ghiberti (wo sie sich jedoch nicht befindet) und des Domenico Ghirlandajo entstammend anführt. Es ist dies jedoch eine Spur, die sich sofort verliert und nicht weiter verfolgt werden kann.

Haben wir hier ein wirkliches und förderndes Ergebnis in der Quellenkritik der altitalienischen Kunstgeschichte zu verzeichnen, so ist das bei einer andern vorgeblichen Quelle Vasaris keineswegs der Fall. Es ist dies das in einer Jugendarbeit Strzygowskis herangezogene »Fragment« der Vaticana, das indessen längst von Wickhoff als eine Abschrift des 17. Jahrhunderts nach Vasari entlarvt worden ist. Die Sache ist längst abgetan und mit Recht aus der weiteren Literatur ausgeschaltet; sie wurde hier auch nur der Vollständigkeit wegen erwähnt.

Auf das engere Gebiet städtischer Kunstgeschichte kehrt dann wieder ein anderer Zeitgenosse und Vorläufer Vasaris zurück, Giovanni Battista Gelli (1498—1563), der Florentiner *calzajuolo*, Komödiendichter und Dante-Erklärer, in der italienischen Literatur vor allem bekannt durch seine *capricci del bottajo*. Von ihm rühren auch zwanzig kurze Künstlerbiographien her, die erst vor kurzem bekannt sind. Im Grunde bloß ein Bruchstück, tragen sie wie Gellis Schriftstellerei überhaupt, in Geist und Redeformen ursprünglich volkstümliches Florentiner Gepräge und sind auch sonst ein echtes Erzeugnis des Florentiner Kampanilismus. Aber ein Protest (wie Mancini meint) gegen den Aretiner, der seine Landsleute und die übrigen Toskaner zu sehr in den Vordergrund gestellt habe, liegt wohl doch nicht darin.

Gellis Memorabilien, die, wie schon erwähnt wurde, mit dem Anonymus der Magliabecchiana und Vasari selbst eine Quelle (»K«) gemeinsam haben, im übrigen jedoch von jenen ganz unabhängig sind, lassen sich weder an Zuverlässigkeit noch an Kritik mit ihnen vergleichen. Trotzdem beanspruchen sie ein erhebliches kunsthistoriographisches Interesse, nicht bloß vom Standpunkt der Quellenkritik aus. Im übrigen hat Gelli in seinen 1549 gedruckten Vorlesungen über die beiden Sonette Petrarcas auf Simone Martinis Bildnisse der Donna Laura einen kurzen Abriß der Florentiner Künstlergeschichte bis auf Michelangelo herab gegeben; er läßt seinen Anteil an der Sache und die Art seiner Geschichtsauffassung erkennen und ist trotz seiner Kürze bemerkenswert genug. Freilich, wie wenig Gelli unterrichtet ist, und wie sein Horizont durch das Weichbild von Florenz begrenzt ist, zeigt die dürftige und abschätzige Weise, mit der er sich mit dem alten sienesischen Künstler selbst abfindet.

Trotz aller Einseitigkeit und Mangelhaftigkeit verraten aber auch die Viten Gellis den scharfen Verstand und den Mutterwitz ihres Autors, wie sie aus seinen sonstigen Schriften sattsam bekannt sind. Gelli ist ein echter Sohn der Hochrenaissance; er, der sich gegen den Verdacht geheimen Luthertums wehren mußte, eifert gegen die beschränkten Köpfe, die sich in übelangebrachter Frömmelei gegen die antiken Statuen wenden, als ob schöne Männer und Frauen nicht Geschöpfe Gottes wären und ohne Sünde nicht angesehen werden könnten. Das ist noch der humanistische, heiter weltliche Ton des »goldenen Zeitalters«; eine Generation später werden wir das reumütige Pater-peccavi-Gestammel des armen alten Ammanati hören, obgleich trotz aller Hosenmalerei selbst im Palast der Päpste die alte italienische

Freude an der Pracht nackter Menschenleiber nie gänzlich auszulöschen war.

Diese Stelle findet sich in der Vorrede der Viten an seinen Freund Francesco di Sandro; sie wendet sich freilich zunächst gegen die Päpste des »barbarischen« Mittelalters, das Gelli, dem Geist seiner Zeit entsprechend, mit den stärksten Ausdrücken der Verachtung bedenkt. Die »deutsche« Baukunst, bar jeder Proportion, hat auch die Plastik verdorben, mit ihren auf Kragsteinen kauzenden Figuren, die mehr Ungeheuer als Menschen sind. Gelli führt ein Beispiel aus seiner Umgebung vor: die Portalstatuen von S. Paolo. Der Sohn der Renaissance sieht sich vor das Problem gestellt, wie es möglich war, daß diese Zerrbilder den Vorfahren als schön erscheinen konnten, wie er doch annehmen muß, ihnen, die gleichwohl die Werke der Alten und die Natur selbst vor Augen hatten. Und dazu gesellt sich die Barbarei der griechischen Malereien, die alle nach einem Model gemacht scheinen; gleich Vasari (und deutlich an diesen anklingend) entwirft er eine Karikatur dieses Stils, in dem die hervorstechenden Merkmale aus der Auffassung des Gegensätzlichen heraus gut beobachtet sind: »*Co' piedi per lo lungho appiccati al muro et con le mani aperte e con certi visi stralunati e tondi, con occhj aperti che parevano spiritati*«. Seit Cimabue, dem Pfadfinder, hat sich aber die Kunst derart entwickelt, daß sie die Alten nicht nur erreicht, sondern sogar übertroffen hat; hier taucht die Anekdote von Michelangelos für antik gehaltenem Eros auf. Michelangelo erscheint auch schon als der Gipfelpunkt aller Kunst; seine Werke, die in Nachbildungen durch die ganze Welt verbreitet sind, werden mehr als die Antike nachgeahmt. Und hier kommt Gelli auf den eigentlichen Zweck seines Werkchens; er will darin zeigen, daß Florenz Herd und Heimstätte der wahren und modernen Kunst sei. Das Gefühl, aus dem diese Worte herausgeschrieben sind, wird sofort deutlich aus der kaum verhüllten Invektive gegen Rom; es ist das Gefühl des alten, jetzt abdankenden und vom Schauplatz abtretenden Hegemonenortes von Italien. Gelli nennt Rom, das seit alter Zeit vom Kunstraub gelebt habe, bitter *piuttosto un ricettacolo di forestieri che una città*, wohin die Fremden alljährlich wie auf einen Jahrmarkt ihre Produkte tragen, weil sie dort größeren Gewinn denn anderwärts zu erhaschen hoffen.

Gelli sucht das ihn quälende Problem der mittelalterlichen Kunst durch eine natürliche Periodizität (*la natura osserva sempre questo ordine*) zu erklären; hohe alte Kulturen müssen durch äußere und innere Gründe, Kriege, Seuchen, Rassenmischung mit schlechteren Völkern, unabwendbar zu grunde gehen, und ihre Erneuerung kann nur durch das Genie auserwählter Menschen erfolgen. Das geschah eben im Herzen Toskanas, durch Florenz. Mit Cimabue und Giotto beginnt die Reihe dieser Kulturbringer. An Giotto hebt Gelli in einer feinen Beobachtung die unübertreffliche Prägnanz des Ausdrucks (dasjenige, was die Renaissance als πρέπον-*decorum* so hoch einschätzte) hervor, seine Figuren tun nur das, was sie sollen, etwas, worin Giotto nur von Michelangelo erreicht wird; über die Giottostudien des letzteren, namentlich an den Fresken von S. Croce, berichtet Gelli aus eigener Erinnerung Einzelheiten, die bei anderen fehlen und die durch Michelangelos Zeichnungen noch heute bestätigt werden.

Auf Giottos Leben folgen die Biographien seiner Schüler und Nachfolger: Giottino, Stefano, Andrea Tassi (Tafi), die Gaddi, Antonio Veneziano, Masolino, Orcagna, Buonamico, dessen Übername hier fehlt, Starnina, Lippo, Dello, dann die Künstler des Quattrocento: Ghiberti, Brunellesco, Buggiani, Donatello, Nanni di Banco, Verrocchio. Im Leben des Michelozzo bricht das Elaborat unvermittelt ab, weshalb ist nicht festzustellen.

Gelli hat sich ausgiebig älterer Vorlagen bedient; abgesehen von der Quelle K, hat er Ghibertis Manuskript, den *libro di prospetiva*, gekannt, das er selbst im Leben des Künstlers erwähnt. Daraus hat er die seltsame Notiz über den Maler *Piserino*, mit dem der junge Ghiberti nach Pesaro ging, was vielleicht ein weiteres Zeugnis für seine nicht eben sehr gewissenhafte Quellenbenützung ist. Aber Gelli hat eben andere, rein literarische Zwecke. Frey und auch Kallab schätzen seinen Quellenwert sehr gering ein; darin möchte ich ihnen doch nicht folgen, denn Gelli bringt manches florentinische Detail von Wert. Freys Meinung, daß er Vasaris Viten in der ersten Ausgabe benützt habe, hat Kallab übrigens in einleuchtender Untersuchung als irrig nachgewiesen.

Auf einem höheren Standpunkt als Gelli steht von vornherein die kunsthistorische Schriftstellerei des Paolo Giovio aus Como, des Bischofs von Nocera und Günstlings Leos X., bekannt und berühmt als Verfasser einer lateinischen Universalgeschichte († 1552 in Florenz). Mit ihm gelangen wir schon in die nächste Nähe Vasaris, denn dieser stellt als unmittelbaren Anstoß zur Publikation seiner Viten eine Abendunterhaltung beim Kardinal Farnese hin, bei der Giovio einen Vortrag über die Maler von Cimabue an hielt.

Am Gestade des Comer Sees, nahe den Trümmern der Villa des jüngeren Plinius, stand Giovios Landhaus, in dem sein berühmtes Porträtmuseum, das erste in seiner Art, untergebracht war; er hat dessen Beschreibung (*Descriptio musaei*) selbst 1546 veröffentlicht. Es ist, beiläufig gesagt, wohl das erstemal, daß dieser im klassischen Altertum in unserem Sinne nicht zu belegende Ausdruck (cf. Daremberg et Saglio, s. v. *musaeum*, p. 2072) in moderner Bedeutung auftaucht, und dadurch denkwürdig. Freilich ist die Benennung zunächst ganz individuell, wie auch Doni in seinen merkwürdigen Briefen von 1543 hervorhebt, und bezieht sich zunächst auf das Ganze der Örtlichkeit; allgemein wird sie, soweit ich sehe, erst im 17. Jahrhundert. Diese Sammlung hatte auch dadurch keinen geringen Wert, daß sie nicht bloß Kopien nach heute verlorenen Bildern und Fresken enthielt, die sich, wie z. B. die Scaligerbildnisse, in die Ableger von Giovios Sammlung in Florenz und Ambras weiter verfolgen lassen, sondern auch Originalwerke, vor allem Tizians, umfaßte. Von Giovios Porträtsammlung sind, wie gesagt, nicht nur die ähnlichen Sammlungen Großherzog Cosimos (im Uffiziengang) und die Erzherzog Ferdinands von Tirol, ehedem in Ambras, jetzt im Wiener Münzkabinett, angeregt und zum Teil abhängig, sondern auch die des Kardinals Federigo Borromeo in Mailand, und schließlich selbst Vasaris große Porträtreihe in der zweiten Auflage seines Werkes. Giovios Sammlung war nach einem herkömmlichen Schema in vier Kategorien eingeteilt, Gelehrte und Dichter, Humanisten, Künstler, Staatsmänner und Feldherren, und durch kurze Biographien erläutert, die auf *cartellini* unter den Bildern standen — letzten Endes Ausläufer des alten Titulus vom Trecento her (Petrarcas Elogien in der Carraresenburg zu Padua).

Giovio hatte die Absicht, diese seine Galerie nach dem Muster der traditionell berühmten *Imagines* des alten Varro in einem umfassenden ikonographischen Werke zu veröffentlichen. Nur zwei von seinen *Klassen* sind indessen zum Druck gelangt, die *Elogia virorum doctorum* (Florenz 1546) und die *Elogia virorum bellica virtute clarorum* (ebenda 1551). Gerade die für uns so wichtige Kategorie der Bildkünstler hat er nicht mehr bearbeiten können; immerhin haben sich aber daraus die Elogien der drei anerkannten Hauptmeister der *età d'oro*, des Leonardo, Raffael und Michelangelo, erhalten, die ziemlich früh, anscheinend vor dem *Sacco di Roma* 1527 entstanden sein müssen. Nach Vasaris freilich der Kritik sehr unterliegendem Bericht in seiner Selbstbiographie (Opp. VII, 681) hat Giovio ferner einen Traktat über das Thema, das er beim Kardinal Farnese behandelte, die Maler seit Cimabue, geplant, ist aber — gleich anderen — davon abgestanden, als er in die Arbeiten des Aretiners Einblick gewonnen hatte. Immerhin ist der Plan seines Werkes vielleicht noch in Umrissen erkennbar. Es liegt ein Dialog (*De viris illustribus*) von ihm vor, in den er, dem Beispiel so mancher Vorgänger folgend, Nachrichten über die bildenden Künstler seiner Zeit einflicht. Das antike Muster ist unverkennbar. Genau so wie in dem berühmten zehnten Buche der Rhetorik Quintilians ist hier, in zierlich preziösem Humanistenlatein, eine knappe Charakteristik des Stils der lebenden Hauptkünstler (nicht nur der Toskaner, sondern auch, was bei Giovio begreiflich, von Oberitalienern, wie Tizian und Dosso) versucht und der Vergleich mit dem literarischen Stil angestrebt. Da der achtzigjährige Perugino noch als lebend erwähnt ist, so muß der Dialog vor dessen Todesjahr 1524 angesetzt werden; recht interessant ist übrigens die Charakteristik, die Giovio von dem durch die jüngere Generation überholten Altersstil des Umbrers gibt.

Noch wichtiger sind aber die Elogien des klassischen Dreigestirns, an die sich kurze Notizen über andere zeitgenössische Künstler, wie Cristoforo Solari, Andrea Sansovino, Baccio Bandinelli, Sebastiano del Piombo, Costa, Tizian, Dosso, Sodoma und die Raffaelschüler Penni und Giulio, anreihen. Giovios scharf zugespitzte Urteile sind sehr merkwürdig, weil sie offenbar den Niederschlag der Kunstanschauungen in der führenden Gesellschaft des römischen Zentrums enthalten; gerade in jenem ausführlich begründeten Urteil über Perugino, dem damals noch lebenden Hauptvertreter des Quattrocento, tritt die Abwendung von den Idealen der Väterzeit scharf zutage. Mit Giovio gelangt das Kenner- und Dilettantentum zu Wort, dem wir bei Marc Anton Michiel und Sabba di Castiglione in weiterer Ausbildung begegnen werden.

An die historischen Schriften wäre noch, seiner großen Gesamtanschauung halber, das merkwürdige, dem Raffael zugeschriebene Gutachten über die alte und neue Architektur anzuschließen. Wer immer sein Autor sein mag, jedenfalls spiegelt es die Anschauungen der römischen Kreise unter Leo X. wider und läßt sich wohl als eine Art Proömium zu dem großen archäologischen Plan Roms denken, mit dem sich Raffael getragen hat. Wie im vorhergehenden Jahrhundert in Manettis Vita des Brunellesco ist auch hier ein Abriß der Entwicklungsgeschichte der Baukunst gegeben, mitten aus der Begeisterung für die Ruinen Roms und den Vitruvstudien heraus geschrieben. Die deutsche Baukunst gibt natürlich auch hier den Sündenbock ab; merkwürdig ist, daß hier, wohl zum erstenmal, jener später in der deutschen Romantik, ja selbst gelegentlich noch heute spukende Erklärungsversuch auftritt, der die gotische Architektur aus der urtümlichen Laubhütte der germanischen Wälder herleiten möchte. Hier ist die Sache aber wohl, ganz renaissancegemäß, als ein Gegenbild der vitruvianischen Lehre von der Entstehung der dorischen Ordnung aus dem primitiven Blockbau aufzufassen.

Dagegen ist die anonyme, von Comolli veröffentlichte Biographie des Raffael aus der Reihe der Quellenschriften zu streichen, obgleich sie noch Milanesi in seiner Vasari-Ausgabe für authentisch angesehen hat. Sie ist nichts als eine plumpe Fälschung, möglicherweise von dem sonst verdienten Comolli selbst herrührend, so plump, daß Springer ihre Abhängigkeit von einer bestimmten Vasari-Ausgabe, der römischen der Bottari von 1759, einwandfrei nachweisen konnte.

Autobiographische Aufzeichnungen in althergebrachter Weise, wie Geschäftsnotizen und *ricordi* aller Art, gehen natürlich auch in diesem Zeitraum fort; erhalten sind u. a. dergleichen von Lorenzo Lotto, tägliche Aufzeichnungen über seine Arbeiten und die seiner Schüler, während seiner letzten Tätigkeit in den Marken angelegt. Aber das Beispiel des alten Ghiberti findet erst in dem nächsten Zeitabschnitt, nach Vasari, eigentlich literarische Nachfolge. Nur ein Fragment des jüngeren Sangallo könnte hier noch mit einigem Fug genannt werden.

Das »Buch des Antonio Billi« (1481—1538) wurde zuerst aufgefunden und bekanntgemacht von dem verdienstvollen C. v. Fabriczy im Archivio storico Italiano, Serie V, vol. 7 (1891), hierauf von Frey, Il libro di A. Billi, Berlin 1892. Konkordanz der Hss. (auch mit dem Magliabecchianus und Ghiberti), u. zw. der Biographien des Brunellesco, Cimabue, Giotto, Starnina, Masaccio, Masolino, Donatello nebst reichhaltigem Kommentar bei C. v. Fabriczy, Brunellesco, Stuttgart 1892, S. 430 (vgl. 412 ff.). Der Traktat ist in zwei nicht gleichwertigen alten Kopien der Magliabecchiana enthalten, nämlich dem Cod. Strozzianus und dem Cod. Petrei (Magl. cl. XXV, 636 und cl. XIII, 89), von denen die erste sorgfältig, aber fragmentarisch, die zweite nachlässig, aber vollständiger ist. Eine dritte Kopie hat dem Anonymus Magliabecchianus vorgelegen; auch Gelli, Vasari und Baldinucci haben die Schrift benützt. Die beste Analyse des »Buches« hat Kallab in seinen Vasaristudien, p. 177 ff., gegeben; dort ist auch die sehr verworrene Textgeschichte so weit als möglich klargelegt. Zu vergleichen ist wie immer Freys Einleitung zu seiner Ausgabe des Anonymus Magliabecchianus (s. u.).

Der Anonymus Magliabecchianus oder Gaddianus (um 1537—1442) liegt in einer aus der Gaddischen Bibliothek stammenden Hs. der Magliabecchiana (cl. XVII, 17) vor, die übrigens unvollständig geblieben ist. Zuerst hat G. Milanesi ein Bruchstück dieses Autors bekanntgemacht (das Leben Leonardos enthaltend) im Archivio storico Italiano, Serie III, vol. 16 (1872). C. v. Fabriczy gab dann die auf neuere Kunst bezüglichen Abschnitte in der gleichen Zeitschrift S. V, vol. 7 (1891) heraus, mit ausführlichem Kommentar und Quellennachweis. Etwas später folgte die vollständige Publikation von Frey, Il Codice Magliabecchiano cl. XVII, 17, Berlin 1892, von einer grundlegenden Einleitung über die ältere florentinische Kunsthistoriographie und überreichem, leider sehr wenig handlichem Apparat begleitet. Auch hier hat Kallabs mühevolle Textvergleichung in seinen Vasaristudien (S. 178 ff.) die bis jetzt mögliche Klarheit gebracht, besonders den scharfsinnigen, aber häufig verworrenen Aufstellungen Freys gegenüber.

Die von Kallab erschlossene »Quelle K« ist in dessen Vasaristudien S. 178 ff. behandelt, das »Fragment« der Vaticana von Strzygowski in seiner Schrift Cimabue und Rom, Wien 1888, S. 9 ff. (Konkordanz mit dem Magliabecchianus und beiden Vasari-Ausgaben). Strzygowski glaubte hier Vasaris *certi ricordi* entdeckt zu haben. Schon Wickhoff (Die Zeit des Guido von Siena, Mitt. des Instituts f. österr. Geschichtforschung, Bd. X, S. 282) hat hervorgehoben, daß es sich lediglich um einen späten und schlechten Auszug aus Vasari handelt.

G. B. Gellis Viten wurden zuerst von Mancini nach einer Hs. in eigenem Besitz bekanntgemacht, im Archivio storico Italiano, Serie V, vol. 17 (1896); das Ms. ist unvollständig und bricht zu Beginn der Vita des Michelozzo unvermittelt ab, vgl. Fabriczy im Repertorium für Kunstw. XIX (1896) und Gronau, Zu Gellis Künstlerviten, ebenda, XX (1897). Ausführliche Textanalyse mit Vergleichstabellen aus dem Anonymus Magl. und Vasari bei Kallab, Vasari-Studien 182 ff.

Die Lezione Gellis über die beiden Sonette Petrarcas ist bei Vasaris Verleger Torrentino, Florenz 1549, gedruckt worden, sie enthält den Abriß der Florentiner Kunstgeschichte. Vgl. die Ausgabe von Negroni, Scelta di curiosità letterarie inedite o rare, Bologna 1884 (disp. CCIV), p. 219 und bes. 229f. und 255. Über Gelli vgl. D'Ancona u. Bacci, Manuale della lett. Ital., Florenz 1905, II, S. 78f.

Paolo Giovio, De viris illustribus (vor 1524), gedruckt bei Tiraboschi, Storia della letteratura italiana (Modeneser Ausgabe von 1781, vol. IX, 254f., die Künstlernotizen ebenda 286f.). Die drei Elogien Leonardos, Raffaels und Michelangelos ebenda in den Aggiunte 290—293. Die beiden letzten Elogien auch im Anhang zu Springer, Raffael und Michelangelo. Über Giovios Porträtmuseum die freilich recht ungenügende Arbeit von E. Müntz, Le Musée des portraits de Paul Jove in den Mémoires de l'Académie des Inscr. et B. Lettres XXXVI, Paris 1900, und vor allem die inhaltsreichen Seiten in J. Burckhardts schönem Kapitel über die Sammler, Beiträge zur Kunstgesch. von Italien, 465ff. Ferner A. Lz., Il museo Gioviano descritto da A. F. Doni, im Archivio Stor. Lombardo, S. III, XXVIII (1901). (Zwei Briefe Donis, einer in humoristischem Ton an Tintoretto, der zweite an Agost. Landi gerichtet.) Fossati, I ritratti del museo Gioviano (Rassegna Nazionale XV, 1893). Hagelstange, Eine Folge von Holzschnittporträts der Visconti von Mailand, »Mitteilungen aus dem German. Nationalmuseum«, Nürnberg 1904, 85ff. Einzelnes bei Kenner, Die Porträtsammlung des Erzherzogs Ferdinand von Tirol. Die italienischen Bildnisse, Jahrbuch des Allerhöchsten Kaiserhauses, Wien 1896—1897 passim. Der Brief eines Nachkommen der Familie G. B. Giovio an Tiraboschi von 1780 bei Campori, Lettere artistiche 235. Vgl. Frey in seiner Ausgabe des Magliabecchianus, p. LXIIf.; über Vasaris Verhältnis zu Giovio bes. Kallab, Vasaristudien, p. 143f. Eine scharfe Charakteristik des Journalisten Giovio gibt Fueter in seiner »Geschichte der neueren Historiographie«, p. 51.

Der dem Raffael zugeschriebene Brief über die Architektur liegt in zwei verschiedenen Redaktionen vor. Die eine kennzeichnet sich als an Papst Leo X. gerichtete Dedikation eines großen archäologischen Planes der Stadt Rom, also einer Arbeit, die, wie wir wissen, Raffael wirklich geplant hat. Sie ist unter dem Namen des B. Castiglione von Serassi in seiner Ausgabe von Castigliones Briefen, Padua 1769, I, 149, herausgegeben worden, nach einer Hs. beim Marchese Scipione Maffei, die zuerst 1733 gedruckt wurde. Darnach bei Passavant, Raffael, I, Anhang 13, und in deutscher Übersetzung in Guhl-Rosenbergs Künstlerbriefen I, 97. Die zweite Version befindet sich in der Vitruvübersetzung des Fabio Calvo († 1527) auf der Münchener Bibliothek, die nach einem darin enthaltenen Vermerk »im Hause Raffaels zu Rom« und unter dessen Aufsicht hergestellt wurde; gedruckt bei Passavant a. a. O. III, 42, und bei Eitelberger in den Mitt. der k. k. Zentralkommission III (1858), 321. Raffael wurde zuerst als Autor namhaft gemacht vom Abate Daniele Francesconi, Congettura che una lettera creduta di B. Castiglione sia di Raffaello d' Urbino, Florenz 1799. Hiegegen wandte sich Herm. Grimms Dissertation: De incerti auctoris letteris quae Raphaelis Urbinatis ad Leonem X. feruntur, in Zahns Jahrbüchern f. Kunstwiss. 1871. J. Burckhardt hielt dagegen an Raffaels Autorschaft fest, vgl. Geschichte der Renaissance in Italien, ed. Holtzinger, p. 30. Referate über den Stand der Frage bei Kraus, Geschichte der christl. Kunst, II, 2, 694, und Pastor, Geschichte der Päpste, IV, 1, 467. Neuestens hat J. Vogel, Bramante und Raffael (Kunstwissenschaftl. Studien IV, Leipzig 1910), eine ausführliche Besprechung geliefert, den Text nach den Hs. mit Konkordanz der beiden Versionen abgedruckt und auch eine deutsche Übersetzung beigefügt. Nach seiner Meinung wäre Bramante als Autor anzunehmen, eine Ansicht, die vielleicht durch die in Buch II angezogene Stelle aus Donis Libraria von 1555 einiges Gewicht erhalten könnte. Über den Inhalt des Briefes, im Zusammenhang mit den Theorien der Zeit, habe ich in meinen Prolegomena zu Ghiberti, Wien 1910, S. 65f., gehandelt.

Mein hochverehrter Freund Christian Huelsen teilt brieflich folgendes mit, das ich wörtlich anführe, weil jedes Wort einer solchen Autorität auf diesem Gebiete Anspruch auf Beachtung hat: »Zu dem sog. Raffael-Briefe an Leo X., möchte ich bemerken, daß mir die Frage nach dem Autor immer noch ungelöst scheint. Vor allem ist mir fraglich, ob der lange Schlußpassus, der sich nur in der Münchener Handschrift findet, mit dem Anfange wirklich zusammengehört. Sollte dies der Fall sein, so wäre meines Erachtens sowohl Bramante wie Raffael als Autor ausgeschlossen; denn derjenige, welcher diesen Schluß verfaßt hat, ist ein jüngerer Mann, der sich dem Papste rekommandiert, namentlich durch eine Erfindung, durch die das Aufnehmen von Plänen erleichtert werden soll, und zwar mittels Anwendung des Kompasses. Praktisch verwertet findet sich dieses Verfahren, soweit ich mich erinnere, besonders auf Blättern des Baldassare Peruzzi, z. B. den von Lanciani, Memorie dei Lincei, ser. III, vol. XI, 1883 herausgegebenen Plänen der Curia (S. Adriano), und auch sonst würde manches in dem Briefe auf Peruzzi passen. Ich habe vor etwa sechs Jahren darüber ziemlich ausführlich mit Vogel korrespondiert, mich aber öffentlich nicht geäußert; jetzt liegen alle meine Notizen darüber in Florenz und aus der Erinnerung kann ich sie im einzelnen nicht rekonstruieren.«

Zuletzt ist A. Venturi (L'Arte XXI, 57 mit ausführlicher Bibliographie) wieder für B. Castiglione eingetreten. Dagegen glaubte Antoniewicz Fabio Calvo als Autor ansprechen zu können, mit Gründen, die mir freilich nicht allzu stichhältig erscheinen (vgl. zwei Berichte G. v. Kieszkowskis in der Kunstchronik 1919/20, 895 und 1921, 271).

Die gefälschte Raffaelbiographie, der sog. Anonymus des Comolli (vita inedita di R. da Urbino, illustr. con note di Angelo Comolli), ist in erster Auflage in Rom 1790, in zweiter vermehrter ebenda 1791 erschienen. Deutsche Übersetzung, München, Hübschmann 1817. Schon Passavant hatte in seiner Raffaelbiographie die Echtheit angefochten; vollständig klargelegt wurde die Fälschung durch A. Springer, Die Echtheit des Anon. Comolli, im Rep. f. Kw. V, 357.

Lotto Lor., Il libro dei conti, pubbl. p. c. del ministero della P. I., Rom 1895, dazu Anselmi, Del codice di L. Lotto scoperto in Loreto e degli scolari di lui nella nostra marca in der N. Rivista Misena VI (1893). Ein (unvollendeter) Kommentar zu Vitruv von dem jüngeren Antonio da Sangallo (auf der Bibl. Naz. in Florenz) enthält autobiographische Notizen, gedruckt bei Gotti, Vita di M. A. Buonarroti, vol. II., 129f. Ein »Discorso di A. da Sangallo circa la libreria di S. Lorenzo« im Buonarroti, III., Rom 1868 (mit Vorrede von F. Ricci) rührt jedoch von einem Literaten dieses Namens im 17. Jahrhundert her. Ricordi über den Bildhauer Zaccaria Zacchi aus Volterra (1473—1544) aus einer zeitgenössischen Genealogia familiae Zacchorum (im Archiv von Florenz) in Milanesis Vasari-Ausgabe IV, 548 nota. Zu der Aufzählung in Heft II, 26, sind noch die (verschollenen) Ricordi (»quidam libellus«) des Squarcione nachzutragen, die Scardeone (De antiqu. urbis Patavii l. II, cl. XV) zweimal zitiert.

Einen Versuch, die Nachrichten über Künstler aus den Dichtern der Renaissance zu sammeln, hat Colasanti unternommen: Gli artisti nella poesia del Rinascimento, fonti poetiche per la storia dell' arte italiana, im Rep. f. Kw. XVII (1904), 193. Beigegeben ist ein alphabetisch nach den Künstlernamen geordnetes Register.

II. Erste Ansätze zur Kunstgeschichtschreibung außerhalb Italiens.

Der uns schon oft beschäftigende Anteil an der Kunst des Nordens jenseits der Alpen ist auch noch für diese Periode sehr bezeichnend. Wir haben gesehen, daß es Italiener waren, die als die ältesten Gewährsmänner der alten hoch- und niederdeutschen Kunstgeschichte erscheinen; ihnen reiht sich noch spät Lodovico Guicciardini mit seiner Beschreibung der Niederlande von 1567 an. Im nordländischen, zunächst im französisch-niederländischen Gebiet erscheinen nunmehr auch die ältesten Versuche eigener literarischer Tradition, freilich vorerst nur schüchtern und vereinzelt, auch in offenbarer Anlehnung an die italienischen Vorbilder. Bei der später zu erwähnenden Perspektivlehre des Jean Pélerin (Peregrinus Viator) von 1505 liegt der Zusammenhang offen zutage; aber er scheint auch in einem anderen literarischen Erzeugnis dieser Tage nicht gänzlich zu fehlen, der *Couronne Margaritique* des Jean Lemaire, der als Hofpoet und Hofhistoriograph 1503 bis 1511 in Diensten der Statthalterin der Niederlande, Margarete von Osterreich, stand; wir wissen übrigens, daß er in Italien gewesen ist, 1506 Venedig, 1508 Rom besucht hat. Das Gedicht ist ein ziemlich hölzerner Lobspruch auf die Prinzessin, in dem die mittelalterliche Allegorik noch ganz unverhüllt auftritt. *Mérite* beruft eine Anzahl von Künstlern, um eine kostbare (natürlich wieder allegorisch gemeinte) Krone für die hohe Frau zu entwerfen; derart kommt ein Künstlerkatalog in dreizehn Strophen zustande, dessen Urteile über die in der Umgebung der kunstfreudigen Dame herrschenden Ansichten wohl manches aussagen. Von italienischen Künstlern sind nur der Medailleur Cristoforo Geremia und Donatello genannt; dem Geiste des Quattrocento, wie er sich etwa in Filarete ausspricht, steht dergleichen aber wohl ebenso nahe, wie diese Künstlerkataloge tatsächlich einer alten italienischen Überlieferung entsprechen. Kürzere Listen solcher Art finden sich übrigens auch in der 1509 gedruckten *Plainte du desiré* Lemaires, einem gereimten Dialog zwischen Malerei und Rhetorik über den Tod des Ludwig von Luxemburg, und, wie schon erwähnt, in Pélerins Perspektivbuch.

Noch mit Händen zu greifen ist die italienische Anregung in dem ältesten Versuche, deutsche Art und Kunst, vornehmlich in einem seiner bedeutendsten Mittelpunkte literarisch festzuhalten. Es ist das durch die neuere Dürerforschung hervorgezogene Büchlein vom Lobe Germaniens, verfaßt von dem Nürnberger Christoph Scheurl, der seit 1504 Syndikus der deutschen Station in Bologna war und hier auch sein Werkchen 1506 hat drucken lassen. Es ist ein Lobspruch seiner Vaterstadt nach humanistisch-italienischem Muster, wo denn auch die größte Leistung auf dem Gebiete der Kunst zu ihrem Rechte kommt; die zweite, in Deutschland gedruckte Ausgabe von 1508 enthält aus persönlicher Erinnerung die wichtigen Nachrichten über Dürers Jugendjahre, namentlich seinen Aufenthalt in Italien; sie werden noch durch einen zweiten Bericht des mit dem Künstler nahe befreundeten Autors von 1515 ergänzt.

Scheurls Elogium ist charakteristisch genug für die Zeit des Autors und die Einflüsse, die er erfahren hat. Vor allem ist die klassisch-humanistische Färbung höchst auffällig. Dürer wird mit den Malern des Altertums verglichen, unter sofortiger Anrufung des Plinius. Dieser Zusammenhang stellt sich auch sogleich automatisch wieder her bei einem für die Geschichte der Künstleranekdote recht ergiebigen Bericht über das Selbstporträt Dürers (das Münchener?) und die von ihm bei einem Haushündchen bewirkte Täuschung; die Sache gehört in das weite Feld der bis auf Rembrandt herab immer wieder vorgebrachten Maleranekdote des Altertums, die in der Theorie der Renaissance eine so große Rolle spielt. Eine zweite ähnliche, über die Täuschung von Dienstmägden durch »mit Fleiß« (ex industria, ein beliebter Dürerscher Ausdruck!) gemalte Spinnenweben schließt sich daran. Von Dürers Werken werden außerdem das Rosenkranzfest im deutschen Hause zu Venedig, die drei Wittemberger Tafeln und das in Ferrara gemalte Porträt des Humanisten Riccardo Sbruglio aus Udine (später durch Scheurls Betreiben nach Deutschland berufen) samt den schwulstigen, echt italienisch-humanistischen Extempores desselben angemerkt. Bezeichnend für den nordischen Humanisten und seine Nachahmung italienischer Concetti ist Scheurls Bemerkung, daß die (wahre) Kunst der Malerei durch viele Jahrhunderte unterbrochen, durch die Nürnberger wieder zurückgerufen worden sei, doppelt merkwürdig in dem Lobspruch auf den deutschesten aller Maler, dessen persönliche Charakteristik durch Scheurl man übrigens nicht ohne Anteil lesen wird.

Daß dieser frühe Klassizismus keine vereinzelte Erscheinung ist, lehrt jedoch die merkwürdige Dürerstelle in einem Dialog des Erasmus. Die Lobsprüche, mit denen der große Meister hier bedacht wird, sind freilich nichts als Centonen aus der Künstlergeschichte des Plinius.

Etwas älter ist Johannes Butzbach, bekannt durch seinen vielverschlungenen Lebenslauf, den er in seiner merkwürdigen autobiographischen Aufzeichnung, dem durch D. J. Becker popularisierten Wanderbüchlein (*Odeporicon*), frisch erzählt hat. Zuletzt Prior in Laach (1478—1526), hat er um 1505 eine kleine Schrift verfaßt, die als ältester Versuch einer allgemeinen kunstgeschichtlichen Darstellung auf nordländischem Boden denkwürdig ist. Dieser *Libellus de praeclaris picturae professoribus*, handschriftlich auf der Bonner Bibliothek erhalten, ist schon durch den völlig mittelalterlichen Umkreis, dem er entstammt, merkwürdig; er ist nämlich für eine Nonne, Gertrud v. Nonnenwerth, die sich mit Miniaturmalerei befaßte, geschrieben. Und mittelalterlich ist auch, nach den bekannt gewordenen Proben zu schließen, Inhalt und Form des Werkchens. Voraus geht ein höchst seltsamer Versuch, die antike Kunstgeschichte (nach Plinius) in kürzester Form und voll abenteuerlicher Mißverständnisse, ganz in naivem Holzschnittstil zu kompendieren; daß sich daran die Aufzählung der authentischen Christus- und Lukasbilder sowie die Erwähnung von Malern geistlichen Standes aus Zeit und Umgebung des Autors schließen, ist bei dem Klostermanne nur natürlich. Höchst merkwürdig ist dann aber in diesem Umkreise ein Widerhall aus fernem Kunstleben einer großen Vergangenheit her; denn der Maler *Zetus*, der in Avignon unter Benedikt XI. (1303—1304) Geschichten der Märtyrer gemalt hat, kann kein anderer als der latinisierte Giotto (*Joctus*, *Zotus*) sein. Woher diesem frühen deutschen Humanisten im Mönchsgewande solche später durch Vasari weitverbreitete Kunde zugekommen ist, bleibt ziemlich rätselhaft, ebenso wie die Erwähnung des großen Erneuerers der Kunst selbst, wohl die erste, die jemals auf nordischem Boden geschah. Der Ausdruck, er habe die Malerei zu der »Würde der Alten« zurückgeführt, weist deutlich auf die Humanistenauffassung des Rinascimento und eine italienische Vorlage hin. Ferner erwähnt Butzbach noch einen bekannten Künstler, der ihm während seiner holländischen Studienzeit in Deventer nahegerückt worden sein mag: *Israel civis Bucoliensis in arte sculpendi subtilissimus*. Das ist der bekannte Kupferstecher Israel von Meckenem aus Bocholt († um 1503). Einige kunstliebende Klosterleute machen den Beschluß.

Alles dies waren aber nur vereinzelte Anläufe; es vergeht mehr als ein Menschenalter, bis sich wieder ein bescheidener Kunstverwandter, abermals ein Nürnberger, an eine ähnliche Aufgabe macht. Das sind die Nachrichten von Künstlern und Werkleuten, die der Schreib- und Rechenmeister Johann Neudörfer in Nürnberg (1497 bis 1563) 1547 verfaßt hat: kurze magere Notizen, eigenem Geständnis nach in der kargen Mußezeit einer Woche für privaten Gebrauch angelegt, und schon von Haus aus nicht für die Öffentlichkeit bestimmt. Das unterscheidet sie ebenso von den humanistisch-preziösen Vorgängern in Italien als die chronikmäßige Art der Aufzeichnung, die jeder Kritik und jedes künstlerischen Werturteils ermangelt. Trotzdem sind sie als der dürftige Beginn deutscher Kunsthistoriographie (wenn man von dem aphoristischen Scheurl absieht) ehrwürdig und schätzbar; der spätere, schon ganz im wälschen Fahrwasser schwimmende Sandrart hat sie benützt. Noch ärmlicher und magerer ist die Fortsetzung, die ein Andreas Gulden im 17. Jahrhundert angestückt hat.

Dies alles wird aber in den Schatten gestellt durch die autobiographischen Äußerungen und Aufzeichnungen, die uns von dem größten deutschen Künstler, Albrecht Dürer, selbst überkommen sind. Namentlich gilt dies von dem Tagebuche seiner niederländischen Reise 1520—1521, das seinem Stoffe nach eigentlich in das folgende, die Periegese behandelnde Kapitel gehört, aber auch schon hier genannt werden soll, weil es uns mehr als persönlichstes Dokument des großen Meisters als durch das darin überlieferte Tatsachenmaterial interessiert; es ist das erstemal, daß sich der Reichtum der altniederländischen Kunst, gesehen mit den scharfblickenden Augen eines Beobachters aus verwandtem Stamm, vor uns aufschließt.

Jean Lemaire, La couronne margaritique (von 1510). Posthumer Druck, Lyon 1549. (Eine französische Bibliophilenausgabe glaube ich gelegentlich gesehen zu haben, vermag sie aber gegenwärtig nicht mehr nachzuweisen.) Die Strophen mit den Künstlerlisten sind in Crowe und Cavalcaselles Geschichte der altniederländischen Malerei, englische Ausgabe, ferner in Springers Übersetzung desselben Werkes, 414f., und namentlich in der französischen Ausgabe, Brüssel 1863, II, CCXXf., zu benützen, wo sich auch der reichhaltige Kommentar von A. Pinchart, Les historiens de la peinture flamande, befindet. Dazu Becker, Schriftquellen z. Gesch. d. altniederl. Malerei 37, wo auch weiteres zu Guiccardini. Lemaires »Plainte du desiré« ist in Toul 1509 erschienen; die zwei Strophen mit dem Künstlerkatalog daraus bei Pinchart a. a. O. CCXLIX. Von Pélerin wird später die Rede sein. Der Libellus de laudibus Germaniae et ducum Saxoniae des Chr. Scheurl ist zuerst Bologna 1506, dann Leipzig 1508 erschienen. Vgl. dazu die Notiz von Kautzsch im Rep. f. Kunstw. XXI, 286. Über Scheurl die ausführliche Biographie von Mummenhoff in der Allg. Deutschen Biographie, Bd. XXXI, die allerdings auf seine literarische Wirksamkeit nur wenig eingeht. Zu der Stelle über Dürer ist Thausings Monographie, 2. A., I, 366, zu vergleichen; sie ist auch in meinen »Materialien« (Anhang zu Heft III), Sitzungsber. der Wiener Akademie, Phil. Hist. Kl. 180, abgedruckt. Zu Scheurl und zur deutschen Kunstliteratur überhaupt vgl. jetzt Waetzold, Die Anfänge deutscher Kunstliteratur, Monatsh. f. Kunstw., XIII (1920). Scheurls Nachrichten über Dürers Aufenthalt in Kolmar und Basel stehen in seiner 1515 gedruckten Lobrede auf Ant. Kreß. Ein Elogium auf L. Cranach in der Zueignung vor Scheurls 1509 gedruckter Oratio Dr. Scheurl attingens literarum praestantiam. Die Stelle aus Erasmus' Dialog: De recta latini graecique sermonis pronuntiatione (Basel 1528), ist an der Spitze des Aufsatzes von R. Vischer, Über A. Dürer (Studien zur Kunstgeschichte, Stuttgart 1886, p. 156) vollständig abgedruckt. Ferner in meinen »Materialien« H. III. a. a. O. Über die Anleihen aus Plinius ist besonders Wölfflin, Dürer, S. 316, zu vergleichen. — Der Libellus de praeclaris picturae professoribus des Joh. Butzbach (1505) auf der Bonner Bibliothek wurde durch Alwin Schultz in Zahns Jahrbuch für Kunstwissenschaft, II, Leipzig, 1896, S. 62—72 veröffentlicht und besprochen, freilich nicht ohne seltsame Mißverständnisse (der Zetus des Textes ist unter anderem gänzlich verkannt; der Papst im Widerspruch zum klaren Wortlaute als Bonifaz IX. ausgegeben). Butzbachs Wanderbüchlein wurde zuerst durch J. D. Becker, Regensburg, 1869, als Chronika eines fahrenden Schülers verdeutscht und ist in neuer Ausgabe in der trefflichen Insel-Bibliothek erschienen. Zu Butzbach vgl. Waetzold, Monatschr. f. Kunstwiss. XIII, 137. — Anzuführen sind auch die von Brandt gegebenen Auszüge: »Kunsthistorisches bei einem Mystiker des 15. Jahrhunderts (Notizen über Nürnberg, Brüssel, Koblenz, Brixen). Rep. f. Kunstw. 1913, 297.

Joh. Neudörfers (aus Nürnberg) Nachrichten von Künstlern und Werkleuten von 1547 (mit der Fortsetzung des Andreas Gulden) sind zuerst von Heller in Jäcks Beiträgen zur Kunst- und Literaturgeschichte, Nürnberg 1822, behandelt worden. Die erste Ausgabe erfolgte, jedoch nach einer schlechten Hs., durch Campe, Nürnberg 1828. Den ersten brauchbaren und vollständigen Abdruck gab nach der ältesten, aus dem 17. Jahrhundert stammenden Hs. Lochner in Eitelbergers Quellenschriften, X, Wien 1875. Eine ältere und bessere liegt aber noch auf der Nürnberger Stadtbibliothek, vgl. Schwarz, A. Hirschvogel, Berlin 1917, S. 7 (mit Abdruck der Stelle über Hirschvogel). Über Neudörfer: Waetzold a. a. O. 140.

Dürers Tagebuch der niederländischen Reise ist zuerst von Murr im Journal zur Kunstgeschichte von 1779 veröffentlicht worden; hierauf von Heller-Campe in den Reliquien von A. Dürer, Nürnberg 1828; auf diesem Text beruhen die französische Übersetzung von Narrey, Dürer à Venise et dans les Pays bas, Gaz. d. b. arts 1865/66, auch sep.,

Paris 1866, und die ältere holländische mit Einleitung von F. Verachter, A. Dürer in de Neederlanden, Antwerpen 1840 sowie die modernisierte Ausgabe von Thausing, Dürers Briefe, Tagebücher und Reime, in Eitelbergers Quellenschriften, III, Wien 1861, lange Zeit auch wegen ihrer wertvollen Anmerkungen eine Grundlage der Forschung. Eine (unvollständige) englische A. erschien von Conway, Literary remains of A. Dürer, Cambridge 1883. Dürers Letters and Diary, mit Einleitung von Roger Fry (D. and his contemporaries). Merrymount Press. Boston 1909. Durch die Entdeckung und Veröffentlichung der lange verschollenen Abschrift des Kupferstechers Hauer von 1620 in Bamberg wurde eine neue Basis geschaffen; sie liegt vor bei Leitschuh, Dürers Tagebuch der Reise in die Niederlande, Leipzig 1884. Die abschließende Publikation des gesamten schriftlichen Nachlasses Dürers erfolgte aber erst durch Lange und Fuhse, Dürers schriftlicher Nachlaß auf Grund der Originalhandschriften und teilweise neuentdeckter alter Abschriften herausgegeben, Halle 1893. Heidrich, Dürers schriftlicher Nachlaß, Berlin 1910, wendet sich an ein größeres Publikum, hat jedoch gute Anmerkungen. Neue (illustrierte) A. des gesamten Materials zur niederländischen Reise jetzt von Veth und Müller, A. D.s. niederländische Reise, Berlin 1918, 2 Bde. (I. Die Urkunden über die Reise, II. Geschichte der Reise). Zucker, A. Dürer in seinen Briefen, Leipzig 1908, eine treffliche Auswahl von einem der besten Kenner Dürers. Vgl. außerdem Kinkel, Über die Handschrift von Dürers niederländ. Reise in der Zeitschr. f. bild. Kunst, 1879 und die Besprechung in Beckers Schriftquellen z. Gesch. d. altniederl. Kunst, S. 38 ff. Waetzold a. a. O. 139.

II.

Die Kunsttopographie; Beginn der Guidenliteratur.

Es kann kein Zweifel sein, wo die Wurzel der mit dem Beginn des Cinquecento anhebenden und seit seiner zweiten Hälfte so mächtig anschwellenden Literatur der Städteführer mit künstlerischen Interessen liege. Die mittelalterliche Kirche war zugleich das Museum ihrer Zeit; und das Caput mundi Rom zog seit den letzten Tagen der Antike durch seine geweihten Orte wie durch den stets wirkenden Zauber seiner Ruinen — es hindert nichts, diesen Ausdruck wörtlich im mittelalterlichen Wundersinn zu nehmen — den Pilgerstrom der ganzen Christenheit an sich; die Nebenbuhlerin am Bosporus mit ihrer unvergleichlich geringeren Herkunft hat darin nie mit ihm Schritt zu halten vermocht. Wir haben gesehen, wie aus diesem Pilgrimsanteil zunächst rein sachlicher, sakraler Natur (dem aber vom Anfang an die Richtung zum Historischen nicht fehlt, mag es auch noch so seltsam vermummt sein) jene Mirabilienbücher hervorgegangen sind, die, auf spätantiken Grundlagen fußend, ihre Geistesverwandtschaft mit den aus Pausanias zu erschließenden Tempelführern nicht gänzlich verleugnen können. Die Mirabilien haben auch in der vollen Renaissance noch ihre Stelle; sie gehören zu dem ältesten Inventar der neuen aus Deutschland kommenden Druckerkunst.

Von dem seltenen Blockbuch, das nur in wenigen Exemplaren bekannt ist (vgl. Schreiber, Manuel de l'amateur de la gravure sur bois IV, 11 ff.), war schon früher die Rede (Buch I), und die deutschen Drucker des 15. Jahrhunderts in Rom, die Stephan Plannck, Johannes Besicken, Eucharius Silber, fanden hier einen der lohnendsten Artikel ihrer Offizinen, früh auch in deutscher Sprache für ihre Landsleute. An die alten zum Teil gekürzten Wundergeschichten schließt sich der eigentliche Pilgerführer an, die Aufzählung der Kirchen, ihrer Reliquien, Indulgenzen und Ablaßstationen, ferner ein kurzer chronologischer Abriß der Geschichte der römischen Könige und Kaiser bis auf Konstantin. Das Interesse der Reisenden für das *Caput mundi* war eben immer lebendig, so gut für den phantastischen, in Zahlenmärchen schwelgenden Besucher aus einer anderen Welt, wie den Araber Abû Hâmid im 12. Jahrhundert oder den spanischen Juden Benjamin von Tudela, als den gläubigen Pilger deutscher und sonstiger Nation: den Nürnberger Bürgermeister Nikolaus Muffel oder, im weiteren Umkreise, den Ritter Arnold von Harff. Im Kreise des Humanismus war ferner schon im 14. Jahrhundert der leidenschaftliche Anteil an den Trümmern des alten Rom, an seinen Inschriften und Bausteinen eine nationale Angelegenheit Gesamtitaliens geworden und die archäologisch interessierten Teilnehmer aus den Ländern der Barbaren folgten ihnen nach. Poggios Bericht über die Ruinen Roms ward in dem Straßburger Druck von 1513 auch der Welt jenseits der Berge zugänglich, wie Flavio Biondos *Roma instaurata* von 1446 in einem Baseler Folianten von 1531. Von den nordischen Ährenlesern mag nur einer, der Wiener Aug. Tyfernus, im Vorbeigehen genannt sein. Seit dem Ausgang des Trecento saßen schon die Künstler auf den Trümmerstätten des alten Rom und zeichneten und maßen mit nicht erlahmendem Eifer; ihre Skizzenbücher sind ja längst eine wichtige Quelle für die Archäologie geworden. Auch hier stellten sich die Nordländer bald ein. Ein Künstler in bevorzugtester Stellung am päpstlichen Hofe, kein Geringerer als Raffael, war es, in dem zuerst der Gedanke an einen großen, auf systematisch betriebenen Ausgrabungen beruhenden Plan des alten Rom erwachte. In diesem Zusammenhang ist noch einmal an das seltsame Elaborat zu erinnern, das in einem höchst seltenen Druck (um 1500) existiert und schon im zweiten Buche genannt wurde, die *Antiquarie Prospettiche Romane composte per Prospettivo Milanese dipintore*. Der Geist dieser wunderlichen halbbarbarischen Terzinen, die einen dem Kreise des Leonardo nahestehenden Mailänder Maler zum Autor haben, sind ein merkwürdiges Gemisch von quattrocentistischer Romantik und archäologisch inspiriertem Humanismus des beginnenden Cinquecento. Die volkstümlichen Anschauungen und Fabeln der alten Mirabilien sind noch immer merklich genug: der *Caballo di Constantino* spielt noch ebensogut seine Rolle wie die Kolosse des Phidias und Praxiteles, das

Grabmal des Remus oder die Akademie des Virgil, manche Einzelheit ist so phantastisch wie das märchenhafte Rom auf den Bildern des Quattrocento. Aber daneben zeigt sich der Anteil der Künstler an den Antikenresten, wie sie sich in Ateliers und Privatsammlungen angesammelt hatten, und manches merkwürdige, wenn auch schwer deutbare Material wird hier vermittelt. Die künstlerisch beteiligten Laien und Dilettanten blieben nicht zurück, freilich ist in ihnen, wie aus den Anhängen des Anonymus Magliabecchianus hervorgeht, das alte Pilgrimsinteresse noch sehr stark; es erstreckt sich im übrigen auch auf andere berühmte Wallfahrtsstätten.

Unter diesen Umständen ist es erklärlich, daß die gedruckten Führer für den Rompilger, ohne ihre Herkunft von den alten Mirabilienbüchern im mindesten zu verleugnen, im Cinquecento allmählich ein anderes Gepräge annehmen. Der Concetto des mittelalterlichen (übrigens an die Antike anknüpfenden) »Wunders« beherrscht noch immer, wie ihren Titel, so den Inhalt. Aus dem Latein in die Volkssprache übertragen, verpflanzen sich diese *Cose maravigliose dell' alma città di Roma* seit dem ersten Venezianer Druck von 1544 bald auch in die übrigen Sprachen, wie es ebenso bei den alten Mirabilien beobachtet werden konnte. Aber diese löschpapierenen Büchlein, die in zahllosen Auflagen bis tief ins 17., ja ins 18. Jahrhundert reichen, haben sich doch schon beträchtlich modernisiert.

Immerhin bleibt der Charakter der Pilgerführer auch jetzt im wesentlichen unberührt. Die alten Mirabiliengeschichten sind freilich ausgemerzt, dafür ist aber der im 15. Jahrhundert hinzugekommene Teil, verschiedentlich in den einzelnen Ausgaben vermehrt, derselbe geblieben. Die Aufzählung der einzelnen Kirchen, ihre Gründungsgeschichte, ihre geistliche Organisation, die in ihnen zu erlangenden Indulgenzen, ihre hervorragenden Reliquien stehen durchaus an erster Stelle; die in ihnen enthaltenen Kunstwerke und gar deren Urheber kommen nur in besonderen und seltenen Fällen zur Erwähnung. Den zweiten Teil bildet charakteristischerweise der Führer durch die Ruinen des alten Rom, als moderner Ersatz der einstigen Wundergeschichten (la guida Romana per li forestieri, che vengono per vedere le antichità di Roma, a una per una, in bellissima forma e brevità, wie es z. B. in der Ausgabe von 1575 heißt). In drei Tagen wird hier der Fremde von seinem Cicerone durch die ewige Stadt geleitet; die Belehrung ist knapp, populär, beiläufig dem Stand der archäologischen Kenntnisse des Cinquecento entsprechend; die Fabeln der Mirabilien sind, wie gesagt, verschwunden. Gelegentlich fällt ein Hinweis auf die eine oder andere Privatsammlung jener Tage. Wie der erste Teil von einem Verzeichnis der Ablaßstationen abgeschlossen wird, so dieser zweite von einem chronologischen Abriß, die Regierungszeiten der

Päpste, Kaiser, der Könige von Frankreich und Neapel, der Herzoge von Venedig und Mailand umfassend. In vielen Ausgaben schließt sich daran, in gleichem Format und Ausstattung, das Kompendium des Palladio über die römischen Altertümer. Die neuere Kunst ist, wie man sieht, fast vollständig vernachlässigt, wenn es auch nicht an Versuchen fehlt, sie wenigstens in ihren modernsten Äußerungen heranzuziehen, vor allem in den späteren Ausgaben; der schon erwähnte Druck von 1575 beispielsweise bringt über S. Peter nichts als hagiologische Notizen und Schatzverzeichnisse, wie sie ebensogut in dem alten *Liber pontificalis* ihre Stelle haben könnten. Trotzdem hatte die Aufmerksamkeit auf das, was die kunstfreudigen Päpste der Renaissance geleistet hatten, längst begonnen; schon Giannozzo Manetti hatte in seiner Biographie Nikolaus V. ein Beispiel dafür gegeben; seine Beschreibung der Bauten hat Vasari in seiner zweiten Auflage fleißig benützt. Daneben setzte sich die antiquarische, auf die Sammlung der christlichen Altertümer gerichtete Tendenz aus dem Mittelalter her fort; an die Schrift des Petrus Mallius (vgl. Buch I) knüpft im 15. Jahrhundert das Buch des unter Eugen IV. lebenden Kanonikus Maffeo Vegio aus Lodi über den alten Petersdom unmittelbar an.

Das ist nun der Boden, aus dem sich die Anfänge der später so bedeutenden Guidenliteratur Italiens entwickeln. Daß dergleichen von Florenz ausging, ist um so begreiflicher, als hier ja der Grund zu der italienischen Kunstschriftstellerei überhaupt gelegt worden war. Seit Ghiberti war die Inventarisierung vornehmlich des heimischen Kunstbesitzes nicht mehr ins Stocken geraten, unter dem Gesichtspunkt des biographischen Anteils, der diesen durchaus individualistisch gestimmten Zeitraum beherrschte. Innerhalb der Künstlerviten war die topographische Einstellung ohnehin schon merkbar, da chronologische Fixierung außerhalb des Vermögens und des Wollens lag — dergleichen hat im größeren Umfang erst Vasaris pragmatische Geschichtserzählung versucht. So lag der Gedanke nahe genug, diese topographische Umschau zunächst für einen einzelnen wichtigen Mittelpunkt zu versuchen. Dies geschah zuerst und zunächst in dem wichtigsten von allen, in Florenz selbst, wenn auch noch primitiv und dürftig genug.

Im Jahre 1510 erschien bei Tubini in Florenz das *Memoriale di molte statue e picture che sono nell' inclyta ciptà di Florentia*, dessen Verfasser, »Francesco Albertini prete fiorentino«, Kanonikus von S. Lorenzo war und um 1520 in Rom gestorben ist. Der Titel zeigt schon, daß das wenige Seiten umfassende Büchlein ausgesprochen kunsthistorische Interessen hat, wie die zahllosen Nachfahren seiner Art. Aus welchen Kreisen es hervorgegangen ist, erweist die Vorrede, an einen Jugendfreund des Verfassers, den Bildhauer Baccio di Montelupo, gerichtet, dessen Anregung es auch seinen Ursprung verdankt. Wir kennen dieses künstlerische Laien- und Dilettantentum schon zur Genüge aus dem Quattrocento, der Verfasser des Polifilo gehört ebenso in diesen Kreis wie Luca Pacioli oder in weiterem Umkreis die Florentiner Dame, die ein Modell für die Domkuppel präsentiert (in Manettis Brunellescobiographie), endlich viel später noch der von Springer köstlich geschilderte »gotische Schneider« von Bologna. Albertini berichtet selbst (in seinem Rombüchlein), daß er in jungen Jahren durch Ghirlandajos Werkstatt gelaufen sei, er stellt seinem Freund ein Modell *di mia fantasia* für die Florentiner Domfassade in nahe Aussicht (weil die alte Fassade *senza ordine e misura* sei), ja er rühmt sich, daß eine Tür im päpstlichen Palast nach seinen Zeichnungen ausgeführt worden sei, vergißt auch nicht, seine Belesenheit in Vitruv und Alberti selbstgefällig hervorzuheben.

Diese älteste Guida von Florenz, ja Gesamtitaliens, die auch noch jahrzehntelang auf einen Nachfolger gewartet hat, ist nun freilich ein recht eilig während eines kurzen Besuches in der Vaterstadt hingeworfenes Heftchen, das häufig den Eindruck von dem macht, was man heute einen Privatdruck nennt. Selbstverständlich, zumal bei dem geistlichen Autor, stehen die Kirchen voran; die Nachwirkung mittelalterlichen Geistes ist in der starken Aufmerksamkeit auf Reliquien und Kirchenschätze merklich genug. Immerhin werden aber auch schon Privatsammlungen (so die des Ghiberti) aufgeführt. Der Florentiner Kirchturmstandpunkt ist ebenso stark ausgeprägt wie bei Gelli. Der Autor nennt grundsätzlich nur Werke einheimischer Künstler, die Nennung Peruginos (und mittelbar wohl auch die des Gentile von Fabriano) wird gleichsam entschuldigt, da er durch Erziehung zum Florentiner geworden sei. Die Notizen sind mager und trocken, der formale Anteil tritt schon stark hervor, da sehr im Gegensatz zum stets inhaltlich interessierten Mittelalter der Gegenstand der Kunstwerke häufig gar nicht angegeben ist. Auffällig ist, wie das Trecento schon in der Schätzung abfällt: von Giotto sind lediglich zwei Kapellen in S. Croce namhaft gemacht, jedoch, wohl aus bestimmtem Anteil an der noch blühenden und hochangesehenen Familie, zahlreiche Werke der Gaddi genannt. Ferner sind zwei Helden der Legende, Cimabue und Giottino, mit verschiedenen Arbeiten bedacht. Orcagna und Andrea Pisano nennt Albertini überhaupt nicht, obwohl er sowohl das Tabernakel von Orsanmichele als die lediglich als »alt« bezeichnete Baptisteriumtür nennt. Am besten kommen natürlich das Quattrocento und die eigene Zeit weg. Im übrigen ist das Büchlein an seltsamen Mißverständnissen und Irrtümern, die der eiligen Entstehung zur Last fallen, nicht gerade arm. Der Zenobiusschrein des Ghiberti wird dem Donatello gegeben, desgleichen das Lavabo Buggianos in der Sakristei des Doms; die Fresken Fra Filippos in Prato sind dem Fra Angelico zugeteilt.

Der Quellenwert des Buches ist also nicht übermäßig hoch zu veranschlagen, die Attributionssucht (Cimabue, Giottino!) beginnt schon deutlich zu werden. Neben mündlicher Tradition »gut unterrichteter Gewährsmänner« nennt Albertini ausdrücklich als Quelle *scripture antiche*; es mögen das Schriften in der Art der Quelle »K« oder des Billi sein, ohne daß allzu großer Wert auf diese Angabe zu legen wäre. Trotz seiner Mängel ist Albertini merkwürdig und ehrwürdig als Ahnherr der emsigen Ciceroni Italiens; indessen hat es gerade in Florenz noch fast zwei Menschenalter gedauert, bis die erste ausführliche Guida von Florenz, schon nach Vasaris großem Werk und unter seiner Einwirkung entstanden, erschien, Bocchis *Belleze di Fiorenza* (1591). Im übrigen ist Albertini als eine der Quellen Vasaris, schon für dessen erste Auflage, wichtig genug.

Daß Albertini wirklich als der älteste Vertreter jener Abati erscheint, die sich als Führer vornehmer Fremden der Sache und dem eigenen Säckel nützlich zu machen verstanden, lehrt seine sonstige literarische Tätigkeit. In der Widmung seines gleich zu erwähnenden Romführers sagt er, daß er für Kaiser Max I. ein Büchlein über die Reliquien und Stationen der ewigen Stadt geschrieben habe, und ein Auszug aus seinen einschlägigen Schriften, die *Septem mirabilia orbis et urbis Romae et Florentiae* für König Emanuel von Portugal verfaßt, ist tatsächlich auch 1510 im Druck erschienen. Mit Rom, wo er ja ansässig war und gestorben ist, hat er sich als Antiquar überhaupt viel beschäftigt; die älteste gedruckte Inschriftensammlung Roms, die 1521, jedoch ohne Nennung seines Namens, bei Jacopo Mazochi herauskam, rührt von ihm her. Vor allem ist hier aber sein zweites periegetisches Werk zu nennen, das schon in seinem Titel zeigt, wie ihm die Anregung zu seiner Schriftstellerei aus den alten Pilgerbüchern zufließt, ja wie er vielleicht der erste ist, der diese in der im Cinquecento geläufigen, uns schon bekannten Weise modernisiert. Es ist dies das *Opusculum de mirabilibus novae et veteris urbis Romae*, Rom 1510 gedruckt, mit der charakteristischen überlieferten Zweiteilung der heidnischen und christlichen Stadt. Es ist Julius II. gewidmet. Im Gegensatz zu dem Führer durch Florenz tritt aber hier der Anteil am Kunstwerk als solchem stark zurück. Immerhin wird doch manches über die Kunstsammlungen in den Häusern der Kardinäle berichtet, freilich lange nicht so ausführlich und sachkundig wie später von Aldrovandi. Die Schilderung ist übrigens nicht eigentlich topographisch, sondern nach Klassen geordnet; die Kirchen stehen voran, dann folgen die päpstlichen Paläste, die Häuser der Kardinäle, die öffentlichen Bauten, Spitäler, Bibliotheken. Zum Schluß die Grabmäler und Bronzetüren, endlich die von Julius II. angeordneten Bauten. Der Standpunkt des Florentiners ist überall gewahrt, florentinische Künstler werden, wenn überhaupt, vorwiegend genannt. Als Anhang erscheinen auch zwei Elogien: *de laudibus civitatum Florentiae et Saonensis*, das letztere an die Adresse des aus Savona gebürtigen Papstes gerichtet. Sie bestehen, echt italienisch-humanistisch, in einer Nomenklatur ihrer Bauten und ihrer berühmten Männer, diese nach herkömmlicher Art in Klassen geteilt, unter denen wieder die Künstler (und Musiker) einen bevorzugten Platz einnehmen. Besonderes bieten diese Listen übrigens kaum, wie denn die Bedeutung der Schrift überhaupt weit weniger — trotz mancher wertvollen Notiz — auf kunsthistorischem, als auf allgemein kulturgeschichtlichem und antiquarischem Felde liegt; Vasari hat sie auch nicht als Quelle benützt.

Eine viel merkwürdigere Erscheinung als dieser geistliche Cicerone und Antiquar stellt sich uns in einem Manne dar, mit dem wir aus dem toskanischen Mittel in ein wesentlich anders geartetes hinüberschreiten. Das ist der Venezianer Marc Anton Michiel, in dem man seit Bernasconis Aufdeckungen den früher nach seinem ersten Herausgeber, dem gelehrten und verdienstvollen Abate Jacopo Morelli genannten *Anonimo Morelliano*, zu erblicken hat. Michiel entstammt der uralten venezianischen Patrizier- und Dogenfamilie dieses Namens, hat hohe Staatsämter bekleidet, 1514 in Florenz, 1518 in Rom, und ist in seiner Vaterstadt 1552 gestorben. Ein Mann von feinster künstlerischer Bildung und voll geistiger Interessen, stand er mit Künstlern und Gelehrten in regem Verkehr; seine literarischen Pläne sind freilich, was für den Mann charakteristisch sein mag, nicht gereift oder zurückgelegt worden, nur eine historische Beschreibung von Bergamo hat er, widerstrebend genug, in den Druck gegeben; sie zeigt übrigens ebenfalls schon seine Aufmerksamkeit auf die Kunstdenkmäler. Einer, der dergleichen beurteilen konnte, Aretino, lobt sein Kunstverständnis, und Serlio, der ihm Nachrichten über den königlichen Palast Poggio Reale in Neapel verdankt (in seinem Architekturtraktat, Buch III, p. 122), zollt ihm noch in späterer Zeit hohes Lob als Bauverständigem, etwas, worin Michiel übrigens unter seinen Standesgenossen nicht allein steht. Aus den Briefen, die sich von ihm erhalten haben, spricht ein lebhafter, gebildeter Geist voll reicher Erfahrung, einer vom echten Schlage jener Staatsmänner Venedigs, die an Beobachtungsgabe und scharfem Urteil nicht leicht ihresgleichen finden. Selbst Sammler, steht er mitten im Kunstleben seiner Zeit: in einem Brief aus Rom von 1520, in dem er den Tod Raffaels nach Hause meldet, verbreitet er sich (wie in einem früheren von 1519) über dessen archäologisches Wirken, seine weitaussehenden Pläne, über Arbeiten Michelangelos und andere römische Kunstinteressen jener Zeit. Sehr merkwürdig ist auch das Urteil über Mantegna in einem Briefe an den Maler Guido Celere von 1514.

Nach einer alten Postille, die sich in der Abschrift des noch zu erwähnenden Briefes des Summonte über Neapel, einst im Besitze Jacopo Morellis, befand, hat dieser venezianische Edelmann Lebensbeschreibungen moderner Maler und Bildhauer (*vite de' pittori e scultori moderni*) herausgeben wollen; der Druck sei jedoch unterblieben, weil unterdessen das »Werk eines anderen« (Vasari) erschienen sei. Tatsächlich scheint dieses geplante Werk niemals zur Reife gediehen zu sein, obwohl sich Michiel selbst an einigen Stellen seiner *Notizie* darauf zu beziehen scheint. Die Scheu, die der feingeistige Mann zeitlebens vor der Druckerschwärze hatte — sie tritt in der Geschichte der Publikation seiner Schrift über Bergamo zutage — mag daran auch ihren Anteil gehabt haben. Welchen Verlust das für die Kunstgeschichte bedeutet, kann völlig aus der uns einzig hinterlassenen Materialsammlung, den *Notizie del Disegno*, ersehen werden. Ganz abgesehen davon, daß uns eine Fülle von Tatsachen zugeflossen wäre, über die Vasari niemals verfügen konnte, weil er über Oberitalien mangelhaft und aus zweiter Hand unterrichtet war, so wäre neben und gegenüber dem häufig befangenen toskanischen Fachmann der vornehme Kunstfreund und Kunstkenner an bedeutendster Stelle zu Wort gekommen.

Die unvollständig überlieferten, überdies vollkommen den Charakter von unfertigen Entwürfen tragenden und daher niemals für die Öffentlichkeit bestimmten *Notizie del disegno* enthalten ausschließlich Nachrichten über Kunstwerke in Venetien und der Lombardei, vom topographischen Gesichtspunkt (Padua, Cremona, Mailand, Pavia, Bergamo, Crema, Venedig) aus angelegt und trotz des knappen Skizzenstils von erheblicher Fülle und innerem Leben. Sie sind in einer langen Reihe von Jahren allmählich angesammelt worden, wie die beigesetzten Daten im letzten, Venedig betreffenden Teil der Handschrift zeigen, und beruhen augenscheinlich fast allenthalben auf persönlicher Erfahrung; nur die Angaben über den Dom von Mailand und das Kastell von Pavia entstammen einer gedruckten Quelle, dem Vitruvkommentar des Cesariano von 1521. Der intime Verkehr, in dem Michiel mit Künstlern und Gelehrten stand, hat ihm gute Früchte getragen. Für Padua stehen ihm zwei Quellen zur Verfügung, die auch Vasari benützt hat, die aber für uns leider verloren sind: der lateinische Brief des gelehrten Malers Giulio Campagnola an Leonico Tomeo, den Philosophieprofessor und Sammler, dessen Figur wir noch bei Gauricus begegnen werden, dann die Mitteilungen des berühmten Bronzebildners Andrea Riccio, auf dessen Meinung er sich des öfteren beruft. Der veronesische Gemmenschneider Niccolò Davanzi lieferte ihm mündliche Mitteilungen über Münzen. Wie er sich von auswärts wohl für das von ihm geplante biographische Werk Nachrichten zu verschaffen wußte, zeigt der merkwürdige Brief, den Pietro Summonte 1524 an ihn richtete und der die älteste Übersicht der neapolitanischen Kunstgeschichte enthält.

Von besonderem Wert für uns sind Michiels Nachrichten über Privatsammlungen, denen er begreiflicherweise besonderen Anteil entgegenbringt und die einen großen Teil seiner Notizen füllen. Er erwähnt gelegentlich Originale Giorgiones im eigenen Besitz und wir können ihn uns ohne dies Korollar gar nicht denken. Namentlich der ungemeine Reichtum der venezianischen Sammlungen jener Zeit erschließt sich hier in einer Weise, für die es anderwärts kaum ein Gegenstück gibt. Von Werken von solcher Bedeutung wie der Josuarolle (heute im Vatikan), dem Breviarium Grimani, verschiedenen Gemälden des Giorgione, ist hier die erste Nachricht gegeben; die ungemeine Rolle der kleinen Bronzeplastik wird uns greifbar, wie uns Michiel denn z. B. von dem Bellerophon des Bertoldo (heute in Wien) zuerst berichtet. Eine besondere, aus dem ganzen Mittel sich ergebende Rolle spielt die altniederländische Malerei, derart, daß Michiel als einer der ältesten Quellenschriftsteller für diese erscheint.

Vor allem wird hier aber die Stimme des gebildeten Dilettanten im besten Goetheschen Sinne des Wortes vernehmbar, unbeeinflußt von den Schulbefangenheiten, die der zünftig beschränkten Kritik, vor allem der Vasaris, ankleben.

In knappen Sätzen verrät sich oft eine Beobachtungsgabe, die des venezianischen Diplomaten würdig ist, neben einem feinen Kunstverständnis, das nicht so leicht seinesgleichen hat und uns daran erinnert, welche Höhe das Kunsturteil in der venezianischen Welt jener Tage erreicht hatte, auch wenn es sich, freilich in einer ganz anderen Sphäre, nicht in der faszinierenden Figur des Pietro Aretino darstellen würde. Neben mancher flüchtig hingeworfenen feinen Bemerkung fällt da z. B. die Schilderung von zwei Porträten des Gentile da Fabriano (Notiz über Casa Pasqualino in Venedig von 1532) ins Auge, in der eine ganz sachgemäße Charakteristik der malerischen Wirkung versucht ist. Michiel bleibt auch seinen Gewährsmännern gegenüber selbständig und hält mit seiner eigenen Meinung nicht zurück. Auf äußere Beglaubigungen wie Inschriften hat er wohl geachtet und sein Blick ist so sicher, daß die moderne Forschung viele von seinen Zuschreibungen bestätigen konnte. Im Besitze einer ausgebildeten Kunstterminologie (das später so viel gebrauchte Wort *Galanterie* für Nippsachen tritt z. B. schon bei ihm auf), weiß er das Kunstwerk nach der ihn vorzüglich interessierenden formalen Seite hin knapp und klar zu umschreiben.

In einen viel beschränkteren Kreis, doch gleichfalls nach Oberitalien, führt uns eine andere, nicht weniger sympathische Figur. Wir deuten hier auf die liebenswürdige Selbstschilderung des Rhodiser Ritters Sabba di Castiglione, der schon im Orient Sinn und Blick für Kunst und Altertum geschärft hatte; wir wissen, daß er auf Rhodos für Isabella d'Este Antiken eingekauft hat (Gaye, Carteggio ined. II, 53, 82). In dem gelehrten Stilleben seines Alters, in der friedlichen, heute noch in ihrem Verfall rührend anmutigen *Magione* von Faenza hat er dann seine Lebensweisheit in dem Buche der *Ricordi* niedergelegt, die zuerst in Venedig 1554 erschienen, aber noch ganz in die Zeit vor Vasari gehören. Eines der Kapitel dieses »goldenen Büchleins«, wie man es wohl genannt hat, schildert sein bescheidenes künstlerisches Ambiente und gewährt einen der reizendsten Einblicke in das mit Kunstwerken gezierte Studio eines Renaissancegelehrten. Aus diesem Grunde mag er auch hier gleich nach Michiel erwähnt werden. In Sabbas Besitz waren Werke von Künstlern, mit denen ihn wie mit manchen andern persönliche Freundschaft verband, von Gio. Cristoforo Romano, Alfonso Lombardo, aber auch Antiken und Waffen. Eine schon von ihm dem Donatello zugeschriebene Knabenbüste befindet sich noch im Museum von Faenza. Vor allem ist jedoch der Überblick wichtig und lehrreich, den er über das Sammelwesen seiner Zeit gibt, mit manch singulärer Nachricht über Künstler und Kunstwerke und mancher hübschen Anekdote. Für den Mann der Hochrenaissance ist auch die wiederholt hervortretende Vorliebe für Dürers Stiche sehr bezeichnend.

Das schon oben besprochene Gedicht des Lemaire leitet uns schließlich zu einer anderen Art historischer Quellen, in der die Gestalt der von ihm verherrlichten fürstlichen Frau bedeutend genug hervortritt, den Kunstinventaren dieser Zeit, denen noch einige Worte gewidmet sein mögen. Frankreich und die ihm eng verschwisterten Niederlande behaupten hier durchaus ihren alten Vorrang, wie er schon in den musterhaft angelegten Urkunden dieser Art im 14. Jahrhundert, vor allem den Inventaren des Herzogs von Berry (vgl. Buch I) sich so auffallend offenbart. Nicht einmal die reichhaltigsten und bedeutendsten der italienischen Inventare, die der mediceischen Sammlungen, können sich an sachlicher Genauigkeit der Beschreibung mit denen des Burgunder Schatzes messen. Tritt hier aber noch, anders als bei Berry, der Charakter der mittelalterlichen Schatzkammer noch deutlich hervor, so geben uns die Inventare der Sammlungen Margaretens von Österreich in Mecheln (1480—1530) das Bild einer großen fürstlichen Amateursammlung jener Tage, in der ausgesprochen künstlerische Interessen vorherrschen. Als Tochter Kaiser Maximilians und der Maria von Burgund vereinte sich ja in ihr das Blut von zwei erlauchten Ahnenreihen, denen die nordländische Kunst die stärksten Antriebe zu danken hatte. Welchen Platz Margarete als Mäzenin in der bildenden Kunst ihrer Tage einnimmt, ist hier nicht der Platz zu erörtern; Lemaires Lobspruch ist auch für einen Hofhistoriographen nicht zu hoch gegriffen, und man weiß, wie Dürer, dem »Frau Margarete« am 7. Juni 1521 persönlich ihre Sammlung gewiesen hat, von dieser dachte. Diese, in der neben den herrlichsten Stücken altniederländischer Kunst auch manche Probe antiker und italienischer Art nicht fehlte, nimmt in vielem Betracht die großen Kunstsammlungen der dritten und vierten Generation voraus, eines Philipp II., Leopold Wilhelm, Karl I. von England. Der persönliche Anteil der Fürstin (die selbst dilettierte) an dem Zustandekommen dieser Aufzeichnungen ist augenfällig, wie manche intime Einzelheit lehrt. Durchwegs (und das ist ein Neues im Norden) tritt der Anteil an der künstlerischen Persönlichkeit bestimmend hervor.

Daß ein solcher persönlicher Anteil der mit den Männern auf gleicher Bildungsstufe stehenden Frauen der Renaissance im Norden keineswegs eine Ausnahme war, lehrt ein anderes, bisher wenig beachtetes Dokument. Es ist das Inventar, das Frau Michelle Gaillard von Lonjumeau eigenhändig von dem großen Kunstbesitz ihres verstorbenen Gemahls, des Ministers Franz' I. Seigneur Florimond Robertet, auf Schloß Bury im Jahre 1532 angelegt hat. Es ist jener denkwürdige Ort, an dem sich ein berühmtes, freilich längst verschollenes Originalwerk Michelangelos, der Bronzedavid von 1502, befunden hat. Der Charakter dieser Sammlung ist freilich ein ganz anderer als jener der Mechelner; neben dem eigenwüchsig Französischen tritt, der Renaissance Franz' I. entsprechend, das antike und wälsche Element viel stärker hervor; bedeutend ist aber auch hier der freilich viel mehr nach der inhaltlichen und der Gemütsseite als nach der formalen Seite hin sich zeigende persönliche Anteil am künstlerischen Besitz, und französisch ist es endlich, wenn die Verfasserin wiederholt Verse auf ihre Zimelien von einem der berühmtesten Poeten jener Zeit, dem jungen Pierre de Ronsard, mit Stolz anführt.

Die Mirabiliendrucke des 15. und vom Beginn des 16. Jahrhunderts: Mirabilia urbis Romae sind meist von deutschen Druckern in Rom besorgt (Stephan Planck, Eucharius Silber al. Franck); datiert sind Ausgaben von 1472, 1475, 1487, 1491, 1492, 1494, 1496, 1497, 1499, 1509, 1513, 1515 (diese drei letzten aus der Silberschen Offizin), zum Teil mit Holzschnitten (vgl. auch Kinkel, Mosaik zur Kunstgeschichte, S. 172). Dazu die schon erwähnte Faksimileausgabe nach einem Blockbuch der herzogl. Bibliothek in Gotha, mit Einleitung von R. Ehwald, Weimar 1904. In deutscher Sprache bei Joh. Besicken, Rom 1500 u. 1518. Vgl. Tessier, Una stampa del s. XV in idioma tedesco contenente una guida storica di Roma. Il Buonarroti, Serie III, vol. I (Rom 1883). Die italienischen Bearbeitungen des späteren 16. Jahrhunderts u. d. T.: Le cose maravigliose della città di Roma con le reliquie e con indulgentie etc. tradotte di Latino in volgare, Venedig, Fontaneto 1544; weitere Ausgaben ebenda 1552, 1565, 1588; Rom 1589, 1600, 1622, 1634, 1646, 1675, zum Teil illustriert und mit Hinzufügung der *Antichità di*

Roma di M. Andrea Palladio. Diese Ausgaben sind vielfach überarbeitet und auf den neuesten Stand gebracht, so z. B. die Ausgabe Cicognara 3687: Di nuovo corretto ed ampliato con le cose notabili fatte da Papa Sisto V. e Clemente VIII. per Flaminio da Colle e Camillo Franceschini Migliorato, Rom 1600. Sie erhalten überhaupt immer mehr kunsthistorischen Charakter, so die A. Cicognara 3689 (ohne Ort und Jahr, Mitte des 17. Jahrhunderts): ... Le cose maravigliose ... cioè chiese e luoghi con la delineazione dell' edificio, loro istoria, ornamenti, pitture e sculture ecc. Spanisch: Las cosas maravillosas de la s. ciudad de Roma, Rom 1589 und 1648. Cabrera, Las iglesias de Roma con todas reliquias etc., R. 1600, und La guida de los forastieros para ver las cosas mas notables de Roma, R. 1600. Französisch: Curiositéz de l'une et de l'autre Rome, Paris 1558; Les merveilles de la ville de Rome avec la guide ... aux estrangers, Rom 1665 u. 1725. Dazu die englischen Mirabilien, ed. Nicholas, London 1889.

Abû Hâmid da Granata, La descrizione di Roma nel sec. XII, trad. ed illustr. da C. Crispo-Moncada, Palermo 1906. Benjamin von Tudela liegt u. a. in einer sorgfältigen, A. v. Humboldt gewidmeten englischen Ausgabe von A. Asher, The itinerary of Rabbi B. of Tudela translated and edited. London u. Berlin 1840, 2 Bde., vor. Nikolaus Muffels Beschreibung von Rom a. d. Jahre 1452, herausg. von W. Vogt. Bibl. des Literar. Ver. Stuttgart, CXXVIII, Tübingen 1876. Vgl. Michaelis im Bull. dell'Imp. Istituto Archeologico germanico; Sez. Rom. III. (1880), IV. (1889). Poggios Ruinarum urbis descriptio in seinen Opera, Straßburg 1513, wiederholt bei Sallengre, Novus thesaurus antiquitatum Romanarum, Haag 1716, I, 501 f. Flavio Biondos Roma instaurata (von 1446), 1. anonyme Ausgabe (Rom 1471), dann Basel 1531, spätere ital. Ausgaben von Fauno (mit der Italia illustrata). Venedig 1542, 1543, 1548, 1558, cf. Masius, F. Biondo, s. Leben und s. Werke, Leipzig 1879. Bern. Ruccellai (1449—1514), De urbe Roma bei Becucci, RR. Italicar. SS., Florenz 1770, II, 757. Über die Handschrift des A. Tyfernus (1507 in Neapel) vgl. Mommsen in den Monatsberichten der Berliner Akademie 1865. Doch geht dies alles viel mehr die klassische Archäologie an. Die römischen Skizzenbücher von Künstlern des 15. und 16. Jahrhunderts sind zusammengestellt von Fabriczy, Il libro di schizzi di un pittore olandese nel museo di Stuttgart im Archivio storico dell'arte VI, 1893, auch in Sittls Handbuch der Archäologie 124; vor allem sind jedoch die grundlegenden Arbeiten Herm. Eggers über den Codex Escurialensis, Wien 1906, und Römische Veduten, Handzeichnungen des 15. bis 18. Jahrhunderts, Wien 1912, zu vergleichen; auf weiteres einzugehen verbietet sich an dieser Stelle von selbst. Die *Antiquarie prospettiche Romane* im Neudruck von Govi, Rom 1876. G. Manettis Beschreibung der Bauten Nikolaus' V. (in dessen Biographie) bei Muratori, SS. RR. Ital., III, 2, 929 ff., darnach bei Müntz, Les arts à la cour des papes, I, 339; über Vasaris Benützung derselben s. Kallab, Vasaristudien, 342. Die Schrift des Maffeo Vegio († um 1457), De rebus antiquis memorabilibus basilicae S. Petri, ed Janning in den Acta Sanctorum Boll., Juni, VII, 61—85, vgl. darüber Piper, Monum. Theologie, S. 671 ff.

Francesco Albertini, Opusculum de mirabilibus novae et veteris urbis Romae. Ed. princ. Rom 1510, dann 1515 und 1523. Nachdruck Leyden 1520. Neudruck (nur die nova Urbs) von Schmarsow, Heilbronn 1896 (mit Einleitung). Desselben Autors Septem mirabilia orbis et urbis Romae et Florentiae civitatis, Rom, Mazochi 1510. (Sehr selten, ein Exemplar auf der Bibl. Corsini in Rom.)

Albertinis Memoriale di molte statue e picture della ciptà di Firenze, Florenz, Tubini, 1510, im Neudruck (per nozze Mussini-Viaggio) von Gaetano und Carlo Milanesi sowie Cesare Guasti, Florenz 1863, und im Anhange zu Jordans Übersetzung von Crowe und Cavalcaselle, Geschichte der italienischen Malerei, Leipzig 1869, II. Ein schöner Facsimiledruck besorgt von Herbert P. Horne, in der Florence Press, Letchworth 1909. Über das Verhältnis zu Vasari s. Kallabs Vasaristudien, 166 f. A. F. Doni scheint eine Art von *Firenze illustrata* in 6 Büchern geplant zu haben. Vgl. die Inhaltsangabe dieses unruhigen Projektenmachers in seinem Disegno (Venedig 1549), Anhang, p. 45 ff. (Brief an Morosini). Ebendort noch andere Briefe, die Übersichten der bedeutendsten Kunstwerke in Florenz u. a. Städten zu geben suchen. Hier sind noch einmal die Florentiner Diarien von Luca Landucci (1450 bis 1519), ed. del Badia, Florenz 1883, und Agostino Lapini (bis 1592), ed. Corazzini, Florenz 1900, wegen ihrer zahlreichen kunstgeschichtlichen Notizen zu nennen. Einzelnes aus Landucci schon in Gualandis Memorie originali IV, 94, und bei Gaye, Carteggio ined. II, 464. Janitschek hat (vor Del Badias Ausgabe) die wichtigsten Notizen im Auszug zu geben versucht, Rep. f. Kunstw. III, 377 f. Landucci, der übrigens selbst dilettierte — einen architektonischen Entwurf übergibt er 1505 dem Cronaca — ist freilich nicht immer verläßlich (so macht er Donatello zum Schöpfer des Grabmals des Leonardo Aretino), aber als Augenzeuge, der so vielen künstlerischen Ereignissen seiner Vaterstadt getreulich folgt, höchst wertvoll.

Vor Vasaris erster Auflage von 1550 ist auch noch die umfängliche Beschreibung Italiens von Fra Leandro Alberti erschienen, Descrittione di tutta Italia, Bologna 1550, 2. A., Venedig 1561. Sie enthält nach traditioneller Art bei den einzelnen Städten Listen ihrer hervorragendsten Künstler und Kunstwerke, mit manch merkwürdiger Notiz, berichtet auch hier und da über Privatsammlungen. Ich zitiere einiges nach der A. von 1561: fol. 44 v. Kirchen von Florenz, 47 v. Künstlerliste; f. 328 Bologna, Kirchen, 336 Maler, Bildhauer, Architekten, Sammler; 348 v. Ferrara, 351 v. Künstler; 394 v. Mantua, Privatsammlungen; 403 v. Künstler in Brescia; 411 v. Künstler in Bergamo. (Ausführliche Nachrichten über den Intarsiator Fra Damiano.) Im Anhang, f. 75 ff., u. a. eine ausführliche Beschreibung von San Marco in Venedig. Erwähnenswert ist auch das Tagebuch eines Nordländers, des frankfurtischen Rechtsgelehrten Joh. Fichard, Iter Italicum, von 1536. Vollständig abgedruckt im Frankfurter Archiv f. ältere deutsche Literatur u. Geschichte, H. III, Frankfurt 1815, S. 1—130. Auszüge daraus von Schmarsow im Rep. f. Kunstw. XIV, 130 f. F. beschreibt verschiedene Kunstwerke in Rom, Neapel, Loretto, Ancona, Pisa, Lucca, Siena, Florenz, Pistoja, Bologna, Pavia, Ravenna, Ferrara, Verona, gibt merkwürdige Kunsturteile, aber nur selten — für den Nordländer sehr bezeichnend — Namen von Künstlern.

Marc Anton Michiel (L'Anonimo Morelliano), Notizia d'opere di disegno (der Titel rührt von Morelli her); die Daten der Materialsammlung laufen von 1521 bis 1543, reichen aber wohl noch weiter zurück. Erste Ausgabe (nach der Hs. der Marciana) mit vorzüglichem, sehr ausführlichem Kommentar des Abate Jacopo Morelli, Bassano 1800. Zweite Ausgabe, mit guten Ergänzungen zu Morellis Noten, die jedoch nur teilweise wieder abgedruckt sind, von Gustavo Frizzoni, Bologna 1884. Hier auch einige Nachträge aus dem Originalmanuskript, die Morelli übersehen hatte. Dessen Text ist übrigens nicht immer verläßlich. Nach der Hs. der Marciana revidierter Text mit deutscher (stellenweise freilich recht mangelhafter) Übersetzung von Th. v. Frimmel in Eitelbergers Quellenschriften, N. F., I, Wien 1888. Der angekündigte Kommentar ist jedoch nie veröffentlicht worden; bloß Teile daraus (mit Wiederholung des revidierten Textes) sind in Frimmels Blättern für Gemäldekunde 1907 (Beilage) gegeben. Englische Übersetzung (mit Illustrationen) von Williamson, London 1903. Der Brief Michiels an Celere abgedruckt (nach Cicogna) in Frizzonis Ausgabe 253. Michiels Agri et urbis Bergomatis descriptio anno 1516 ist (gegen den Willen des Autors) in das Werk des Bellafini, De origine et temporibus urbis Bergomi, Venedig 1532 aufgenommen worden (später im Thesaurus Histor. Italiae IX, 7), vgl. Frizzonis Einleitung, p. XXI, Note. Über Michiel ist vor allem die wichtige, sehr viel Material enthaltende Abhandlung von Cicogna in den Memorie dell' Istituto Veneto IX, 359 f. (1800) zu vergleichen, dann Bernasconi, Studj sopra la storia della pittura Veronese, Verona 1864. Weitere Beiträge (Inventare Alvise Odoni und Aless. Ram) in den Archival. Beiträgen zur Gesch. der venez. Kunst aus G. Ludwigs Nachlaß (Ital. Forschungen, herausg. vom kunsthistor. Institut in Florenz, IV, Berlin 1911). Über Michiels Verhältnis zur altniederländischen Kunst eingehend Becker, Schriftquellen zur Gesch. d. altniederl. Kunst, Leipzig 1897. Den Inhalt des Briefes Girolamo Campagnolas an

L. Tomeo gibt Vasari (ed. Milanesi III, 385, v. di Mantegna) mit folgenden Worten an: nella quale gli dà notizia d'alcuni pittori vecchi che servirono quei da Carrara signori di Padova. Über Vasaris Benützung dieser Quelle s. Kallab, Vasaristudien, 347f., mit Übersichtstabelle, aus der man über den Inhalt der Schrift (aus den Zitaten bei Vasari und Michiel) orientiert wird. (Nachrichten über Uccello, Squarcione, Ansuino, Pizzolo, Altichiero und Avanzi, Guariento, Giusto, Foppa, Miretto.) Über Campagnola s. Pietrucci, Biografia degli artisti Padovani, Padua 1858, p. 62. Über A. Riccios Nachrichten ist nichts weiter bekannt. Dem Verbleib von Michiels Künstlerviten habe ich seinerzeit in Venedig vergebens nachgefragt. Die Hinweise auf ein paginiertes Manuskript stehen wiederholt in der Notizia bei den von 1521 datierten Materialien aus der Sammlung Grimani (ed. Frizzoni, p. 195, 196, 200); sie beziehen sich durchwegs auf niederländische Künstler (Ouwater, »del quale ho scritto a carte 96«; Patinir, Bosch und G. David. Neuerdings hat v. Hadeln (Jahrb. der k. preuß. Kunstsammlungen 1910, 149) darzutun versucht, daß Francesco Sansovino (s. u.) in seiner Venezia descritta ein vollständigeres als das uns noch vorliegende Exemplar von Michiels Notizen ausgeschöpft habe. Auf einen merkwürdigen Reisebericht macht mich G. Gronau freundlichst aufmerksam: Gio. Ridolfis Ricordo dell'andata mia da Milano a Vinegia e da Vinegia a Firenze (1480) in der Bibl. Naz. in Florenz. Magliabecch. II, IV, 95, nach einer Anmerkung von Müller-Walde, (Jahrb. d. preuß. Kunsts. XVIII 1897, 104), z. T. in der Zeitschrift Il Zibaldone anno I, n. 3 veröffentlicht.

Der Brief des Pietro Summonte an Michiel über die Kunstdenkmäler von Neapel (1524) ist zuerst von Cicogna a. a. O. 411 veröffentlicht worden, nach dessen Text von Müntz im L'Art 1885, IV, 158, ferner von Croce in der Napoli notilissima 1898, XII, und nach der Handschrift Jacopo Morellis, mit Kommentar von Fabriczy im Rep. f. Kunstw. XXXI, 143ff. Serlio (Delle antichità di Roma, lib. III, Venedig 1551) spricht von einem lateinischen Briefe des M. A. Michiel über die Kunstwerke in Neapel; liegt hier eine Verwechslung vor?

Sabba di Castiglione, Ricordi, Venedig 1554 und 1559. Kap. 109 enthält die Schilderung seines Amateurstudios, dazu die wichtigen Notizen in Kap. 111, 113, 118. Vgl. Gaye, Carteggio ined. II, 53, 82; d'Arco, Arti in Mantova, II, 44; Luzio, im Archivio stor. Lombardo 1886, I., und die zusammenfassenden Aufsätze, die Bonnaffé in der Gazette des beaux arts 1884, und Massaroli, Fra Sabba da Castiglione e i suoi ricordi, im Archivio stor. Lombardo, XVI (1889) dem Autor gewidmet haben.

Die burgundischen Inventare sind in der (unvollendeten) Publikation des Comte de Laborde, Les ducs de Bourgogne, Paris 1849ff., 3 voll., publiziert. Dazu Pinchart, Archives des arts, Gent 1860ff., 3 voll., und Prost, Inventaires, mobiliers et extraits des comptes de Ducs de Bourgogne, Paris 1902. Die beiden Inventare der Sammlungen der Margarethe von Österreich (von 1516 und 1524) sind publiziert von Michelant in den Comptes rendus de la Commission Royale d'histoire, Brüssel 1871, Serie III, vol. XII, p. 10f., unvollständig, jedoch mit Konkordanzen aus Le Glay, Correspondance de Maximilien I et de Marguérite d'Autriche. Paris 1839, II, 466f., von Laborde in der Revue archéologique VII (1880), 46f., von H. Zimmmermann im Jahrbuch der kunsthistorischen Sammlungen des Allerhöchsten Kaiserhauses, III (Urkundenteil), p. XCIII unter Nr. 2079. Weitere Verzeichnisse ebenda, III, Nr. 6286, XII, 8347, XIII, 9118. Vgl. Becker, Schriftquellen z. Gesch. d. altniederl. Kunst, 27f. Glück, Kinderbildnisse aus der Sammlung Margaretas von Österreichs im Jahrbuch des Allerhöchsten Kaiserhauses, XXV, 227, auch meine »Kunst- und Wunderkammern der Spätrenaissance«, Leipzig 1908, 33. Das Inventar des Schlosses Bury, verfaßt von Madame Michelle Gaillard (1532), ist gedruckt in den Mémoires de la Societé nationale des antiquaires de France, vol. XXX (= 3 Série, t. X, 1868, p. 55f.). Die Florentiner Sammlungen bei E. Müntz, Les collections de Médicis au XV Siècle, Paris 1888. Über die niederländischen Gildenregister s. Becker, Schriftquellen z. Gesch. d. altniederl. Malerei, S. 20f.

VIERTES BUCH

DIE KUNSTTHEORIE DER ERSTEN HÄLFTE DES SECHZEHNTEN JAHRHUNDERTS

I.

Die Kunsttheorie Mittelitaliens vor Vasari.

Zeitlich am frühesten ist ein kleiner Traktat des Florentiner Malers und Kriegsmannes Francesco Lancilotti erhalten, in einem höchst seltenen anonymen Druck (Rom 1509). Über den Verfasser ist kaum mehr bekannt, als was er uns in den Terzinen seines Lehrgedichtes mitzuteilen für gut findet. Er hat darnach bei Abfassung seiner Schrift schon die Hälfte des Menschenalters überschritten; Milanesis Aufstellung, daß er 1472 als Sohn eines mailändischen Malers Jacopo di Lancilotto in Florenz geboren worden sei, wird seine Richtigkeit haben. Eigenem Berichte zufolge hat er frühzeitig die Vaterstadt verlassen (*virtù lascia chi lascia Firenze*, sagt er bezeichnenderweise) und weite Reisen gemacht, die ihn durch ganz Italien, durch Spanien, das damals noch maurische Granada, nach Tunis und in die Barbareskenstaaten geführt haben. Er muß kein ganz unbekannter Mann gewesen sein; wenigstens hat sich eine Medaille mit seinem Bildnis erhalten. Wie die poetische Form selbst, so weist auch die Inspiration auf Dante zurück. Das Ganze, dem eine Widmung an den sienesischen Patrizier Francesco Tommasi voransteht, ist in Form einer Vision gehalten; bei einer Seefahrt erscheint (auf der Höhe von Ischia) dem Autor die Malerei als ein mächtiges Weib. Ihre (noch in den Anschauungen des Quattrocento befangene) Klage, daß sie aus dem Kreise der sieben freien Künste ausgeschlossen sei, führt uns in ein wohlbekanntes Gebiet. Sonst bietet das Werkchen eben nicht viel, es wäre denn das hohe Lob, das den Landschaften der *Fiandreschi* gespendet wird, auch ein Nachklang von der Modekunst des vorhergehenden Zeitalters her, zumal in dem süditalienischen Umkreis, in den wir geführt werden. Auch die Forderung an den Maler, daß er *bella maniera* besitzen müsse, wollen wir uns merken. Endlich erscheint die später so viel gebrauchte Einteilung der Malerei in *Disegno, Colorito, Compositione und Inventione* hier schon fest ausgebildet und eingebürgert.

Außerdem haben wir eigentlich nur eine Figur von größerer Bedeutung zu nennen, mit der wir schon in Vasaris unmittelbare Zeit und Nähe geführt werden. Es handelt sich um zwei Vorlesungen (über Malerei und Plastik) des berühmten florentinischen Historikers und Philologen Benedetto Varchi (1503—1565), die 1546 in der Akademie von Florenz gehalten wurden und für die in Bildung begriffene Kunsttheorie der Toskaner nicht ohne Belang sind. Varchi stand ja in lebhaftem Verkehr mit den Künstlern seiner Zeit; wie er später, ein Jahr vor seinem eigenen Tode, 1564, Michelangelo die offizielle Leichenrede gehalten hat, so knüpfte er in seiner ersten Konferenz an ein berühmtes Sonett seines großen Stadtgenossen (das vom »*ottimo artista*«) an; sie ist zugleich ein beredtes Zeugnis für den Michelangelokultus, der bald durch Vasari (dessen Viten Varchi selbst hier schon ankündigt) das größte literarische Denkmal erhalten sollte. Michelangelo selbst hat den Mann der grauen Theorie nicht ohne überlegene Ironie behandelt; es sind pedantische Elaborate, die, ohne daß ihnen sonderliche Tiefe innewohnen würde, weit in die platonisch-aristotelische Ästhetik der Renaissance hineinführen. Die Exposition ist ganz schulmäßig; der Boden künstlerischer Wirklichkeit wird nur gestreift in praktischen Beispielen aus der zeitgenössischen Kunst: Cellinis Perseus, Tribolos Flußgötter des Arno und Mugnone im Garten von Castello, Montelupos hl. Cosimus.

Varchis zweite Lektion behandelt den viel berufenen *Paragone*, das übliche Paradepferd der italienischen Ästhetiker vom 15. bis ins 18. Jahrhundert. Auch hier ist der Vortrag ganz schulmäßig. Den Ausgangspunkt bildet die berühmte aristotelische Definition der Kunst, die ausführlich erläutert wird. Die Gedanken bleiben völlig im alten Geleise; von einer Sonderstellung der Künste in unserem Sinne, bedingt durch die Rolle der schaffenden Phantasie, ist noch keine Rede, sie sind vielmehr noch durchwegs den Fertigkeiten im mittelalterlichen Sinne, *artes mechanicae*, koordiniert.

Varchi, der sich selbst als in der Malerei wenig, in der Skulptur als gar nicht erfahren bekennt, hat, um sein Problem des *Paragone* einer Lösung zuzuführen, zu einem echten Literatenmittel gegriffen, das, später bis zum Überdrusse verwendet, hier wohl das erste Mal auf dem Gebiete der Kunsttheorie erscheint, der Enquête (1546). Die Antworten, die er auf seine Umfrage von einer Reihe florentinischer Künstler seiner Zeit erhalten hat, liegen noch vor. Sie kommen von Malern wie Jacopo da Pontormo, Angelo Bronzino, Vasari, von Bildhauern wie Benvenuto Cellini, Tribolo, Francesco da Sangallo, endlich dem berühmten Holzintarsiator Tasso. Im einzelnen sind sie natürlich nach Temperament und Geistesanlage sehr verschieden; und gerade darin, in diesem Vergleichsmaterial, liegt der eigentliche Wert und der psychologische Reiz dieser Gutachten. Natürlich plädiert jeder wacker für die eigene erwählte Kunst, die Gemeinplätze, die wir schon von Leonardo her kennen, tauchen in der Diskussion immer wieder von neuem auf. Wie nicht anders zu erwarten, rühren die lebhaftesten und persönlichsten Antworten von den beiden Männern her, die, ohne der Schriftstellerzunft anzugehören, ihren dauernden Platz im Schrifttum Italiens erobert haben, von Benvenuto Cellini und dem jungen Vasari, der sich hier noch ganz ohne literarische Pose und Prätention gibt; er ist noch nicht der, als welcher er nach der Jahrhundertmitte erscheint, der anerkannte und berühmte Autor des großen Künstlerbuches, der neue Plutarch. Cellinis in echtem, volkstümlichem Florentinisch geschriebener Brief ist doch der lebendigste von allen. Er springt mit beiden Füßen in die Sache und nimmt sogleich eine Fechterstellung ein; die Skulptur sei siebenmal besser als die Malerei, weil sie nicht mit einer, sondern mit acht Ansichten (den zwei Haupt und den sechs Nebenansichten) zu rechnen habe. Es ist ein Bekenntnis aus der Zeit des beginnenden neuen Stils, namentlich mit dem Seitenblick auf den bequemen (und rückständigen) Meister, der sich mit den beiden Hauptansichten begnügt, das reichlichen Anspruch auf Beachtung hat. Auch die Art, wie Michelangelo als der größte Maler der alten und neuen Zeit gepriesen wird (als *angiolo*, wie Cellini sich wortspielend ausdrückt), ist für das Mittel aus dem Vasaris Werk (in seiner ursprünglichen Gestalt) herauswachsen wird, überaus bezeichnend, ebenso der Grund dafür, der zunächst in einer uns auch sonst wohlbekannten und lange dauernden Atelierpraxis gesucht wird: im Arbeiten des Malers nach dem kleinen plastischen Modell, nicht nach der Vorzeichnung. Der Seitenblick auf die eigentliche Farbenkunst, die *Fioralisimalerei*, ist echt toskanisch; dergleichen nennt Cellini mit gewohntem Temperament eine Bauernfängerei *un inganno-contadini*). Der Platonismus seiner Zeit hat übrigens auch auf Cellini abgefärbt; der Gemeinplatz, daß die Skulptur das Ding selbst, die Malerei nur dessen Schatten gebe, erscheint auch hier zum guten Schlusse.

Im anderen Lager steht natürlich Vasari; er ist auch darin noch ganz Maler, noch nicht Schriftsteller, daß er sich schließlich von Freund Varchi mit der anmutigen Wendung verabschiedet, er hätte ihm wahrhaftig lieber ein Bild gemalt als diesen Brief geschrieben. Sein wesentlichster Grund, die unendliche Überlegenheit der Malerei in der Darstellung des gesamten Weltphänomens mit seinem Formenreichtum, weist auf die Wege, die die neue Malerei zu wandeln sich anschickt; interessant ist seine Bemerkung, daß »heutzutage schon keine Schuhflickerbude mehr ohne eine deutsche Landschaft sei«.

Am kürzesten und nicht ohne Anmut, mit einer hübschen Anekdote von Andrea del Sarto, zieht sich der Maestro Tasso aus der Affäre; ernsthaft und farblos, mit Ausführung des platonisierenden

Gemeinplatzes, den wir kennen, Tribolo. Viel anregender und von einem gewissen Humor erfüllt ist der Brief Jacopos da Pontormo, der übrigens wie andere mit einem *concetto* plädiert, der in der Poetik der späteren Renaissance eine bedeutende Rolle spielt, mit dem der Schwierigkeit: die Zeit der Virtuosi, die diese Schwierigkeiten und deren spielende Überwindung zur Schau zu stellen lieben, ist im Anbrechen.

Die beiden ausführlichsten, aber auch steifsten und langweiligsten Gutachten rühren von Bronzino und Sangallo her. Es sind Leute, die mit der Feder umzugehen und sich mit dem Humanistenmantel zu drapieren wissen, auch manches wohlgesetzte Zitat *all'antica* anbringen. Das Elaborat des Sangallo ist sehr weitschichtig, aber nicht eben klar gedacht; auch er arbeitet, doch im entgegengesetzten Sinne wie Pontormo, mit dem Kriterium des »*Difficile*«. Immerhin fällt auch hier manches Streiflicht auf die eigene Zeit; die Erwähnung der Kunstsnobs, die vier schlechte Medaillen gesehen und ein paar Fachausdrücke aufgeschnappt haben, dann der malenden Frauen, namentlich in Flandern und Frankreich, deren Werke auch in Italien geschätzt würden, gehört hierher. Das letztere soll natürlich wieder ein Argument gegen die »leichte« Kunst der Malerei sein, denn eine meißelführende Frau erscheint noch als etwas Unerhörtes. Freilich war auch da die Zeit nicht mehr allzu fern, wo eine Properzia de' Rossi als ein Wunder gepriesen wurde.

In musterhafter Klarheit das Für und Wider abwägend, völlig im Ton und in der Anlage einer akademischen Abhandlung, erscheint dagegen das Gutachten Angelo Bronzinos: er ist nicht umsonst ein *Cruscante* gewesen. Freilich hat er uns über die alten Thesen hinaus, die er vorführt, eben nicht viel zu sagen. Es ist derselbe unpersönliche Reiz der glatten und kühlen Oberfläche wie in seinen Bildnissen vom Mediceerhof. Sein Brief scheint auch begreiflicherweise den stärksten Eindruck auf den Literaten Varchi gemacht zu haben.

Am Schlusse seines Werkchens hat dieser dann noch zwei Briefe des Michelangelo abgedruckt, in dessen einem der große alte Meister, der in die ganze Angelegenheit wohl nicht eben nach seinem Geschmacke persönlich hineingezogen wurde, das Wort ergreift. In dem zweiten, an Varchi selbst gerichteten, sagt er mit ernsten und doch für den, der die Ironie herausfühlt, deutlichen Worten, daß der ganze Streit im Grunde überflüssig und nur eine Zeitvergeudung für den Künstler sei, denen er Goethes »Bilde, Künstler, rede nicht« einschärft. Er selbst hat ja nicht mehr Zeit genug übrig und steht am Rande des Grabes. Einem Anzapfungsversuch Vasaris gegenüber hatte er sich, wie dieser in seinem Briefe an Varchi selbst berichtet, ganz anders und schärfer ausgedrückt; der Interviewer konnte nichts anderes aus ihm herausbringen als das sibyllinische Diktum: Skulptur und Malerei haben denselben Zweck, der von beiden sehr schwer erreicht werde. Man sieht förmlich das sardonische Lächeln (*ghignendo*) um die Mundwinkel des großen Alten, das Vasari denn auch als getreuer Berichterstatter zu melden nicht versäumt!

Einer Berühmtheit wie Varchi gegenüber, der als offizieller Redner auftrat, mußte er aber doch den literarischen guten Ton wahren. So orakelt denn der alte Danteleser, Varchis lichtvolle Darlegung (für sich wird er wohl so etwas wie den Ausdruck »gelehrte Windbeutelei«, den Justi braucht, gebrummelt haben) habe ihn seine Meinung ändern lassen: Skulptur und Malerei verhielten sich wie Sonne und Mond, und wie dieser von jener sein Licht erhalte, so sei es auch hier. Es ist das uralte mittelalterliche Gleichnis von Papst- und Kaisertum. Hier meldet sich dann jener berühmte, alte, schon bei L. B. Alberti auftauchende Concetto, der durch Michelangelos Autorität nun neues Ansehen erhielt: die Scheidung zwischen der echten eigentlichen *Skulptur* (im Sinne der Alten) *per forza di levare* (der Steinbildnerei) und der *Plastik per via di porre*, die der Malerei wesensverwandt sei. Borinski hat gezeigt, daß der Gedanke letzten Endes im christlichen Neuplatonismus wurzelt, also demselben Boden entwachsen ist wie Name und Begriff der *Renaissance* selbst (Burdach). Die Leichenrede auf Michelangelo, die wir vorwegnehmen wollen, obwohl sie über die hier behandelte Periode hinausliegt, ist im üblichen Akademiestil gehalten. Eingefügt ist ihr eine der seit langem herkömmlichen Revuen der florentinischen Kunstentwicklung; als deren krönender Gipfel erscheint natürlich der große tote Meister. Im übrigen bietet sie, kurz vor dem Erscheinen der zweiten Auflage Vasaris veröffentlicht, eben nichts Eigentümliches.

Varchi beruft sich selbst auf Vorgänger wie L. B. Alberti und Castiglione. Es ist in der Tat bezeichnend, daß das Modethema der Hochrenaissance auch in dem Brevier der vornehmen Welt dieser Zeit, das wie Giovanni della Casas *Galateo* bald europäischen Ruf erlangte, eben in Castigliones *Cortigiano* von 1527 abgehandelt wird. Nicht minder, daß einer der berühmtesten Ärzte dieser Zeit, Girolamo Cardano, es in seiner Schrift *De subtilitate* (1550) aufgreift, der Malerei den Vorzug gebend. Noch im folgenden Jahrhundert hat dann der große Galilei in einem Briefe an den Maler Cigoli (1612) in diesem Streite das Wort ergriffen. Der Traktat, den Giovanni della Casa († 1556) nach Vasaris Aussage der Kunst der Malerei widmen wollte, ist sicher nicht daran vorbeigegangen, wenigstens läßt die Notiz, daß er sich zur Erläuterung seiner Theorien von Daniele da Volterra das Tonmodell eines David herstellen und dieses dann in Vorder- und Rückenansicht auf eine Tafel malen ließ, kaum anders auffassen; die *cosa capricciosa*, von der Vasari spricht, ist dann eben wieder der sattsam bekannte Paragone. Bei Paolo Pino werden wir sogleich Ähnliches finden.

Verloren ist ein Traktat über Anatomie, der nach Vasaris Zeugnis (er will noch Zeichnungen daraus besessen haben) von dem Sartoschüler Rosso il Fiorentino († 1541 in Frankreich) herrührte. In den Tafeln des ältesten französischen Anatomiewerkes von Estienne (*De dissectione corporis humani*, Paris 1545) hat man ihn wiederzufinden geglaubt, doch ist nur ein von einem Schüler Rossos, Domenico del Barbiere gestochenes Blatt allenfalls damit in Verbindung zu bringen.

Francesco Lancilottis Traktat ist in erster, überaus seltener Ausgabe anonym (bei Giacomo Mazochi?) zu Rom 1509 gedruckt worden (Tractato di pictura composto per Francesco Lancilotti fiorentino allo nobile e magnifico Francesco Tomasi, Impressum Romae A. D. 1509 adì 26 de zugno). Die Terzinen wurden in Bottari-Ticozzis *Lettere pittoriche* VI, 268 ff. zuerst allgemein zugänglich gemacht. Eine eingehend kommentierte Ausgabe unter dem Titel: »Fr. Lancilotti pittor fiorentino, Trattato di pittura da rarissima stampa con nuova impressione, con prefazione, facsimile e bibliografia Mazocchiana ed annotazioni da F. Raffaelli« (Recanati), 1885, 4⁰. Die Medaille auf L., die auf der Vorderseite sein Porträt mit Umschrift, auf der Rückseite sein Reiterbild in Condottierenrüstung zeigt, bei Armand, Médailleurs italiens II, 50, no. 10.

Ben. Varchi, Due lezioni sopra la pittura e scultura. Erste Ausgabe (mit Vorrede 1546), Florenz 1549. Abgedruckt in den späteren Ausgaben, z. B. Mailand 1834 (»Biblioteca enciclopedica Italiana«, vol. 38). Varchis »Discorso della bellezza e della grazia«, der noch tiefer in die Renaissanceästhetik führt, ebenda. Die Lezione über den *Paragone* kam noch im 18. Jahrhundert in einer spanischen Übersetzung von de Castro, Madrid 1763, heraus. Die Leichenrede: »Orazione funerale fatta e recitata di lui pubblicamente nelle esequie di M. Angelo Buonarroti in Firenze nella chiesa di S. Lorenzo« ist bei den Giunti, Florenz 1564, in 4⁰ gedruckt worden (Auszug von Ilg hinter Valdecke, Übersetzung von Condivis Michelangelobibliographie in Eitelbergers Quellenschriften VI).

Die Briefe der Künstler, die Varchi auf seine Umfrage erhielt, sind (zum Teile unter der irrtümlichen Adresse an Cellini) in Bottari-Ticozzis *Lettere pittoriche* I, 17 ff., die meisten in deutscher Übersetzung auch in Guhl-Rosenbergs »Künstlerbriefen« I, 152 f., 249 f., 289 f. abgedruckt.

Über Varchi: Manacorda, B. V. l'uomo, il poeta, il critico, Pisa 1903. Über sein Verhältnis zu M. Angelo selbst u. a. Justi, Michelangelo 363 f. Über das Problem des *Paragone* besonders lehrreich Borinski, Die Antike in Poetik und Kunsttheorie I, 168 ff. Ausführlich über Varchi und diese ganze Literatur der italienischen Renaissance (mit Auszügen) Carlo Milanesi in seiner Einleitung zu Cellinis »Trattati dell'orificeria e della scultura«, Florenz 1857, p. XX—XXXV.

Castigliones Cortigiano, Ed. princ., Venedig 1527, N. A. von Rigutini, Florenz 1892, behandelt in B. I, cap. 50—53 den *Paragone*, vgl. Ranftl, Über die Kunstanschauungen in B. Castigliones Cortigiano, Jahresbericht des fürsterzbischöflichen Gymnasiums am Knabenseminar in Graz 1907. G. Cardanus, De subtilitate l. XVII. Über Gio. della Casas Traktat: Vasari im Leben des Daniele da Volterra, ed. Milanesi VII, 61: Avendo monsignor messer Giovanni della Casa . . . cominciato a scrivere un trattato delle cose di pittura e volendo chiarirsi d' alcune minuzie e particolari dagli uomini della professione, fece fare a Daniello il modello d'un Davit di terra finito; e dopo gli fece dipingere, o vero ritrarre in un quadro il medesimo Davit, che è bellissimo, da tutte due le bande, cioè il dinanzi e il dietro, che fu cosa capricciosa.

Das Büchlein des Mario Equicola, Instituzioni al comporre in ogni sorte di rima . . . con uno eruditissimo discorso della pittura, Mailand 1541 (und Venedig 1555), sowie die Discorsi del reverendo Monsignor Francisco Patritij Sanese Vescovo Gaiettano (übersetzt von Gio. Fabrini, Venedig, bei Aldus 1545. Buch II. cap. 9. Dell' architettura e degli inventori suoi; cap. 10. Della Pittura, Scultura e degli inventori loro, et chi in quelle fu eccellente) enthalten nur die üblichen Gemeinplätze und Anekdoten aus dem klassischen Altertum.

Über Rossos Anatomielehre vgl. Vasari (ed. Milanesi V, 171): fece appresso un libro di notomia, per farlo stampare in Francia, del quale sono alcuni pezzi di sua mano nel nostro Libro de' disegni. Weiteres bei Mathieu-Duval und Cuyer, Histoire de l'anatomie plastique. Paris (1898), p. 89.

II.

Oberitalienische Theoretiker.

Sie als eigene Gruppe zu betrachten, hat innere Berechtigung; ihr Kunstgebiet stellt sich dem mittel- und süditalischen trotz aller Zusammenhänge ebenso gesondert, häufig gegensätzlich gegenüber wie das *kontinentale* dem *peninsularen* Italien überhaupt, geographisch so gut als historisch betrachtet. In den venetischen Umkreis, vor allem nach Padua führt uns schon, trotz der südlichen Herkunft des Verfassers, eine sehr bedeutende Schrift.

Zwei Menschenalter nach L. B. Alberti hat nämlich wieder ein künstlerisch gebildeter Humanist, ihm in manchen Stücken nicht unähnlich, die Theorie der Plastik behandelt: Pomponius Gauricus aus Neapel, dessen Schrift *De sculptura* zuerst in Florenz 1504 gedruckt wurde und wohl weniger ihres klassischen Gegenstandes halber, als der eleganten Gelehrsamkeit, die in ihr, in der Gelehrtensprache, entwickelt wurde, große Verbreitung gefunden hat. Merkwürdigerweise nicht in ihrem Mutterlande — dort war die Wirkung beschränkt und dort ist sie auch nicht mehr aufgelegt worden —, wohl aber im Norden, in Deutschland und den Niederlanden, wo sie von 1528 bis zu Gronovs *Thesaurus* von 1701 eine Reihe von Auflagen erlebt hat; auch den modernen Neudruck hat ein deutscher Gelehrter besorgt.

Gauricus ist um 1482 in Salerno geboren, ein frühreifes Talent also (was sich schon aus dem Datum seines Hauptwerkes ergibt), wie ein Komet auftauchend und wieder verschwindend. Sein Ende ist von romanhaften Schauern umwittert; in einen Liebeshandel, wie es scheint, mit einer hochstehenden Dame in Neapel verwickelt, ist er 1530 auf auf einer Fahrt nach Castellamare verschwunden, ohne daß jemals eine Spur von ihm gefunden worden wäre. Gleich L. B. Alberti, an dessen geistige Potenzen er allerdings nirgends heranreicht, war er von einem fiebernden Streben nach Universalität erfüllt, Dichter, Humanist, Professor der Philologie an der Universität Neapel, ein guter Kenner des Griechischen, mit dem er gern und oft prunkt, Autodidakt in der Bildnerei; er selbst nennt uns eine Anzahl von eigenen Werken, die aber längst verschollen sind. Schon die Zeitgenossen erkannten die Schwächen des Mannes, so Giovio, der seine Zersplitterung hervorhebt.

Das halb künstlerische, halb gelehrte *ambiente* des Gauricus und seiner Schrift ist ebenso bezeichnend für den Mann wie für seine Zeit. Sein Bruder Lukas ist ein berühmter Mathematiker, also ein Vertreter jenes Faches, das für die Theorie der Bildkunst längst so wichtig geworden war, unter anderem auch Herausgeber der alten »*Perspectiva communis*« des Johannes Peckham, die noch bis ins 16. Jahrhundert hinein studiert wurde. Das Buch des Pomponius, in Gesprächsform abgefaßt, spielt auf dem Boden der alten gelehrten Universitätsstadt Padua. Zwei Gelehrte sind die Protagonisten: der Philolog Regius, Kommentator des (von Gauricus stark benützten) Quintilian, und Leonicus Tomeus, der erste, der in Padua den Aristoteles im Urtext ausgelegt hat. Gerade dieser ist eine sehr charakteristische Figur. Seine reiche Kunstsammlung ist bei M. A. Michiel beschrieben; sie enthält neben Antiken solch merkwürdige Stücke wie ein Jagdbild des Jan von Eyck und die berühmte, jetzt im Vatikan befindliche Josuarolle. An den gelehrten Kunstmäzen ist auch jener Brief des Girolamo Campagnola über die alten paduanischen Maler gerichtet, dessen schon früher (im Buch III) gedacht wurde, der zu den Quellen Michiels wie Vasaris gehört und die historischen Interessen des Empfängers bezeugt. Auch mit Künstlern in Venedig und Padua hatte Gauricus, wie aus seinen Äußerungen hervorgeht, Umgang, so mit Tullio Lombardo und Severo von Ravenna.

Solche Verbindung von Gelehrtentum und Künstlerschaft gibt, ähnlich wie bei L. B. Alberti, dem Werke sein Gepräge. Der schwülstig antikisierende Vortrag ist reichlichst mit griechischen Floskeln durchspickt; so nennt er sein Bildhauerstudio in Padua hochtönend, ἀγαλματούριον. Übrigens erinnert man sich, daß gerade die Künstler dieses venezianisch-paduanischen Mittels auffallend viel und gern mit gelehrtem Flitter prunken; die griechischen Inschriften bei Mantegna, des Medailleurs Boldù, des Bildhauers Simone Bianco geben einige Beispiele von vielen.

Gaurieus benützt auch, fast möchte man sagen ostentativ, griechische Quellen. Philostrat und Pausanias erscheinen bei ihm, wohl das erste Mal in der Kunstliteratur. Daneben werden selbstverständlich Vitruv (dem er unter anderem das Kapitel über den Einfluß von Nationalität und Rasse auf die Physiognomie entnommen hat) und

Plinius fleißig ausgebeutet. L. B. Albertis Schriften scheint er dagegen nicht gekannt zu haben, noch weniger Leonardo, dessen Abendmahl er jedoch erwähnt.

Diese humanistische Ziererei des Autors zeigt sich vor allem in der verzwickten griechischen Terminologie, in die er seine Begriffsbestimmungen und Einteilungen der Plastik zwängt, ebenso in den durchgehenden literarischen Vergleichen, bei denen besonders Virgil herhalten muß. Wichtig für die beginnende Ästhetik der Renaissance ist die ausdrückliche Berufung auf die antike Rhetorik, besonders in den Kategorien seiner Optik; hier schließt er sich an ein vielgelesenes und nachgeahmtes Lehrbuch, die »*Ideen*« des Hermagoras an.

Der Gedankengang ist oft rein literatenmäßig, in einer Weise, die von weitem an Lessings Laokoon und dessen exoterische, nicht von der Anschauung, sondern dem Begriffe beherrschte Stellung zur Bildkunst erinnert; namentlich gilt das von Gauricus' merkwürdiger Darstellung der Lehre vom »prägnanten Moment«, seiner Empfehlung solcher Bewegungsmotive, die klar erkennen lassen, welche Stellung vorausging und welche nachfolgen wird. Die Beispiele dafür sind jedoch durchaus der Poesie entnommen, die Sache selbst wurzelt in antiker Tradition.

Gauricus will sich auf die Darstellung der nach seiner Ansicht schwierigsten Technik, der Bildnerei in Erz, beschränken; auch hier spielt wohl das paduanische Mittel mit seiner berühmten, durch Donatello begründeten Gießerwerkstatt mit, deren Wurzeln freilich in der Technik der Glocken- und Stückgießer des mittelalterlichen Venedig zu suchen sind. Auch hier gibt Gauricus wieder ein schulmäßiges Kategorienwesen, das sicher auf die alte Rhetorik, namentlich den ungemein einflußreichen Quintilianus zurückgeht. Die Theorie der Bronzebildnerei enthält zwei Hauptteile: die ἀγωγική (*ductoria*), d. i. die Herstellung des Wachs- oder Tonmodells, und die χημική, die sich mit der eigentlichen Gußtechnik befaßt. Der erste zerfällt wieder in die γραφική (*designatio*) und die ψυχική (*animatio*). Die erste, hinter der augenscheinlich der bekannte, zu immer größerer Bedeutung gelangende Terminus des Disegno als der Grundlage aller Bildkunst steckt, scheidet sich weiters in die συμμετρία, Ciceros *commensuratio*, wie Gauricus selbst bemerkt, d. h. die Proportionslehre mit ihrem Anhängsel, der Physiognomik, und die ὀπτική, die Lehre von der Perspektive umfassend. Die zweite, die *Psychike*, die im allgemeinen jener Kategorie entspricht, die man allmählich mit dem alten Schulausdruck *Inventio* bezeichnet, ruht namentlich auf der μίμησις und umfaßt die Lehre vom Ausdruck und der Anordnung. Die *Chemike* endlich ist gegenüber diesem vorwiegend theoretischen Teil eine Ergänzung wesentlich praktischer Natur.

Merkwürdig und den humanistischen Charakter des Buches scharf beleuchtend ist der ausgesprochene Platonismus, der namentlich in der Lehre von den Proportionen heraustritt. Auf den vielberufenen *Timaeus*, aber auch auf andere Schriften Platos wird ausdrücklich Bezug genommen; man darf eben nicht vergessen, daß Plato schon im Quattrocento durch die Bemühungen des Marsilio Ficino in der italienischen Literatur eingebürgert worden war. Wenn Gauricus die Harmonie der Körpermaße mit ausdrücklichem Hinweise auf die Musik behandelt, wenn er die Dreiteilung des Gesichtes (Stirn-, Nasen-, Mundpartie) bespricht und sie mit den drei Ideen des Wahren, Schönen und Guten *(sapientia, pulchritudo, bonitas)* zusammenbringt, so ist der Zusammenhang mit der platonischen Spekulation deutlich genug, mag auch manches davon schon im Mittelalter gelegentlich aufflattern. Jedenfalls spielt jene berühmte und berüchtigte Trimurti hier zum ersten Male ihre Rolle in der Kunstliteratur.

Über die Proportionen des Kindes will Gauricus ein eigenes Buch schreiben, wie der junge Autor, das altkluge Wesen des ebenso frühreifen L. B. Alberti wiederholend, naiv sachlich bemerkt, »wenn seine Schwester ein Kind bekomme«. Es geht hier um Überlegungen, die gleichzeitig auch Leonardo in Mailand, etwas später Dürer in Nürnberg beschäftigen; schon früher wurde betont, wie lange die Darstellung des Kindes in den Proportionen des Erwachsenen befangen blieb und wie in antiker so gut wie in neuerer Kunst das Kind als letztes nach Mann und Weib in die naturalistische Beherrschung des Menschenkörpers eingeht. Ebenso ist ein Zeugnis der Hochrenaissance die Aufmerksamkeit auf die überlebensgroße Statue, die freilich besonders in der florentinischen Plastik schon eine lange Geschichte hat, jetzt aber immer bedeutender hervortritt. Auch der *Koloß* des Gauricus hat nicht mehr die immerhin bescheidenen Maße der überlebensgroßen Statuen älterer Zeit, etwa am Florentiner Dom oder an Orsanmichele (4—5 florentinische Braccien zu zirka 58 *cm*), sondern dreifache Lebensgröße (etwa 9 Ellen) wie Michelangelos David. Bei Cellini kommen diese Maße schon nur mehr den »mittleren« (*colossi mezzani*, Della Scult. 7) zu und das Barock ist hier vollends bis an die Grenze des Möglichen gegangen.

Das angehängte ausführliche Kapitel über Physiognomik umfaßt ein Thema, das in der späteren Renaissance, so in dem vielgelesenen Werke des Porta, gern und oft behandelt worden ist. Gegen die voreiligen Schlüsse auf den menschlichen Charakter hat schon Leonardo — wie später Lichtenberg contra Lavater — protestiert. Auch hier schöpft Gauricus reichlich aus antiken Quellen (Pseudo-Aristoteles u. a.); daher stammt sicherlich die Charakteristik der Rassen (bei Brockhaus p. 156); stellenweise klingt sie an den Passus Vitruvs in dessen VI. Buch an.

Über die Perspektive, namentlich die in Oberitalien seit Foppa geübte, von der strengeren, mathematisch formulierten der Toskaner verschiedene Praxis bringt Gauricus wichtige Mitteilungen; Brockhaus hat in seiner trefflichen Einleitung diesen Punkt mit besonderer Aufmerksamkeit behandelt.

Zu den wichtigsten Teilen der Schrift gehören aber, trotz des pedantischen und nicht immer leicht verständlichen Schulmeistertones, die Kapitel über die Technik des Bronzegusses, über die wir sonst aus so früher Zeit, vor Vasari und Cellini, nur höchst dürftige Angaben besitzen, zumal die früher erwähnte Schrift eines sonst unbekannten Neapolitaners Pandoni verschollen ist. Ob sie Gauricus vorgelegen hat? wir haben freilich keinen andern Anhaltspunkt dafür, als daß er selbst aus Süditalien stammt. Da aber seine Notizen auf das bedeutendste Gießerzentrum, das nach Ghibertis Florentiner Werkstatt in Italien entstanden war, eben Padua, zurückweisen dürften, so ist ihr Wert nicht gering anzuschlagen. In diesem Umkreise bringt denn Gauricus auch recht beachtenswerte Nachrichten über Donatello und seine Paduaner Schüler, dann über die Lombardi, über G. Mazzoni und Mantegna; übrigens erwähnt er auch aus seiner süditalienischen Heimat den Koloß des sogenannten Heraklius in Barletta. Seine Kunsturteile sind merkwürdig genug; wie Leonardo steht er der naturalistischen Weise der älteren Generation als Vorkämpfer des großen Stils des Cinquecento gegenüber; das Pferd des Colleoni tadelt er z. B. als allzu peinliche Anatomiestudie; ein andermal lehnt er die übertriebene Muskelmanier eines Cristoforo Solari ab und gegen Bellano fällt — nicht ganz unbegründet — das harte Wort: *ineptus artifex.*

Vor der Jahrhundertmitte, die auf unserem Gebiete durch Vasaris Viten die stärkste Zäsur bedeutet, sind ferner ein paar Schriften entstanden, deren hier gedacht werden muß. Daß es sich bei ihren Verfassern vorwiegend um Zugewanderte, nicht Einheimische handelt, die sich aber völlig in die neue Heimat eingelebt haben, ist wieder sehr bezeichnend für dieses Mittel und seine Anziehungskraft, aber auch für seinen Zusammenhang mit dem Süden. Ist doch der hervorragendste Bildner und Baumeister der venezianischen Hochrenaissance, Jacopo Sansovino, ein Toskaner gewesen und in der eigentümlichen Mischung der beiden nationalen Elemente liegt seine reizvolle Originalität; und sein Landsmann ist jener Pietro Aretino, der nirgends anders existieren konnte, so wie er einmal war, als eben hier. Seinen Namen setzt in der folgenden Periode Lodovico Dolce auf den Titel eines Kunstdialoges. Gleich diesen ein Toskaner und ein echter Humanist ist der vielgeschäftige Doni, von dem gleich die Rede sein wird.

Vielleicht auch kein Einheimischer, sondern möglicherweise wie Gauricus dem Süden entstammend ist ein im übrigen ziemlich obskurer Maler Paolo Pino, dessen Dialog von der Malerei 1548 in Venedig zur Ausgabe gelangte. Wenigstens berichtet er darin, daß er mit Antonello da Messina zusammen gearbeitet habe. Möglich, daß ihn dieser, wie die von Hackert herausgegebenen *Memorie de' pittori Messinesi* annehmen, wirklich aus Sizilien nach Venedig mitgebracht hat; sein Zeitgenosse Francesco Sansovino nennt ihn auch in seiner *Venezia descritta* geradezu Pino da Messina. Anderseits erklärt er selbst sich für einen Schüler des Savoldo (der hier unter seinem in Venedig üblichen Namen Girolamo Bresciano erscheint); auch weist seine Schrift venezianische Dialektformen auf, die freilich angenommen sein können. Jedenfalls ist, was von seiner Tätigkeit überliefert ist, auf venetisches Gebiet beschränkt. Bezeichnete Werke von ihm kennen Sansovino, Federici und Moschini in Venedig, Noale und Padua; ein von 1534 datiertes und bezeichnetes Bild ist in Chambéry (Arch. Stor. dell' arte IV, 1891, 45). In Donis »Disegno« werden wir ihn endlich als Zwischenredner wiederfinden, so daß er also als eine in den künstlerischen Kreisen Venedigs nicht unbekannte Persönlichkeit zu gelten hat.

Tatsächlich ist sein Dialog auch durchaus vom venezianischen Mittel bestimmt; schon die Art, wie er die beiden Protagonisten aus einer Damengesellschaft kommen und am Schlusse wieder dahin zurückkehren läßt, ist dafür bezeichnend. Freilich hindert das nicht, daß im Verlaufe des Gespräches recht scharfe Äußerungen gegen die malenden Frauen des Cinquecento laut werden. Den Ausgangspunkt bildet auch ein Thema, das in dieser Zeit in eigenen Schriften (Niphus u. a.) viel debattiert wurde: die Frauenschönheit, und das hier entworfene Idealbild, dessen Züge schon in der *Hypnerotomachia* umrissen wurden, entspricht auch tatsächlich dem in der venezianischen Kunst, etwa von Cima und den Lombardi an bis zu Palma Vecchio und Tizian herab ausgebildeten Typus. Es sind zwei Maler, deren Unterhaltung wir belauschen, ein Venezianer Lauro, nicht übel gezeichnet, witzig und etwas frivol, und ein ernsterer und etwas pedantischer *Forestiere* Fabio, wie sich später herausstellt, ein Florentiner. Schon in dieser Gegensätzlichkeit der Personen liegt eine gewisse Pikanterie; tatsächlich ist das Gespräch auch die früheste Auseinandersetzung zwischen der »lombardischen« und der orthodoxen Kunstanschauung Mittelitaliens.

Nach dieser ästhetisierenden Einleitung folgt die Erörterung der Theorie der Malerei, nach den bereits wohlbekannten ständigen Kategorien *Disegno, Invenzione, Colorito.* Merkwürdig ist, wie schon Anschauungen und Kunstausdrücke des Manierismus durchbrechen; das *difficile* wird auch hier mit Nachdruck hervorgehoben, wenigstens eine *figura tutta sforciata, misteriosa o difficile* sei anzubringen, um den Maler dem Kenner gegenüber als *valente* (= virtuoso) zu erweisen. Echt venezianisch ist es aber wieder, wenn die Ölmalerei im Range über das Fresko gestellt wird. Pino überliefert manches nicht uninteressante technische Detail, spricht unter anderem über die beste Atelierbeleuchtung mit hoch angebrachtem, nach Osten liegendem Fenster, verwirft den Malerstock, die *bacchetta,* die auch die Alten niemals gebraucht hätten. Der Ausdruck *Arabeske* der schon in der Hypnerotomachia anklingt, erscheint hier bereits im Atelierjargon eingebürgert. Über die Lebenshaltung des Malers verlautet manches, das wieder für die Zeit und den Ort charakteristisch ist. Der Maler soll auf seine äußere Erscheinung achten, nicht mit farbenbekleckstcn Kitteln und Händen einhergehen, sondern in Gewändern, die *più disegno,* zugleich aber eine gewisse Würde haben, Parfüms verwenden, namentlich als Porträtmaler witzig und unterhaltend sich erweisen, vor allem auch — es naht die Gegenreformation! — ein guter Katholik sein. Schon in einem früheren Abschnitte des Dialogs hat sich Lauro gegen den Verdacht des Luthertums kräftigst gewehrt. Wie im konservativen Venedig alte Bräuche länger haften denn anderswo, so kann sich der *Forestiere* Fabio nicht genug wundern, daß die Maler in Venedig sogar Möbel (*sedili*) zur Verzierung übernehmen, was bei ihm zu Hause eine Schande sei. Kurz vorher sind verächtliche Worte über den »Schmierer« Andrea Schiavoni gefallen; die Kluft zwischen *hoher* Kunst und Handwerk wird immer größer. Was Lauro zur Verteidigung einwendet, die Kunst gehe eben nach Brot und die Produktion sei in Venedig so übergroß, daß jedes Haus seinen Maler habe und selbst ein Tizian kaum anständige Preise erziele, ist auch nicht ganz ohne Wichtigkeit. Schon wird ausdrücklich gefordert, der Maler solle in die wichtigsten Länder gehen, um seinen Ruf (als *pittore vago*) zu verbreiten; die Zeit der reisenden Virtuosen beginnt, wo dergleichen etwas ganz anderes bedeutet als bei dem Maler alter Zeit, der nach Handwerksbrauch reiste. Gegen die alte Generation ist man überhaupt schon recht hochmütig geworden; die übermäßige Sorgfalt im Vorbereiten der Tafel, das Untermalen im Chiaroscuro, wie es noch Giovanni Bellini übte, wird als unnütze Plackerei verworfen, da ja doch alles mit Farbe zugedeckt werde, ebenso altmodische Behelfe wie der von L. B. Alberti erfundene *velo,* als *cosa inscepida e di poca construttione.* Aber auch ein Zeitgenosse wie der Tizianschüler Sante Zago kommt eben nicht gut weg; eine Fassadenmalerei von ihm wird hart getadelt, weil sie trotz allen antikischen Aufwandes arm und leer in der Erfindung sei. An Anekdoten aller Art ist natürlich kein Mangel, von den alten und immer wieder neu erzählten Täuschungsgeschichten an, wie denn Lauro angeblich aus eigener Praxis von einem gefoppten Truthahn zu erzählen weiß. Nicht ohne psychologisches Interesse ist die aus des Verfassers eigener Erfahrung mitgeteilte von dem Bildnis eines Mädchens, dessen Mutter sich über den Schatten unter der Nase als vermeintlichen Schönheitsfehler ereifert; ein ähnliches Geschichtchen erzählen übrigens die alten Guiden Ferraras von einem Bilde des Carlo Bononi (Barotti, *Guida di Ferrara* 86). Die alte und immer neue Klage über das rückständige Laienurteil ertönt auch hier; neue Probleme wie schwierige Verkürzungen u. dgl. würden gar nicht verstanden, sondern getadelt, *da chi non sa insin dove l'arte nostra s'estende.* Die Leute erkennen auf der Tafel nicht, was sie in Wirklichkeit vor Augen haben; das habe Pinos Lehrmeister, der (damals noch lebende) Savoldo selbst an sich erfahren, der weit unter Verdienst geschätzt, wenig Aufträge erhielt und nur durch eine Pension des letzten Herzogs von Mailand vor Mangel geschützt wurde.

Von noch lebenden Malern wird Tintoretto schon mit Auszeichnung genannt, auch Vasari, auf dessen biographisches Werk, in ganz Italien mit Spannung erwartet, bereits hingewiesen wird, besonders aber der junge Bronzino, von dem sein Landsmann Fabio prophezeit, er würde der vollendetste Kolorist werden, falls er auf dem von ihm eingeschlagenen Wege weiter fortschreite. Lauro erwidert darauf, Tizian stehe ihm höher, und wenn Michelangelo und Tizian (die schon vorher *dei mortali* genannt wurden) ein Körper wären, d. h. die Zeichnung Michelangelos mit der Farbe Tizians verbunden sein könnte, so wäre der *dio della pittura* ins Leben getreten; wer andere Meinung habe, sei ein *stinkender Ketzer.* Ein eklektisches Programm ist hier angedeutet, das später in der Kunst Venedigs zu praktischer Bedeutung gelangt ist.

Von Giorgione wird eine merkwürdige Anekdote erzählt, die mit dem uns nun schon sattsam bekannten Modethema des *Paragone* verknüpft ist. Sie muß sehr populär gewesen sein, denn auch Vasari hat sie (und zwar ist er allem Anscheine nach hier nicht abhängig von seinem Vorgänger) sogar zweifach in seine Ausgabe von 1568 eingefügt, einmal kürzer in dem *Proemio* des Gesamtwerkes (Ed. Mil. I, 101), das zweite Mal ausführlicher und in seiner Weise pragmatisch verknüpft im Leben der Giorgione (IV, 98, es ist dort von einem *nudo* die Rede). Giorgione hat nach Pinos Bericht nämlich zur »ewigen Beschämung der Bildhauer« einen heiligen Georg derart dargestellt, daß die Figur sich verkürzt in einer Quelle abspiegelte und außerdem noch in angelehnten Spiegeln, also von allen Seiten her, sichtbar wurde: damit sollte in einer uns naiv anmutenden Weise bewiesen werden, daß die Malerei gleichzeitig alle Ansichten wiedergeben könne, was ihrer Nebenbuhlerin trotz ihrer prätendierten Körperlichkeit nicht möglich sei.

Sehr bezeichnend für das venezianische Mittel und den einstigen Gehilfen des Antonello ist endlich die hohe Schätzung, die hier noch der altniederländischen Landschaft zuteil wird, deren stark hervorgehobene *salvatichezza* seit jeher einen starken exotischen Reiz auf das ganz anders eingestellte italienische Empfinden ausgelöst hat. Zur selben Zeit macht sich Francisco d'Hollanda trotz und vielleicht gerade wegen seiner nordischen Herkunft zum Sprachrohr des erwachenden Manierismus und verweist sie in die Rumpelkammer. Hier wird sie noch, zumal wegen ihrer Fernsichten (*lontani*), ernstlich zum Studium empfohlen, obwohl die italienische Landschaft, der »Garten der Welt«, weit die Heimat der Flandrer übertreffe; merkwürdig ist die Äußerung, daß jene indessen *cosa più dilettevole da vedere che da pignere* sei. Immerhin habe Tizians Landschaft bewiesen, welcher Zauber ihr innewohne. Hier findet Pino Gelegenheit, wieder von seinem Meister Savoldo zu sprechen, dessen atmosphärische Effekte, die wir noch auf der wundervollen Weihnachtsdarstellung in S. Giobbe bewundern, mit vollem Rechte hervorgehoben werden. Es ist eben ein Gebiet, auf dem die Niederlande des Nordens und des Südens ihre Wesensähnlichkeit offenbaren.

Die Schätzung der nordischen Kunst beschränkt sich nicht auf die Niederländer allein. Neben seinen italienischen Quellen Alberti und Gauricus nennt Pino ausdrücklich Dürers *Unterweisung* mit hohem Lob als Quelle, zum ersten Male in der italienischen Literatur, von der Stelle aus, die dem deutschen Meister die stärksten und entscheidendsten Anregungen gegeben hat. Dürers Buch selbst hat ja seinen zweifellosen und unverkennbaren Zusammenhang namentlich mit der oberitalienischen Kunsttheorie und bürgerte sich rasch in Italien ein.

Im Gegensatze zu Pinos mit anerkennenswerter Geschicklichkeit geschriebenem, munterem und witzigem Dialoge steht eine andere nur wenig später in Venedig gedruckte Schrift, ein schwerfälliges und ungeschicktes Machwerk. Es ist der Traktat *Della nobilissima pittura* (Ven. 1549), von Michelangelo Biondo. Der Verfasser ist ein gebürtiger Venezianer, der aber in Rom gelebt hat und dort 1570 verstorben ist; er gehört jener Kaste schriftstellernder Medikaster an, die seit jenen Tagen die Literatur unsicher machen. Er hat über alles Mögliche, über Medizin, Physiognomik, Astrologie geschrieben, auch einen Katalog der berühmtesten römischen Kurtisanen besorgt; charakteristisch für den Bettelliteraten ist übrigens die sentimentale Schlußklausel seines Werkchens, datiert *dalla casuppola del Biondo nel tempo della rinovazione dei suoi martirj*, aber auch der bombastische Titel und die Widmung an alle »Maler von Europa«. Im übrigen ist es ein recht elendes Machwerk, trotz Ilgs (der es ziemlich überflüssigerweise in unser geliebtes Deutsch übertragen hat) Verteidigung aus allen Ecken und Enden zusammengestohlen, obwohl der Autor seine Originalität (wie übrigens auch Pino) sehr großmäulig herausstreicht. Originell ist nur, daß er sich als begeisterten Verehrer des Meeres erklärt, an dem er geboren ist, und daß er sich als Belohnung für sein Werk einen guten Maler wünscht, der die See darstellte, ein echter Literatenwunsch, der auch im Venedig der alten Zeit niemals Erfüllung gefunden hat. Dagegen ist die Vision der Malerei mit dem Protest gegen ihre Einreihung als *ars mechanica* aus den uns schon bekannten Terzinen Lancilottis von 1509 übernommen; das Thema selbst schreibt sich ja aus dem Altertum her, aus Lukians Traum und der noch einflußreicheren Vision in Boethius vielgelesenem Trostbüchlein. Über römische Kunstzustände verlautet mehr als über die venezianische Heimat des Autors; er bringt einige historische Notizen über die Raffaelschüler, über Francesco Salviati, über Parmegianino und Pordenone, auch jenen Maler Bologna (Tommaso Vincidori), der in den Niederlanden eine Bekanntschaft Dürers wurde; wie es im übrigen mit Biondos Sachkenntnis bestellt ist, zeigt der Umstand, daß er Lionardos berühmtes Abendmahl für ein Werk des Mantegna ausgibt. Von Lionardo selbst weiß er fast gar nichts mehr. Auf ziemlich nichtsnutzige technische Rezepte folgt endlich der Teil des Buches, der noch der wertvollste sein könnte, wäre er nicht so wüst und wirr und verriete er nicht bei dem Manne, der sich doch für einen »Kenner« ausgibt, den gänzlichen Mangel an bildkünstlerischer Anschauung. Das ist die Beschreibung von zehn »Gemälden«, die als Malerprogramme gedacht sind, und auf die die Gemälde des Philostrat — schon seit Beginn des Jahrhunderts durch den Druck zugänglich gemacht — wohl nicht ohne Einfluß geblieben sind. Nur wenige Jahre später (1564) hat der gleich ausführlicher zu besprechende Doni seine »Pitture« herausgegeben, Erneuerungen der Themen, die in Petrarcas »Trionfi« behandelt worden waren. Unbegreiflich bleibt es, wie der deutsche Übersetzer Biondos aber auf den Gedanken geraten konnte, diese wüsten Phantasmagorien mit der allegorischen Kunst des alten Bellini zusammenzubringen. Vielmehr verrät sich in ihnen, wie es ja auf der Hand liegt, die Verwandtschaft mit dem Manierismus der Vasarizeit und seiner Freude an Hieroglyphen und sonstigem symbolischen Rätselkram. Die Gegenstände sind kurz folgende: 1. Das Chaos und die Erschaffung der Welt. 2. Das Universum, ein aberwitziger Brei neuplatonischer Allegorien. 3. Eine *mappa mundi*, mythologisch staffiert. 4. Hermes Trismegistos, der Großmeister aller Geheimlehre, mit einem Gefolge wüster Geschichten von Bacchus in Ägypten, Narziß, Thisbe, Kadmos u. s. w. 5. Die berühmtesten Ärzte der Antike. 6. Geschichten von Verrätern.

7. Allegorie der menschlichen Schicksale, das Schiff im Meeressturm, ein Thema, das in dieser Zeit, z. B. auf deutschen Plaketten, vorkommt. 8. Allegorie des Unrechtes auf Erden, ein Thema, das schon das Trecento in seiner Art behandelt hatte. 9. Berühmte Frauen unter dem Bilde venezianischer Schönheiten. 10. Synopsis der Evangelien. Es ist die tollgewordene Scholastik des Mittelalters.

Dergleichen Dinge stehen jedoch in dieser Zeit keineswegs vereinzelt da. Das bezeichnendste Beispiel bietet das famose »Theater« des Giulio Camillo (Delminio) aus dem (durch Nievos *Memorie d'un ottuagenario* berühmt gewordenen) friaulischen Städtchen Portogruaro (um 1480—1544). Es ist schwer zu sagen, ob der Mann ein Faselhans oder ein Schwindler war; wahrscheinlich war er, wie das gewöhnlich der Fall ist, beides zugleich. Er hat zu seiner Zeit aber großes Aufsehen gemacht, kam an den Hof Franz' I. nach Frankreich und soll dort an hölzernen Maschinen sein Wundertheater expliziert haben. Bekannt ist es uns aus seinem literarischen Programm *L'idea del teatro*, des posthum zuerst in einem hübschen, bei Vasaris Verleger Torrentino in Florenz 1550 gedruckten Büchlein erschienen ist. Von wüster kabbalistischer und mythologischer Gelehrsamkeit erfüllt, soll es das ganze Universum, nach den sieben Planeten geordnet, in einem architektonischen Aufbau darstellen, nach seinen eigenen Worten: »dovean essere per lochi et imagini disposti tutti quei luoghi, che posson bastare a tener collocati, et ministrar tutti gli humani concetti, tutte le cose, che sono in tutto il mondo, non pur quelle, che si appartengono alle scienze tutte et alle arti nobili et meccaniche«. Die allegorischen Schreinerarchitekturen des 16. und 17. Jahrhunderts kündigen sich hier an. Die Sache fand in dem zum Mysteriösen und Künstlichen geneigten, am Allegorischen und Hieroglyphenwesen reichlich Geschmack findenden Zeitalter eine uns fast unverständlich gewordene Bewunderung auch ernster Leute; und, was besonders lehrreich ist, die bildende Kunst bemächtigte sich ihrer. Wenigstens ist ein gleichzeitiger Bericht überliefert, daß ein mailändischer Edelmann, Pomponio Cotta, seine Villa mit einer Darstellung dieses Welttheaters ausschmücken ließ.

In Venedig ist endlich auch das zierliche Kunstbüchlein eines Toskaners erschienen, der neben seinem Landsmann und Gegner Pietro Aretino den echten Typus des italienischen Renaissancejournalisten repräsentiert, des Anton Francesco Doni aus Florenz. Dem geistlichen Stande entlaufen, hat er vielerlei versucht, in den Jahren 1546—1547 auch in seiner Heimatstadt eine Druckeroffizin gehalten; nach einem bunten Leben ist er in seinem Altershafen Monselice zur Ruhe eingegangen. Er hat Unzähliges geschrieben und noch mehr projektiert; auf den journalistenmäßigen Betrieb wirft sein eigenes Scherzwort ein munteres Licht, seine Bücher würden früher gelesen als geschrieben und früher gedruckt als verfaßt. Sein berühmtestes Werk sind die *Marmi*, Gespräche, die auf den Steinbänken des Florentiner Domplatzes spielen, voll Anmut und Laune. Wir sind ihm auf dem Gebiete der Kunstliteratur schon gelegentlich begegnet. Auch das Büchlein über den *Disegno* (Venedig 1549) ist, wie alles von Doni, witzig und geistreich, aber ohne rechten Zusammenhang — das *capriccioso*, das seine Zeit so liebt, ist bei ihm zur besonderen Manier ausgebildet — und ohne tiefere Kenntnis des Gegenstandes; gewidmet ist es einem großen Herrn, dem damaligen spanischen Botschafter bei der Serenissima, Don Juan Hurtado di Mendoza. Den Hauptteil der Erörterung nimmt der unvermeidliche *Paragone* ein, der in Dialogform abgehandelt wird; Protagonisten sind der uns schon bekannte Maler Pino und der toskanische Bildhauer Silvio (Cosini?); der letztere erscheint hier auch als Sammler von Medaillen, Bronzestatuetten, Kameen und Münzen. Die Gegenüberstellung des Venezianers und des Toskaners ist lehrreich und bezeichnend, und das Traktätchen nimmt sich zum Teile wie eine polemische Postille gegen das kurz vorher erschienene Büchlein des Pino selbst aus, das freilich nicht genannt wird. Schließlich wird in dem Streite (an dem später auch die Personifikationen der Natur und Kunst teilnehmen) ein dritter als Schiedsrichter angerufen; es ist eine markante Persönlichkeit jener Tage, die mit maßlosen Lobsprüchen bedacht wird, ebenfalls ein Toskaner, Baccio Bandinelli; er entscheidet die Sache zugunsten seines Landes- und Berufsgenossen Silvio und der Skulptur, was auch bemerkenswert ist. An kuriosen und witzigen Geschichtchen ist, wie sich bei diesem Schriftsteller von selbst versteht, kein Mangel; aber den von Michelangelo mitgeteilten boshaften Ausspruch über das Kunstliteratentum: seine Köchin (*fante*) träfe das ebenso gut, hat sich Doni gerade nicht zu Herzen genommen. Daß er praktisch nichts von bildender Kunst verstehe, bekennt er mit edler Offenheit in einem (im Anhang gedruckten) Brief an den Maler Paris Bordone; aber daß er — mit seiner *Libraria* der erste italienische Bibliograph — kühnlich behauptet, niemand habe vor ihm über Skulptur geschrieben, ist ein starkes Stück; er kennt also das in seiner Vaterstadt selbst eine Generation früher erschienene Buch des Gauricus nicht. Allerdings hat es, wie wir sahen, in seinem Unsprungslande selbst sehr wenig Herausgeber und Leser, desto mehr aber solche jenseits der Alpen gefunden. Von Bedeutung ist, daß die hohe Schätzung der technischen Qualitäten, namentlich der Niederländer, noch anhält; mehr als die Italiener, wird gesagt, hätten sie *il cervello nelle mani*; auch da ist übrigens ein Wort des Michelangelo plagiiert. Die Naturwahrheit ihrer Stoffbehandlung wird besonders hervorgehoben. Merkwürdig ist auch die Schilderung der personifizierten Skulptur, die im Dialog auftritt: eine ernste, würdig bekleidete Frau, in einsames Sinnen verloren unter ihrem Handwerksgerät, von allerlei künstlichen Instrumenten umgeben, sitzend. Es ist ein deutlicher Anklang an Dürers berühmten Stich der Melancholie, den später noch Domenico Feti (in einem Louvrebild) benützt hat. In der Tat erwähnt Doni auch in einem zum Schlusse beigedruckten Briefe an den Stecher Enea Vico, worin er seine Kupferstichsammlung beschreibt, das Blatt als in seinem Besitze befindlich. Nicht ohne Wichtigkeit sind auch die Äußerungen über die Elfenbeintechnik im vierten Dialog: die Schönheit des Materials, das dem lebendigen Fleische sehr nahekomme, wird gelobt. Man erinnert sich der Rolle, die dieser wesentlich nordländische Kunstzweig bis in späte Zeiten hinein, namentlich auch im venezianischen Gebiete, gespielt hat. Recht seltsam bei diesem Querkopf, der aus der Kutte geschlüpft ist, berührt uns ein ganz mittelalterlicher Dämonismus, der gelegentlich zu Worte kommt. Von Michelangelos Aurora sagt Silvio, sie habe nicht den Teufel im Leibe wie die antiken Idole.

Die Gestalt des greisen Michelangelo steht im Mittelpunkte aller Ausführungen; von Raffael ist niemals die Rede. Man sieht, wie der Boden für den Michelangelokult der zweiten Hälfte des Cinquecento bereitet war, der in Vasaris ein Jahr später erscheinendem Werke erster Hand den stärksten und einflußreichsten Ausdruck erhalten sollte. Die Aussprüche des Meisters werden als unfehlbare Axiome angezogen, und die Schlußentscheidung fällt mit einem Worte des großen Alten, das charakteristisch für diese letzte Phase der Hochrenaissance ist: die Malerei sei um so besser, je mehr sie sich dem *rilievo* nähere, die Skulptur um so schlechter, je mehr sie sich der Malerei untertan zeige. Das nahende Barock hat ja dann die Sache gerade umgekehrt. Auch für den Platonismus des Meisters und seiner Zeit ist der Aphorismus bezeichnend, Skulptur und Malerei verhielten sich wie die Wahrheit selbst zu ihrem Schatten.

Sehr merkwürdig sind die Anhänge zu Donis *Disegno*, Bruchstücke aus seiner ausgebreiteten Korrespondenz namentlich mit Künstlern seiner Zeit und Umgebung. Ein an Cipriano Morosini gerichtetes Schreiben enthält ein ausführliches Programm einer Art *Firenze illustrata* in sechs Büchern, also des frühesten Werkes dieser später in Italien so sehr gepflegten Gattung. Es sollte reich illustriert werden, Ansichten der Stadt und ihrer Umgebung bringen, die Bauten und Kunstwerke schildern, ihre berühmten Männer. Ein eigenes Buch sollte den Medaillen gewidmet sein — Doni hat ja selbst ein Werk dieser Art mit fiktiven Darstellungen, die Enea Vico stach, herausgegeben —, ein anderes einem besonderen Renaissancethema, den

Festzügen, Turnieren und sonstigen Schaustellungen, das letzte den Inschriften, namentlich auf Grabmälern. Leider ist davon nichts auf uns gekommen, obwohl der Brief als Begleitschreiben zu dem Werke, das er den Adressaten durchzusehen bittet, erscheint. Bei dem Projektenmacher Doni ist indessen die Sache vielleicht doch nicht wörtlich zu nehmen.

Weitere Briefe, Alb. Lollio gewidmet, sind merkwürdig, weil sie ganz auf den Ton eines modernen Reiseführers gestimmt sind. Doni gibt Ratschläge für den Besuch seiner Vaterstadt, vergißt nicht anzumerken, man möge gleich bei der Ankunft die bedeutendsten Aussichtspunkte über die Stadt und das Arnotal aufsuchen, zählt die besten Gasthäuser (Agnolo, Campana, Insegna del Campanile) auf und schließt eine kurze Übersicht der Sehenswürdigkeiten daran. Ein anderer Brief behandelt in ähnlich gedrängter Weise die Sehenswürdigkeiten hervorragender italienischer Städte, von Rom (wo der Torso des Belvedere, *il quale non è in molta consideratione de' goffi*, nachdrücklich hervorgehoben wird), von Neapel, von Pavia, von Venedig (wo die Altartafel Dürers in S. Bartolommeo besondere Erwähnung findet, aber auch einzelne Privatsammlungen namhaft gemacht werden), von Parma und Mantua.

Bemerkenswert ist auch der schon erwähnte Brief an den Stecher Enea Vico von Parma, der für Doni gearbeitet hat, weil dieser darin, wie schon erwähnt, seine eigene Stichsammlung schildert, die mit Blättern des Schongauer, »Dürers Lehrer« anhebt und die großen Blätter des letzteren, den Adam, den Hieronymus, Eustachius, die Melancholie, die Passion enthält, aber auch Stiche des Lukas von Leyden. Die älteren und zeitgenössischen Italiener, voran Marc Anton, dann Bandinelli, Enea Vico u. a., sind natürlich reichlich vertreten.

Ein Werkchen Donis, die *Pitture* von 1564, gehört nur uneigentlich zur Kunstliteratur; es sind die alten Trionfi Petrarcas, im neuen kapriziösen Concettostil entworfen und für die Auffassung der Zeit nicht ohne Wichtigkeit; der Titel ist wohl beeinflußt von dem Werke des alten Philostrat.

Pomponius Gauricus, De sculptura. Ed. princ. Fior. 1504. Weitere Ausgaben: Antwerpen 1528, Nürnberg 1542, Ursellis (Brüssel?) 1603, Antwerpen 1609, Straßburg 1622 (in einem Exzerpt in der Vitruvausgabe Amsterdam 1649), endlich Leiden 1701 (in Gronovs Thes. Graec. antiquitat. vol. IX). Neue Ausgabe mit vortrefflicher Einleitung und deutscher Übersetzung von H. Brockhaus, Leipzig 1886.

Eine Biographie des Pomponius Gauricus findet man in Giovios Museum (Elogium doctorum virorum LXXV).

Paolo Pino, Dialogo di pittura di Messer P. P. nuovamente dato in luce. In Venezia per Paulo Gherardo. 1548. Ein Privatdruck, als Geschenk für Crowe gedacht und besorgt von M. Jordan, Leipzig 1872, bringt das zierliche Büchlein in Faksimilereproduktion. Zum Technischen vgl. Berger, Beiträge IV, 17. Über Pinos erhaltene Werke vgl. Sansovino, Venezia descritta (S. Marco p. 49, in Martinionis Ausgabe von 1663; p. 126, ein S. Sebastian in S. Giuliano). Federici, Memorie Trevigiane II, 67 (marmorner Bildstock in Noale, bez. Paulus Pino inv.), Moschini, Guida di Padova 108 (bez. Madonna von 1565 in S. Francesco). (Hackert), Memorie di Pittori Messinesi, Messina 1821, p. 22.

Michelangelo Biondo, Della nobilissima pittura etc. Venedig 1549. Übersetzt (freilich nicht einwandfrei) mit Kommentar von Ilg in Eitelbergers »Quellenschriften«, Bd. V, Wien 1873. Zum Technischen vgl. Berger, Beiträge IV, 17. Über Biondo s. auch Tiraboschi, Storia della lett. ital., Venezianer Ausgabe von 1796, III, 2, 648.

Giulio Camillo, L'idea del teatro. Florenz 1550. Dann in einer ebenfalls sehr niedlichen Ausgabe: Tutto le opere di M. Giulio Camillo. Venedig, Giolito 1554. Über Camillo handelt sehr ausführlich Tiraboschi, Storia della lett. ital., Venezianer Ausgabe von 1796. VII, 4, 1451—1461; dort auch (p. 1460) die Stelle über die Villa des Cotta.

Ant. Francesco Doni, Disegno partito in più ragionamenti. Venedig, bei Giolito, 1549. Donis »Marmi« sind in erster Ausgabe Venedig, Marcolini 1552 u. ö. (Venedig 1609) erschienen. (Neuausgabe von Fanfani, mit ausführlicher Biographie des Autors von Salvatore Bongi und Katalog seiner Werke, Florenz, Barbèra 1863, in zwei Bänden). Doni, Le Pitture nelle quali si mostra di nuova invenzione Amore, Fortuna, Tempo, Castità, Morte ecc. sotto il titolo: Il Petrarca del Doni, Padua 1564. (Auch in der Ausgabe von Donis Zucca. Padua 1565.) Donis Medaglie, eine fingierte Kollektion von Denkmünzen auf berühmte Personen (Stiche von Enea Vico) sind Venedig 1550 erschienen. Ein kurzer Dialog über die Marmorplastik, der unter anderem auch eine öfter erzählte Anekdote von Michelangelos Steinmetzen enthält, auch gedruckt in der Piacevole raccolta di opuscoli sopra argomenti d'arti belle von Laurenti und Gasparoni, Rom 1844. I, 125. Über Doni handelt ausführlich Tiraboschi, Storia della lett. ital. VII, 3, 1001f. Über seine Beschreibung des Museo Gioviano und die Notizen über ein Werk der Bramante s. diese Materialien III, 48 und II, 59.

III.

Fortsetzung der vitruvianischen Studien.

Das große, für die ganze Renaissance vorbildliche Lehrbuch des Vitruv war nach der allgemeinen Annahme 1414 in Monte Cassino wieder entdeckt worden; doch war es das ganze Mittelalter hindurch wenigstens den Gelehrten der Klöster bekannt geblieben. Aus karolingischer Zeit wissen wir von den merkwürdigen Studien Einhards; und die erhaltenen Handschriften, auf denen heute unsere Kenntnis des Textes beruht, reichen in ihren ältesten Exemplaren fast noch an dessen Zeit heran. Eines seiner wichtigsten Kapitel, die Proportionslehre, ist in die große scholastische Enzyklopädie des Vinzenz von Beauvais wörtlich übernommen worden, und daß Cennini und Villani ihn, wenn auch vielleicht nur auf Umwegen, kennen gelernt haben, ist in früheren Kapiteln erwähnt worden. Dagegen beweist die Aufnahme der vitruvianischen Proportionslehre in das Malerbuch vom Berge Athos nichts, da die Stelle (ganz abgesehen von der jungen Entstehung des Ganzen) wohl zweifellos einer italienischen

Vorlage der Renaissance entstammt. Wie stark endlich Vitruvs Vorbild auf die Frührenaissance wirkte, haben wir schon bei Ghiberti und seinen naiven Plagiaten feststellen können.

Die »Editio princeps« des so sehr geschätzten Autors gehört natürlich zu den Inkunabeln der italienischen Offizinen (Rom um 1486, cf. Cicognara, Catalogo pag. 693; auf ihr beruht die Florentiner Folio von 1496). Der Beginn des 16. Jahrhunderts sah dann die jahrelang vorbereitete, mit Holzschnitten versehene Ausgabe des Fra Giocondo (Venedig 1511 und 1513); zugleich beginnt das schwierige Werk der Übertragung in die Landessprache nach den Ansätzen und Aneignungen des Quattrocento nunmehr Tat zu werden. Nicht zum Druck gediehen ist die höchst denkwürdige, in Raffaels Hause begonnene und durch Zeichnungen erläuterte Übersetzung des Marco Fabio Calvo aus Ravenna, die auf der Münchner Bibliothek liegt. Die erste wirklich zum Druck gekommene Übersetzung ist aber der schöne Foliant des Cesare Cesariano, der 1521 zu Como auf Kosten zweier Mäzene aus Como und Mailand mit Illustrationen und umfänglichem Kommentar das Licht der Welt erblickt hat und für den Kunsthistoriker besonders wichtig ist. Cesariano, um 1481 in Mailand geboren, nennt sich selbst einen Schüler Bramantes; er stand als Architekt im Dienste des Massimiliano Sforza und lebte später in Bologna, wo ihn Serlio um 1540 noch mit Ehren nennt. Sein Kommentar ist merkwürdig wegen der durchgängigen Aufmerksamkeit auf die heimischen Denkmäler; man sieht, welche Rolle ein Bau wie der Mailänder Dom trotz seiner »deutschen« Bauart noch immer in diesem Umkreis spielt. Cesariano bringt Grundriß und Durchschnitt mit den Zirkelkonstruktionen der alten Bauhütten als Erläuterung des vitruvianischen Textes, teilt auch Details der Pfeiler mit (fol. 14 r. und 15 v.). Diese besondere Aufmerksamkeit erklärt sich leicht dadurch, daß Cesariano jener Baumeister war, dem die Aufgabe der Vollendung des Innern zugefallen ist; seine Lehre der *Triangulatur* und *Quadratur*, die auch bei den spätgotischen Theoretikern wie Roriczer als festes System erscheint, ist in neuester Zeit, wenn auch nicht ohne starken Widerspruch, von Dehio als Grundsatz mittelalterlicher Architektur entwickelt worden. Auch sonst bringt Cesariano manches über Bauwerke seiner Heimat; die Notizen über einen von Bramante im Castel di Giove von Mailand konstruierten Kryptoportikus, über ein Fresko ebendaselbst, über S. Satiro, S. Ercolino, endlich über den Dom selbst sind ebenso wie die Nachrichten über die Gemälde des Pisanello im Kastell von Pavia, wie schon früher gelegentlich erwähnt wurde, von Marcanton Michiel (dem sogenannten *Anonimo Morelliano*) in sein Sammelwerk übernommen worden, zum Teil mit wörtlicher Benützung der Vorlage und mit Nennung der Quelle. Nicht ohne Wichtigkeit ist auch die Liste der besten zeitgenössischen Künstler die Casariano (auf fol. 48 v) gibt; als »den Alten gleich« erachtet er neben Michelangelo: Giovanni Cristoforo Romano, Cristoforo Gobbo, Agosti Busti, Tullio Lombardi, Bartolommeo Clementi von Reggio; von Malern: Boltraffio, Marco, d'Oggionno, Zenale, Bramantino und Luini.

Die Übersetzung Cesarianos, über deren pekuniären Mißerfolg Vasari einen anscheinend stark gefärbten Bericht (im Leben des Bramante IV, 149) bringt, hat schon als erstes allgemein zugängliches Unternehmen seiner Art starke Wirkung auf die Zeitgenossen und Nachfolger geübt. Die Übertragung des Vitruv, die Francesco Lucio aus Castel Durante in Venedig 1524 erscheinen ließ, ist in Wirklichkeit nichts weiter als ein etwas zurechtgestutzter Nachdruck; und nicht viel anders steht es mit dem unvollendeten Werke des Perugino-schülers G. B. Caporali, Venedig 1506. Erst zwanzig Jahre später erschien am gleichen Verlagsorte die berühmte Übersetzung des Patriarchen von Aquileja, Monsignor Daniele Barbaro (Venedig 1556), die alles frühere in den Schatten stellte.

Gegen Ende dieses Zeitraumes bemächtigte sich auch der Norden des alten Schriftstellers; freilich war Dürer in seinen einsamen Studien, als erster unter allen Künstlern des Nordens, längst diese Pfade gewandert. 1543 erschienen die Kommentare des Philander in der Knoblochschen Offizin zu Straßburg, ein Buch, das manches Merkwürdige, unter anderem den schon gelegentlich erwähnten »varronischen« Kanon enthält und das sogleich in Rom (1544) und Paris (1545) nachgedruckt wurde, auch 1550 in Straßburg, 1552 in Lyon in verbesserter Auflage erschien. Wenige Jahre vorher fällt die erste französische Übersetzung durch Jean Martin (Paris 1547) mit Holzschnitten nach den Ausgaben Fra Giocondos, Cesarianos, auch schon Serlios, zum Teile nach Zeichnungen Jean Goujons, der selbst eine kleine Abhandlung über die Baukunst beigesteuert hat.

Der Boden war also nach allen Richtungen hin wohl vorbereitet. Auf ihm konnte ein Buch wie das des Francesco Mario Grapaldi, *De partibus aedium libri duo*, entstehen, das in einer schönen Ausgabe schon 1494 bei Angelo Ugoletto in Parma herauskam, dann rasch neue Auflagen und verschiedene, auch deutsche und französische Nachdrucke erlebte. Die letzte Ausgabe, zu Dordrecht 1618 erschienen, bezeugt die langdauernde Beliebtheit des Buches, das einen gekrönten Hofpoeten Julius II. aus Parma († 1515), zum Verfasser hat. Diese Beliebtheit erklärt sich aus der Art von Gelehrsamkeit, die durch das Werk vermittelt wird. Der Kunstliteratur gehört es eigentlich gar nicht an; es ist ein Reallexikon aller Ausdrücke, die sich auf das Haus der Antike im weitesten Sinne beziehen, durchaus philologisch gedacht und gemacht. Aber die zahlreichen Ausgaben, die oben nach Comollis ausführlicher Bibliographie genannt wurden, zeigen, mit welchem Interesse man gerade dieses Thema aufnahm, und darin liegt ein nicht zu unterschätzendes Zeichen.

Der Baudilettantismus der vornehmen Kreise, der aus dem 15. in immer mehr sich steigerndem Maße in das 16. Jahrhundert hinübergeht und dem Jakob Burckhardt eine wie immer höchst anregende Schedensammlung gewidmet hat, ist eine charakteristisch italienische Erscheinung, die hier wenigstens mit ein paar Worten berührt werden muß. Erscheint doch schon bei dem berühmtesten aller spätgotischen Paläste Venedigs, der Cà d'oro (1421—1440), der Besitzer selbst, Marino Contarini, als sein eigener *proto* und Bauleiter, wie namentlich Paoletti di Osvaldo dargetan hat.

So ist es kein Wunder, wenn die vornehmsten und bekanntesten Schriftsteller des Cinquecento sich über Architektur als eine die Öffentlichkeit wie das Privatleben gleich nahe angehende Sache vernehmen lassen. Am merkwürdigsten ist hier wohl die Patriarchengestalt des Alvise Corner (Luigi Cornaro), 1565 fast hundertjährig gleich Tizian, der ihn gemalt hat, verstorben, der Verfasser der noch heute in Italien berühmten *Vita sobria* und der Erfinder der kaum weniger berühmten *Panada.* Einer der eifrigsten Baumäzene — die Gartenhallen seines Paduaner Tuskulums beim Santo, nach Plänen Falconettos 1524 erbaut, gehören zu den anmutigsten Schöpfungen der oberitalienischen Renaissance —, hat er selbst zur Feder gegriffen, um seiner Lieblingskunst zu huldigen. Bruchstücke eines Architekturtraktats von ihm sind in einem Sammelbande der Ambrosiana erhalten; die Urschrift ist bis heute nicht aufgefunden worden. Aus den wenigen Zitaten, die uns daraus zugänglich sind, leuchtet der praktische Verstand und die Unbefangenheit des Mannes hervor: er will das bequeme Haus des vornehmen Bürgers, wie es ja vor allem Venedig entwickelt hat, schildern, nicht den Fürstenpalast und die Utopie der Stadtanlagen, keine antikischen Themata, weder Thermen und Amphitheater, die längst außer Übung gekommen sind, auch nicht die Säulenordnungen, »von denen alle Bücher voll seien«. Sehr charakteristisch für den gesunden Sinn des trotz aller Modetheorien am Heimischen festhaltenden Venezianers ist die Äußerung, ein Bau könne Schönheit und Bequemlichkeit bieten, ohne antikisch, d. h. dorisch oder sonst etwas sein; als Beispiele gelten ihm S. Marco und der Santo von Padua. Dergleichen unbefangene Wertung ist damals schon eine Seltenheit.

Auch Gian Giorgio Trissino, der berühmte, aus Palladios Vaterstadt gebürtige Dichter der ersten »regelmäßigen« Dichtungen der Italiener, des Epos *L'Italia liberata dai Goti* (1547) und der Tragödie *Sofonisba*, hat sich seiner ganzen Sinnesart nach von der Architektur angezogen gefühlt; die naive Unbefangenheit des Cornaro werden wir gerade deshalb bei ihm nicht suchen dürfen, bei ihm, der das »gotische« Stigma des Mittelalters wesentlich mitbegründet hat. Von seinem Architekturtraktat ist freilich nur ein Bruchstück erhalten, das aber, wie nicht anders zu erwarten steht, die Tendenz nach der von der Antike abgezogenen Regel aufweist, die das ganze Zeitalter in immer mehr steigendem Maße beherrscht und für die gerade Trissino der repräsentative Mann ist.

Am Ende des von uns hier behandelten Zeitraumes werden diese Tendenzen in der mächtigsten und einflußreichsten Kundgebung, die die Bauliebhaberei dieser Zeiten zu verzeichnen hat, zusammengefaßt. Im Jahr 1542 trat in Rom ein Verein von hervorragenden Männern zusammen, um im Rahmen des längst entwickelten Akademiewesens eine gelehrte Gesellschaft zu begründen, mit dem Zwecke, die philologisch-archäologische Bearbeitung des Vitruv im weitesten Umfange zu fördern. Ihr gehörten Männer wie Kardinal Cervini (der spätere Papst Marcellus II.), Kardinal Bernardino Maffei, ferner der Vitruvkommentator Philander und der junge Baumeister Vignola an, der sich im Dienste dieser Gesellschaft die ersten Sporen verdiente. Der eigentliche Begründer dieser *Academia della Virtù* war jedoch der zu seiner Zeit sehr berühmte Gelehrte Claudio Tolommei aus Siena, der das höchst umfängliche und in mancher Hinsicht sehr modern berührende Programm in einem Briefe an den Conte Agostino de' Landi vom 14. November 1542 entwickelt. Eine mit philologischer Sorgfalt hergestellte und einen Apparat aller Lesarten des stark verderbten Textes bietende Ausgabe des alten Schriftstellers sollte den Ausgangspunkt bilden, zusammen mit einem ausführlichen illustrierten Sachkommentar. Daran sollte sich ein *Lexicon Vitruvianum* schließen, mit besonderer Aufmerksamkeit auf die schwierigen, namentlich griechischen Fachausdrücke. Da die vorhandenen drei Übersetzungen (es können nur Cesariano, Lucio und Caporali gemeint sein) nicht genügten, wurde eine neue in Aussicht genommen, ferner ein Verzeichnis der Fachausdrücke in toskanischem Idiom, begleitet von einem Reallexikon; dann ein Werk, das die Regeln Vitruvs mit den noch vorhandenen antiken Resten vergleichen sollte, eine ausführliche Beschreibung der Altertümer Roms, in erster Linie mit historischem und technischem Kommentar. Endlich große Corpuswerke der antiken Statuen, Reliefs, Gefäße, Werkzeuge, der Inschriften, der Gemäldereste, der Medaillen u. s. w.

Dieses Programm, das letzten Endes auf einen gewaltigen Thesaurus der Altertümer hinausläuft, ist in dieser Form nicht einmal teilweise Wirklichkeit geworden, wohl aber hat es das 16. und 17. Jahrhundert in seinen Künstler- und Literatenschriften einerseits, von den großen Architekturtraktaten bis zu Baldinuccis *Vocabolario dell' Arte del Disegno* hinab, in den Folianten antiquarischen Sammlerfleißes anderseits, nach und nach erfüllt.

Die Arbeiten der zünftigen Architekten hatten indessen keineswegs aufgehört. Von einem namenlosen venezianischen Architekturtraktat der ersten Hälfte des Cinquecento war schon früher die Rede (Buch III); soweit sich aus den von Henszlmann gegebenen Auszügen schließen läßt, handelt es sich freilich eher um eine Literatenkompilation. Wenigstens gehört das Hauptthema, um das es sich anscheinend dreht, das Verhältnis des menschlichen Körpers zum architektonischen Grund- und Aufriß, jener platonisierenden Beschäftigung mit den Zahlenverhältnissen, namentlich auch in der Musik, an, die für das Cinquecento so bezeichnend ist. Hier wirken freilich spekulative Ideen des scholastischen Mittelalters, die bekannte Auffassung des Kirchengebäudes als Abbildung des Leibes Christi nach; eine Schrift wie die des Sohnes des großen Jacopo, Francesco Sansovino (*L'edificio del Corpo humano, nel quale brevemente si descrivono le qualità del corpo dell'uomo e le potentie dell'anima*, Venedig 1550), sagt schon in ihrem Titel, wie die Renaissance die Sache wendet. Zugleich spielt hier aber (wie übrigens schon in den Visionen der heiligen Hildegard) die vitruvianische Proportionslehre herein. Daß dergleichen seine Bedeutung für das Leben der Renaissance hat, lehrt nicht nur der oben erwähnte Architekturtraktat, sondern vor allem das merkwürdige, schon von Temanza besprochene programmatische Gutachten, das Fra Francesco Giorgi im Jahre 1533 über den berühmten Bau des eben genannten Jacopo Sansovino, S. Francesco della Vigna in Venedig, abgegeben hat. Die wundersame Mischung des Platonismus der Hochrenaissance mit alten kirchlichen Vorstellungen tritt hier besonders drastisch hervor.

Von den Architekten der ersten Hälfte des Cinquecento sind uns nun freilich theoretische Werke nicht mehr erhalten oder bis jetzt nicht zugänglich. Von Bramantes Schriften, die Doni anführt, war früher schon die Rede (Buch II). Bautechnische Traktate des Sienesen Marco da Pino und seines Landsmannes, des berühmten Baldassare Peruzzi, werden von Baglione und Lomazzo erwähnt; erhalten haben sie sich nicht. Was den letzteren anlangt, so behauptet Lomazzo, dessen Glaubwürdigkeit freilich nicht immer die Probe aushält, daß Serlio sein Werk plagiiert habe; tatsächlich sagt dieser an verschiedenen Orten, daß er Zeichnungen seines Lehrmeisters für sein Werk benützt habe, und daher mag das böswillige Gerede seinen Ursprung haben.

Von Sebastiano Serlio, der die Reihe der großen Theoretiker der Architektur im Cinquecento eröffnet, wäre nun hier der Ort zu reden, zumal da seine ersten sechs Bücher von der Baukunst noch in der Zeit vor Vasari (Venedig 1537, 1540, 1547, Lyon 1550) erschienen sind. Wir ziehen es aber vor, in diesem Falle den Faden chronologischer Darstellung aus der Hand zu lassen und die Architekturtheoretiker an späterer Stelle im Zusammenhange zu behandeln.

An den Schluß dieses Zeitabschnittes gehört endlich noch ein Werkchen rein technischer Natur, das innerhalb der sonstigen, immer mehr schriftstellerische Prätensionen zeigenden Kunstliteratur ziemlich vereinsamt steht. Es ist einem Zweige des Kunstgewerbes gewidmet, der für Italien nationale Bedeutung hat, der Keramik, die schon im Mittelalter die Aufmerksamkeit auf sich zog und jenen merkwürdigen Bericht des toskanischen Chronisten Ristoro d'Arezzo zeitigte, von dem schon ebenso die Rede war wie von den Nachahmungsversuchen, die Vasari seinem Großvater Giorgio zuschreibt (vgl. Buch I).

Die Schrift, um die es sich hier handelt, sind die drei Bücher von der Kunst des Töpfers vom Cavaliere Cipriano Piccolpasso aus Castel Durante (später Urbania genannt); das Titelblatt des mit merkwürdigen Zeichnungen versehenen Manuskriptes, das erst 1857 in Druck gelegt wurde, trägt die Jahreszahl 1548. Es behandelt die Technik der Majolika eingehend bis in alle Einzelheiten hinab, jenes Kunstzweiges, der in den Marken, voran in Urbino, in dieser Zeit zu so hoher Blüte gelangte und durch seine Beziehungen zu der zeitgenössischen Malerei aufschlußreich ist. Der Vortrag ist durchaus sachlich und nüchtern, nur hie und da mit einigem gelehrten Aufputz versehen. Die lange blühende Industrie hat zu Ende des 18. Jahrhunderts in G. B. Passeri aus Pesaro noch ihren Geschichtschreiber gefunden (*Istoria delle pitture in majolica fatte in Pesaro e ne'luoghi circonvicini*, 1. Aufl., Venedig 1758); die bedeutendsten Äußerungen auf diesem Gebiete sind aber erst ein paar Jahrzehnte später und im Norden erfolgt, durch einen Mann, der dem Autor dieses ersten italienischen Traktates ebenso an Geist und Charakter überlegen war, als er in der Geschichte der Technik selbstschaffend eine unvergleichlich bedeutendere Rolle spielt, durch den großen französischen Keramiker Palissy.

Über die Vitruvstudien: Tiraboschi, Storia della lett, ital. VII, p. 2, 489 ff., der besonders auf Poleni, Exercitationes Vitruvianae, Padua 1739, fußt, sowie die einschlägigen Kapitel in Burghardts »Geschichte der Renaissance«. Der Aufsatz von Burger, Vitruv und die Renaissance (Rep. f. Kunstw. 1909) enthält ziemlich überflüssiges Gerede. Über die Vitruvausgaben Cicognara, Catalogo ragionato I, p. 127 ff. Ganz vortrefflich, obwohl von ganz anderen Gesichtspunkten ausgehend, ist die Zusammenstellung bei Roettinger, Die Holzschnitte ... zum Vitruvius Teutsch des W. Rivius, Straßburg 1914 (»Studien zur deutschen Kunstgeschichte« 167). Vgl. jetzt auch die Bibliographie bei Ebhardt. Die zehn Bücher des Vitruv und ihre Herausgeber seit 1484. Berlin 1918. Cesarianos Kommentar ist Como 1521, in fol. fig. erschienen; vgl. Cantù im Archivio stor. Lombardo II, 435; III, 120. Olschki Gesch. d neusprachl. Wiss., Lit. II, 203 f. (mit weiterer Lit.) Dehio Untersuchungen über das gleichseitige Dreieck als Norm gotischer Bauproportionen, Stuttgart 1894. Dagegen besonders Reimers im Rep. f. Kw. XVII (1894). Zur ganzen Frage die Übersicht bei Kraus, Geschichte der christlichen Kunst II, 172, ferner J. Baum, Baukunst und dekorative Plastik der Frührenaissance, Stuttgart 1920, S. XV.

Grapaldus, De partibus aedium etc., l. II, Parma 1494, Brescia 1501, 1506, 1508, 1516, bei Francesco Ugoletto Turin 1516, Paris 1517, Venedig 1517, Basel 1533 und 1541, Lyon 1535, Dordrecht 1618. Vgl. Comolli, Bibliographia stor. critica dell'architettura I, 81 ff. und Tiraboschi a. a. O. VII, 849. Aus Alvise Corners (Luigi Cornaro) Trattato dell'architettura in der Mailänder Ambrosiana gibt Oettinger Zitate im Rep. f. Kw. XIV, 22. Trissinos Fragment eines Architekturtraktates wurde Vicenza 1878 publiziert; vgl. Morsolin, G. G. Trissino, Florenz 1894. Der große *Trattato d'agricoltura* des Gianvittorio Soderini (nach dem ersten, ziemlich schlechten Drucke Florenz 1811 neu herausgegeben von Bacchi della Lega in der »Collezione di opere inedite o rare dei primi secoli della lingua« vol. 47, Bologna 1902) enthält eine merkwürdige Abhandlung über Villenbau. Aus früherer Zeit datiert des Neapolitaners Jovianus Pontanus, De magnificentia (in seinen *Opera*, Basel 1538), vgl. Burckhardt, Kultur der Renaissance, 3. Aufl., p. 13. Der Brief des Claudio Tolommei mit dem Programm der virtruvianischen Akademie ist bequem zugänglich in Bottari-Ticozzis Raccolta di lettere II, 1 ff. Über den Sammelband beim Grafen Zichy (jetzt in der Stadtbibliothek zu Budapest) Henszlmann in Zahns Jahrbüchern f. Kunstw. 1869, 128. Das Programm des Frati Giorgi von 1533 ist abgedruckt in Moschinis *Guida della città di Venezia*, Venedig 1815, I, 1, 56f. Über sein seltenes Buch *De Harmonia mundi totius*, Venedig 1525 vgl. Panofsky, Monatsh. Kunstwiss. 1921, 209. Anm. 2. Über die verlorenen Traktate des Marco da Pino und des Bald. Peruzzi: Lomazzo, Idea del Tempio, c. 4. und Della Valle, Lettere Sanesi II, 120.

Piccolpassi, *I tre libri dell'arte del vasajo* (1548), 1. Ausg., Rom 1857. Neuausgabe von G. Vanzolini, Pesaro 1879 (wo auch die Zeichnungen wiedergegeben sind). Eine Übersetzung in altertümlichem Französisch gab Cl. Popelin heraus (*Les troys libvres de l'art du potier . . ., translatés de l'Italien en langue francoyse par maitre Claudius Popelyn*, Paris 1861).

IV.

Erste Fernwirkung der italienischen Theorie auf das Ausland.

1. Viator.

Die großen Ergebnisse des Nachdenkens über die optischen Probleme, die »objektive« Richtigkeit in der bildenden Kunst, wie sie Italien bis zum Schlusse seines Quattrocento gezeitigt hatte, waren für das ganze außeritalische Europa, voran den Norden, bis zu dieser Zeit nicht vorhanden, weder was Anatomie und Proportionslehre, noch was Perspektive anbelangt. Kunst und Wissenschaft, in Italien längst zu einem merkwürdigen und für die ganze weitere Entwicklung bis auf unsere Zeit herab schicksalsvollen und entscheidenden Bunde sich die Hand reichend, gingen hier noch ihre getrennten Wege und hatten einander nichts zu sagen, Kunst war schlechthin zünftiges Handwerk, wollte und konnte nichts anderes sein, während die italienischen Maler längst ihr Können in Wissen verwandelt hatten, von diesem neue Richtlinien empfingen und als Literaten ihrer anders gearteten geistigen Organisation kräftigst Ausdruck gaben. Alles das lag den Leuten jenseits der Berge ebenso fern wie die Einstellung des Blickes auf den historischen Verlauf ihrer Fertigkeiten und dessen gedankenmäßige Konstruktion.

Was die Antike und ihre Fortsetzer im abendländischen und arabischen Mittelalter auf dem Gebiete der Lehre vom Sehen zustande gebracht hatten, die Optik und die rein mathematische Disziplin, die man *perspectiva communis* nannte, das war den Gelehrten dieser Gebiete natürlich ebenso gut und ebenso lange geläufig als ihren italienischen Fachkollegen. Die mittelalterlichen Perspektivtraktate des Vitellio, des gelehrten Erzbischofs von Canterbury Johann Peckham, gehören dem Norden an; wie sie von den Italienern bis auf Leonardo herab fleißig benutzt werden, so sind sie noch im 16. Jahrhundert in deutschen Drucken aufgelegt worden. Alles das aber war rein mathematische Wissenschaft, die Anwendung auf die bildliche Darstellung, das, was man später *perspectiva artificialis* nannte, fand hier keine Stelle, und vollends für die Maler waren diese schwergelehrten Folianten Bücher mit sieben Siegeln.

Untersuchungen der jüngsten Zeit, wie sie besonders Kern und Doehlemann angestellt haben, zeigen deutlich, wie z. B. die Altniederländer noch allen theoretischen Wissens und Überlegens bar waren; ihre Raumbilder waren ähnlich wie die der antiken Maler, Perspektiven ohne Bildfläche — das, was Burmester Aspektive nennt —, Einschreibungen der aus naiver Naturbeobachtung gewonnenen Eindrücke und Erfahrungen auf rein empirischem Wege, häufig mit Annahme verschiedener Fluchtpunkte in derselben Bildebene, ein nur annäherndes Verfahren, das rein praktisch immer mehr vervollkommnet wurde, aber jeder theoretischen Grundlage entbehrte. Erst bei Dirk Bouts glaubt man Bekanntschaft mit einer solchen annehmen zu können.

Mit dem neuen Jahrhundert beginnen aber wie die Darstellungsprobleme der Bildkunst des Südens, so auch die theoretischen Grundsätze auf die ganz anders gestaltete Welt jenseits der Alpen zu wirken.

Das erste höchst merkwürdige Denkmal dieses Herüberwirkens liegt in einer Schrift vor, deren historischen Gehalt wir bereits in dem vorhergehenden Buche gestreift haben. Es ist dies das merkwürdige Buch des Jean Pélerin le Viateur (Peregrinus Viator), das schon in seinem Titel: *De artificiali perspectiva* seine Absichten klar zur Schau trägt, zuerst 1505 in Toul gedruckt, dann noch bei Lebzeiten des Autors in zwei neuen, zum Teile vermehrten Ausgaben 1505 und 1521 erschienen; selbst im 17. Jahrhundert wurde es seiner Seltenheit wegen noch einmal nachgedruckt. Besonders merkwürdig ist die deutsche Übersetzung, die nach der zweiten Auflage noch im Jahre 1509 von Jörg Glockendon in Nürnberg gedruckt wurde. Der Verfasser war ein gelehrter Domherr in Toul, wo er 1524 gestorben ist; seine Jugend hat er in Diensten des berühmten Geschichtschreibers Philipp von Commines zugebracht. Er ist also kein Künstler gewesen; zugedacht hat er aber in einer merkwürdigen gereimten Widmung sein Buch den Künstlern Frankreichs, Deutschlands und Italiens. In diese Widmung ist in bunter Reihe eine kurze Nomenklatur der Meister eingefügt, die er für die größten seiner Zeit hält, eine Ergänzung zu Lemaires Katalog in der Couronne Margaritique (vgl. Buch III) und für Auffassung und Kenntnisse des Nordens ebenso charakteristisch und wichtig. Genannt sind von Italienern Andrea Mantegna, Leonardo, Raffael (Urbain), Michelangelo (l'Ange Micael), wohl auch Perugino (le Pélusin), zweifelhaft ist Jean Jolys, den man in Giovanni Bellini übersetzen wollte, Benard (schwerlich Bernardo Zenale) und Berthelémi, mit dem kaum Fra Bartolommeo gemeint sein wird. Paul und Martin aus Pavia sind unbestimmbar. Von Deutschen und Niederländern, die hier so wenig als in Italien geschieden werden, figurieren in der Liste: Lukas von Leyden (Luc), gleich daneben Lukas Kranach (Lucas?), Dürer (Albert), Baldung (Hans Grün), vielleicht Hugo van der Goes und Schäufelein (Geffelin?), Hans Fris, möglicherweise der Freiburger Maler dieses Namens († um 1520 in Bern). Von Franzosen ist deutlich Foucquet genannt, die übrigen sind wenig bekannt oder ganz unbestimmbar; mehr oder weniger scharfsinnige Hypothesen anzuführen, lohnt kaum der Mühe.

Dieser sehr summarische und im einzelnen undeutliche Katalog verrät schon durch seine Zusammensetzung eine wenn auch oberflächliche Bekanntschaft mit der Kunst jenseits der Alpen und steht auf einem andern Niveau als das im selben Jahre 1505 geschriebene Traktätlein des Johannes Butzbach (s. o. Buch III).

Pélerins große, im ganzen noch wenig gewürdigte Bedeutung liegt jedoch im technischen Teile seines Buches. Wie schon gesagt, ist es ja der erste Versuch, die Errungenschaften der Künstler jenseits der Alpen dem Norden zugänglich zu machen, Jahre bevor das viel größeren Ruf erwerbende Buch Dürers von der Messung erschienen ist. Daß dieser selbst bei seinem eifrigen Suchen das Buch nicht gekannt haben sollte, wie Panofsky (s. u.) annimmt, ist kaum glaublich, um so mehr, als die deutsche Ausgabe Glockendons unter seinen Augen in Nürnberg selbst erschienen ist und Pélerins Werk in Deutschland sehr bald genutzt wurde, wie der ganz auf ihm beruhende Abschnitt in Reichs *Margarita philosophica* von 1512 zeigt. Wölfflins schon an sich nicht überzeugende Hypothese, Dürer habe für seine Marter der Zehntausend in Wien ein perspektivisches Schema aus Pélerin (fol. C. 8) benützt, erledigt sich durch die von Panofsky hervorgehobene Tatsache, daß das Bild aus dem Jahre 1508 stammt, die betreffende Tafel aber erst in der Ausgabe von 1509 vorkommt. Wenn also überhaupt, so wäre hier eher eine Herübernahme Pélerins zu vermuten, die in einem andern Falle wirklich vorhanden ist. In derselben Ausgabe von 1509 ist nämlich die Architektur von Dürers Holzschnitt der Tempeldarstellung im Marienleben (B. 88) benützt, was ja bei der bekannten Rolle der graphischen Blätter als Vorlagen wenig Befremdliches hat. Auch hier ist also Wölfflins Annahme umzukehren, denn das Datum 1511 der Buchausgabe ist nicht auf die viel später hergestellten Blätter zu beziehen, und es handelt sich nicht um eine mißverständliche Übersetzung Dürers, wie Wölfflin meinte, sondern Pélerin hat seine Vorlage perspektivisch richtiggestellt.

Hier liegt tatsächlich ein entscheidender Punkt. Denn Pélerins Traktat ist nicht nur das älteste Druckwerk über Perspektive, das überhaupt, auch wenn man Italien einbezieht, erschienen ist (der Traktat des Piero della Francesca war nur handschriftlich verbreitet), es ist eine höchst merkwürdige, bis heute nicht geklärte Tatsache, daß es zugleich das erste Werk ist, welches das so außerordentlich wichtige und fruchtbare Distanzpunktverfahren aufstellt. Die italienischen Theoretiker, Alberti und der strenge Piero, kennen es ebensowenig wie Leonardo oder Dürer; es wird in Italien erst von Vignola in seinem Perspektivbuche von 1563 gelehrt. Wir stehen vor einem ungelösten Rätsel, denn der obskure Touler Domherr ist kaum als Entdecker auzusehen, obwohl er einstweilen dafür gelten muß. Nicht einmal eine Vermutung ist uns nach dem bisherigen Stande der Dinge erlaubt, ob von ihm eine Brücke zu der fast vollständig verschütteten Theorie der Altmailänder führt, die für den Norden, soweit die unsicheren Spuren erkennen lassen, sehr wichtig war.

Eine zweite sehr merkwürdige Neuerung, die ebenfalls z. B. für Dürer unfruchtbar geblieben ist, betrifft die von Pélerin gelehrte und praktisch vorgeführte Darstellung von Architekturen in Schrägansichten über Eck, der »malerischen« Ansicht, auf die er in seiner Vorrede besonderes Gewicht legt.

Der Text des Werkes, das einen schmächtigen Kleinfolianten ausmacht, ist ziemlich knapp. Es ist bemerkenswert, daß er in den allgemeinen Vorbemerkungen zweisprachig, lateinisch und französisch, gehalten ist; die Verwendung der Landessprache war wie bei Dürer durch die Rücksicht auf die ungelehrten Künstlerkreise gegeben. Die Darstellung ist plan und populär, äußerst gedrängt, von Holzschnitten in strengem Linienstil begleitet. Daran schließt sich ein Anhang von Bildertafeln (18 Folios in der zweiten Ausgabe), in derselben Manier gehalten und in trefflichster Ausführung, Musterbeispiele perspektivischer Konstruktionen in großer Mannigfaltigkeit bringend und von naiven französischen Reimpaaren erläutert; ein vollständiges Verzeichnis hat Montaiglon gegeben. Die Darstellungen sind höchst merkwürdig und durchaus in Stil, Empfinden, Gegenstand französisch, auch dort, wo sie in einzelnen wenigen Fällen antikische Formen aufnehmen. Es sind Landschaften, Innenräume mit und ohne menschliche Staffage, Architekturbilder mannigfachster Art. Sehr eigentümlich ist das nationale und persönliche Moment in ihnen; sie geben, wie das die Unterschrift selbst immer wieder hervorhebt, zu einem großen Teile wirklich Örtlichkeiten und Bauten des damaligen Frankreich wieder und verdienen auch von da aus höchstes Interesse. Die *Chambre dorée* des Parlaments von Paris, der große (im 17. Jahrhundert abgebrannte) Saal des Justizpalastes, die berühmte Brücke von Brioude (eine Reiseerinnerung des »Reisenden«), die Brücke St. Esprit von Neuilly in ihrer alten Gestalt, der Durchschnitt von Notre Dame in Paris, gotische Kirchenansichten aus Angers, vielleicht auch die Pariser Sainte Chapelle sind hier vertreten. Das Merkwürdigste sind die Darstellungen aus Viators eigenem Hause: ein Hof mit einem sorgfältig in einem Gewächshause gehegten Maulbeerbaume, damals noch eine Seltenheit im Norden, eine zweite Ansicht des Hofes, in dem sein mit allem Detail (in Hilfsansichten) sorgsam abkonterfeiter Reisewagen (*Carreta Pellegrina*, die Anspielung auf den eigenen Namen Viator ist deutlich) sich befindet, endlich ein echt französischer, wohlbestellter Weinkeller mit seinen Fässern. Mit diesem freundlichen Eindrucke scheiden wir von dem Werke des wackeren alten Kanonikus von Toul, das von der Kunsthistorie noch keineswegs genügend beachtet erscheint.

Kurze Erwähnung verdient noch ein Werk des Pariser Buchhändlers Geoffroy Tory aus Bourges, der *Champ Fleury* (in drei Büchern) von 1529, weil er ein bezeichnendes Renaissancethema nach dem Norden verpflanzt, nicht als erster freilich, den Dürer ist hier schon vorangegangen. Es behandelt die Konstruktion der neuen Renaissanceschrift, der *Antiqua*, und zwar aus den Proportionsspekulationen der Zeit heraus, und noch in stark scholastischer Weise an allerhand *Moralités*, tieferen Sinn und Bedeutung aus Mythologie u. s. w. her (die neun Musen!) anknüpfend. Ohne die vorausliegende italienische Theorie, vor allem Luca Paciolis *Divina Proportione*, ist das Ganze undenkbar; Paciolis Illustrationen, die hier schon auf Lionardo zurückgeführt werden, sind auch zum Teile übernommen und seine Ausführungen einer sehr merkwürdigen Kritik unterzogen. Das gleiche geschieht Dürern gegenüber, von dessen Werken Tory übrigens mit gebührendem Respekte spricht. Das auch durch seine trefflichen Holzschnitte wichtige Buch ist eine bedeutsame Urkunde nordländischer Geistesentwicklung aus der Zeit, in der Frankreich in das Lager der Renaissance überging.

Gegen Ende des Zeitraumes, der uns hier beschäftigt, setzt auch in Frankreich das Studium Vitruvs ein. Zunächst behilft man sich mit einer Übersetzung des noch zu erwähnenden Spaniers Sagredo (1539 u. ö.), 1545 folgen die auch für den Kunsthistoriker manches Wichtige enthaltenden und vielbenutzten *Annotationes* des Gulielmus Philander; 1547 kommt endlich der erste französische Vitruv des Jean Martin, mit Schnitten von Goujon, heraus.

Was die Literatur der Perspektivkunde anlangt, so ist die im einzelnen überholte und dürftige Darstellung von Poudra, Histoire de la Perspective ancienne et moderne, Paris 1864, bis heute nicht ersetzt. Ganz gut orientiert die geschichtliche Einleitung in dem bekannten Handbuche der Linearperspektive für bildende Künstler des trefflichen G. Niemann, Stuttgart o. J. Burmesters Vortrag, Die geschichtliche Entwicklung der Perspektive in Beziehung zur Geometrie, Beilage zur »Münchener Allgem. Zeitung« 1906, 6, wurde schon erwähnt. Über die Perspektive der Nordländer besonders Doehlemann, Die Entwicklung der Perspektive in der altniederländischen Kunst, Repertorium für Kunstwissenschaft XXXIV (1911), wo auch die weitere Literatur zu finden ist, und Kern, Perspektive und Bildarchitektur bei J. v. Eyck, ebenda XXXV.

Jean Pélerin le Viateur, *De artificiali perspectiva*, 1. Aufl., Toul 1505; vermehrte Aufl., ebenda 1505, 3. (dgl.) ebenda 1521. Deutsches Plagiat von Glockendon, Nürnberg 1509. (Ein Exemplar der letzteren, äußerst seltenen Ausgabe befand sich in der Hauslabschen Sammlung in Wien, jetzt in der Bibliothek des regierenden Fürsten von Liechtenstein auf Feldsberg.) Auch in den Anhang der *Margarita philosophica* des Gregor Reisch, Straßburg 1512, ist Viator übernommen worden. Neudruck des 17. Jahrhunderts von Mathurin Jousse, La Flèche 1635. Eine moderne Faksimileausgabe des Druckes von 1509, mit Vorrede von H. Destailleur ist Paris 1860 in der Librairie Tross (Verfahren von Pilinski) erschienen. Über Pélerin liegt die fleißige Studie von Montaiglon, Notice historique et bibliographique sur J. Pélerin, Paris 1861, vor. Dazu Fillon, Lettres écrites de la Vendée à M. de Montaiglon, Paris 1861. Ferner Pinchart in seinem Kommentar zu der französischen Ausgabe von Crowe und Cavalcaselle, Les anciens peintres flamands, Brüssel 1863, II, CCCXXVI ff. Der (hier wiedergegebene) Künstlerkatalog wurde zuerst von Cicognara in der ausführlichen Notiz seines »Catalogo ragionato« I, n. 868, Pisa 1921, abgedruckt. Über das Verhältnis zu Dürer Wölfflin in seinem Buche »Die Kunst Albrecht Dürers«, München 1905, S. 76 und 145. Dagegen Panofsky, Dürers Kunsttheorie, Berlin 1915, S. 13, 24, 25, 35, 36. Zu Hans Fries und Pélerin vgl. Leitschuh, Monatsh. f. Kunstw. 1913. — Geoffroy Tory, Champ-Fleury, auquel est contenu l'art et science de lá deue et vraye Proportion des Lettres attiques, qu'on dit autrement Lettres antiques et vulgairement Lettres Roumaines proportionnées selon le Corps et Visage humain, Paris 1529 und 1549.

2. Dürer.

Es ist nunmehr an der Zeit, wenigstens in großen Umrissen des Wirkens jenes größten deutschen Künstlers zu gedenken, der zuerst im Norden, in fast völliger Einsamkeit, jene Probleme in seinem rastlosen Geiste durchdachte und seinen Kunst- und Landesgenossen zugänglich machen wollte, die seit einem Jahrhundert die italienische Kunstwelt beschäftigt hatten, Albrecht Dürers. Ohne die Voraussetzungen italienischer Spekulation ist sein Wirken, so originell es sich darstellt, undenkbar, und es ist bezeichnend, daß es gerade in Italien am meisten Würdigung und Verständnis gefunden hat, freilich auch manch kleinliche Gegnerschaft. Panofsky hat vor kurzem das Verhältnis des großen Deutschen zu der italienischen Kunsttheorie zum Gegenstande eines ausgezeichnet fundierten, ernsten und sachlichen Buches gemacht, das ein Muster in seiner Art ist; sind gleichwohl die Ergebnisse nicht so aufklärend ausgefallen, wie man hoffen durfte, so liegt das viel mehr in dem zum Teile lückenhaften und der Forschung sich verbergenden Material als an der Methode des Autors. Wir beschränken uns also im folgenden darauf, die Stellung Dürers im allgemeinen und großen zu umschreiben.

Einzig wie das ganze Wesen des Mannes überhaupt ist sein theoretisches Mühen; er steht in seinem Lande, ja (von dem einzigen Viator abgesehen) im ganzen außeritalischen Gebiete, ohne Vorgänger und, man kann wohl sagen bis auf Raphael Mengs herab, auch ohne Nachfolger da. Sein Schaffen und Denken auf diesem Gebiete ist nicht weniger original und originell als das seines großen Zeitgenossen Leonardo, nur freilich dem so gänzlich verschiedenen Erdreiche, dem er entwachsen, entsprechend, viel weniger kultiviert und durchgebildet. Diesen großen Nebenmann nennt er gleichwohl nirgends, so mannigfache, auch heute noch nicht vollständig geklärte Einflüsse er von ihm und wohl überhaupt vom Altmailänder Kreise erfahren hat. Auch Dürer ist universal im Sinne der welschen Hochrenaissance, er hat sich nicht nur an der Betrachtung der Grundlagen seines eigentlichen Handwerks genügen lassen. Nur zwei seiner Schriften sind noch zu seinen Lebzeiten erschienen: die Unterweisung in der Messung 1525 und die Festungsbaukunst 1527; die Proportionslehre ist erst nach seinem Tode 1528 gedruckt worden, der große theoretische Traktat endlich, die *Speis der Malerknaben*, ist Bruchstück geblieben und erst in modernen Ausgaben zugänglich geworden. Ein in London bewahrter Entwurf lehrt uns, daß er sechs Teile umfassen und die Proportion des Menschen, des Pferdes, die Gebärden, die Linienperspektive, die Schatten- und Farbenlehre in sich begreifen sollte.

Dürer ist der erste Künstler des Nordens, in dem die Antike und die italienische Kunst lebendige Formen der Anschauung geworden sind. Welsche Stiche und Zeichnungen haben früh auf ihn gewirkt und ihn in ihren Bann gezogen. Durch Zeichnungen wird ihm Kunde von den neuen Antikenfunden wie dem Apoll von Belvedere; ein griechisches Originalwerk, die berühmte, 1502 auf dem Kärntner Zollfeld gefundene Erzstatue, heute im Wiener Museum, damals im Besitze des Kardinals Matthäus Lang in Salzburg, bekanntgemacht durch einen schlechten Holzschnitt in des Apianus' Inschriftenwerk, gibt ihm das Motiv zu seinem Adam. Er ahnt eine neue Welt, die jenseits der Berge, im Lichte des Südens und ferner Vergangenheit liegt, die anderen Gesetzen folgt als den von mittelalterlicher Überlieferung bestimmten der Heimat, und er sehnt sich mit aller Kraft seines starken, treuen und innigen Gemüts, dessen Schlüssel zu dieser verschlossenen Pforte zu finden. Ein zweimaliger Aufenthalt in Oberitalien bringt ihm teilweise, aber nie ganz gestillte Erfüllung seiner Pläne.

So sind Dürers theoretische Bemühungen erwachsen, die sich bis an die Wende des alten Jahrhunderts zurückverfolgen lassen. Aber diesen Bestrebungen nach der Seite der antikisch-welschen Idealform hin stand sein künstlerischer Ursprung aus der nordländischen Empirie und der ungebrochenen Tradition des Mittelalters namentlich in der Behandlung des menschlichen Körpers im Wege. Es mußte ihm ebenso schwer fallen, sich in diese Welt innerlich, nicht durch äußere Nachahmung, wie es das Los mancher Späterer war, einzuleben, als es uns heute noch dank der geistigen Revolution des nordländischen Menschen nicht leicht gemacht ist, uns auf seine eigene Kunst und die unserer eigenen nationalen Vergangenheit ohne fühlbare Hemmungen einzustellen. Das Problem individuell gebundener Schönheit und objektiver, von wissenschaftlichem Denken bestimmter Richtigkeit des Weltbildes, das die künstlerische Entwicklung Europas fortan bis auf den Impressionismus herab bestimmt hat und erst jetzt wieder zu neuen Ausdrucksmöglichkeiten unsicher hinpendelt, trat, sich am stärksten in dem gewaltigen Individuum Leonardo verkörpernd, in bewußter Feindschaft dem ganz anders gearteten Schauen der »gotischen« Welt gegenüber, mit ihrer Negation und Geringschätzung »realen« Fürsichseins, ihrer deduktiven, von Leonardo so bitter gehaßten Art, ihrer Freude am Geistigen und am Eigenleben der Elementargeister.

Es war eine tiefe, tiefe, kaum oder nur mit Notbauten zu überbrückende Kluft, und Dürer hat sie wohl gefühlt, ist ihrer auch niemals ganz Herr geworden. Zum mindesten im neuen Jahrhundert ist sein unablässiges, deutsch-ernstes und deutsch-mühevolles Streben dahin gegangen, die Formgesetze jener rätselhaft bezaubernden Bildungen zu finden, sie sich anzueignen, auf seine Welt zu übertragen und letzten Endes zu überwinden. In einem Londoner Fragmente (Lange-Fuhse n. 346) erzählt er selbst, wie seine Jugendbekanntschaft mit dem venezianischen Meister Jacobus — es ist jener Jacopo Barbari, der später Hofmaler der Margarete von Österreich ward — gleich einer Offenbarung, aber auch gleich einem peinigenden Rätsel auf ihn gewirkt hat. Der zeigte ihm Mann und Weib, »die er aus der Maß gemacht« — es ist das Proportionsproblem, wie es die

Italiener als erste geschaut und bearbeitet haben und das Dürern von da an keine Ruhe mehr gegeben hat. Noch 1521 bittet der reife Meister auf seiner Fahrt in die Niederlande die Statthalterin Margarete um »Meister Jakobs Büchlein«, obwohl der Mann schon längst stark in seiner Schätzung gesunken war, wie schon der Brief an Freund Pirckheimer aus Venedig von 1506 zeigt. In jenen Jugendtagen aber hat der welsche Maler dem jungen, naiven, wißbegierigen Deutschen die Auskunft über den Theoriegrund jener Proportionsfiguren verweigert, als ein Werkstättengeheimnis, wie heute noch jeder echte Handwerker das seine hat oder zu haben glaubt. Gleichwohl waren es Dinge, die damals schon längst Gemeingut in seinem Vaterlande waren; er muß doch den starken Konkurrenten gewittert und um seine schwächliche Künstlerindividualität, die er in der Fremde auszunützen gedachte, besorgt gewesen sein. So war der junge Nürnberger auf sich allein angewiesen und er ist tapfer ans Werk gegangen. Er nahm, vielleicht durch seinen gelehrten Lebensfreund Pirckheimer beraten, den »Fitrufium« vor, dessen Kenntnis, wenigstens was die Proportionslehre anbelangt, in den Kreisen des Nordens (s. o.), aber auch nur in diesen, nie völlig erloschen war. Dort fand er jene Maße des menschlichen Körpers, deren Ursprung in althellenische Künstlerateliers zurückreicht (Dürers Auszug aus Vitruv in der Londoner Handschrift bei Lange-Fuhse 314). Die Korrektur, die er an der kritiklos zusammengestoppelten oder verderbten Überlieferung echt künstlermäßig vornimmt, findet sich auch in Cesarianos Vitruvkommentar. Hier kommen wir schon in den Kreis der Mailänder Studien; die Sache vertieft sich aber durch den neuerdings (durch A. Weixlgärtner) erbrachten Nachweis, daß Leonardo nicht nur auf die gleiche Korrektur verfallen ist, sondern daß er auch sonst Dürers theoretisches und praktisches Wirken beeinflußt hat. Im besondern Falle wie in anderen (so wie in der Konstruktion bewegter Köpfe nach dem sogenannten Parallelverfahren) bleibt freilich immer, wie besonders auch Panofsky betont hat, die Frage offen, ob beide Künstler, der Nürnberger wie der Florentiner, nicht auf einer gemeinsamen Vorlage fußen, die eben wieder in den Mailänder Studien, vor allem des Foppa, gesucht werden könnte. Wie ernst es Dürer mit der Überzeugung, die praktische Kunstübung müsse durch theoretische Überlegung fundiert und gestützt werden, nahm, beweist am besten die Tatsache, daß er sich — eigenem Berichte nach — in Venedig die Euklidausgabe von 1505 gekauft hat, er, der ungelehrte Mann des Handwerks; etwas, das vor ihm sicher keinem nordländischen Kollegen in den Sinn gekommen ist. Aber Euklid führte ihn über die *Perspectiva communis* des Mittelalters nicht hinaus, über die rein mathematische Begründung; Dürern dürstete jedoch nach der

Perspectiva artificialis, der Anwendung dieser Lehrsätze auf den praktischen bildnerischen Betrieb, wie sie Viator damals in knappesten Umrissen gerade in den Norden einzuführen trachtet. Kurz vor seiner Abreise aus Venedig meldet er dann an Amerbach in Basel, er wolle »gen Bologna reiten, um Kunst willen in heimlicher Perspectiva, die mich einer lehren will« (Lange-Fuhse 40). Wieder die alte Heimlichtuerei in einer in Italien längst öffentlich diskutierten Sache, zugleich wieder ein Zeugnis für die Wichtigkeit, mit der man diese Dinge behandelte. Man hat früher an Luca Pacioli, den Vertrauten Leonardos, gedacht, der aber gerade damals nicht in Bologna gewesen zu sein scheint. Immerhin ist dieses Hinlenken auf den Mailänder und Leonardokreis wieder bedeutsam; eine freilich sehr undeutliche Notiz weiß von einem Bramantinoschüler, genannt Agostino dalle Prospettive, zu melden, der im ersten Viertel des Cinquecento gerade in Bologna gewirkt hat (s. Seite 127). Wir kommen wieder in die Sphäre des alten Foppa, seines einst von Lomazzo besessenen, heute verschollenen Traktats, mit den Kopfkonstruktionen und den spezifisch oberitalienischen Untersuchungen über die Proportion des Pferdes, ein Thema, das, wie wir oben sahen, auch in Dürers großem Werke figurieren sollte und in den knappen Kunstbüchlein seiner unmittelbaren Nachfolger wiederkehrt. In diesem Zusammenhange rückt auch Lomazzos hämische Äußerung, Dürer habe Foppa plagiiert, in neues, freilich von dem Autor nicht beabsichtigtes Licht. Bei der Geheimniskrämerei, mit der die Welschen den nordländischen Adepten und Fremdling fernzuhalten strebten, ist es kein Wunder, wenn von den Bemühungen Dürers heute nur mehr schmale Stege zur italienischen Theorie führen; Panofsky hat mit Ernst und Eifer auch die Ansatzstellen der abgebrochenen festzustellen versucht. Daß Dürer L. B. Alberti gekannt hat — dessen *exempeda*, die Sechsteilung, findet sich auch bei ihm und etwas dergleichen mag Meister Jakobs so sorgfältig gehütetes Geheimnis gewesen sein — ist anzunehmen. Albertis kleine Kunstschriften sind freilich erst nach Dürers Tod in Basel (1540) gedruckt worden, ebenso wie Walter Rivius auch erst nach dieser Zeit sein Plagiat aus Albertis Traktat »De statua« dem Norden vermittelt hat (Nürnberg 1547).

Einen andern zeitgenössischen Theoretiker Italiens, den Pomponius Gauricus, kann Dürer in Pirckheimers Bibliothek kennen gelernt haben (Weixlgärtner, l. c., p. 6), und ein Zusammenhang mit diesem in Italien wenig, im Norden desto mehr gelesenen Werke ist gewiß vorhanden. Sicher hat er von dem bedeutendsten und methodisch strengsten Perspektivlehrer Italiens, Piero della Francesca, Kunde. Aber er selbst nennt weder diesen noch überhaupt einen italienischen Autor, vielleicht in begreiflicher Mißstimmung nach den Erfahrungen, die er hat machen müssen. Wohl aber hebt er in einem in Dresden erhaltenen Entwurf zu einem Widmungsschreiben der Proportionslehre (Lange-Fuhse 254) seine Originalität kräftig hervor, und daß er nichts »Gestohlenes aus anderen Büchern« vorbringe. Dergleichen Versicherungen sind nun wohl auch in Italien nicht selten anzutreffen, auch wo wir das Gegenteil beweisen oder vermuten können, in einer Zeit voll starken Selbstgefühls, der der Begriff geistigen Eigentums noch eine zumeist fremde und überflüssige Sache ist. Aber Dürer ist unstreitig im Rechte; er hat fast alles, jedenfalls das weitaus meiste, durch eigenes angestrengtes Nachdenken erobern müssen, so unbestreitbar und richtunggebend auch die Anstöße von der italienischen Theorie her sind und der Sachlage nach sein müssen. Aber er ist seinen eigenen Weg, den des nordländischen Künstlers, gegangen, schon weil er nicht anders konnte; den Zusammenhang seiner Methoden mit gotischen Reißgewohnheiten — wie sie unter anderem in der *Portraiture* des Villard, Jahrhunderte vorher, zutage liegen — hat in neuester Zeit gerade wieder Panofsky eindringlich betont. Aber auch der Festungsbaumeister Dürer ist ohne die Einwirkung und den Anstoß der längst gepflegten und entwickelten Theorie Italiens her kaum zu denken (s. o. Seite 120 f. über Francesco di Giorgio), obwohl dieses Thema auch durch die große grundlegende Darstellung von Jähns noch keine Klärung erfahren hat. Eigenwüchsig ist er aber auch hier geradeso und in einem Grade, daß der große Erneuerer des Fortifikationswesens im 18. Jahrhundert, der Franzose Montalembert, ihn als seinen Ahnherrn betrachtet und auf ihn zurückgreift, so daß das klassisch gewordene sogenannte neupreußische Befestigungssystem zum Teile durch dieses Mittel auf den großen Nürnberger zurückzugehen scheint. Es ist das eine sehr wichtige, von der Kunstgeschichte kaum beachtete, freilich auch dem Laien schwer zugängliche Parallele zu Dürers sonstigem theoretischen Schaffen und eine wesentliche Grundtatsache in dem Lebenswerke des gewaltigen Deutschen.

Vor mehreren Jahren hat L. Justi den Versuch gemacht, den Spuren der vitruvianischen Porportionsstudien Dürers in jenen Köpfen und Figuren nachzugehen, die nicht auf Modellstudien beruhen, sondern nach bestimmten Schemen konstruiert sind. Daß es dem Meister darum zu tun war, die als unsicher empfundene Empirie des Kunstbetriebes, die er daheim vorfand und der er selbst entwachsen war, durch feste theoretische Grundlagen zu ersetzen, gleich jenen Italienern, in deren Gefilde er auch hier wie in ein Land der Verheißung hinab- und zurückschaut, das sagt er uns selbst an vielen Orten. Sein Buch von der Messung ist trotz allen Mühens um Bewältigung der euklidischen Lehrsätze kein einseitig wissenschaftliches Lehrgebäude geworden, sondern überall von der beständigen Rücksicht auf die Praxis des Bildkünstlers erfüllt und geleitet, und wenn Alberti einst die gelehrten griechischen Ausdrücke seines Vitruvius durch lateinische, d. h. in seinem Sinne nationale Terminologie zu ersetzen bestrebt war, so stellt Dürer kräftig und eigenwüchsig genug seine damals eben erst in Bildung begriffene oberdeutsche Muttersprache in den Dienst dieser Bemühungen, die für Kunst und Leben unmittelbar fruchtbar werden sollten. Auch in anderer Rücksicht verleugnet er nirgends den Zusammenhang mit seiner nördlichen Erde. Wenn er seine Figuren praktisch und theoretisch aus Zirkelschlägen konstruiert, hängt er wohl, wie wir bereits gesehen haben, mit der älteren Mailänder Schule zusammen, gleichermaßen aber auch mit der Überlieferung der gotischen Bauhütten, die gerade in Deutschland nicht lange vorher durch Roriczers Fialenbüchlein von 1486 literarisch fixiert worden war und noch tief ins 16. Jahrhundert hinein fortwirkte. Wie Dürer zu diesen Kreisen stand, lehrt unter anderem der Brief des kaiserlichen Baumeisters Tscherte an ihn, der Erörterungen schwieriger geometrischer Konstruktionen enthält. Dorthin weisen denn auch die Risse einzelner Details, gotischer Bündelpfeiler, »Laubbossen«, allerlei Kirchengeräte (im III. Buch der »Messung«), Dinge, die dann in Dürers Nachfolge, in der Literatur der deutschen Kunstbüchlein, weitergehen. Daneben laufen aber auch schon jene Konstruktionen von Gesimsen und dergleichen in antikischem Stil, die die deutsche Renaissance ankündigen. Dürer steht an ihrem Vorabend; wenige Jahre nach ihm kommt in Welschland Serlios erstes Buch heraus; und der Fahne des Vitruvianismus folgt dann allmählich die bunte Schar der architektonischen Kunst- und Schreinerbücher des Nordens, die bis zu Indaus Wienerischem Säulenbüchlein im 18. Jahrhundert hinabreicht.

Dürer ist übrigens in seiner Perspektivlehre trotz sauber und ingeniös erdachter Hilfsapparate, des Visiertischchens, des Fadenscheites u. s. w. nicht weit über Alberti, die Mailänder und ihre praktischen Behelfe, den *velo* u. s. w., noch viel weniger über das strenge System des Piero della Francesca hinausgekommen; jene primitiven Apparate waren Dinge, die die strenge mathematische Perspektive der Toskaner längst überwunden hatte. Die Konstruktion aus den Distanzpunkten, die Viator lehrt, ist ihm ebenso fremd wie den älteren Italienern; auch das ist bezeichnend. Eine kleine Einzelheit wird hier wichtig, die man zu Unrecht gelegentlich wohl aus seinen persönlichen Lebensverhältnissen herzuleiten versucht hat: der schwierige perspektivische Aufriß des Lautenkörpers, bei dem er gerne als Paradigma verweilt, stammt sicher nicht aus der Lautenwerkstatt seines kunstreichen Schwiegervaters Hans Frei, sondern führt bezeichnenderweise gerade wieder auf Italien zurück. Das durch seine wunderliche Gestalt und die Schwierigkeit seiner richtigen Wiedergabe anreizende Tonwerkzeug war schon lange vorher ein ständiges Requisit namentlich in den perspektivischen Stilleben der Intarsiatoren.

Jenes Werk Dürers aber, das, wie die Ausgaben zeigen, den stärksten Erfolg gehabt hat, trotz seiner wunderlich abstrusen Art, war die Proportionslehre, zu der er selbst das Buch von der Messung als Einleitung gedacht hat. Entstanden ist es aus der innigen Überzeugung des deutschen Künstlers, der »ehrlichen Haut«, daß die heimische Empirie einen organischen Mangel habe, dem er abhelfen müsse, erfüllt von der Sehnsucht, seinen Deutschen den Zugang zu einem der antikischen und welschen Idealfigur zu vergleichenden, aber nationalen Kanon zu erschließen. Hatte ihn dort das Problem der objektiven »Richtigkeit« gequält, etwas, wofür dem Norden seiner Entwicklung gemäß noch jegliches Organ fehlte, so wurde er nun mit Notwendigkeit auf das Problem der objektiven »Schönheit« getrieben. Von den Italienern im Stiche gelassen, hat er sich tapfer abermals über seinen Vitruvius gemacht, und es ist fast rührend zu sehen, wie der ungelenke, aber tiefgründige Deutsche den Gedankenkampf mit der Erbschaft einer fernen und fremden Vergangenheit aufnimmt. Die ältere Forschung hatte im allgemeinen die Tendenz, den Zusammenhang dieser Spekulation mit Dürers künstlerischem Schaffen zu leugnen; seit Justis, Weixlgärtners, Panofskys Untersuchungen wissen wir, daß der Einfluß dieser Konstruktionen bis in die Zwanzigerjahre hinein an Gemälden, Zeichnungen, Stichen zu verfolgen ist. Sein Weg geht nicht, wie seinerzeit K. Lange gemeint hatte, von der »gotischen« Manier zum Naturalismus, sondern aus der gotischen Empirie nicht sowohl zur *maniera* im italienischen Sinne als zum objektiven »Stil«, wie wir heute sagen. Aber dem vom nationalen Klassizismus der Italiener unberührten Geiste Dürers, seinem Ursprung aus der handwerksmäßig ehrlichen Praktik der oberdeutschen Goldschmiedwerkstätte widerstrebte ein apodiktischer Schönheitskanon. So kommt er, vielleicht nicht ohne Einfluß der Proportionslehre des Gauricus, die von allen anderen italienischen Theorien besonders in ihrer Rücksicht auf die Lebensalter merklich abweicht, zu verschiedenen männlichen und weiblichen Typenpaaren von sieben bis zehn Kopflängen, deren Extreme der gedrungene »grobe bäurische« und der »lange dürre« Mann sind, und behandelt endlich auch die Proportionen des Kindes, ein Thema, das er bei Gauricus angedeutet, aber nicht ausgeführt finden konnte, und in dem gerade die nordländische Kunst am längsten und stärksten von der Naturform abgewichen war. Wie er das im einzelnen durchgeführt hat, zeigen besonders die Konstruktionen des Kopfes, ja des ganzen Menschen im Grundriß, die an die mühsam zu entziffernden gotischen Baurisse denken lassen, wobei aber freilich wieder der Zusammenhang mit den Mailändern von Foppa bis Leonardo deutlich wird. Nicht minder aber die große Selbständigkeit und Originalität des Mannes, der nichts ungeprüft und ungemodelt durch ihre eigentümliche nordische Natur hindurchläßt. Dazu gehört es ferner, wie Dürer auch den Abnormitäten theoretisch zu Leibe gehen will, ein Gedanke, der, abgesehen von Leonardo, dessen Einfluß hier besonders wirksam wird, den Italienern kaum gekommen ist. Wenn er zu diesem Behufe eine Menge kurioser, künstlich ausgeklügelter Instrumente mit seltsam klingenden Namen als *Verkehrer*, *Wähler*, *Zeiger*, *Zwilling*, *Fälscher* erfindet, mit denen er seine Normalfiguren nach bestimmtem Schema verschiebt und verdreht, so erinnert das nicht nur einigermaßen an Erscheinungen späteren nordländischen Kunsttreibens, wie die künstliche Nürnberger Drechslerei der Spätrenaissance, die *verschoben*, *passicht* u. s. w. gedrehten Gefäße mit ihrer eigensinnigen Abweichung vom geraden Profil, sondern fast auch ein wenig an die Seltsamkeiten der alten niederländischen Kontrapunktik, ihrer *Krebs-* und *Judenkanons*. Aber wie in diesen Künsten die Virtuosität des strengen musikalischen Satzes steckt, so will Dürer an Stelle empirischen Modellstudiums und ungezügelter Phantastik, wie sie seinem Norden kongenial war, einen durchgebildeten bildkünstlerischen Generalbaß setzen, als eine Schule für den Maler, als Anleitung für das Augenmaß, wie er selbst sagt, die er nur als solche betrachtet und keineswegs, wie es der südlichen Theorie im Blute lag, in einem »Gesetze« des Kunstschaffens hypostasieren wollte. Als der große nordische Realist, der er doch seiner eigenen Natur nach immer geblieben ist, wollte er das Charakteristische, wenn auch von irgendeinem Standpunkte aus »Häßliche« von dem Bereiche der Kunst nicht aus-, sondern ihm einschließen.

In dem berühmten langen Exkurs am Schlusse des dritten Buches der Proportionen hat der große Nürnberger seine ästhetischen Überzeugungen in echt Dürerscher Sprache und Gedankenfolge niedergelegt. Der Platonismus, der sich darin ausdrückt, entspricht den Neigungen des Zeitalters und dem Standpunkte seiner humanistischen Umgebung. Aus dieser angeflogenen Gelehrsamkeit taucht aber gleich die Figur des großen aufrechten Künstlers und Menschen in so festen, klaren Strichen wie nur auf einem seiner Kunstblätter hervor. Der Vergleich mit Leonardo drängt sich abermals auf, so weit auch beide nach Herkunft, Bildung und Temperament getrennt sind. Tatsächlich ist Dürer neben dem Florentiner, ja über diesen hinaus, der bedeutendste und originellste Künstlertheoretiker, den die Geschichte kennt. Er ringt mit dem Gedanken und seinem sprachlichen Ausdrucke wie der Erzvater mit dem starken Mann; es ist schier beweglich zu sehen, wie er in seinen Entwürfen denselben Gedanken immer wieder wendet und an ihm feilt, ohne sich doch Genüge leisten zu können. Und der Florentiner verfügte über ein ganz anderes Patrimonium, eine eben- und gleichmäßig aus nationalem

Grunde gewachsene Bildung, über die der arme Nürnberger nicht gebot, den es daheim »nach der Sonnen fror«. Ihm stand auch nicht das seit Jahrhunderten fein ausgebildete und geschliffene Organ toskanischer Rede zu Gebote, sondern das kernige, aber formlos derbe und ungelenke Oberdeutsch, an das Luther eben erst die Hand legte. Wie bemüht sich Dürer um eine nationale Terminologie! Aber seinem Ausdrucke fehlte die Kulturperspektive, das Konzise und Feingliedrige der italienischen Rede, die einen Leonardo befähigte, der Ahnherr wissenschaftlicher Prosa in seinem Lande zu werden. Es ist wirklich, wie Goethe so herzlich gesagt hat, die ehrliche deutsche Haut; er möchte seinen deutschen Landsleuten auf den rechten Weg helfen, der ihnen gemäß ist. Voll tapferen Selbstgefühls, das ihn seinen Eigenwuchs wacker betonen heißt, ist er von der Bescheidenheit nicht der »Lumpen«, sondern der wahrhaft Großen erfüllt, er ist kein Dogmatiker, er möchte die folgenden Zeiten erleben, um noch zu lernen, und sieht allerhand schöne, ferne, ahnungsvolle Dinge im Traume, der überhaupt bei ihm in Leben und Kunst eine Rolle spielt, Dinge, die wiederzugeben er sich ganz außerstande fühlt. Auch darin steckt deutsche lichtfreudige Romantik, aber auch ehrliches Streben ohne jede Falschheit und Pose.

Nachfolger hat er keine gefunden, konnte sie wohl auch nicht finden. Man eignete sich von ihm an, nach der Weise der Zeit oft recht unbedenklich, was man brauchen zu können vermeinte, aber mit seinen nicht leicht zugänglichen Gedankenfolgen wußte man nichts anzufangen. Wohl erlebten seine Werke zahlreiche Auflagen, aber auch in Italien wurde er mehr mit Respekt zitiert als verstanden, gelegentlich auch angefeindet. Man nahm gerade das, was er nicht als Kern seiner Untersuchungen gelten lassen wollte, das Dogmatische, in die immer weiter gepflegte Proportionslehre nach italienischer Art hinüber. Seine Welt hatte, wie einst die der alten Niederländer, für den Süden immer etwas von der Anziehungskraft des Bizarren und Abseitsliegenden, wie sie spätere Zeiten in der Chinoiserie fanden. Als dann im deutschen 17. Jahrhundert wieder ein Nürnberger, Sandrart, mit einem großen, weitausgreifenden theoretisch-historischen Werke auf den Plan tritt, da erweist er sich als wenig originellen Bekenner des klassizistischen Dogmas, das inzwischen mit dem Weltstil des italienischen Barocco alle Länder erobert hatte. Den Abstand der Zeiten kennzeichnet nichts besser und lustiger als das zopfige Verslein, das Sandrarts Schulprogramm enthält:

Hier, Jugend, geh zur Schule	Was neues man erfündet
Und mit der Musa buhle,	Sich auf die Alten gründet,
Die man Antike nennt:	Die Kunst man so erkennt.

A. Dürers »Underweysung der Messung mit dem Zirkel und Richtscheyt, in Linien, Ebenen und gantzen Corpora«, ist zuerst Nürnberg 1515 in fol. erschienen; erweiterte Ausgabe (mit Zufügung neuer Holzschnitte) ebenda 1533 und 1538, zuletzt Arnhem 1603 und 1606. Lateinisch schon in den Pariser Ausgaben 1532 und 1535 (Arnhem 1605). Neue Ausgabe von A. Peltzer, auf Anregung und mit Vorwort von H. Thoma gedruckt, jedoch gekürzt und modernem Sprachgebrauche angepaßt, München 1908 (vgl. dazu Thoma, Ein alter Schatz. Über Dürers kunsttheoretische Schriften in den »Süddeutschen Monatsheften« 1907).

Dürers zweites Werk, »Etliche Underricht von Befestigung der Stett, Schloß und Flecken«, erschien Nürnberg 1527 in fol.; in neuer Auflage ebenda 1530 und 1538 (Arnhem 1603). Zwei (wegen der Wichtigkeit für das sogenannte neupreußische Fortifikationssystem) bezeichnende Neudrucke erschienen Berlin 1803 und 1823. Lateinisch schon Paris 1535. Eine moderne französische Übersetzung von Evreux mit Anmerkungen von Ratheau, Paris, im Schicksalsjahre 1870.

Posthum ist die Proportionslehre: Hierin sind begriffen vier Bücher von menschlicher Proportion, Nürnberg 1528, in fol. (Arnhem 1603). Lateinisch von Camerarius, Nürnberg 1528, 1532, 1534, Paris 1535, 1537, 1557 (man beachte die große Zahl der Ausgaben, die für die Verbreitung im Auslande besonders wichtig werden). Französisch von Meigret, Paris 1557, Arnhem 1613 und 1614. Italienisch von Gallucci, Venedig 1591 und 1594. Portugiesisch 1599. Holländisch Arnhem 1622. (Eine englische Ausgabe u. d. T. A. Dürer revided. London, um 1660, dann 1666 und 1680, scheint jedoch mit der Proportionslehre nichts zu tun zu haben).

Eine Gesamtausgabe obiger drei Schriften Dürers ist die von Arnhem 1604 in fol.

Eine treffliche, vorläufig abschließende Ausgabe von Dürers nachgelassenen Handschriften (Speis der Malerknaben, Tagebücher, Briefe u. s. w.) wurde von Lange und Fuhse besorgt: Dürers schriftlicher Nachlaß auf Grund der Originalhandschriften und teilweise neu entdeckter alter Abschriften neu herausgegeben Halle 1893. Die ältere, stark modernisierte Ausgabe von M. Thausing (in Eitelbergers »Quellenschriften« III, 1871) ist dadurch veraltet und überholt.

Im allgemeinen ist die Dürerbibliographie von Singer (Studien zur deutschen Kunstgeschichte XLI, 1903) heranzuziehen (wobei jedoch auf die leider sehr zutreffende Charakteristik dieses »Versuches« durch A. Weixlgärtner in den »Kunstgeschichtl. Anzeigen« 1904, 73, verwiesen werden muß); über die älteren Ausgaben hat Heller in Schorns Kunstblatt 1850 berichtet.

Aus der reichen Literatur sei nur das hier in Betracht Kommende hervorgehoben: A. v. Zahn, Dürers Kunstlehre und sein Verhältnis zur Renaissance, Leipzig 1866 (dazu Zahns erster orientierender Aufsatz über die Dürerhandschriften des Britischen Museums in seinen »Jahrbüchern« I (1868), 1 ff.). C. B. Stark, Dürer und seine Zeit, in Arndts »Germania« I, 675 f. Cantor, Dürer als Schriftsteller, N. Heidelberger Jahrbücher I (1899). K. Lange, Dürers ästhetisches Glaubensbekenntnis, N. F. IX und X (1898—1899). Klaiber, Beiträge zu Dürers Kunsttheorie, Blaubeuren 1903 (zum Teile gegen Justi). Derselbe, Die Entwicklung in Dürers theoretischen Studien, Repertorium für Kunstw. XXXVIII, 238. K. L. Müller, Die Ästhetik A. Dürers, Straßburg 1910. Die tiefe Würdigung auch des Theoretikers Dürer in H. Wölfflins unvergleichlichem Dürerbuch muß hier wenigstens angemerkt werden. Neuerdings das grundlegende Buch von Panofsky, Dürers Kunsttheorie, vornehmlich in ihrem Verhältnis zur Kunsttheorie der Italiener, Berlin 1915. Eine ausgezeichnete Charakteristik Dürers, namentlich in seinem Verhältnis zur deutschen Mathematik und den Konstruktionen der deutschen Baukunst, bei Olschki, Gesch. der neusprachlichen wiss. Lit. Anhang 414—451, wo die tiefe »Sachlichkeit« des Deutschen besonders einem Leonardo gegenüber scharf und schön dargelegt wird.

Zu Dürers Perspektivlehre speziell Nielsen, D. og hans forhold til perspektiven, Kopenhagen 1895 (mit deutschem Resumé). Staigmüller, Dürer als Mathematiker. Programm des kgl. Realgymnasiums in Stuttgart, 1891. Hünrath, Dürers annähernde Dreiteilung eines Kreisbogens, Bibliotheca mathematica 1906, 120.

Zur Festungsbaukunst: von der Goltz, Dürers Einfluß auf die Entwicklung der deutschen Befestigungsbaukunst in Grimms Sammelwerk: Über Künstler und Kunstwerke II, Berlin 1867. Vor allem aber der zusammenfassende militärkritische Abschnitt in Jähns großem Werke »Geschichte der Kriegswissenschaften«, München 1889, I, 783 ff., das freilich auch über Dürers Verhältnis zu den Italienern im unklaren läßt. V. Imhof, Dürer und seine Bedeutung für die moderne Befestigungskunst, Nördlingen 1871. Allihn, Dürers Befestigungskunst, »Grenzboten« 1872. Wauwermanns, Dürer, son œuvre militaire, son influence sur la fortification flamande, Paris 1880. Über Dürers Befestigungslehre ist eine kleine, vortrefflich orientierende Schrift von W. Waetzold zu verzeichnen, unter diesem Titel bei J. Bard in Berlin (1916) erschienen, die auch die Frage nach den Vorgängern und der Nachwirkung des Buches knapp und lehrreich behandelt.

Zu Dürers Proportionslehre: J. J. Trost, Die Proportionslehre Dürers in ihren wesentlichen Bestimmungen in übersichtlicher Darstellung, Wien 1859. Justi, Konstruierte Figuren und Köpfe in den Werken A. Dürers, Leipzig 1902; dazu A. Weixlgärtners ausgezeichnete Besprechung von Brucks Ausgabe des Dresdener Skizzenbuches in den »Kunstgeschichtl. Anzeigen« 1906; ferner derselbe über die Vorlagen zu Dürers anatomischen Studien im Dresdener Kodex (Leonardo) in den »Mitteilungen der Gesellschaft für vervielfältigende Künste« 1906. Winterberg, Über die Proportionsgesetze des menschlichen Körpers auf Grund von Dürers Proportionenlehre, Repertorium für Kunstw. 1903. Holl, Die Anatomie Dürers, Archiv für Anatomie und Physiologie 1905.

Zu Dürers Alphabet C. Sitte und J. Salb, Die Initialen der Renaissance nach den Konstruktionen von A. Dürer, Wien 1882, fol.

Den wichtigen Nachweis, daß Dürer in seinen Entwürfen Marsilio Ficino benützte, hat Giehlow in den »Mitteilungen der Gesellschaft für vervielfältigende Künste« 1903 erbracht.

Zu Dürers Briefen Zucker, A. Dürer in seinen Briefen, Leipzig 1908; vgl. Weixlgärtner am eben a. O. XXXIII, 66. Wustmann im Repertorium f. Kunstw. 1903.

3. Deutsche Kunstbücher.

Zwischen Dürer und Sandrart schiebt sich die merkwürdige Literatur der »Kunstbüchlein« mit ihren volkstümlich marktschreierischen Titeln ein, von der schon oben flüchtig die Rede war. Sie ist durchaus den oberdeutschen Landen eigentümlich und scheint anderwärts kein Gegenstück zu haben. Wir geben im Anhange eine bibliographische Liste ohne Gewähr der Vollständigkeit. Das Thema reicht über die uns gesteckten Grenzen hinaus; die Abbildung behauptet nun schon dem Texte gegenüber eine selbständige und vorwiegende Stellung. Auf welche Kreise diese Elementarbüchlein berechnet sind, sagen uns ihre Titel selbst meist genau genug; es sind die Kunstjünger, die Malerknaben, denen schon Dürer zu Hilfe kommen wollte, kurz die »anfahende Jugend« der kunstreichen deutschen Werkstätten, nicht nur der Maler und Steinmetzen, auch der Illuministen und »Briefmaler«, der Goldschmiede und Schreiner, kurz der »kunstbaren Werkleute« aller Art. Besonders das zuletzt genannte Handwerk, das in den seltsamen Kunstschränken des 17. Jahrhunderts gar wunderlich gelehrte und architektonische Allüren annahm, ist sehr zu beachten; die »Schweiffbüchlein« und »Säulenbüchlein« vitruvianischer Observanz bilden eine bis ins 18. Jahrhundert hinein blühende Literatur für die »Ebenisten« und Kunstverwandten, die noch im 19. Jahrhundert in den Kompendien der Bauakademien fortvegetiert und uns hier nicht weiter beschäftigen kann. Es ist klar, daß den »gar einfeltigen Jungen« und dem schlichten Handwerksverstand dieser Leute die tiefgründigen Untersuchungen eines Dürer viel zu ferne lagen; eines dieser Büchlein, die *Stellung der Possen* des Erhard Schoen, weist in seiner Vorrede ausdrücklich darauf hin, daß es eine Einführung in das Verständnis Dürers und Vitruvs sein wolle. Dabei hat es wohl auch sein Bewenden gehabt; der erste deutsche Vitruv des gelehrten Arztes und Mathematikers Walter Rivius (Ryff), der 1543 zu Straßburg herauskam und auch als die älteste außerhalb Italiens gedruckte Ausgabe denkwürdig ist, wandte sich doch in erster Linie an ein Publikum mit gelehrter Bildung.

Viel wichtiger für uns ist aber desselben Rivius *Unterrichtung zu rechtem Verstand der lehr Vitruvii*, in erster Ausgabe Nürnberg 1547 erschienen und, wie die Kunstbüchlein, allen möglichen Handwerksleuten zugedacht. Sie haben aber schwerlich nach dem dickleibigen Folianten gegriffen, der ihnen jedenfalls zu hoch und zu schwer war, sondern mit der Traktätchenliteratur, die wir gleich überblicken wollen, ihr Auskommen gefunden. Trotzdem ist diese *Architektur* des Rivius die wahre Bibel der deutschen Spätrenaissance und verdiente mehr Aufmerksamkeit, als ihr bisher zuteil geworden ist; bloß ihre merkwürdigen Holzschnitte wurden durch Röttinger genau untersucht, der sie in ausgezeichneter Weise auf ihre Vorlagen und Urheber hin bestimmt hat. Schon hier ergibt sich ein bemerkenswertes Resultat; eine große Zahl der Schnitte geht auf italienische Vorlagen, Cesarianos Vitruvkommentar, die Hypnerotomachia, Valturio *de re militari* (1. Ed. Verona 1472), Serlios erste Bücher (von 1537 und 1540), Tartaglias *Quesiti* (Venedig 1546), anderes auf deutsche und französische Quellen, wie Apianus' Inschriftenwerk von 1534 und den Vitruvkommentar des Philander zurück. M. Jähns, also ein unserer Disziplin fernstehender Kriegshistoriker, hat für sein Sondergebiet die literarischen Quellen aufgezeigt, die Rivius spoliiert hat. Einige davon nennt dieser selbst in der Vorrede; später ist nicht mehr die Rede davon. Dieses Verfahren hat dem Rivius die schärfste Verurteilung als Plagiator schon von Seite des alten Jöcherschen Gelehrtenlexikons eingetragen; er geht darin auch vielleicht weiter als andere, aber wir haben im Verlaufe dieser Studien, von Ghiberti bis auf Dürer und Leonardo, Gelegenheit gehabt zu bemerken, wie lässig die Renaissance sich dem gegenüber verhält, was wir heute Plagiat oder unrechtmäßige Übersetzung nennen; und die seligen Bundeszeiten, in denen der Nachdruck blühte, sind noch nicht gar so lange vorüber. Wir haben einen besonders krassen Fall in der Nürnberger Übersetzung des Viator von 1509, die den Namen des Autors einfach unterschlägt, und solcher Fälle ließen sich noch viele belegen.

Die *Unterrichtung* des Rivius ist eine Kompilation in der Weise, wie sie auch der alte Ghiberti angelegt hatte. Die erste Abteilung bildet die *new Perspectiva* mit ihrer geometrischen Grundlegung, wie es scheint, wesentlich aus Serlio übernommen. Die beiden folgenden Bücher über Malerei und Skulptur sind Bearbeitungen der kleinen Schriften des L. B. Alberti, wie schon früher erwähnt wurde. Die *geometrische Büchsenmeisterei* geht auf N. Tartaglia zurück. Das Buch von *Befestigung der Stadt, Schlösser und Flecken* weist schon in seinem Titel auf Dürer hin, der hier zusammen mit dem genannten Tartaglia und des Grafen von Solms *Kurtzem Auszug über Fortifikation von 1535* (Einleitender Dialog zwischen dem vitruvianischen Architekten und dem jungen Baumeister bei Rivius) als Quelle gedient hat. Der Schluß über Meß- und Wagkunde scheint auf deutschen Vorlagen zu beruhen.

Es handelt sich also durchwegs nicht um einfache Übersetzungen, sondern Bearbeitungen älterer Autoren; wie viel von eigenem hinzugekommen ist, läßt sich heute noch keineswegs sagen. Jedenfalls ist das Ganze ein sehr ansehnliches und stattliches Repertorium und dürfte den Titel einer Bibel der deutschen Renaissance, den wir ihm vorher gegeben, wohl rechtfertigen.

Um aber noch einmal auf die *Kunstbüchlein* zurückzukommen, so beginnen sie mit den allerelementarsten Kenntnissen aus der ebenen Geometrie und bleiben auch in ihren weiteren Erörterungen durchaus auf dem Boden handwerklicher Praxis. Die eigentlichen Perspektivbüchlein, deren Zahl nicht gering und deren ältestes das des Rodler von 1531 ist (das sich ausdrücklich an Stelle des »zu gelehrten« Dürer setzen will), bilden eine Klasse für sich, die im einzelnen, was ihre Ergebnisse anbelangt, so wenig untersucht ist als diese volkstümliche Literatur überhaupt. Wie diese ganze deutsche Renaissance mit dem oberitalienischen Mittel, dem venezianischen und unserem Sondergebiete wohl besonders mit dem mailändischen zusammenhängt, das lehren die Konstruktionsarten, die Verwendung des *Gitters*, die Quadrierungen, vor allem auch das ständig wiederkehrende Thema der Konstruktion des Pferdes (so bei Schoen, Seb. Behem, Lautensack), das ja schon Dürer in den Kreis seiner Betrachtungen gezogen hatte, ferner manche deutliche Anleihe bei Leonardo, endlich wohl auch die z. B. bei Lautensack sich findende Konstruktion der Schneckenstiege, des venezianischen *bovolo*. Eine besondere deutsche Praxis scheinen dagegen die *Possen* (*Bossen*) darzustellen, kleine bewegliche Modelle in einfachsten kubischen Formen, aus Holz, zuweilen, wie es scheint, auch aus Karton, deren Anwendung besonders aus Schoens Kunstbüchlein deutlich wird, vermutlich aus gotischen Handwerksgewohnheiten stammt, aber ein gewisses Gegenbild in der Verwendung kleiner Tonmodelle und *mannequins* aller Art in den italienischen Malerateliers hat.

Diese ganze Literatur mündet schließlich (z. B. mit Jost Amman) in das eigentliche Vorlagenbuch aus, in denen die graphische Kunst, treu ihrer sonstigen Vermittlerrolle auf diesem Gebiete, eigentlich das Wesen des mittelalterlichen *exemplum* und *simile* wiederholt.

Kunstbüchlein[1]:

Hans Sebald Beham. Dieses Büchlein zeiget an und lernet ein Mass oder Proportion des Ros, nüzlich jungen Gesellen, Malern, Goldschmieden, Nürnberg 1528. Derselbe, Das Kunst und Lerbüchlein Malen und Reissen zu lernen, Frankfurt 1546, 1552. Sebald Behams Kunst- und Ler Büchlin Malen und Reissen zu lernen, nach rechter Proportion, Maß und Aussteylung des Cirkels, Frankfurt 1565, 1582. Sebald Behams warhafftige Beschreibung aller fürnehmen Künste, wie man malen und reissen lernen soll, nach rechter Proportion, Maß und Außtheilung deß Cirkels, angehenden Malern und kunstbarn Werkleuten dienlich, Frankfurt 1605. Anonym, Kunstbuechlin gerechten gründlichen gebrauchs aller kunstbaren Werkleut. Von Ertzarbeyt ... Malen, Schreyben, Luminieren etc., Augsburg 1535 und 1538.

Heinrich Vogtherr, Ein frembds und wunderbars Kunstbüchlin allen Malern, Bildschnitzern, Goldschmiden, Steinmetzen, Schreinern, Waffen- und Messerschmiden hochnutzlich zu gebrauchen. Der gleich vor nie keins gesehen oder inn Truck kommen ist, Straßburg 1537, 1538, 1572, 1608.

Erhart Schoen, Underweysung der Proportion und Stellung der Bossen, ligent und stehent, abgestolen wie man das vor augen sihet ... für die jungen Gesellen unnd Knaben, auch denen so zu dieser Kunst lieb tragen, zu unterrichtung gestellet und inn Druck gebracht, Nürnberg 1534 (1561, 1565).

Facsimile-Ausgabe von L. Baer. Frankfurt 1920.

Jost Amman, Kunst- und Lehrbüchlein für die anfahenden Jungen daraus reissen und malen zu lernen, Frankfurt 1578, 1580. Als Enchiridion artis ebenda 1578.

Perspektivbücher:

Hieronymus Rodler, Eyn schön nützlich Buechlin und Underweisung der Kunst des Messens, mit dem Zirkel, Richtscheit oder Linial. Zu nutz allen Kunstliebhabern ... so sich der Kunst des Messens, Perspectiva zu latein genannt, zu gebrauchen lust haben. Darinn man auch solche Kunst leicht, dann auss etlichen hievorgedruckten büchern, begreiffen und lernen mag. Siemeren auf dem Hunsruck 1531. Frankfurt 1546.

Ulrich Kern, Eyn new kunstlichs wolgegründts Visierbuch ... der gleichen noch nie getruckt oder außgangen, Straßburg 1531.

(Augustin Hirschvogel,) Ein aigentliche und grundtliche ānweysung in die geometria, sonderlich aber, wie alle regulierte und unregulierte Corpora in den grundt gelegt und in das Perspektiff gebracht, auch mit jren Linien auffgezogen sollen werden. Ohne Druckort 1543.

[1]) Die Liste erhebt, wie nochmals ausdrücklich bemerkt werden soll, keinen Anspruch auf Vollständigkeit.

Wenzel Jamitzer, Perspectiva corporum regularium, das ist ein fleyßige fürweysung wie die fünff Regulirten Cörper, darvon Plato im Timaeo unnd Euclides inn sein Elementis schreibt, durch einen sonderlichen newen behenden unnd gerechten Weg . . . gar kunstlich inn die Perspectiva gebracht . . . werden mögen, (Nürnberg) 1548, 1568.

Heinrich Lautensack, Des Cirkels und Richtscheyts, auch der Perspectiva und Proportion der Menschen und Rosse, kurtze, doch gründtliche Underweisung dess rechten Gebrauchs, Frankfurt 1564, 1618.

Hans Lencker, Perspectiva, hierinnen auffs kürtzte beschrieben, mit exempeln eröffnet und an tag gegeben wird ein newer besonder kurtzer . . . weg, wie allerley ding, es seyen Corpora, Gebew oder was möglich zu erdencken und in grund zu legen ist, verruckt oder unverruckt, ferner in die Perspectyf gebracht werden mag, Nürnberg 1571, 1595. Derselbe, Perspectiva literaria, das ist ein klärliche fürreissung, wie man alle Buchstaben des gantzen Alphabets, Antiquitetischer oder Römischer Schrifften . . . durch sondere künstliche behende weiß und weg so bishero nicht ans liecht kommen, in die Perspectif einer flachen ebnen bringen mag, Nürnberg 1567, 1595.

[Ein recht inhaltloser Aufsatz von Frantz über »Kunstbücher« (d. i. über Cennini usw.) in den »Histor.-Polit. Blättern« XCIX (1887) hat nichts mit unserem Thema zu tun!]

Die Ausgabe des lateinischen Urtextes Vitruvs wurde von Dr. Walter Rivius, Straßburg 1543, besorgt. Von demselben rührt die erste deutsche Vitruvübersetzung her, der Vitruvius Teutsch, Nürnberg 1548 (dann ebenda 1558 und Basel 1582, 1575, 1614). Rivius, Der furnembsten notwendigsten der gantzen architektur angehörigen mathematischen und mechanischen Künst eygentlicher Bericht und vast klare verstendliche Unterrichtung zu rechtem Verstandt der lehr Vitruvii in drey furneme Bücher abgetheilet. Allen künstlichen Handtwerkern, Werckmeistern, Steinmetzen, Bawmeistern, Zeug- oder Büxenmeistern, Maleren, Bildhaweren, Goltschmiden, Schreineren . . . in Truck verordnet. Dermassen klar und verstendlich bissher im Truck Noch nit außgangen oder gesehen worden, Nürnberg 1547, 1558, Basel 1582. Vgl. Röttinger, Die Holzschnitte zur Architektur und zum Vitruvius Teutsch des Walther Rivius, Straßburg 1914 (»Studien zur deutschen Kunstgeschichte« 167), wo auch sonstige Literatur, und besonders Jähns, Geschichte der Kriegswissenschaften, München 1889, I, 509, 603, 707, 800 (im Register fehlt der Name).

4. Francisco de Hollanda.

Außer in Frankreich und Deutschland sind noch die ersten Einwirkungen italienischer Renaissancetheorien auf der Pyrenäenhalbinsel zu bemerken. Freilich führt uns der (zwischen 1547 und 1549 entstandene) *Tractato de Pintura antigua* des Portugiesen Francisco de Hollanda in einen ganz anders gearteten Landstrich, als es Dürers Heimat war; diese *ultima Thule* des europäischen Südens hatte aber doch im Grunde eine ähnliche künstlerische Vergangenheit, wenn auch die altniederländische Kunst hier eine viel stärkere Macht gewesen ist als dort. Schon der Name des Autors weist auf deren Heimatboden zurück; Franciscos Vater war ein Miniaturmaler holländischer Abkunft; den Sohn hat es aber schon nach Italien gezogen. 1538 kam er nach Rom, in den Dunstkreis der neuen Kunst und des Meisters, der damals schon als der *Divino* galt, Michelangelos. Dessen Name könnte, wie der Aretinos auf Dolces Dialog, auch den Titel der Schrift bilden, die Francisco, in die Heimat zurückgekehrt, verfaßt hat, denn der große Toskaner erscheint als der eigentliche Heros, als die Zentralsonne aller Kunst, und sein intimstes Altersbildnis ist uns gerade durch ein Miniaturbildchen des Portugiesen überliefert. Von der *Pintura antigua* will es handeln, der Name enthüllt schon sein Programm; denn dieser Romfahrer aus dem äußersten Winkel niederländischer Diaspora, nach Abkunft und Erziehung ein auf fremden Boden verpflanztes Reis nordischen Wesens, ist im Welschlande der überzeugteste fanatische Anhänger der schon fest ausgebildeten klassizistischen Lehre geworden und hat mit der Vergangenheit gründlichst gebrochen. Doch war auch auf der Pyrenäischen Halbinsel der Boden schon bereitet. 1526 waren zu Toledo die *Medidas del Romano*, d. h. die »Römermaße« von Diego del Sagredo, Kapellan Johannas der Wahnsinnigen, erschienen und das Buch wurde während Franciscos Abwesenheit in Italien auch schon in seiner Heimat gedruckt (Lissabon 1541), ein Jahr später auch ins Französische übertragen. Es ist die erste Aneignung Vitruvs in diesen Landen, in Form von Dialogen zwischen zwei Teilnehmern, von denen der eine, der Klassizist, den andern, einen Maler und Anhänger des alten heimischen Platerescostils, siegreich übertrumpft. Das Buch enthält manches beachtenswerte Detail, ist aber noch immer gemäßigter als die merkwürdige Geschichte der antiken Malerei, *De pictura veteri*, die ein Kammerherr Karls V., D. Felipe de Guevara, wenig später zu schreiben unternahm.

Wie alle Nachahmer ist auch Hollanda päpstlicher als der Papst. Vitruv und Plinius sind für ihn unfehlbare Autoritäten, die er ohne jede Kritik ehrfürchtig bewundert. Die, wie wir wissen, gerade im Auslande viel gelesenen Bücher des Gauricus, aber auch diejenigen Dürers hat er benützt; Vasaris Viten konnte er damals wenigstens noch nicht einsehen; ein noch vorhandenes Exemplar der ersten Auflage von 1550 mit Anmerkungen von Hollandas Hand zeigt aber, wie er sich später diesem Studium mit Eifer hingegeben hat. Alberti (den Sagredo fleißig benützt hat) ist ihm eigener Aussage nach erst spät bekannt geworden, was angesichts der damals schon vorhandenen und ihre starke Wirkung beginnenden Ausgaben nicht recht erklärlich ist. Was er nun in den beiden ersten Teilen seines Werkes vorbringt, scheint durchaus ein Niederschlag der in Italien entwickelten Kunstanschauungen ohne besondere Originalität zu sein. Am interessantesten dürften noch die von Vasconcellos (a. u. a. O.) eingehend gewürdigten Abschnitte über Porträtmalerei sein.

Das Zugänglichste und auch Wichtigste sind jedoch die vier Dialoge, die dem Traktat angehängt sind. Als *dramatis personae* erscheinen außer Hollanda selbst Michelangelo und seine verehrte Marchesa Vittoria Colonna auf der Szene. Der große Alte entwickelt Ansichten über die Kunst, die man bis in die neueste Zeit für vollkommen authentisch und als Eckermännisch getreu durch Hollanda wiedergegeben angesehen hat. Leider steckt aber ein beträchtlicher methodischer Irrtum dahinter: in einer musterhaften Untersuchung, wie deren unsere in philologischer Kritik sehr übel bestellte Disziplin nur wenige aufweisen kann, hat H. Tietze dargelegt, daß es einem allgemeinen, von Tasso und Dolce bis auf Leopardi herab geltenden Stilprinzip des italienischen Dialogs entspricht, berühmte Personen als Träger der Anschauungen des Autors erscheinen zu lassen. Daß diese Konstatierung an die uralte typische Anekdote vom Ei des Kolumbus erinnert, raubt ihr wahrhaftig nichts von ihrer Schlagkraft. Das ist nun auch — selbstverständlich möchte man beinahe sagen — bei Hollanda der Fall, der seinen Theorien in der Heimat um so mehr Gewicht zu geben glaubte, wenn er sie nach der Weise seiner Vorbilder dem großen Toskaner in den Mund legte, dessen Ruf schon längst alle Welt erfüllte. Der Erfolg hat ihm recht gegeben; aber heute muß, zumal nach Tietzes Untersuchungen, daran festgehalten werden, daß ein hier mitgeteilter Ausspruch Michelangelos anderweitig einwandfrei überliefert sein muß, bevor wir ihn als authentisches Selbstzeugnis betrachten dürfen. Dazu könnte beispielsweise die auch von Condivi überlieferte Äußerung Michelangelos bei Hollanda gehören, die das Wesentliche der Kunst in ihren mühelosen Ausdruck setzt. Wirkliche oder angebliche Aussprüche des Meisters wurden in Rom und auswärts ja in Menge umhergetragen; man vergleiche z. B. den Bericht eines französischen Reisenden von 1574, der im Repertorium für Kunstw. III, 288, abgedruckt ist. So ist es selbstverständlich nicht ausgeschlossen, daß Hollanda wirklich manches aus dem Gedankenkreise des großen Alten mit leidlicher Treue festgehalten hat, wie wir ihm denn, wie schon erwähnt, auch jenes ungeschminkte Altersporträt verdanken, das sich wiederum dem von Condivi überlieferten literarischen Bildnis vollkommen zur Seite stellt. Gedanken, wie sie im ersten Dialog Hollandas über die Weltflucht des Künstlers niedergelegt sind, passen wohl zu dem asketischen Wesen, das die Alterssonette widerspiegeln. Dergleichen betrifft aber Einzelheiten, nicht den ganzen Tenor dieser Dialoge. Die Ausfälle, die Hollanda durch den Mund des Meisters gegen die alte niederländische Kunst richtet, sind in Italien kaum mehr, wohl aber in der pyrenäischen Heimat aktuell, wo sie die Kunst der älteren Generation gewesen ist. Deren Standpunkt vertritt wieder die Marchesa mit der charakteristischen Äußerung, sie sei frömmer — es ist die bis heute gangbare und psychologisch leicht erklärliche, weil aus innerer Verwandtschaft des Religiösen und Primitiven entspringende Verwechslung von Ausdruck und Eindruck, die dem Concetto des sogenannten »kirchlichen« Kunststils fast immer zugrunde liegt. Hollanda will eben daheim für die seiner Ansicht nach einzig berechtigte neuklassische Kunstweise der Italiener Stimmung machen. Er hat im Auslande gut beobachten gelernt; die Gründe, die er für die verschiedene Wertung der Kunst in der Heimat und in Italien anführt, treffen durchaus den Kern der Sache, wie er denn ein offener Kopf ist. Der agonale Wettbewerb unter den Staaten, Städten und Individuen, der seit der Antike in diesem alten Vaterlande der Künste wohlvorbereitete Boden gibt den Ausschlag, endlich die daraus sich ergebende höhere gesellschaftliche Geltung des Künstlers. Es ist das Wurzeln in einer alten und starken nationalen Vergangenheit, wie es tatsächlich das Mutterland scharf von den einstigen Provinzen des *Orbis Romanus* scheidet. Nur hier und derart hat sich die Trennung des Handwerks von der Kunst, der *ars mechanica* von der *liberalis*, der notwendigen Vorstufe zur Proklamierung dessen, was man später *schöne* Kunst nannte, entwickeln können, die im Cinquecento schon voll da ist und auch von Hollanda verfochten wird, dessen bezeichnende Äußerung, daß handwerkliche Arbeiten und Entwürfe von Malern höchstens im Fürstendienste übernommen werden dürften, die Kluft beleuchtet, die sich zwischen dem 15. und 16. Jahrhundert aufgetan hatte. Die Aufzählung der bedeutendsten Malerwerke, die Francisco in seinem zweiten Dialoge gibt, ist ebenso bemerkenswert für die Schätzung des Zeitgenössischen wie für das fast gänzliche Zurücktreten der älteren Kunst des Quattrocento.

Im letzten (IV.) Dialoge treten andere Personen auf, die Hollanda in Rom kennen gelernt hatte: der Miniaturenmaler Giulio Clovio und der Steinschneider Valerio Vicentino; er enthält manche historisch schätzenswerte Einzelheit.

Wenn nun also Francisco de Hollandas Werk den Wert einer Urkunde für Michelangelos Leben und Wesen nicht oder nur in höchst bedingter Weise beanspruchen darf, so bedeutet es dafür in dem vorliegenden Zusammenhange etwas viel Wichtigeres. Es ist ein Zeugnis für die Macht, mit der die nunmehr ausgebildete italienische Kunsttheorie noch vor Erscheinen ihres epochalen Hauptwerkes, der Viten Vasaris, über ihr Ursprungsland hinaus gewirkt hat. Auch Dürer hat an sie angeknüpft, ist aber dann seinen eigenen originalen — und einsamen Weg gewandert; der Portugiese, als Mensch und Künstler eine viel schwächere Natur, ist der fanatische Apostel des neuen klassizistischen Dogmas und der überzeugte Verleugner der eigenen Stammesüberlieferung geworden, gleich manchem Niederländer der Folgezeit.

Diego del Sagredo, Medidas del Romano necesarios a los oficiales que quisieren seguir las formaciones de las basas, columnas capiteles y otras piezas de los edificios antiguos, 1. Aufl. Toledo 1526, 2. und 3. Aufl. Lissabon 1542, 4. und 5. Aufl. Toledo 1549 und 1564. Französisch als Raison d'architecture antique von Simon de Colines, Paris 1539.

1542, 1550, 1555, 1608. Dazu Llaguno-Bermudez, Noticias de los arquitectos ... de España, Madrid 1829, I. Diese bibliographischen Angaben sind dem trefflichen Werke von Menendez y Pelayo, Historia de las ideas estéticas in España, 2. Ed., Madrid 1901, vol. IV, 11ff., entnommen, der sich ausführlich über Sagredo verbreitet.

D. Felipe de Guevara, Comentarios de la pintura. Zuerst herausgegeben von Antonio Ponz, Madrid 1788. fc. Menendez y Pelayo a. a. O. p. 53f. Cicognara, Catalogo I, p. 134.

Francisco de Hollanda, Tractato de pintura antigua (1538). Die alte spanische Übersetzung (um 1563) von Manuel Denis auf der Akademie von San Fernando in Madrid ist jetzt von dieser, Madrid 1921, herausgegeben worden. Die darin enthaltenen Quatro dialogos da pintura antigua, zum ersten Male herausgegeben von Joaquin de Vasconcellos (Renascença, Portugueza, vol. VII), Oporto 1896. Dann portugiesisch und deutsch von Vasconcellos in Eitelberger-Ilgs »Quellenschriften«, N. F., Wien 1899. Die neue vollständige Ausgabe von Pellizzari, Le opere di F. de H. edite dal testo portoghese e nella versione spagnuola ill. con introduzione, versione e note, con la riproduzione integrale del codice di disegni delle Antichità d' Italia conservato nella Biblioteca dell'Escuriale, Neapel 1914. Eine französische Übersetzung von Rouanet erschien Paris 1911.

Fournier, Die Manuskripte des F. d'Olanda in Zahns »Jahrbuch f. Kunstwissenschaft« I (1868). Menendez y Pelayo, Discursos leidos ante la R. Academia, Madrid 1901, sowie in seiner »Historia de las ideas esteticas« IV, 111ff. und besonders H. Tieze, F. de Hollandas und Don Giannottis Dialoge und Michelangelo. Repert. f. Kunstw. XXVIII, 295.

FÜNFTES BUCH

VASARI

Einleitung.

Über Giorgio Vasaris Lebenswerk kann ich mich im folgenden um so kürzer fassen, als die ausgezeichneten, aus meines früh verstorbenen Freundes und Mitarbeiters Wolfgang Kallab Nachlaß von mir herausgegebenen »Vasaristudien« seit geraumer Zeit vorliegen. Daß sie freilich nicht sonderliche Beachtung gefunden haben, daß man ihnen lieber in einem weiten Bogen ausgewichen ist, bildet eine charakteristische Seite der nach allen möglichen Zielen hin fackelnden und innerlich haltlosen Literatur unserer Disziplin.

Giorgio Vasari stammt aus einer Handwerkerfamilie; der Großvater gleichen Namens hat das in seinem Heimatsorte Arezzo, wo Giorgio 1511 zur Welt kam, seit uralten Zeiten bodenständige Gewerbe der Töpferei betrieben, von dem auch der Name der Familie (*vasaio*) stammt. Der Schwestersohn seines Urgroßvaters Lazzaro soll nach Vasaris Angabe jener Luca Signorelli gewesen sein, dessen schönes Greisenbild sich dem empfänglichen Knaben als eine frühe Jugenderinnerung tief einprägte, wie in der reizend erzählten Anekdote im Leben des großen Malers von Cortona (ed. Milanesi III, 693) berichtet ist. Mag nun hier schon die Neigung des Aretiners, Wahrheit und Dichtung aus seinem Leben phantasievoll zu mischen, sich selbst als schon früh vom Genius Erkannten und Erwählten darzustellen, hervortreten: seine Angabe, daß jener Lazzaro Maler gewesen sei, ist durch Milanesis mißglückten Versuch, ihn mit einem simpeln, in den Cortoneser Katastern aufgeführten Sattlermeister zu indentifizieren, nicht ernstlich erschüttert worden; die häufig an dem verdienstvollen Urkundenforscher zu belegende, etwas naive Buchstabengläubigkeit scheint sich auch hier geltend gemacht zu haben. Tatsache ist aber, daß Vasari das Werk dieses malenden Urgroßvaters sehr reichlich ausgestattet hat; es ist besonders verdächtig, daß er, namentlich in der zweiten Auflage, durch den Erfolg kühn gemacht, den bescheidenen Cassonimaler der ersten bereits auf die viel breitere Grundlage einer vielbeschäftigten Lokalgröße mit ausgebreitetem Werkstattbetrieb gestellt hat. Das muß uns notwendig stutzig machen und skeptisch stimmen, nicht minder auch gegen Vasaris Angaben über seinen Großvater, den kunstreichen Töpfer und seine Erneuerungen der antiken aretinischen Tonvasen, die als Schaustücke im

Familienhause prangten. Merkwürdigerweise hat Vasari über seinen Vater Antonio uns gar nichts hinterlassen; dieser dunkle Ehrenmann und (voraussetzlich) biedere Handwerksmeister stand wohl noch als allzu reale Person im Gedächtnis der Mitlebenden, als daß der phantasiebegabte Sprößling hier allzu sehr hätte fackeln dürfen. Wir haben aber bei diesen Familiengeschichten deshalb so lange verweilt, weil sich hier sogleich eine sehr bezeichnende Seite unseres Autors enthüllt.

Denn Vasari war, was sehr ins Gewicht fällt, Humanistenzögling, ein gelehrter Maler, wie es den Idealen seiner Zeit recht entsprach. Er war des Lateinischen von Jugend auf mächtig; über den Unterricht, den er in Arezzo von dem Humanisten Pollastra, dann in Florenz, wohin der Kardinal Passerini den Dreizehnjährigen wohl als Spielgenossen des jungen Ippolito Medici gebracht hatte, von dem berühmten Autor der »Hieroglyphen« Pierio Valeriano empfing, hat Kallab sich ausführlicher verbreitet (a. a. O. S. 13 ff.), von der richtigen Anschauung ausgehend, daß die ganze Kritik seines Werkes mit dieser Frage zusammenhängt, und das Schulgut, das Vasari mit in die Unsterblichkeit genommen hat, einen wesentlichen Faktor seiner schriftstellerischen Individualität ausmacht.

Was Vasari als bildender Künstler geleistet hat, kann uns nicht weiter beschäftigen. Seine malerischen Hauptwerke, die Fresken in der Sala regia des Vatikans und die von ihm selbst in seinen *Ragionamenti* beschriebenen Allegorien im Palazzo Vecchio von Florenz, lassen ihn als einen keineswegs unbedeutenden Vertreter jenes sog. Manieristenstils erkennen, der, lange als Vorstufe des Barocks ziemlich einsichtslos und abschätzig behandelt, zu den problematischen und sicher nicht uninteressantesten Blättern der italienischen Kunstgeschichte zählt. Sein persönlichstes Werk ist die heute noch erhaltene Ausmalung seines eigenen Hauses in Arezzo.

Unbestritten große Bedeutung hat Vasari als Baukünstler. Die Uffizien mit ihrer merkwürdigen, auf malerische Wirkung im Stadtbild berechneten Anlage, das Haus des Ritterordens von S. Stefano in Pisa mit seiner schönen Freitreppe, endlich die Badia (und sein eigenes schon erwähntes Haus) in Arezzo gehören zu den hervorragendsten Leistungen der künstlerisch wie historisch so eigenartigen Spätrenaissance in Toskana.

Nach einem langen und arbeitsvollen Leben, das an Erfolgen, aber auch an Mühen reich gewesen, ist Giorgio Vasari am 27. Juni 1574 gestorben, wenige Monate nach seinem Herrn und Gönner Cosimo I., dem er auch dasjenige seiner Werke gewidmet hat, das seinen Ruhm durch ganz Europa tragen sollte, die *Viten*, zu deren Besprechung wir nunmehr übergehen.

I.

Entstehungsgeschichte der Viten. — Verhältnis der ersten zur zweiten Auflage.

Vasari hat uns die Entstehungsgeschichte seines Hauptwerkes selbst überliefert: in seiner merkwürdig fragmentarisch, farblos und flüchtig behandelten Autobiographie, die an den Schluß seiner zweiten Auflage gestellt ist. Die Erzählung von der Abendgesellschaft beim Kardinal Alessandro Farnese in Rom 1546, an der Giovio und Annibale Caro teilnehmen, der erstere einen Vortrag über die Maler seit Cimabue hält, bietet, wie besonders Kallab dargelegt hat, chronologische Schwierigkeiten aller Art und scheint sichtlich zurechtgestutzt. Giovio, dessen Elogien berühmter Männer (s. Buch IV) Vasari übrigens nicht gekannt zu haben scheint, ist tatsächlich sein Vorgänger, aber Vasaris ernstlicher Anteil an diesen Dingen, für die er dank seiner humanistischen Erziehung wohl vorbereitet war, muß viel weiter zurückliegen; in der Widmung an Cosimo I. betont er, daß eine zehnjährige Beschäftigung mit dem Gegenstande vorausging. Mag auch hierbei das horazische *Nonum prematur in annum* einigen Anteil haben, das ungeheure, von ihm wesentlich durch eigenen Fleiß zusammengetragene Material läßt einen solchen Ansatz wohl verständlich erscheinen, zumal wenn wir bedenken, daß Vasari schon damals ein vielbeschäftigter Künstler war, der große Aufträge übernommen und ausgeführt hatte. Wir haben sichere Anhaltspunkte, daß seine Vorarbeiten mindestens bis 1540 zurückreichen. 1547 konnte er tatsächlich, wie aus dem Briefwechsel hervorgeht, Annibale Caro eine Probe seiner Arbeit überreichen. Dessen Antwort ist interessant genug: er lobt Stil und Gehalt, tadelt nur gewisse stilistische Eigentümlichkeiten, die ihm der natürlichen Sprache zu widersprechen scheinen; mit feinem Takt vermeidet er, an diesen volkstümlichen *Malerstil*, den sich Vasari selbst zuschreibt, zu rühren. Darin hat ja dieser auch wirklich sein Bestes gegeben, nicht in den geschwollenen Einleitungen, mit denen er literarisch prunken wollte. Vasari erzählt selbst, wie das bis dahin Fertige vorher (1547) an den Abt des Olivetanerklosters bei Rimini, D. Gian Matteo Faetani, ging, der die Reinschrift durch einen Mönch und die Revision besorgte. Diese rein äußerliche Redaktion ist von dem letzten Autor, der Vasaris schriftstellerische Technik behandelt hat, Scoti-Bertinelli, unnötig aufgebauscht worden, der einen an sich fruchtbaren Gedanken, die fremden Bestandteile aufzuspüren, maßlos übertrieben hat; wir kennen vor allen Dingen den Stil dieser angeblichen »Helfer« nicht, so daß derlei

Versuche ins Leere stoßen. Es wirken bei dieser Richtung der Anschauung noch Tendenzen aus alter Zeit mit. Gleich nach Erscheinen der ersten Auflage wurde, wie gewöhnlich durch den starken Erfolg wachgerufen, allerhand mißgünstiges Stimmengemurmel laut, das die Originalität des Werkes herabzusetzen oder zu leugnen bemüht war. So ward einem Mann aus dem Freundeskreise Vasaris, dem D. Silvano Razzi, das geistige Eigentum des Werkes zugeschrieben; ein törichtes Gerede, denn das noch vorhandene, druckfertig auf der Nationalbibliothek in Florenz erliegende Elaborat des Razzi entpuppt sich als ein erst nach der zweiten Auflage von 1567 gemachter schlechter Auszug (von 1615!).

Über diese »Helfer« Vasaris ist überhaupt viel geredet worden; wir erkennen das schon aus den boshaften Glossen, die Cellini über das Zwillingspaar Vasari und seinen gelehrten Freund Vincenzo Borghini, gemacht hat. Dieser Borghini (wohl zu unterscheiden von dem später zu erwähnenden Raffael Borghini) ist eine für das damalige Florenz recht charakteristische Figur, die uns durch seinen vor nicht langer Zeit veröffentlichten Briefwechsel etwas nähergerückt worden ist. Er war selbst Dilettant und Sammler, sein *Libro* wird von Vasari öfter erwähnt, und mit dieser Sammlung von Handzeichnungen alter Meister hat er Vasari zur Nachahmung gereizt. Er ist dem Freunde tatsächlich mit dem reichen Schatz seines Wissens fördernd zur Seite gestanden, hat mit Giambullari zusammen den Druck der ersten Ausgabe überwacht, Exzerpte aus Historikern wie Paulus Diaconus besorgt, auch eine lange platonisierende Abhandlung über die Bedeutung der Malerei (dem ersten über die Technik der Malerei handelnden Kapitel eingerückt) beigesteuert. Aber wie gerade die Zusammenstellung in Scoti-Bertinellis Buch vor Augen führt, hat Vasari das alles selbst umgearbeitet und in seinen eigentümlichen Stil gegossen. Scoti, der so sehr nach fremden Elementen spürt, muß selbst zugeben, daß diese Beisteuern inhaltlich gar keinen Einfluß ausgeübt haben. Auch die merkwürdigen moralisierenden Proömien der Viten, in denen Vasari sich ganz im Fahrwasser des zeitgenössischen Literatenstils ergeht, sind voll sein Eigentum. Das wirklich fremde Gut bei ihm ist leicht zu erkennen und schon äußerlich als solches gekennzeichnet, so namentlich die Grabschriften der ersten Ausgabe, die ihm Annibale Caro, Adriani, Segni u. a. lieferten, das Kapitel eines andern Freundes, Cosimo Bartoli, über Attavantes Miniaturmalerei (2. Auflage), der Brief des Adriani, ein ziemlich nichtswürdiger Auszug aus der alten Kunstgeschichte des Plinius, der ganz unorganisch während des Druckes der 2. Auflage vor der Vita des Beccafumi eingeschoben wurde. Wir kommen zu dem Ergebnis, daß Vasaris Viten durchaus als sein eigenstes und persönlichstes Gut zu betrachten sind.

So ist die erste Ausgabe, von Torrentino gedruckt, 1550 erschienen, 3 Teile in 2 Bänden. Das Buch war längst mit Spannung erwartet worden, selbst in Oberitalien hatte Pino in seinem Dialog von 1548 öffentlich darauf hingewiesen, und Marcanton Michiel, vielleicht auch der Anonymus der Magliabecchiana legten ihre nach ähnlichen Zielen strebenden Arbeiten still beiseite (s. Buch III). Tatsächlich ist diese erste Ausgabe ein Stück ganz aus einem Gusse, trotz vieler Mängel, die ihr anhaften, in viel höherem Grade ein Kunstwerk als die zweite. Straff komponiert, bleibt sie dem in der Florentiner Kunsthistoriographie schon vorher ausgebildeten Grundsatz treu, nur verstorbene Künstler, jedenfalls nur solche, deren Entwicklung abgeschlossen (wie bei dem erblindeten Rovezzano) und überschaubar ist, zu behandeln. Ein einziger macht eine Ausnahme, es ist der große Heros dieser Zeit und vor allem Vasaris selbst, Michelangelo, dessen Unsterblichkeit schon im Zeitlichen errungen ist. Er ist der Kulminationspunkt aller Entwicklung, der krönende Gipfel des ganzen Gebäudes, das zu ihm hinstrebt und in ihm seinen Abschluß findet. Diese eindrucksvolle Architektonik des Werkes ist der zweiten Auflage verlorengegangen.

Nach achtzehn Jahren, 1568, diesmal bei den Giunti gedruckt, erschien diese zweite Ausgabe. Vasari hatte unterdessen sehr viel gesehen und zugelernt; er hatte Reisen durch Gegenden unternommen, die er vorher entweder gar nicht oder nur flüchtig besucht hatte (Assisi, Oberitalien). Vieles wurde unleugbar verbessert, Flüchtigkeiten und Mißverständnisse wurden ausgemerzt; so ist z. B. den Pisani, die in der ersten Ausgabe seltsamerweise als Schüler des viel späteren Andrea Pisano figurierten, ein eigenes Kapitel gewidmet. Mißgunst hatte von *infinite bugie* gemunkelt; Vasari hat sich aber berechtigter Kritik nicht verschlossen, sein historisches Gewissen ist geschärft, und so entfernt er einen guten Teil jener Grabschriften, die ad hoc bestellt, dennoch aber vorgetragen waren, als handelte es sich um wirkliche Tatsachen. Wie er hinter sein Werk weitere Perspektiven zu stellen suchte, lehrt der schon erwähnte Brief Adrianis, so schlecht Vasari auch hier bedient war. Es erschließen sich ihm neue Quellen, vor allem die Porträts, da ihm durch seine Beschäftigung im Palazzo Vecchio die Darstellungen der geistigen Elite der Mediceer nahegerückt worden waren; Vasari stattet nun sein Werk mit den von ihm selbst und Schülern entworfenen Künstlerporträts aus und gibt dadurch das Vorbild für die Späteren. Über die venezianischen Holzschneider und ihre oft wenig getreue Wiedergabe klagt er selbst gelegentlich. Aber an innerer Einheitlichkeit hat sein Buch viel verloren; man sieht deutlich, wie er gearbeitet, die Druckbogen eines Handexemplars mit Erweiterungen und Streichungen bedeckt hat;

dadurch erklärt sich mancher Flicksatz, manches ärgerliche Übersehen, so daß gewisse Sachen zweimal vorgebracht werden (Leben des Peruzzi). Sein Material ist ungemein gewachsen, schon der äußere Umfang der zweiten Auflage zeigt es; eine große Zahl ganz neuer Biographien (allein 34 im Cinquecento!) ist hinzugekommen, vor allem sind auch die Lebenden in einem eigenen starken Anhang berücksichtigt. Seine eigene, freilich, wie schon gesagt, merkwürdig trockene, leblose, selbst ungenaue Lebensbeschreibung fehlt gleichfalls nicht. Neben den bereits erwähnten Porträts erscheint eine weitere unmittelbare Quelle, die Handzeichnungen; Vasaris eigene Sammlung, der oft erwähnte *Libro*, erscheint erst hier zitiert. Das heiße Bemühen Vasaris, der sich jetzt mit Recht als anerkannten Literaten fühlt, geht dahin, Stil und Vortrag zu verbessern, nicht selten auf Kosten frischerer Natürlichkeit der ersten Auflage. Gewisse Naivetäten in dieser werden ganz unterdrückt oder gemildert, wie vor allem die Klatschgeschichten über die noch lebende Frau seines alten Meisters Andrea del Sarto. Aber, wie gesagt, die kühn gedachte Architektonik der ersten Auflage ist durchbrochen und undeutlich geworden; Vasaris Bild als Schriftsteller stellt sich uns in dieser unvergleichlich reiner und künstlerischer dar, so sehr wir ihm auch für seinen Fleiß und das beigebrache neue Material Dankbarkeit schulden.

II.

Die Quellen Vasaris.

Vasari hat den größten Teil der vor ihm vorhandenen kunsthistorischen Literatur mit Umsicht und Fleiß genützt, namentlich in der zweiten Auflage in noch höherem Maße als in der ersten, hier auch, wie schon gesagt wurde, mit geschärfterem historischen Gewissen. Er nennt jetzt viele Quellen mit Namen, die er früher stillschweigend oder unter vagen Bezeichnungen herangezogen hat. Freilich müssen wir uns auch hier immer gegenwärtig halten, daß der Begriff des Plagiats für die Renaissance ein anderer, viel läßlicherer ist als für uns. Im übrigen ist gerade da wieder auf Kallabs Studien, die diesen Stoff besonders ausführlich und mit kritischer Schärfe behandeln, zu verweisen. Wir suchen im folgenden nur eine gedrängte Übersicht über Vasaris literarische Kenntnisse zu geben; sie sind groß genug.

1. Eigentlich kunsthistorische Quellen.

Wir dürfen nicht vergessen, daß Vasari die meisten Quellen dieser Klasse, die uns heute durch den Druck erschlossen vorliegen — eine Arbeit, die wesentlich erst das 19. Jahrhundert geleistet hat! —

noch in ihrer zum Teil schwierigen handschriftlichen Gestalt einsehen mußte; die Umsicht, mit der er das tat, kann uns heute noch Respekt einflößen und uns seine gelegentlichen Flüchtigkeiten, seinen Mangel an Akribie vergessen machen. Den Standort gibt er zuweilen an; in anderen Fällen übergeht er ihn mit Stillschweigen. So hat er die Kommentarien des alten Ghiberti, den er gelegentlich mit einem treffenden Beiwort *verissimo* nennt (Vita des Giotto, 2. Aufl.), in jener Handschrift, die uns heute noch allein vorliegt, damals im Besitz seines Freundes Cosimo Bartoli, benützt, während, wie wir schon wissen, seinem Nebenläufer, dem Anonymus der Magliabecchiana, vermutlich noch das heute verschollene Original vorgelegen ist. In jenem Zusatz der zweiten Auflage (Vita des Ghiberti), in dem er den Traktat des alten Meisters bespricht, hat er allerdings eine ganz schiefe, ungerechte, ja geradezu falsche und unehrliche Charakteristik desselben gegeben; er, der selbst Ghiberti als reichste und verläßlichste Quelle für das Trecento weidlich, manchmal wörtlich genützt hat, behauptet dreist, man könne aus ihm nur »geringen Nutzen« ziehen.

Neben Ghiberti ist der *Libro* (des Antonio Billi) seine wichtigste Quelle für das Trecento und besonders auch für das Quattrocento. Daneben rinnt jene hypothetische, von Kallab scharfsinnig analysierte »Quelle K.«, die er parallel mit seinen Konkurrenten, dem Magliabecchiano und Gelli, benützt. Manettis Biographie des Brunellesco hat er in großem Umfang ausgebeutet, namentlich auch den merkwürdigen Exkurs über die Architekturgeschichte. Erst in der zweiten Auflage wird ihm eine oberitalienische Quelle zugänglich, der Brief des Campagnola über die Maler von Padua, den auch M. A. Michiel genützt hat. Dagegen ist, wie schon früher (Buch II) bemerkt wurde, die von Becker ausgesprochene Ansicht, daß er das Schriftchen des Facius herangezogen habe, als irrig anzusehen. An Künstlerschriften theoretischer Art übersah er gleichfalls ein reiches Material, namentlich in der zweiten Auflage. Hier berichtet er zuerst über das Werkstattbuch des alten Cennini, damals im Besitze des sienesischen Goldschmieds Giuliano. Den Traktat des G. B. Bellucci aus S. Marino über Festungsbauwesen (dessen Handschrift sich damals in Florenz bei M. Puccini befand), erwähnt er in der Biographie des Genga (2. Auflage). Der des Francesco di Giorgio Martini ist (in der 2. Auflage) als bei Herzog Cosimo befindlich erwähnt. Den kunsthistorischen Roman des Filarete hat er für dieselbe Ausgabe ausgebeutet. Dagegen kennt er anderes nur vom Hörensagen, so vor allem das toskanischer Heimaterde längst entrückte Schrifttum Leonardos; immerhin hat er eine merkwürdige Notiz über einen nicht genannten Mailänder Maler, der den Traktat zum Druck befördern wollte. Über Piero della Francescas Traktat und das angebliche Plagiat des Luca Pacioli weiß er eigentlich nur Klatschgeschichten. Von seines Zeitgenossen und Nebenbuhlers Cellini Schriften hat er Kunde, obwohl die berühmte Selbstbiographie erst im 18. Jahrhundert gedruckt wurde, der technische Traktat aber erst im Erscheinungsjahre der zweiten Auflage Vasaris selbst (1568) erschien. Doch zählt dies natürlich nicht zu Vasaris Quellen im eigentlichen Sinn.

Viele handschriftliche Quellen, alte Malerschriften und dergleichen erwähnt Vasari in undeutlicher Weise. Dahin gehört ein *Libretto antico* (Vita des Gaddo Gaddi, 2. Aufl.), *certi ricordi di vecchi pittori* (Cimabue, 2. Aufl.: Geschichte des Karl von Anjou), *ricordi di molti che ne scrissero* (der sog. Giottino als Bildhauer weist auf Billis Buch). Besonders merkwürdig sind seine Hinweise auf *stratti* (estratti) und *ricordi* des Ghirlandajo und Raffael (1. Aufl., Stefano, Schlußwort des Werkes). Gar nicht faßbar sind Angaben wie *si legge* (Vita des Duccio, 2. Aufl.; über den angeblichen Moccio, Vita des Jacopo di Casentino, eine Familiennachricht über die Landini).

Das gedruckte Material hat Vasari natürlich ebenfalls benützt. Unbekannt ist ihm merkwürdigerweise der längst gedruckte Traktat des Gauricus geblieben; aber wir wissen bereits, daß das Buch in Italien überhaupt viel weniger gelesen wurde als im Norden. Dagegen kennt und nützt er die älteste Florentiner Guida des Albertini von 1508, die von seinem Freunde Cosimo Bartoli übersetzten Schriften des L. B. Alberti, deren Ausgaben (1550 und 1568) so merkwürdig mit den Viten zusammenfallen. Auch die lateinische, ihm vom Verfasser selbst mit einem schmeichelhaften Brief übersendete Vita des Lambert Lombard (s. u.) von Lampsonius (VII, 590) gehört hierher. Von Dürers in Italien so eifrig gelesenen Schriften dagegen hat er höchstens oberflächliche Kenntnis gehabt. Sehr seltsam ist sein Verhältnis zu der 1553 gedruckten Michelangelobiographie des Condivi. Vasari hat hier ein wirkliches und nicht eben schönes Plagiat aus Eifersüchtelei begangen. Er benützt sie ziemlich ausgiebig und berichtet die übernommenen Züge wie aus eigener Erfahrung. Den Namen des Autors nennt er nirgends, er erwähnt ihn nur flüchtig unter Michelangelos Schülern. Der Grund ist nicht schwer zu finden; Condivi hatte seinerseits Vasaris erste, drei Jahre vorher erschienene Auflage benützt, nicht ohne hämische Seitenblicke. Man sieht, daß der Künstlerautor sich nicht ungestraft in das Getriebe des Literatenwesens begeben hatte. Daß er den in Oberitalien gedruckten kleinen Dialog des Pino, in dem er selbst schon angekündigt wird, gekannt hat, ist nicht recht wahrscheinlich, obwohl beide eine Anekdote über Giorgione bringen, die auf eine gemeinsame, vielleicht mündliche Quelle deutet. Nicht recht klar ist sein Verhältnis zu Lodovico

Guicciardinis Beschreibung der Niederlande (1567), der seinerseits Vasaris erste Auflage benützt hat, sie auch ausdrücklich mit großem Lobe nennt, dessen reichhaltige Übersicht aber in Vasaris zweiter Ausgabe von 1568 z. T. wörtlich übernommen erscheint. Daß Vasari seine Quelle nicht nennt, wäre nach dem, was wir von ihm wissen, nicht gar so wunderbar; aber es sind Unstimmigkeiten vorhanden, die auffallend sind, so daß zuerst Schnaase an Dom. Lampsonius als Vermittler gedacht hat, was aber nicht belegt werden kann; ebensogut (und vielleicht mit mehr Recht) könnte man an Lambert Lombard denken. Kallab hat dieses Quellenverhältnis nicht mehr untersuchen können.

Daß der Baukünstler Vasari die schon recht ansehnliche architektonische Literatur kennt, ist von vornherein anzunehmen. Die vitruvianischen Schriften und Kommentare des Cesariano (IV, 194; VII, 490), des Barbaro (VI, 364), Caporali (III, 547, 694), Barbaro (VI, 488), Serlio (V, 431), Vignola (V, 432) führt er selbst an; das damals noch nicht erschienene Werk des Palladio wird bereits angekündigt (VII, 531). Auch das Buch des Franzosen Jean Cousin (Cugini) ist ihm bekannt (V, 432), B. Peruzzis und Bramantinos Messungen römischer Bauten finden im Vorübergehen Erwähnung (IV, 604).

Vasari hat auch tatsächlich eine ganze Schar von Helfern in Bewegung gesetzt, die ihm Auszüge und Notizen, wie es damals üblich war, übermittelten; das gleiche fanden wir ja schon bei Marc Anton Michiel, mit dem er ja eine dieser Quellen, den Campagnola, gemeinsam hat. Von dem ganz im modernen Dissertationenstil gehaltenen Beitrag des Cosimo Bartoli über die Silvius Italicus-Handschrift in S. Giovanni e Paolo in Venedig war schon die Rede, ebenso von dem Brief des Lampsonius. Schriftliche Notizen solcher Art müssen wir auch bei sonst genannten Gewährsmännern voraussetzen, bei den Nachrichten über Pisanello und andere Veroneser, die ihm Fra Marco de'Medici in Verona und Danese Cattanco lieferten, bei denen über friaulische Maler des G. B. Grassi in Udine, bei den sehr genauen aus Dominikanerkreisen stammenden Nachrichten über Fra Bartolommeo. Das Fehlen von Nachrichten aus Venedig beklagt er selbst (Vita des Carpaccio) noch in der 2. Auflage. Von einigem Interesse ist auch in diesem Umkreis ein noch erhaltener, vom Lokalpatriotismus eingegebener Brief des Bombaso aus Reggio über den einheimischen Künstler Prospero Clementi (erst von 1572). Jener nordische Maler, Lambert Lombard aus Lüttich, sandte ihm 1565 Notizen über ober- und niederdeutsche Künstler. Daß er seine ausgebreitete Korrespondenz auch sonst weidlich genutzt hat, liegt auf der Hand; er selbst schöpft aus seinem Briefwechsel mit Salviati und vor allem mit Michelangelo.

2. Historische Literatur.

Diese hat Vasari in der zweiten Auflage in ziemlich großem Umfange verwertet. Das Gebiet ist von Kallab besonders eingehend und scharfsinnig behandelt und mit Konkordanzen belegt worden. Aus der Langobardenchronik des Paulus Diaconus hat ihm wohl Borghini Auszüge geliefert; der Autor war schon seit 1514 gedruckt, ebenso die italienische Übersetzung des Domenichi seit 1518. Auch Lokalchroniken von Florenz, Siena (des Andrea Dei), Venedig hat er eingesehen; manches davon — wie die Chronik von S. Domenico in Prato, schon zu Vasaris Zeit verstümmelt — ist nicht mehr vorhanden. Manettis Leben Papst Nikolaus' V. (das erst Muratori in seinem großen Sammelwerk zum Druck befördert hat) lag ihm, wie es scheint, in einer italienischen Bearbeitung vor, die Papstleben des Platina zitiert er flüchtig im Leben des Gentile von Fabbriano, ebenso die Chronik des Biondo von Forlì. Das Merkwürdigste und für Vasaris Arbeitsweise höchst Bezeichnende ist aber die von Kallab durch Gegenüberstellung der Parallelstellen dargelegte Benützung der florentinischen Historien des Giovanni und Matteo Villani. Vasari hat die Stellen ausgehoben, die sich auf Bauten in und um Florenz bezogen, sie mannigfach ergänzt und vor allem, was bis dahin in der kunsthistorischen Literatur bezeichnenderweise gar nicht bemerkt worden war, in den Text der alten Chronisten, deren Angaben er häufig wörtlich benützt, eigene Zutaten aufgenommen. Diese betreffen vor allem Künstlernamen des Trecento, die Vasari, um sein dürftiges Material zu bereichern, in die durchaus anonymen Chroniknotizen aus freier Phantasie einsetzt; nahezu in allen Fällen haben sich diese Zuschreibungen als irrig erwiesen, obwohl sie in der kunsthistorischen Literatur häufig als bare Münze genommen wurden und werden. Für Vasaris historische Romantechnik ist aber dieses Verfahren so bezeichnend und lehrreich wie kaum ein zweiter Fall.

Auch Urkunden hat Vasari seiner Angabe nach gelegentlich eingesehen; er nennt den *Libro Vecchio* der florentinischen Malerkompagnie (Leben des Giotto), den *Libro dell'arte della Calimala* (A. Pisano). Kallab, der diesem Gebiet besondere Aufmerksamkeit widmete, hat aber gezeigt, daß bei Vasari von einer wirklichen Urkundenbenützung — wie sie später, in einem ganz anderen Zeitalter, der gelehrte Baldinucci betreibt — überhaupt keine Rede sein kann und daß die gelegentlich heute noch laut werdende Vermutung, er stütze seine sich als richtig oder wahrscheinlich erweisenden Angaben auf uns unbekannte und verschollene Dokumente, ganz und gar unkritisch und hinfällig ist. Die von Kallab mit vielem Fleiße angelegten Tabellen zeigen dies zur Genüge, namentlich, wie willkürlich Vasaris anscheinend so genaue chronologische Angaben konstruiert sind. Dagegen hat er den Inschriften schon in der ersten, noch mehr in der zweiten Auflage viele Aufmerksamkeit geschenkt; sie lagen ihm, enge mit dem Kunstwerke verbunden, näher und er hat sie zuweilen mit leidlicher Treue kopiert und wiedergegeben.

3. Sonstige Literatur.

Vasari, der eine gute Erziehung erhalten hatte und eine bei einem Künstler nicht gewöhnliche Bildung besaß, ist mit dem Schrifttum seines Volkes wohl vertraut und hat es für seine kunsthistorischen Zwecke, wo es anging, ausgebeutet. Das gilt vor allem von Dante und der um ihn gruppierten Scholiastenliteratur; den unter dem Namen des »Ottimo« bekannten Kommentar konnte er z. B. in der Bibliothek seines Freundes Cosimo Bartoli einsehen. Auch Sacchettis (damals noch ungedruckte) Novellen kennt er und hat sie zum Teil eingefügt (Leben des Giotto, Buffalmacco), ebenso Boccaccio. Petrarcas Sonette auf Simone Martini, die des Giovanni della Casa auf Tizian benützt er in seiner Weise als Quellen; ebenso fügt er an geeigneter Stelle zur Charakteristik des großen, von ihm so verehrten und verherrlichten Mannes Sonette des Michelangelo ein. Sie sollen zugleich Zeugnisse für seine Vertrautheit mit dem Gegenstande sein; hier stand er in der Defensive gegen Ausfälle wie die des Condivi, und demselben durchsichtigen Zwecke dienen auch die eingerückten, freilich mitunter verstümmelten Briefe des Meisters. Briefe von Künstlern und Kunstfreunden hat er, wie wir bereits sahen, auch sonst benützt und eingeflochten; hierher gehören außer denen Salviatis solche der Sofonisba Anguissola, des Raffael an Timoteo Viti; einen Brief Bembos an Cosimo I. über Pisanellos Medaillen hat Vasari dem 1560 gedruckten Epistolario dieses Humanisten entnommen.

Diese rasche Übersicht zeigt, wie vielseitig und weitblickend Vasari gewesen ist und wie er auf einem Material fußt, über das kein Künstler oder Kunstschreiber vor ihm in solcher Weise verfügen konnte.

4. Mündliche Überlieferung. — Vasaris Denkmälerkenntnis und Autopsie.

Vasari hat sich dank seiner weitverzweigten Beziehungen in sehr ausgiebiger Weise mündlich lebendiger Tradition bedienen können. Über deren Rolle in seinem Werk hat sich Kallab in einigen besonders eingehend und liebevoll ausgearbeiteten Kapiteln seines Nachlaßwerkes (p. 271 ff., dazu 390 f.) verbreitet. Besonders sind es zeitgenössische Künstler, die er in Bewegung zu setzen wußte; so haben ihm unter anderen Francesco da S. Gallo (über seinen Bruder Giuliano), ein Schüler Peruzzis, Francesco Senese, über diesen, Palladio über

Fra Giocondo von Verona, Beccafumi über Quercia, Bronzino über Pontormo, Tribolos Vater über diesen seinen Sohn Stoff geliefert. Von Girolamo da Carpi hat er sich dessen Lebenslauf 1550 in Rom schildern lassen; die Mittel des modernen Interviewers sind ihm also schon vertraut.

Das Wichtigste ist natürlich Vasaris Verhältnis zu den primären Quellen, den Denkmälern selbst. Vasari hat dank seiner ausgebreiteten Reisen durch ganz Italien ein Material sammeln können, wie es keinem Künstler vor und nach ihm zu Gebote gestanden ist; das Ausland, das den reisenden *Virtuosi* der Folgezeit immer vertrauter wurde, hat sich ihm dagegen nicht erschlossen, er haftet durchaus in älterer Art auf heimischer Erde. Auch dieses sehr wichtige Kapitel in Vasaris Schaffen, sein Itinerar, ist von Kallab auf Grund der fleißigst ausgearbeiteten Regesten zum Leben des Autors (S. 41—135, 478 Nummern) dargestellt worden (247 ff., 375 f.), weiteres Material dürfte in dem noch der Veröffentlichung harrenden Vasari-Archiv (s. u.) zu finden sein. Wie er neue, bis dahin nur wenig oder gar nicht beachtete Quellen zu erschließen weiß, beweist seine schon erwähnte Aufmerksamkeit auf Porträts, Stiche und vor allem Handzeichnungen. Sein in der zweiten Auflage öfter erwähnter *Libro* zeigt ihn auch als Sammler auf diesem Gebiete; Reste davon befinden sich, wie es scheint, zum Teile noch an den eigenhändig gezeichneten Einrahmungen kenntlich, in den Sammlungen, so im Louvre, auch in der Wiener Albertina.

Vasaris Arbeitstechnik ist übrigens hier schon einer Bemerkung wert. Ihm stand nicht wie den modernen Kunsthistorikern ein reicher Abbildungsschatz zur Verfügung, obgleich er schon gelegentlich Stiche heranzieht, wie eben gesagt wurde. Es unterliegt wohl keinem Zweifel, daß er sich zum Teile mit flüchtigen Skizzen und Kompositionsschemen, die er sich zur Unterstützung des Gedächtnisses angefertigt hatte, behilft; ein solches Schema liegt augenscheinlich z. B. bei der Schilderung der ersten Tür Ghibertis vor ihm. Die Hauptsache aber muß ihm doch die eigene, mit dem scharfen Blick des Malers festgehaltene Anschauung liefern; daß dabei Irrtümer und Verschiebungen unterlaufen, ist unvermeidlich, aber er unterscheidet sich darin doch ebensosehr von seinem alten, so gut wie durchgängig auf persönlich lebendigen Eindruck fußenden Vorgänger Ghiberti, zum Teile auch von dem trefflich beobachtenden Kunstfreund M. A. Michiel, als von den kunstschriftstellernden Literaten der älteren und eigenen Zeit, von Billi und dem Magliabecchianus. Wie viel er mit literarischen Quellen arbeitet, wissen wir bereits, und dieses Medium schiebt sich ihm, der in der zweiten Auflage namentlich schon ganz literarische Allüren angenommen hat, häufig genug trübend zwischen das Objekt und seinen offenen Künstlerblick, den er doch in vielen Fällen bestätigt hat.

Nicht daß er in reine Schreibtischarbeit verfiele wie jene florentinischen Kompilatoren, denen man in vielen Fällen noch nachrechnen kann, daß sie die Werke ihrer nächsten Umgebung nicht einmal ordentlich angesehen haben und in mittelalterlicher Weise mit dem *exemplum*, der schriftlichen Vorlage, arbeiten; aber auch er hat sich in nicht wenigen Fällen durch jenes Material aus zweiter Hand ablenken lassen. Es ist nachzuweisen, daß er Wendungen seiner Vorlagen wörtlich übernimmt, statt Selbstgeschautes zu geben. So hat er bei Beschreibung der zweiten Tür Ghibertis dessen Text vor sich liegen, wie deutlich zu konstatieren ist, den er freilich dann durch selbständige Beobachtungen und formale Wertungen, die dem eigenen Mittel entnommen sind (infolgedessen freilich mitunter mit dem älteren Kunstwerk dissonieren), erweitert. Auch schiebt sich hier die von eigenen und fremden Erfahrungen gespeiste Kunstanschauung oft höchst merkwürdig dazwischen; so beschreibt er in dem Werk des alten Künstlers ikonographische Einzelheiten, die in Wirklichkeit gar nicht vorhanden sind, wohl aber häufigen Kompositionsschemen entsprechen.

III.

Vasaris geschichtliche Orientierung und Arbeitstechnik.

1. Der Geschichtsbegriff der Renaissance.

Es ist nicht möglich, Vasaris Historik, die von der modernen Auffassung soweit entfernt ist, und damit die Grundlage aller Kritik seines Werkes zu würdigen, ohne auf den Begriff der Geschichte, wie ihn seine Zeit hatte, wenigstens mit ein paar Worten einzugehen. An Stoff mangelt es hier nicht; schon die Renaissance selbst hat eine Reihe von Schriften zu verzeichnen, die sich mit dem Gegenstande beschäftigen; eine Analyse und Übersicht derselben liegt in der Schrift von Maffei, I trattati dell'arte storica dal rinascimento fino al secolo XVII, Neapel 1897, vor. Der älteste unter diesen Traktaten ist der knapp vor Vasari fallende des Robortella aus Udine (1548). Besonders ausführlich und charakteristisch, noch ganz im Sinne der älteren Zeit, sind aber die fünf Bücher des Genuesen Agostino Mascardi (1590 bis 1640), *Dell'arte Historica*, zuerst Rom 1636 gedruckt (neue Ausgabe von Ad. Bartoli, Florenz, Le Monnier 1859).

Von moderner Anschauung abweichend ist vor allem die Auffassung des Wesens der Historie als Kunst, die die Renaissance aus dem Altertum übernommen hat; es ist übrigens bemerkenswert, daß bei dem bedeutendsten Philosophen des zeitgenössischen Italiens, Benedetto Croce, dieser Gedanke, freilich von ganz anderen Voraussetzungen her und nur als Durchgangsstadium, aufgetreten ist. Denn jener gleichfalls aus dem Altertum stammende Begriff der Kunst, den die Renaissance hatte, ist ein ganz anderer und viel weiterer als der unsrige; er stammt nicht aus der Sphäre des Ausdrucks, durch den wir heute das Wesen der Kunst zu erfassen glauben, sondern aus der des Eindrucks, ihrer Wirkungen. Das horazische Wort, das den Endzweck der Dichtung in Vergnügen und Nutzen setzt, kommt auch hier zur Geltung. Die praktische Bedeutung der Geschichte, schon vom Altertum an der typischen Anekdote von Thukydides als dem Lehrer des Redners und Staatsmannes Demosthenes formuliert, mußte dieser Zeit, die im Staate ein Kunstwerk erblickte, besonders naheliegen (wem fielen hier nicht Jakob Burckhardts tiefe Betrachtungen ein!). Für sie gilt unbedingt Ciceros vielzitiertes Wort von der *magistra vitae* und dem *lux veritatis* (De oratore II); die Geschichte als Lehrerin der Menschheit, den Spiegel dessen tragend, was sich »wirklich ereignet hat« — zum Unterschied von der Poesie —, aber wie diese, um ihrer Wirkung sicher zu sein, von dem reichen Prunkkleid der Rhetorik umhüllt. Daher der durchgehende, uns aus den antiken Historikern, Griechen wie Römern, so wohl vertraute Schmuck der eingestreuten Reden (und Briefe), die nicht nur in diesem Sinne wirken, sondern auch den Charakter der handelnden Personen deutlich machen sollen. Die Renaissance hat sich diese Anschauungen durchaus zu eigen gemacht. An Stelle der naiv erzählenden, an realistischem Detail reichen mittelalterlichen Chroniken und Memoiren tritt das Vorbild des Livius, das selbst schon in des Franzosen Froissart Werk bemerklich wird. Die Geschichtschreiber des neuen Florenz wandeln schon völlig in der Toga drapiert einher; was ein Michelozzo in der gleichzeitigen Bildnerei erstrebt, zeigt sich auch bei P. Bracciolini und Leonardo Bruni. Schon ist man daran, auch Regeln für die Geschichtschreibung aufzustellen; Salviati erörtert in seinem Dialog *Il Lasca* (Florenz 1584) die Frage des rhetorischen Schmucks und kommt zu der ausdrücklichen Feststellung, auch *bugie* seien zulässig, wofern sie nützlicher als die platte Wahrheit erschienen, denn der Historiker habe wie der Dichter die Menschen im Auge, wie sie sein sollten. Ein Concetto, dessen Herkunft aus der alten Kunstlehre ohne weiteres einleuchtet.

Von dieser Grundlage ist also auszugehen, wollen wir den Historiker Vasari richtig verstehen und würdigen. Noch der verdienstvolle Milanesi behandelt ihn wie einen modernen Schriftsteller, bemißt Lob und Tadel aus heutigen Ansprüchen und Erfahrungen heraus: das denkbar Verkehrteste und ein neuer Beweis für die vollkommene Hilflosigkeit der kunsthistorischen Disziplin quellenkritischer Betrachtung gegenüber! Von allen historischen Wissenschaften steckt die

Kunstgeschichte hier sicher am längsten in den Kinderschuhen; der Begriff der Distanz der Quellen ist ihr noch ebensowenig geläufig wie der Zeit Vasaris selbst, und Kallab durfte mit Recht in den einleitenden Worten zu seinen Vasaristudien dieses bis heute beliebte Verfahren also charakterisieren: »Wer Vasaris Aussagen in verschiedenem Zusammenhange verwerten kann, mißt ihnen urkundlichen Wert bei; wenn sie nicht passen, so wird ihr Autor nachlässig oder lügenhaft gescholten. Beides, die Zustimmung oder die Ablehnung seiner Ansichten, erfolgt nur auf Grund von zufällig herausgegriffenen Tatsachen. Sein Werk ist immer nur als eine historische Materialiensammlung betrachtet worden, über deren Tendenz und Zuverlässigkeit im ganzen man entweder nach vorgefaßten Meinungen oder nach einem allgemeinen Eindruck zu urteilen pflegt.«

Es ist sehr bezeichnend, daß Kallabs 1908 gedruckter Torso in Wahrheit der erste Versuch ist, Vasaris schriftstellerische Persönlichkeit im Zusammenhang zu betrachten; denn das Buch von Scoti-Bertinelli über den Schriftsteller Vasari mußte schon an der Einseitigkeit der Problemstellung lediglich vom philologisch-literarhistorischen Standpunkte aus, unter Ausschaltung des kunsthistorischen, scheitern; übrigens ist es, wie wiederum Kallab in einer geistreichen und tief dringenden Besprechung gezeigt hat, auch jenem ersten Standpunkt nur in höchst bescheidenem Maße gerecht geworden. Auch die so überaus wichtige Kunstterminologie Vasaris harrt noch der Bearbeitung; es liegt außer den Anläufen in der später zu erwähnenden Schrift von Obernitz nur ein einzelner, etwas spleeniger Versuch des Engländers John Grace Freeman vor, der freilich einen der wichtigsten termini, die *maniera*, lexikalisch darstellt. Kallab hat auch auf diesem Gebiet mit Vorarbeiten begonnen, aber sein vorzeitiger Tod hat leider nichts zur Reife kommen lassen.

Über Vasaris literarischen Stil zu reden, kann hier nicht unsere Sache sein; es muß uns genügen, daß die Italiener in seinen Biographien ein klassisches Werk ihrer Prosaliteratur sehen. Daß dies besonders von der ersten, unvergleichlich straffer und künstlerischer komponierten Ausgabe gelte, haben wir schon gesagt. Vasari selbst ist ein echter Toskaner aus dem durch die »Feinheit« seiner Luft von jeher berühmten uralten Arezzo, reicht er auch nicht in der Fülle und Kraft seiner Diktion, noch weniger in der Gewalt der Persönlichkeit, an seinen weiteren Landes- und Kunstgenossen Cellini heran. Er selbst betont gelegentlich seine *penna di disegnatore*, daß er »als Maler für Maler« schreibe, aber er hat doch, seiner halbgelehrten Erziehung gemäß, beträchtliche literarische Ansprüche, namentlich in der zweiten Auflage, wo er schon der in ganz Italien bekannte und berühmte, wenn auch da und dort befehdete Schriftsteller ist. Wie hochmütig sieht er da auf den alten Ghiberti herab, dem als einem, »der mit dem Meißel besser umzugehen wußte«, der Verstoß passierte, von der Dignität des objektiv berichtenden Geschichtschreibers in die plump familiäre Erzählung in der ersten Person herabzusteigen, überhaupt die Geschichte der älteren Künstler als Vorwand zu benützen, um zur Darstellung seines eigenen Lebens zu gelangen, ein Vorwurf, der in dieser Form überhaupt falsch und obendrein nur sehr bedingt richtig ist, jedenfalls zeigt, daß Vasari die »Denkwürdigkeiten« des alten Künstlers sehr oberflächlich eingeschätzt und in ihrem Wesen gar nicht erfaßt hat. Wie ein Paradigma dazu stellt sich die nun schon öfter erwähnte Tatsache, daß Vasaris, des vielfach so lebendigen und anmutigen Erzählers, Bericht über sein eigenes Leben ganz schablonenhaft und farblos ist. Vasari ist aber auch viel mehr Literat als etwa Cellini; das zeigen namentlich seine im echten Zunftstil gehaltenen, in langen Perioden gewundenen Einleitungen moralischen Charakters, eines seiner Steckenpferde; der alte Ghiberti hatte sich in solchen Fällen noch mit Entlehnungen aus der verehrten antiken Literatur zu helfen gesucht, die uns recht mittelalterlich naiv berühren.

2. Vasaris historische Absichten.

Aus dem eben Entwickelten ergibt sich schon, daß Vasari ganz im Banne seiner Zeit steht. In der Vorrede zur ersten Ausgabe von 1550 spricht er grundsätzlich aus, daß seine Künstlergeschichten der Erinnerung und dem Nutzen dienen sollen; das ist die von der gesamten Renaissance angenommene ciceronianische Forderung der Geschichte als *lux veritatis, magistra vitae, vita memoriae.* Ähnlich in der »Conclusione«: *dilettando e giovando* will er das Material für die kommenden Geschlechter sammeln — die alte horazische Formel des *delectare und prodesse.* Es ist klar, daß Vasari völlig im Sinne seiner Zeit, wie sich jene Forderung an den Dichter richtet, die Geschichte als Kunst auffaßt. Zugleich sind die beiden großen Leserklassen, an die er sich wendet, damit gekennzeichnet: die gebildeten Laien und die Künstler, an die er als Berufsgenosse natürlich in erster Linie denkt. Dieser antikisierende Togastil ist namentlich für die erste Auflage sehr charakteristisch. Die Würde des Geschichtschreibers liegt ihm sehr am Herzen; der seltsame Tadel des allzu persönlichen Stils Ghibertis, den wir schon kennen, mag von daher beeinflußt sein. Was ihn von den formlosen Auszugsammlungen rein literarischen Gepräges der älteren und der eigenen Zeit (wie A. Billi und dem Anonymus Magliabecchianus) trennt, weiß und empfindet er wohl: er verwahrt sich dagegen, daß seine Geschichte bloßes Inventar, nackter Katalog sei, und ist sich bewußt, daß er mit bestimmter Tendenz pragmatische Geschichte betreibe, wieder im Sinne einer schon im Altertum ausgebildeten und höchst einflußreichen Richtung. Es handelt sich ihm um die Motive, die den Künstler bewegen, und ihre Kenntnis soll zu größerer Lebensweisheit führen, im niederen technischen wie im höheren allgemeinen Sinne (*Proemio* zum zweiten Teil). Wie schon dem alten Ghiberti und der Renaissance überhaupt, schwebt ihm das Vorbild des Plinius vor, der großen Rüstkammer, die im besondern das kunsthistorische Wissen des Altertums den Späteren aufbehalten hat; sein einziger tatsächlicher Vorgänger unter den Neueren ist aber wieder jener von ihm so ungerecht und oberflächlich beurteilte Ghiberti, der eine wirklich große, an Tiefe und unmittelbarem treuen Verhältnis zum Gegenstande dem Aretiner überlegene Gesamtanschauung bekundet. Nicht vergessen dürfen wir aber, daß der erste Versuch einer literarisch-biographischen Stilkritik auf modern europäischem Boden dem provençalischen Mittelalter angehört, jenem Lande und Volke also, das für die literarische Kultur gerade Italiens die allergrößte Bedeutung hat und in seiner überfeinerten Kultur auch als erstes zu den Grundzügen einer poetischen Stillehre vorgeschritten ist. Es verschlägt natürlich nichts, daß weder Ghiberti noch Vasari jenes merkwürdige, schon im 13. Jahrhundert entstandene Sammelwerk der Troubadourbiographien kannten (Schulausgabe von Mahn, Berlin 1853); zum ersten Male war hier auf dem Gebiet der Kunst der Versuch gemacht worden, wenn auch in primitiv-anekdotischer Form, dem Ursprung aller wahren Poesie — fast im Sinne Goethescher »Gelegenheitsdichtung« —, dem Erlebnis des Dichters nachzugehen; die merkwürdige Einrichtung der sogenannten *razos*, d. i. der von dem Vortragenden selbst dem Lied vorausgeschickten Einleitungen, die über seine Entstehung berichten, geben den Anstoß, der zur novellistischen Schilderung des Sängerlebens selbst, mit fortwährender Beziehung auf das künstlerische Schaffen führt, sowie sie eben den Inhalt jener Biographien bildet. Einen Niederschlag auf dem Gebiet bildender Kunst haben wir aber in den berühmten figürlichen *razos*, den Miniaturen der Manasseschen Liederhandschrift, zu erkennen.

Die geschilderte Herkunft und dieser Standpunkt unseres Autors ist nun niemals außer acht zu lassen, wenn es sich um die Frage von Vasaris Glaubwürdigkeit handelt; wollen wir ihm gerecht werden, so dürfen wir eben, wie sich von selbst versteht (nur anscheinend in der Kunstgeschichte noch nicht), keineswegs den Maßstab des modernen Historikers, sondern den der älteren künstlerischen Geschichtschreibung, allenfalls der historischen Romantechnik anlegen. Soviel er auf dem Gewissen hat, das uns Heutigen als Geschichtsfälschung erscheint (jene schon erwähnten seltsamen Adaptierungen der Villanischen Chronikberichte gehören hierher), mala fides, bewußte Geschichtslüge, läßt sich ihm kaum nachweisen; wohl aber formt er seinen Stoff, wie es seinen besonderen, uns Modernen so fernab liegenden Zwecken entspricht. Das ist wichtig, weil schon Zeitgenossen wie Spätere den Vorwurf der Parteilichkeit, Gehässigkeit und Lügenhaftigkeit gegen ihn erhoben; namentlich F. Zuccaris boshafte, in ein Exemplar der Viten geschriebene Postillen sind hier zu nennen. Völlig grundlos sind diese Anklagen ja nicht, Vasaris toskanischer, florentinischer, ja letzten Endes aretinischer »Campanilismus« ist (besonders in der 2. Auflage) deutlich genug ausgeprägt, an Tatsachensinn und klarem Blick ist ihm der alte Ghiberti weitaus überlegen; aber Vasari hat doch das Bestreben gehabt, der *scrittore fedele e verace* (Leben des Pontormo) zu sein, und er war nur dort ganz oder halb bewußt unaufrichtig, wo er in das eigentliche Literatenfahrwasser geriet, wie im Fall Condivis. Daß er, kein zünftiger Schreiber, sondern ein bildender Künstler, mit vorgefaßten Meinungen aller Art an seinen Stoff heranging, ist im Grunde selbstverständlich. Viel Größere als er haben zu allen Zeiten Künstler, die ihrer Geistesrichtung fremd und feindlich waren, parteiisch und abschätzig beurteilt; die großartige Höhe von Goethes berühmtem, wie in Marmor gehauenem Wort auf Dantes »abscheuliche Großheit« dürfen wir freilich von ihm so wenig wie von anderen verlangen. Der Toskaner in ihm, des berechtigten Gefühls der Führerschaft nur allzu voll, hat über Bolognesen, Neapolitaner, Lombarden (Dosso) wirklich abschätzig, ja unverständig geurteilt; aber denken wir daran, wie schwer es noch einem Burckhardt wurde, etwa den Venezianern gerecht zu werden. Ein Palma Vecchio ist in der ersten Ausgabe tatsächlich sehr übel weggekommen; Vasaris von ihm selbst lebhaft beklagter Mangel an Tatsachenmaterial für Oberitalien ist dabei im Spiel, und er hat wirklich das Bestreben, derlei, wo es angeht, wie gerade im Falle Palmas, in der zweiten Auflage gutzumachen, wenigstens abzuschwächen. Er ist ungerecht gegen Sodoma; aus persönlichen Gründen auch gegen Boccacino (wegen dessen ablehnender Haltung Michelangelo gegenüber). Aber gewisse Klatschgeschichten, der Florentiner *maldicenza* entsprungen, die auf den *marmi*, den Bänken der Spötter auf dem Domplatz, so üppig ins Kraut schoß, hat er später doch mit gutem Takt wieder getilgt oder wenigstens gemildert. So was er in der ersten Auflage von seines alten Lehrers Andrea del Sarto noch lebender (erst 1570 verstorbener!) Frau Lucrezia erzählt hatte.

Aber es ist bemerkenswert, wie maßvoll und gerecht er über Zeitgenossen und Mitstrebende wie Cellini oder Bandinelli urteilt; sie haben ihm nicht immer mit gleicher Münze vergolten. Das gilt besonders von Cellini. Sein starkes Selbstgefühl werden wir Vasari nicht verargen; er gehört zu der älteren, noch nicht gleich einem Tasso, Ammanati u. a. innerlich durch die Reaktion der tridentinischen Zeit gebrochenen Generation; und er ist tatsächlich einer der bedeutendsten und geschätztesten Künstler seines Umkreises gewesen. Aus einem unbeeinflußten, dem Norden Italiens entstammmenden Zeugnis (Pino) wissen wir, wie sein großes Werk mit Spannung erwartet wurde; es ist ein Denkmal für alle Zeiten, dessen historische Bedeutung durch die teilweise schädliche Wirkung, die es bis auf unsere Tage herab ausgeübt hat, keineswegs gemindert wird. Das Bewußtsein dieser Bedeutung hat Vasari vor allem in der zweiten Auflage, wo er nicht mehr der Anfänger, sondern der in ganz Italien bekannte und geschätzte Schriftsteller, bald auch das Vorbild für die *Oltramontani* ist. Es äußert sich gelegentlich ganz naiv; so wenn er z. B. von Sartos (durch Wegschaffung der Büste) verunglimpfter Grabstätte sagt, er selbst habe ihm in seinen Schriften ein Denkmal dauerhafter als geformter Stein errichtet. »Für einige Zeit« (*per qualche tempo*), heißt es vorsichtig bescheiden in der ersten Auflage; in der zweiten streicht er dies und setzt kühn an die Stelle: *per molti secoli* — und wird recht behalten!

3. Vasaris historische Arbeitstechnik und Stilkritik im einzelnen.

Vasaris geschichtliche Zielsetzung ist, wie wir gesehen haben, mit Bewußtsein pragmatisch und von künstlerischen Absichten beherrscht. Er sucht das Leben der Künstler in seiner Totalität darzustellen, die äußeren Geschehnisse ihres Lebenslaufes mit dem, was es vornehmlich bestimmt und ihn in erster Linie interessiert, nämlich ihrem produktiven Schaffen, in Zusammenhang zu bringen. Die Methode, die er dabei verfolgt, ist die von der alten Historik ergriffene, von der Renaissance adoptierte; wir können sie uns deutlicher machen, wenn wir sie, wie schon gesagt wurde, der Technik des neueren historischen Romans vergleichen. Was ist das Material, über das er verfügt? Primäre und sekundäre Quellen fast gleichberechtigt nebeneinander, ganz anders als bei Ghiberti: Denkmäler, die er selbst geschaut hat, obgleich auch hier sein Blick durch das literarische oder persönliche Medium nicht selten getrübt oder abgelenkt wird, und eine schriftlich gefestigte oder mündlich überlieferte, vielfach anekdotische Tradition, die seit Ghibertis Tagen — der ihrer fast ganz entraten hatte, so gut wie ausschließlich auf Selbstgeschautem fußt und der äußerlichen Anekdote bewußt nur kargen Platz gewährt — schon zu gewaltigem Umfang angeschwollen war. Das eigentlich urkundliche Material tritt noch kaum in Vasaris Gesichtskreis.

Die Frage nicht nur nach Vasaris Autopsie, sondern auch nach der Art, wie er das, was wir heute Stilkritik nennen, betrieb, ist daher sehr belangreich. Auch das ist selbstverständlich, daß wir ihn nicht auf die Schulbank des modernen Zöglings kunsthistorischer Seminare setzen dürfen, wie es trotzdem geschah und noch immer geschieht.

Er hat nicht das sichere Stilgefühl eines Künstlers wie Ghiberti, der aus einer großen, festgefügten, durch Werkstattgewohnheiten organisierten Tradition entsprossen ist, er steht auch nicht wie dieser allein dem Trecento gegenüber, sondern einer viel reicheren und vor allem in der eigenen Zeit viel mehr zerfahrenen und gärenden Welt, er läßt sich viel stärker als jener von vorgefundenen Schulmeinungen, allgemeinem Gefühl und dunklen Erinnerungen leiten. Daher auch die zahllosen Widersprüche, nicht nur zwischen seinen beiden Auflagen — in den nahezu zwei Jahrzehnten, die zwischen ihnen liegen, ist Vasari selbst gründlich ein anderer geworden! —, sondern in diesen selbst. Er weiß es sehr gut, daß von der genauen Beobachtung des Einzelnen auszugehen ist, und sein kluges und scharfes Malerauge hat ihn dabei auch häufig sehr gut geleitet, wenngleich ihm in dieser Hinsicht der freilich auch künstlerisch höher stehende Ghiberti überlegen ist. Sehr merkwürdig ist da eine gelegentliche Beobachtung, die sich freilich in einer ähnlichen Weise schon bei Filarete findet. Er vergleicht (im Schlußwort seines Werkes) den Maler, der seinen Blick im Umgang mit älteren Kunstwerken schärft, einem trefflichen Kanzleibeamten *(cancelliere)*, der an dem Duktus von Handschriften deren Herkunft mit Leichtigkeit erkennt. Diese Aufmerksamkeit auf die durch lange Übung fest gewordenen individuellen Handgewohnheiten, die eigentlichen Grundlagen jedes stets nur persönlich und individuell voll zu erfassenden »Stiles«, wie sie in unseren Tagen die Grundlagen der »Morellischen Methode« bildeten, ist ihm also ins Bewußtsein eingegangen; daß er den mühevollen Pfad, der zu der letzteren geführt hat, nicht wandeln wollte und konnte, ist selbstverständlich; dazu fehlen ihm und seiner Zeit alle Voraussetzungen, die erst schrittweise von der historischen Wissenschaft erobert werden mußten. Den Niederschlag individueller Ausdrucksmerkmale in einen objektiven »Zeitstil« hat Vasari zuweilen überraschend gut beobachtet. Dahin gehört die Charakteristik der griechischen Statuen von der *maniera* ihrer Köpfe, der Haartracht, den senkrecht flächig *(quadro)* gebildeten Nasen her (in dem einleitenden Kapitel über Architektur) oder das gerade in der Karikatur scharf gezeichnete Bild des »gotischen« Stils. Aber die Treue der Einzelbeobachtung für die invidueIle *maniera*, ist bei Vasari doch im allgemeinen sehr flüchtig und fast durchwegs durch seine literarischen Ziele in den Schatten gestellt oder getrübt. Der Vergleich zwischen den beiden Ausgaben ergibt da oft merkwürdige Resultate. So hat er aus stilistischen Gründen dem Quercia in der ersten Auflage das urkundlich von Nanni di Banco herrührende Seitenportal des Florentiner Doms zugeschrieben; in der zweiten Auflage eines bessern belehrt, hat er die Stelle einfach gestrichen. In anderen Fällen handelt er viel naiver. Von einer Tafel mit dem hl. Sebastian, die er in der ersten Ausgabe dem Giorgione zugeschrieben hatte, heißt es in der zweiten ganz offenherzig, der verrate nicht viel Kenntnis des Meisters, der sie für Giorgione halte!

Worauf es Vasari eben in erster Linie ankommt, ist das plastische Porträt seiner Künstlerindividualitäten, und die Art, wie er hier vorgeht, wird uns in der zweiten Auflage konzis und programmatisch durch die beigegebenen Bildnisse enthüllt, die er in vielen Fällen unbekümmert dort nahm, wo es ihm paßte und er irgendeinen Anlaß fand. Weder zeitlich noch in seiner Sinnesart ist er allzu weit von jener Naivetät entfernt, die z. B. in Schedels Weltchronik, doch auch noch in manchem jüngeren Werk bewußt nach einem erfundenen Porträt griff, ja aus reiner Freude am konkreten Anschauen ungescheut denselben Holzstock zur Charakteristik ganz verschiedener Personen und Orte verwendete, in einer Art von Symbolik, die noch viel Mittelalterliches hat.

Vasari geht also auf die Totalität im Aufbau seiner Biographien und verwendet dabei die Bausteine nach seinen bestimmten Zwecken, wie er sie eben braucht, und in mannigfacher Zurichtung. Er rekonstruiert diese Totalität so, als ob er durchaus aus eigener Anschauung und als Zeitgenosse berichtete, und läßt sich in derart intime Einzelheiten ein, wie sie nur von einem Augen- oder Ohrenzeugen herstammen könnten. Will man das richtig verstehen, so ist wiederum an die Technik der Renaissancehistorie und des modernen historischen Romans zu erinnern. Diesem Zwecke dient ein Moment, das uns heute sehr absonderlich dünkt, die wir durch das Mittel der positivistischen Geschichtschreibung hindurchgegangen sind, mit ihrer Forderung, die Tatsachen so darzustellen, »wie sie waren«. Dieses Element wird von den Reden der handelnden Personen, dem alten Versatzstück der rhetorischen Historie, dann von den Grabschriften der Künstler repräsentiert, die häufig in gebundener Form epigrammatisch die Summe ihres Wirkens ziehen und in gewissem Sinne die Porträts der zweiten Auflage vorwegnehmen und vertreten; sie sind von vornherein als rhetorischer Schmuck gedacht und Vasari hat sie in vielen Fällen unmittelbar bei befreundeten Literaten bestellt. In der zweiten Auflage ist er, wie schon erwähnt, strenger gegen sich geworden; so tilgt er im Leben des Ghiberti die Rede des Brunellesco, mit der dieser vor der Jury des Wettbewerbs für die Baptisteriumtür sein und des (gar nicht beteiligten, weil damals noch blutjungen) Donatello Zurücktreten begründet. Ebenso hat er einen großen Teil der fingierten Epitaphien geopfert. Aber sein System ist im ganzen nicht verändert, konnte es wohl auch nicht sein. Besonders gilt das für einen andern bezeichnenden Bestandteil seiner Technik, der unmittelbar aus seiner Zeit und der der vielreisenden *virtuosi* des Manierismus stammt und das chronologische Gerippe seiner Darstellung bildet. Das sind die Itinerare seiner Künstler, fast durchaus, wie sich nachweisen läßt, selbst für Meister, die ihm zeitlich nahestehen, künstlich *ad hoc* und sehr häufig den tatsächlichen Umständen entgegen konstruiert. Da Vasari ferner äußeres und inneres Leben seiner Helden, ihr Schicksal und ihr Schaffen, seiner Darstellungsart gemäß in Verbindung zu setzen bemüht ist, so ergibt sich ein starker moralistischer Einschlag dieser Pragmatik. Angelo Gaddi, dem als Angehörigem einer stadtbekannten reichgewordenen Familie ein bequemes Leben zugeschrieben wird, muß sich gefallen lassen, deshalb als Künstler einigermaßen herabgesetzt zu werden. Sehr kurios und nicht eines gewissen Humors entbehrend ist in dieser Hinsicht die Statistik der Todesursachen der Künstler bei Vasari, die Kallab aufstellen konnte (p. 237); selbst von ganz alten Künstlern, von denen er unmöglich mehr solche Intimitäten wissen konnte, gibt er gelegentlich förmliche klinische Befunde. Auch das gehört ja natürlich zu den Mitteln, mit denen er seine Darstellung plastisch anschaulich zu machen strebt. Dabei sind ihm so seltsame Dinge passiert, wie die Nachricht von der Ermordung des Domenico Veneziano durch Andrea del Castagno, angeblich aus Brotneid, in Wirklichkeit eine ganz unmögliche Sache, da der angeblich Ermordete später als der vermeintliche Mörder gestorben ist; die Autorität Vasaris bewirkte es aber, daß das Andenken eines wackeren Künstlers lange Zeit hindurch mit einem Makel behaftet ward, den erst moderne Urkundenforschung getilgt hat. Freilich steht die ganze Geschichte schon in der Kompilation des Billi und daher hat sie auch Vasari; aber er hat die dürftige Andeutung seiner Quelle zu einem breitzügigen Fresko ausgemalt, das denn auch die Wirkung auf die Nachwelt nicht verfehlte. Schon die dramatisch gespannte Darstellung pflanzt hier eine Warnungstafel auf; wir müssen eben gegen diesen erfindungsreichen Ulysses immer auf der Hut sein. Sprechen einmal die Tatsachen gar zu offenkundig gegen ihn und muß er, wie es in der zweiten Auflage so oft geschieht, den Rückzug antreten, so ist es unterhaltend zu sehen, wie er sich geschickt aus der Klemme windet, immer unter Wahrung seiner Pragmatik. So hatte er in der ersten Auflage das Programm von Giottos Fresken in Assisi dem Dante zugeschrieben; in der zweiten Auflage, belehrt darüber, daß Dante damals schon tot war, versichert er treuherzig, es sei doch im Grunde etwas Wahres daran. Unter Freunden rede sich derlei leicht herum und Giotto sei eben seiner Erinnerung an Dante gefolgt. Daß es ihm bei dieser Methode begegnet, ganz verschiedene, ja zeitlich weit entfernte Künstler auf äußerliche Ähnlichkeiten und Umstände hin in eine Person zu verschmelzen, liegt auf der Hand. Das ist der Fall bei Maso und dem viel jüngeren sogenannten Giottino; hier hatte allerdings schon die Konfusion in den Vasari vorliegenden Quellen wie Billi begonnen (vgl. darüber meine Prolegomena zu Ghiberti, Jahrbuch der Zentralkommission 1910, 70f.). Auch der Venezianer Buon wird mit dem viel älteren Bonamico zusammengeworfen.

Besonders dort, wo ihn persönliche oder lokalpatriotische Motive leiten, hat Vasari seiner Phantasie nur allzugern die Zügel schießen lassen. Von beiden ist er, wie früher erwähnt, in der sehr ins einzelne gehenden Schilderung seines angeblichen Künstlervorfahren Lazzaro beeinflußt, und wir können hier nicht vorsichtig genug gegen ihn sein. Das gilt namentlich wieder von der zweiten Auflage, wenn er sich hier auch in manchen Punkten viel behutsamer erwiesen hat. Aber während er in der ersten Auflage sich noch zuweilen mit einem *si dice* begnügte, fährt er hier lustig mit vollen Segeln drauf los. Sein Landsmann, der halbmythische Margaritone aus Arezzo, der früher noch bescheiden als simpler Maler figuriert hatte, rückt später bereits zum Universalkünstler im Sinne der Renaissance vor, ist auch Bildhauer und Architekt. Wie skrupellos Vasaris Verfahren ist, was diese alten Zeiten betrifft, wissen wir ja bereits aus seiner Behandlung der Villanischen Chroniken. Der naive Standpunkt, der noch heute die Ciceroni der italienischen Städte alles halbwegs Bessere dem Hauptmeister ihres Ortes zuschreiben läßt, zeigt sich auch bei ihm. Wenn Spinello Aretino als frühreifes Wunderkind erscheint, so gehört das eben wieder ins gleiche Kapitel, ist augenscheinlich eigenste Erfindung *ad maiorem gloriam patriae*. Daß Vasaris Lust am Fabulieren ihm sehr anmutig läßt, darf uns nicht verführen, seinen lebendig und graziös erzählten novellistischen Zutaten irgendeinen Wert des Erlebten oder echt Überlieferten zuzubilligen. Oberster Grundsatz aller Vasarikritik muß stets bleiben, nur das als vollkommen glaubwürdig hinzunehmen, was durch anderweitige Überlieferung streng urkundlich oder auf Grund gewissenhaftester Stilkritik sicher festzustellen ist. Die romantisch ausgeschmückte Jugendgeschichte Fra Filippos in der zweiten Auflage liefert nur eines von vielen Beispielen. Vasaris Bestreben geht eben immer nach dem plastischen *rilievo* seiner Personen. Dazu gehört selbst die Namengebung; er erscheint mitunter als Taufpate seiner Künstler, zum mindesten hat er ältere irregehende Tradition durch seine Autorität verewigt. Den wackern Ghiberti hatte Rumohr zu Unrecht beschuldigt, Giotto mit einem falschen Patronymikon (*di Bodone*) belastet zu haben, und eine sehr scheinbare Hypothese aufgestellt; erst der modernsten Urkundenforschung war es vorbehalten, die Verläßlichkeit des alten Autors glänzend zu rechtfertigen. Bei Vasari liegt der Fall anders. Der urkundlich als Cenni (d. i. Bencivenni) Cimabue bezeugte Altmeister trägt schon bei Filippo Villani und Billi den Vornamen Giovanni — die Anlehnung an den Florentiner Stadtpatron scheint mit Händen zu greifen —, aber erst durch Vasari hat der Name kanonisches Ansehen erhalten. Sein »Vittorio« Pisanello hat erst durch die Archivforschung der letzten Jahre seinen wirklichen Namen Antonio zurückerhalten.

Daß Vasari sich unter diesen Umständen der weisen Zurückhaltung eines Ghiberti keineswegs befleißigte, liegt auf der Hand. Für ihn ist die anekdotische und novellistische Überlieferung ebenso wertvoll als die trocken dokumentierte, ja sicherlich im Grunde wertvoller, weil anschaulich lebendiger. So erscheint die in Florenz so reich entwickelte Künstlernovelle bei ihm als Quelle; er rückt ja, wie wir bereits andeuteten, ganze damals noch ungedruckte Novellen des Sacchetti in sein Werk ein. Er entnimmt ihnen geschichtliche Angaben; Andrea Tafi als Lehrer des Buffalmacco stammt z. B. daher. Wieviel Typik im Sinne des Mittelalters in dieser anekdotischen Form steckt, zeigt sich gerade auch bei Vasari. Die hervorragend typische Novelle von der Entdeckung des jungen schafehütenden Genies durch einen erfahrenen älteren Meister der Kunst hatte zuerst Ghiberti in seiner Jugendgeschichte Giottos als anmutiges Idyll gebracht, einer der seltenen Fälle, wo er anekdotischer Überlieferung folgt. Im Buche des Billi erscheint dieselbe Geschichte auf Andrea del Castagno angewendet. Vasari übernimmt beide aus seinen Vorlagen, wendet die Anekdote in der ersten Auflage aber noch auf Andrea Sansovino, in der zweiten überdies auf Domenico Beccafumi an. Es ist wirklich, wie schon oben gesagt wurde, etwas wie das naive Wiederholen desselben Holzstocks für die verschiedensten Städteansichten in Schedels Chronik. Daß jene Anekdote in neuester Zeit noch von einem unserer Zeitgenossen, Segantini, erzählt und lange geglaubt wurde, bis authentische Widerlegung erfolgte, sei nur nebenbei erwähnt. Haben wir doch im Weltkrieg die merkwürdigsten Beispiele von Legendenübertragung an weit entfernten Stellen erlebt. Ganz lehrreich ist der jüngst von Chr. Hülsen (Byz.-neugriech. Jahrbücher, her. von Bees II, 453) erbrachte Nachweis, daß das lange geglaubte Geschichtchen von dem Zwischenfall, der sich bei der Aufrichtung des Obelisken auf dem Petersplatze in Rom durch Domenico Fontana (1586) ereignet haben soll, schon dreißig Jahre vorher vom Atmeidan-Obelisken in Konstantinopel berichtet wird!

Auf die gleiche Linie der *historia altera* gehört die durch Vasaris Autorität verbreitete Geschichte von der »Erfindung« der Ölmalerei durch Jan van Eyck; die Renaissance, die den Erfindertheorien ganze Bücher gewidmet hat, kann ihren individualistischen Tendenzen nach allgemeine Tatsachen der Entwicklung nicht anders als persönlich fassen. Wie das Porträt endlich in diesen anekdotischen Umkreis gehört, auch besonderen Anlaß zur Mythenbildung gibt, braucht nur angedeutet zu werden. Ein kurioses Beispiel mag uns belehren, wie auch dergleichen bis auf unsere Zeit herabreicht. In seinem Jüngsten Gericht in der Münchener Ludwigskirche soll Cornelius Goethe und Schiller unter den Verdammten angebracht haben, eine Sakristeifabel, die Cornelius' Schüler und Biograph Ernst Förster noch zu widerlegen hatte. Es soll das nur zeigen, wie leicht und gerne Fabel und Sage um das Bildwerk rankt und wie sehr wir Grund haben, vor allen Elukubrationen dieser Art fortwährend auf der Hut zu sein.

IV.

Vasaris historische Gesamtansicht.

Die Hauptstellen für die Kenntnis derselben sind die Proömien zum Gesamtwerk wie zu den drei Teilen, endlich das Schlußwort, die *Conclusione*. Wir wissen bereits, daß Vasari seinen Begriff historischer Entwicklung nicht als erster aufgestellt hat — die vorhergehende Literatur hatte ihm den Weg gewiesen und geebnet —, wohl aber hat er ihn folgerichtig durchgeführt und dank seiner Autorität und seinem alles überragenden, noch in die Gegenwart fortreichenden Einfluß für alle Folgezeit zum Gemeingut gemacht. Diese Ansicht ist entschieden optimistisch nnd unterscheidet sich, wie schon Kallab mit Recht hervorgehoben hat, auf das schärfste von der Art, wie etwa ein Macchiavelli der Gegenwart als einem tiefen Abfall von dem goldenen Zeitalter republikanischer Freiheit und Würde gegenübersteht. Doch ist hier sogleich an die im Gegensatz zum antik-heidnischen Pessimismus stehende christliche Geschichtsphilosophie seit Augustinus zu erinnern, mit ihrem Glauben an einen absoluten, freilich in unendlicher Ferne projizierten Fortschritt, worüber später noch ein weiteres zu sagen ist. Für Vasari ist die Gegenwart als die Epoche, die den (noch lebenden) größten Künstler aller Zeiten und Lande hervorgebracht hat, Gipfel und Krone, und wie die erste Auflage in der Schilderung des Wirkens dieses Einzigen ihren eindrucksvollen und harmonischen Abschluß findet, wurde wiederholt erwähnt. Freilich klingt der Epigonengedanke des nach dieser glänzenden Offenbarung unausbleiblichen Abstiegs bereits deutlich an.

Vasari hat das der organischen Natur entlehnte Bild von Wachstum und Blüte, das diesen Vorstellungen zugrunde liegt, freilich älterem Denken entnommen; von populären römischen Schrifstellern wie Florus und Velleius Paterculus auf das Leben von Nationen und Staaten angewandt, hatte es längst auch in der literarischen Stilkritik, in den Vorstellungen von einer goldenen, silbernen, ehernen Latinität (hier allerdings in absteigender, »pessimistischer« Form)

Anwendung gefunden. Aber, soweit wir sehen, ist die konsequente Ausdehnung dieses Concetto auf die Geschichte der bildenden Künste ganz Vasaris Eigentum und von nachhaltigstem Einfluß geworden. Das bestimmt nun die architektonische Gliederung seines Werkes. Die drei Zeitalter (*età* wohl auch *maniere*), in die sich diese Entwicklung zerlegt, entsprechen den drei Teilen der Viten schon in der ersten Ausgabe; es sind die drei Perioden des *Rinascimento*, das Vasari allein darstellen will. Daß er hier einer älteren, schon von den Humanisten und Ghiberti ausgebildeten Idee folgt, ist bekannt; es handelt sich um die »wiedergeborene« Kunst, die seit dem Ausgang des Altertums erstorben war, denn dem »Mittelalter« fehlt von diesem in sich übrigens folgerichtigen Standpunkt aus die Berechtigung, sein Schaffen als Kunst angesehen zu wissen, als Kunst im Sinne der Renaissance natürlich, als Raumkunst und Beherrschung des natürlichen Vorbildes, des *naturale*. Der berühmte Ausdruck *rinascita* findet sich in dieser Prägung zum ersten Male in der Kunstliteratur an zwei Stellen des allgemeinen Proömiums (restaurazione e per dire meglio rinascita, — il progresso della sua rinascita, ed. Mil. I, 223). In der zunehmenden Beherrschung des *naturale*, in der sich steigernden Freiheit der *maniera* liegt das Kriterium, worüber noch später. So gliederte sich die Darstellung von selbst. Der erste Zeitraum (I. Teil der Viten) umfaßt die Anfänge, die Kindheit, die sich schüchtern von den Zerrbildern des Mittelalters löst, von Cimabue, den Pisani, Giotto, Arnolfo an bis zum Schlusse des Trecento. Es folgt der zweite Zeitraum (II. Teil) des Jünglingsalters, der Vorbereitung, von Quercia, Masaccio, Donatello, Ghiberti und Brunellesco bis zum Schlusse des Quattrocento. Die volle Natürlichkeit wird durch mühevolle Studien in Anatomie und Perspektive erreicht, auch die stilistische Vollendung durch die Regelmäßigkeit (*regola*, *ordine*, *misura*) angestrebt, aber beides noch nicht zur inneren Einheit verbunden. Daher sind diese Werke hart und trocken (*maniera secca*), am Modell klebend; die Künstler geben nur, was sie sehen, und nicht mehr. Es ist besonders lehrreich, wie Vasari das an der »Manier« der Bellini ausführt. Erst der dritte Zeitraum (= III. Teil) führt zur vollen Höhe; es ist die Zeit der Blüte und Reife, in der *età d'oro* Leos X. gipfelnd, das Cinquecento, gekennzeichnet durch die großen Namen eines Giorgione, Tizian, Andrea del Sarto, Fra Bartolommeo, vor allem aber durch das schon von Giovio festgestellte Dreigestirn: Lionardo, Raffael, Michelangelo. Vasari hebt aber, wie wir wissen, den letzten heraus als den höchsten, nicht mehr zu überbietenden Gipfel, demgegenüber sich selbst die Antike für überwunden geben muß; er ist der *divino*, wie er nunmehr mit einem Nachhall neuplatonischer Genielehre heißt. Dieses Zeitalter erreicht die Vollkommenheit des *disegno* (im weitesten Sinne), schlechthin die *perfetta maniera*; sie ist gegründet auf der vollkommenen Freiheit der Handhabung des natürlichen Vorbildes, der *licenza*, die Grazie und Mannigfaltigkeit verleiht und an Stelle ängstlichen Kopierens das *far di pratica* (oder *di maniera* mit einem jetzt noch üblichen Ausdruck der Italiener) setzt, d. i. das freie, nur von bestimmten Kunstregeln gebundene Arbeiten aus dem Schatze gesammelter Naturstudien heraus — der Deutsche Dürer hatte schöner und tiefer von dem heimlichen Schatze des Herzens gesprochen. Der zweite daraus entspringende Vorteil ist die technische Erleichterung der Malerei, die sich in einer früher nicht erhörten Schnellfertigkeit zeigt, von Vasari aus eigener Praxis als große Errungenschaft seiner Zeit gepriesen. Der Schauplatz ändert sich, er rückt von Florenz nach Rom, die großen Antikenfunde vom Anfang des Cinquecento, der Laokoon, der Apollo des Belvedere, der Herkulestorso, die Kleopatra bringen den großen Stil der Alten zum Bewußtsein und eröffnen die neue Zeit.

Wiewohl Vasari mit dem Lob für die eigene Zeit und Umgebung keineswegs sparsam ist, so hat er doch, wie erwähnt, ein freilich nicht ganz klares Gefühl, daß schon aus theoretischen Erwägungen heraus auf das von ihm statuierte Erreichen des höchsten Gipfels der Abstieg folgen muß. Namentlich in seiner zweiten Auflage hat er dieser vierten *età*, d. h. seinen Zeitgenossen, ausführlichen Raum gegönnt; und hier ist der Ort, wo er jenem Epigonengefühl Ausdruck verleiht. Es ist die später sogenannte Manieristenzeit, in der er selbst seinem Schaffen nach mitten inne steht und deren bezeichnende Mängel — neben ihren Vorzügen — er recht gut erkannt hat. Das allzu sklavische Anlehnen an den Stil eines alle überragenden Meisters — nicht ohne Grund hat Burckhardt Michelangelo den Schicksalsmann der italienischen Kunst genannt — ist ihm nicht entgangen: er tadelt die Flickarbeit, das unorganische Zusammenstellen von Motiven aus fremden Vorlagen, wirklich eine der störendsten Eigenheiten seiner Zeit, und hält z. B. einem Pontormo sein Kopieren Dürers vor, mit dem charakteristischen Zusatz, die »Flamänder« selbst wüßten doch nichts Besseres, als ihren heimischen Stil in Italien so rasch als möglich los zu werden. Das Pathos um jeden Preis, auch der gleichgültigsten Situation, die großen übertriebenen und darum so leeren Gebärden, das Zähnefletschen und Stirnrunzeln, wo es nicht am Platze ist, fällt ihm wohl auf; er spricht von den »Teufelsfratzen« der Apostel eines Rosso und charakterisiert gelegentlich treffend mit einem guten Wort die *ariaccie spaventate* eines Beccafumi — der übrigens wie so viele dieser »Manieristen« einer der besten Zeichner war —, das *strafare* und das *sforzare* der Natur wie in den Muskelmännern Francos. Er war ja ein hellblickender Mensch, wenn er auch in den eigenen Malerwerken seiner Zeit selbst reichlichst ihren Tribut entrichtet hat; in ihnen liegt auch nicht seine Bedeutung als Künstler, sondern in seinem Wirken als Architekt und Dekorator; unter den vielen glänzenden Leistungen der florentinischen Spätrenaissance stehen die seinen an vorderster Stelle. Heute gewinnen wir ja allmählich wieder Abstand und Stellung zu den merkwürdigen Stilproblemen des Manierismus, nicht nur als Vorstufe des Barocks, sondern in seinem Eigenleben betrachtet, ganz abgesehen von den auch früher schon nach Gebühr gewürdigten Leistungen im Bildnis. Diese Vorstellung des Welkens war ja bei Vasari natürlich und bis zu einem gewissen Grade auch richtig; um im Bilde zu bleiben, die Blüten der Hochrenaissance mußten vergehen, um der früchteschweren üppigen Herbstzeit des Barocco Platz zu machen, und Vasari und seine Zeit befanden sich eben in einem unklaren und unbehaglichen Übergangsstadium.

Dieser Tagseite des *Rinascimento* steht die Nachtseite des »Mittelalters« gegenüber. Die Entwicklung dieses Concetto kennen wir bereits; Vasari hat ihn übernommen, wir treffen aber wohl zum ersten Male bei ihm den bis auf die Romantik herab immer wieder auftauchenden Greuel des »finstern« Mittelalters, die *tenebre*.

Die dreifache Gliederung des geschichtlichen Hergangs wiederholt sich nun auch in dem welthistorischen Prozeß. Der *maniera antica* des Altertums folgt die *maniera vecchia*, der Tiefstand der Mittelzeit, und die *maniera moderna*, die diese ablöst, wiederholt im Spiegel die erste. Die beiden Begriffe sind ja keineswegs neu, schon am Ausgange des 15. Jahrhunderts wählen sie zwei Künstler als Decknamen (*L'Antico, Il Moderno*).

Auch die Geschichtskonstruktion des Altertums ist bereits vor Vasari entwickelt und in feste Form gebracht worden. Daß schon die älteren Toskaner das etruskische Element mit besonderem Anteil hervorgehoben hatten, wissen wir; der Abkömmling der alten Etruskerstadt Arretium konnte unmöglich daran vorbeigehen. Vasari berichtet denn auch über den Fund der berühmten *Chimaera* im Jahre 1554 und weiß merkwürdige Dinge von den Nachahmungen der alten aretinischen Vasen durch seinen Großvater zu erzählen. Schließlich bleibt dieses aber doch nur eine vaterländische Episode; die große Entwicklung heftet sich an die drei Hauptstätten der alten Kunst: Ägypten, Griechenland, Rom. Auch hier findet ein aufsteigender Werdegang statt; die römische Kunst erreicht ebenso wie die *terza maniera* der Neuern den Gipfel und ist den Perioden der Vorbereitung in Ägypten und Hellas überlegen, eine Anschauung, die bekanntlich bis in die Winckelmannzeit hinein angehalten hat. Dann beginnt aber auch mit Naturnotwendigkeit der Abstieg und Verfall, er beginnt mit der Zeit Konstantins. Es ist höchst merkwürdig, wie Vasari diese beginnende Stillosigkeit an den Reliefs des Konstantinbogens darstellt, in auffallender Übereinstimmung mit den Anschauungen, die in dem Raffael zugeschriebenen Exposé niedergelegt sind (vgl. Buch II.) Auch das ist bis in die neueste Zeit herein, bevor Riegls scharfsinnige Analysen einsetzten, ein Dogma geblieben.

Die Auffassung der »Barbarentheorie« ist ebenfalls wesentlich durch Vasari verbreitet worden. Hier ist er aber auch nicht originell; seine Darstellung fußt, wie ausdrücklich hervorgehoben werden muß, auf Manettis Biographie des Brunellesco und ihrem merkwürdigen historischen Exkurs über die Architektur (vgl. Buch II). Doch hat er sich ernsthaft durch die uns schon bekannten Auszüge aus P. Diaconus über diese Zeiten zu informieren gesucht und ist namentlich ihren Baudenkmälern mit starkem Anteil gefolgt. Von dem Stil des Mittelalters, dem *infelice secolo*, entwirft er ein Zerrbild, das aber gerade in seiner Karikatur richtig beobachtete Züge enthält: den charakteristischen Mangel an Raumsinn, die Linienmanier, das Stehen auf den Fußspitzen, die *occhi spiritati* u. s. w. Alles das sind natürlich Roheiten und Unvollkommenheiten für Vasari (*rozzezze* und *goffezze*), eine Auffassung, die noch heute nachwirkt, bei den Menschen der Renaissance mit ihren völlig anders orientierten Raum- und Lichtproblemen freilich begreiflich erscheint, als Höhepunkt der Reaktion gegen jene ganz anders gestimmte Kunst der Ahnenzeit. Nur die Technik dieser *maniera greca* und *tedesca* findet gelegentlich kühles Lob (Mosaiken von S. Giovanni). Die beiden großen Triebkräfte oder, sagen wir vorsichtiger, Begleiterscheinungen dieser Reaktion hat Vasari schon selbst hervorgehoben, er findet sie in der vom Trecento ab zu beobachtenden Rückkehr zum Naturvorbild und in dem Einfluß der Antike, wie er denn den freien großen Stil seiner dritten Periode ausdrücklich mit Rom und den bedeutenden Antikenfunden jener Periode zusammenbringt.

Es ist also der Entwicklungsgedanke, der Vasaris Darstellung beherrscht, natürlich nicht in der Form, wie er in der nachkantischen Philosophie und der modernen Naturwissenschaft auftritt, sondern in einer gleichsam mythologischen Hülle unter dem Bilde des natürlichen organischen Wachstums, seines Keimens, seines Blühens und Verwelkens, wie wir gesehen haben, ein Erbe der Antike. Aber in diesem waren zwei Strömungen vertreten. Die der heidnischen pessimistisch gestimmten Historik, mit dem Gedanken eines ursprünglichen bessern Urzustandes, von dem her die Gegenwart eine regressive Entwicklung darstellt, schon vom alten Hesiod in der mythologischen Dichtung der Weltzeitalter verkündet, aber auch vom Christentum im Gedanken des irdischen Paradieses übernommen; im Grunde die Erweiterung eines volkstümlichen, überall auftretenden Gedankens, die Menschheit sei in früheren Zeiten größer, schöner, besser, gesünder, langlebiger gewesen, im philanthropischen Zeitalter Rousseaus neuerlich hervortretend und auch in den Anfängen der Sprachwissenschaft, in den Vorstellungen einer idealen Ursprache lebendig. Dann die von der christlichen Geschichtsauffassung des späten Altertums geformte Anschauung einer progressiven Entwicklung (vor dem Gesetz, unter dem Gesetz, im Stande der Gnade), die von dem gleichen Punkt, dem Elend und Verderbnis der Gegenwart heraus, auf eine Vollendung in idealer Ferne (Augustinus' Gottesstaat), deutet, auch sie in der Geschichtsphilosophie der Romantik, Schellings, Hegels wie aller späteren, sozialistischen und kommunistischen in neuer Auffasung erscheinend. Es ist sehr merkwürdig, wie sich in der Renaissance und ihrem typischen Vertreter und Verkünder Vasari beide Strömungen mischen. Die gegenwartsfrohe, ihres Sieges über eine »barbarische« Vergangenheit selbstgewisse Zeit hat ja eben durch ihn diesen Fortschritt in der kräftigsten Weise bejaht, die eigene Zeit und das Wirken ihres größten Künstlers als den Gipfel aller Kunst überhaupt ausgerufen. Es war unausbleiblich, daß sich damit ein melancholisches Herbst- und Epigonengefühl, vergleichbar jenem Pessimismus der Antike, einstellen mußte, und Vasari gibt ihm gelegentlich unzweideutigen Ausdruck. So berichtet er eine epigrammatische, von ihm nach seinem Sinn zurechtgelegte Äußerung Michelangelos selbst über die Werke des Valerio Vicentino, jenes geschickten Erneuerers der alten Gemmentechnik; nunmehr sei die Todesstunde der Kunst gekommen, den darüber hinaus sei kein Fortschritt mehr möglich. Damit verbinden sich sehr eigentümliche kunstpolitische Gedanken. In dem an die Künstler seiner Zeit gerichteten, aber später geänderten Schlußwort seines Werkes erster Auflage verkündet Vasari, der hauptsächlichste Nutzen der Kunstgeschichte läge darin, daß sie auf die großen Werte der Vorzeit aufmerksam mache zu dem Zwecke, daß der neuere Künstler seinen Ehrgeiz darein setze, sie *men chiare e men belle* erscheinen zu lassen. Die pädagogische Absicht der *magistra vitae* erscheint hier in eigentümlichem Lichte; es ist die Negation aller wahrhaft historischen Betrachtung in unserem Sinn. Die starke Tendenz der Schrift wird deutlich, die, mitten im Kunstleben ihrer Zeit stehend, aus ihr emporwächst und folgerichtig in der Krönung des Ganzen durch Michelangelos Wirken (mit dem ja die erste Auflage schließt) ihre Apotheose findet.

In dieser merkwürdigen Form geht der Gedanke einer progressiven Entwicklung durch das ganze Vitenwerk Vasaris. Leonardo hatte das *vile imitatorum pecus* von den großen Pfadfindern Giotto und Masaccio geschieden, in der Nachahmung, die aus dem Sohn der Natur einen Enkel mache, das Kriterium des Verfalls gefunden. Für den Manieristen Vasari hat die Nachahmung eine ganz andere Bedeutung; und so erscheint ihm der später Kommende fast immer auch als der Fortgeschrittenere, also in gewissem Sinn höher Stehende, weil er in größerem Maße über ausgebildete Kunstmittel verfügt. Es ist die Schätzung und Überschätzung des Technischen in dieser Zeit des Virtuosentums. So steht Stefano zum Teil über Giotto und wird seinerseits von Spinello Arentino in Zeichnung und Farbe übertrumpft. Nino Pisano ist ein »besserer« Meister als Andrea, nicht aus stilistischen Gründen, sondern einfach als der Nachgeborene, der aus reicherer Erfahrung schöpfen kann, etwas rein Postuliertes, nicht aus der Analyse der Werke selbst Gewonnenes. Es ist nicht überflüssig, das zu erwähnen, noch in manchen unklar gedachten »Entwicklungsreihen« moderner Kunstgeschichte steckt derselbe technische Aberglaube.

Das, was man Vasaris mythologisches Denken nennen könnte, bleibt auch durchaus im Banne seiner Zeit. Die Erfindertheorie der Renaissance spielt bei ihm eine große Rolle. Kollektive Kunsttatsachen werden ohne weiteres zu individuellen Ursprüngen gemacht. So erscheint Duccio als »Erfinder« des Fußbodenmosaiks, Parri Spinellis gotische S-Linie wird auf seine Lust an der *bravura* zurückgeführt; in gewissem Sinne steckt ja etwas Richtiges darin.

So wenig aber Vasari ein strenger Dogmatiker ist und in so vielen Farben auch seine historische Konstruktion schillert, er war sich ihrer doch bewußt und rührt mitunter an Gedanken, die heute wieder lebhaft erörtert werden. Ausdruck und Begriff seines *rinascimento* hat er freilich aus dem älteren Schrifttum übernommen; aber es ist ihm doch schon die Ahnung eines typischen Verlaufs, der anscheinenden Wiederholung gleichartiger historischer Daseinsformen, aufgegangen. Den dreigliederigen Rhythmus der Entwicklung: Keim, Vorbereitung, Blüte, findet er auch im Altertum wieder, ist es auch nur ein literarischer Concetto, wenn er diese Typik an den Reihen Calamis-Myron-Polyklet einerseits, Polygnot-Zeuxis-Apelles anderseits darstellt. Es ist, wir wiederholen es, eine Konstruktion rein literarischer Herkunft, aber sie scheint wirklich Vasaris Eigentum zu sein. Ein Jahrhundert später hat der Neapolitaner Vico in seinem berühmten Werk, dem er mit gerechtem Selbstgefühl den Titel der *Nuova scienza* gab, den großen geschichtsphilosophischen Gedanken seiner *corsi* und *ricorsi* entwickelt.

Vasari hat auch über die Ursachen der Entwicklung nachgedacht. Die aus der Antike stammende Lehre des »Mittels« klingt wiederholt bei ihm an; so wird (im Leben des Gaddi) die *sottilità* der Luft als bestimmender Faktor erwähnt; in einem bekannten Bonmot Michelangelos ist gleichfalls davon die Rede. Der alte Arzt Galenus hatte hier schon den Weg gewiesen. Merkwürdige Betrachtungen über den in Italien tatsächlich so auffallend hervortretenden Regionalcharakter und dessen verschiedene Anlage zur Kunst hat Vasari in dem Kapitel über den sogenannten Prete Calabrese angestellt (Teil III). Daß er in den beiden ersten Teilen die Hegemonie von Florenz so stark betont und das übrige Italien ihm gegenüber als Provinzialentum behandelt, zum Teil — so was Oberitalien anlangt — aus eingestandenem Mangel an Kenntnissen, ist ihm bekanntlich sehr übel vermerkt worden; hier knüpfen, von ihm angeregt, aber zum Teil in bewußter Gegnerschaft, die zahlreichen Vitensammlungen bis ins 18. ja das 19. Jahrhundert hinein an. In Vasaris *terza età* tritt, wie wir schon wissen, Rom an die Stelle, die es schon im Altertum eingenommen hat. Die Milieutheorie triumphiert wieder: es sind die Antikenfunde, die diesen neuen Stil bestimmen; der Sacco di Roma und vorher schon Marcantons graphische Tätigkeit führen zur Verbreitung des wahren und echten *disegno*. Hier finden sich dann jene bezeichnenden Äußerungen, die namentlich in dem gänzlich anders gestimmten Oberitalien so viel Gegnerschaft gegen Vasari und seinen Toskanismus und Romanismus erzeugt haben. Vasari deckt sich freilich mit einer Äußerung seines Meisters Michelangelo, wenn er von Tizians Zeichnung sagt, sie wäre besser, wenn er in Rom gelernt hätte. Hier war der Boden für die lange vorbereitete Fehde zwischen der »lombardischen« und mittelitalienischen Kunstauffassung bereitet. Die Venezianer blieben die Antwort nicht schuldig; konnten sie angeblich nicht zeichnen, so konnten ihre Gegner nicht »malen«, und von ihrem Standpunkt aus hatte jede der beiden Parteien recht. Die römisch-klassizistische Orientierung ward überhaupt durch Vasaris Autorität ungemein gefördert; bei Correggio, ja selbst bei seinem Lehrer Andrea del Sarto beklagt er, wie sehr es ihren Werken zum Schaden gereiche, daß sie Rom nicht gesehen und an dessen Antiken den »großen Stil« gelernt hätten. Der nahende Barock kündigt sich an. Ein anderer Jugendlehrer Vasaris, der französische Glasmaler Marcillac, erreicht diesen »großen Stil« ebenfalls erst nach seiner Ankunft in Rom. Vollends charakteristisch ist Vasaris Stellung zu Dürer, dessen Kunst ihm doch, wie den Italienern überhaupt, bei aller förmlich triebhaften Opposition gewaltigen Eindruck geweckt hat und mit dem er sich, gewunden genug, auf seine Weise abzufinden sucht. Der große freie Blick, mit dem noch ein Ghiberti, der ja freilich in einer »gotischen« Werkstatt aufgewachsen war, die Kunst jenseits der Alpen betrachtet (Gusmin!), ist hier längst nicht mehr vorhanden, sondern von theoretischem Vorurteil getrübt. Das führt uns aber schon zu dem wichtigsten Schlußkapitel, zu Vasaris Stellung zu der schon vor ihm so reich ausgebildeten Theorie der Kunst.

V.

Vasaris ästhetischer und kunstkritischer Standpunkt.

Sein Verhalten ist von Obernitz in einem fleißigen, aber durchaus nicht genügenden Buche dargestellt worden; schon die Beschränkung des Stoffes auf dem Gebiet der Malerei führt zur Einseitigkeit, wenn auch von einem durchgebildeten System bei Vasari selbstverständlich nicht die Rede sein kann. Sein Standpunkt der Beurteilung wechselt, je nachdem er sich über ältere Künstler oder Zeitgenossen, über Toskaner oder Fremde, endlich, was bei einem bildenden Künstler begreiflich genug ist, über Berufsgenossen verbreitet, deren Schaffen dem seinigen verwandt oder entgegengesetzt war. Spricht er aber über allgemeine Fragen, so schöpft er aus dem schon ziemlich fest ausgebildeten System, das er vorfand und das sein Rüstzeug zum größten Teil dem unerschöpflichen Arsenal der alten Rhetorik entlehnt hatte. Daher fällt es schwer, ihm eigentlich leitende Grundsätze nachzuweisen, er geht überall von Einzelfällen aus und was er an allgemeinen Theorien heranzieht, hat nur scheinbar allgemeine Geltung für ihn. Daher die Widersprüche; er bringt es fertig, sich gegebenenfalls auf die geradewegs entgegenstehende Meinung zu berufen. Ihm, dem Künstler, fällt es noch nicht ein, sich ein »Lehrgebäude« im Sinne Winckelmanns zu errichten; er verwendet die allgemeinen Prinzipien nach seinem augenblicklichen Bedürfnis. Daraus ergibt sich, daß man bei einer Betrachtung von Vasaris Kunstanschauungen immer auf den Zusammenhang zu achten hat, in dem sie auftreten. Abgesehen davon, daß er häufig mit fremdem Gut wirtschaftet, ferner davon, daß er sich vortrefflich in die verschiedenartigsten künstlerischen Stimmungen zu versetzen weiß, überhaupt seinem vielerfahrenen und vielgewandten Geiste die »objektive« Betrachtung natürlich ist, so ist das (häufig sehr scharf und treffend formulierte Einzelurteil bei ihm viel wichtiger als alle Sätze *a priori*, die er als Leitfaden seiner Kritik hinzustellen bemüht ist.

Nur unter diesen Voraussetzungen können und dürfen wir das, was (in einem sehr bedingten Sinne) die Ästhetik Vasaris zu nennen ist, im Zusammenhang betrachten.

Seine beiden obersten Kategorien sind altüberliefertes Gut: die Zeichnung (*disegno*) und die Erfindung (*invenzione*), jener der »Vater«, diese die »Mutter« aller Künste. In diesem Betonen der »Zeichnung« liegt wieder der schon öfter erwähnte Toskanismus und wenn Vasari auch dem von ihm merkwürdig gut erkannten Tintoretto von dieser Seite her einen Vorwurf macht, so liegt darin die alte, schon von Lionardo in Theorie wie in Praxis festgehaltene Theorie der Farbe als bloßer Akzidenz, die den vorwiegend plastisch gestimmten Toskanern so natürlich erschien. Zugleich steckt aber in jenen beiden obersten Kategorien der verhängnisvolle Dualismus von »Form« und »Inhalt«, denn die »Erfindung« geht in erster Linie auf den Stoff, die »Idee« des Bildes, wie die »Zeichnung« in weiterem Sinne alles in sich begreift, was wir »Form« zu nennen gewöhnt sind. Vasari spricht diesen Dualismus auch gelegentlich offen aus. Lippos Erfindungen erscheinen ihm z. B. ebenso glücklich als sein *disegno* unglücklich. Seinem Manieristenprogramm getreu schätzt er auch die *cose strane*, wo er sie findet (Leben des Bagnacavallo), und *ingegno pellegrino* zählt zu seinen Lieblingsausdrücken.

Worin liegt nun aber eigentlich dieser hohe Wert des *disegno*? Vasari ist hier so wenig als seine Zeit zu einer entschiedenen Antwort gelangt; er schwankt stets zwischen naturalistischen und Grundsätzen der Stilisierung. Auf der einen Seite steht immer die alte Anschauung, die das Wesen der Malerei in eine Nachahmung der Natur setzen will, und sich darin nicht genug tun kann. Auch Vasari bringt wiederholt die uralten, von der Antike her übernommenen »Sperlingsgeschichten«, so unter anderem im Leben des Fra Giocondo. Die Figuren sollen zu »sprechen« scheinen — die Anekdote von Donatello, der seinem »Zuccone« zuruft: *favella, favella*, zählt auch hierher — und in der Biographie des letzten Künstlers heißt es ausdrücklich unter dem Eindruck jener Worte, die zweite Periode der *Rinascita* setze an Stelle von Statuen lebendige Personen. Und wenn es gelegentlich des Geschichtchens aus der Jugendzeit Leonardos von jenem Medusenhaupt, mit dem er seinen Vater Ser Piero so sehr erschreckt, als wäre es wirklich, verallgemeinernd heißt: *questo è il fine che delle opere s' aspetta*, so ist das Geist vom selben Geiste. Gleichermaßen wird die Malerei im Leben des Masaccio im Vorbeigehen definiert als *un contraffar tutte le cose della natura viva*. In diesem Zusammenhang fügt sich auch (an der gleichen Stelle) der derb charakterisierende Atelierausdruck ein: *bucare il muro*. Masaccios Raumkunst durchbricht die Wand für den Beschauer, ist »Illusionismus«, wie man einst sagen wird. Von Vasaris Standpunkt (freilich nicht dem unsrigen aus) ist es folgerichtig, wenn Giulio Romanos Malereien in der Camera de' Giganti zu Mantua als Gipfel der Kunstleistung gepriesen werden, mit jener schon berührten warmherzigen »Objektivität« Vasaris, die sich in das jeweilige Thema so gut einzuleben weiß. Derselbe theoretische Standpunkt liegt dann auch einem andern berühmten, von Vasari sehr oft angewendeten Atelierausdruck zugrunde, dem *terribile*. Es mag sein, daß er letzten Endes aus antiker Phraseologie (δεινός) herstammt, Vasari gebraucht ihn in der volks- und urtümlichen Prägung des »Dämonischen«. So wenn er von Raffaels Porträt Julius II. sagt: »es jage dem Beschauer

Furcht ein, als wäre es lebendig«. Es ist der unmittelbar packende Eindruck des Lebens, dem die Renaissance ja tatsächlich in der Praxis ganzer weiter Gebiete nachgegangen ist, in der volkstümlichen Farbenplastik eines G. Mazzoni ebenso wie in der lange blühenden Porträtbildnerei in Wachs und natürlichen Stoffen.

Neben diese naturalistischen Tendenzen schieben sich aber, häufig nur durch mehr oder minder gewaltsame Kompromisse zu überbrücken, Concetti anderer Art, die nicht auf das Erfassen der stofflichen Wirklichkeit, sondern auf ihre Bearbeitung abzielen und gleichfalls in der Antike wurzeln. Da ist der Concetto des Selektionsprinzips, der Auswahl der schönsten Teile von verschiedenen Modellen, von Cicero in einer berühmten, vielangeführten Stelle seiner einflußreichen Schrift über die Erfindung dargelegt, eine Theorie, gegen die später Bernini auf das nachdrücklichste Widerspruch erhebt. Vasari benützt sie an verschiedenen Stellen, im Leben Giottos, am stärksten in dem Mantegnas, wo von einer eigenen dahin abzielenden Lehre des Meisters die Rede ist, die aus seinen Werken abgezogen scheint. Ein Lieblingsgedanke des Klassizismus, der noch bei Schiller anklingt, taucht hier empor: die Antike sei als Vorlage dem *naturale*, dem lebenden Modell, vorzuziehen, weil in ihr diese Auslese schon getroffen sei. Es ist nicht schwer einzusehen, daß hier die Wurzel des vom 17. Jahrhundert proklamierten Schönheitsideals in der Kunst liegt; der Gedanke des »Schönen« als zentralen Prinzips der Kunst klingt bei Vasari zwar wiederholt an, ist aber noch keineswegs zu herrschender Stellung gelangt. Der Begriff der »schönen Kunst« in dem Sinne der Späteren ist bei ihm noch nicht vorhanden; der Ausdruck *bello*, wo er bei ihm vorkommt, hat überhaupt noch fühlbar eine andere Resonanz als für uns, wobei freilich auf die schwankende und zu Kompromissen durchaus geneigte »Ästhetik« unseres Autors von neuem hingewiesen werden muß. Allerdings wird gelegentlich *graziata bellezza* als oberster Grundsatz der führenden Kunst der Architektur verkündigt, das ist aber eine Umschreibung von Vitruvs *eurythmia*. Werden vollends die Akte der Deutschen getadelt, obwohl sie »angezogen schöne Männer« seien, so liegt hier viel mehr eine Äußerung gänzlich verschiedenen nationalen Kulturwesens vor. Es ist der Punkt, an dem auch die besten Köpfe Italiens einer Kunst wie der Dürers ratlos gegenüberstehen.

Gleichwohl wertete Vasari Ausdruck und Charakteristik sehr hoch; die Würdigung der Gemälde in der Sixtina erfolgt fast ausschließlich von diesem Gesichtspunkt her. Anderseits heißt es doch aber wieder bei Giottino, der Ausdruck seiner Figuren sei überaus stark (wir würden in dem Sinne, der hier gemeint ist, wahrscheinlich das Wort »dramatisch« verwenden), ohne daß er aber die »Schönheit« gefährde. Gelegentlich wird auch die Frage des Häßlichen in der Kunst gestreift (Vita des Pier di Cosimo, anläßlich dessen *carro della morte*); Vasari hilft sich hier mit einem Hinweis auf die Tragödie, die doch auch »gefalle«. Man sieht aus allem dem, daß Überlegungen solcher Art unseres Autors starke Seite eben nicht sind; sie liegen ihm, dem Praktiker, auch keineswegs sehr am Herzen, obwohl er wie die neuere, angeblich »ästhetikfreie« Kunstgeschichte, fortwährend mit ästhetischen Wertbegriffen und Kategorien hantiert. Sie haben aber alle (zum Teil sehr verschiedenartige) literarische Ursprünge und auf diesen wenig geklärten Untergrund ist immer wieder hinzuweisen. Wie Vasari je nach seiner (eben berührten) Einstellung zwischen naturalistischer und idealistisch-klassizistischer Weise schwankt, so wechseln auch seine Kriterien. So kommt ihm gelegentlich (Vita Tizians) die Einsicht, daß Kunst doch trotz der Nachahmung etwas von Natur gänzlich Verschiedenes sei. Das Thema von der »gereinigten« Natur klingt öfter bei ihm an, es wird ja durch die Selektionstheorie gestützt. Durch dieses Auswahlverfahren wird jene *grazia* und *perfezione* erreicht, die die Natur an sich nicht haben kann. Aber konsequent ist Vasari auch hier nicht. Es ahndet ihm, daß die *maniera* (im guten wie im schlechten Sinn gebraucht), d. h. der Stil des Künstlers, seine persönliche Tat ist (Vita des Giotto, Proemion zum II. Teil); er führt ein merkwürdiges Wort seines Heros Michelangelo an, der Künstler könne nur von sich selber übertroffen werden, d. h. er sei nur mit sich selbst vergleichbar. In der Biographie des Peruzzi gebraucht Vasari einmal (vom Palazzo Chigi) den hübschen Ausdruck, er sei nicht *murato, ma veramente nato.* Es ist der Angelpunkt individualistischer Kunstkritik, das, was man mit einem treffenden Wort neuerer Zeit die »Inselhaftigkeit« des Kunstwerkes genannt hat. Trotz seiner Lehre vom absoluten historischen Fortschritt weiß Vasari das künstlerische Moment z. B. im Trecento, trotz dessen »Unvollkommenheiten« recht gut zu beobachten und mit Liebe hervorzuheben. Da meldet sich dann eben der Künstler in ihm und bringt, auf Augenblicke wenigstens, die angeflogene Theorie zum Schweigen. Freilich mischt sich dann gleich wieder herablassendes Mitleid ein; die kunstrichterliche Verurteilung des *secolo infelice* aus der vorgefaßten Meinung über die »primitiven Epochen« heraus, dieselbe Unklarheit, die der Kunstgeschichte von Vasari bis zum heutigen Tage anhaftet. Die Idee, den Künstler in seinem Werke selbst zu suchen, findet sich aber doch bei Vasari gar nicht selten. Meist sind es freilich nur Kategorien technischer Art, und getreu der offen ausgesprochenen Tendenz, das Alte dem Neuen zu Liebe zu mediatisieren, verlaufen auch diese Ansätze wieder im Sande der Theorie; die eigene Zeit, die es so herrlich weit gebracht, verrückt Vasari beständig das Konzept.

Die Manier der großen Schlagworte, bei denen man sich viel und wenig denken, jedenfalls aber den Mund recht voll nehmen kann (was Detmold in einem geistreichen Büchlein köstlich verspottet), ist in Vasaris Zeit schon weitaus routinierter als in der des alten Ghiberti, der noch mit wenigen altväterischen Programmworten wie *ordine, misura, doctrina, diligentia* u. dgl. sein Auslangen fand. Die Ateliersprache (*colore unito, sfumato* u. dgl.) ist jetzt auch unvergleichlich mehr ausgebildet, schon zum Jargon geworden.

Die Ansätze zu innerer Kritik sind bei Vasari nur schüchtern; sie »mythologisieren« zumeist, getreu seiner pragmatischen Art der Berichterstattung. Was man bei Vasari als Künstlerpsychologie ansprechen könnte, steckt noch in Kinderschuhen. Die *timidita* des Geistes und eine *certa natura dimessa*, die er dem Sarto zuschreibt, ist deutlich viel mehr aus seinem Leben als aus seinen Werken abgeleitet. Vollends in das Gebiet naiver Künstleranekdotik gehört es, wenn Parri Spinellis manierierte Figuren mit ihrem gleichsam »erschreckten« Ausdruck — den Vasari übrigens nicht übel beobachtet hat — auf ein böses Erlebnis des Malers (der einmal das Opfer eines Überfalles war) zurückgeführt werden; die Erschütterung seines Innern habe sich von da auf die Gestalten seiner Phantasie fortgepflanzt. Im Grunde steckt ja darin — in naiv »mythologischer« Form — ein richtiger Gedanke: der von der Einheit der Künstlerpersönlichkeit mit seinem Werk, als Ausdruck derselben. Schon die ältere Zeit, vor allem Leonardo, hatte ihn gehabt: der Künstler bilde sich selbst, stehe sich selbst Modell im geistigen wie im körperlichen Sinne (die eigene Hand!). Umgekehrt werden Charaktereigenschaften, die Vasari aus den Werken herauszulesen glaubt, schlankweg auf die künstlerische Person reflektiert; der stärkste Fall ist der des Andrea del Castagno, dessen Figuren mit ihrem düsteren und trotzigen Ausdruck nun freilich herrlich zu dem rohen und wilden Gesellen passen, als den ihn Vasari schildert; die Krone des Ganzen ist ja dann die erwähnte apokryphe Geschichte des Mordes an dem armen Domenico Veneziano. Es ist eine Warnungstafel hahnebüchenster Art, wie gefährlich diese in der Kunstgeschichte immer versteckte Neigung ist, moralische Eigenschaften des Urhebers aus seinen Werken zu destillieren.

Das gleiche Schwanken, dieselbe Abhängigkeit von den Ideen seiner Zeit und ihren Voraussetzungen zeigt sich auch in Vasaris Begriff der Kunst. Vor allem dürfen wir ihm nicht unsere seit dem 18. Jahrhundert entwickelte Anschauung unterschieben; er hängt auf diesem Gebiet vielmehr noch, wie ja die Renaissance auf weiten Strecken überhaupt — was uns immer deutlicher zum Bewußtsein kommt — von mittelalterlicher Auffassung ab. In der Vita des

Albertinelli heißt es z. B. ganz unbefangen, er sei von der Malerei zu einer *arte più bassa*, nämlich dem Schankgewerbe, übergegangen; wir müssen uns erinnern, daß jene schätzenswerte Tätigkeit, die wir heute noch mit einem Terminus, dessen Sinn sich verschoben hat, »Kochkunst« nennen, einst im Reigen der *artes mechanicae*, nicht allzuweit von den bildenden Künsten ihre Stelle hatte. Freilich ist Vasari ein Enkel jener Generationen, die im 15. Jahrhundert ihr Gewerbe als »freie« Kunst proklamiert, ja mit der Wissenschaft selbst identifiziert hatten. Aber Reste älterer Anschauung sind eben doch auch bei ihm noch vorhanden, so wenn berichtet wird, es habe einem Schüler Leonardos, dem Rustici, in seinem Ansehen als Nobile geschadet, daß er sich der Kunst zuwandte. In Vasaris eigener Zeit war hier allerdings schon eine gründliche Wendung auch sozialer Art eingetreten; die Zeit des *cavaliere* Bernini, der in Frankreich mit fürstlichen Ehren empfangen wird, ist nicht mehr allzu fern. Vor allem trennt sich jetzt die »hohe« akademisch organisierte Kunst vom Handwerk; das 15. und zum Teil noch das 16. Jahrhundert hatten dagegen diese Einheitlichkeit auch äußerlich in ihrem Werkstättenbetrieb aufrecht erhalten. Die Intarsia, die einst an den hochgestellten neuen Aufgaben der *prospettiva*, die Pollajuolo als achte Kunst auf sein Papstgrab gesetzt hatte, so stark beteiligt war, erscheint jetzt (Vita des Benedetto da Majano) als eine niedrige *(bassa)* Beschäftigung, eines *ingegno alto e pellegrino* nicht würdig. Raffaellino del Garbo, im Alter genötigt, seinen Lebensunterhalt durch Entwürfe für Stickereien zu suchen, verfällt damit einem *lavoro meccanico* — das ist zugleich der alte Begriff einer der vornehmsten unter den *artes mechanicae*, der Weberei. Der Lehrer des Perino del Vaga ist ein geringer Maler, der zugleich *cose meccaniche* in seiner offenen *bottega* annimmt, wie es schon in Cenninis giottesker Werkstatt und später noch Handwerksbrauch war. Ein Werkzeug des Marmorarbeiters, die *seghe*, wird in Tribolos Leben geradezu als *ferramenti disonesti* bezeichnet, die national-florentinischen Wachsvotive *(boti)* des 15. Jahrhunderts, in denen einst treffliche Meister tätig waren, als *basse cose* (Vita des Salviati). Vollends von Dello, der Truhen *(cassoni)* malte — eine der einträglichsten Branchen in der Malerwerkstatt des Quattrocento! — wird mit dürren Worten gesagt, das sei eine Beschäftigung gewesen, deren sich heute jeder Maler schämen würde. Es sind im Grunde antik-mittelalterliche Vorstellungen des Banausentums, die fortwirken, aber jetzt einen neuen Sinn erhalten. Der charakteristische Hochmut der »großen« Kunst tritt bereits unverhüllt hervor; wieweit dies in eine Halbvergangenheit unserer Tage hinabreicht, wissen wir, auch wie lange der Klassenstolz den »akademischen« Maler, zumal den »Historienmaler« zwang, nicht anders als in bitterster Not und in größter Heimlichkeit, sonst höchstens als spielende Nebenbeschäftigung, Entwürfe kunstgewerblicher Art zu übernehmen, die ihn unweigerlich in die Gesellschaft dessen rückte, den der Münchener Atelierjargon mit einem recht bezeichnenden Ausdruck »Flachmaler« im Gegensatz zum »Kunstmaler« nennt, oder gar jener Herabgekommenen und Gestrandeten, die wie Kellers Grüner Heinrich in einem Hinterstüblein Fahnenstangen bepinseln mußten. Es ist eben deutlich ein neuer Begriff von der Kunst, der sich um Vasari in der Manieristen- und Virtuosenzeit ausbildet. Hier tritt der oben berührte Dualismus, die Scheidung zwischen Form und Inhalt, in der auch manches mittelalterliches Erbteil steckt, seine verhängnisvolle Rolle an; die *invenzione*, das Stoffliche, bestimmt vor allem Wert und Würde des Kunstwerks. Schon bei Alberti fanden wir das »Historienbild« als Gipfel der Kunst gepriesen; was dort aber noch mehr literarische Velleität war, wird jetzt Grundsatz der neuen Akademien. Das Geschichtsbild im eigentlich römischen Sinne erhebt sich über die *poesie* der Venezianer (als den tiefer stehenden Dichterwerken entnommen). Auch das ist im Grunde ein alter scholastischer Gedanke; die Dichtung wird als Fiktion unter die Darstellung des angeblich »Wirklichen« gerückt. Freilich war auch hier noch ein ausgesprochen italienischer Nationalzug, die Neigung zum Monumentalen, am Werke. Wie der Architekt aus Vasari spricht, wenn er ganz im Sinne dieser Zeit die Architektur als Universalkunst, der die übrigen zu dienen haben, hinstellt, so erscheint gelegentlich auch das räumliche Ausmaß der bemalten Flächen ganz unumwunden als Kriterium der Kunsthöhe. Es hat bei ihm einen ganz andern Hintergrund als bei dem alten Ghiberti, wenn er die großen wandfüllenden Fresken der Sienesen gegenüber der Teilung der Wand in kleine Felder, wie sie die eigentliche Giotteske im Brauche hatte, hervorhebt und auf die letztere, »die noch heute geübt wird«, abschätzig heruntersieht. So erklärt sich eine höchst bezeichnende Äußerung: Pontormos kleine Gemälde wären vollendete Kunstwerke, wenn sie nur (in der Weise der römischen Schule der *terza età*) im Fresko und im Großen ausgeführt wären! Die Überschätzung der Kunstmittel erscheint hier unverhüllt, der technische Vorteil, vor allem der eigenen Zeit, als Wertmesser. Das Fresko ist die größte und männlichste Kunst, was gewiß seine Richtigkeit hat, wäre nur der Nachsatz nicht, der es als solches dem Tafelbild unbedingt überlegen nennt. Besonders die Temperatechnik wird als veraltete Technik vergangener Zeit ziemlich tief eingeschätzt (Vita des Ghirlandajo); an anderen Stellen (eigene Vita) nimmt sie Vasari freilich wieder, mit der ihm eigenen Objektivität von Fall zu Fall, gegen ihre Schmäher in Schutz, wie sie denn auch das 17. Jahrhundert noch gerne angewendet hat. Es ist wieder die Idee des absoluten Fortschritts, die unserem Autor die Feder ablenkt, fast gegen seinen Willen.

Alles das sind eben Dinge, die dem Manieristenprogramm entsprachen, das Vasari auch selbst (Vita des Lappoli) mit aller Schärfe entwickelt. Hier wird gefordert: 1. Reichtum der Erfindung (*invenzione*), also Betonung des Inhalts an erster Stelle. 2. Beherrschung des Nackten (*nudo*), dessen vielfach aufdringliche Rolle in dieser Zeit nur zu bekannt ist; Vasari selbst tadelt gelegentlich die Überfüllung der Historien mit solchen nackten Prahlhänsen, die häufig lediglich vorlaute Statisten sind; wir wissen ja schon, daß er gegen die Schwächen seines Zeitalters nicht blind ist. 3. Die facilità, d. h. das eigentlich Virtuosenmäßige, das Malen aus dem Handgelenk und aus vollkommener Herrschaft über das Material heraus. Als Beispiel bringt er selbstbewußt ein eigenes Werk, seine Geschichte der Esther in Arezzo, 12 Ellen lang und in bloß 42 Tagen gemalt.

Wie stark sich Vasari mit der alten Zeit verknüpft erweist, haben wir wiederholt bemerkt. So wie dem florentinischen Adeligen Rustici sein Künstlertum als Abrücken von seinem Stande angerechnet wurde, so hält Vasari, seiner ganzen Herkunft und Lebensanschauung nach ein Bourgeois, an den Traditionen seiner Kaste fest. In der Vita des Alfonso Lombardi, der signoriler Neigungen bezichtigt wurde, spricht er sich unverblümt dahin aus, daß eine Lebensführung dieser Art für den Künstler nicht passe. Und doch sah seine Zeit (wie in Einzelfällen schon das 15. Jahrhundert) die Künstler als *conti* und *cavalieri*, Tizian, Bandinelli sind ein paar Beispiele dafür, und sein eigener Landsmann, Leone Leoni, erbaute sich in Mailand ein wahrhaft fürstliches Heim, den *Palazzo degli omenoni*, das sich von Vasaris bescheidenem, aber von seiner Hand anmutig geschmücktem Hause in seiner Vaterstadt charakteristisch genug abhebt. Das ist überhaupt für ihn bezeichnend; obgleich Hofmann, erinnert er in seiner Stellung doch immer mehr an die der Künstler als *valets de chambre* an den fürstlichen Höfen, die im Norden vollends noch bis an die Schwelle der neuen Zeit nachwirkte; man denke an Schadow oder Haydn! Vasari wurzelt eben im kleinbürgerlichen Mittel, freilich hat auch der Mediceerhof immer ein etwas bourgeoises Gepräge behalten. Er steht auch noch im letzten Schein der goldenen Età; die Gewissenskämpfe, die ein Tasso oder ein Ammanati zu bestehen hatten, liegen ihm fern. Ist er auch von der Reaktion nicht gänzlich unberührt, wie er denn gegen die übermäßige Verwendung nackter Gestalten in Kirchen Bedenken äußern zu sollen glaubt (trotz seines Abgottes Michelangelo, der dafür das stärkste Beispiel gegeben hatte), so ist er doch frei von Prüderie und findet gelegentlich (Vita des Fiesole) treffende Worte gegen die Unsittlichkeitsschnüffler. Er meint ganz witzig, wie müßten jene, denen die unschuldigen gemalten Figuren so viel Pein machten, erst im Leben den wirklichen gegenüber in Versuchung fallen! Auch sonst hält er sich noch von dogmatischer Ängstlichkeit frei; bei dem angeblich häretischen Palmierbild des Botticelli erklärt er offen, ihn als Künstler gehe nur der trefflich gemalte Vorwurf an, nichts anderes, was er ruhig den Theologen überlassen wolle. Bald nach ihm (und schon um ihn) wird solche Unbefangenheit immer seltener; der Dialog des Gilio mit seinen Angriffen auf Michelangelo wird uns bald beschäftigen; ebenso der Niederschlag solcher Meinungen in Borghinis Riposo. Im 17. Jahrhundert verbündet sich ein höchst einflußreicher Modemaler, Pietro da Cortona, gar mit einem hohen Kirchenfürsten zu einem Buch über die Fehler der Maler gegen Dogma und heilige Geschichte, ein Thema, das sich, selbst im protestantischen Lager, endlos bis ins 18. Jahrhundert fortspinnt.

Vasari ist in allem, im guten wie im schlechten Sinne, der wahre Kirchen- und Ältervater der neueren Kunstgeschichte, nicht nur durch das höchst einflußreiche und bald überall nachgeahmte Beispiel seiner großen Künstlergeschichte mit der aus ihm übernommenen und ausgebauten historischen Konstruktion, sondern auch in der von ihm erstrebten und häufig erreichten weitherzigen Sachlichkeit den verschiedenartigsten künstlerischen Erscheinungen gegenüber. Nicht zum wenigsten aber auch in der geringen Klarheit über die Wertkategorien und Grundbegriffe, mit denen er fortwährend schaltet und die ihn häufig mit dem von ihm vertretenen System in Widerspruch geraten lassen. In seinen Viten, wie sie uns in höchst merkwürdiger zweifacher Fassung vorliegen, ist auch seine Bedeutung als Schriftsteller vollständig beschlossen; sie sind sein einziges und eigentliches Werk, das seinen Namen unsterblich gemacht hat; denn die schon 1567 druckfertigen, aber erst aus dem Nachlaß von seinem Neffen, dem jüngeren Giorgio Vasari, 1588 herausgegebenen *Ragionamenti* über die von ihm ausgeführten Malereien im Palazzo Vecchio zu Florenz können sich an Bedeutung mit ihnen in keiner Weise messen. Diese Dialoge, sieben an der Zahl (den einzelnen Sälen entsprechend), geführt zwischen dem *Principe* (Francesco Medici) und dem Autor selbst, sind freilich äußerst bezeichnend für die Zeit Vasaris und enthalten eine Fülle von Belehrung über die Ikonographie der Manieristenzeit. In dieser höfischen Kunst neuen Gepräges, in diesen mit Mythologie, Allegorik und Hieroglyphenwesen vollgepfropften Verherrlichungen des Mediceergeschlechtes tritt der literarische Einschlag so stark hervor wie in keiner früheren Zeit; Vasari, obwohl als Humanistenzögling selbst leidlich sattelgerecht, bekennt auch selbst, daß seine Freunde Vincenzo Borghini und G. B. Adriani ihm als Helfer beigestanden seien. Es ist wieder die sinnreiche *invenzione*, die hier Triumphe feiert, und Vasari hat sich nicht wenig darauf zugute getan. »È lecito al pennello trattare le cose della filosofia favoleggiando«, sagt er selbst; das ist das Programm jener Anschauung vom Wesen der Kunst, das dereinst in einem selbst von der Literatur aus an die bildende Kunst herankommenden großen Geiste, Lessing, seinen schärfsten Gegner finden sollte. So ist das Buch in gewissem Sinne eine Bibel jener merkwürdigen, uns auch formal sich immer mehr aufschließenden Zeit des »Manierismus« und in diesem Sinne höchst bedeutend und merkwürdig, wenn auch in keinem Sinne der europäischen Bedeutung, die das biographische Hauptwerk des Aretiners erlangt hat, an die Seite zu stellen.

BIBLIOGRAPHIE.

Es dürfte nicht unangebracht sein, vorweg zu bemerken, daß die folgenden Seiten meines Wissens der erste Versuch einer vasarianischen Bibliographie sind, über deren Mängel und Lücken eben deshalb hinweggesehen werden möge.

Vasaris Hauptwerk ist in erster Auflage unter dem Titel erschienen: Le Vite de' più eccellenti Architetti, Pittori et Scultori Italiani da Cimabue insino a' tempi nostri descritte in lingua Toscana da Giorgio Vasari pittore Aretino, con una sua utile & necessaria introduzzione a le arti loro. Florenz 1550, bei Lorenzo Torrentino. Drei Teile in 2 Bänden in 4° mit Registern (Band I umfaßt Teil 1 und 2, Band II, Teil 3), im ganzen 992 Seiten. Das Buch ist heute eine große bibliographische Seltenheit und wird teuer bezahlt. Es ist Herzog Cosimo gewidmet. Über die Geschichte des Druckes vgl. die genauen Untersuchungen bei Kallab, Vasaristudien 447 ff.

Die zweite, ebenfalls selten gewordene Auflage erschien unter dem Titel (dessen Umstellung nicht ganz ohne Interesse ist): Le vite de' più eccellenti Pittori, Scultori e Architettori, scritte da M. Giorgio Vasari Pittore & Architetto Aretino di nuovo ampliate, con i ritratti loro, et con l'aggiunta delle Vite de' vivi et de' morti, dall'anno 1550 insino al 1567. Florenz, bei den Giunti 1568, in 4° in 3 Bänden (Band I umfaßt wiederum Teil 1 und 2, die beiden anderen den am stärksten erweiterten 3. Teil), im ganzen 1012 Seiten. Eine bemerkenswerte Zutat sind die Holzschnittporträts, die nach Vasaris eigener Angabe in Venedig hergestellt wurden. Im zweiten Band ist der Brief des G. B. Adriani über die antiken Künstler, datiert 8. September 1567, unorganisch während des Druckes eingefügt worden (vgl. darüber die Notizen bei Comolli, Bibliografia ragionata I, 215). Dieser Auszug aus Plinius war schon vorher Florenz 1567 separat gedruckt worden (Lettera di G. B. Adriani a G. Vasari sopra gli antichi pittori nominati da Plinio). Als Schluß ist Vasaris eigene Biographie angehängt. Die zweite Auflage leidet übrigens noch viel mehr als die erste unter sinnstörenden Druckfehlern, denen die angehängten ziemlich reichlichen *Errata corrige* nur teilweise gerecht werden.

Ein paar Jahre nach dieser zweiten Auflage erschien eine erweiterte Bearbeitung der Biographie des Jacopo Sansovino, als letzter Druck, den Vasari noch selbst besorgt hat, doch ohne Datum und Druckort und allem Anschein nach im Todesjahr des Künstlers selbst (1570) in wenigen Exemplaren zur Leichenfeier hergestellt; die außerordentlich seltene Broschüre wurde von Jac. Morelli Venedig 1789 bei Zatta neu herausgegeben. In dieser Redaktion letzter Hand erscheint die Vita auch in den beiden großen Florentiner Ausgaben bei Lemonnier und Sansoni. Das Leben Michelangelos, von dem übrigens eine sehr seltene Sonderausgabe mit einer eigenen Vorrede an Alessandro Medici vom 6. Februar

1567 (Florenz, Giunti 1568) existiert, wurde in neuer Ausgabe mit Kupferstichen Rom 1764 herausgegeben. Die Holzschnitte der zweiten Edition erschienen separat Florenz 1629 bei Giotti.

Welchen Anteil, freilich auch welche Gegnerschaft das Werk Vasaris besonders in Künstlerkreisen fand, beweist eine Anzahl von Exemplaren der zweiten Auflage, die mit mehr oder weniger ausführlichen handschriftlichen Postillen versehen sind, die freilich in den weitaus meisten Fällen mehr für ihre Urheber bezeichnend als für den Text irgendwie erheblich sind. Die wichtigsten darunter rühren von einem Zeitgenossen Vasaris selbst her, Federigo Zuccari, und befinden sich in dem Exemplar der Pariser Nationalbibliothek (Comolli, Bibliogr. II, 7; vgl. auch Mariette an Bottari in des letzteren Lettere pittoriche ed. Ticozzi V, 365). Bottari hat sie in seiner Ausgabe benützt und zum Teile mitgeteilt, sie sind auch in Milanesis Vasari-Ausgabe übergegangen. Sie beziehen sich namentlich auf das Leben von Federigos Bruder Taddeo und bringen Kommentare und Zusätze mannigfacher Art (Vasari-Milanese vol. VII). In der Vaticana befindet sich ein Exemplar mit Noten, die von einem der Caracci (Agostino) herrühren sollen und schon von G. Mancini genützt wurden (Malvasia, Felsina Pittrice II, 135; Mariette in den Lettere pittoriche IV, 337; Comolli II, 7; Fiorillo, Kl. Schr. I, 110 ff.). Vgl. die ausführliche Besprechung Janitscheks, Randglossen Agostino Caraccis zu Vasari, Repert. f. Kunstw. II, 26 (mit Proben). Ein Manuskript der Magliabecchiana in Florenz enthält Noten von der Hand des bekannten florentinischen Topographen De Migliore (Vasari ed. Milanesi II, 64); über französische Postillen in dem Exemplar der Bibl. Corsini (Vita des Filarete und G. Romano) vgl. Comolli II, 6, ebenda über ein Exemplar der Bibl. Imperiali mit Noten von der Hand des römischen Topographen G. Celio. Postillen eines anonymen Mailänders des 17. Jahrhunderts in einem Exemplar der ersten Ausgabe von 1550 wurden bekannt gemacht von Mongeri, Postille di un anonimo seicentista im Archivio Stor. Lombardo II (1876). Ebenfalls ein Exemplar der ersten Ausgabe mit hämischen Randbemerkungen des berüchtigten Padre Resta befand sich in der Bibliothek Cicognaras (Catal. ragionato I, no. 2390), jetzt in der Vaticana.

Posthume Ausgaben. 3. Ausgabe, Bologna 1647 von Carlo Manolessi besorgt, 3 voll. in 4°, lediglich ein Neudruck der Auflage von 1568, im übrigen recht fehlerhaft. Die Holzschnitte sind von den ausgedruckten Stöcken der Ausgabe von 1568 genommen, stehen ihnen daher weit nach, ein paar neue sind hinzugefügt. Über die verschiedenen Titelausgaben der einzelnen Bände (von 1648, 1663, 1681) vgl. die sorgfältigen Angaben bei Fiorillo, Kl. Schr. I, 118 f.

Eine sehr wichtige Ausgabe ist dagegen die (4.) römische, die, von dem berühmten italienischen Kunsthistoriographen Monsignore Bottari besorgt, zu Rom 1759 bis 1760 bei den Gebrüdern Pagliarini, 3 voll. in 4°, erschien. Sie enthält an Stelle der alten Holzschnittporträte des originalen Vasari Nachstiche derselben (auch einige neue Porträts), sauber ausgeführt von Francesco Bartolozzi und Antonio Capellari, die auch in einer Separatausgabe, Ritratti de Pittori ecc., Rom 1760, bei Pagliarini erschienen sind. Die Stiche dieser Bottarischen Edition erscheinen auch reichlich verwässert in den späteren Ausgaben. Besonders wichtig ist diese Ausgabe durch die umfänglichen gelehrten Noten Bottaris, die heute noch Wert haben und deshalb auch zum Teile in Milanesis Ausgabe übergegangen sind.

Nur wenige Jahre trennen die 5. Ausgabe von dieser am meisten geschätzten der älteren Editionen. Sie erschien in sieben Bänden mit Kupfern in den Jahren 1767 bis 1772, 4°. Der erste Band ist zu Livorno bei M. Coltellini, die weiteren sind in Florenz bei Stecchi und Pagani herausgekommen. Die Herausgeber waren der Cav. de' Giudici aus Arezzo und zwei florentinische Maler, Tommaso Gentili und Ignaz Hugford; Bottari lieh seine Hilfe und steuerte manche Note dazu bei. Doch bezieht sich dies nur auf die zwei ersten Bände; die übrigen sind mager, auch fehlerhaft gedruckt.

Größeren Wert hat die von dem bekannten, freilich nichts weniger als einwandfreien sienesischen Lokalhistoriker P. della Valle besorgte 6. Ausgabe, die in Siena 1799 bei Pazzini in elf Oktavbänden (mit ziemlich schlechten Nachstichen der Kupfer) herauskam. Die Vorrede enthält einen Bericht über die früheren Ausgaben; die Noten der älteren sind übernommen und durch neue vermehrt, die indessen nur für Siena einigermaßen ertragreich sind. Der Herausgeber selbst hat längere Exkurse, z. B. über die sienesischen Künstler beigesteuert; doch ist diese Ausgabe im ganzen von geringem Werte. Die 7. Ausgabe erschien in dem bekannten, schön gedruckten, aber sehr fehlerhaften Sammelwerk der Classici Italiani, Mailand 1807—1811, in 16 Bänden (mit Noten von D. Vicenzo Pagave) sie ist im übrigen ein bloßer, zum Teil verschlechter Wiederabdruck der sienesischen. Eine 8. Ausgabe bei Stef. Audin erschien Florenz 1822. 6 Bände 8°, insoferne bemerkenswert, als sie zum ersten Male auch die Briefe Vasaris nach dem in der Riccardiana zu Florenz bewahrten, von dem jüngeren Vasari angelegten Sammelband enthält. Diese sind auch wiederholt in der 9., von einer Gesellschaft von Florentiner Gelehrten besorgten Ausgabe, die 1832—1838 bei Passigli in Florenz erschien; ihre Anmerkungen sind zum Teile in Milanesis Werk übergegangen (vgl. die Note vor der Biographie des Cimabue I, 247).

Es hat selbstverständlich gar keinen Zweck, die zahllosen Text-, Hand-, Schulausgaben und Auswahlen, die das moderne Italien seinem Schriftsteller (der ja als Klassiker und Sprachzeuge gilt) gewidmet hat, auch nur auszugsweise anzuführen; sie sind — wie die große Gesamtausgabe Vasaris, Venedig 1818—1830 — von den älteren Ausgaben abgeleitet und besitzen keinerlei selbständigen wissenschaftlichen Wert.

Die erste auf modernen Grundsätzen beruhende Ausgabe wurde in den Jahren 1846 in Florenz bei Lemonnier begonnen (per cura di una Società di amatori delle arti belle); vier Männer, deren Wirken um die Erforschung ihrer heimischen Kunstgeschichte unvergessen bleiben wird, verbanden sich bei ihrer Herausgabe: der Historiograph der Dominikanerkunst Vincenzo Marchese, Carlo Pini und die Gebrüder Carlo und Gaetano Milanesi; 1870, im Geburtsjahr des geeinten Königreiches, kam der letzte (14.) Band des Werkes heraus, das in Oktavform, mit der Sorgfalt des bekannten Verlages ausgestattet, erschien. Die Ausgabe, eine Erneuerung der vorhergehenden Florentiner bei Passigli, zeigt schon die Vorzüge, freilich zum Teile auch die Mängel der folgenden, behauptet aber ihre Sonderstellung und ihren eigentümlichen Wert (s. u.), so daß sie noch heute mitunter herangezogen wird.

Diejenige Ausgabe endlich, die bis zum heutigen Tage nicht ersetzt und überholt ist, stellt sich als das Werk eines einzelnen Mannes dar, eben jenes Gaetano Milanesi, der sie acht Jahre nach dem Abschluß der Lemonnierschen, damals schon hochbetagt, im Florentiner Verlage Sansonis 1878 begann und 1881 zu Ende führte. 1885 erschien der letzte, der Registerband. Sie umfaßt in neun Bänden in Großoktav sämtliche Werke Vasaris, in Band I—VII die Viten, in Band VIII die kleineren Schriften, namentlich die Ragionamenti, sowie sämtliche bis dahin bekannt gewordenen Briefe Vasaris (die in den Ausgaben von Audin, dann Passigli gedruckten [54] Briefe des Sammelbandes der Riccardiana, vermehrt durch die in Gayes Carteggio sowie in neueren Publikationen erschienenen, endlich durch eine Anzahl ungedruckter Stücke; im ganzen 260 Nummern). Die Noten der älteren Ausgaben sind, wie schon erwähnt, zum Teile übernommen, ferner hat aber Milanesi eine große Anzahl von neuen sowie selbständige Abhandlungen und Exkurse beigesteuert die auf seiner gründlichen Kenntnis der Archive beruhen. Auch die Abweichungen der ersten Ausgabe sind, soweit sie Milanesi wichtig schienen, vermerkt, doch ist dies in viel zu geringem Maße geschehen. Daß die Denkmälerkenntnis des verdienstvollen Autors keine besonders große und eindringende war, erklärt sich aus seiner bestimmten und einseitigen Richtung; das mindert natürlich den Wert der fleißigen Arbeit ebenso wie die allzu geringe Vertrautheit mit der neueren, besonders ausländischen kunsthistorischen Literatur. Ein äußerer Mangel, der uns gelegentlich noch auf die ältere Lemonniersche zurückgreifen läßt, liegt in dem Umstand, daß Milanesi aus falsch verstandener Kritik die ja doch zum

Werke innerlichst gehörigen Porträts der zweiten Auflage nicht mit aufgenommen hat. Ebenso hat er wertvolle eigene Abhandlungen, die er in der älteren Florentiner Ausgabe veröffentlicht hatte (z. B. die über die toskanische Miniaturmalerei), um Raum zu sparen fortgelassen.

Milanesis Verdienste um unseren Autor sind groß und bleibend; seine Ausgabe ist, wie gesagt, bis heute noch die Grundlage aller Forschung, aber sie kann weder im strengen Sinne des Wortes als eine philologisch-kritische, noch in ihrem Notenapparat als eine auch nur dem damaligen Stande des kunsthistorischen Wissens entsprechende bezeichnet werden; sie ist in ihrem charakteristischen toskanischen Regionalismus der letzte Ausläufer jener alten Editorentätigkeit Italiens, der sie in ihrem Geiste auch durchaus verwandt ist.

Es fehlt uns also bis zum heutigen Tage an einer mit den Mitteln moderner historisch-philologischer Kritik hergestellten Grundausgabe unseres Hauptschriftstellers. Es ist überaus bezeichnend, daß alle Ansätze zu einer solchen, soweit sie bis jetzt zutage getreten sind, von der deutschen Wissenschaft herrühren; die Italiener stehen bei diesem ihrem nationalen Autor im Hintertreffen, und was Engländer oder Franzosen geleistet haben, fällt kaum irgendwie ins Gewicht. Nichts enthüllt mehr die kindlich zu nennende Unbefangenheit einerseits, die Hilflosigkeit und Ungeschicklichkeit anderseits, mit der unsere Disziplin, die man mit einem verdächtigen Euphemismus noch immer als eine »junge« zu bezeichnen liebt, diesen Problemen gegenübersteht; das Schauspiel, das sich bei diesen Gehversuchen in den ersten Schuhen bietet, ist nichts weniger als erbaulich.

Am rührigsten und erfolgreichsten, wenigstens nach gewissen Seiten hin, hat sich ein vor kurzem verstorbener deutscher Gelehrter, Karl Frey in Berlin, um das Problem der Vasari-Ausgabe bemüht. Freilich war dieser Erfolg in jedem Betracht nur ein halber oder viertelmäßiger; das liegt nicht zuletzt in der eigentümlichen Persönlichkeit dieses Mannes, dessen nicht überall sympathisches Charakterbild eben jetzt H. Mackowsky in einer vortrefflichen Studie mit ausgezeichneter Sachlichkeit umrissen hat (Repertorium f. Kunstw. 1917, 232 f.). Frey begann mit einer Schulausgabe Vasaris, von der vier Bändchen erschienen sind: Ausgewählte Biographien Vasaris zum Gebrauche bei Vorlesungen. I. Donatello, 60 S., Berlin 1884. II. Michelangelo, 444 S., Berlin 1887. III. Ghiberti, 115 S., Berlin 1886. IV. Brunellesco, 211 S., Berlin 1887. Mit dem letzteren geriet die Ausgabe ins Stocken. Frey ist einer Anregung seines Lehrers Hermann Grimm gefolgt, der Vasaris Vita di Raffaello da Urbino zum Gebrauche bei Vorlesungen, Berlin 1876 ediert hatte (48 S.). Voraus liegt noch desselben Autors Leben Raffaels von Urbino, italienischer Text des Vasari, Übersetzung und Kommentar I. Teil, Berlin 1872. Doch ist diese Anregung nur eine äußerliche; Frey wandelt ganz andere Wege als der höchst geistreiche, aber auch sehr schrullige und von moderner Forschung ganz abgekehrte Mann, dessen Publikationen aus seiner höchst persönlichen Beschäftigung mit Raffael, nicht aber mit dem Schriftwerk des Aretiners selbst herausgewachsen sind.

Schon bei diesen ersten Publikationen Freys ist der aufgewandte Apparat sehr bemerkenswert. Die Vergleichung der beiden Auflagen ist sorgfältig durchgeführt, die abweichenden Stellen der ersten werden unter dem Text abgedruckt. Dazu kommen umfängliche Anhänge aus anderen Quellenschriften und Urkunden; Frey hat z. B. die ganze Biographie des Condivi seinem Michelangelobändchen eingefügt, die historisch wichtigen Teile der Kommentarien Ghibertis, ebenso Manettis Vita des Brunellesco, ferner Bruchstücke des Anonymus Magliabecchianus u. a. abgedruckt. Alles das ist in einer »Schulausgabe«, die von vorneherein kaum auf einen vollständigen Text des Autors berechnet war, zu rechtfertigen und ebenso dankenswert wie die Zusammenstellungen aller sonst auf die betreffenden Künstler bezüglichen Stellen Vasaris. In einem umfänglichen Notenapparat werden die älteren Ausgaben Vasaris herangezogen und kritisch beleuchtet. Besondere Mühe hat sich Frey mit der Feststellung der richtigen Orthographie und Interpunktion gegeben und dafür auch (in der Vita M. Angelos, II. Bändchen, S. 405—408) ein ganzes Programm mit scharfsinnig ausgeklügelten »Regeln« gegeben (dazu die sehr eingehenden Vorbemerkungen in der Einleitung zu diesem Bändchen S. V—XI). Auch hier ist schon eine gewisse Hypertrophie zu bemerken und Frey verliert sich nicht selten in Quisquilien ohne rechten Belang, tritt auch (ebenso wie in seinen sonstigen verdienstvollen Ausgaben des Magliabecchianus und Billi) rechthaberisch als Sprachrichter gegenüber den Italienern selbst auf, was sich nun freilich oft wunderlich genug ausnimmt, da ihm, dem Stammesfremden, weder Sprachgefühl noch selbst Sprachkenntnis in genügendem Maße zu Gebote stehen. Trotzdem ist diese ehrliche und mühevolle, wenn auch häufig ihren eigentlichen Boden verlierende Kleinarbeit des übergewissenhaften Forschers ein großes Verdienst, namentlich auch gegenüber den letzten italienischen Vasari-Ausgaben Milanesis, die in unbedenklicher und willkürlicher Modernisierung des Textes ein Erkleckliches geleistet hatten und von den Forderungen strenger Kritik kaum berührt sind.

Das alles waren aber nur Vorläufer zu der großen Gesamtausgabe, die der rastlos geschäftige Mann plante und deren erster (und zugleich letzter) Band, ein kolossaler Quartant von nicht weniger als 914 (+ XXIV) Seiten, endlich in München bei G. Müller 1911 herauskam. Man wiegt ihn mit einem eigentümlichen, aus Bedauern, Dankbarkeit und einer unbestimmten Rührung gemischten Gefühl in der Hand. Denn es entbehrt nicht einer gewissen Tragik, daß der schon damals nicht mehr junge Mann sein Leben für ausreichend hielt, um das von ihm begonnene Unternehmen in diesem Umfang zu Ende zu führen. Die charakteristischen Vorzüge, namentlich aber die Mängel von Freys Arbeitsweise sind hier fast zu erschreckendem Maße gesteigert. Denn dieser Band enthält nichts als Vasaris Einleitung, dann die (ziemlich stiefmütterlich behandelte) Introduzione über die Technik, den Brief des Adriani (dem wieder mehr Sorgfalt geschenkt ist, als dieses nichtsnutzige Elaborat verdient), endlich von den Viten selbst nicht mehr als die drei ersten (Cimabue, Arnolfo, die Pisani), die mehr als die Hälfte des Bandes (S. 387—899!) einnehmen! Es ist im Grunde unerfindlich, wie sich ein Verleger auf eine solche Publikation einlassen konnte, die, wenn sie jemals hätte vollendet werden können, in ihrem Umfange die große Weimarer Ausgabe Goethes noch um ein bedeutendes hätte übertreffen müssen und deren erste Bände beim Erscheinen der letzten schon längst überholt und veraltet gewesen wären. Denn Frey hat in diesen ersten Band unser gesamtes dermaliges Wissen von jenen drei Künstlern zu drängen versucht, in Beilagen, Exkursen, Urkundenauszügen, Übersichtstafeln u. s. w., lauter Dinge, die einer Textausgabe im Grunde fremd sind und sie nur unnötigerweise belasten; es fehlte nur noch die Beigabe bildlichen Materials! Dabei ist nicht nur Ungedrucktes und jetzt erst zugänglich Gewordenes, wie die (allerdings für diesen Band eben nicht sehr ertragreichen) »Carte Vasariane« (s. u.) mitgeteilt, sondern in nicht geringem Maße auch schon vorher längst Bekanntes und Gedrucktes. Dazu kommt wie in allen Publikationen Freys der Mangel an Übersichtlichkeit, die Verzettelung in zahllose Einzelheiten, was die Benützung des dicken Bandes oft zu einer Qual macht, zumal jegliches Register fehlt. Die Arbeit des verdienstvollen und unermüdlich tätigen Mannes, die nun wohl auf immer ein Torso bleiben muß, ist geradezu ein Schulbeispiel für das mangelnde Orientierungsvermögen der kunstgeschichtlichen Disziplin auf einem Gebiete, das gerade Frey so viel verdankt. Im übrigen ist noch auf die sehr ausführliche Rezension Supinos zu verweisen: Una nuova edizione critica delle vite del Vasari (Rivista d'Italia 1912 Januar), die freilich größtenteils, besonders in eigener Sache, Realien enthält und auf die Frage der Textkritik sehr wenig eingeht. Über Freys eben erschienene posthume Ausgabe der *Carte Vasariane* s. u.

Auch von den Italienern selbst, die doch die zunächst Berufenen wären, ist nichts Besseres zu melden. Geradezu wie eine Karikatur von Freys Arbeitsweise berührt uns der erste (und einzig gebliebene) Band einer Vasari-Ausgabe, der aus Adolfo Venturis rascher Feder herrührt und Florenz 1896 herauskam (Le vite ecc., vol. I). Er enthält bloß die verhältnismäßig kurze Doppelbiographie des Gentile da Fabbriano und des Pisanello (Text der 1. und 2. Ausgabe). Auf 130 Seiten ist hier alles mögliche in eine Monographie der beiden Künstler gehörige Material zusammengehäuft, auch mit reichlichen und gut ausgeführten Bildbeigaben nicht gespart; das sind aber eben wieder alles Dinge, die in eine

Monographie, nicht in eine Vasari-Ausgabe sich schicken. Von weiteren Bänden, die Freys Ausgabe womöglich noch an Zahl hätten überholen müssen, war auch nichts mehr zu hören.

Endlich sind unter der Direktion von L. Occhini und E. Cozzani eine Reihe von Einzelbändchen (Vite Vasariane) in Florenz bei Bemporad seit 1911 herausgekommen, die, von jüngeren italienischen Kunsthistorikern bearbeitet, mit Noten, Bibliographien, einigen Tafelbeigaben ausgestattet, sehr ungleich im Werte sind, übrigens mehr populären als wissenschaftlichen Zwecken dienen sollen und deshalb ganz billigen Preis haben (durchschnittlich 1 Lira). Ich kenne von diesen Bändchen, von denen bis zur italienischen Kriegserklärung einige zwanzig erschienen waren, nur einzelne, führe sie aber hier, soweit sie mir bekannt geworden sind, an. (Orsini, Orcagna; Lorenzetti, Jac. Sansovino; Scalia, Antonello de Messina; Sapori, Sodoma; Calzini, Raffael; Del Vita, D. Bartolommeo della Gatta; Mason Perkins, P. Laurati; Giglioli, A. Baldovinetti; Campetti, Fra Bartolommeo; Rusconi-Jahn, Duccio; Papini, B. Gozzoli; Urbini, Bandinelli; Supino, Die Pisani; Serra, L. Lotto; Salmi, Parri Spinelli; Miniati, Jac. di Casentino; Mario Labé, Perino del Vaga.) Voraus liegt ein ähnliches Unternehmen, die Letture Vasariane, die aber in Arezzo (seit 1910, Ed. Amici dei monumenti) in Einzelbändchen herauskamen (Salmi, Niccolo di Piero; Del Vita, Margaritone), sowie Vasaris Vita des A. del Sarto, die in ähnlicher Weise in Florenz 1909 (Soc. ed. Etruria) herauskam. Vasaris Leben des Lionardo mit Erläuterungen von C. Poggi, reich illustriert, in Pampalonis Coll. d'arte, Florenz 1919. Zu den Einzeldrucken ist auch noch die Ausgabe des Lebens des Donatello zu rechnen, die in Sempers Schrift: Donatello, seine Zeit und Schule, Wien 1875, aufgenommen ist. Eine mit eingehendem Kommentar versehene Einzelausgabe hat Herbert P. Horne, The life of Leonardo da Vinci, by G. V. with commentary, London 1903, herausgegeben.

So ist eine historisch-philologische Edition unseres Schriftstellers bis heute noch ein unerfülltes Desiderium. Zwar hat die alte Verlegerfirma Sansoni ungefähr gleichzeitig mit der Freyschen Ausgabe eine neue kommentierte Edition durch Zirkulare angekündigt, die in die bewährten Hände des trefflichen Gio. Poggi in Florenz gelegt werden sollte, es hat aber nichts mehr davon verlautet; offenbar waren das Erscheinen des Freyschen Wälzers, wohl auch mit die Widrigkeiten des Streites um die »Carte Vasariane« die Ursache, daß Verlag und Editor die Idee fallen gelassen haben, was zu bedauern ist.

Was die Übertragungen Vasaris anbetrifft, so behauptet die Übersetzernation κατ' ἐξοχήν, die deutsche, auch hier die erste Stelle, denn eine alte französische Bearbeitung der Vita Raffaels von Daret, Abregé de la vie de Raff. Sanzio, Paris 1651 (vgl. Müntz, Les historiens de Raffael p. 29), kommt nicht in Betracht. Etwas später fällt ein alter englischer (freilich dürftiger) Auszug aus Vasaris Biographien in Aglionbys Painting illustrated, London 1685. Recht bezeichnend als Beitrag aus der Zeit des englischen Praeraffaelitismus ist die von G. A. Bezzi übersetzte Lebensbeschreibung des Fra Angelico, London 1850, als Begleittext zu den von der Arundel-Society herausgegebenen Tafeln gedacht.

Die erste überhaupt unternommene Übersetzung unseres Autors rührt von zwei bekannten deutschen Kunstgelehrten, L. Schorn und E. Förster, her und erschien in den Jahren 1832—1849 bei Cotta in Stuttgart, sechs Bände und Register. Sie ist freilich auch nicht vollständig, die allgemeine sowie die technische Einleitung fehlen, dafür sind die älteren Holzschnittporträts in lithographischer Umzeichnung beigegeben. Im wesentlichen ist diese Übersetzung trotz mancher Fehler als gut und zweckentsprechend zu bezeichnen; die kleine einbändige Ausgabe von Jaffé (Berlin, Bard 1910) ist lediglich eine Auswahl daraus. Besonderen Wert hat die Schorn-Förstersche Übersetzung namentlich in ihrem ersten Band dadurch, daß C. F. v. Rumohr eine Reihe von wertvollen Noten beigesteuert hat. Vgl. Kugler in seinen Kleinen Schriften I, 528f.

Es hat Jahrzehnte gedauert, bis sich wieder eine neue deutsche Übersetzung hervorwagte. Leider fiel dieser von Jaeschke (im Verlag von Heitz in Straßburg 1904) unternommene Versuch recht unglücklich aus. Ein Grundfehler der neuen Arbeit lag schon darin, daß sie das einheitliche Werk Vasaris zerpflückte und die Biographien nach dem längst veralteten Einteilungsprinzip von »Schulen« ordnete. So war der zuerst erschienene II. Band den Florentiner Malern des 15. Jahrhunderts gewidmet. Die bis heute noch nicht vollendete Fortführung erschien dann sprungweise nach demselben einmal angenommenen unglückseligen Prinzip. Doch haben die neueren Herausgeber, Gronau und Gottschewski, es sich angelegen sein lassen, in den Noten nach Möglichkeit den Stand der neuesten Forschungsergebnisse festzuhalten. Die so wichtigen Einleitungen Vasaris fehlen auch hier durchaus. (Band I, 1. Hälfte, Trecento, bearbeitet von Wackernagel, Straßburg 1916. 2. Hälfte von Schubring. II. Florentiner Maler des Quattrocento von Jaeschke, 1904. III. Italienische Architekten und Plastiker des 15. Jahrhunderts von Gottschewski. IV. Mittelitaliener von Gronau, 1910. V. Oberitaliener von Gronau, 1908. VI. Florentiner Maler des Cinquecento von Gronau, 1906. VII, 1. Hälfte, Italienische Architekten und Bildhauer des Cinquecento von Gottschewsky, 1910.) Eine Übersetzung, die Frey plante, ist nicht zur Ausführung gekommen.

Von Übersetzungen in andere Sprachen seien die alte französische von Jeauron und Leclanché, Paris 1839—1842, in 10 Bänden, und die 1913 in Paris neu aufgelegte von C. Weiß, die englische von J. Foster (unter Mitwirkung J. P. Richters), London 1885—1887, sowie die neue von G. Duc de Vere, London 1912 (10 Bände), angeführt. Ein Urteil über sie kann ich nicht abgeben. Ein mit praktisch englischem Geiste hergestelltes und recht nützliches Buch ist dagegen die von Louisa Maclehose besorgte, von Baldwin Brown mit sehr instruktiven Noten (auch reichlichen Abbildungen) versehene Übersetzung der technischen »Introduzione«: Vasari on Technique, London, Dent 1907 (cf. Burlington Magazine vol. X). Vgl. zum Thema auch Berger, Beiträge zur Entw.-Gesch. der Maltechnik IV, 21—38.

Zu Vasaris Werk kommt noch sein sehr umfangreicher und für die Geschichte des Hauptwerkes höchst bedeutsamer Briefwechsel hinzu. Von den älteren Ausgaben war bereits die Rede. Was zu seiner Zeit erreichbar war, hat, wie gleichfalls schon erwähnt wurde, Milanesi im VIII. Bande der Sansoni-Ausgabe zusammengebracht (1882). Ergänzungen lieferten Lonardo, (3) Lettere inedite di G. Vasari (1569, auf den Bau des Palazzo dei Cavalieri in Pisa bezüglich), in den Studi storici, Torino VI. (1897) und Gronau, Una lettera inedita di G. Vasari (an Herzog Cosimo, 1572), Revista d'arte IV, 62. Gherardi, Una lettera inedita di G. V. dell' anno 1547 (falsch datiert, richtig 1549, s. Kallab, Vasaristudien Reg. 153). Per Nozze Bacci — Del Lungo, Florenz 1895 (vgl. Arch. stor. Ital 1895, 448). Das weitaus Wichtigste war aber die Entdeckung der sogenannten »Carte Vasariane« des Vasari-Archivs, dem größten Teil nach die an Vasari gerichteten Briefe umfassend und schon durch die Person der Korrespondenten, unter denen kaum einer der damaligen bedeutenden Zeitgenossen fehlt, überaus wichtig. Ein altes Verzeichnis dieses einst im Besitze des jüngeren Vasari, seines Neffen (und Herausgebers der Ragionamenti, s. o.), befindlichen Schatzes hatte bereits Milanesi im erwähnten (VIII.) Bande seiner Ausgabe, p. 230—231, gegeben, aus einer Notiz in jenem Sammelbande der Florentiner Riccardiana, der, wahrscheinlich von demselben jüngern Vasari herrührend, die älteste Sammlung der Briefe Vasaris selbst enthält und zuerst in Audins Ausgabe von 1822 gedruckt worden ist (s. o.). In Milanesis Tagen und bis in die letzte Zeit hinein mußten sie als verloren gelten; da gelang es dem verdienstvollen Gio. Poggi, damals Direktor des Museo Nazionale in Florenz, sie 1908 in Florenz selbst wieder aufzufinden, und zwar in dem trefflich geordneten Hausarchiv des Conte Rasponi-Spinelli, eines Nachkommen jenes Spinelli, der zu den Testamentsvollstreckern Vasaris gehört hatte; wunderbar genug, daß sie dieses Dornröschendasein unter den Augen und Spürnasen aller der eifrigen Lokal- und Archivforscher haben führen können. Welcher Wert ihnen innewohnt, ergibt sich schon aus der Bestätigung jener Angaben des Verzeichnisses im Codex Riccardianus. Außer Schreiben der Päpste von Klemens VII. bis Gregor XIII., der Mediceer und anderer Fürstlichkeiten sind vertreten Bembo, die Kardinäle Ridolfi und Carpi, Alessandro Farnese, dann Sadoleto,

Giovio, Michelangelo, Vincenzo Borghini, Silvano Razzi, Pietro Aretino, Annibale Caro, Benedetto Varchi, G. B. Adriani, Claudio Tolomeo, Pollastra, Cosimo Bartoli, Leone Leoni und noch viele andere. Dazu kommt ein Libro de'ricordi Vasaris selbst, Aufzeichnungen für sein Vitenwerk u. a., also ein Schatz für die Biographie Vasaris, der noch der Nutzbarmachung wartet und die mit größtem Fleiße gesammelten Regesten Kallabs in ungeahnter Weise vermehren und berichtigen wird. Leider knüpft sich an diesen schönen Fund eine höchst unerquickliche Nachgeschichte, über die Steinmann, Zur Publikation des Vasariarchivs (im »Cicerone« II, 286), freilich höchst vorsichtig und zurückhaltend, berichtet hat. Dem Entdecker Poggi wurde nämlich sein Fund in ziemlich brutaler und die gerechte Empfindlichkeit der Italiener wenig schonender Weise entwunden; war dies auch nur ein Sturm im Glase Wasser, so handelte es sich doch um eine jener Imponderabilien, die in der schließlichen Stellungnahme Italiens in dem sich zusammenziehenden Weltgewitter leider eine Rolle spielen sollten! Es gelang nämlich Karl Frey, sich mit der finanziellen Unterstützung der deutschen Regierung von dem Besitzer das alleinige Veröffentlichungsrecht zu sichern. Auch Frey, der das Material zu einem sehr kleinen Teil im ersten Bande seiner Vasariausgabe bereits nützte, hat die Früchte seines Sieges nicht geerntet; erst nach seinem Tode ist nunmehr der *Carteggio*, von Freys Sohne herausgegeben, erschienen in einem umfangreichen, mit kritischem Apparat versehenen Bande unter dem Titel: Vasaris literarischer Nachlaß, München 1923. Am Vorabend des Weltkrieges erschien noch ein Teil des hierhergehörigen Materials, die für Vasari auch sehr wichtige Korrespondenz seines Freundes Vincenzo Borghini, herausgegeben von Lorenzoni, Carteggio artistico inedito di D. Vinc. Borghini, vol. I, Florenz, bei Seeber 1913.

Von sonstigen Quellen für Vasaris Hauptwerk, die uns dessen Entstehen verfolgen lassen, ist noch zu erwähnen die lateinisch geschriebene Biographie des Lambert Lombard (Lamberti Lombardi apud Eburones pictoris vita, Brügge, bei Hub. Goltzius 1565) von Domenicus Lampsonius. Einen schmeichelhaften Brief des letzteren an seine Adresse hat Vasari (Ed. Sansoni VII, 590 f.) selbst in der zweiten Auflage veröffentlicht; ein zweiter wurde zuerst von Bicchierai, Alcuni documenti artistici, Per nozze, Florenz 1855, bekannt gemacht. Das von Vasari unmittelbar angeregte Buch des Lampsonius über die niederländischen Künstler: Pictorum aliquot celebrium Germaniae inferioris effigies, una cum doctissimis D. Lampsonii . . . elogiis, ist Antwerpen bei Hier. Cock 1572 erschienen. Der wichtige Brief des Lambert Lombard selbst an Vasari, auch einige Notizen über ober- und niederdeutsche Künstler (von 1565) ist zuerst gedruckt in Gayes Carteggio III, 173, dann mit ausführlicher Einleitung (Lettre de L. Lombard à Vasari) Lüttich 1874. Vgl. Becker, Schriftquellen zur Gesch. der altniederländischen Kunst, Diss., Leipzig 1897, p. 65 f. und Greve, De Bronnen van Carel van Mander, in Hofstede de Groots Quellenstudien zur holländ. Kunstgesch. II, Haag 1903, p. 70 ff. Über Lombard jetzt die Abh. von Ad. Goldschmidt im Jahrb. der Preuß. Kunstsammlungen 1919, bes. die Literaturangaben auf S. 208. Dazu: Durand-Gréville, Vasari et les Flamands, Chronique des arts 1908, 86; Mély, Les artistes français et flamands du moyen-âge dans Vasari, ebenda 64.

Wie dann Vasari auch nach der zweiten Ausgabe seiner Viten Material zufloß, zeigt in lehrreicher Weise der an ihn gerichtete Brief des Gabriello Bombaso aus Reggio über einen Künstler seiner Vaterstadt, Prospero Spano (Clementi), von 1572, zuerst gedruckt in Tiraboschis Notizie de' Pittori ecc. natii degli stati . . . di Modena, Modena 1786, 169 (mit Kommentar), dann in den Lettere pittoriche ed. Ticozzi I, 545.

Die Darstellungen von Vasaris Leben sind heute entweder veraltet wie Cesare Guastis Vasari, Florenz 1885, oder unzureichend wie Carden, The life of G. Vasari, London 1910. Corr. Ricci, G. Vasari, in der N. Antologia 1911 (col. 154) ist eine kleine Gelegenheitsschrift. Ein künftiger Biograph wird sich auf Kallabs fleißiges Regestenwerk sowie vor allem auf das neue, im Vasari-Archiv lagernde Material stützen müssen. Nicht zugänglich ist mir eine »Bibliographia Vasariana« von Sidney Churchill, ohne Druckort (Neapel) 1912 erschienen, die auch ein Verzeichnis seiner Zeichnungen in Florenz und London enthält; Steinmann hat in seiner Rezension meiner Materialien (Monatsh. f. Kunstw. 1921) eingehend darüber berichtet. Von sonstigen bibliographischen Einzelheiten sind zu erwähnen: Ronchini, G. Vasari alla corte del Cardinale Farnese, Mem. di Storia Patria, Modena 1874. Descrizione delle opere eseguite in Arezzo da G. Vasari, omaggio della R. Accademia Petrarca per il IV. centenario della sua nascita, Arezzo (1911), mit Tafeln. Gamurrini, Le opere di G. Vasari in Arezzo, Arezzo 1911. Pasqui, La famiglia del Vasari e la casa ove nacque, Arezzo 1911 (mit Abbildungen). Viroli, L'opera e il soggiorno di G. Vasari in Rimini e l'abate Riminese Gio. Maria Faitani, La Romagna 1908 Okt.-Dez.

Eine zusammenhängende Darstellung der schriftstellerischen Tätigkeit Vasaris hat U. Scoti-Bertinelli in seiner Schrift: G. Vasari scrittore, Pisa 1905, versucht. Das Buch ist aber trotz mancher Verdienste im wesentlichen eine verunglückte Leistung; der Kern der ganzen Frage ist nicht erfaßt, was seinen Grund nicht zum wenigsten darin hat, daß dem Autor jegliches — bei Vasari, wie sich von selbst versteht, nun einmal nicht auszuschaltendes — Verhältnis zur kunstgeschichtlichen Forschung abgeht. Kallab hat dies in einer ausgezeichneten, eine selbstständige Abhandlung bildenden Rezension (in Wickhoffs Kunstgeschichtlichen Anzeigen I, 101) dargelegt, die ich ihres inneren und bleibenden Wertes halber noch einmal als Anhang zu seinen hinterlassenen »Vasaristudien« abgedruckt habe (S 429 bis 454). Besondere Wichtigkeit hat darin auch die mühevolle chronologische Darlegung über den Fortgang des Druckes und die richtige Datierung der ersten Ausgabe, auf die schon hingewiesen wurde, und die nur dem unverständlich und überflüssig erscheinen kann, der mit aller bei Studien solcher Art aufzuwendenden philologischen Akribie nicht vertraut ist; freilich gehören die meisten »Kunsthistoriker« dazu! Eine weitere wichtige Besprechung des Buches rührt von Gronau (Repert. f. Kunstw. XXIX, 1906, 173) her. Eine schöne Würdigung des Schriftstellers Vasari auch in Heidrichs hinterlassenen Beiträgen zur Gesch. u. Methodik der Kunstgesch., her. von H. Wölfflin, Basel 1917.

Damit kommen wir auf das Buch, das den namhaftesten, ja im Grunde den ersten Versuch enthält, die so wichtige und vor allem zu leistende Textkritik und Textgeschichte Vasaris im Zusammenhang darzustellen, ich meine eben des früh verstorbenen Wolfgang Kallabs Untersuchungen, die ich, leider nur als Torso, aus dem Nachlasse meines unvergeßlichen jungen Freundes und Mitarbeiters veröffentlicht habe: Vasaristudien. Mit einem Lebensbilde des Verfassers, Wien 1908 (= Ilg-Lists Quellenschriften f. Kunstgesch. und Kunsttechnik, N. F. XV. Bd., XLIII + 454 Seiten). Es ist ein Buch, das trotz seiner fast völligen (äußeren) Ignorierung durch die kunsthistorische Presse — eine geistvolle und tief dringende Besprechung von Gargiulo steht an ganz anderer Stelle, in Croces Critica VII — Kallabs Name dauernd in der Geschichte unserer Disziplin festhalten wird; zugleich aber auch die beschämende und für die mangelhafte Fundierung unserer Wissenschaft bezeichnende Tatsache, wie lange es gebraucht hat, ehe man sich zu einer solchen Behandlung unseres Grundschriftstellers entschlossen hat, von dem, wie wir sahen, bis zum heutigen Tage noch keine wissenschaftlichen Anforderungen entsprechende Ausgabe existiert! Die Gerechtigkeit gebietet freilich hinzuzufügen, welch ungeheures Material zu diesem Grundproblem in den verschiedenen Büchern Karl Freys (Vasari-Ausgaben, Editionen des Anonymus Magliabecchianus und des A. Billi, in seiner Schrift über die Loggia de'Lanzi u. s. w.) vorliegt; aber dieses Material ist in so wunderlicher Weise verfilzt und verknäuelt, ungeachtet aller anscheinenden Akribie mit allerhand Nebensachen verquickt, daß es schwer wird, wirklich leitende Gedanken trotz aller Energie und Unverdrossenheit der aufgewendeten Arbeit zu erkennen.

Auf Kallabs Forschungen stützt sich im wesentlichen die allerdings nicht sehr tief dringende Darstellung Vasaris in Fueters Geschichte der neueren Historiographie, München 1911. Ziemlich gemeinplätzlich ist die Würdigung Vasaris bei Mary Pittaluga, E. Fromentin e le origini de la moderna critica d'arte. L'Arte XX (1917), 6 ff.

Der älteste Versuch, Vasaris Quellenmaterial darzustellen, heute freilich nur mehr von historischem Interesse, liegt vor in dem Aufsatz des wackeren alten Fiorillo, Über die Quellen Vasaris in seinen Kleinen Schriften, Göttingen 1803, I, 83.

Einzelne Fragen der Textkritik sind noch in folgenden Schriften behandelt. Zusammenfassend in der bekannten geistreichen Weise des Autors von Berenson, Vasari in the light of recent publications in seinem Buche: Study and criticism of Italian Art, London 1901 (deutsch von Zeitler, Leipzig 1902). Kämmerer, Die neuere Quellenkritik Vasaris, Sitzungsberichte der kunsthistor. Gesellschaft in Berlin 1893. Gronau, Die Quellen der Biographie des Antonello da Messina, Repert. f. Kunstw. XX, 353. Morsolin, Valerio Vicentino nelle vite di G. Vasari, Atti del R. Istituto Veneto, Ser. VI, vol. IV (1885/86), J. P. Richter, Notes to Vasaris lives of the painters, London, Bell 1902. Modigliani, Guillaume Marcillat, Note critiche alla vita del maestro vetraio scritta dal Vasari, Annales internationales d'histoire, Congrès de Paris, 1900, 7. Section, Paris 1902, p. 157 f. Masaccio, Le fonti della biografia Vasariana, in Miscellanea dell'arte 1903, 155 (Zusammenfassung der Stellen von Landino an, Vergleich der 1. und 2. Auflage etc.). Cianci, G. Vasari e F. Solimena, Atti dell'Accademia Pontoniana IX (1904). Horne, A commentary upon Vasaris Life of Jacopo dal Casentino, Rivista d'arte VI (1909). Einen Beitrag zur Vasarikritik hat auch Chr. Hülsen, Morto da Feltre, Mitt. des Kunsthist. Instituts in Florenz II (1916) gegeben.

Die verschiedenen Ausgaben Vasaris sind zuerst zusammengestellt und kritisch beleuchtet in Comollis Bibliografia storica-critica dell'architettura civile, Rom 1798, II, 1 ff. Dazu Fiorillos Aufsatz: Literarisch-kritische Untersuchungen über die verschiedenen Ausgaben von Vasari, Kleine Schriften I, 99. Ein merkwürdiger Versuch, Vasaris Terminologie in einem Spezialfall darzustellen, rührt von John Grace Freeman her; The maniera of Vasari, London 1867. Es ist eine vollständige, alphabetisch geordnete Sammlung aller Stellen, in denen dieses wichtige Schlagwort vorkommt, mit fleißigen Registern versehen. Über Vasaris Sammlung von Handzeichnungen Wyatt, Il libro de'disegni del Vasari, Gazette des Beaux-arts 1859, vol. IV, 339 f. (mit Zusammenstellung der bezüglichen Äußerungen in Vasaris Viten). Vgl. auch die Anmerkung Wickhoffs in seinem Katalog der italienischen Handzeichnungen der Albertina (Jahrbuch der kunsthistor. Sammlungen XII. Scuola Venez. 17). Über Vasaris Haus in Florenz (heute verschwunden) und seine Gemäldesammlung bringt ein jüngerer Zeitgenosse, Bocchi in seinen Bellezze di Firenze (1591) wertvolle Angaben (in Cinellis Bearbeitung von 1677, p. 305 f.). Endlich ein Versuch allgemeiner Art: Obernitz, Vasaris allgemeine Kunstanschauung auf dem Gebiete der Malerei, Straßburg 1898, fleißig, aber nicht weit unter die Oberfläche dringend.

Das wichtige Kapitel der angeblichen Helfer Vasaris, das neuerdings wieder von Scoti-Bertinelli, freilich recht ungenügend behandelt wurde, ist gestreift in einer J. F. gezeichneten Notiz, Ein Helfer Vasaris, im Repert. f. Kunstw. III, 237. Der dort nach einer wenig zuständigen englischen Quelle gegebene Hinweis auf D. Silvano Razzi ist schon in der älteren italienischen Fachliteratur behandelt, vgl. Comollis Bibliografia II, 25, Note. Es handelt sich um die ungeheuerliche, seitdem immer wieder in der Literatur spukende Behauptung, die noch aus Vasaris eigenen Tagen stammt, nicht er selbst, sondern sein Freund D. Silvano Razzi sei der eigentliche Autor der Viten. Sie ist zuerst von dem eigenen Bruder des letzteren, D. Serafino Razzi, in einer Schrift über die Heiligen des Dominikanerordens aufgestellt worden. Das ganze seltsame Mißverständnis erklärt sich wohl durch das heute noch auf der Florentiner Nationalbibliothek liegende, druckfertige, mit dem Imprimatur der geistlichen Zensur von 1615 versehene Machwerk: Compendio delle vite de'pittori (d. i. Vasaris Werk), ein einfacher und nicht einmal geschickt gemachter Auszug aus Vasari. Zuerst hat Janitschek in seiner Alberti-Ausgabe (Wiener Quellenschriften XI, 236) darauf verwiesen; ausführlichere Nachrichten bringt Scoti-Bertinelli l. c. 102, Note. Endlich sei noch der Vollständigkeit halber ein anderer alter Plagiator Vasaris erwähnt, weil er in der Biographie Correggios eine gewisse Rolle spielt. Das ist Ortensio Landi in seinem Buche Sette libri di cataloghi, 1552. Vgl. außer Meyer, Correggio (1871), p. 10, besonders O. Hagen, Correggio in Rom, Zeitschr. f. bild. Kunst 1916/17, 110.

Vasaris posthum (durch den jüngeren Giorgio Vasari) veröffentlichte Dialoge tragen den Titel: Ragionamenti di G. V.... sopra le invenzioni da lui dipinte in Firenze nel Pallazo di LL. AA. Serenissime con .... D. Francesco de Medici allora principe di Firenze insieme con la Invenzione della Pittura da lui cominciata nella cupola. Florenz 1588. Eine zweite, mit Vasaris Porträt geschmückte Ausgabe erschien in Arezzo 1762, die kommentierte Ausgabe G. Milanesis zuletzt Florenz 1906. Nichts als eine Buchhändlerspekulation ist der mit geändertem Titel erschienene, daher leicht irreführende Textabdruck: Trattato della Pittura, nel quale si comprende la pratica di essa divisa in tre giornate. Florenz 1619. Der letzte Dialog (Giornata III) ist separat noch einmal Florenz 1810 als Festschrift gelegentlich der zu Ehren Kaiser Franz I. im Salone veranstalteten Festlichkeiten gedruckt worden. Dazu jetzt die ausführliche Besprechung der Ragionamenti bei K. Escher, Die großen Gemäldefolgen des Dogenpalastes in Venedig und ihre inhaltliche Bedeutung für den Barock, Repert. f. Kunstw. XLI, (1919). 110 f.

Anzufügen wäre hier noch die wichtige »Descrizione« des Hochzeitsapparates zur Vermählung des Kronprinzen Francesco mit Giovanna d'Austria, Florenz 1566; zusammen mit einer anderen, im selben Jahr erschienenen von Dom. Mellini, wieder abgedruckt in Milanesis Vasari VIII, 519 f. Das Programm rührte von D. Vincenzo Borghini, dem Statthalter der Florentiner Akademie her; vgl. dessen eine ganze Schrift darstellende Eingabe an den Großherzog Cosimo vom 5. April 1565 bei Bottari-Ticozzi, Lett. pittor. I, 125—204.

Vasari hat, wie er selbst (Ed. Milanesi VII, 228) berichtet, die Absicht gehabt, ein zwischen ihm und Michelangelo im Ablaßjahr 1550 gehaltenes Gespräch über die Kunst drucken zu lassen; es ist aber nicht dazu gekommen.

SECHSTES BUCH

DIE KUNSTLITERATUR DER MANIERISTENZEIT

I. Historik und Periegese.

Unmittelbare Nachfolger hat Vasari im Laufe des 16. Jahrhunderts eigentlich nicht gefunden; die Flut der italienischen Künstlerleben beginnt erst in der folgenden Periode. Der Eindruck seines Werkes, das ja noch dazu 1568 in einer zweiten außerordentlich vermehrten Ausgabe erschien, war zu bedeutend und nachhaltig; wir haben gesehen, wie Gleich- oder Ähnlichstrebende, so M. A. Michiel in Venedig, vielleicht auch der Anonymus der Magliabecchiana still ihre Feder weglegten. Die bedeutendste Nachfolge hat sein Werk überhaupt nicht in Italien, sondern im Norden, bei den »Fiamminghi« gefunden, die jetzt auch in Italien eine neue Rolle spielen; ist doch der einflußreichste Bildhauer dieser Zeit jener Flandrer, den die Italiener Giambologna nannten und der auf seinem eigenen Gebiete eine Stellung einnimmt, die seine Landsleute auf dem Gebiete der Musik längst auf italienischem Boden innehatten.

Der einzige, der sich mit eigenem Recht als Nachfolger Vasaris ansehen läßt, ist Raffaele Borghini, obgleich sein 1584 in Florenz gedrucktes und D. Giovanni di Medici gewidmetes Buch: *Il Riposo* nur zum Teil eine historische Richtung verfolgt.

Über den Verfasser, der mit Vasaris gelehrtem Freund Vicenzo Borghini nicht verwechselt werden darf, ist so gut wie nichts bekannt; Künstler ist er jedenfalls nicht gewesen, manches deutet darauf hin, daß er geistlichen Standes gewesen sein möchte. Sein einziges im Druck erschienenes Werk, das die Florentiner Crusca zu ihren Sprachzeugen zählt, reicht an Lebendigkeit der Darstellung und geistiger Höhe auch nicht entfernt an Vasari heran, ist aber durch den reichen in ihm enthaltenen Stoff namentlich für seine eigene Zeit wichtig, auch durch die Einkleidung nicht ganz ohne Reiz. Nicht weil es in der Form eines in langatmige Vorträge sich verlierenden Gesprächs gehalten ist — das Vorbild ist nicht sowohl der göttliche Platon, als die Schulmeistern viel mehr zusagende Gepflogenheit des späten Altertums, von Athenäus bis zu Macrobius — sondern wegen des echt florentinischen Mittels, in das wir geführt werden. Ein bekannter Florentiner Edelmann und Schöngeist Bernardo Vecchietti — er spielt eine Rolle in der Lebensgeschichte des jungen Giambologna als dessen Mäzen — begegnet, die Kühle eines Maiabends auf dem Domplatz genießend, dem Bildhauer Ridolfo Sirigatti, einem Enkel des Ridolfo Ghirlandajo — auch seinerseits nicht mit dem Verfasser einer Perspektivlehre zu verwechseln, die Großherzog Ferdinand gewidmet, 1596 in Venedig gedruckt wurde und einen Ritter Lorenzo Sirigatti zum Urheber hat — und lädt ihn auf den nächsten Tag in sein Landhaus Il Riposo in der Val d'Ema ein; daher der Titel des Buches. An der Unterhaltung, die die Gesinnung der damaligen Kunstfreunde am großherzoglichen Hof von Florenz treu widerspiegelt, nehmen auch noch zwei andere edle Florentiner teil, Baccio Valori (der nach den Masken — *visacci* — der Schauseite benannte Palast dieser Familie ist noch erhalten) und Girolamo Michelozzi. Der Hausherr zeigt seinen Gästen die reichen Sammlungen seines Hauses und in deren Schilderung, mit der das Buch beginnt, liegt ein zeitgeschichtlich bedeutendes Moment. Sie enthielten Stücke von der Hand der besten florentinischen Meister, Zeichnungen und Kartons von Michelangelo — außer dem Ledakarton war ein Stück des berühmten zerschnittenen zur Schlacht von Pisa hier zu sehen — von Lionardo *(Testa d'un morto)*, von Cellini (Perseus), Gemälde des Botticelli und Antonello da Messina, eine Reihe der noch immer hochgeschätzten flämischen Landschaften und, was besonders bemerkenswert ist, viele Modelle, Figuren, auch Gemälde des großen, damals auf der Höhe seines Ruhmes stehenden Flandrers Giovanni da Bologna, dem ein ganzes Kabinett eingeräumt war. Sehr bezeichnend für Zeit und Umgebung sind andere Sehenswürdigkeiten des Landhauses, so ein großer mit Kunst- und Natursachen gefüllter *scrittojo*, also das, was man im Norden einen »Kunstschrank« zu nennen pflegt, die Werkstätte *(fucina)* und Drechselbank *(tornio)* des Besitzers selbst. Denn Vecchietti erweist sich als eifriger Liebhaber auf diesen Gebieten, ganz im Geiste seiner Zeit. Auch hier fehlen die Seitenstücke weder in Italien noch im Norden; es sei nur an Erzherzog Ferdinand von Tirol und seine Glashütte oder das später zu erwähnende Museum eines Mailänder Patriziers Settala erinnert; vollends die Drechselarbeit ist bis tief ins 18. Jahrhundert hinein ein Schoßkind fürstlicher und vornehmer Kreise geblieben, und der eigentümliche Geschmack, der schon in dieser Zeit des »Manierismus« aufkommt, wird durch wenig Dinge besser beleuchtet als durch diese künstlichen Schnurrpfeifereien und Beweisstücke einer spielenden »Virtuosität«. Neben dem vornehmen Liebhaber erscheint aber die in Florenz seit dem alten Ghiberti eingebürgerte und so bezeichnende Gestalt des Künstlersammlers, denn auch Sirigattis Studio mit seinem Inhalt wird ausführlich geschildert. Auch dieses enthält flandrische Gemälde, dann die für die Zeit der »Kunst- und Wunderkammern« so unendlich charakteristischen *naturalia*, einträchtig neben den *artificialia*, Gipsabgüsse — nach Antiken, aber auch nach den für den Manierismus überaus bedeutungsvollen Medizeergräbern — ferner Musikinstrumente, diese ein wichtiger, aus Ambras z. B. noch fast unberührt überlieferter, damals stark in den Vordergrund tretender Bestandteil jener alten Kunstkammern, endlich wiederum Kleinwerke des Giambologna.

Das Werk des Borghini besteht aus vier Büchern. Die beiden ersten sind theoretischer Art; es ist bedeutend, wie stark sich der lehrhafte Bestandteil (anders als bei Vasari, dessen Einleitung auch wesentlich praktischen Zwecken dienen soll) in den Vordergrund schiebt; das gleiche wird auch bei Karel van Mander zu beobachten sein. So enthält das erste Buch außer den schon erwähnten Angaben über die Örtlichkeit des Gesprächs hauptsächlich den langen Vortrag des Baccio Valori über den alten abgeleierten Vorwurf des Rangstreites der Bildkünste und eine philosophische Darlegung des Wesens der Kunst überhaupt, die sich in den Gedankenbahnen von Varchis berühmt gewordener Konferenz (Buch IV) bewegt, endlich das Gerippe der Kunstlehre nach den uns bereits hinlänglich geläufigen Kategorien von Erfindung *(invenzione)*, Anordnung *(disposizione)*, Stellungen und Gebärden *(attitudini)*, Proportionen- und Farbenlehre. Ausdrücklich wird hervorgehoben, daß der erste, schon durch seine äußere Stellung betonte Hauptteil, die Erfindung, jener sei, der nicht wie die anderen allein in das Belieben des Künstlers falle; der sachliche Inhalt erfordere hier ernste Aufmerksamkeit und Rücksicht. Was es damit auf sich hat, lehrt die ausdrückliche Berufung auf den 1564 erschienenen Dialog des Gilio über die Fehler der Maler gegen das *decorum* der heiligen Geschichten, nicht minder aber auch, was wieder sehr bezeichnend ist, der antiken Mythologie und Historie.

Wir werden der gerade angezogenen Schrift und dem Thema selbst noch weiter begegnen; hier mag es vorläufig mit dem Hinweis sein Bewenden haben, daß namentlich eine große Anzahl zeitgenössischer Kunstwerke in Florenz unter diesem Gesichtspunkt kritisch betrachtet wird. Borghini hat damit, wie sich gleichfalls noch zeigen wird, zur Verbreitung dieser Ideen in der florentinischen Lokalliteratur nachdrücklichst beigetragen.

Merkwürdig ist die Vorrede des zweiten Buches. Der Verfasser fühlt das Bedürfnis, sich als ein nicht zum Handwerke Gehöriger, der gleichwohl über Kunst schreibe, zu rechtfertigen; das deutet auf eine unterirdische Gegnerschaft des Elements, das diesen Stoff zuerst und ursprünglich zu literarischer Behandlung gebracht und gerade erst in Vasari seinen glänzendsten und einflußreichsten Vertreter entsendet hatte. Wie in versteckter Opposition gegen dieses letztere betont Borghini, daß er keineswegs für Künstler schreibe, sondern in erster Linie für Kunstliebhaber vornehmen Standes, in deren Gesellschaft mit ihrem charakteristisch höfischen Komplimentierton das Buch ja auch sofort einführt. Deren Mußestunden, die ja nicht allein rittermäßigem Sport gewidmet sind, soll es dienen; der Verfasser hat hier Gelegenheit, mit der ausführlichen Schilderung eines kunstgerecht angelegten Vogelherdes ein italienisches Kulturbildchen auszumalen, das heute, wie man zum Verdruß nordländischer Naturliebhaber weiß, noch immer Geltung hat.

Der weitere Vortrag, die Kunstlehre namentlich nach der technischen Seite hin umfassend, wird nun aber doch wesentlich dem einzigen Berufskünstler in der Gesellschaft, dem Bildhauer Sirigatti, in den Mund gelegt; er verläuft nach dem Einteilungsgrund der früher genannten Kategorien. Hier enthüllt sich der wichtigste und originellste, für die Kenntnis der theoretischen Anschauungen des Manierismus sehr bedeutende Teil des Ganzen; wiederum werden die Forderungen jener Kategorien an einer großen Zahl von Kunstwerken im öffentlichen Besitz von Florenz kritisch durchgenommen. Es ist der Niederschlag der zeitgenössischen Laienkritik, schon an sich sehr aufschlußreich, und wichtig dadurch, daß der erste eigentliche Kunstführer von Florenz, Bocchis Bellezze von 1591, diese Urteile zu einem großen Teil übernommen und zum Gemeingut gemacht hat.

Am umfangreichsten ist der historische, die Bücher III und IV umfassende Teil des Werkes; er nimmt gut zwei Drittel des Ganzen ein und dies rechtfertigt auch seine Einreihung an dieser Stelle. Der Vortrag ist auf die einzelnen Teilnehmer der Zusammenkunft verteilt. Den Anfang macht ein magerer und recht unbedeutender Abriß der antiken Künstlergeschichte, der nicht einmal aus erster Hand ist, sondern auf Adrianis Brief an Vasari beruht. Was dann folgt, ist zunächst nichts als ein ziemlich nichtsnutziger Auszug aus Vasari. Es ist sehr bezeichnend, daß Borghini (ebenso wie später im Norden van Mander) sich um die große historische Konstruktion des Aretiners eigentlich gar nicht kümmert und sie nur in den allergröbsten äußeren Umrissen übernimmt. Freilich war ihr eindrucksvoller, in Michelangelo gipfelnder Stufenbau ja schon in der zweiten Auflage stark verwischt worden. Die Reihenfolge Vasaris ist innegehalten, doch ist die Auswahl wunderlich und lückenhaft. Für die ältere Zeit sind vorwiegend die Maler und unter ihnen die Florentiner besonders hervorgehoben. Auffallend ist, wie gering schon der Anteil am Trecento geworden ist; es erscheinen bloß Cimabue, Giotto und von den Nachfolgern des letzteren T. Gaddi, Giottino, Spinello, Starnina und Lorenzo di Bicci, worauf sogleich Luca della Robbia angeschlossen wird. Die Sienesen, die Pisaner fallen ganz aus. Ghibertis Leben ist auffallend kurz, dagegen dasjenige Sartos sehr ausführlich behandelt, ebenso das Vasaris, dessen Werk mit dem gebührenden Lobe bedacht wird. Eigenes neues Material fehlt so gut wie gänzlich, am auffälligsten ist dies in der Lebensbeschreibung des Ridolfo Ghirlandajo, die doch dem Enkel desselben, eben jenem Sirigatti, in den Mund gelegt wird und von der man — ginge diese Vermutung bei der rein literarischen Anlage der Kompilation nicht von vorneherein fehl — am ehesten Neues erwarten könnte. Statt dessen erhalten wir nichts als einen höchst dürftigen Auszug aus der viel reichhaltigeren Vita Vasaris, der den 1560 gestorbenen Ridolfo noch wohl gekannt und als Mitarbeiter geschätzt hat. Dieses eine Ergebnis genügt schon, um das subalterne Verhältnis Borghinis zu seiner Quelle zu beleuchten; es ist das Verhältnis des Abschreibers und Epitomators, der sogar Wendungen seiner Vorlage wörtlich aufnimmt.

Von wirklichem, selbständigem Wert sind nur die Nachrichten, die Borghini über Vasari hinaus von seinen Zeitgenossen bringt; hier steigt er zum Range einer unmittelbaren Quelle auf, ohne daß wir freilich bis jetzt sagen könnten, woher er seine reichhaltigen und meist verläßlichen Nachrichten bezogen hat. Dieser Teil seines Werkes — er umfaßt die gute Hälfte des vierten Buches — sticht von der selbständigen und schleuderhaften Abschreiberei, deren er sich sonst befleißigt, auf das Merkwürdigste ab; er hat mit Fleiß und Umsicht ein wirklich wertvolles Material gesammelt und bearbeitet. Es betrifft zunächst Künstler, die im Sinne des Toskaners *forestiere* sind, vor allem venezianische Maler; in seinen Nachrichten geht er weit über das hinaus, was Francesco Sansovino in seiner ein paar Jahre vorher (1581) erschienenen Beschreibung von Venedig bietet. Vor allem ist hier die zweitälteste Biographie des großen Tintoretto zu nennen, unabhängig von Vasari und mit einer Fülle wertvoller Angaben ausgestattet, unter denen namentlich die Berichte über die Sammeltätigkeit des Künstlers (Modelle Michelangelos und Giambolognas) für den florentinischen Autor, aber auch für uns von besonderem Wert sind; eine eigene Notiz ist auch Tintorettos kunstübender Tochter Marietta gewidmet. Daran schließen sich die Nachrichten über die Werke des jüngern Palma, des Paolo Veronese, des Jacopo und Francesco Bassano. Es folgen der Mailänder Annibale Fontana, die Bolognesen Bartolommeo Passerotti, Prospero und Lavinia Fontana, dann Federigo Baroccio und F. Zuccaro, von sonstigen in Rom tätigen Künstlern Girolamo Muziano aus Brescia und Scipione Pulzone, der ausgezeichnete Bildnismaler aus Gaeta. Dann die in Florenz selbst tätigen Meister, die beiden Flamänder Giovanni Strada und besonders Gian Bologna, zu dem Borghini persönliche Beziehungen gehabt hat und von dem er auch vorher schon vieles zu berichten hatte. Als älteste zeitgenössische Biographie des damals einflußreichsten Meisters in Florenz ist sie höchst bemerkenswert; übrigens kennzeichnen beide Künstler, die schon bei Vasari auftauchen — sie hatten ihm auch Material über ihre Landsleute zukommen lassen (Vasari Mil. VII, 584) — den Einfluß der niederländischen Kolonie in Florenz. Von Einheimischen behandelt Borghini den damals schon hochbetagten Ammanati, den er gleichfalls persönlich gekannt haben muß, da er u. a. ausführliche Nachrichten über einen noch ungedruckten Architekturtraktat des alten Meisters bringt, sowie eine Reihe von Bildhauern aus der so wichtigen, aber bis vor kurzem wenig beachteten Periode der Florentiner Spätrenaissance, als Vincenzo de' Rossi, G. B. Lorenzi, Valerio Cioli, G. A. Dosio, Stoldo Lorenzi, G. Bandini dell'Opera, G. Caccini. Von Malern den Vasarischüler Girolamo Macchietti, B. Buontalenti, B. Naldini, Santi di Tito, Aless. Allori und seinen Schüler G. Bizzelli, Aless. Fei und Fr. Morandini. Wie in den vorhergehenden, auf Vasari fußenden Teilen ist der Katalog der Werke das Wichtigste, in der Art der älteren Florentiner Kunstliteratur; das anekdotisch-biographische Element tritt fast ganz zurück. Nicht selten werden dagegen zeitgenössische Gedichte auf Künstler, von Pier Capponi u. a. (darunter solche auf Vasari) mitgeteilt; auch dergleichen gehört zu dem eigentümlichen Mittel, aus dem heraus das Buch entstanden ist. Im übrigen ist es bezeichnend, wie diesem Florentiner seine Heimatstadt noch immer als Mittelpunkt der italienischen Kunst erscheint, obgleich schon Vasari die Einsicht aufgegangen war, daß sich der kunstpolitische Schwerpunkt längst nach Rom verschoben hatte, und obwohl Borghini selbst der oberitalienischen, besonders der führenden venezianischen Malerei große Aufmerksamkeit schenkt. Freilich ist nicht zu vergessen, daß Gian Bolognas für ganz Europa vorbildliche und einflußreiche Werkstätte noch immer in Florenz ihren Sitz hatte.

Das weitaus wichtigste Werk der Nachfolge Vasaris ist aber nicht in Italien, sondern im Norden erwachsen, eben in der Heimat jener Fiamminghi, deren Rolle in Italien keineswegs ausgespielt war, wie wir gerade gesehen haben, sondern noch tief ins 17. Jahrhundert hineinreicht. Es ist die Welt jener auf Italien eingeschworenen romanistischen Niederländer, der nordländischen Mitläufer der südlichen Manieristen. Diesem Kreise entstammt das große theoretisch-historische Werk des Karel van Mander (1548—1606), eines aus dem vlaemischen Süden herstammenden, doch in Haarlem ansässigen Malers, das zuerst 1604 in Alkmaar erschienen ist. Da es im Grunde außerhalb des Planes dieses Buches und der Kräfte des Autors liegt, im Folgenden auf die außeritalienische Kunstliteratur näher einzugehen, und diese nur soweit berücksichtigt werden soll, als sie die führende italienische weiterspinnt oder auf sie zurückwirkt, so soll hier von diesem Grundwerk des nordischen Manierismus nur in knappster Weise die Rede sein.

Doch ist es notwendig, zuerst auf seine Vorgänger, die wir z. T. schon kennen, einzugehen; das Hegemonentum der italienischen, vor allem der führenden toskanischen Kunstgeschichtschreibung ist vielleicht nirgends klarer zu erfassen als hier. Wir wissen, daß es Italiener waren, die zuerst der nordländischen, besonders der niederdeutschen Kunst Beachtung geschenkt haben, ja sie zuerst dargestellt haben: der (1391 geborene) Antiquar Cyriacus de Pizzicolli von Ancona ist der erste, der auf die großen führenden Meister der germanischen und romanischen Niederlande Jan van Eyck und Rogier van der Weyden aufmerksam wird. Dann hat Facius gerade diesen bereits eigene kurze »Viten« gewidmet, sie sind es, die auch bei Filarete und Gio. Santi auftreten; Rogier war ja vollends den Italienern durch seinen römischen Aufenthalt schon nahegerückt worden (s. Buch II). Ghibertis merkwürdiger Bericht über den Kölner »Gusmin« gehört auch hierher. Dürers Notizen in seinem niederländischen Tagebuch von 1520 aber, das Persönlichste, Farbigste und am unmittelbarsten Erlebte, was wir über die altniederländische Kunst besitzen, waren niemals für die Öffentlichkeit bestimmt; und auch Michiels Berichte aus oberitalienischen Sammlungen, die ihnen an Erlebniswert halbwegs nahekommen, sind in der Form, wie sie uns vorliegen, noch private Aufzeichnungen. Der Brief des Summonte an den Letztern berücksichtigt, was in Neapel fast selbstverständlich ist, die hier immer besonders hochgeschätzten Niederländer, ist aber auch intim. Daß in den ältesten ziemlich gleichzeitigen einheimischen Zeugnissen vom Anfang des 16. Jahrhunderts, Pelerins Perspektivlehre und Lemaires *Couronne Margueritique*, schon durch das Verhältnis ihrer Autoren zu Italien — noch deutlicher ist es bei Scheurls Elogium auf Dürer — bereits das italienische Vorbild wirksam wird, ganz im Zusammenhang mit ihrer Zeit, wurde schon erwähnt (Buch III). Vasaris erstes Vitenwerk von 1550 faßt dann dies alles zusammen; unter seinem unmittelbaren persönlichen Einflusse stehen dann nicht nur die ersten Niederländer, die sich schon im Geiste des italienischen Humanismus um ihre einheimische Kunst bemühen, Dom. Lampsonius und Lambert Lombard, die ihm Material für seine zweite Auflage liefern, sondern vor allem ein Landsmann, Lodovico Guicciardini, des berühmteren Francesco Neffe und seit der Jahrhundertmitte in Antwerpen eingeheimatet, mit seiner vielaufgelegten *Descrittione de' Paesi Bassi* von 1567. Er nennt Vasari, dessen Angaben er übernimmt, aber auch aus eigener Anschauung erweitert (der vergessene Name des Hubert van Eyck taucht bei ihm zum ersten Male auf): was er aber über ihn hinaus in der Schilderung seiner Zeitgenossen namentlich bringt, hat Vasari dann auf unmittelbarem oder mittelbarem Wege genützt. Guicciardini, der ganz in altflorentinischer Weise diese erste große Übersicht der niederländischen Kunst von 1400 an bis auf seine eigene Zeit in die Darstellung einer bestimmten Stadt (seines Wohnsitzes Antwerpen) verflicht, hat auch in seiner Scheidung der verstorbenen und lebenden Künstler an der heimischen Weise festgehalten, in universeller Weise, da er nicht bloß die Maler (wie seine Nachfahren) berücksichtigt. Durch ihn, und in noch höherem Maße durch das zu internationaler Bedeutung aufsteigende Werk Vasaris von 1568 ist also dem nieder- (und hoch-) deutschen Gebiet zum ersten Male eine Gesamtdarstellung zu teil geworden. Guicciardini hat sich natürlich auch auf einheimische Quellen gestützt; faßbar ist für uns bis jetzt nur die Schrift eines fleißigen, wenn auch nicht immer verläßlichen Genter Lokalhistorikers, des Marcus van Vaernewijck, aus einer alten Malerfamilie stammend, der gerade ein Jahrhundert nach Rogier seine römische Studienreise absolviert hat, die jetzt schon fast unumgänglich ist. Guicciardini selbst folgt auch darin der seit dem alten Villani eingebürgerten florentinischen Elogienweise, daß er den Nachdruck nicht auf den Katalog der Werke, sondern auf die knappe und präzise Künstlercharakteristik legt.

Auf vieldurchpflügtem Erdreich erwächst mithin Van Manders Hauptwerk, die erste universalhistorische Darstellung der Kunst (in florentinischer Weise) im Norden. Auch für ihn ist wie für Borghini (gegenüber Vasari) die enge Verbindung von Theorie und Geschichte bezeichnend. Van Mander erfüllt in noch viel höherem Grade als der Aretiner das Zeitideal des gelehrten Künstlers. In ungewöhnlichem Maße sprachenkundig, als Übersetzer geschätzt, gehört er der in seiner Heimat völkisch entwickelten Richtung der *Reederijker* (Rhetoriker), dem gelehrten Lehrdichtertum, an. So ist sein großes historisches Werk von einem höchst charakteristischen Lehrgedicht ausgesprochen niederländisch-romanistischer Prägung eingeleitet, dem *Grondt der edel vry Schilder-Const.* Auf dieses folgen erst die drei historischen Bücher, deren erstes der antiken Künstlergeschichte (nach Plinius, dessen Kritik durch den gründlich gebildeten, von der ernsten holländischen Philologie berührten Maler sehr merkwürdig ist), das zweite die italienischen Maler, aus Vasari übersetzt, doch mit eigenen, noch wenig gewürdigten Zusätzen über Zeitgenossen, die van Mander auf seiner Romfahrt kennen gelernt hatte, das dritte endlich, in dem van Manders besonderes Verdienst und Ruhm hauptsächlich beschlossen liegt, die hoch- und niederdeutschen Maler von den Eycks bis auf seine eigene Zeit herab (darunter auch Dürer und Holbein) behandelt. Von ganz unmittelbarem Wert sind natürlich die Nachrichten über seine zweite holländische Heimat, die bis dahin stark im Hintergrunde gestanden war. Daran schließen sich aber noch zwei sehr merkwürdige, den Gedankengang des Theoretikers weiterspinnende Teile: eine Auslegung der »Malerbibel«, d. i. der Metamorphosen Ovids, im Grunde die Wiederbelebung einer im Norden nie völlig ausgestorbenen mittelalterlichen Allegorik, darum auch außerordentlich geschätzt und noch im 17. Jahrhundert durch Sandrart verdeutscht, und als letzter (6.) Abschnitt ein Abriß antikischer Symbolik und Kunstmythologie.

Van Mander ist deshalb eine so wichtige Erscheinung, weil er der erste ist, der im Norden dem längst gegebenen italienischen Vorbild auf historischem Gebiet wirklich nachgelebt hat; es ist zugleich das erste Zeugnis des sich immer mehr steigernden europäischen Einflusses Vasaris. Freilich dauert es noch Jahrzehnte, bis die übrigen Länder Ähnliches hervorbringen. Zwar ist van Mander nicht ohne Vorgänger; er erwähnt selbst ein Werk seines Lehrmeisters Lukas d'Heere in Gent, der die berühmten Maler reimweise besungen hatte, aber diese Schrift ist verloren und die davon bekannt gemachten angeblichen Bruchstücke sind eine Fälschung neuerer Zeit.

Dieser Vlaeme ist ein typischer Vertreter jenes niederländischen »Manierismus« der Romanisten, deren Eigenart gleich der ihrer Genossen auf italienischem Boden erst heute richtig eingeschätzt zu werden beginnt. Für ihn kommt alles Heil von der Antike und von Welschland; die Forderung der von da ab unerläßlichen Romfahrt ist von ihm mit klaren Worten aufgestellt worden und er hatte sie durch sein eigenes Beispiel bekräftigt. Wo er nicht auf völkischem Boden steht, wie in den Lebensbeschreibungen seiner Landsleute, ist er durchaus von antiken und italienischen Quellen abhängig, freilich mitunter auf merkwürdigen Umwegen. Außer Vasari ist ihm — eine sehr bemerkenswerte Sache — der seiner toskanischen Heimat so früh entfremdete Lionardo, anscheinend jedoch in einer namenlosen Handschrift, vorgelegen und den alten L. B. Alberti benützt er in der Aneignung durch W. Rivius (Buch IV), führt ihn daher auch immer treuherzig unter diesem Verstecknamen an. Bemerkenswert ist es, daß er, gleich wie Borghini, die große national überlieferte Geschichtskonstruktion Vasaris nicht versteht und bei Seite läßt, bemerkenswert auch der einzige Versuch einer Periodenbildung in den Leben seiner landsmännischen Künstler, wo er von der mit den Eycks beginnenden *oude moderne* Manier — die seiner Überzeugung nach übrigens auch aus Italien stammt, womit er ja den Sachverhalt wenigstens geahnt hat — die *moderne* schlechthin scheidet, die in Technik wie in Auffassung von der Antike und vor allem von den in Italien gewonnenen wissenschaftlichen Voraussetzungen abhängig ist. Das Mittelalter, das den Italienern doch zumindest in der großen Heroenzeit ihres Trecento halb lebendig blieb, ist für den Enkel der Gotik vollkommen versunken und vergessen. Trotzdem ist van Mander nichts weniger als ein sklavischer Nachbeter italienischer Lehre und Form; er wahrt seine nordisch vlaemische Eigenart, wie diese »Romanisten« überhaupt, deren richtige Würdigung namentlich der uns viel zu früh genommene Heidrich in knappen und klaren Zügen gegeben hat. Es ist sicher mehr als bloße Äußerlichkeit, wenn er in seinem Lehrgedicht die ausgesprochen welschen Theoreme der Perspektive, Proportionslehre und Anatomie so nebensächlich behandelt; für den gebürtigen Vlaemen ist es ebenso charakteristisch, mit welchem Nachdruck er gegenüber dem florentinisch-römischen Dogma vom *disegno*, dem er sich ja ehrfürchtig beugt, auf der venezianischen Farbe als wesentlichstem Teil der Malerei — das dürfte seine Herzensmeinung sein — besteht. Vielleicht weist ihm noch mehr das nordniederländische Mittel, in dem er seßhaft geworden ist, als das südniederländische, aus dem er stammt, die Wege, wenn er mit vollster Überzeugung die Landschaft als eine eigene *Gattung* hinstellt. Seinen vielfach sehr merkwürdigen theoretischen Äußerungen werden wir noch gelegentlich begegnen.

Die Einzelbiographie nimmt in der Zeit Vasaris und nach ihm einen noch breiteren Raum ein als vorher. Der Aretiner hatte schon mit seiner Apotheose Michelangelos den ersten Schritt getan; damit ereignet sich im Laufe der Geschichte zum erstenmal der Fall, daß einem noch lebenden Künstler ein biographisches Einzeldenkmal gesetzt wird; man wird gut tun, sich zu erinnern, daß es dem Ethos der gesamten alten Zeit und noch bis in die erste Hälfte des 19. Jahrhunderts hinein durchaus zuwider war, einem Künstler, gleichviel welcher Art und wäre es selbst einem Dante, ein öffentliches Denkmal in Stein oder Erz zu setzen; seine Grabstätte trägt ja anderen, intimern, privaten Charakter, und die auch in Italien höchst seltenen Ausnahmen, wo ein Dichter des nationalen Altertums auf öffentlichem Platze geehrt wurde (Virgil, Livius, Ovid), gehören auf ein ganz anderes Blatt, das eines halbmythischen Heroenkultus. Der übrigens auch ganz einzig dastehende und wieder nur bei einem Michelangelo denkbare Fall, daß das Leben eines großen Künstlers durch die bildende Kunst dargestellt wird — die um 1620 in der Casa Buonarroti durch den jüngern Michelangelo angeordneten Fresken — trägt ebenfalls durchaus privaten Charakter, den des Ahnenkults.

Die Biographie, auf die gerade angespielt wurde, ist das drei Jahre nach Vasaris erstem Vitenwerk zu Rom 1553 erschienene Leben des Michelangelo Buonarroti, geschrieben von Ascanio Condivi; der achtundsiebzigjährige Meister hatte damals noch fast ein Jahrzehnt seines reichen Lebens vor sich. Der Verfasser, aus Ripatransone (in den Marken) gebürtig, war als Künstler herzlich unbedeutend, fast ein Dilettant zu nennen; es ist ja bekannt, daß der alte, schwer zugängliche Meister (wie ihm schon bei Lebzeiten nachgesagt wurde) von Schülern im eigentlichen Sinne des Wortes nur solche um sich sah und duldete, die ihm durch keinerlei Eigenart oder Bedeutung lästig fielen; zu diesen, deren Individualität von der gewaltsamen Größe des Einsamen nichts zu fürchten und zu leiden hatte, gehört eben auch unser Condivi.

Schon die Vorrede (an Julius III.) ist äußerst bezeichnend für den Michelangelokult, durch den die Vita, Vasaris Spuren folgend, zu einem so merkwürdigen Denkmal ihrer Zeit wird. Es ist sehr kühn — und nichts bezeichnet besser die herrschende Stimmung der Renaissance — daß der Fürst der Christenheit und der Künstlerwelt (des *disegno!*) hier einander entgegengestellt werden durften, jeder auf dem Gipfel seiner Welt thronend.

Von Condivis Verhältnis zu Vasari war schon früher flüchtig die Rede; er nennt ihn nirgends, auch nicht in der Vorrede an den Leser, wo er mit deutlicher Spitze gegen jenen als Grund seiner Veröffentlichungen angibt, daß das Leben des Meisters von Leuten, die ihn nicht so genau kennten, wie er sich zuzutrauen glaubt, falsch und lückenhaft dargestellt worden sei. Ja Vasari wird versteckt, aber doch deutlich genug beschuldigt, daß er sich Condivis Notizen angeeignet habe. Der arme, wackere Condivi, der erst 1574 gestorben ist, hat aber ein noch viel unverschämteres, unmittelbares Plagiat, das erst in neuerer Zeit aufgedeckt wurde, in der zweiten Auflage des ihm an schriftstellerischem Geschmack und Ansehen weit überlegenen Aretiners hinnehmen müssen; sein eigenes redlich gemeintes Bemühen wurde derart vergessen, daß die Herausgeber des 18. Jahrhunderts Mühe hatten, ein Exemplar des überaus selten gewordenen Werkchens aufzutreiben.

Tatsächlich haben wir hier die intimste Schilderung Michelangelos, die wir besitzen, vor uns. Frey hat sogar gemeint, daß in Condivis Schrift eine Art offizieller Berichterstattung, von dem alten Meister selbst veranlaßt, ja teilweise förmlich in die Feder diktiert, vorläge. Das Verhältnis des Autors zu seinem Heros erinnert auch an das Goethes nicht sowohl zu Eckermann, als zu dem viel subalterneren, in seinem Hause Sekretärdienste leistenden Riemer. Sein Buch ist sicher aus persönlichen Mitteilungen entstanden und der Umstand, daß sachliche Unrichtigkeiten in nicht geringer Zahl tatsächlich vorhanden sind, mag sich aus der getrübten Erinnerung des Greises selbst auf der einen, aus Mißverständnissen des Hörers und Aufzeichners auf der andern Seite unschwer erklären lassen. Diese ganz intimen Züge finden sich besonders in der Jugendgeschichte; aber unmittelbar erlebt ist sicher auch die in ihrer Schlichtheit erschütternde Szene, wie der greise Meister von der Leiche der einzigen Frau, die ihm in Leben und Gesinnung wirklich nahegestanden hat, von Vittoria Colonna Abschied nimmt.

Condivi steht an Wissen und Bildung weit unter Vasari, sein ungepflegter, holperiger Vortrag zeigt, daß er kein Literat von Beruf gewesen ist, aber gerade das macht ihn, der eine ehrliche Haut war, trotz seines subalternen Wesens, menschlich anziehend und hebt sein Werk aus der Literatenclique heraus; es genügt die Erinnerung an Francisco de Hollanda um das zu verstehen. Nicht daß er von literarischen Ansprüchen und Absichten ganz frei wäre. Er hat im Gegenteil ziemlich weitreichende schriftstellerische Pläne im Busen getragen — freilich nicht verwirklicht. Sehr merkwürdig ist vor allem seine Nachricht über einen von Michelangelo geplanten Traktat von den menschlichen Bewegungen und ihrer Anatomie; da der Meister sich zu alt fühlte, um selbst noch diese Arbeiten zu übernehmen, hatte Condivi die Äußerungen, die er ihm und dem Arzt Colombo gegenüber gemacht hatte, aufgezeichnet und gesammelt und dachte sie mit Hilfe eines gelehrten Mannes herauszugeben. (Einen fernen Reflex dieser Bestrebungen haben wir vielleicht in dem später zu erwähnenden unvollendeten Werk des Vincenzo Danti zu erblicken.) Aus dem Inhalt erfahren wir nur die merkwürdige Kritik der Proportionslehre Dürers (c. 60): dieser spreche nur von den Maßen des (ruhenden) Körpers, über die sich sichere Regeln nicht geben ließen. Seine Figuren seien bolzensteif (*ritte come pali*); von dem, um was es sich in Wahrheit handle, von Ausdruck und Bewegung des menschlichen Körpers (*atti e gesti*) verlaute nichts. Diese Äußerungen sind sehr charakteristisch für die Zeit und den Meister, der die große wirkungsvolle Geste in die Kunst Italiens (und bald auch der übrigen Länder) bringt und vor allem den nackten Körper zum Organ des Ausdrucks macht. Ebensowenig wie zu der Ausführung dieses Plans ist Condivi zu einem andern gekommen, die Gedichte Michelangelos, die er seit geraumer Zeit gesammelt hatte, herauszugeben; das hat erst des Meisters Neffe, der jüngere Michelangelo Buonarroti, 1623 besorgt, und ebensowenig ist es zu der beabsichtigten Publikation über die Villa Giulia (c. 58) gekommen.

Condivis Bedeutung liegt besonders darin, daß er den Namen des großen alten Meisters nicht wie Francisco de Hollanda zum Aushängeschild eigener Absichten macht, sondern seine freilich recht geringe Individualität vollkommen in den Dienst des Großen stellt, weil er eben Eigenes nicht zu bieten hat; er geht restlos in der Verherrlichung des unnachahmlichen (*inimitabile*) Meisters auf, der auch über der vom Bildungspöbel (*volgo*) so bewunderten Antike steht. Gewiß, er hat seinen Heros oft nicht verstanden, so z. B. in der Äußerung über Donatello und die Nachwirkung seiner Bronzen, aber wir danken ihm Äußerungen persönlichster Art, die er verzeichnet hat und die tief in das Leben seines Helden hineinleuchten, so das

Wort von der »Tragödie« des Grabmals Julius II., das Justi in seinem wundervollen Buch von der Tragödie dieses Künstlerlebens geleitet hat. Auch die Verteidigung der platonischen Liebe geht aus Michelangelos eigenstem Wesen hervor und ist um so ergreifender, als sie sich von einem tiefdunklen Hintergrunde abhebt, den schönrednerische Pastorenphrasen ebensowenig zu verkleistern vermögen als etwa bei einem Platen. In das innere künstlerische Heiligtum eines großen Geistes zu blicken, war diesem ehrlichen aber beschränkten Menschen, der Condivi nun einmal war, freilich versagt; ihm wie seiner Zeit überhaupt erscheint das Wirken des auf überragender Höhe einsam durch Wolken schreitenden Geistes als dämonisch furchtbar; das Wort *formidabile*, das gelegentlich, bei der Beschreibung der Sixtinischen Decke, fällt, klingt an Vasaris *terribile* so deutlich an, daß es eine allgemeine Zeitempfindung ausdrücken muß. Sonst haftet Condivi überall am Inhalt und vermag das, was die Form angeht, nur stammelnd und in den Floskeln übernommener Schulweisheit auszudrücken.

Schon der bis dahin nicht erhörte Umstand, daß einem lebenden Künstler eigene in Druck gelegte Biographien gewidmet werden — mag es sich auch um den »unnachahmlichen« Meister, das Idol dieser Zeit handeln — zeigt, daß die Anschauungen über diese Menschenart auch nach der gesellschaftlichen Seite hin sich gründlich geändert haben. Von dem »Virtuosentum« (der Name gehört ja schon in diese Periode) wird später noch ein Wort zu sagen sein. Daß vollends der Tod dieses Heros der Kunst einen überwältigenden Eindruck machen mußte, liegt auf der Hand. Einer der berühmtesten Rhetoren des damaligen Florenz, der uns gerade in seinem Verhältnis zu Michelangelo bereits bekannte Benedetto Varchi, hielt die Grabrede, die ebenso in Druck gelegt wurde wie die Beschreibung der Leichenfeier und ihres prunkvollen Apparats, zu dem alle namhaften Künstler in Bild oder Wort beitrugen (1564). Auch die auf seinen Tod verfaßten Gedichte wurden von Legati im selben Jahr gesammelt und herausgegeben. Ähnliches geschah bei der freilich schon in den ersten Jahren des folgenden Jahrhunderts stattfindenden Leichenfeier des Agostino Carracci in Bologna (1603); in eine noch frühere Periode gehört die Sonettensammlung, die — leicht verständlich auf diesem Boden und bei dem Frauenkultus der Renaissance — der durch ihr persönliches Geschick und soziale Stellung herausgehobenen Schülerin Tizians, der Irene von Spilimbergo gewidmet wurde (1561). Künstler und Kunstwerke treten überhaupt in ein immer näheres Verhältnis zu Literatur und literarischem Wesen; die neu entstandenen Kunstakademien, von denen gleichfalls noch die Rede sein wird, tun das Ihrige dazu. Schon hier ist vorgreifend auf Bocchis Lobschrift auf ein älteres, freilich im Geist der eigenen Zeit umgedeutetes Kunstwerk von Florenz, Donatellos Sankt Georg, zu verweisen (1584); aber auch Alloris Augenblicksdekoration für die Hochzeitsfeier Ferdinands III. von Medici mit Christine von Lothringen findet einen literarischen Niederschlag (1589). Vor allem ist hier aber die (bereits von Illustrationen begleitete) Sammlung der zahlreichen Gedichte auf eines der berühmtesten Werke der damaligen Plastik Italiens zu nennen, Giovanni Bolognas Raub der Sabinerin (1583); unter ihnen befinden sich Sonette jenes vornehmen Dilettanten und Kunstfreundes Bernardo Vecchietti, der uns bereits von Borghinis Riposo her bekannt ist.

Das hochgesteigerte Selbstgefühl der Künstler wie ihr gesellschaftlicher Aufstieg überhaupt lassen eine Zunahme des biographischen Materials in dieser Periode von vornherein erwarten. Vorläufig scheint allerdings der einzige Michelangelo durch den Anteil, den seine dämonische Gestalt erweckt — bald auch freilich den Widerspruch — alles um sich her aufzusaugen; die große Sturmflut der italienischen Künstlerviten, die ihre Wellen bis in die kleinsten und unbedeutendsten Provinzen und Städte wirft, setzt freilich erst in den beiden folgenden Jahrhunderten ein; aber die Zeit Vasaris hat doch zum erstenmal nach dem von Ghiberti gegebenen Beispiel, natürlich in ganz anderer, gründlich veränderter Form, wieder Selbstschilderungen von Künstlern hervorgebracht. Es sind, freilich im weiten Abstand voneinander, zwei Bildner von Florenz, beide von ausgeprägtester Eigenart und jeder in seiner Weise auch für die Zeit und Umgebung, in der er lebte, höchst charakteristisch, die uns ihr inneres Wesen in Aufzeichnungen enthüllen: in der berühmten Selbstbiographie des Benvenuto Cellini und der erst neuestens bekannt gewordenen Denkschrift des Baccio Bandinelli. Ihnen reihen sich, ganz vereinzelt und in ihrer Weise ebenfalls völlig eigenartig, die merkwürdigen und ergreifenden Aufzeichnungen des Franzosen Bernard Palissy (1510—1590) an, jenes nicht nur als Künstler, sondern auch als Erforscher der Natur höchst bedeutenden Mannes, der hochbetagt als standhafter Hugenott im Kerker gestorben ist.

Die Selbstschilderung Benvenuto Cellinis, geschrieben oder vielmehr, was recht bezeichnend ist, einem jungen *garzone* während der Arbeit in die Feder diktiert (zwischen 1558 und 1566) und erst im 18. Jahrhundert durch den Druck zugänglich gemacht, ist nun freilich ein völlig einzig dastehendes Denkmal auch innerhalb der nationalen Literatur, der sie zwischen Dantes *Vita nuova* und Alfieris Selbstbiographie für immer angehört, ebenso aber auch durch Goethes Übertragung und Kommentierung unserem Schrifttum. Ihre Bedeutung reicht weit über das enge Fachgebiet, dessen Bezirk wir hier durchwandeln, hinaus, sie ist eine menschliche Urkunde allerersten Ranges; wir können und dürfen uns nicht unterfangen, sie an dieser Stelle eingehender zu würdigen, als es unsern beschränkten Zielen zukommt. Daß sie reichsten Stoff für die Geschichte des Mannes und seiner Zeit enthält, liegt auf der Hand, ebenso aber auch, daß dieser Stoff, bei der gewaltsamen und phantastischen Natur seines Urhebers höchst persönlich, subjektiv gefärbt, wahr nur im höheren, Goetheschen Sinne ist und die Behutsamkeit des Historikers auf harte Proben stellt. Aber als künstlerisches Charakterbild, auch im weiteren Sinne dieser mächtig gärenden und häufig recht absurd sich gebärdenden Periode des Manierismus ist sie unschätzbar; dabei fällt noch das ganz Unmittelbare — schon durch die spontane Art der Entstehung — dieses seltsamen Werkes ins Gewicht, das der Literat Varchi, dem es zur Durchsicht anvertraut wurde, zum Glück so gut wie unberührt gelassen hat. Obwohl auch sonst, auf seinem eigensten technischen Gebiet als Schriftsteller tätig — wir werden ihm noch begegnen — ist Cellini, in schärfstem Gegensatz zu seinem Zeitgenossen und Mitstreber Vasari, fast jeder literarischen Bildung bar und schreibt oder spricht, wie man vielmehr sagen muß, im entzückendsten Volksflorentinisch, wie ihm der Schnabel gewachsen ist. Weiteres verbietet sich hier von selbst: ich begnüge mich, nur aus der geistvollen und neuartigen Abhandlung, mit der als einem »Versuch einer psychologischen Stilbetrachtung« Karl Vossler seine Laufbahn begonnen hat, die knapp zusammenfassenden Ergebnisse der Gesamtcharakteristik hieher zu setzen: »In logischer Gedankendarstellung ein Stümper, in sinnlicher Plastik des Ausdrucks ein Meister, ist Cellini der reich begabte Künstler, dem der sichere Instinkt einer sinnlichen Phantasie die Schule der Logik ersetzt. Leider hat die hochentwickelte Rhetorik zeitgenössischer Stilisten ihn hin und wieder zu Kunststücken verleitet, die ihm nur halb gelingen und mit der kräftigen Originalität seiner angeborenen Sprache in eigentümlichem Gegensatz stehen.« Wir wissen, daß dies in gewissem Maße auch bei dem freilich humanistisch gebildeten Vasari der Fall ist. Der »bizarre Dualismus von naiv und rhetorisch, von geschwätzig und schlagend«, in dem Vossler eine der bezeichnendsten Seiten von Cellinis Stil sieht, ist auch ein Merkmal der Manieristenkunst überhaupt.

Die zweite hieher gehörige Schrift ist uns erst seit wenigen Jahren bekannt und zugänglich. Es ist das auf der Nationalbibliothek in Florenz liegende und von 1552 datierte »Memoriale« von Cellinis Landsmann und Rivalen Baccio Bandinelli, das Colasanti 1905 veröffentlicht hat. In zwölf Abschnitte geteilt, richtet es sich an Baccios eigene Söhne: flüssigen Stiles geschrieben, verleugnet es die Herkunft aus der bis ins Mittelalter zurückreichenden Gepflogenheit der Florentiner Hauschronik keineswegs. Als Mensch, wenn auch kaum als Künstler – denn hier gehört er zu den bedeutendsten Erscheinungen seiner Zeit — steht dieser schon zu seiner Zeit viel befehdete Mann beträchtlich unter Cellini und das wirkt natürlich auch auf seine von vornherein ja nicht für die Öffentlichkeit bestimmte Schrift zurück. Die ungeheure Eitelkeit des Mannes ist noch größer und vor allem bewußter als die des naiveren Cellini; wie dieser bildet er sich auf seinen Adel und seine Ahnenreihe nicht wenig ein. Es ist auch bezeichnend, daß er von seinen Werken — am eingehendsten spricht er noch über seine Stiche — viel weniger als über seine äußeren Erfolge und Ehrungen, sowie über seinen Verkehr mit Fürstlichkeiten redet. Seinen Nebenbuhler Cellini erwähnt er gar nicht, wohl aber den freilich sehr geringschätzig behandelten Vasari. Steht er an Lebendigkeit der Schilderung auch weit unter dem ersteren, so teilt er doch das Mittel mit ihm, und seine Äußerungen sind uns gerade in dieser Hinsicht recht wertvoll. Vor allem kündigt er das nahende Akademiewesen an; er weiß recht gut die Feder zu führen, hat — im Gegensatz zu Cellini — ausgesprochen literarisches Streben; wir fanden ihn ja schon in G. F. Donis Büchlein über den »Disegno« (Buch IV) als Schiedsrichter in dem Streite zwischen Maler (Pino) und Bildhauer (Cosini) angerufen. So verbreitet er sich denn sehr eingehend über seine schriftstellerischen Pläne; wir wissen freilich nicht, wieweit diese ausgeführt worden sind. Doch wird noch später davon die Rede sein. Jedenfalls ist seine Denkschrift, die uns den neuen Typus des weltmännisch vielgewandten »Virtuosen« mit starken theoretischen und literarischen Ansprüchen hinstellt, eine merkwürdige Urkunde zur innern Geschichte des »Manierismus«.

Ein autobiographisches Denkmal (dem aber der Schluß fehlt) besitzen wir ferner von dem bekannten Michelangeloschüler Raffaelle da Montelupo († 1566); er hat es (in einer Handschrift der Magliabecchiana) in seinem 64. Jahre niederzuschreiben begonnen. Im Stile eines Testaments gehalten, gibt es sich schlicht und anspruchslos; die Erzählung der Jugenderlebnisse, namentlich seiner römischen Lehrjahre in der Werkstatt des Lorenzetti, nähert sich etwas dem behaglichen Florentiner Novellenton; leider bricht es im spannendsten Kapitel, bei der Belagerung der Engelsburg im *Sacco di Roma*, ab.

Für sich steht die in reimlosen Elfsilblern (*rime sciolte*) abgefaßte Lebensbeschreibung des Mailänder Malers und Dichters Paolo Lomazzo (in der 1587 gedruckten Sammlung seiner Gedichte). Sie besteht freilich vorwiegend in der Aufzählung seiner Werke (namentlich der Porträts), bis zu seiner Erblindung im 33. Jahre, die seinem Schaffen als Maler ein vorzeitiges Ende setzte. Interessant ist darin auch der Bericht über seine reiche (4000 Blätter umfassende) Sammlung von Handzeichnungen. Auch das zweite Buch dieser *Grotteschi*, wie er sie mit ausdrücklicher Berufung auf die Malersprache nennt, enthält eine Reihe von Sonetten auf alle möglichen älteren und zeitgenössischen Künstler.

Neben solchen in bestimmter künstlerischer Form auftretenden Aufzeichnungen gehen die alten formlosen Haus- und Geschäftsnotizen, die *Ricordi* der Künstler, natürlich ihren ruhigen Gang weiter. Solche besitzen wir u. a. von Jacopo Pontormo (1554), von Aless. Allori (1579—1584), von Aless. Vittoria, von dem Maler Paolo Farinati aus Verona (bis 1603).

Endlich ist hier, obwohl schon ins nächste Jahrhundert fallend, doch um der ganzen Stellung des merkwürdigen Mannes halber, der Bericht des Cavaliere Federigo Zuccaro über seine Reisen durch Oberitalien, Venedig, Mantua, Parma, Mailand, Pavia, Turin etc. (1606 bis 1608) zu erwähnen, die er in einem eigenen höchst selten gewordenen Bändchen (merkwürdig auch durch die darin vorkommende Widmung an Gio. Bologna) in Briefform veröffentlicht hat. Das typische Charakterbild des reisenden Virtuosen mit aller seiner Eitelkeit, die sich in der gewissenhaften Aufzählung sämtlicher ihm widerfahrenen Ehrungen nicht genug tun kann, enthüllt sich uns in diesem überaus merkwürdigeh Dokument; darin liegt seine eigentliche Bedeutung, die noch durch die für die Kultur- und Theatergeschichte dieser Zeit höchst merkwürdigen Beschreibungen erhöht wird, die Zuccaro von den glänzenden an den Höfen von Turin und Mantua — anläßlich der Hochzeit des Francesco Gonzaga mit der Infantin Margherita von Savoyen — gegebenen Festen entwirft. Auch der Bericht über den Vortrag, den er vor der Academia »Innominata« von Parma hält — einen Auszug aus seiner kurz vorher veröffentlichten Schrift *L'Idea de' Pittori* — ist in mehr als einer Hinsicht höchst bezeichnend. Wir begegnen Zuccaro noch später wieder.

Neben diese Selbstzeugnisse stellt sich die 1584 gedruckte Schrift eines Literaten aus Cremona, Alessandro Lamo, über einen der fruchtbarsten Maler der einheimischen Schule, Bernardino Campo, den Lehrer der Sofonisba Anguissola, jener überschwänglich gefeierten Virtuosin. Breit geschrieben und mit Beigabe von Briefen, Lobgedichten u. dgl. reich ausgestattet, enthält sie einen höchst ausführlichen Bericht, der auch noch andere Künstler dieser für die Gesamtentwicklung nicht unbedeutenden Richtung berücksichtigt; charakteristisch ist die lange, mit aller erdenklichen Gelehrsamkeit vollgepfropfte Vorrede. Aber nicht sowohl in diesen sehr eingehenden und vertrauenswürdigen Nachrichten eines Zeitgenossen über einen ihm befreundeten und noch lebenden Künstler liegt ihre eigentliche Bedeutung, sondern darin, daß sie das erste Zeugnis jener im folgenden Jahrhundert mit steigender Fülle einsetzenden regionalen

Geschichtschreibung ist, die ebensowohl an Vasari anknüpfend wie, besonders in Oberitalien, in bewußter Opposition gegen ihn, die Verdienste der einheimischen Künstler oft in einer weit ihre wirkliche Bedeutung übersteigenden Weise, in echtem alten Munizipalgeist, zu verherrlichen trachtet. Alles das trifft auch schon auf Lamos fleißige, in Einzelheiten wertvolle, wenn auch sehr weitschweifige Biographie zu, als deren Anlaß offen die geringe Einschätzung des Künstlers durch Vasari bekannt wird. Angehängt ist noch eine persönliche Äußerung des Künstlers selbst, theoretischer Art, von der noch die Rede sein wird.

Endlich ist noch die ziemlich ausführliche Lebensbeschreibung des großen Baumeisters und Theoretikers Jacopo Barozzi da Vignola zu nennen, die der berühmte Mathematiker Egnatio Danti vierzehn Jahre nach dem Tode des Künstlers (1587) vor das von ihm herausgegebene perspektivische Lehrbuch Vignolas gestellt hat. Sie dürfte zum großen Teil auf das Material, das der jüngere Barozzi, Jacopos Sohn Giacinto, dem Autor zur Verfügung stellte, zurückgehen.

Es ist fast unnötig, eigens zu betonen, daß das so stark entwickelte Munizipalgefühl Italiens auf jene altüberlieferten »Elogien«, die Darstellung der Kulturgüter des Gemeinwesens, seiner berühmten Männer u. s. w. auch jetzt nicht verzichtet; ihre Hochflut gehört freilich ebenfalls erst dem folgenden Jahrhundert an. Immerhin haben wir hier schon einige charakteristische Werke dieser Art zu nennen, die vorwiegend dem nördlichen Italien entstammen.

Da ist einmal ein in Basel 1560 gedruckter Foliant des Paduaner Domherrn Bernardino Scardeone († 1574) über die Altertümer und die berühmten Bürger seiner Heimatstadt; eingefügt ist ein sehr ausführlicher Abschnitt über die einheimischen bildenden Künstler, der wegen seiner Reichhaltigkeit als der erste außerflorentinische Versuch der nachher zu so großem Umfang anschwellenden örtlichen Künstlergeschichten zu betrachten ist; er beginnt mit den Malern des Trecento und erstreckt sich bis zu den Zeitgenossen des Verfassers selbst. Bei der Bedeutung Paduas namentlich für die Geschichte der italienischen Malerei — befinden sich dort doch bekanntlich einige der größten und wichtigsten Freskenzyklen des Gesamtlandes — ist dieser Versuch bemerkenswert; er setzt übrigens eine in Padua bodenständige Tradition fort, da die ganz ähnlich gerichtete Tätigkeit des Michele Savonarola schon um die Mitte des vorangehenden Jahrhunderts vorausliegt (s. Buch II). Scardeones Nachrichten sind aber viel reichlicher, obwohl er auch noch keine abgerundeten Künstlerleben wie die Späteren bringt, auf die alle mehr oder weniger günstig das Vorbild Vasaris eingewirkt hat. Er ist ein richtiger Lokalantiquar, den das Altertümliche der gelehrten Universitätsstadt besonders anzieht; den Grabinschriften, die er sorgfältig kopiert, hat er z. B. besondere Aufmerksamkeit gewidmet. Natürlich sind seine Nachrichten namentlich für die ältere Zeit mit Vorsicht aufzunehmen; das anekdotische und novellistische Element spielt eine ziemliche Rolle (vgl. die romantische, z. T. am Hofe Kaiser Ferdinands I. spielende Liebesgeschichte des G. B. Ferri), aber seine Nachrichten sind doch recht wertvoll, nicht nur die über die eigene Zeit, sondern auch über das gerade in Padua so wichtige Quattrocento, in das er übrigens, falls er wirklich das ihm zugeschriebene Patriarchenalter von 96 Jahren erreicht hat, noch mit seinen Jugendjahren zurückreicht. Die Reihe seiner Künstler beginnt mit Giusto und Guariento; Squarcione (über den er merkwürdige Nachrichten hat) und seine Schüler, besonders Mantegna, sind sehr eingehend behandelt; über Montagnana, Dom. Campagnola u. a. bringt er Notizen. Sehr liebevoll sind die Plastiker bedacht, vor allem Andrea Riccio, dann Bellano, Ant. Minelli, Tiziano Minio, Gio. Maria Mosca. Aber auch die Vertreter der »Kleinkünste« sind nicht vergessen, so der Goldschmied Francesco a S. Agata (dessen von Scardeone beschriebene Herkulesstatuette in Buchs sich in der Wallace-Sammlung in London wiederfand und zu einer Reihe weiterer Zuschreibungen die Handhabe bot), der berühmte Intarsiator Lorenzo Canozzi, der mit ihm selbst befreundete Stempelschneider (und Fälscher der Antike) Gio. Cavino, ebenso auch Miniatoren und selbst Kalligraphen. Durch Portenari setzt sich, wie wir noch sehen werden, die Tradition dieser paduanischen Lokalantiquare bis ins 17. Jahrhundert fort.

Gegen Schluß des Jahrhunderts veröffentlichte der Mailänder Lokalhistoriker P. Paolo Morigia vom Orden der Gesuaten, der auch sonst ein fruchtbarer Schriftsteller war (freilich von Tiraboschi arger Leichtgläubigkeit geziehen wird), ein Gesamtgemälde seiner Vaterstadt, *La nobiltà di Milano* (1595, neu herausgegeben von Borsieri 1619, mit einem Ergänzungsbändchen). In sechs Bücher geteilt, bringt es alles Wissenswürdige über die blühende, im modernen Italien eine so große Rolle spielende Stadt. Das fünfte Buch, das ausschließlich den Künstlern und Kunstverwandten gewidmet ist, hat für uns namentlich wegen seiner Nachrichten über die Zeitgenossen erheblichen Wert, da Mailand zu den ganz wenigen großen Städten Italiens gehört, die auch in den beiden folgenden Jahrhunderten, als selbst in so viel kleineren Orten das Gebiet der einheimischen Künstlergeschichte fleißig bebaut wurde, untätig geblieben sind. Es ist charakteristisch, welcher Platz hier dem Kunstgewerbe eingeräumt ist, das in der stets industriell veranlagten Stadt von jeher blühte; die Miniatoren, die Waffenschmiede, die Kunstschreiner, die Sticker, die Kunst- und Edelschmiede, besonders aber die sehr kunstreichen Edelstein- und Kristallschneider werden eingehend berücksichtigt; und bei der Rolle, die viele von ihnen, besonders die letzteren (Giacomo Trezzo, die Miseroni u. a.) im Norden, vor allem am kaiserlichen Hofe Rudolfs II. gespielt haben, heben sich diese Abschnitte weit über ihre bloß örtliche Bedeutung hinaus. Im Supplement Borsieris sind besonders die beiden Schlußkapitel wichtig, die die reichen Mailänder Privatgalerien — der Ausdruck findet sich hier schon eingebürgert — von der berühmtesten und ältesten des Leone Leoni an behandeln, sowie eine freilich sehr knappe Übersicht der sehenswürdigsten öffentlichen Gemälde und Skulpturen Mailands geben.

Noch viel ausführlicher, ja eines der umfangreichsten Werke, das auf diesem Gebiete jemals erschienen ist, ist das Gesamtgemälde einer Stadt, die freilich zu den bedeutendsten Italiens gehört. Das ist die *Venetia città nobilissima et singolare descritta*, die der Sohn eines berühmten in Venedig seßhaft gewordenen toskanischen Künstlers, Francesco (di Jacopo) Sansovino, im Jahre 1581 herausgegeben hat. Der stattliche Band, der im folgenden Jahrhundert zwei reichhaltige Neubearbeitungen (durch Stringa und Martinioni) erlebte, gibt in vierzehn Büchern neben einer eingehenden Darstellung der Geschichte und Organisation des wie kein zweites einzigartigen Gemeinwesens — *singolare* steht im Titel mit Recht — vor allem eine genaue Topographie der Stadt nach ihren sechs Bezirken (*sestieri*), in der auf die Beschreibung der Kirchen und ihrer Kunstwerke besonderes Augenmerk verwandt ist. Buch VII enthält dann die Schilderung der in Venedig so wichtigen Bruderschaftshäuser (*scuole*); Buch VIII und IX der öffentlichen und privaten Paläste und Gebäude. Es ist die erste wirklich diesen Namen verdienende Kunsttopographie eines der bedeutendsten Mittelpunkte Italiens, die im Druck erschienen ist, und schon dadurch, wie durch die Fülle ihrer Nachrichten — aus einer der künstlerisch reichsten Perioden — von selbständigem Wert. (Das gleiche gilt namentlich auch von den sehr reichen Zusätzen der durch Don Martinioni veranstalteten Auflage von 1663.) Freilich sind hier bedeutende Einschränkungen zu machen. Sansovino ist vor allem, was sich schon aus der rein äußerlichen Betrachtung seiner weit ausgedehnten Tätigkeit ergibt, ein Schriftsteller gewesen, mit dessen rascher Feder die Gründlichkeit keineswegs Schritt gehalten hat. Er erweist sich als in befremdlichem Grade schlecht unterrichtet, selbst über seine Zeitgenossen und die seinem Vater nahestehenden künstlerischen Kreise; die zweite Auflage Vasaris hat er, häufig recht nachlässig, benützt. Dem steht als auffallende Tatsache gegenüber, daß er oft ziemlich eingehende und bei ihm überraschende Nachrichten über die ältere Zeit hat. v. Hadeln hat nun in einer sehr scharfsinnigen Untersuchung gezeigt, daß eine merkwürdige Übereinstimmung mit einer vorausliegenden älteren Quellenschrift vorhanden ist, den Aufzeichnungen des M. A. Michiel. Da uns diese nur unvollständig erhalten sind (bloß 73 Seiten, obgleich Verweise auf höhere Seitenzahlen, bis 125, vorkommen), so ergibt sich mit ziemlicher Wahrscheinlichkeit der Schluß, daß Sansovino noch das vollständige Manuskript des sog. Anonymus Morellianus benützen konnte. Dadurch erhält sein Werk unmittelbaren Quellenwert; freilich ist bei der sattsam bekundeten Unverläßlichkeit und Flüchtigkeit dieser abgeleiteten Quelle überall die strengste Kritik des Überlieferten notwendig.

Francesco Sansovino, geboren in Rom 1521 und in Venedig nach einem vielbewegten Leben 1586 gestorben, ist ein äußerst fruchtbarer Schriftsteller gewesen, dessen Tätigkeit sich besonders über alle möglichen Gebiete geschichtlichen Wissens erstreckte. Unter seinen Schriften bewegt sich der Versuch einer Topographie der wichtigsten Städte Italiens auf derselben Linie, die sein Gemälde von Venedig einhält; es ist der *Ritratto delle più nobili et famose città d'Italia*, Venedig 1576 (in seiner eigenen Druckerei?) erschienen. Alphabetisch angeordnet, gibt er in sehr kompendiöser Form nach feststehendem Schema Übersichten der Geschichte, der öffentlichen und privaten Bauwerke, der einheimischen Adelsfamilien und berühmten Männer, sowie Notizen ökonomischer und statistischer Art; der viel umfangreichere Foliant des Leandro Alberti liegt voraus, den Sansovino auch in seiner Weise stark benützt hat.

Viel wichtiger für uns ist eine andere Schrift Sansovinos. Das ist das Büchlein *Delle cose notabili che sono in Venetia*, das zuerst 1556 im Druck erschien und seitdem zahlreiche Auflagen und neue Bearbeitungen bis zum Schlusse des 17. Jahrhunderts erlebt hat, die seine Brauchbarkeit und Beliebtheit anzeigen. Es ist auch darin ein Gegenstück zu den unmittelbar aus den alten Mirabilien herauswachsenden Romführern, die ihm äußerlich gleichen und die früher (Buch II) charakterisiert worden sind. Venedig ist ja in dieser Zeit tatsächlich schon längst die Fremdenstadt κατ' ἐξοχήν Italiens, die sie von da an geblieben ist; in ihrer Weise mehr und anders als Rom, das in der zwiefachen Glorie seiner antiken und christlichen Überlieferung etwas Sakrales behält; das Publikum der Rompilger ist ein anderes als das der Weltkinder, die sich an den farbigen Festen der adriatischen Königin berauschen. Das schmale, bequem in der Tasche zu führende Büchlein soll dem Fremden alles Wissenswerte vermitteln; es ist in der auch später in der Guidenliteratur beliebten Dialogform abgefaßt. Ein Einheimischer gibt darin einem *forestiere* verbindlich und wohl unterrichtet Auskunft über alle die Dinge, die in diesem merkwürdigsten aller Stadtgebilde die Neugier reizen mußten; am Schlusse ist deutlich auf das große in Vorbereitung befindliche Werk Sansovinos, die *Venezia descritta*, hingewiesen: der Venezianer ladet den Fremden in sein Haus, um ihn Einsicht in das Manuskript nehmen zu lassen. Tatsächlich ist der Inhalt, wenn auch in der durch den Zweck des Schriftchens gebotenen Gedrängtheit, so ziemlich der nämliche. Auch hier ist die Aufmerksamkeit auf die Kunstwerke, wie sich an dieser Stelle fast von selbst versteht, bedeutend und wir erhalten manche wertvolle Notiz. Besondern Quellenwert besitzt die hier gegebene Beschreibung der 1577 verbrannten Gemälde des Dogenpalastes, um so mehr, als Sansovino selbst einen Teil des literarischen Programms (für die *Sala delle IV. porte*) entworfen hat. Ein Führer im Sinne der späteren Ciceroniliteratur und ihrer ausschließlich oder vorwiegend kunsthistorischen Interessen, dessen Vorbild schon der alte Albertini für Florenz gegeben hatte, ist es freilich nicht; aber als ältestes einschlägiges Denkmal Venedigs und, wie gesagt, namentlich für dessen Charakter als Fremdenstadt außerordentlich lehrreich und wichtig.

Das einzigartige Gepräge der Stadt, der enge Zusammenhang ihrer geschichtlichen, durch ihre merkwürdigen Feste stets lebendig erhaltenen Überlieferung mit der bildenden Kunst, der nirgends so stark ist wie hier, kommt auch noch in andern, rasch zu erwähnenden Schriften zum Ausdruck, die sich bemühen, den Charakter dieser bodenständigen Geschichtskunst dem von außen kommenden Besucher, aber auch wohl dem Einheimischen selbst zu vermitteln; es darf ja nicht vergessen werden, daß die Entwicklung der Malerei und ihrer für Gesamteuropa fortan wichtig werdenden modernen Probleme von diesem Winkel der italienischen Niederlande ausgeht. Es sind freilich nur rein inhaltliche Erläuterungen, die ein anderer Schriftsteller, ebenfalls florentinischer Abkunft, Girolamo B a r d i, von den nach dem Brande von 1577 erneuten Historien im großen Ratsaale des Dogenpalastes (1587) gibt; aber man erinnere sich, was für Maler vom Trecento her an dieser einzigen Stelle tätig gewesen sind, um den richtigen Standpunkt zu diesen Dingen zu gewinnen: hier erscheint selbst Florenz, die Mutter und Führerin der Künste, als kleinstädtisch beschränkt.

Der erste, wirklich rein kunsthistorischen Angelegenheiten gewidmete, freilich niemals gedruckte und damit zu allgemeiner Bedeutung gelangte Führer stammt aus einer Stadt desselben Oberitaliens, die sich gerade in diesem Zeitraum durch ein einflußreiches Malergeschlecht zur Führerschaft anschickt: B o l o g n a. Der (an ein paar Stellen ausdrücklich genannte und sich als Schüler des Innocenzo d'Imola bekennende) Verfasser ist wohl ein gebürtiger Bolognese,

Pietro Lamo. Sein um 1560 verfaßtes Werkchen trägt den unmittelbar der Sprache seines Handwerks entlehnten Namen: *Graticola di Bologna*; angespielt wird damit in leicht verständlicher Weise auf das »Netz«, mit dem man in herkömmlicher Weise die Zeichnungen zum Zweck ihrer vergrößerten Übertragung auf den Karton versah; die Modernen würden nun wohl an Stelle dessen einen andern zu kleiner Münze gewordenen Malerausdruck: Skizze oder ähnliches setzen. Das Schriftchen ist ein erster Entwurf, ganz ungeglättet und ungehobelt, nicht einmal in der Schriftsprache, sondern in der venezianisierenden κοινή, die im »lombardischen« Norden seit alter Zeit üblich war, abgefaßt. Der Verfasser äußert im Vorwort übrigens die Absicht, seine Schrift *a la bolognesa* einem gelehrten Toskaner zur Überarbeitung anzuvertrauen. Er ist ein Praktiker alten Stils ohne alle literarischen und theoretisierenden Interessen, ohne Gelehrttuerei, der hier etwas grobschlächtig, aber treu und rein sachlich berichtet; gerade das macht ihn uns aber wertvoll; geschrieben hat er übrigens in ausdrücklichem Auftrag eines *virtuoso*, des Messer Pastorino, dem denn auch das Werkchen gewidmet ist; schon Milanesi hat, sicher mit Recht, in diesem den berühmten sienesischen Medailleur des Namens gesehen († 1592). Von Vasari ist Lamo ganz unabhängig; eine Stelle der Einleitung, wo als Anlaß der Entstehung des Schriftchens unmittelbar der Mangel an guten und eingehenden Nachrichten über die Stadt angeführt wird, könnte vielleicht schon als eine Äußerung der so bald namentlich in Oberitalien einsetzenden Gegenwirkung gedeutet werden.

Der Führer des Pietro Lamo ist nicht nur einer der ältesten, sondern auch besten und verläßlichsten, den wir von einer italienischen Stadt besitzen, obwohl er, wie gesagt, nur als ein erster, nicht endgültig redigierter Entwurf vorliegt. Der Verfasser ist gerade durch seine geringe Bildung von allen Gelüsten der zünftigen Schriftsteller bewahrt geblieben; sein subalternes, aber ehrliches Malerauge hat ihn in den meisten Fällen trefflich geleitet. Man hat in ihm den Typus des wohlunterrichteten Malercicerone vor sich, der in allen Winkeln seiner Vaterstadt Bescheid weiß; er mag oft fremden Künstlern und Liebhabern als Führer gedient haben. Nicht nur, daß sein Werkchen von einem Kunstgenossen, eben jenem Pastorino von Siena, angeregt scheint, Lamo berichtet, augenscheinlich aus eigener Erfahrung, Aussprüche eines andern Sieneser Künstlers, Baldassare Peruzzi, und sogar ein sehr charakteristisches Diktum Michelangelos selbst. Er hat kaum vorgefaßte Meinungen, referiert über alle Zeiten mit gleichem Anteil, über die mittelalterlichen Werke der *maniera tedesca* und das Trecento ebenso wie über das Quattrocento und seine eigene Zeit, bringt auch häufig gute historische Nachrichten über Besteller u. s. w. Gelegentlich berichtet er über Nachforschungen, die er auf eigene Faust gepflogen hat, so über den Hochaltar in S. Francesco. Der einheimischen und gerade hier so wichtigen Bildnerei in Ton schenkt er mit gutem Recht besondere Aufmerksamkeit und hebt das in seiner Vorrede eigens hervor. Wie er auch sonst wertvolle Nachrichten über heute verlorene Kunstwerke bringt, so verzeichnet er mit sichtlichem Anteil örtliche Funde von Altertümern und vergißt die Schätze der Privatsammler in den reichen Palästen Bolognas keineswegs. Er ist nicht umsonst ein Zeit- und Stadtgenosse jenes berühmten Bologneser Arztes und Sammlers Ulisse Aldrovandi, der als einer der ersten den römischen Statuenbesitz (1556) beschrieb; man gewinnt die Vorstellung, daß der unscheinbare und doch so heimatkundige Mann in jenen Palästen frei ein- und ausging und gern gesehen wurde.

Trotz solcher auswärtiger Ansätze behauptet Florenz seinen alten Ruhm als Vorort der Kunstgeschichtschreibung und Kunstkritik. Denn der erste Führer größeren Umfangs mit ausgesprochen kunsthistorischer Richtung, der jemals gedruckt worden ist, geht von hier aus, zwei Menschenalter nach dem ersten Versuch dieser Art überhaupt, Albertinis *Memoriale* von 1510; der Plan des Vielschreibers Doni, eine Art *Firenze illustrata* zu schreiben, blieb unausgeführt (s. Buch IV). Es sind die *Bellezze della città di Fiorenza* eines sonst wenig bekannten einheimischen Literaten, des Francesco Bocchi, 1581 zum erstenmal erschienen. Ein hübsch gedrucktes, sehr handliches Büchlein, gerade vom richtigen Umfang als Begleiter, nicht zu weitschweifig, aber auch nicht zu mager und knapp. Es stellt den Typus aller späteren Arbeiten dieser Art fest; die Anordnung ist streng topographisch nach einem auf die Gestalt des Stadtbildes sich ergebenden festen Plane der Führung. Es ist selbstverständlich, daß das Buch als Inventar des Kunstbesitzes — nicht nur des öffentlichen, sondern auch des privaten, den Bocchi wohl berücksichtigt — in einem der wichtigsten Mittelpunkte der italienischen Kunst zu Ende des 16. Jahrhunderts, trotz aller fehlerhaften oder irrigen Angaben seinen großen und dauernden Wert für das Studium hat. Hier liegt aber seine eigentliche historische Bedeutung nicht beschlossen, sondern darin, daß es das erste Werk dieser Art ist, in dem das schöngeistige Gerede über die bildende Kunst, das Kunstrichter- und Geschmäcklertum voll zu Wort gekommen ist. Das Florentiner Kunsturteil, dessen erste Spuren wir in dieser geistig regsamen und stets führenden Stadt bis in das Trecento zurück verfolgen können, war dank der Arbeit seiner einheimischen Künstler und Literaten längst zu festen Formeln, auch theoretisch, ausgebildet; Bocchis Führer verrät auf jeder Seite, daß er auf den Wegen wandelt, die vor allem Vasari und dann sein Nachfolger Borghini, der für Bocchi noch wichtiger ist, eröffnet haben; es ist hier an die kritische Durchsicht der florentinischen Kunstwerke durch die Teilnehmer an dem Gespräche in Vecchiettis Villa Riposo zu erinnern, die Borghinis II. Buch füllt und die augenscheinlich auf Bocchi stark eingewirkt hat. Sein Führer übermittelt nicht nur die nötigen historischen Notizen und, wie es früher in Aufzeichnungen solcher Art üblich war, den trockenen Katalog der Werke mit Angabe des Gegenstandes und des Urhebers; er gibt ausführliche Beschreibungen, in denen auf die formalen Elemente, vom Standpunkte und in der festgewordenen Schulsprache einer längst ausgebildeten Theorie bestimmter Richtung, höchst ernsthafter Nachdruck gelegt ist. Schon der Titel *Bellezze* stimmt nachdenklich; es ist nicht mehr der läßliche, vieles umfassende Terminus des »Schönen«, der eigentlich noch bei Vasari herrschend ist, sondern es ist schon deutlich der Übergang zu der Lehre vom »Schönen« als Zentralbegriff des Kunstwesens zu merken, wie ihn das 17. Jahrhundert feststellt. Die ästhetisierende Betrachtung der Kunst nach bestimmten Formeln und Kategorien ist hier eigentlich schon ganz ausgebildet; dem Neophyten, der in die Kunstwelt von Florenz eingeführt werden soll, wird ein fertiges Kunst- und Geschmacksurteil — man beachte nur z. B. die Häufung der beschreibenden Beiwörter — vorgerichtet; jenes System, das sich bis in die modernen Reiseführer hinein erhalten wird. Darin scheint, abgesehen von dem viel geringeren, weil fast durchaus aus zweiter Hand empfangenen Quellen- und Darstellungswert, die eigentliche geschichtliche Bedeutung des Buches zu liegen. Es ist übrigens auch bemerkenswert, wie der eigentliche Ursprung dieser ganzen Guidenliteratur aus dem sakralen Wesen — der Kirche als ältestem »Museum« — sich auch hier durchaus nicht verleugnet; die Aufmerksamkeit auf die Reliquien und Schätze der Kirche steht immer noch stark im Vordergrunde. Vielleicht noch lehrreicher ist die zweite Schrift Bocchis, die eine uralte Form der Kunstliteratur, die »Ekphrasis«, in moderner Form darstellt: seine Würdigung eines der berühmtesten älteren Kunstwerke von Florenz, der Georgsstatue des Donatello an Or Sanmichele. Wie hier ein Kunstwerk vergangener Tage, oft recht gewaltsam und abirrend, mit den Maßstäben einer bereits formelhaft gewordenen Kunstkritik gemessen, wie das Historisch-Individuelle fast verflüchtigt wird, ist ungemein lehrreich; die Schrift gehört deshalb wesentlich in das Kapitel über die Herausbildung der Kunsttheorie und wird dort noch Beachtung finden müssen.

Das übrige Italien bleibt noch geraume Zeit stumm, auch das schon längst zu herrschender Stellung aufgerückte Rom entfaltet erst im nächsten Jahrhundert sein reiches bodenständiges Schrifttum auf diesem Gebiet. Zu erwähnen wäre höchstens das Prunkstück einer Beschreibung des berühmten Herzogspalastes von Urbino (von 1587) durch den fruchtbaren Dichter und Geschichtschreiber seiner Vaterstadt, Bernardino Baldi (1553—1617). Eine von dem sienesischen Maler

Marco da Pino († 1587) nur bruchstückweise auf uns gekommene Abhandlung enthält manche schätzbare Notiz über die Künstler von Neapel.

Raffaello Borghini, Il Riposo, in cui della pittura e della scultura si favella, ecc., D. Gio. de' Medici gewidmet, Ed. princ., Florenz, Marescotti, 1584. Eine zweite Auflage, mit Noten von dem gelehrten Bottari versehen (vgl. *Lettere pittoriche* II, 207) erschien Florenz 1730, eine dritte (in drei Bänden) Siena 1787, bei jenem Pazzini, der Alfieris Tragödien verlegt hat und den Groll des Autors auf sein sündiges Haupt lud. Auch diese Ausgabe ist schlecht und nachlässig, sie übernimmt (und verstümmelt gelegentlich) die Anmerkungen der frühern, ohne sie überhaupt zu nennen. Ein Neudruck erschien auch in den *Classici Italiani* Mailand 1807 (3 Bände), eine fünfte Ausgabe endlich noch Reggio 1827—1829. Zur Literatur vgl. die ausführliche Besprechung in Comollis Bibliografia ragionata II, 33, zum Technischen: Berger, Beiträge IV, 39 ff. Die Villa Riposo (später Signorini) bei Florenz ist noch erhalten, vgl. Carocci, Dintorni di Firenze, Florenz 1881, p. 266. Eine Abbildung u. a. bei Desjardins, Jean Bologne, p. 33.

Eine fleißige, wenn auch zum Teil überholte Gesamtdarstellung der niederländischen Kunsthistoriographie (freilich nur auf das 15. Jahrhundert eingestellt) liegt in der schon öfter zitierten Dissertation Felix Beckers vor: Schriftquellen zur Geschichte der altniederländischen Malerei I. Kritik und Kommentar der Quellen. Leipzig 1897. Der zweite Teil, der die Sammlung der Quellenstellen enthalten sollte, ist meines Wissens nicht erschienen. Voraus liegt die knappe Materialsammlung im Anhang der von A. Springer besorgten deutschen Ausgabe von Crowes und Cavalcaselles Geschichte der altniederländischen Malerei. Leipzig 1875, 411 ff.

Lodovico Guicciardini, Descrittione di tutti i Paesi bassi, altrimenti detti Germania inferiore (Philipp II. gewidmet). Antwerpen 1567 (gleichzeitig auch französisch erschienen). Noch zu Lebzeiten des Autors († 1589) erschienen fünf Auflagen, über die die Archives de l'art vol. I. Gent 1860 zu vergleichen sind. Unter den späteren ist die französische, Amsterdam 1611, durch ihre Zusätze nicht ohne Wert. Von dem Anteil, den das Werk erregte, zeugt die alte deutsche Übersetzung von Dan. Federmann, Memmingen 1580, auch die lateinische, Amsterdam 1613. — Über M. van Vaernewijck, Niew Tractaet ende corte bescrijvinghe von dat edel Graefscap van Vlaenderen, Gent 1562 und 1563 (in Reimen) und sein Hauptwerk: Historie von Belgis ... Spiegel der nederlantschen Oudtheyt, Gent 1568 und 1574, vgl. Becker a. a. O. 74 f. und das unten angezogene Buch von Greve.

Karel van Manders Schilderboek erschien in erster Ausgabe Alkmaar 1604, eine zweite, der eine Biographie van Manders angehängt ist, Amsterdam 1618. Nur die Lebensbeschreibungen der hoch- und niederdeutschen Maler, als der Teil, der die gelehrte Forschung um seines Sachwertes halber natürlich immer am meisten beschäftigt hat, erschienen sprachlich erneuert von de Jongh, Amsterdam 1764; eine französische Übersetzung mit wichtigen und wertvollen Erläuterungen lieferte Hymans, Paris 1884. Eine deutsche Übersetzung rührt von Floerke her (in Frimmels Galeriestudien, IV. Folge, I, II), München 1906. Die philologisch-historische Arbeit an van Mander ist im Grunde weiter fortgeschritten als an seinem Vorbild Vasari. Es liegen vor die gründliche Quellenarbeit Greve's, De Bronnen van Carel van Mander voor het Leven der doorluchtigte nederlandsche en hoogduytsche schilders, Haag 1903 (mit vorzüglicher Bibliographie, in Hofstede de Groots Quellenschriften zur holländischen Kunstgeschichte, Band II) und die ausgezeichnete, mit höchst reichhaltigem und belehrendem Kommentar versehene Ausgabe des Lehrgedichtes: Den Grondt der Edel vry Schilder-Const. Holländischer Text und deutsche Übersetzung mit trefflichem Glossar von Hoecker (Quellenschriften zur holländischen Kunstgeschichte VII), Haag 1916. (Älter ist das etwas dürftige Werkchen von Becker, Schriftquellen zur Geschichte altniederländischer Malerei, Leipzig 1897.) Über die wahrscheinlich von Delbecqu (um 1830) verübte Fälschung des Lukas van Heere s. van der Haeghe, Mémoire sur des documents faux relatifs aux anciens peintres sculpteurs et graveurs flamands. Rooses, K. v. Manders Schilderboek, Nederlandsch Museum 1887. Plettinck, Studien over het leven en de werken von K. v. Mander, Gent 1896. Hirschmann, K. v. Manders Haarlemer Akademie, Monatsh. f. Kunstwiss. 1918, 213 ff. — Weitere Literatur bei Floerke und Hoecker.

Ascanio Condivi, Vita di M. A. Buonarroti, Ed. princ., Rom 1553. Die außerordentlich seltene 2. Ausgabe mit Anmerkungen von Gori, Mariette und Fil. Buonarroti und einem von dem Bildhauer Ticciati hinzugefügten Schluß, Florenz 1746. Lediglich (z. T. unvollständige und ungenügende) Neudrucke dieser letzten Edition Pisa 1823 und Florenz 1858 (Barbera). Ein sorgfältiger Neudruck mit Konkordanz von Vasaris Text in 1. und 2. Auflage liegt in Freys Ausgewählten Biographien Vasaris, II, Berlin 1887, vor. Die älteste Übersetzung ist merkwürdigerweise eine russische, von Michael Gelesnow 1865, wie E. Steinmann in seiner (für mich allzu schmeichelhaften) Besprechung meiner Materialien (Monatsh. f. Kunstw. 1920/21 mitteilt. Die erste deutsche Übersetzung lieferte Valdeck in Eitelbergers Quellenschriften VI, Wien 1883. Die Übersetzung eines Ungenannten (Florenz 1888 verfaßt) ist Stuttgart 1889 gedruckt worden. Neuere Verdeutschungen sind von Pemsel, München 1898, und Adler (in Hendels Gesamtliteratur, Halle 1909). Eine französische Übertragung bei Boyer d'Agen, L'œuvre littéraire de M. Ange, Paris 1911. Eine englische Übersetzung von Herbert Horne, die ein Faksimile der köstlichen ersten Ausgabe darstellt, ist 1904 in Boston erschienen (Steinmann). Ausführliche Bibliographie bei Comolli, Bibliografia ragionata II, 304 ff. Der Lokalpatriotismus der Marken hat sich bemüht, die Figur Condivis, auch als Künstler, schärfer zu umreißen. Urkundliche Nachrichten über ihn schon bei Ricci, Memorie storiche delle arti e degli artisti della Marca d'Ancona, Macerata 1834, II, 39. Ferner Grigioni, A. Condivi, La vita e le opere, Ascoli Piceno 1908 (und vorher über seine Fresken in der Rassegna bibliografica dell'Arte Ital. IV, 1901). Würdigung Condivis als Quellenschriftsteller bei Frey in der obengenannten Ausgabe sowie in der Einleitung zu seinem Michel Agnolo, Berlin 1907, I, XXIX ff.

Ben. Varchi, Orazione funerale ... fatta e recitata da lui pubblicamente nell'esequie di Michelagnolo Buonarroti in Firenze, nella chiesa di S. Lorenzo, Florenz 1564, in 4°. (Deutscher Auszug von Ilg mit Konkordanz zum Text Vasaris im Anhang zu Condivi, Eitelbergers Quellenschriften VI). — Esequie di M. A. Buonarroti celebrate in Firenze dall'Academia de'Pittori, Scultori ed Architetti nella chiesa di S. Lorenzo il di 28 Giugno 1564, Florenz, Giunti 1564, in 4°. Neudruck von G. Milanesi (zum IV. Zentenar, mit Noten), Florenz 1875. Vasari hat diese Beschreibung (mit eignen Zusätzen) in seiner ausführlichen Schilderung des Katafalks (2. Ausgabe, 1568, ed. Milanesi VII, 296—316) benützt. Ferner: Gio. Maria Tarsia, Oratione o vero discorso ... fatto nell'esequie del divino M. A. Buonarroti con alcuni sonetti e prose latine e volgari di diversi, circa il disparere occorso fra gli Scultori e Pittori. Dedicata al molto magnifico e virtuoso M. Agnolo Bronzini, Florenz, Sermatelli 1564, 4°. Das Ganze ist eine Aufwärmung der uns bereits bekannten Rundfrage Varchis über den »Paragone« (s. o. Buch IV). Endlich Lionardo Salviati, Orazione di L. S. nella morte di M. A. Buonarroti, Florenz, Stamperia Ducale 1564, 8°. Legati, Poesie di diversi autori latini e volgari fatte nella morte di M. A. Buonarroti e raccolte da Domenico Legati, Florenz 1564, 12°: so gut wie verschollen, aber von Magherini im Anhang zu seiner Biographie M. Angelos Florenz 1875 neu gedruckt, wie mir mein verehrter Freund E. Steinmann nachweist. — Il funerale di Agostino Caracci fatto in Bologna dagl'Incamminati Accademici del Disegno, con i rami intagliati da Guido Reni, Bologna 1603, 4°. Rime di diversi nobilissimi ed eccelent. autori in morte della Signora Irene di Spilimbergo, Venedig 1561 (mit Biographie von Dionigio Aranagi). Neuausgabe von Pietro Giordani: Orazioni d'incerti autori in lode della Sig. Irene in F. Sansovinos Orazioni, Ven. 1584. Über Bocchi s. u. — Gualterotti, Descrizione del Regale Apparato per le Nozze della Ser^{ma} Madama Cristina di Lorena, moglie del Ser^{mo}

D. Ferdinando Medici III, Florenz, Padovani 1589. Das Buch steht hier nur als Vertreter einer ganzen Reihe ähnlicher Schriften, die seit der Mitte des Jahrhunderts immer zahlreicher werden und nur das (keineswegs noch nach Gebühr gewürdigte) Dekorationswesen dieser Zeit z. T. auch bildlich vor Augen führen (vgl. besonders auch das von Burckhardt in seiner Geschichte der Renaissance in Italien, 3. Aufl., Stuttgart 1891, 370 gesammelte reiche Material). Eine sehr vollständige Reihe dieser Schriften ist in Cicognaras Catalogo ragionato I, 232 ff. aufgeführt. — Composizioni di diversi autori in lode del Ritratto della Sabina scolpita in marmo dall'eccellentissimo maestro Gio. Bologna, Florenz, Sermatelli 1583, 4° (mit zwei Ansichten der Gruppe).

Benvenuto Cellini, La Vita scritta da lui medesimo (Original in der Laurenziana, mit eigenhändigen Korrekturen, zwischen 1558 und 1566 entstanden). Erster Druck erst Neapel (mit dem Decknamen Colonia) 1728, besorgt von A. Cocchi und dem Lord Boyle gewidmet (bei Goethe die falsche Angabe Florenz 1730); keineswegs inkorrekt, wie man öfter lesen kann, sondern nur geglättet und infolgedessen (was auch auf Goethe ungünstig gewirkt hat) im Stil zuweilen bis zur Unkenntlichkeit verwischt. Es ist die Ausgabe, die Goethe benützt hat. Die späteren Ausgaben (so die von Bianchi, Florenz, Le Monnier 1852 u. ö.) sind heute durch die fleißige kritische Ausgabe von Bacci, Florenz 1901, überholt und erledigt. Eine illustrierte populäre Ausgabe (mit den Traktaten) von Jahn-Rusconi Valeri, Rom 1901. Die älteste Übersetzung ist die (schon von Goethe getadelte) englische von Nugent, London 1771. Dann folgt die Goethesche, Tübingen, Cotta 1803, über die Vossler (in der Münchener Allgemeinen Zeitung 1900, Nr. 253) einen schönen Aufsatz geschrieben hat. Dazu Teza, La vita di B. C. nelle mani di Goethe, Venedig 1895. Garoglio, W. Goethe e il Cellini, Marzocco, Numero unico, 4. Nov. 1900 (Zentenarfeier). Eine deutsche Übersetzung von H. Conrad erschien München 1908. Die ältere englische Übersetzung von Roscoe, London 1822, wurde von L. Ricci, London 1906, neu aufgelegt. Eine neue englische Übersetzung mit trefflicher Bibliographie von Cust, The life of B. C. 2 Bände, London 1910. Französisch von Leclanché, Paris 1847, und Laguillerme, Paris 1881. Es existieren ältere und neuere Übersetzungen ins Spanische, Holländische, Russische, Polnische, Ungarische (vgl. die Bücherschau von Cust). Schwedisch zuletzt von Lundquist, Stockholm 1906.

Über die Vita im allgemeinen d'Ancona und Bacci, Manuale della Letteratura Italiana, Florenz 1905, II, 605 ff. Eine berühmte Würdigung rührt schon von dem bekannten italienischen Kritiker des 18. Jahrhunderts, Baretti, her, in seiner *Frusta letteraria* (wieder abgedruckt in Morandis Antologia della critica lett. moderna, Città di Castello 1905). Über Cellini als Schriftsteller: Bacci, Il B. C. prosatore, Rassegna Nazionale XVIII (1896). Derselbe, B. C. scrittore, Florenz 1905. Erminia Leporati, B. C. e la sua autobiografia, Florenz 1909, und besonders K. Vossler, Cellinis Stil in seiner Vita, Beiträge zur romanischen Philologie (Festgabe für G. Gröber), Halle 1899 (dazu B. Croce in den Atti dell'Acad. Pontoniana, vol. XXIX). Eine »psychopathologische« Studie über Cellini hat Roncaroni im Archivio di psichiatria XXVI, Turin 1905, veröffentlicht. Über den Künstler Cellini bietet noch immer Plons Prachtwerk, Paris 1883, das umfänglichste Material. Eine Cellinibibliographie von Churchill in Olschkis Bibliografia IX (1908). Neuere Literatur über C. jetzt auch verzeichnet bei Querenghi, La Psiche di B. C. Bergamo 1913.

Das Memoriale des Baccio Bandinelli (beg. 1552, auf der Nationalbibliothek in Florenz) ist zuerst von Colasanti im Rep. f. Kunstw. XXVIII (1905), 406 ff. veröffentlicht worden.

Die beiden Hauptschriften Bernard Palissys sind: Recepte véritable par laquelle tous les hommes de la France pourront apprendre à multiplier et augmenter leurs thrésors La Rochelle 1564, und Discours admirables de la nature des eaux et fontaines . . . des pierres, des terres, du feu, et des émaux, Paris 1580. Eine stark fehlerhafte Gesamtausgabe erschien noch Paris 1636. Nachdem dann Palissy fast durch ein Jahrhundert vergessen war, erwachte im 18. Jahrhundert von neuem der Anteil für ihn: Zeuge davon die Ausgabe seiner »Œuvres«, die mit Anmerkungen von Faujas de St Fond und Gobet, Paris 1777, herauskam. Neue Ausgaben von Cap, Œuvres complètes de B. C., Paris 1844, und Anatole France, Les Œuvres de B. C., Paris 1880. Beide obenerwähnte Schriften sind in Form von Zwiegesprächen abgefaßt (die zweite zwischen »Practicque« und »Théorique«, wobei die letzte gelegentlich derb abgekanzelt wird); namentlich die *Discours admirables*, aus den merkwürdigen Vorlesungen entstanden, die Palissy 1575 in Paris öffentlich und gegen Eintrittsgeld abhielt, enthalten — gleich der *Recepte véritable* stark lebensgeschichtlich gehalten — eine Menge technischer Einzelheiten, vor allem über die eigene Kunst des Verfassers und seine neuen Erfindungen auf dem Gebiet der Keramik. Im übrigen überwiegt der naturwissenschaftliche Anteil, wie denn der merkwürdige Mann in vielem ein Geistesverwandter des Lionardo ist.

Leymarie, L'énigme de B. P. L'Art, 1902, 659. Neuerdings ist ein gänzlich verschollener Druck Palissys: Architecture et Ordonnance de la grotte de Monsieur le duc de Montmorency, La Rochelle 1563, wieder aufgetaucht und in einem Privatdruck (Rahir, Paris 1919) veröffentlicht worden. (Mitteilung von Dr. Kris.)

Das Bruchstück der Autobiographie des Raffaelle da Montelupo wurde zuerst von Gaye in seinem Carteggio inedito III, 581, dann in D'Anconas Sammlung von Autobiographien, Florenz, Barbèra 1863, zuletzt von Milanesi in seinen Vasariausgaben (Sansoni IV, 551) veröffentlicht.

Durch Herrn Dr. F. Saxl in Hamburg wurde ich auf eine äußerst seltene Schrift aufmerksam, die den Bibliographen (auch Cicognara) unbekannt ist, und in den Wiener Bibliotheken fehlt; Dr. Saxls Arbeit darüber ist leider noch nicht gedruckt. Das Buch rührt von einem Schüler Vasaris, Giacomo Zucchi (als Jacopo del Zucca von V. selbst erwähnt, Ed. Milanesi VII, 618; sein Leben bei Baglione, Vite I, 45) und trägt den Titel: Discorso sopra li dei de' gentili e loro imprese. Rom 1602. Es ist dadurch merkwürdig, daß es vollständig dem Programm der eigenen noch erhaltenen Malereien des Künstlerautors im Palazzo Rucellai in Rom (die auch Baglione erwähnt) gewidmet ist und bildet demnach ein Gegenstück zu dem etwas späteren ähnlichen Buch eines geistlichen Malers, Calvis Pitture misteriose del Pal. Moroni spiegate (Bergamo 1655, worüber später in Buch VIII).

Die Selbstbiographie (*Breve Trattato*) des Giampaolo Lomazzo (geb. 1538) befindet sich in der Sammlung seiner Gedichte: Rime di Gio. P. Lomazzo Milanese Pittore, divise in sette Libri, nelle quali in imitatione de' Grotteschi usati da' pittori, ha cantato le lodi di Dio . . . di pittori, scultori ed architetti . . . con la vita del autore, Mailand 1587. Sie ist mit seinem Porträt geschmückt; sein Selbstbildnis, das er eigenem Bericht nach für den Medailleur Fontana gemacht hat, ist in der Wiener Galerie. Auch eine zweite Gedichtsammlung in der sog. *Lingua Facchinesca* — für die eine eigene Akademie unter Lomazzos Vorsitz bestand! — enthält manches auf bildende Kunst bezügliche: Rabisch dra Academiglia dor compà Zavargna Nabad dra Vall d' Bregn, Mailand 1589.

Ricordi des J. Pontormo (auf der Magliabecchiana, Bibl. Naz. Florenz, cl. VIII, 1409) von 1554, in Auszügen bei Gaye, Carteggio inedito III, 166 (vgl. Frey, Cod. Magliabecch. XVII, 17, p. 366), publiziert von Colasanti im Bolletino della Società filologica Romana 1902, n. 2. Die des Aless. Allori (1579—1584) gab Supino mit Noten heraus, Bibl. della Rivista d'arte II, Florenz 1908. Ricordi des Michelangelo liegen noch unveröffentlicht im Britischen Museum (Frey, M. A. Buonarroti, Berlin 1907, Einleitung), Carden, Michelangelo, A record of his life told on his own letters and papers, London 1913. Simeoni, Il giornale del pittore Veronese Paolo Farinati (bis 1603) in: Madonna Verona I (1907) und V (1911). Die Ricordi des Alessandro Vittoria erliegen in zwei Bänden im venezianischen Staatsarchiv (früher bei den Nonnen von S. Zaccaria), vgl. die Ausgabe der von Temanza geschriebenen Vita Vittorias durch Moschini, Venedig 1827, auch den Aufsatz von Ceresole über Vittoria in L'art 1885 (mit Faksimile); Auszüge bei Giovanelli-Gar, Vita di A. Vittoria, Trient 1858; zuletzt vollständig in einer sorgfältigen Ausgabe von Riccardo Predelli, Le memorie e le carte di A. Vittoria, Trient 1908. Ein Diario des Neapolitaner Bildhauers Annibale Caccavelli (1546–1567) wurde mit Einleitung und Noten von Filangieri di Candida, Neapel 1896 herausgegeben.

Lomazzos Werkchen war nicht das einzige dieser Art. Eine Autobiographie in Terzinen des Vincenzo Danti von Perugia (1530–1576, s. u.) erwähnt Pascoli in seinen Leben der peruginischen Künstler (1572, p. 153); sie scheint ebenso verschollen zu sein, wie die ebendort erwähnte Sammlung von *Vite degli Scultori*, deren Verlust für uns besonders schmerzlich sein dürfte; s. auch unten. Ein für Dantis Wesen und Schaffen recht bezeichnendes Sonett von ihm selbst (auf eine Bronzegruppe Herkules und Antäus) findet sich in der Gedichtsammlung eines Zeitgenossen und Landsmannes, des P. Bottonio, Poesie Sagre ed. Orlandi Perugia 1779, I, 29; wieder abgedruckt (mit andern Sonetten Bottonios) in meinem unten angeführten Aufsatz über V. Danti.

Fed. Zuccaro, Il passaggio per l'Italia con la Dimora di Parma del Sig. Cavaliere Federigo Zuccaro, Bologna 1608. Neue Ausgabe von Lanciarini, Rom 1893; vgl. Comolli, Bibliografia ragionata I, 220f. Andere Werkchen dieser Art, die namentlich seinen Aufenthalt in Bologna und Ferrara behandelten, befanden sich in der reichen Kunstbücherei Giuseppe Guidicini in Bologna (Auktionskatalog von 1844, p. 281), vgl. auch Lanciarini a. a. O., p. 17, Bertolotti, F. Zuccaro, Perugia 1876. Lanciarini, Dei Pittori Taddeo e Federigo Zuccari, Jesi 1893. Claretta, Il pittore F. Zuccaro nel suo soggiorno in Piemonte alla corte di Savoia (1605–1607) secondo il suo »Passaggio«, Turin 1895. Melani, Un libro del pittore Fed. Zuccaro, Arte e storia XVII, 1898.

Aless. Lamo, Discorso intorno alla scultura e pittura, dove ragiona della vita ed opere . . . fatte dall'eccell. e nob. M. Bernardio Campo, Cremona 1584 (Wiederabdruck in Zaists Notizie dei pittori ecc. Cremonesi, Cremona 1774, Bd. II; vgl. darüber unten.

Vignolas Vita an der Spitze der Due regole della prospettiva pratica, herausgegeben von Egnatio Danti, Rom 1583 (auch in den späteren Ausgaben) s. unten.

Bern. Scardeonius, De antiquitatibus urbis Patavii et claris eius civibus, Basel 1560, fol. Das III. Buch, Classis XV, enthält den Libellus de claris pictoribus, caelatoribus, fusoribus et architectis Patavinis. Über Scardeone vgl. Tiraboschi, Storia della lett. ital., Venedig 1796, VII, 3, 919.

Von besonderem Interesse — um so mehr da die berühmten alten Sammlungen des Hauses Obizzi sich heute in den seinerzeitigen Hofsammlungen zu Wien befinden — ist die Beschreibung, die ein fruchtbarer Literat dem Landsitz dieses Geschlechtes, Catajo (bei Padua), und seinen von Zelotti u. a. angeführten Gemälden gewidmet hat: Giuseppe Betussi, Ragionamento sopra il Catajo, luogo dello III. Sig. Pio Enea degli Obizzi, Padua 1573, neue (vermehrte) Auflage, Ferrara 1669. Eine andere, Vittoria Colonna gewidmete Schrift von Betussi, Le Imagini del Tempio della Signora Giovanna d'Aragona ist Florenz 1556 bei Torrentino erschienen.

Paolo Morigia, Nobiltà di Milano descritta, Mailand 1595; 2. Auflage mit dem ausführlichen Supplement von Girolamo Borsieri ebenda 1619 (die kunstgeschichtlich wichtigen Kapitel sind die letzten c. XVI–XIX). Morigias Historia dell'antichità di Milano (Mailand 1592) enthält übrigens im Buch I, c. 60, auch einen Abschnitt über die mailändischen Maler und Bildhauer; über ihn vgl. Tiraboschi, Storia della letteratura Italiana, Venedig 1796, VII, 380, 943, 996.

Francesco Sansovino, Venetia città nobilissima et singolare descritta in XIII libri, Venedig, Sansovino 1581, in 4°. Sehr vermehrte neue Ausgaben von Gio. Stringa, Venedig 1604, und Giustiniano Martinioni, Venedig 1663. Das Buch enthält auch die wichtige Beschreibung der 1577 vernichteten Gemälde im Saale des großen Rates (neu herausgegeben von Bettio, Lettera intorno al Palazzo Ducale etc., Venedig 1829). Über Sansovino: Sforza, F. S. e le sue opere storiche, in den Memorie dell'Academia delle scienze di Torino, S. II, t. 47 (Turin 1897), und besonders v. Hadeln, Sansovinos Venetia als

Quelle für die Geschichte der venezianischen Malerei, im Jahrbuch der preußischen Kunstsammlungen 1910, 149.

Voraus liegt ein verwandtes Werk, das freilich kunsthistorisch wenig ertragreich ist: M. Ant. Sabellicus, De situ urbis libri III. o. O. u. J., und in der Gesamtausgabe der Opera von 1502, sowie im Graevius, Thesaurus antiquitatum (1722), vol. V. Italienisch von L. Fauno in Biondos Geschichtswerk von 1544.

F. Sansovino, Ritratto delle più nobili et famose città d'Italia, Venedig 1565. Girol. Bardi Fiorentino, Dichiaratione di tutte le storie, che si contengono nei quadri posti nuovamente nelle Sale dello Scrutinio e del Gran Conseglio, Venedig 1587, und öfter aufgelegt bis 1660 (vgl. Cicogna, Saggio di Bibliografia Veneziana, Venedig 1847, n. 4669. Vgl. dazu die Abhandlung von K. Escher, Die großen Gemäldefolgen im Dogenpalast in Venedig. Repert. f. Kunstw. XLI (1919), 87 ff. Ferner die Miracoli della Croce (wichtig durch die Beschreibung der Gemälde in der Scuola di S. Giovanni Ev. von Gentile Bellini u. a.) Venedig 1590. Nachdrucke 1604, 1617, 1771 (diese mit Zusätzen).

(F. Sansovino), Dialogo di tutte le cose notabili che sono in Venetia, cioè pitture e pittori, sculture e scultori, usanze antiche, fabbriche e palazzi, huomini virtuosi ecc. Zuerst Venedig 1556 unter dem Verstecknamen Anselmo Guisconi erschienen (Tutte le cose notabili e belle che sono in Venetia, äußerst selten, Neudruck von Battaglia, Per Nozze, Venedig 1861) und sehr oft neu aufgelegt (1560, 1561, 1565, 1566, 1567, 1569, 1583, 1587, 1592, 1602). Nur die Ausgabe von 1561 trägt den Namen Sansovinos. Über weitere bis 1692 reichende Bearbeitungen von Goldioni (Doglioni), Zittio (Ziotti) u. a. mit Zusätzen vgl. Cicogna, Bibliografia Veneziana, n. 4462—4464 und dess. Iscrizioni Ven. IV, 70; einige haben auch das oben erwähnte Schriftchen Bardis übernommen; vgl. v. Hadeln in seiner Ausgabe von Ridolfis Maraviglie, Berlin 1914, Einl. XV—XVII.

Pietro Lamo, Graticola di Bologna (1560). Zum erstenmal anonym, jedoch — vgl. das Vorwort — von dem bekannten Herausgeber der *Felsina Pittrice* Malvasias, Giampietro Zanotti mit italienischer Übertragung des mitunter schwer verständlichen und verderbten Textes und zahlreichen Anmerkungen herausgegeben, Bologna 1844 (vgl. auch die Notiz in Zanottis Felsina pittrice, Bologna 1841, II, Register XXXI). Über Lamo s. die Notiz in Bianconis Pitture ecc. di Bologna, Bologna 1792, Register p. 498 sowie Lanzi im Künstlerverzeichnis seiner *Storia pittorica*, Ausgabe von Pisa 1817, VI, 73; ferner Milanesi in Vasari, ed. Sansoni, IV, 440. Zanti, Nomi e cognomi di tutte le strade, contrade e borghi di Bologna . . ., Bologna 1583, und in spätern Bearbeitungen (1635, 1712, 1722).

Francesco Bocchi, Le Bellezze della città di Fiorenza, dove a pieno di Pittura, Scultura, di sacri Tempii, di Palazzi i più notabili artifizii e più preziosi si contengono, Florenz 1591 und 1592. Eine neue, sehr vermehrte Auflage gab im 17. Jahrhundert Cinelli heraus, Florenz 1677 (Nachdruck Pistoja 1678). Über Bocchis Schrift Eccellenza della statua di S. Giorgio di Donatello s. unten Er hat übrigens auch »Elogia quibus viri doctissimi nati Florentiae decorantur« herausgegeben (Florenz 1607 und 1609), die einige Künstlernotizen, besonders auch über Gio. Bologna enthalten. Florentinischen Lokalinteressen sind auch zwei kleine Schriften Bocchis gewidmet: 1. Opera sopra l'imagine miracolosa della SS. Nunziata di Firenze, Florenz 1592; 2. Epistola s eu opusculum de restitutione Sacrae Testudinis Florentina (mit Holzschnitt der 1600 von einem Blitzstrahl getroffenen Domkuppel), Florenz 1604.

Bern. Baldi, Memorie concernenti la città d'Urbino cioè Encomio della Patria e Descrizione del Palazzo Ducale d'Urbino, in Baldis Versi e Prose, Venedig 1590. Neuauflage Rom 1734. Über Baldi vgl. D'Ancona und Bacci, Manuale della letteratura Italiana, 5. Aufl., Florenz 1904, III, 244 ff.; sein Leben hat der Padre Affò, Parma 1783, beschrieben. Die Descrizione ist u. a. auch in Rigutinis Ausgabe von Castigliones Cortigiano, Florenz 1892, abgedruckt.

Marco da Pinos († 1587) Discorso über die Künstler von Neapel ist in Della Valles Lettere Sanesi II, 293 gedruckt; dort auch seine Biographie, zu der noch die ältere in De Domenicis Künstlerviten von Neapel (Ausgabe Neapel 1840), II, 308 ff. kommt.

II. Die kunsttheoretischen Schriften des Manierismus.

(Überblick.)

In ihnen ist viel mehr als in den historischen Schriften das, was dieser Zeit recht eigentlich am Herzen lag, beschlossen; die Kunst hat ja damals eine ausgesprochen lehrhafte und verstandesmäßige Richtung eingeschlagen. Das zeigt sich vor allem in einer sehr bedeutenden Erscheinung: der Künstler dieser Zeit, in dem sich ein neuer Typus, der des Virtuosen, herausbildet, führt auch das große Wort in der literarischen Bewegung, die viel umfänglicher als vorher ist und zur Ausbildung einer für ganz Europa maßgebenden Theorie und Ästhetik der Bildkünste führt. Es ist nicht mehr die Geistesrichtung des ältern, nunmehr langsam absterbenden Humanismus, wie sie im Grunde auch noch Vasari eigen ist, sondern eine neue, für die nichts bezeichnender ist, als daß sich die Künstler jetzt, nach dem Vorbilde der Literaten und Sprachpfleger, in Akademien zusammenschließen, in denen nicht nur praktische Ziele verfolgt, sondern vor allem auch sehr viel theoretisiert, geredet und geschrieben wird. Die Umfrage, die ein Varchi unter den Künstlern seiner Zeit und Umgebung veranstalten konnte, war schon ein merkwürdiger Anfang dazu (s. o. Buch IV). Es ist kein Zufall, daß die Lehren eines Halbkünstlers wie L. B. Alberti jetzt erst ihre eigentliche Wirksamkeit dank der Übersetzertätigkeit eines Domenichi und Bartoli (s. Buch II) entfalten. Das eigentliche Fachmäßige, die Bearbeitung der wissenschaftlichen und technischen Grundlagen, eine Arbeit, in der die Künstler des 15. Jahrhunderts und des früheren Cinquecento so Großes geleistet hatten, tritt jetzt merklich zurück.

So stehen die Traktate des Cellini ziemlich allein, abgesehen von der technischen *Introduzione* Vasaris, die für seine Geistesrichtung sehr bezeichnend ist. Für sich bleibt auch das Werk der Architekturlehrer, das sich an die vornehmen Dilettantenkreise wendet, in dem Bestreben, Lehr- und Gesetzbücher ihrer Kunst zu schaffen, aber gleichfalls mit der gesamten Richtung ihrer Zeit zusammengeht. Ein ähnliches Lehrbuch für die Malerei strebte u. a. G. B. Armenini an.

Es ist sehr bedeutend, daß der Heros dieser Zeit, Michelangelo selbst, daran gedacht hat, seine Kunstweise auch theoretisch zu begründen; wie ihm ein Nachfolger seiner Kunst, Vincenzo Danti, auf diesen Wegen folgt, wie er auch gleich seine Darlegungen auf eine höchst ausgedehnte Grundlage zu stellen bestrebt ist, werden wir sogleich sehen. Der bekannteste Mittelpunkt solcher Bestrebungen wird das gelehrte Bologna mit dem Kreise der Carracci; aber auch der Florentiner Allori schickt einem rein praktischen Werk, seiner Zeichenschule, eine theoretische Einleitung in Dialogform voraus. Der eigentliche charakteristische Repräsentant ist aber der Präsident der römischen Kunstakademie, Federigo Zuccaro; ihm schließt sich in seiner Weise in Oberitalien Gio. Paolo Lomazzo an, durch äußeres Mißgeschick frühzeitig ganz in die literarische Laufbahn gedrängt und weit über die Grenzen seiner Heimat hinaus wirkend. Das Laienelement tritt im allgemeinen etwas zurück; neben Borghini, den wir bereits kennen, ist hier besonders ein anderer Florentiner, Bocchi, zu nennen. Das venezianische Mittel mit seinem altbegründeten Sammler- und Liebhaberwesen weist als bezeichnende Erscheinung die äußerlich und innerlich mit dem vielbeweglichen Kritikertum des Pietro Aretino verknüpfte Schriftstellerei des Lod. Dolce auf, nebst mancher Künstlerschrift im strengen Sinn des Wortes. Der Einfluß des Laientums ist aber von einem andern Gebiet her, dem der Inhaltsästhetik und Kunstpolitik, überaus tief und bedeutend; es hängt mit der großen religiösen Bewegung der Gegenreformation und jener Aufrüttelung des Gewissens zusammen, die der letzten und gewaltigsten Machtentfaltung der Kirche im Barock vorausgeht. Es ist die Geistesrichtung, deren Spuren schon bei Borghini sichtbar werden; die Reaktion gegen den unbefangenen Humanismus älterer Zeit, von kirchlicher und theologischer Seite her. Ihre erste Äußerung liegt in den Dialogen des Gilio, ihre bedeutendste in dem Werk eines hohen Kirchenfürsten, des Kardinals Paleotti, vor.

Nach diesen Grundlinien gliedert sich der im folgenden gegebene rasche Überblick.

1. Der Toskanisch-Römische Umkreis.

Für sich steht hier die dem Wesen des Mannes gemäß so gut wie ausschließlich auf Technisches und Praktisches gerichtete Schriftstellerei des Benvenuto Cellini, die sich mit größerer oder geringerer Ausführlichkeit über die beiden Künste, deren er selbst Meister war, die Goldschmiedekunst und die Plastik, aber auch über Architektur und Zeichnung verbreiten. Der theoretische Einschlag fehlt, wie es sich in dieser Zeit fast von selbst versteht, nicht ganz, aber er steht ersichtlich in zweiter oder gar dritter Linie und ist mehr von außen hineingetragen. Wir erinnern uns, daß Cellini mit einer sehr charakteristischen Antwort in der Rundfrage Varchis über den *Paragone* erscheint (Buch IV); den gleichen Vorwurf hat er noch einmal anläßlich der Leichenfeier Michelangelos, wo die ewige Streitfrage abermals aufs Tapet kam, behandelt, auch findet sich in seiner Abhandlung über die Skulptur (cap. 7) eine nicht ganz unwichtige Auseinandersetzung über die alte Auswahltheorie der Schönheit. Sonst liegen ihm Spekulationen solcher Art so fern als möglich, überall ist er auf das Tatsächliche eingestellt und so bringt er nicht nur, wie es seiner starken Innerlichkeit wohl ansteht, höchst eingehende und lebendige Schilderungen über sein eigenes Leben und Schaffen, die zum Teil augenscheinlich seiner ja erst viel später in Druck gelegten Eigengeschichte entstammen oder sie ergänzen, wie seine Mitteilungen über das berühmte, jetzt in Wien befindliche Salzfaß und den Guß des Perseus, sondern auch über das anderer Künstler. So gibt er eine Übersicht der besten florentinischen Goldschmiede bis zu seiner Zeit, überliefert eingehende Nachrichten über Werke und Arbeitsweisen des Caradosso, und von besonderer Wichtigkeit ist das, was er namentlich in seinen französischen Erinnerungen über Lionardo und sein Malerbuch mitzuteilen weiß. Sehr bedeutend sind seine Äußerungen über die Arbeitstechnik Michelangelos, wie dieser die Figur gleichsam als Relief (in Haupt- und Nebenansichten) aus dem Stein entwickelt; im Gegensatz dazu steht die (von Cellini abgelehnte) Handweise, sie von allen Seiten vollrund herauszuholen. Die Stelle ist wichtig, weil sich Cellini hier als Vertreter einer ältern Anschauung und in bewußtem Gegensatz zu einer neu aufkommenden Richtung erweist. Daß er seine großen und ihm ganz eigentümlich zukommenden Gaben als Künstler eines höchst individuellen Stils auch hier ausbreitet, braucht kaum eigens gesagt zu werden.

Gleich Cellini seinem ganzen Wesen nach ein Praktiker und Empiriker und wie dieser eigentlich nur unter dem Zwange seiner Umgebung der grauen Theorie den Zoll entrichtend, stellt sich uns ein anderer Schriftsteller dar, der als schaffender Künstler kaum irgendwelche Bedeutung beanspruchen kann. Das ist Gio. Batt. Armenini, ein Maler aus Faenza, der sein Lehrbuch der Malerei 1587 drucken ließ. Über sein eigenes Leben und Schaffen unterrichtet er uns selbst ziemlich eingehend, namentlich im III. Buch. Seine Heimat, die schon in den Dunstkreis der Schule von Bologna gehört, ist ein Übergangs- und Mittlergebiet zwischen der toskanisch-römischen und der lombardisch-venetischen Kunstprovinz und das bestimmt auch seine Stellung. Obwohl er lange in Rom gelebt hat und die dort herrschenden Anschauungen ihm ziemlich ins Blut übergegangen sind, hält er doch an seinen heimischen Überlieferungen fest, und so fällt die bezeichnende Äußerung, daß die jungen Künstler, die er in Rom antraf, meist wohl zeichnen, aber nicht malen konnten. Darum betont er auch sonst mit entschiedenen Worten den Wert der Farbe gegenüber dem gepriesenen *disegno* der Tusko-Römer; freilich bleibt ihm Rom der unbestrittene und alleinige Mittelpunkt aller »wahren« Kunst. Er ist übrigens ein Mann von vielen Kenntnissen. Gleich Vasari, unter dessen Einfluß er natürlich schon steht, haben ihn ausgedehnte Reisen mit dem ausgesprochenen Zweck, den Kunstbesitz Italiens kennen zu lernen, durch die ganze Halbinsel geführt, und er gehört deutlich zu der immer mehr anwachsenden Zahl der reisenden und referierenden Maler mit starken antiquarischen Neigungen. Es ist auch dementsprechend, wie bei Vasari, ein deutliches Epigonengefühl in ihm lebendig; große Künstler werden nicht mehr geboren, klagt er in seiner charakteristischen Einleitung, die die Rechtfertigung seines Unternehmens enthält, und dem gleichen Geiste entspringt die trübe Betrachtung über die Zerstreuung des italienischen Kunstbesitzes der großen Häuser; die Zeit naht ja heran, wo auch die großen fürstlichen Galerien des Nordens ihre Beute einheimsen, der Besitz der Gonzaga und Este aus Mantua und Modena nach London und Dresden wandert. Er hat das deutliche Gefühl, am Ende einer großen Periode zu stehen und deshalb will er (was, wie er sagt, vor ihm seines Wissens kein anderer getan habe) ein Lehrbuch der Malerei schreiben; der Wetteifer mit den (freilich nicht genannten) gleichzeitigen Lehrgebäuden der Baukunst liegt auf der Hand. So ist sein Buch, wie einst das des alten Cennini, das Testament und Inventar der Renaissance geworden; es ist, ganz auf praktischer Erfahrung aufgebaut, ein richtiges Werkstättenbuch und deshalb von beträchtlichem Werte. Aber wie schon sein charakteristischer Titel De'veri precetti della pittura verrät, hat es seinen Ehrgeiz höher gesteckt; es soll, wie gesagt, ein Lehrgebäude sein, den einzig richtigen und wahren Weg ins Reich der Kunst weisen; der in dieser Zeit groß gewordene, bis in die Zeit Gottscheds lebendig gebliebene Gedanke, die Kunst sei allgemein, nach festen und unverrückbaren Regeln lehr- und lernbar, beherrscht es unbedingt, und in diesem Zusammenhang ist die bewegliche Klage darüber verständlich, daß auf dem engeren Gebiete der große Rückhalt und das Vorbild von der Antike her fehle, wie er der Baukunst durch Vitruv zuteil geworden sei.

Armeninis Lehrbuch wendet sich nach der unumgänglichen Einleitung theoretischer Art über Wesen und Würde der Malerei — in der auch eine Erörterung über die *muta poesia* nicht fehlt — den praktischen Auseinandersetzungen zu, die sein augenscheinliches Ziel bilden und zur *buona* (oder *bella*) *maniera* geleiten sollen. Denn obgleich das Buch sehr wichtige Beiträge zur Theorie des Manierismus enthält, so ist die eigentliche Aufmerksamkeit des Autors doch immer deutlich auf das Praktische und namentlich Technische gerichtet. So enthält es (Buch II) sehr eingehende und wertvolle Nachrichten über die Arbeitsweise einzelner bedeutender Maler, wie des Luca Cambiaso und des Tintoretto, über die Verwendung des plastischen Modells in den Ateliers, besonders auch über den Lehrgang, wie er sich Armenini ganz im Sinne seiner Zeit und des römischen Mittels, aus dem heraus er schreibt, als der empfehlenswerteste darstellt: der Weg, der mit dem Nachzeichnen der klassischen Antiken (deren Kanon, Laokoon, Herkulestorso, die sog. Kleopatra u. s. w., auch hier auftaucht) und der ihnen zunächst stehenden modernen Arbeiten eines Michelangelo, Bandinelli, Guglielmo Porta, begonnen wird. Sehr eingehend verweilt Armenini auch bei den sonstigen vorbereitenden Studien; über die Handzeichnungen und den schwunghaften Handel, der mit ihnen schon damals getrieben wird, hat er merkwürdige Angaben; so berichtet er als Augenzeuge über den Verkauf der Hinterlassenschaft des Perino del Vaga an einen mantuanischen Händler (1556). Was er über die Bibliothek des Malers ganz im Sinne seiner Zeit vorbringt, ist merkwürdig genug. In diesem Zusammenhange von besonderem Wert ist namentlich das dritte und letzte Buch, weil hier zum erstenmal der Versuch einer künstlerischen Ikonographie unternommen ist, und zwar ist es vornehmlich der Ort der Malereien, der (wie einst im Malerbuch vom Athosberg) im Hinblick auf die für ihn geeigneten Gegenstände (im Sinne des *decoro*!) durchgenommen wird. Derart erhalten wir sehr merkwürdige Angaben über das System der Kirchenmalerei (darin wiederum über die Kuppeldekoration eines Correggio und Pordenone), besonders aber über das der Palastmalerei, ferner über die Auszierung von Bibliotheken, Refektorien u. s. w., die wir anderwärts vergeblich suchen. Auch über die Fassadenmalerei seiner und der ältern Zeit bringt Armenini wertvolle Notizen. Endlich bespricht er ausführlich und in einer so charakteristischen Weise das Porträt, daß wir darauf noch später zurückkommen müssen.

Eigentlich historischen Sinn hat er jedoch wenig, die ältere Zeit vor Lionardo rückt für ihn schon weit in den Hintergrund, ja er spricht einmal ziemlich respektlos von den *fantocci* Vasaris von Cimabue bis Perugino. Anderseits zeigt er doch wieder starkes Interesse für den alten Mosaikenstil; dergleichen stammt aber aus seiner römischen Umgebung, zeigt sich etwas später auch bei G. Mancini und leitet zur archäologischen Erforschung des altchristlichen Rom hinüber.

Im ganzen ist Armeninis Buch, unmittelbar aus der Werkstattpraxis der Manieristenzeit entsprossen, eine der wertvollsten Urkunden für diese. Es steckt voll von Anekdoten aller Art, die unmittelbar aus der Atelierüberlieferung stammen, häufig sehr bezeichnend und daher für die Erkenntnis der Zeit wichtig sind; freilich läuft auch viel Atelierklatsch mit, aber gerade das gibt wieder dem Buch die Farbe. Besonders merkwürdig sind in dieser Richtung die zum Teil sonst nicht überlieferten Anekdoten über Michelangelo. Ebenso wichtig sind die zahlreichen und eingehenden Nachrichten über Zeitgenossen, wie Salviati, die beiden Zuccaro, Luca Longhi aus Ravenna, Bernardino Campi u. a.

Einer viel spekulativeren Geistesrichtung huldigen zwei mittelitalienische Künstler, der eine ein Bildhauer, der andere ein Maler, jeder in seiner Art ein höchst bemerkenswerter Vertreter des Manierismus: Vincenzo Danti aus Perugia und Federigo Zuccaro von S. Angelo in Vadis; sie gehören beide jenem Gebiete an, das die Vermittlung zwischen Florenz und Rom herstellt.

Der erste (1530—1576), als Künstler keineswegs unbedeutend, einer der selbständigsten und merkwürdigsten Nachfolger (jedoch kein Schüler) Michelangelos, entstammt einer geistig sehr angeregten Familie und ist in seiner Vielseitigkeit noch ein echter Renaissancemensch. Sein Bruder ist einer der berühmtesten Gelehrten dieser Zeit, der Mathematiker Ignazio Danti († 1586), der als Herausgeber der Euklidischen Optik und der Perspektive des Vignola auch zur bildenden Kunst Beziehungen hat. Diese gelehrte Richtung zeigt sich auch bei Vincenzo. Er hat ein großes theoretisches Werk in fünfzehn Büchern: *Delle perfette proporzioni*, geplant, von dem aber nur als Prodromus und Probe das erste 1567 in Florenz gedruckte Buch im Druck erschienen ist, gewidmet Herzog Cosimo, in dessen Diensten Danti gestanden hat. Die Vorrede enthält das stark persönlich gefärbte Bekenntnis zu Michelangelo und ist eine der interessantesten Urkunden des Buonarrotikultus. Sein schriftstellerischer Plan geht dahin, die wahren und echten Proportionen des menschlichen Körpers zu entwickeln, wie sie zuerst und allein von Michelangelo ergründet worden seien, und zwar aus dem von ihm selbst, in Nacheiferung des großen Meisters, praktisch betriebenen Studium der Anatomie heraus. Wir wissen bereits (durch Condivi und Vasari), daß Michelangelo selbst sich mit der Absicht getragen hat, einen anatomischen Traktat zu schreiben, besonders da ihm die in Italien viel gebrauchte Proportionslehre Dürers nicht genügte; Condivi hat nun freilich sein Vorhaben, die Ideen des Meisters schriftlich zu überliefern, nicht ausgeführt; vor allem sollten die Bewegungen des menschlichen Körpers behandelt werden, also jene Probleme, die Michelangelo und, durch ihn angeregt, seinen Nachfolgern so sehr am Herzen lagen und unmittelbar das Barock vorbereiten. Diese Probleme will nun auch Danti verfolgen; daß ihm dabei schriftliche Äußerungen des Meisters vorgelegen hätten, ist weder gesagt noch wahrscheinlich; er hält sich (neben der Antike) an die Werke des Mannes, zu dem er, wie gesagt, nicht in unmittelbarem, wohl aber in geistigem Schülerverhältnis stand.

Am Schlusse seines ersten, wie schon berichtet wurde, allein veröffentlichten Buches entwickelt Danti das umfängliche Programm des ganzen Werkes, das vollendet eine der wichtigsten Geistesurkunden des Manierismus geworden wäre und dessen Verlust wir ebenso beklagen müssen, wie seiner schon früher erwähnten, durch Pascoli überlieferten Werke, der Autobiographie und der Viten berühmter Bildhauer.

Nach dem ersten, uns allein bekannt gewordenen Buch, das die Grundlage der Proportionslehre im allgemeinen darstellen will, sollten die folgenden (II—VII) einen vollständigen Abriß der gesamten Anatomie des Menschen, durch Zeichnungen erläutert, bringen. Buch VIII sollte hierauf von den Funktionen sämtlicher Einzelglieder handeln, Buch IX die Ursachen, die die Form der äußern Teile bedingen, Buch X die Stellungen und Bewegungsmotive, Buch XI die Kennzeichen der Affekte, Buch XII und XIII die Komposition des Historienbildes, der Landschaft, der Tierdarstellung u. s. w. behandeln, während der Schluß (Buch XIV und XV) der Baukunst, namentlich ihrer aus den Körpermaßen des Menschen abzuleitenden Verhältnisse gewidmet sein sollte; wie man sieht, ein sehr weitgespanntes Programm.

In dem ersten, als Einleitung gedachten Buche versucht Danti seine Grundgedanken darzustellen. Er entwickelt, einen Gedanken der romantischen Entwicklungsphilosophie in merkwürdiger Weise vorausnehmend, die logische Kadenz, die Entstehung einer höhern Einheit aus Setzung und Gegensetzung. Grundsatz aller Proportion ist die Ordnung (*ordine*), das Verhältnis der Teile untereinander und zum Ganzen, auf der auch alle Schönheit beruht. Ihre Voraussetzung ist aber das Gegenbild, die Dissonanz (*disordine*), durch deren Vorhandensein die Harmonie erst logisch möglich wird und die also die Triebfeder der Entwicklung darstellt, da ohne sie die Mischbildungen (*misti*) nicht möglich wären, die wieder zur vollkommenen Harmonie zurückdeuten und zurückführen.

Die weiteren Ausführungen Dantis sind ebenso scharfsinnig und originell; sie verraten einen denkenden Künstler von nicht geringer Bildung, wie dies dem Mittel, aus dem er hervorgegangen ist, und der Umgebung, in der er lebte, entsprach. Das Hauptgewicht legt er auf die Proportionen des bewegten Körpers und damit vertritt er, wie auch praktisch in seinen Werken — ich habe das anderwärts näher zu begründen versucht — eine der wichtigsten Seiten der zum Barock hinüberleitenden Übergangszeit des Manierismus. Das Mittel, diese wahren und echten Proportionen aufzufinden, gibt aber die Anatomie in die Hand, und Michelangelo ist es, der hier den Weg gewiesen hat. Alle Schönheit ist auf organische Zweckmäßigkeit begründet — ein uralter Gedanke, den Danti aber selbständig und eigenartig verfolgt; das Mittel, jene »vollkommene« Proportion aufzufinden, ergibt sich aus der Erforschung der Ursachen aller organischen Bildung. Mit allem dem ist aber die Möglichkeit lehrbarer

Überlieferung an die Hand gegeben; hier steht Danti durchaus im Banne des Intellektualismus seiner Zeit und berührt sich in seinen Forderungen und Folgerungen sowohl mit den Theoretikern der Architektur — ein Gebiet, das er ja ebenfalls behandeln wollte — als in dem besonderen Bereich der Bildkünste mit einem Empiriker gleich Armenini. Wie dieser strebt er nach einer akademisch überlieferbaren Disziplin, einem Lehrgebäude der bildenden Kunst, und es ist bezeichnend, daß beide im Titel ihrer Werke das Dogmatische und Normative, die *veri precetti* und die *perfette proportioni*, so stark unterstreichen.

Eine noch charakteristischere und mindestens in ihrem historischen Wirken weit mehr ausgreifende nnd bedeutende Figur ist Federigo Zuccaro, den wir schon aus seiner Selbstschilderung als den Typus eines *virtuoso* seiner Zeit kennen gelernt haben; zusammen mit seinem Bruder Taddeo hat er ja eine Reihe der bedeutendsten Aufträge namentlich in Rom und Florenz durchführen können. Von starken literarischen Interessen wie so viele seiner Mitstreber beseelt, hat er sich auch als Theoretiker in einer merkwürdigen Schrift geäußert; das ist die freilich erst 1607 in Turin erschienene *Idea de' scultori, pittori e architetti*, die aber noch vollkommen in die uns hier beschäftigende Periode als eines ihrer charakteristischesten Zeugnisse gehört. Sie ist jenem Herzog Emanuel von Savoyen gewidmet, an dessen Hof Zuccaro damals tätig war und der in der künstlerischen Geschichte jener Zeit eine keineswegs unbedeutende Rolle spielt. Das Buch ist eines der merkwürdigsten Dokumente der Künstlerphilosophie in dieser auch in ihrem Schaffen so stark literarisch angeregten Zeit, merkwürdig schon durch seinen ausgesprochenen Platonismus. Zuccaro hat sich die Schulsprache recht gut zu eigen gemacht; auch ist sein Werk ganz geschickt angelegt und durchgeführt, auch selbständiger Gedanken nicht gar so bar, wie gewöhnlich, aus altem Vorurteil dieser vermeintlichen »Verfallsperiode« gegenüber, behauptet wird. Darum handelt es sich übrigens gar nicht so sehr; es ist als ganzes, wie gesagt, eine wertvolle Zeiturkunde, schon dadurch, daß das Gerüst der klassizistischen Ästhetik hier schon fast vollendet vor uns steht. Höchst bezeichnend ist die Disposition, die in den beiden Büchern, in die das Werk zerfällt, schon äußerlich klar zum Ausdruck kommt; der alte, für die Tosco-Römer von jeher so wichtige Concetto des *disegno*, als des Kerns aller Kunsttheorie, erscheint hier in ein Begriffspaar aufgelöst, den *disegno interno* (Buch I) und den *disegno esterno* (Buch II). Der erstere entspricht der im Geiste des Künstlers präexistenten »Idee«, der zweite der »Form«, die diese beim Übergang in die Materie annimmt. Der für die ganze Weiterentwicklung der Theorie sehr wichtige und verhängnisvolle Dualismus ist hier wohl zum ersten Male in einer Künstlerschrift so klar und scharf herausgestellt.

Federigo Zuccaro ist uns vor allem auch als der älteste offizielle Vertreter des Akademiewesens auf dem Gebiete der bildenden Künste merkwürdig und wichtig. Dieses Akademiewesen ist eine wesentlich italienische Erscheinung, die von ihrem Ursprungslande aus später auch auf die anderen Kulturländer übertragen worden ist. Schon der Name deutet auf antiken Ursprung, und zwar auf den für diesen Umkreis so wichtigen Platonismus. Tatsächlich sind die ältesten Vereinigungen dieses Namens, die des Lorenzo Magnifico und des Pomponius Laetus in Rom, philosophischer Art. Vom 16. Jahrhundert an beginnt dann die Hochblüte dieser mit den seltsamsten, oft sich selbst persiflierenden Benennungen und noch seltsamerem Schnörkelwesen in Zeremoniell und Würden aller Art ausgestatteten Vereinigungen literarischen Gepräges, von denen die *Crusca* (unter diesem Namen seit 1582, vorher als Umidi seit 1540), die *Lincei* in Rom, die *Pontoniana* in Neapel wohl die berühmtesten sind. Namentlich in den kleineren Städten Italiens hat sich dieses seltsame Zopfwesen als harmlose Spielerei bis in unsere Tage hinein erhalten. Aber die Akademien sind eine der merkwürdigsten Kulturerscheinungen, und namentlich für die Zeit des Manierismus außerordentlich bedeutsam. Nunmehr treten sie aber auch auf dem Gebiete der bildenden Kunst hervor, die sie mit ihrem ganzen Apparat übernimmt, wie es ihrem immer lehrhafter und theoretischer werdenden Wesen so gut entspricht. Von den älteren Ansätzen war schon früher (Buch IV) die Rede, namentlich von der *Academia Vitruviana* mit ihrem weitgespannten Programm. Die erste deutlich im Sinne der literarischen Akademien organisierte Gesellschaft ist die in Rom; ihr liegt freilich die der Mediceer in Florenz voraus, die im Leben und Wirken Vasaris eine so große Rolle spielt, wie allein sein den lebenden Künstlern, den *Academici del Disegno*, gewidmetes Schlußkapitel der zweiten Ausgabe seiner Viten von 1568 dartut. Die römische Akademie ist aber nicht nur wichtig, weil sie auf dem Boden einer alten Handwerksgilde unter dem alten Malerpatron S. Lukas erwächst, sondern vor allem dadurch, daß sie das ganze Formel- und Titelwesen der älteren literarischen Gesellschaften übernimmt, deren barockes, aber doch auch nur bei einer alten und reifen Kultur mögliches Zeremoniell noch Goethe bei seiner Aufnahme in die Arcadia miterlebt hat. Ihr Wesen ist zunächst ganz rhetorisch; hier findet das unendliche Kunstgerede, das Italien schon bis dahin erfüllt hatte, festen Rahmen und bleibende Stätte; hier werden jene »Konferenzen«, jene Vorträge der Mitglieder über theoretische Gegenstände abgehalten, deren Vorschmack wir schon in der Rundfrage Varchis über das unermüdlich bis zum Schlusse des 18. Jahrhunderts abgeleierte Thema des *Paragone* empfunden haben. Diese durch den Druck allgemein zugänglich gemachten Vorträge der Künstlerakademiker setzen sich dann durch die ganze folgende Zeit fort; ein berühmtes Beispiel sind die *Conférences* der Pariser Akademie im 17. Jahrhundert. Hand in Hand damit geht eine andere, die praktische Tätigkeit dieser Kunstakademien als Lehranstalten für angehende Künstler, ganz im Sinne dieser Zeit, die die Lehrbarkeit der Kunst nicht mehr im Sinne der alten handwerklich betriebenen Meisterateliers, sondern im neuen, stark theoretisch und wissenschaftlich beeinflußten Sinne auf ihr Banner geschrieben hat. Am klarsten tritt diese Seite in der berühmten *Academia degli Incamminati* (d. i. der auf den rechten Weg gebrachten Kunstjünger) in Bologna hervor, die auf eine von den Carracci gegründete freie Vereinigung gleichgesinnter Männer zurückgeführt wird.

Wie der reisende Virtuose dieser Zeit im Sinne theoretischer Bestrebungen wirkt, seine Grundsätze nicht nur praktisch durch Ausübung seiner vielbegehrten Kunstfertigkeit, sondern auch im lehrhaften Vortrag vor einem stark literarisch beeinflußten und gestimmten Publikum begründet, in einer Weise, die einigermaßen an die wandernden Sophisten des Altertums erinnert, dafür haben wir das beredteste Beispiel eben in jenem Manne, zu dem wir wieder zurückkehren, in Federigo Zuccaro. Der für ihn und seine Zeit so unendlich charakteristischen, in Druck gelegten Schilderung seiner Virtuosenreise durch Oberitalien (dem schon früher erwähnten *Passaggio*) hat er einen Auszug seines Buches über die *Idea* angefügt; dieser gibt den Vortrag wieder, den er 1608 vor der *Academia Innominata* in Parma gehalten hat. Unmittelbar in das neue Akademiewesen führen aber zwei Schriften ein, die beide unter seinem unmittelbaren Einfluß und seiner Mitwirkung entstanden sind.

Die eine davon trägt den Titel: Origine e progresso dell'Academia del disegno de' Pittori, Scultori ed Architetti in Roma. Es ist eine Sammlung — die älteste ihrer Art — jener akademischen Vorträge, die unter Vorsitz des ersten Präsidenten (*Principe*), eben F. Zuccaros, gehalten worden sind, redigiert von dem Sekretär der Akademie, Romano Alberti, Rom 1599 gedruckt und dem berühmten Kardinal von Mailand, Federigo Borromeo, gewidmet, jenem großen Kunstfreunde, dessen edle Gestalt durch Manzonis wundervolles Geschichtsgemälde schreitet und der uns noch als Schriftsteller auf unserm Gebiet begegnen wird. Federigo hat an der Gründung der römischen Akademie tätigen Anteil genommen, die schon durch Gregor XIII. mit einer eigenen Bulle 1577 ins Leben gerufen, ihr eigentliches Wesen doch erst unter Sixtus V. entfaltet, jenem Papste, der dem Rom des werdenden Barocks den Stempel seiner Persönlichkeit aufgedrückt hat. Schon der langatmige Titel des Buches enthüllt seine Ziele: die *utilissimi discorsi e filosofici ragionamenti* sollen nicht nur die theoretische Einsicht in das Wesen der Künste fördern, sondern vor allem auch der Einführung der jungen Künstler in ihre Aufgaben dienen. Diese älteste offizielle Akademieschrift trägt schon ganz den von da ab ständig bleibenden Charakter solcher Programme; neben den Rechenschaftsbericht des Präsidenten über seine Amtsführung und die Tätigkeit der Anstalt treten die Vorträge der Akademiker, alles im üblichen, formell- und schnörkelhaften Rhetoren- und Concettistil des herannahenden »Secentismo«.

Eine zweite, von demselben Romano Alberti verfaßte Schrift, der Trattato della nobiltà della Pittura, composta ad istanza della venerabile Compagnia di S. Luca e della nobile Academia della Pittura di Roma, ist mehr als ein Jahrzehnt früher (Rom 1585) erschienen und gleichfalls ihrem Wesen nach ein echtes Akademieprogramm. Es ist sehr bezeichnend, daß auf ihrem Titel auch die alte, schon ganz im Sinne der neuen Zeit umgestaltete Malerkompagnie von S. Luca erscheint, die ja noch bis zum heutigen Tage existiert. Ihr Verfasser, der, wie schon gesagt, als Sekretär und Sachwalter der Akademie bestellt war, ist bezeichnenderweise kein Künstler, sondern ein federgewandter Literat juridischer Vorbildung; er zitiert auch mit Vorliebe die alten Glossatoren. An sich wenig bedeutend, gewinnt die Schrift durch den Zusammenhang mit ihrem Mittel an Interesse. Sie geht völlig in theoretischen Erörterungen über das Wesen der Malerei auf, und die gegebene Begriffsbestimmung derselben ist in diesem Umkreis der Beachtung nicht ganz unwert. Denn die mit beträchtlichem Aufwand an juristischer und antiquarischer Gelehrsamkeit vorgetragene These, daß die Malerei nicht eine rein *mechanische*, sondern eine *ars liberalis* sei, ist die letzte Formulierung einer uralten Streitfrage, zu einer Zeit, da die in vielem Betracht verhängnisvolle Scheidung der »hohen« Kunst von ihrem Nährboden, dem Handwerk, sich tatsächlich zu vollziehen im Begriff stand.

Gleich R. Alberti (und R. Borghini) ist ein Vertreter der Laienkreise der letzte Schriftsteller, der uns noch auf mittelitalienischem Gebiet entgegentritt, und dem wir bereits begegnet sind, Francesco Bocchi, mit seiner 1584 gedruckten, aber bereits 1571 (laut der Widmung an Herzog Cosimo) fertigen Abhandlung über ein berühmtes öffentliches Denkmal von Florenz, Donatellos Sankt Georg an Or San Michele. Die Schrift ist merkwürdig als die älteste kunsthistorische Monographie, die wir besitzen, über ein schon weit der Gegenwart entrücktes Denkmal, das freilich dank seinem ausgezeichneten Platz in der Öffentlichkeit sich dennoch behauptete, obwohl Kenntnis und Schätzung der ältern Kunst immer mehr zurücktraten, derart, daß eine späte romantische Generation den »Präraffaelismus« als Banner entfalten konnte. Es ist übrigens charakteristisch, daß Bocchi, hierin ganz in Übereinstimmung mit sonstigen Anschauungen, Donatello gleichsam als eine Präexistenz des eigentlichen Heros Michelangelo auffaßt und ihn neben diesen stellt. Das ganze ist ein höchst merkwürdiger Versuch, ein Kunstwerk der Vergangenheit nach stilistischen Kategorien, die bewußt aus der Rhetorik (d. i., wie wir heute sagen würden, der auf diesem antiken Nährboden erwachsenen Ästhetik) abgeleitet sind, zu werten (*costume, vivacità, bellezza* als Stileigenheiten, die aber, wie ausdrücklich erklärt wird, nicht die Kunst, sondern den Künstler angehen). Dieses ästhetische Urteil bestimmt auch, wie wir gesehen haben, die zweite als kunsthistorische Erscheinung höchst wichtige Schrift Bocchis, die *Bellezze di Fiorenza*, mit der programmatischen Spitze, die bereits in ihrem Titel liegt. Das Wort *bellezza* (in dieser Anwendung freilich auch schon vorher gebraucht, vgl. Valerinis *Bellezze di Verona* von 1586) gewinnt hier schon deutlich moderne Färbung.

2. Oberitalien.

In Oberitalien haben wir in diesem Zeitraum eine Anzahl wichtiger Äußerungen auf kunsttheoretischem Gebiet zu verzeichnen, die wiederum vorwiegend von Künstlern herrühren; die älteste darunter stammt freilich von einem bekannten Schöngeist und führt uns schon in ihrem Titel mitten in den überaus charakteristischen Dunstkreis Venedigs während der glänzendsten Phase seiner für ganz Europa bedeutungsvollen malerischen Entwicklung ein. Es ist das der Dialog über die Malerei des Lodovico Dolce († 1568), zuerst Venedig 1557 erschienen, der den Namen des Aretino trägt. Das bedeutet an dieser Stelle mehr als eines der üblichen Literatenkomplimente, er ist ein Programm. Der überaus fruchtbare venezianische Schriftsteller bringt diese Huldigung mit vollem Bewußtsein jenem merkwürdigen Manne, Vasaris Landsmann aus Arezzo, dar, der in Venedig sein letztes und bleibendes Asyl gefunden hat. Welche Rolle er, der Freund Tizians und jenes andern Toskaners, der ebenfalls in Venedig seine Heimat gefunden hat, Jacopo Sansovinos, im Kunstleben der Stadt spielt, welche Bedeutung ihm, dem Vorkämpfer einer neuen individualistischen Kunstlehre, innewohnt, das kann hier nur angedeutet werden, der Hinweis auf die einschlägige Literatur, namentlich einen feinen Jugendaufsatz K. Vosslers, muß genügen. Freilich benützt der Literat den in ganz Italien berühmten (und gefürchteten) Namen des Pietro Aretino als Aushängeschild, um seine eigenen Gedanken sicher unter dieser Flagge segeln zu lassen, aber das Verhältnis ist doch ein recht anderes als jenes des aus der Fremde zu seinen Landsleuten sprechenden

Francisco d'Olanda zu Michelangelo. Schon die Art, wie Aretino redend eingeführt wird, als Wortführer gegen seinen Widerpart, den toskanischen Grammatiker Fabrini, ist überaus bezeichnend; die journalistenmäßige Aufdringlichkeit, mit der er sich seiner Freundschaft mit Raffael und Michelangelo rühmt, stimmt ganz zu seinem persönlichen Charakter; es ist ja übrigens bekannt, wie vorsichtig selbst ein Michelangelo dem Großmeister bedenkenloser Invektive entgegentrat, als dieser sich herausnahm, ihm Ratschläge für das Jüngste Gericht erteilen zu wollen. Freilich, von den subjektivistisch gestimmten, romantischen, und dem immer mehr erstarkenden Klassizismus gegenüber revolutionären Kunstanschauungen des Aretino selbst verspürt man kaum einen Hauch; das Büchlein ist im Grunde nichts weiter als einer der herkömmlichen Malereitraktate literarischer Art, deren Formeln es wiederholt. Es eröffnet trotzdem manchen Einblick in venezianisches Kunstleben, bringt Anekdoten und Einzelheiten, die nicht ohne Interesse sind. Im übrigen hat es, was erwähnenswert ist, noch im 18. Jahrhundert die Beachtung der Nordländer gefunden, wie die vorhandenen Übersetzungen (ins Holländische, Deutsche und Englische) beweisen.

Wie wir schon anderwärts (bei Bocchi u. a.) bemerken konnten, wird die Kunst der ältern Generation, des Quattrocento (der Bellini, Vivarini u. s. w.) als etwas Überwundenes, Altmodisches, ja als *gofferia* empfunden — das letztere Beiwort wird übrigens auch auf die Dossi, in Widerspruch zu ihrem Lobredner Ariost, angewendet — und in diesem Zusammenhang ist nicht ohne eine gewisse Wichtigkeit der Bericht über Tizians erstes großes Gemälde, die *Assunta*, über das Befremden und Ärgernis, das es in konservativ gestimmten Gemütern erregt hat, die noch an den gebundenen Stil der Väterzeit und nicht die großen »Maschinen« des Cinquecento gewöhnt waren. Geflissentlich wird betont, daß Tizian damals die römischen Antiken noch nicht gekannt habe. Damit rühren wir aber schon an den eigentlichen symptomatischen Wert des Schriftchens. Denn es ist nicht mehr und nicht minder als eine bewußte Absage an den eben durch Vasari (der auch angeführt wird) begründeten Kultus des Michelangelo. Aretino tritt als der Stimmführer der »lombardischen« Anschauung gegenüber seinem Widerpart, dem bodenständigen Toskaner Fabrini, auf; der Gegensatz ist also bestimmt zum Ausdruck gebracht und entspricht insofern auch den historischen Tatsachen, als der in Venedig seßhaft und heimisch gewordene engste Landsmann Vasaris wirklich, wie wir aus den berühmten Briefen des merkwürdigen und genialen Mannes wissen, ein überaus feines Verständnis gerade für die Farbe in venezianischer Kunst und Landschaft zeigt. Freilich wird dem Michelangelo die Palme des ausgesprochen toskanisch-römischen Idols, des *disegno*, keineswegs versagt, ja dies mit starken Worten hervorgehoben, aber in allen andern Teilen der Malerei, namentlich in der »Erfindung«, wird Raffael ihm als überlegen entgegengesetzt, besonders aber auch im *decorum*, in der *onestà*, wo denn das heikle Thema des Jüngsten Gerichts auf den Plan rückt. Darin liegt schon ebenso, wie wir noch später sehen werden, ein Vorstoß der einsetzenden Gegenreformation — gegen die Bilderfeindschaft der Protestanten fällt ein scharfes Wort — als jener Anschauungen des 17. Jahrhunderts, das gegenüber dem einseitigen Michelangelokult des Manierismus Raffaels langdauernden Malerruhm recht eigentlich und bewußt begründet hat; freilich wird uns gerade aus derselben Zeit und aus Oberitalien der erste Protest gegen diesen (Malvasia, des Velasquez durch den Venezianer Boschini kolportierte Äußerung u. a.) entgegentönen. Neben Raffael erscheinen aber auch die auf Farbenwerte und -stimmungen eingestellten Meister, neben den Raffaelschülern und Sarto vor allem die Oberitaliener, Correggio, Parmegianino, Pordenone, besonders jedoch der große Ruhm der venezianischen Malerei, Tizian. Es ist übrigens bemerkenswert, daß Dolce auch einen Dialog über die Farben hinterlassen hat, der freilich für die Kunsttheorie kaum irgendwie ertragreich ist, sondern lediglich auf physikalischem Gebiet verbleibt.

Dem venezianischen Gebiet im weiteren Sinne — der Staatshoheit gemäß — gehören noch zwei kleinere Künstlerschriften an, die schon um dieses Umstandes willen wie durch ihren Inhalt durchaus nicht ohne Interesse sind. Zunächst die *Osservazioni nella pittura* des Cristoforo Sorte, eines Veronesen, der in Venedig als Holzschnitzer — einige Holzdecken im Dogenpalast werden ihm zugeteilt, (Zanotto, Guida di Venezia 138 f.) — und Kartenmaler tätig war. Das schmale Heftchen, das in zwei Ausgaben von 1580 und 1594 vorliegt, enthält manche wichtige Notiz besonders über veronesische Maler, so über Bernardino India und seine Porträtsammlung, über Paolo Veronese, Felice Brusasorci, auch den Cremonesen Giulio Campi und die Dekorationsmaler Rosso aus Brescia. Besonders merkwürdig und wie die übrigen Nachrichten dieser Art aus persönlichem Umgang geschöpft ist die Charakteristik von Tintorettos Porträtstil. Auch was Sorte über seine eigene Tätigkeit als Kartenmaler berichtet, über die ihm gewordenen ansehnlichen Aufträge (Kaiser Ferdinands I. für eine Karte von Tirol, der Republik Venedig), ferner über die von ihm befolgte Technik, besonders aber über seine Arbeiten im Herzogsschlosse zu Mantua, ist lehrreich, weil namentlich die letzteren Mitteilungen ein gerade hier und in Oberitalien besonders wichtiges Thema, die perspektivische Scheinarchitektur, betreffen. Er ist mit Giulio Romano zusammengetroffen, und die technischen Anweisungen, die ihm dieser gegeben hat und die er mitteilt, sind recht lehrreich. Dies führt ihn auch zu dem bedeutendsten Abschnitt seines knappen, immer persönlich gefärbten Berichtes, der nirgends leeres Gerede ist, wie sonst häufig bei den Theoretikern, sondern überall den Geruch der Malerwerkstatt mitbringt. Es betrifft nämlich ein für Venedig und die von hier ausgehende Entwicklung besonders Wichtiges: die Landschaftsmalerei und ihre Technik. Es sind Probleme der Farben- und Lichtstimmungen in der Landschaft, wie sie den Oberitalienern — ich erinnere nur an Dosso in Ferrara oder Savoldo von Brescia, vor allem aber an die Venezianer selbst — besonders am Herzen lagen. Ganz merkwürdig schon in seiner Anschaulichkeit ist der Bericht über den nächtlichen Brand des Palazzo della Ragione in seiner Heimatstadt Verona (1541); er hat ihn zum Gegenstand eines eignen Gemäldes genommen, dessen Problem der Doppelbeleuchtung (Mond- und Brandlicht) er ausführlich, besonders nach der technischen Seite hin behandelt. Andere derartige Vorwürfe (Brand von Troja, Raub der Orythia im Schneesturm, Phaeton, Transfiguration) bringt er als weitere Beispiele. Das kleine Büchlein wiegt dadurch als bezeichnend oberitalienische Künstleräußerung mehr als mancher anspruchsvolle Schmöker.

Dasselbe gilt bis zu einem gewissen Grade auch von der zweiten, aus einem so wichtigen Mittelpunkt wie Cremona stammenden Künstlerschrift, die dem bereits früher flüchtig erwähnten biographischen Denkmal des Alessandro Lamo über den Hauptvertreter dieser Schule (an die ein Caravaggio anknüpft), Bernardino Campi (1584), eingefügt ist. Dieser ergreift hier selbst das Wort mit einem *Parer sopra la pittura*, das Lamo seiner ausführlichen Biographie des Künstlers angehängt hat. Wir gelangen damit schon in das eigentlich lombardische Mittel, denn Campi war auch in Mailand seßhaft, wo G. B. Armenini eigenem Bericht zufolge (Veri precetti, ed. Ticozzi III. 15) sein Gast war. Die kleine Abhandlung ist rein technischer Natur: sie belehrt namentlich, ganz aus der Praxis der Werkstatt heraus, über die wichtige Rolle des kleinen plastischen Hilfsmodells, die sich in den italienischen Malerateliers bis zum Ausgang der alten Kunst zu Ende des 18. Jahrhunderts erhalten hat, wie ich anderen Orts auseinandergesetzt habe.

In Mailand ist dann die ausgedehnte schriftstellerische Tätigkeit eines Künstlers zu Hause, dessen wir schon in anderem Zusammenhang früher gedacht haben, des Giampaolo Lomazzo. Von ihm rührt der größte und ausführlichste Traktat des Manierismus, seine wahre Bibel her, der *Trattato dell' Arte della Pittura*, zuerst Mailand 1584 gedruckt, merkwürdig auch durch seinen Zusammenhang mit dem Norden und die Aufnahme, die er sehr bald auch in diesem gefunden hat. Wie er durch seine im kräftigsten Mannesalter erfolgte Erblindung zur Schriftstellerei gedrängt worden ist, zu der er wohl schon ursprünglich starken Antrieb gehabt haben muß, haben wir bereits gesehen. Lomazzo verliert sich in seinem reichhaltigen, freilich auch durch Weitschweifigkeit und überflüssigen Sprachpomp ermüdenden Hauptwerk viel mehr in die graue Theorie als der gleichgesinnte Armenini, mit dem er sich in manchem berührt, und bildet die Brücke zwischen diesem und einem Fed. Zuccaro; dem Gönner dieses letzteren, Karl Emanuel von Savoyen, ist auch sein Buch gewidmet. Das Ganze ist mit bewußter Absicht in die mystische Zahl von sieben Büchern geteilt. Das erste enthält die Proportionslehre, merkwürdig vor allem schon durch die Auseinandersetzung mit dem in Italien so vielgelesenen Dürer, das zweite handelt von den *moti*, d. i. dem Ausdruck der Gemütsbewegungen, ein Thema, das in Oberitalien von niemand geringerem als Leonardo selbst angeschlagen worden und für das nahende Barock von tiefer Bedeutung war; das dritte von der Farbenlehre, das vierte von Licht und Schatten, das fünfte von der Linearperspektive. Das sechste geht dann auf die Praxis der Malerei im besonderen ein, behandelt die Gattungen und Orte (Kirchen- und Palastmalerei u. s. w.) und berührt sich darin so wie das siebente und letzte, das von den Stoffen handelt, mit der Darstellung Armeninis, sie in vielem ergänzend und erweiternd. Namentlich diese beiden letzten Bücher sind für die Erkenntnis des Wesens des Manierismus sehr wichtig, schon durch die sehr ausführlichen Darlegungen; ein besonderes Thema der Ikonographie hat Lomazzo dann noch in seiner Schrift über die Darstellung der Musen behandelt, die für die klassizistischen Tendenzen der Zeit nicht ohne Wichtigkeit ist. Beträchtlichen historischen Wert besitzt Lomazzos Traktat durch die zahlreichen und eingehenden Mitteilungen, die er über das Mailänder Kunstleben, namentlich auch der älteren Zeit bringt. Sind sie auch, wie sich von selbst versteht, mit der gebührenden Vorsicht aufzunehmen und methodischer Kritik zu unterwerfen, so leidet es doch keinen Zweifel, daß ihm, bei dem Mangel anderweitiger Überlieferung gerade auf diesem Boden, stellenweise der Rang einer selbständigen Quellenschrift einzuräumen ist. Dahin gehören u. a. seine Nachrichten über Gaudenzio Ferrari — dessen Enkelschüler er war — über die ältern Mailänder Maler und Perspektivlehrer wie Foppa, Zenale, Bramantino; es ist schon bei einer früheren Gelegenheit erwähnt worden (Buch II), daß er heute verlorene Originalschriften besessen hat, aus denen er Auszüge mitteilt. Ebenso gilt dies von dem eigentlichen Haupt der Mailänder Schule, Leonardo, über den Lomazzo z. T. sehr wichtige Nachrichten, namentlich dessen literarischen Nachlaß betreffend, bringt (Buch II).

Eine Art Auszug aus diesem seinem Hauptwerk hat Lomazzo in einer kürzern Schrift gegeben, die den Titel: *Idea del Tempio della Pittura*, führt und 1590 erschienen ist. Die wunderlich barocke Form der Einkleidung wird schon durch diesen Titel angekündigt; es ist übrigens eine uralte Idee, dergleichen abstrakte Vorwürfe in architektonischer Form darzustellen; hier sei nur an das früher gelegentlich erwähnte altitalienische Lehrgedicht der *Intelligenzia* (Buch I) erinnert. In dem »Tempel der Malerei«, dessen Plan uns Lomazzo entwickelt, lebt sich die barocke allegorisch gewandete Gelehrsamkeit, wie in den Schreinerarchitekturen derselben Zeit, aus. Wie im großen Traktat herrscht auch hier, bis zur kindlichen Spielerei, die heilige Siebenzahl. Der astrologische und alchimistische Einschlag von der Planetenlehre u. s. w. her, ist stark bemerkbar. Die herkömmlichen Schulkategorien, Zeichnung, Kolorit, Proportion u. s. w. ergeben den Aufbau; alles das wird wieder in je sieben Unterabteilungen abgehandelt, und so wird das Ganze zu einem kulturhistorisch durchaus nicht uninteressanten Denkmal aus einer Zeit, in der ein Kunstfreund und mystischer Adept gleich Rudolf II. auf dem höchsten weltlichen Thron der Christenheit sein Träumerleben verbrachte. Merkwürdig ist der Versuch einer Klassikerreihe nach uralt alexandrinischem Muster, der sich in diesem Zusammenhang findet. Denn die sieben Säulen von Lomazzos Kunsttempel entsprechen den sieben großen Malern Italiens, deren Eigenschaften wieder mit seltsamer Scholastik aus denen der sieben Planeten und der ihnen entsprechenden Metalle hergeleitet werden. Es sind dies der (an erster Stelle genannte!) Michelangelo, dann die Lokalgrößen Gaudenzio Ferrari und Polidoro, der (unterdessen in Toskana selbst stark zurückgetretene) Leonardo, Raffael, Mantegna und endlich Tizian, der bewußt und ausdrücklich seinem ebenfalls in Vorschlag gebrachten Nebenbuhler Correggio vorgezogen wird. Wir sprachen oben von Scholastik, und es ist in der Tat, wie so oft im Manierismus, deren Geist zu verspüren; wirklich wagt sich auch hier ein Motiv uralter christlicher Ikonographie wieder ans Tageslicht; an dem Piedestal jener »Kunstsäulen« sind die ihnen feindlichen oder entgegengesetzten Kunstprinzipien dargestellt, über die jene triumphieren. Es ist also das uralte, durch des Prudentius *Psychomachia* populär gewordene und gerade in dieser sinnfälligen Form lange die christliche Kunst beherrschende Motiv des Sieges der Tugenden über die entsprechenden Laster, zugleich aber der barocke Versuch einer Künstlerpsychologie mit primitivsten Mitteln. Daß sich auch in dieser Schrift allerhand nicht unwichtige Nachrichten über ältere und gleichzeitige Künstler, so über Boccaccino und andere Cremonesen, über Federigo Baroccio u. s. w. finden, versteht sich fast von selbst. Merkwürdig sind auch die Notizen über ältere Kunstschriftsteller und besonders über Kunstsammler der eigenen Zeit, so namentlich über Kaiser Maximilian II. Hier findet sich dann auch ein längerer Bericht über einen an dem Hofe dieses Monarchen tätigen Mailänder Maler, Arcimboldo, der, als ein Wunder seiner Zeit angestaunt, heute vergessen, uns sogleich noch einmal als höchst charakteristische Zeiterscheinung entgegentreten wird.

Er spielt nämlich eine Rolle in einer Schrift, die gleichfalls in das mailändische Mittel gehört, obgleich sie in Mantua (1591) gedruckt worden ist. Das ist der Dialog: *Il Figino ovvero del fine della Pittura*, dessen Verfasser aber kein Künstler, sondern ein gelehrter Geistlicher, der Kanonikus Gregorio Comanini ist. Er leitet uns, dieser seiner Herkunft wie seiner ganzen Richtung entsprechend, schon zu einer andern Gruppe von Kunstbetrachtern, den Moralisten, hinüber, denen ein folgendes Kapitel gewidmet sein soll. An sich ist die Schrift wenig bedeutend; das Gespräch findet im Hause eines auch sonst bekannten Mailänder Malers, Gio. Ambrogio Figino, zwischen diesem, einem Literaten aus Pavia, Stefano Guazza, und einem Domherrn aus Brescia, Don Martinenghi, statt und handelt wesentlich über die Streitfrage, ob der Endzweck der Malerei im Vergnügen oder im (moralischen) Nutzen liege, sowie über den Vorrang der Malerei vor der Poesie. Manches Streiflicht fällt dabei auf die platonische und aristotelische Orientierung der Renaissanceästhetik wie der lehrhaften Tendenzen dieser Zeit überhaupt; am wertvollsten sind aber noch die historischen Notizen über Figinos Werke selbst, sowie namentlich über einen gefeierten Virtuosen, der am Hofe Rudolfs II. tätig war, eben jenen schon erwähnten Giuseppe Arcimboldo aus Mailand. Die seltsamen, viel bewunderten *Capricci* desselben, Brustbilder, aus allerhand Gerät, Früchten u. dgl. zusammengesetzt, sind ganz im Geist und Geschmack des Manierismus. Aus der Kunstkammer Rudolfs II. stammend, hängen heute noch ein paar, zu Zyklen der Jahreszeiten und Elemente gehörig (eines von 1563), in der Wiener Galerie. Nicht ohne Interesse (namentlich auch wegen moderner Versuche in dieser Richtung) ist endlich der ausführliche Bericht über ein von Arcimboldo erdachtes Farbenklavier.

Die letzte hier noch zu erwähnende Schrift, die trotz ihres späten Datums (1607) noch in das Ende unserer Periode zurückreicht und ihr wesentlich angehört, rührt wieder von einem Künstler her. Es ist ein äußerst seltenes Flugblatt, das den genuesischen Maler Gio. B. Paggi zum Verfasser hat (*Diffinizione ossia divisione della Pittura*). Das darin abgehandelte Thema über die Malerei als »stumme Poesie« gehört ja zu den beliebtesten Gemeinplätzen dieser und der folgenden Zeit und wirkt bekanntlich noch bis zu Lessing fort. Das gleiche Thema wird auch in einem herzlich unbedeutenden, aber viel gelesenen

Büchlein eines mantuanischen Gelehrten, Antonio Possevino, *De Poesi et Pictura* (1593) vorgetragen. Viel wichtiger ist indessen die Rolle, die Paggi, in eigener Sache auftretend, in einem Künstlerstreit (1590) spielte, der über die Grenzen seiner Heimat hinaus Aufsehen erregt hat. Die einheimische Malerzunft in dem künstlerisch immer noch etwas rückständigen Genua wollte nämlich, geführt von Bernardo Castello, dem aristokratisch gesinnten freien Virtuosen nach gutem altem Handwerksrecht und -brauch die Zulassung als »Meister« versagen. Es entsprach nur dem Geiste der Zeit, daß der auch mit literarischen Waffen wohlvertraute Paggi vor der Senatskommission Recht behalten hat; das ganze ist aber von symptomatischer Bedeutung für die innere Entwicklung des Manierismus und seine Anschauung von Künstlerschaft und Banausentum.

Der Norden verharrt auch auf theoretischem Gebiet zunächst noch in Schweigen. Von Karel van Mander war bereits die Rede; im übrigen wäre hier nur noch ein wenig gekanntes kurzes Lehrgedicht »Die Kunst« von Johann Fischart aus Mainz († 1591) zu erwähnen. Es ist dadurch merkwürdig, daß es dem naiven Illusionismus aller »Sperlingsanekdoten« gegenüber (deren eine erkleckliche Anzahl aus Plinius und Vasari vorgebracht wird) das Lehrhafte und Moralische betont:

Poetisch fünd, gmalt poesie
Lerbild und gmalt philosophie.

Steht er darin mit der Kunst seiner Zeit im Einklang, so mag man in seiner Forderung:

Das das gemel bericht die seel
Wie sie nicht fel und rechts erwel

vielleicht etwas ausgesprochen Deutsches erkennen.

Benvenuto Cellini, Due trattati, uno intorno alle otto principali arti dell'orificeria; l'altro in materia dell'arte della Scultura, dove si veggono infiniti segreti nel lavorare le figure di marmo et nel gettarle di bronzo, Florenz 1568, in 4°; 2. Ausgabe Florenz 1731 (sprachlich im Sinn der Crusca überarbeitet); ein Nachdruck dieser Ausgabe mit demselben Titel ist in Wirklichkeit Turin 1795 erschienen. Ein kurzer Aufsatz Cellinis Sopra la differenza nata tra gli scultori e pittori circa il luogo destro stato dato alla pittura nelle essequie del gran Michelagnolo Buonarroti, ist von Tarsia in der früher erwähnten Leichenrede auf Michelangelo Florenz 1564 gedruckt worden (mit einem Druckfehler in dem Namen des Autors, Cennini statt Cellini, wiederholt bei Milanesi a. u. a. O. 229—233). Die spätern Ausgaben (Mailand 1811, Classici Italiani, von Carpani, Venedig 1828, Mailand 1852) sind sämtlich überholt durch die ausgezeichnete, auf Grund der Handschriften besorgte Gesamtausgabe der technischen Traktate Cellinis von Carlo Milanesi, I trattati dell'Oreficeria e della Scultura, Florenz, Le Monnier 1857. Sie enthält außer einer gründlichen Einleitung und einem vortrefflichen Glossar noch die kurzen Aufsätze Sopra l'arte del Disegno, Della architettura, den über den *Paragone* (s. o.), ein Bruchstück: Del modo d'imparare l'arte del disegno, ferner Ricordi, Briefe und die z. T. höchst merkwürdigen Gedichte Cellinis. Auch die populäre Gesamtausgabe von Jahn-Rusconi und Valeri, Rom 1901 (s. o.) enthält die Traktate. Erste französische Übersetzung der Traktate von Piot, Le Cabinet de l'amateur, Bd. II, Paris 1842. Französisch von Leclanché, Œuvres complètes de B. C., Paris 1843. Deutsch (mit wertvollem technischem Kommentar) von Justus Brinckmann, Leipzig 1867. Zur Frage des Paragone ist noch Janitschek, Cellinis Sonett über Skulptur und Malerei, Repert. f. Kunstw. IV, 225, zu nennen.

Vivio, Dottor Jacomo dell'Aquila, Discorso sopra la mirabil opera di bassorilievo di cera stuccata con colori scolpita in pietra negra colle storie del Vecchio e del Nuovo Testamento, Rom 1590, mit Kupfertafel, kenne ich nur aus der Anführung bei Cicognara, Catalogo ragionato I, n. 287.

Daß Michelangelo die Absicht hatte, eine Abhandlung über die menschlichen Bewegungen und ihre Anatomie zu schreiben, erfahren wir aus Condivis Vita cap. 60, wo auch die merkwürdige Kritik Dürers zu finden ist. Condivis Plan, Überlegungen seines Meisters nach eigenen Niederschriften herauszugeben, ist nicht ausgeführt worden; vgl. dazu die angeblich aus Michelangelos Mund überlieferte Äußerung bei Vasari (Ed. Sansoni VII, 274). Über das Technische in Michelangelos Dichtungen vgl. Justi, Beiträge 405. In seinem Memoriale von 1552 (ed. Colasanti, Repertorium f. Kunstwiss. XXVIII, 430, s. o.) gibt Bandinelli eine Übersicht seiner Schriften (mit den Eingangssätzen), die sämtlich verloren scheinen: 1. Dialoghi con Giotto sopra la scultura e disegno, 2. Libro, quale sia più nobile, la Pittura o la Scultura (Herzog Cosimo gewidmet), 3. un libro del disegno in 70 capitoli, 4. un altro libro pure del disegno, 5. L'Academia, 6. Item della architettural tempi, colonne, colossi ecc., 7. un libro della vera nobiltà alla Sig^ra^ Duchessa Leonora, nel qu. concludendo che non dal sangue solamente ma della virtù dipende, incidentemente gli dimostro la nobiltà, de' miei passati venuti da Sig^ri^ Bandinelli di Siena..., 8. un raccolto di più sermoni fatti in diverse compagnie. Agostino Carraccis theoretische Schriften, die sich im Besitze Malvasias befanden, erwähnt dieser kurz in seiner *Felsina Pittrice* (ed. Zanetti, Bologna 1841, I, 277). Foratti, I Carracci nella teoria e nella pratica, Città di Castello 1913, das 1. Kapitel handelt von den Traktatschreibern und ihrem Einfluß auf die Bolognesen). Über eine (mit Zeichnungen versehene) Schrift eines andern Bolognesen, des Francesco Cavazzone (von 1592) berichtet ausführlich L. Crespi in seinem Zusatzband zur Felsina Pittrice (Rom 1769), p. 18; er beabsichtigte, das Werk, das den Titel führte: Esemplare della nobil arte del disegnare per quelli che si dilettano della virtù, mostrando parte per parte, con simetria, anatomia e geometria ed altri modi, per intendere tutti gli principj etc., herauszugeben. Charakteristisch für den Mann und seine Zeit ist eine andere, gleichfalls einst im Besitze Crespis befindliche, umfangreiche und mit Abbildungen versehene Handschrift: Corona di grazie, favori, e miracoli della gloriosa Vergine Maria (1608), über die wundertätigen Madonnenbilder samt Beschreibung seiner Pilgerfahrt nach Jerusalem, mit Aufnahmen der heiligen Orte (ebenda). Das früher genannte Werk gehört schon zu jenen praktisch-theoretischen Zeichenschulen, die in wachsender Zahl das 17. und 18. Jahrhundert erfüllen; eine der ältesten darunter ist die des Alessandro Allori, Dialogo sopra l'arte del disegnare le figure, nach Orlandis freilich nicht immer verläßlicher Bibliographie in seinem Abcdario pittorico, Florenz 1590 gedruckt. Baldinucci gibt in seinen *Notizie* Dec. I, Sec. IV, P. III (Classici Italiani IX, 529) ausführliche Nachrichten über das (ihm bloß in Bruchstücken bekannte) Werk. Höchst merkwürdig sind die Auszüge, die Ridolfi (Maraviglie dell'Arte, Venedig 1648, I, 307) aus einem »Libro« des Paolo Veronese gibt; es sind Bemerkungen ikonographischer Art (Darstellung des Jesuskindes, eigene Erfindungen u. s. w.), die sich auf der Rückseite von Zeichnungen (im Studio Muselli in Venedig) befanden (ein Blatt aus dem Besitze Mariettes ist jetzt im Louvre). Da gesagt wird: come meglio nel fine del libro sarà dichiarato, per intelligenza de' Pittori, e per diletto degli amatori della virtù, scheint es sich tatsächlich um Entwürfe zu einem literarischen Werk zu handeln.

G. B. Armenini, De' veri precetti della pittura libri III. 1. Ausgabe Ravenna 1587, in 4⁰; 2. Ausgabe Venedig 1678; Neudruck von Ticozzi, Mailand 1820, wiederholt Pisa 1823. Über den Autor Cappi, Prose artistiche e letterarie (darin di G. B. Armenini e dei suoi veri Precetti), Rimini 1846, ferner Gualandis Memorie originali II, 78f. (A.s Testament u. a.). Zum Technischen vgl. Berger, Beiträge z. Entw. d. M. IV, 50f.

Vincenzo Danti, Il primo libro del trattato delle perfette proporzioni di tutte le cose, che imitare o ritrarre si possano con l'arte del disegno, Florenz, Giunti 1567. Einen Neudruck des außerordentlich seltenen Büchleins veranstaltete Vermiglioli Perugia 1830; auch dieser Druck ist ziemlich selten geworden. Über Danti s. a. o., ferner Pascoli, Pittori ecc. Perugini (1752), p. 137ff. und Vermiglioli, Biografia degli Scrittori Perugini, Perugia 1829, I, 372f. Scalvanti, Un filosofo dell'arte in Perugia, in der Zeitschrift L'Umbria, Perugia, 25 Gennaio 1898, und die ausführlichen Erörterungen und Inhaltsangaben in meiner Abhandlung: Aus der Bildnerwerkstatt der Renaissance, Fragmente zur Geschichte der Renaissanceplastik, II: Eine Bronze des Vincenzo Danti, im Jahrbuche des Allerh. Kaiserhauses XXXI, 73f.

Federigo Zuccaro, L'Idea de' Scultori, Pittori e architetti divisa in due libri Turin 1607, wieder abgedruckt in Bottaris Lettere Pittoriche, Rom 1768, VI, 33ff., und separat Rom 1768. Auszug von Zuccaro selbst in seinem Passaggio per l'Italia, 1608 (ed. Lanciarini, p. 73). Deutscher Auszug in Guhl-Rosenbergs Künstlerbriefen II, 4.

Romano Alberti (della Città di Borgo S. Sepolcro), Origine, e Progresso dell'Academia del disegno dei Pittori, Scultori e Architetti di Roma, dove si contengono molti utilissimi discorsi e filosofici ragionamenti appartenenti alle suddette Professioni, ed in particolare ad alcune nuove definizioni del disegno, della Pittura, Scultura ed Architettura, ed al modo d'incamminar i giovani e perfezionar i provetti, recitato sotto il reggimento del eccellente Sig. Cav. Federigo Zuccari e raccolti da Romano Alberti segretario dell'Academia, Pavia 1604 (die Widmung an Federigo Borromeo ist datiert Rom 1599). Derselbe, Trattato della nobiltà della Pittura composto ad instanza dell'Academia di S. Luca, Rom 1585.

F. Bocchi, Eccellenza della statua di S. Giorgio di Donatello Scultore Fior. posta nella facciata di fuori d'Or San Michele scritta in lingua fiorentina, Florenz 1584. Wiederabgedruckt in der Raccolta di alcune opuscoli... scritta da Fil. Baldinucci, Florenz, Bonducci 1765, und in Bottari-Ticozzis Lettere Pittoriche IV, 255. Deutsch von Cerri im Anhange zu Sempers Donatello (Eitelbergers Quellenschriften IX); dort auch (S. 249 bis 256) Notizen über Bocchi und Analyse des Schriftchens.

Dolce, Lodovico, Dialogo della Pittura intitolato l'Aretino; 1. Ausgabe Venedig, bei Giolito 1557; 2. Ausgabe, italienisch und französisch von Mich. Nestenus und Franc. Mouche, mit Vorrede von dem damaligen Direktor der französischen Akademie in Rom, Nic. Vleughel (vgl. Campori, Lettere artistiche 153), Florenz 1735; Neudrucke von Daelli, Mailand 1863, dann von Battelli (con l agg. di varie rime e lettere), Florenz 1910, und (mit Einleitung von Ciampoli) Lanciano o. J. Deutsch in der Sammlung Verm. Schriften zur Beförderung der Schönen Wissenschaften und der Freien Künste, Berlin 1757, Bd. I, und in Eitelbergers Quellenschriften II, Wien 1871 (C. Cerri), mit Einleitung von Eitelberger. Eine alte holländische Übersetzung von de Jongh erschien Amsterdam 1756, eine englische London 1770. Zum Technischen: Berger, Beiträge IV, 17. Über Dolce ein (ziemlich schwacher) Aufsatz von Mauceri, Un critico d'arte del rinascimento. Rassegna bibliografica dell'arte Italiana, ed. Calzini, IX (1906), 49 und 177ff. Dolces Dialogo nel quale si ragiona della qualità, diversità e proprietà dei colori, ist Venedig, Sessa 1565, und in einem billigen Neudruck zu Lanciano (o. J.) erschienen. Zu Dolce vgl. M. Pittaluga, L'Arte XX, 240.

Zu Pietro Aretino ist das Buch von Gauthier, L'Aretin, Paris 1895, besonders Chap. IV, L'Arétin et les artistes, und namentlich K. Vosslers Aufsatz, P. Aretinos künstlerisches Bekenntnis, Neue Heidelberger Jahrbücher 1900, zu vergleichen. M. Pittaluga in L'Arte XX, 243. Eine ausführliche Abhandlung von Ortolani, Le origini della critica d'arte a Venezia L'Arte 1923, XXVI, 1 ff., ist mir zu spät zu Gesichte gekommen, um hier noch genützt werden zu können. Er behandelt besonders eingehend Aretino, mit manchen neuen Gesichtspunkten, besonders was seinen Zusammenhang mit der toskanischen Kunstlehre angeht (dazu ergänzend desselben Verfassers Aufsatz über P. Aretino und Michelangelo, L'Arte 1922, 15 ff.), außerdem kürzer auch Pino, Doni, Biondo, Dolce. Recht gut sind die einleitenden Bemerkungen über Michiels Kunsturteile. Die an Künstler gerichteten Briefe Aretinos bei Bottari-Ticozzi, Lett. pittoriche, besonders Bd. I und III.

Sorte, Cristoforo, Osservationi nella Pittura al magnif. et eccell. Dott. et Cav. il Sig. Bartolommeo Vitali; 1. Ausgabe Venedig 1580; 2. Ausgabe Venedig, Rampazetto 1594 (con l'aggiunta di una Cronichetta dell'origine della magnifica città di Verona al molto ill. Sig. C. Agostin de' Giusti, von 1588). Vgl. über beide Ausgaben Cicognara, Catalogo ragionato I, n. 212, 213.

Bernardino Campos Parere sopra la pittura ist angehängt der schon früher erwähnten Biographie des Künstlers von Al. Lamo, Discorso etc., Cremona 1584 (Wiederabdruck bei Zaist, Notizie storiche etc., Cremona 1774). Vgl. auch meine Abhandlung: Aus der Bildnerwerkstatt der Renaissance, Jahrbuch des Allerh. Kaiserhauses XXXI, 111 ff.

G. P. Lomazzo, Trattato dell'Arte della Pittura, diviso in VII libri, nei quali si contiene tutta la Teoria e la Pratica di essa Pittura, Mailand 1584. Eine bloße Titelausgabe ist die Mailänder von 1585. Vgl. die bibliographischen Angaben in Comollis Bibliografia I, 18 ff., und in Cicognaras Catalogo ragionato I, n. 159 ff. Ein Neudruck erschien Rom 1844 in 3 Bänden. Alte englische Übersetzung unter dem Titel: A. Tracte containing the artes of curious Painting... written first in Italian by Jo. Paul Lomatius... and englished by Richard Haydock, student on Physick, Oxford 1598, in fol. Damit hängt zusammen ein Traktat des englischen Miniaturmalers Nicholas Hilliard, A Treatise concerning the arte of Limning written by N. Hilliard at the request of R. Haydocke who published in English a translation of Paolo Lomazzo on Painting (1598), neu mit Einleitung von Ph. Norman herausgegeben, Walpole Society, I., Oxford 1912. Über Haydock, der auch im Kupferstich dilettierte und die Tafeln zu seiner Lomazzoübertragung selbst ausführte, vgl. das von S. Colvin herausgegebene Buch Early engraving and engravers in England, London 1905. Eine ähnliche Schrift von Edw. Norgate, Miniatura or the art of Limning (1650), hat Hardie Oxford, Clarendon Press 1919 veröffentlicht, vgl. auch Williamson, Hist. of Portrait miniatures, London 1904, II, cap. 19. Die französische Übersetzung von Ilaire Pader, Jean Pol Lomazzo Peintre Milanois, Traicté de la proportion naturelle et artificielle des choses, traduit de l'Italien en Français par J. P. Tolosain peintre du Prince Maurice de Savoye, Toulouse 1641, in fol., enthält bloß das erste Buch (vgl. Cicognara, Catalogo ragionato I, n. 332).

Lomazzo, Idea del Tempio della Pittura, nella quale egli discorre dell'origine e fondamento delle cose contenute nel suo trattato dell'arte della Pittura, Mailand 1590; Neudruck Bologna (1785). Derselbe, Della forma delle Muse cavata dagli antichi autori Greci e Latini, opera utilissima a'pittori e scultori, Mailand 1591. Über Lomazzo vgl. ferner Argelati, Bibliotheca scriptorum Mediolanensium, Mailand 1765, II, 1, 812. Casati, L. Leoni G. P. Lomazzo, Mailand 1884, und besonders die später noch zu erwähnende Schrift von Birch-Hirschfeld, Die Lehre von der Malerei im Cinquecento, Rom 1912, die sich zum guten Teil auf Lomazzo aufbaut. Zum Technischen: Berger, Beiträge IV, 45 f.

Comanini, Greg., Il Figino ovvero del fine della Pittura, Mantua 1591; vgl. dazu (besonders über Arcimboldi) Archivio Storico Lombardo XII, 87.

Ant. Possevinus, Tractatio de Poesi et Pictura ethnica, humana et fabulosa collecta cum vera, honesta et sacra, Rom 1593. Lyon 1594 (1595), Venedig 1603. Über Possevino vgl. Tiraboschi, Storia lett. ital. VII, 3, 1021 ff.

G. B. Paggi, Definizione e divisione della Pittura, Genua 1607, in fol. (Haym). Ausführliche Nachrichten über P. bei Soprani-Ratti, Vite de' Pittori etc. Genovesi, Genua

1768, I, 112. Die umfangreichen, einen ganzen Traktat darstellenden und vom Malerstreit angeregten Briefe des G. P. Paggi an seinen Bruder Girolamo (datiert Florenz 1591) bei Bottari-Ticozzi, Lettere Pittoriche VI, 60—97, deutsch in Guhl-Rosenbergs Künstlerbriefen, II, 37 ff.

J. Fischart, Die Kunst, in Goedekes und Tittmanns Deutschen Dichtern des 16. Jahrhunderts, Leipzig 1880, Bd. XV, 183—186.

III. Die Lehrer der Baukunst.

Von den vitruvianischen Studien und dem Riesenprogramm der von Tolomei geplanten Academia war wiederholt (Buch IV) die Rede; sie werden auch in dem uns hier beschäftigenden Zeitraum unverdrossen weitergeführt. Die vielbenützten Bücher eines Antonio Labacco (1552), Pietro Cataneo (aus Siena 1554), Gio. Ant. Rusconi (1590), G. B. Montani (1608), vor allem aber der kritische Kommentar des G. B. Bertano (1558) zeigen den niemals erlahmenden Anteil an dem alten Autor. Alle treten aber an Bedeutung hinter den vier großen Lehrgebäuden der Architektur, von denen im folgenden hauptsächlich die Rede sein soll, weit zurück.

Vorerst ist freilich zu bedenken, daß die Gotik namentlich in Oberitalien noch eine lebendige Macht war; die großen, in ihrem Gesamtaufbau so unterschiedenen Dome in zwei wichtigen Mittelpunkten wie Mailand und Bologna waren ja noch nicht vollendet, die Arbeit ging an ihnen fort und es ergaben sich hier, namentlich in der letzteren Stadt, die merkwürdigsten Kontroversen über den Stil ihrer Weiterführung zwischen den gelehrten Architekten der modernen Richtung und den konservativen Wortführern einer volkstümlichen Anschauung. Springer hat uns in der Schilderung des »gotischen Schneiders« von Bologna (in seinen *Bildern aus der neueren Kunstgeschichte*) ein unterhaltendes und lehrreiches Kulturbild hinterlassen; es ist merkwürdig, daß ein Berufsarchitekt strenger Schulung wie Francesco Terribilia aus Bologna (1589) auf den Plan treten muß, als Kämpe der modernen Anschauung gegen die Phantastereien eines — in Italien freilich gerade auf diesem Gebiet altbodenständigen, in den Laienkommissionen der Bauhütten groß gewordenen und durch viele Beispiele zu belegenden — Baudilettantismus. der auf Cesarianos Vitruvkommentar, das Geheimnis des Triangels u. s. w. pocht, ebenso merkwürdig auch, wie er zu einem Kompromiß gelangt, die Weiterführung der Wölbung im alten Stil fordert, um nicht einen »italienischen Hut auf ein deutsches Gewand« zu setzen. Eine ähnlich gerichtete Erscheinung ist in der Geschichte der Musik zu beobachten; das leidenschaftliche Sehnen der Florentiner dieser Zeit nach der Wiedererweckung des als national empfundenen Musikdramas der Antike verbindet sich bei ihren Wortführern Vincenzo Galilei und G. B. Doni — schon mit Berufung auf Vasari! — mit dem Protest gegen die »gotische« Kontrapunktik der Niederländer.

Theoretisch war der Sieg der Vitruvianer freilich längst entschieden, obwohl die große vom Mittelalter entwickelte Baugesinnung nicht mehr hinwegzudenken war und praktisch gerade in den Problemen, die den Manierismus und noch mehr das Barock erfüllten, zuweilen höchst überraschend zum Vorschein kam.

Auf diesem also wohl vorbereiteten Boden erstehen nun die großen Lehrgebäude der Architektur des 16. Jahrhunderts, des Serlio, Palladio, Vignola und Scamozzi, deren Kern die berühmte, fast möchte man sagen berüchtigte Lehre von den klassischen Säulenordnungen bildet. Sie gehören sämtlich, was nicht ohne Wichtigkeit ist, dem östlichen Oberitalien (Bologna und Vicenza) an.

Das älteste ist das des Sebastiano Serlio aus Bologna (geb. 1475), in verschiedenen Einzelausgaben schon seit 1537 erscheinend und bald zu ungemeinem europäischen Ansehen gelangend. Serlio ist ein Bewunderer des großen Baumeisters von Siena, Baldassare Peruzzi, den er als Lehrmeister und Vorbild betrachtet. Dieser hat selbst ein großes Werk, das Aufnahmen der römischen Ruinen enthalten sollte, geplant und muß den Oberitaliener in dem schwierigen, schon von alters her in Rom betriebenen Studium der Messungen gefördert haben. Wie Raffael in diesem Kreise erscheint, wie die ihm zugeschriebene berühmte Denkschrift wieder möglicherweise mit Peruzzi selbst zusammenhängen mag, wurde schon früher kurz berührt (Buch IV). Vorarbeiten solcher Art dürften, wie schon Vasari andeutet, den Büchern Serlios wirklich zugrunde liegen, und dieser beruft sich selbst wiederholt auf den enthusiastisch verehrten (1522—1523 in Bologna selbst tätigen) Meister; es erklärt sich daher, daß Lomazzo (*Idea* cap. 4) das Werk Serlios geradezu ein Plagiat von Peruzzis Architekturtraktat zu nennen sich erkühnt; nicht viel anders, aber doch vorsichtiger hatte sich bereits E. Danti in seiner Biographie Vignolas ausgedrückt. Tatsächlich hat Serlio den literarischen Nachlaß Peruzzis besessen und an Strada (s. u.) verkauft; leider ist er zum Teil verschollen. Von eigenen Bauten Serlios ist nicht allzu viel vorhanden; die zahlreichen Entwürfe, die er selbst in seinen Büchern bringt, zeigen ihn als einen keineswegs erfindungsarmen, aber doch von einer gewissen gelehrten Trockenheit nicht freien Künstler; sein Ruhm, den er in allererster Linie seinen theoretischen Werken dankt, stieg aber derart, daß er einen ehrenvollen Ruf nach Frankreich erhielt, wo er auch, in Fontainebleau, dem Herd des neuen Stils in diesem Lande, 1552 gestorben ist, ohne daß er freilich, wie es scheint, eine ihm ganz entsprechende Beschäftigung gefunden hätte.

Die einzelnen Bücher, aus denen das Gesamtwerk Serlios sich zusammensetzt, sind in loser Folge, einzeln und z. T. in beträchtlichen Zwischenräumen veröffentlicht worden; das erste (dem vierten der Gesamtausgaben entsprechend) erschien 1537 in Venedig, ein »Libro estraordinario« noch zu Lyon 1551. Das letzte (VII.) hat erst der bekannte Antiquar Maximilians II., Jacopo Strada (mit einem achten, wie es scheint verschollenen, über Kriegsbaukunst s. u.), von dem alten, in Dürftigkeit geratenen Meister selbst 1550 in Lyon erworben und in Frankfurt 1575 drucken lassen. Die schön kalligraphierte Pergamenthandschrift befindet sich heute noch in der bedeutenden und schon durch ihr Alter merkwürdigen Stichbibliothek Erzherzog Ferdinands von Tirol aus Schloß Ambras im Kunsthistorischen Museum zu Wien; sie ist nach Tirol vermutlich aus dem Nachlaß von Ferdinands Vater, Max II., gelangt. Das mit sauberen Zeichnungen ausgestattete Manuskript verdient eine nähere Untersuchung; textlich wie in seinem Abbildungsmaterial weist es erhebliche Varianten zum Drucke Stradas auf und ist anscheinend als Entwurf erster Hand aufzufassen. Die zahllosen posthumen Gesamt- und Einzelausgaben sowie die Übersetzungen, die in allen Kultursprachen Europas vorhanden sind, zeigen die ungemeine Bedeutung, die man dem Buche auch außerhalb seines Ursprungslandes sogleich beigemessen hat.

Das zuerst erschienene vierte Buch Serlios, das dessen Ruhm in alle Welt getragen hat, behandelt die freilich in Italien längst gefestigte, aber doch erst durch ihn Gemeingut des gesamten »wiedererstandenen« Europas gewordene Lehre von den fünf Säulenordnungen; später entstand ihm in dem knapperen, aber auch pedantischeren Lehrbuch des Vignola ein starker Nebenbuhler. Der antike Kanon, die strenge vitruvianische Regel ist bei Serlio, der ja schon seinen Lebensdaten nach mit der Frührenaissance noch stärkeren Zusammenhang besitzt, nicht so schulmäßig ausgebildet und vorgetragen wie bei dem Nachfolger; er steht namentlich dem Texte des alten Lehrmeisters noch viel freier gegenüber, eben in der Weise der älteren Zeit. Besonders bemerkenswert ist eine ganze Anzahl von Entwürfen für venezianische Paläste, die hier mitgeteilt sind. Das hat seinen besonderen Sinn; gerade zur selben Zeit hatte Jacopo Sansovino seine berühmte Bibliothek von S. Marco begonnen, das erste Beispiel strenger Hochrenaissance in jener lang von dem Malerstil der Lombardi beherrschten Stadt, die, wie Burckhardt sagt, die Antike (im Sinn der Toskaner und Vitruvianer) bis dahin nur vom Hörensagen gekannt hatte. Die geniale Lösung der Ecktriglyphen daran hatte die ganze italienische Umwelt in Bewegung gesetzt; die neue vitruvianische Akademie selbst trat in Aktion. Serlios eigene Entwürfe in diesem seinem Erstlingswerk spiegeln deutlich genug den Einfluß des Toskaners auf Oberitalien wider. Von größter Wichtigkeit sind Serlios Nachrichten über die blühende Fassadenmalerei seiner Zeit, nicht nur der Raffaelschüler, sondern besonders auch des von ihm hochverehrten Peruzzi und der Brüder Dosso in Ferrara. Ein Plan des ganzen Werkes ist schon hier entwickelt; das zunächst herausgekommene dritte Buch führt das Thema der »wahren« Baukunst weiter; es enthält, gleichsam als fortlaufende Scholien zum Texte des *nostro precettore* Vitruv, die Aufnahme altrömischer Bauten, vor allem des Pantheon, dann aber auch von Ruinen außerhalb Roms, in Ancona, Benevent, Spello, Verona, Pola. Charakteristisch ist aber wieder, wie sich daneben moderne Bauten der eigenen Zeit stellen, voran die Grundrisse Bramantes und Peruzzis zu S. Peter in Rom, aber auch aus Neapel. Besonders wichtig ist es, daß sich Serlio hier (anläßlich des Palastes von Poggio Reale) wieder an einen oberitalienischen Kenner und Gewährsmann, jenen uns bereits bekannten M. A. Michiel hält, der in einem lateinischen Brief darüber gehandelt hatte; es kommt uns in den Sinn, wie Michiel seinerseits aus Neapel (durch Summonte, s. Buch III.) Material gesammelt hat. Den Schluß macht ein Exkurs über die ägyptische Baukunst, der lediglich auf literarischen Quellen der Antike (Diodor) beruht, immerhin aber der Erwähnung wert ist.

Die folgenden Bücher sind bereits auf französischem Boden, wohin Serlio um 1540 durch Franz I. berufen worden war, entstanden. Es sind Buch I und II, von denen das erste die allgemeinen mathematischen Grundlagen der Baukunst, das zweite aber die Perspektive zum Gegenstande hat und ebenfalls außerordentlich populär und namentlich für den Norden einflußreich wurde. Von größter Wichtigkeit ist der hier eingefügte Traktat über die Szene des Theaters, sowohl für die Tragödie als das Schäferspiel. Es vergeht nicht lange Zeit mehr bis zu Palladios *Teatro Olimpico* und den in Florenz einsetzenden Bestrebungen einer Renaissance des antiken Musikdramas, die freilich zu einem ganz modernen Gebilde, der neapolitanischen Oper, führen. Das zeitlich sich anschließende V. Buch behandelt den Kirchenbau, sowohl Zentral- als Langbau; die antike Draperie ist bei dieser Lehre von den »Tempeln« schon merklich genug, obwohl Einzelheiten auch hier noch den Geist der Frührenaissance erkennen lassen. Das letzte von Serlio selbst veröffentlichte Buch ist ein Nebenläufer und handelt von einem wichtigen Bestandteil der neuen »regelmäßigen« Stadtanlage, den Toren, während die druckfertige Handschrift des bis jetzt fehlenden VI. Buches (von Serlio schon im IV. angekündigt, auch von Strada beschrieben) von K. Cassirer in der Münchener Staatsbibliothek, man muß wohl sagen, wiederaufgefunden wurde; es behandelt die Paläste und Landhäuser. Das erst aus seinem Nachlaß und, wie es scheint, mit namhaften Retuschen herausgegebene siebente und letzte Buch bringt endlich dessen Fortsetzung und Erweiterung. Sehr wichtig ist hier Serlios Bericht über die gerade einsetzende Renaissancebewegung auf französischem Boden, an der er selbst seinen Anteil hat (in cap. 40 ein Bericht über seine eigene Tätigkeit in Fontainebleau). Höchst merkwürdig, dieser Umgebung entsprechend und aus ihr hervorwachsend, sind seine Ausführungen über Restauration und Adaptierung älterer gotischer Bauten (cap. 62 u. ff.); besonders die in cap. 66 genau geschilderte Regulierung eines älteren Gebäudes zu einer streng symmetrischen Anlage, ganz im Sinne der neueren »regelmäßigen« Praxis, und Forderungen entsprechend, wie sie damals schon die Poetik erhoben hatte und die gerade für Frankreich bedeutend geworden sind. Ein Anhang bringt endlich noch einen Reflex aus Serlios venezianischen Studienjahren, die Aufnahme der entzückenden Gartenhallen des Palazzo Corner in Padua, auch deshalb bedeutend, weil der Bauherr Serlios, jener berühmte Alvise Cornaro, ein eifriger Baudilettant gewesen ist (s. o. Buch IV). Das VIII. Buch, das von der Festungsbaukunst handelte und das Strada, der es erworben hatte, ebenfalls publizieren wollte, ist, wie gesagt, verschollen; doch hat K. Cassirer einen Entwurf dazu ebenfalls in der Münchener Bibliothek feststellen können.

Wie schon öfter erwähnt, steckt in Serlio, der noch der letzten Generation des Quattrocento entstammt, ein gutes Teil der unbefangenen und freien Haltung der Frührenaissance. Wohl ist ihm Vitruv »unser aller Lehrer«, aber er übt freimütig Kritik an ihm, geht über ihn hinaus und greift nach den verehrten Denkmälern selbst, so mit ausdrücklicher Betonung bei der kompositen Ordnung. Trotz der durchgängig erstrebten strengen »Regelmäßigkeit« sind Serlios Entwürfe nichts weniger als sklavische Kopien der Antike, und die nationalen Stilweisen seiner oberitalienischen Heimat haben stark auf sie eingewirkt.

Serlios Bücher, die sogleich einen durchschlagenden internationalen Erfolg hatten, sind der erste Versuch eines architektonischen Lehrgebäudes im Sinn der neuen Zeit und ihrer Forderungen seit L. B. Alberti, dessen Schrift *De re aedificatoria* ganz das Wesen ihres Autors, und (schon ihrer gelehrten Sprache und Form nach) viel mehr den Geist des Humanismus denn praktisch-technischen zur Schau trägt, auch erst in dieser Zeit ihre eigentliche Wirksamkeit entfaltete. Dabei ist Serlios Werk der unzweideutige Ausdruck für den schon früher vorhandenen, jetzt aber immer mehr ins Kraut schießenden Baudilettantismus. Schon Michelangelo hat über die Vitruvspielerei gespottet und ein der Schulmeisterei selbst so sehr zugeneigter Kunstschriftsteller wie Lomazzo hat gar nicht so sehr

Unrecht, wenn er spottet, Serlio hätte mehr Schinder-Architekten (*mazzacani architetti*) verschuldet, als er Haare im Bart gehabt.

Das gilt aber ganz besonders von Serlios Nachfolger und stärkstem Mitbewerber, der ihn auch schließlich aus der Gunst der öffentlichen Meinung völlig verdrängt hat, dem eigentlichen Schulmeister der Baukunst, dessen Wiege ebenso in der Landschaft der alten *Via Aemilia* stand. Das ist der aus Vignola (bei Modena) gebürtige und daher gewöhnlich nach diesem Ort benannte Jacopo Barozzi (1507 bis 1573). Daß eine zeitgenössische Schilderung seines Lebens und Schaffens vorliegt (von E. Danti), wurde schon früher bemerkt.

Sein Lebensgang ähnelt in auffallender Weise dem seines älteren Nebenbuhlers, obwohl unmittelbare Beziehungen zu diesem zu fehlen scheinen. Er hat wie jener als Zeichner begonnen, vor allem für Intarsia, also für jenes Gebiet, das seit Brunellesco ein Tummelplatz der neuen Perspektivlehre war. Die Lehrjahre brachte er in Bologna zu, in jener Stadt, die für das Kunstleben Italiens nunmehr von zentraler Bedeutung wird, in der Peruzzi eben den Stil der Hochrenaissance römischer Observanz eingeführt hatte, und von der jener große Theoretiker desselben Stiles, dessen Erfolg in ganz Europa bis dahin unerhört war, seinen Ausgang genommen hatte, eben Serlio; seinen Ruhm sollte freilich der jüngere Mann dereinst in Schatten stellen. Vignola hat sich dann in Rom umgetan, seine Sporen in der vitruvianischen Akademie verdient, und war später von seinem Landsmann Primaticcio nach Frankreich gezogen worden, wo er abermals mit Serlio zusammentraf. Obwohl er diesem an künstlerischer Kraft unterlegen erscheint, so ist seine Wirksamkeit als praktischer Architekt doch viel größer und bedeutender als die des ältern Künstlers geworden. Er fand, seit 1543 zurückgekehrt, Gelegenheit zu großen Bauten für Bologna (Portico dei Banchi), für Julius III. -- für den er sein vielleicht originellstes Werk, die Villa di Papa Giulio an der Via Flaminia, ausführte — und im Dienste des farnesischen Hauses (Villa Farnese, Ausführung des Palazzo Farnese und der Cancellaria, auch Palazzo Farnese in Piacenza); vor allem aber sind hier seine Hauptwerke zu nennen, der Gesù in Rom, die erste Kirche des mächtig aufsteigenden Ordens, die Angelikirche in Assisi und endlich das gewaltige Farneseschloß Caprarola bei Viterbo. In seinen letzten Lebensjahren ward ihm die Ehre zuteil, Entwürfe für Philipps II. Escorial im fernen Spanien auszuarbeiten.

So laut diese Bauwerke den Ruhm ihres Meisters verkündet haben und noch verkünden, er wurde noch überstrahlt durch den ungemein starken und ungemein lang dauernden Erfolg, der einem an Umfang kleinen, aber nicht zum wenigsten dieser Knappheit wegen zu unglaublicher Popularität gelangten Theoriewerk seiner Hand zuteil geworden ist. Das ist die *Regola delle cinque Ordini dell' Architettura*, die zuerst im Jahre 1562 herausgekommen ist. Kein anderes Buch dieser Art vermag einen buchhändlerischen Erfolg gleich ihm aufzuweisen, es hat den älteren Serlio seit der ersten Hälfte des 17. Jahrhunderts so gut wie gänzlich verdrängt, und auch die großen Lehrgebäude eines Palladio und vollends eines Scamozzi haben trotz ihrer Berühmtheit mit ihm nicht Schritt halten können. Das liegt vor allem eben an seiner knappen und eingänglichen Form, die es als Schulbuch empfahl, und als solches ist es, vielfach überarbeitet, freilich auch bis zum homöopathischen Extrakt verdünnt, bis auf unsere Zeit herab, vor allem in seinem Heimatland, immer und immer wieder aufgelegt worden. Aber auch die Zahl der Übertragungen in alle möglichen Nationalsprachen ist Legion; sie reichen in ihren Ausläufern fast bis auf unsere Tage herab; sehr bezeichnend ist es, daß sogar Peter der Große es seinem gewaltsam zum Westen bekehrten Volke aufnötigte. Es ist die richtige Eselsbrücke des Architekturschülers und -freundes geworden und Lomazzos boshaftes, gegen Serlio gerichtetes Wort ließe sich mit viel größerem Recht auf es anwenden.

So ist die *Regola* tatsächlich ein Schulbuch im guten wie im schlimmen Sinne, klar, knapp, sachlich, gut disponiert, aber auch ganz formelhaft und blutleer bis zum Erschrecken. Sie geht sofort auf ihren Gegenstand ein, die fünf Säulenordnungen als das Um und Auf aller wahren »regelmäßigen« Baukunst; und gerade dieses Buch hat das Dogma des großenteils willkürlichen und jedenfalls ganz unhistorischen Systems erst fest begründet, namentlich auch bei den naiv gläubigen Nordvölkern, die der eingänglichen Weisheit dieses Magus aus dem Süden offenen Mundes lauschten. Es ist darum auch erklärlich, daß gerade in den nordischen Landen eine starke Nachfolge eingesetzt hat, die wie ein ungeheurer Schweif hinter Vignolas Katechismus einherzieht und besonders das Kunstgewerbe erfüllt.

Am ersten und nachdrücklichsten äußerte sich der neue Baugeist freilich in dem Lande, in dem jene welschen Baumeister gewirkt und ihre Lehren praktisch wie theoretisch verkündet hatten, in Frankreich, das zuerst und gründlichst seine »gotische« Vergangenheit abzustreifen bemüht und in die Römertoga sich zu drapieren beflissen war. Seit den Tagen Franz I. namentlich empfindet sich das Galliervolk als »romanische« Nation, Römerblut entsprossen, und das *gaulois* bekommt seine bekannte ironisch gefärbte Bedeutung.

Die großen Architekten Jacques Androuet du Cerceau (*Livre d'architecture* von 1559, *Le second livre d'architecture* 1561) sowie Philibert de l'Orme (*Le premier tome de l'architecture*, 1568, Katharina von Medici gewidmet, *Nouvelles Inventions pour bien bastir*, 1578,

Karl IX. zugeeignet) sind durch die Schule der welschen Baumeister und Theoretiker gegangen und ihre prächtig und geschmackvoll ausgestatteten Werke sind ohne das italienische Vorbild überhaupt nicht denkbar, soviel Eigenes sie auch besitzen. Namentlich die an zweiter Stelle angeführten Schriften beider Künstler sind klar und präzis abgefaßte Handbücher für den Gebrauch der Bauherren; es gehört auch durchaus in diesen Bereich, wenn Du Cerceau eine Schrift *Leçons de perspective positive* (1576) veröffentlichte.

Gegenüber dieser schon in ihrer äußeren Ausstattung aristokratischen, von vornherein auf höfische und vornehmste Kreise gestimmten Literatur nimmt sich die deutsche Nachfolge ziemlich ärmlich aus; sie bleibt zunächst, was überaus bezeichnend ist, im handwerklichen und kleinbürgerlichen Mittel haften und folgt eigentlich dem Zuge jener volkstümlichen Kunstbüchlein, die wir bereits kennen. Es sind das die sogenannten Säulenbüchlein, wie man sie später zu benennen pflegt; der Name deutet schon darauf hin, um was es sich handelt: um den Kern aller antikischen Architekturtheorie, die vielbelobten fünf Säulenordnungen. Als das älteste darunter, das noch einen gewissen Zusammenhang mit den gotischen Steinmetzbüchlein (wie des Hans Hösch und Matthias Roriczer) keineswegs ganz verleugnen kann, aber bereits, wie das Thema allein zeigt, von Vitruv und noch mehr von Serlio abhängig ist, stellt sich Hans Blums *Buch von den fünff Sülen* dar (lateinisch zuerst Zürich 1550, deutsch erst 1554). Dem Umstand, daß es zunächst in der Gelehrtensprache erschienen ist, hat es die über sein Ursprungsland hinausreichende Verbreitung zu verdanken, was übrigens z. T. auch von dem ursprünglich gleich deutsch erschienenen Handbuch seines Nachfolgers, des Straßburger Malers Wendel Dietterlin (1593) gilt; in den Niederlanden geht noch die *Architettura* des »vlämischen Vitruvius« Vredeman de Vries (1565, deutsch schon 1581) voraus. Es ist sehr bezeichnend, daß Blums Werk im Titel die auf den deutschen Kunstbüchlein ständige Widmung an alle Kunstverwandten wiederholt; daß darin die Schreiner besonders genannt sind, hat seinen guten Grund. Denn namentlich die fleißigen Augsburger und Nürnberger Kunsttischler des 16. und 17. Jahrhunderts suchen in ihren beliebten und von den Vornehmen eifrigst bestellten »Kunstschränken« ein Ideal ihrer Zeit zu verkörpern, einen »Tempel« in zwiefacher Richtung, nicht nur enzyklopädisch ihrem Inhalt nach, der *omnes res scibiles* zu umfassen suchte — wie dies dem Camillo mit seinem wunderlichen *Theatrum* (Buch IV) vorgeschwebt hat —, sondern auch der Form nach. Denn es sind vollständige »antikische« Architekturen im Kleinen, ganz im Geiste der neuen vitruvianischen Baukunst erdacht, wie sie Serlio und Vignola lehrten; sie maskieren die Gerätform mit ihren zahllosen Kästchen und Lädlein des Innern vollständig und nicht selten sinnwidrig als wahre Atrappen. Es ist in diesem Sinne sehr charakteristisch, daß einer der letzten Ausläufer dieser Schriftstellerei, das *Wiennerische Architectur- Kunst- und Säulenbuch*, von einem kaiserlichen »Cammertischler und Ebanisten«, Johann Indau (Wien 1686), herrührt.

Vignola, zu dem wir noch einmal zurückkehren, ist auch der Autor einer Perspektivlehre (*Le due regole della prospettiva pratica*), die trotz der Kommentare des gelehrten Mathematikers E. Danti, der sie aus Vignolas Nachlaß 1583 herausgab, von der modernen Forschung ziemlich abschätzig gewertet wird. Sie hat gleichwohl nicht viel weniger Erfolg gehabt als das Handbüchlein der Baukunst; das Thema, das auch Serlio schon in einem eigenen Buch behandelt hatte, lag ja dem Architekturtheoretiker mit seinen szenischen Interessen auf dem Wege, besonders dem Vignola selbst, der von der Intarsia ausgegangen war. Die Perspektivlehre ist auch sonst in diesem Zeitraum mit Eifer und Erfolg gepflegt worden, in mehr theoretischer Weise von Egn. Danti als Übersetzer und Erklärer der euklidischen Optik selbst, praktisch durch ein in Italien sehr berühmt gewordenes Werk des gelehrten Vitruverklärers und Patriarchen von Aquileja, Daniele Barbaro, *Pratica della prospettiva* (1569). Geschätzt wurde auch das schön ausgestattete Lehrbuch des Florentiners Lorenzo Sirigatti (1596). Für den Anteil, den diese Fragen in ihrem rechten und eigentlichen Ursprungslande stets erregten, ist die Kontroverse eines Mailänder Architekten, Martino Bassi, mit dem Bauleiter des Doms, Pellegrino Tibaldi, besonders aufschlußreich. Er hat nach einer in Italien schon längst vorhandenen Gewohnheit eine Umfrage veranstaltet und die Gutachten, die ihm von den berühmtesten Architekten seiner Zeit, Vignola, Palladio, Vasari und Bertani, zugekommen waren, in einem eigenen, zu Brescia 1572 gedruckten Buche veröffentlicht. Es handelt sich dabei auch um die perspektivische Konstruktion eines Reliefs der Verkündigung im Mailänder Dom. Das schwierige Problem der Reliefperspektive, das schon durch die immer mehr sich entwickelnde Szenerie der Theater nahegerückt wurde und, wie wir sahen, bereits bei Serlio eine Rolle spielt, erfuhr am Schluß dieses Zeitraums seine endgültige wissenschaftliche Lösung durch das Buch des großen Mathematikers Guido Ubaldi (1600). Es ist darin auch die perspektivische Projektion auf der Zylinderfläche dargelegt, die freilich erst im Beginne der neuesten Zeit für die bildende Kunst fruchtbar wurde, als Grundlage der Panoramenmalerei, deren erste Beispiele die Darstellung der russischen Flotte vor Spithead durch Parker in London (1793) sowie das römische Panorama des auch als Theoretiker auf diesem Gebiet bedeutenden

Deutschen Joh. Ad. Breysig in Berlin (1800), waren. Aber auf dieser Grundlage war die technische Möglichkeit zu jener üppigen Ausbildung der Theaterperspektive gegeben, die den Italienern ihre Vorherrschaft auf diesem Gebiete auch im Norden bis weit ins 19. Jahrhundert hinein sicherte.

Dieser selbst hat sich auf dem Gebiete der Perspektive ebenfalls fleißig gerührt; es lag ein Lebensinteresse für seine Kunst darin, die ja alle Errungenschaften Italiens sich anzueignen bestrebt und auf dem Wege zu dem glänzenden Aufstiege seines Barocks war. Dürer war, groß und einsam wie immer, voraufgegangen und hatte überall starken Eindruck hinterlassen; nun kamen die Franzosen, der Maler Jean Cousin (1560) und der Architekt Ducerceau (1576), mit ihren durchaus den Geist des francisceischen Zeitalters verratenden Arbeiten, in den Niederlanden aber vor allem das für den ganzen Norden, auch Frankreich und Deutschland zum Lehr- und Grundbuch bestimmte Werk des Vredeman de Vries (1568).

Der berühmteste Architekturlehrer dieser ganzen Gruppe ist jedoch der auch als Künstler bedeutendste: Andrea Palladio, jener von Goethe so bewunderte große Baumeister, der nicht nur seiner Vaterstadt Vicenza (Basilika, Teatro Olimpico, Rotonda, Villa Valmarana u. s. w.) ihre heutige künstlerische Physiognomie geschaffen hat, sondern auch durch seine großen Kirchenbauten, namentlich in Venedig (S. Giorgio Maggiore, Redentore, daneben Scuola della Carità), der einflußreichste Vertreter jener neuen großen Baugesinnung geworden ist, die besonders im englisch-niederländischen Nordwesten fast bis in die Gegenwart hinein angehalten hat. Es ist von symptomatischer Bedeutung, daß sein Entdecker und Förderer ein berühmter Landsmann, jener Trissino war, dem Italien das erste »regelmäßige« und in seinem Inhalt programmatische Epos *L'Italia liberata dai Goti* verdankt. Palladios großes theoretisches Werk, das an Verbreitung kaum hinter dem nur acht Jahre ältern des Vignola zurücksteht (1570), es aber an Fülle und Bedeutung weit übertrifft, ist der lebendigste Ausdruck dessen geworden, was die Zeit mit ihrem lebhaften Baudilettantismus der Vornehmen und ihrem Streben nach Regelmäßigkeit und Lehrbarkeit der Kunst forderte. Die Vorrede gibt darüber unzweideutig Auskunft: die Antike ist das unübertreffliche Vorbild, Vitruv der Führer und Lehrer; die vorgelegten Messungen antiker Bauten sollen als Muster aufgestellt werden, deren Befolgung die klassizistische Hoffnung auf eine allgemeine Blüte der echten und wahren Baukunst zu erfüllen geeignet ist. Es ist überaus charakteristisch, daß Palladio sich so häufig auf L. B. Alberti beruft, dessen eigentliche Wirkung ohnehin in seine Zeit fällt.

Das Werk besteht aus vier Büchern. Das erste bringt die Grundlegung nebst theoretischen Auseinandersetzungen über die Erfordernisse aller guten Baukunst (nach Vitruv), auch die Lehre von den Baumaterialien u. s. w.; das zweite behandelt vornehmlich den Privatbau, mit zahlreichen Beispielen aus der lebenden Kunst, besonders aus des Verfassers eigenem Schaffen (Rotonda), wie dies schon seit Serlio üblich war. Sehr merkwürdig ist das durchgehende Bestreben, das antike Haus wiederherzustellen — der Hof der Scuola della Carità, der jetzigen Venezianer Kunstakademie, ist ja Palladios eigenster Beitrag in der Praxis — wie anderseits sein Teatro Olimpico das monumentale Gegenbild zu den gleichlaufenden Bestrebungen nach der Wiedergeburt des alten Dramas darstellt. Daß aus allen diesen Anläufen etwas wesentlich Neues erwachsen ist, war freilich nicht in der Absicht dieses rückschauenden Klassizismus gelegen. In denselben Rahmen fällt der umständliche Bericht über die Villenanlagen, die ja gerade auf venezianischem Gebiet bis in die Spätzeit des 18. Jahrhunderts zu den bedeutendsten Erscheinungen dieser Landschaftskunst gehören. Das dritte Buch behandelt das bedeutende, von Italien als der echten Erbin antiker Kultur längst ausgebildete Thema der regelmäßigen Stadtanlage, wie sich an dieser Stelle fast von selbst versteht, mit durchgehender Rücksicht auf das gelobte Altertum — die hölzerne Rheinbrücke Caesars wird eingehend und gelehrt behandelt. Wie schon bei Alberti treten ganz moderne Anschauungen hervor, so bei der Besprechung der baulichen Gestaltung von Gefängnissen — es ist unnötig, eigens an die venezianischen *Prigioni* an der Riva zu erinnern. Das vierte und letzte Buch handelt von den »Tempeln«. Wie Alberti spricht auch Palladio hier stets im Tonfall eines antiken Menschen, es ist wirklich von den heidnischen Kultstätten zunächst und zuerst die Rede, deren *convenienza* — wir wissen bereits, daß dies ein Lieblingsthema der Zeit ist — im Hinblick auf die Gottheiten, denen sie dienen sollen, abgehandelt wird. Es ist überaus bezeichnend, daß der christliche Kirchenbau mit seinen aus dem Kultus sich ergebenden Bedürfnissen nur nebenbei und anhangsweise in den Einzelkapiteln behandelt wird; die hier gegebenen Beschreibungen und Messungen der römischen Bauten aber sind, wie wir uns erinnern, schon vorher als eigenes Büchlein den erneuerten Mirabilienführern Roms beigegeben worden (s. Buch III).

Das Werk hat bei den Zeitgenossen wie den Späteren größten Anteil erregt, besonders in Frankreich und namentlich in England, wo der Palladianismus eine nationale Angelegenheit wurde und die meisten Übertragungen des Grundwerks hervorrief, darunter eine von dem berühmten heimischen Architekten Inigo Jones (1715); man erinnert sich auch, wie Goethe 1786 in Padua die von dem bekannten englischen Konsul und Kunstliebhaber Smith veranstaltete Palladio-Ausgabe erwirbt, und seiner Äußerung über die großzügige Art der Engländer in solchen Dingen. Vollrund in der Darstellung, mußte es ganz anders wirken als der auf die dürre Regel reduzierte Katechismus des Vignola, der sich nur durch seine brauchbare Handlichkeit empfahl.

Am Schlusse der Reihe steht ein umfangreicher Foliant, das dickleibigste Werk von allen. Es ist die *Idea dell' architettura universale*, in erster Ausgabe Venedig 1615 erschienen, aber ihrem ganzen Geiste nach als Abschluß der Spätrenaissance zu werten, von dem engsten Landsmanne Palladios, Vincenzo Scamozzi aus Vicenza (1552 bis 1616). Dieser hat in und außerhalb seiner engeren Heimat als Baumeister eine bedeutende Tätigkeit entfalten können, war auch, wie alle die Architekturlehrer seiner geistigen Ahnenreihe, ein Künstler von Ruf und selbständiger Bedeutung. Die neuen Prokurazien in Venedig sind von ihm; die merkwürdige Stadt- und Festungsanlage von Palma Nuova im Friaul geht auf ihn ebenso zurück wie der Entwurf zu einem der denkwürdigsten und eindruckvollsten Bauwerke unserer Heimat, dem Dom in Salzburg.

Seine literarischen Neigungen brachte er von Hause mit; sein Vater Giandomenico figuriert als Herausgeber der ersten vollständigen Handausgabe Serlios von 1584; Milizia hält freilich den Sohn für den eigentlichen Urheber (*Memorie degli architetti*, Bassano 1785, II, 84). Scamozzis umfangreiches Werk, das den Abschluß seiner Laufbahn bildet — er starb schon ein Jahr nach dem Erscheinen — ist trotz seiner Ausdehnung als Torso zu betrachten; vollgestopft mit schwerfälliger und nicht immer verdauter Gelehrsamkeit enthält es von den — nach Vitruvs Muster — geplanten zehn gleichwohl nur das I. bis III. sowie das VI. bis VIII. Buch. Für die Entwicklung der Kunsttheorie des 17. Jahrhunderts, das es eröffnet, ist es dennoch von ziemlicher Bedeutung; schon sein Titel, der an Zuccaros und Lomazzos Bücher erinnert, gibt davon einen Vorschmack. Es ist nicht ganz ohne Interesse, wie die praktische Unterweisung sich hier immer mehr ins Literarisch-Lehrhafte verliert. Von seiner eigenen Bedeutung hat Scamozzi jedenfalls keine geringe Vorstellung. Um sein Andenken lebendig zu erhalten, hat er testamentarisch ein Architektenstipendium für seine Vaterstadt gestiftet, dessen jeweiliger lebenslänglicher Nutznießer seinen Namen führen sollte; jener alte Baumeister Bertotti-Scamozzi, den noch Goethe in Vicenza aufgesucht hat, war einer davon, zugleich Herausgeber einer Prachtausgabe von Palladios Bauwerken.

Nach einer langen Einleitung allgemein kunsttheoretischer Art bringt das erste Buch zunächst eine historische Übersicht der bedeutendsten Baumeister und Schriftsteller über Architektur. Scamozzi hatte selbst eine beträchtliche Fachbibliothek und wir verdanken ihm manche nicht unwichtige Notiz; so besaß er ein Originalmanuskript des Traktats von Francesco di Giorgio Martini. Mit fast unleidlicher Breite werden sodann die theoretischen Vorkenntnisse der Baukunst abgehandelt. Besonders charakteristisch für diese Zeit, die im *Teatro Olimpico* des Palladio den Ödipus des Sophokles aufführte — Scamozzi war selbst an den szenischen Entwürfen beteiligt — ist der historische Exkurs in cap. 18, wo die mittelalterliche Baukunst noch einmal mit der ganzen Verachtung des antikischen Baumeisters abgekanzelt wird, aber auch der typische Hochmut des welschen Theoretikers und Schulmeisters gegenüber den Empirikern des Nordens erscheint. Scamozzi hatte ja diesen letzteren auf seinen weiten Reisen, die ihn von Lothringen bis Ungarn geführt haben, ziemlich genau kennen gelernt; und der Bericht über sein eigenes Leben, seinen Studiengang und seine Fahrten (cap. 22) ist keineswegs ohne Bedeutung.

Das zweite Buch enthält u. a. eine ziemlich ausführliche Darlegung der Grundsätze des Städtebaues; von besonderem Wert sind die Äußerungen über die Lage der wichtigsten Städte, auch außerhalb Italiens. Angeschlossen ist ein Traktat über Festungsbaukunst, der in dieser Zeit und diesem Umkreis — man denke an einen Sanmicheli, aber auch an Scamozzis eigene oben kurz berührte Tätigkeit — auf besonderen Anteil rechnen darf. Das dritte Buch handelt vom Zivilbau; es knüpft natürlich, muß man fast sagen, wieder an das antike Haus an. Was hier über die Eigentümlichkeit der verschiedenen italienischen Städte, aber auch über die Bauweise in Spanien, Polen, Frankreich, Deutschland gesagt wird, ist aller Beachtung wert, schon als ein Stimmungsbild aus der Zeit dieser reisenden Virtuosen, in das sich freilich wieder der charakteristische Hochmut des welschen Baumeisters mischt, der sich allein im Besitze des echten und guten Geschmackes fühlt. Auch hier fehlt nicht der Bericht über eigenes Schaffen, namentlich am Dom zu Salzburg. Für die antiquarische Richtung des Autors ist die ferner gegebene Rekonstruktion der Villa des jüngeren Plinius recht bemerkenswert; von besonderem Interesse für uns aber, als eine der ältesten systematischen ihrer Art, die Erörterung über die Anlage von Museen, im besondern venezianischer »Galerien« und ihres Inhalts. Es ist eine der ältesten Stellen, wo dieser, wie Scamozzi selbst hervorhebt, aus Frankreich eingeführte und bald in Italien Bürgerrecht gewinnende Ausdruck gebraucht wird.

Von den noch übrigen Büchern behandelt (nach jener Lücke) Buch VI den Katechismus aller »wahren« Architektur, die fünf Säulenordnungen, höchst ausführlich und pedantisch bis in die kleinste Einzelheit; charakteristische Ausfälle gegen die lächerlichen Erfindungen der

»Barbaren« dürfen auch hier nicht fehlen. Buch VII verbreitet sich über die Baumaterialien, das letzte höchst unordentlich und eilig mit erlahmender Hand redigierte achte Buch über Bauführung im allgemeinen.

Diese vier großen Werke sind nun das Vermächtnis der italienischen Spätrenaissance an ihr Mutterland und das übrige Europa geworden und geblieben; kein früheres oder späteres ist ihrer nationalen Rolle auch nur annähernd an die Seite zu setzen, und die Bedeutung Italiens als des führenden Landes in aller Kunstliteratur, die das Leitmotiv dieser Blätter bildet, erweist sich vielleicht nirgends einleuchtender als hier. Daß die Wurzeln dieser Betrachtungsweise ziemlich weit zurück liegen, bis zu L. B. Alberti, ist bekannt; es ist aber nur eine undeutliche und unsichere Spur, wenn der letzte dieser Reihe, Scamozzi, die lehrhafte Betätigung auf diesem Felde auf einen verschollenen Traktat seines eigentlichen künstlerischen Ahnen, Jacopo Sansovino, zurückleitet, womit dann freilich abermals die Initiative auf diesem Gebiete, wie so oft, wieder Toskana und Florenz zufiele. Die Lehrmeister dieser Zeit sind ja tatsächlich durchwegs Oberitaliener der venezianischen und emilianischen Landschaft; aber wir haben wenigstens sichere literarische Kunde, daß ein höchst wichtiges Gebiet, schon im 15. Jahrhundert (von Filarete) angebaut, das des Städtebaus, in dem Traktat eines nicht nur als Bildner, sondern auch als Baumeister bedeutenden »Manieristen« lehrhaft behandelt wurde, nach Borghinis, also eines Zeitgenossen, verläßlichem Bericht von Bartolommeo Ammanati. Als Ergänzung treten die in der Handzeichnungensammlung der Uffizien bewahrten Pläne einer »Idealstadt« in die Lücke, die von dem jüngeren Vasari, Giorgios Neffen (1598), herrühren. Daß der Festungsbau gerade in dieser Periode wieder in Oberitalien zu einer glänzenden, höchst einflußreichen Ausbildung gelangt ist, wurde schon mehrmals hervorgehoben; die Drucklegung eines ältern, schon von Vasari gelobten Autors, des G. B. Bellucci aus San Marino († 1554), fällt an das Ende dieses Zeitraums.

Ant. Lábacco, Libro appartenente all'Architettura, Rom 1558 u. ö. Vgl. über die zahlreichen Neudrucke des vielgelesenen Buches Cicognara, Catal. I, n. 534—541; Ashby in Olschkis Bibliofilia 1914. Pietro Cattaneo, I quattro primi libri d'architettura, Venedig 1554, vermehrte Ausgabe unter dem Titel L'architettura alla quale ... sonosi aggiunti di più il 5, 6, 7. ed 8. libro, Venedig 1567. Gio. Ant. Rusconi, Dell'architettura secondo i precetti del Vitruvio, libri X, Venedig 1590 das Werk ist aber schon viel früher, um die Mitte des Jahrhunderts, entstanden, vgl. Tiraboschi, Lett. Ital. VII, 2, 491); Neue Ausgabe Venedig 1660. G. B. Bertano, Gli oscuri e difficili passi dell'opera di Vitruvio, Mantua 1558. G. B. Montano, Libro d'architettura, Rom 1608 u. ö. bis 1691. Das Gutachten des Francesco Terribilia über S. Petronio (von 1589 bei Gaye, Carteggio inedito III, 490 ff.

Sebastiano Serlio, Regole generali di architettura ... sopra le cinque maniere degli edifici, cioè Tosc no Dorico Jonico Corintio e Composito con gli esempi delle antichità, che per la maggior parte concordano con la dottrina di Vitruvio (= libro IV), Venedig 1537, mit Holzschnitten, fol., gewidmet Ercole II. von Ferrara. Das Widmungsschreiben ist für die Kreise, an die sich das Buch wendet, sehr charakteristisch. Spätere Ausgaben Venedig, Marcolini 1540 und 1544 (z. T. mit Holzschnitten von Agostino Veneziano); Nachdruck (mit Buch V) Venedig, Nicolini 1551; ferner Venedig, Sessa 1559. Französische Übersetzung von Pierre Cocke Van Aelst, Antwerpen 1545. Spanisch (mit dem III. Buch) von Fr. de Villalpando, Toledo 1565.

Id. Il Terzo libro di Seb. Serlio Bolognese, nel quale si figurano e descrivono le Antichità di Roma e le altre cose che sono in Italia, Venedig, Marcolini 1540; Venedig, Sessa 1551 und Rampazzetto 1562.

Id. Il Primo libro d'architettura (Geometria), zusammen mit dem secondo libro (Prospettiva), italienisch, mit französischer Übersetzung von Jehan Martin, Paris, Barbè 1545. Italienisch Venedig, Sessa 1560.

Id. Quinto libro dell'architettura ... nel quale si tratta di diverse forme de'tempj sacri secondo il costume cristiano ed al modo antico. Französische Übersetzung von Jehan Martin, Paris, Vascosan 1547; Venedig, Nicolini 1551 und Sessa 1559. Das sechste Buch Serlios liegt in einer schön geschriebenen druckfertigen Hs. in der Münchener Staatsbibliothek (cod. iconogr. 189) u. d. T. Della habitatione di tutti li gradi degli homini fuori della cità (II. Teil. Dentro della citá). Dr. Kurt Cassirer, der eine Veröffentlichung vorbereitet, hat mir in sein Material freundlichst Einsicht gewährt, ihm verdanke ich diese Notizen.

Id. Extraordinario libro di architettura nel quale si dimostrano trenta porte di opera rustica mista, con diversi ordini e venti di opera dilicata di diverse specie, colla scrittura davanti che narra il tutto. Lyon, de Tournes 1551 (1558, 1560); Venedig, Sessa 1557, 1558, 1560, 1567.

Id. Il settimo libro d'architettura ... nel quale si tratta di molti accidenti che possono occorrere all'Architetto in diversi luoghi ed istrane forme de' siti, e nelle restaurazioni e restituzioni di case, e come abbiano a farsi per servizi degli altri edifici ... (italienisch und lateinisch) ex Museo Jac. de Strada S. C. M. antiquarii. Frankfurt a. M., Wechel 1575; Venedig, Franceschi 1584 und 1600. Die schön ausgestattete Originalhandschrift auf Pergament, die Strada 1550 von Serlio selbst in Lyon erworben hatte (vgl. das auch sonst über seine Tätigkeit als Antiquar sehr belehrende Vorwort seiner Ausgabe) ist schon 1596 im Nachlaßinventar Erzherzog Ferdinands auf Schloß Ambras (Jahrbuch der Kunstsammlungen des Allerh. Kaiserhauses, Urkunden VII, unter Fol. 389 v) unter dem Titel: *Allerlei Gebeusachen* vermerkt und befindet sich jetzt in der Ambraser Stichsammlung des Kunsthistorischen Museums.

Über das VIII. Buch Serlios (vom Festungsbauwesen) berichtet Strada in seinem Vorwort; er hatte die Holzschnittafeln schon für den Druck bereit liegen. Der von K. Cassirer aufgefundene Entwurf in München (Cod. iconogr. 190) trägt den Titel Della castramentatione di Polibio ridutta in una citadella murata per Sebastiano Serlio Bol. und enthält, wie mir Dr. Cassirer mitteilt, nur wenig Text, aber ziemlich viel Zeichnungen.

Gesamtausgaben. Quartausgabe (der ersten fünf Bücher), Venedig, Francesco Senese und Zuanne Krugher Alemanno, 1566 (mit den Holzschnitten des letzteren). Vollständige Ausgabe (in Quart) sämtlicher Bücher, besorgt von Gio. Dom. Scamozzi, Venedig, Franceschi 1584 und 1600, 1618, 1619; Paris 1645.

Lateinische Übersetzung (Buch I—VI) von Carlo Saraceni, Venedig, F. Senese und J. Krugher, 1569, fol.; italienisch und lateinisch Venedig 1663, fol. Holländisch (Buch I—V) von Pieler Coeke von Aelst, Antwerpen 1553 und Amsterdam 1616. Deutsche Übersetzung (Buch I—V) von Lud. Koenig (?), Basel 1609. Englisch (wie die vorige nach der holländischen Ausgabe) von Rob. Peake, London 1611 (Buch I—V). F. Lysers Architectura oder newe Practische Baukunst, Frankfurt 1672, ist ein Plagiat des Serlio.

Diese, wie man sieht, ziemlich verwickelte Bibliographie des Werkes Serlios stützt sich im wesentlichen auf die fleißigen, aber wenig systematischen Angaben in Cicognaras

Catalogo ragionato I, no. 662—675, sowie bei Bolognini-Amorini, Vite dei Pittori ed artefici Bolognesi, Bologna 1841. Parte IIda, 183—190 (mit Biographie Serlios). Vgl. auch Tiraboschi, Storia della Lett. Ital. VII, 2, 493f. und Maggiori Dialogo int. alla vita ed alle opere di S. Serlio, Ancona 1824. Auch hier kann und soll der Anspruch auf besondere Vollständigkeit und Genauigkeit nicht erhoben werden, da nur ein kleiner Bruchteil der z. T. sehr seltenen Ausgaben durch meine Hände gegangen ist. Es handelt sich mir aber vielmehr darum, ein Bild der sehr starken und langandauernden Nachfrage nach dem Lebenswerk Serlios zu geben. Dasselbe muß auch von den folgenden Angaben gelten.

Jac. Barozzi da Vignola, Regole delle cinque ordini d'architettura in 32 tavole, Ed. princ., s. l. e. a. (doch wie aus einem Briefe des jüngeren Vignola von 1562 hervorgeht, in dieses Jahr zu setzen); 2. Ausgabe dgl. (um 1570), mit 36 Tafeln; beide in fol. Weitere Ausgaben des 16.—17. Jahrhunderts sind die von Venedig 1570, 1582, 1596, 1603, Rom 1602 und 1617 (von Villamena, mit wichtigen Aufnahmen von Vignolas eigenen Werken), Siena 1635. Die Anzahl der späteren, die in Italien ununterbrochen bis zur Mitte des 19. Jahrhunderts hinabreichen (Vallardi, Mailand 1850) ist Legion; es hätte keinen Sinn, diese vielfach veränderten, ergänzten, denaturierten Drucke, unter denen sich zahlreiche schlechte und billige Schul- und Taschenausgaben befinden, einzeln anzuführen. In den First proofs of the universal Catalogue of Books on art des South Kensington Museums, London 1870, Bd. II, 2062 f. findet sich eine reichhaltige Liste; über die Ausgaben orientiert auch Mazzuchelli, Scrittori Italiani II, p. 1, p. 415f.; vgl. Tiraboschi, Storia lett. VII, 2, 496. Mazzuchelli zählte bereits 16 italienische, 5 französische, 2 deutsche, 2 englische, sogar 2 russische (auf Befehl Peters d. Gr. hergestellte) Ausgaben, freilich sind diese Vermerke ungenau. Für die Verbreitung des Buches sind besonders diese fremdsprachigen Ausgaben aufschlußreich. Der Katalog des South Kensington Museums führt eine lange Reihe auf, die aber ebenfalls von Vollständigkeit weit entfernt ist. Eine der ältesten ist die spanische (von Patricio Cavexi), Madrid 1593 (und 1630). Eine deutsche von J. W. Böheim erschien schon Nürnberg 1617, eine zweite von L. Chr Sturm Amsterdam 1699, andere Augsburg 1725, 1747. Undatiert ist die von J, R. Fäsch, Nürnberg, die noch 1781 neu aufgelegt und fortgesetzt wurde. Zahllos sind charakteristischerweise die französischen Editionen, von denen die ältesten Pariser undatiert sind und an den Anfang des 17. Jahrhunderts zurückreichen, die jüngsten bis in die ersten Dezennien des 19. Jahrhunderts herabgehen. Bemerkenswert ist darunter die große, von P. I. Mariette besorgte Ausgabe mit Abbildungen von Vignolas Bauten, in 3 Bänden, Paris 1750—1755. Sehr umfangreich ist auch die von Blondel, Paris 1767, mit 304 Tafeln. Auch die älteste englische (von Leeke), undatiert, gehört noch ins 17. Jahrhundert, weitere sind London 1665, 1673, 1761 herausgekommen. Zu den allerjüngsten gehören die Taschenausgaben (aus zweiter französischer Hand und stark überarbeitet), die in schwedischer Sprache (von Rothenstein), Stockholm 1843 und 1865 erschienen sind. Weitere Angaben in dem Sammelband: Memorie e studi intorno a Jacopo Barozzi, Vignola, Monti 1908 (darin Gatti, Il Vignola trattatista d'architettura und Spinelli, Bibliografia dei due Vignola), ferner Ronchini, I due Vignola, Atti e memorie delle Prov. di Modena e Parma I, und besonders Willich, Jac. Barozzi da Vignola (z. Kunstgesch. des Auslandes, Bd. XLIV), Straßburg 1906 (über das literarische Werk Vignolas bes. S. 159—168). Endlich Heideloff, Die Lehre von Vignolas Säulenordnungen in Zusammenstellung mit jenen des Palladio, Serlio, Cattaneo, Branca, Scamozzi und einigen römischen Antiken, Nürnberg o. J. (um 1840).

Wie stark das Problem der Säulenkonstruktion auf weite Kreise gewirkt hat, ersieht man aus der höchst selten gewordenen Schrift des Malers Salviati: Regola di far perfettamente col compasso la voluta del capitello Jonico et d'ogni altra sorta, Venedig 1552, mit Widmung an Monsig. Barbaro (nur vier gedruckte Blätter umfassend). Lateinisch in Polenis Exercitationes Vitruvianae, Padua 1739. Faksimiledruck von Selva. Delle differenti maniere di descrivere la voluta Jonica, Padua 1814.

Hans Blum, Quinque columnarum exacta descriptio etc., Zürich 1550; deutsch: Von den fünff sülen. Grundtlicher Bericht und deren eigendtliche contrafeyung, nach symmetrischer uszteilung der Architectur . . . flyssig usz den antiquiteten gezogen und trüwich, als vor nie beschehen, inn truck abgefertigt. Allen kunstrychen Buwherrn, Werckmeistern, Steinmetzen, Malern, Bildhouweren, Goldschmiden, Schreyneren, auch allen, die sich des circkels und des richtscheyts gebruchend, zu großem Nutz und Vorteil dienstlich, Zürich 1554. Bis 1662 öfters aufgelegt, auch ins Englische (London 1608), Holländische und Französische (Amsterdam 1623 und 1641) übersetzt. Vgl. die fleißige, aber sehr ungleiche und auch in der Bibliographie nicht vollständige Arbeit von E. v. May: Hans Blum von Lohr am Main. Ein Bautheoretiker der deutschen Renaissance (Studien zur deutschen Kunstgeschichte 124, Straßburg 1910). Durch seine originellen Kunsturteile sehr wichtig ist das Tagebuch des schwäbischen Baumeisters Heinrich Schickhardt von 1598, her. von Heyd, Handschriften und Handzeichnungen des herzogl. würtemberg. Baumeisters H. S. Stuttgart 1902; (über seine 1602 gedruckte italienische Reisebeschreibung s. u.).

Wendel Dietterlin, Architectura von Ausstheilung, Symmetrie und Proportion der fünff Seulen etc., Nürnberg 1593 u. ö. (bis 1655), Neudruck von Classen, Lüttich 1860, und französisch ebenda 1862, lateinisch Straßburg 1593. Über Dietterlin vgl. Zahn in Naumanns Archiv IX (1863).

Vredeman de Vries, Architectura mit Stichen von I. Cock, Antwerpen 1565, deutsch ebenda (A. oder Bauung der Antiquen aus dem Vitruvius . . . dienstlich für alle Baumaystren, Maurrer, Stainmetzlen, Schreineren, Bildtshneidern und alle Liebhabernn der Architecturen ann dag gebracht, Antorff 1581). Holländisch Antwerpen 1565 u. ö., darnach französisch Antwerpen 1577 u. ö., lateinisch Amsterdam 1633 u. ö.

Joh. Indau, Wiennerisches Architectur- Kunst und Säulenbuch, Wien 1686 (und Augsburg 1728); vgl. Ilg in den Berichten des Wiener Altertumsvereins XXIV (1887).

Jac. Barozzi da Vignola, Le due regole della prospettiva pratica con commentarj del P. Egnatio Danti (mit Vignolas Vita von demselben, s. o.) ist zuerst Rom 1583, fol., dann 1611 und 1644, ferner Siena 1635, Bologna 1682 u. ö. aufgelegt worden. Auch hier reichen die Ausgaben bis ins 19. Jahrhundert herab; vgl. namentlich Willich a. a. O. 166—168. Übersetzungen scheinen jedoch nicht vorzuliegen, was angesichts der Tatsache, daß zahlreiche Bearbeitungen des Themas in den Nationalsprachen auf italienischer Grundlage vorhanden sind, kaum verwunderlich ist.

Ign. Danti, La Prospettiva di Euclide nella quale si tratta di quelle cose che per raggi diritti si veggono ecc. . . . colla prospettiva di Eliodoro Larisseo, Florenz 1573. Daniele Barbaro, La pratica della prospettiva, ... opera molto profittevole a'pittori, scultori e architetti, Venedig 1569 u. ö.; vgl. darüber die bibliographischen Angaben bei Comolli, Bibliogr. stor.-crit. III, 144 ff. (wo auch sonst Nachrichten über die Perspektivlehrer gegeben sind). Lorenzo Sirigatti, La Pratica di prospettiva, al Ser^mo^ Ferdinando Medici Gran Duca di Toscana, Venedig 1596 (und 1625). Martino Bassi, Dispareri in materia d'Architettura e Prospettiva con pareri di eccellenti e famosi architetti, che li risolvono, Brescia 1572, mit Kupfertafeln. Neudruck (coll'aggiunta degli scritti del medesimo intorno al tempio di S. Lorenzo Magg. di Milano) von F. B. Ferrari, Mailand 1771. Abdruck der Dispareri auch teilweise bei Bottari-Ticozzi, Lett. pittor. I, 479 ff. Über Bassis Schrift ausführlich die auch sonst manches zum Thema enthaltende Abhandlung Fiorillos in seinen Kleinen Schriften, Göttingen 1803, I, 288 f. (über die Kenntnis der Künstler von der Perspektive und ihre Wiederauflebung in neueren Zeiten). Guidi Ubaldi e Marchionibus Montis Perspectivae libri sex, Pesaro 1600 und Venedig 1615.

Jean Cousin, Livre de perspective, Paris 1560. Jacques Androuet Du Cerceau, Leçons de perspective, Paris 1576. Hans Vredeman de Vries, Artis Perspectivae plurium generum elegantissimae formulae . . . antea nunquam impressae, Antwerpen 1568, Haag 1604 und (bearbeitet von Marolois) Amsterdam 1633. Französisch: Leiden 1604. Deutsch bearbeitet (von Marolois und Gerardt), Amsterdam 1628.

A. Palladio, I quattro libri dell'Architettura, Ed. princ., Venedig 1570, mit schönen Holzschnitten (vgl. Cicognara, Catal. rag. I, 592, 594); Nachdruck ebenda 1581. Zahlreiche spätere Ausgaben und Bearbeitungen Venedig 1601, 1616, 1642, 1711, 1740, 1741, 1769, 1784, Padua 1800. Französisch: Amsterdam 1646 (1682); dann von Fréart de Chambray, Paris 1651 (1682). Mit Zusätzen von J. Leoni, nach der englischen Ausgabe von J. Jones, Haag 1726, und noch Paris 1842 (von Chapuy, Corréard und A. Lenoir). Deutsch von Böckler, Nürnberg 1698 (nur die beiden ersten Bücher). Spanisch von J. Ortiz y Sanz, Madrid 1797. Besonders zahlreich sind die englischen Ausgaben, deren erste (von Richards) schon London 1676, 1683, 1733 erschien. Unter den späteren ragt die von Inigo Jones besorgte hervor (italienisch und englisch von Giac. Leoni, London 1715, 1721, 1742). Andere von Campbell (London 1729), Hoppus (1735, 1736), Ware (1738), Miller (1759).

Magrini, Memorie int. la vita e le opere di A. Palladio pubbl. nell'inaugurazione del suo monumento in Vicenza li 19 agosto 1845 colla serie di ventitre scritture del med. architetto in parte inedite ed ora la prima volta unite, Padua 1845. Eine Bibliographie der zur dritten Jahrhundertfeier 1880 erschienenen Schriften hat Lampertico im Archivio Stor. Ital., 4. Serie, t. VI (1880), 262 uud 509ff. gegeben. Vgl. auch Burger, Die Villen des A. Palladio, Leipzig 1908.

Vincenzo Scamozzi, Dell'Idea dell'Architettura universale, 1. Ausgabe, fol., Venedig 1615, dann Piazzola 1687, Venedig 1694, 1697, 1714. Ein Auszug (in drei Oktavbänden) von Bald. Orsini, Perugia 1803, Neudruck von Ticozzi und Masieri (mit Atlas) Mailand 1838. Deutsch (von J. Schaum) als »Grundregeln der Baukunst«, Amsterdam 1664, Nürnberg 1678. Holländisch (von Schinjor) Amsterdam 1662 (1686). Französisch (nur Buch VI der Säulenordnungen zunächst Paris 1685, dann vollständig als Œuvres d'architecture von d'Aviler und Dury, Leyden 1713. Haag 1736, Auszug von Jombert, Paris 1764. Englisch von Brown, London 1690, und von Leyburn als Mirror of Architecture, London 1708 u. ö. Eine Vergleichung und Kritik der Säulenordnungen Vitruvs, Palladios, Vignolas und Scamozzis bei Milizia, Memorie degli architetti II, s. v. Scamozzi. Scolari, Commentario sulla vita e le opere dell'architetto Vincenzo Scamozzi, giuntevi le notizie di A. Palladio, Treviso 1837. (Für uns Deutsche wenigstens ist das zusammenfassende Urteil Goethes über die drei großen Bautheoretiker Serlio, seinen besondern Liebling Palladio und Scamozzi, in den Briefen an Heinrich Meyer, 30. Dezember 1795 — Schriften der Weimarer Goethe-Gesellschaft 32, 168f. — von großem Interesse).

Den angeblichen Architekturtraktat des Jacopo Sansovino erwähnt Scamozzi (Arch. univ. I. cap. 6); Temanza (Vite p. 263) bestreitet diese Angabe, da weder im Testament Jacopos noch in den Schriften seines Sohnes Francesco davon die Rede sei. Freilich kein sehr starkes Argument. Über den fast druckfertigen Libro d'architettura des (damals noch lebenden) Bartolommeo Ammanati berichtet sein Zeitgenosse Raff. Borghini ausführlich in seinem Riposo von 1584 (L. IV, p. 169), »nel quale egli figura un' ampia e perfetta città, facendo vedere i disegni (e sopra essi discorrendo), il palagio reale con tutte sue appartenenze, gli uffizj, i tempi, l'arti, le casse de' gentiluomini e quelle degli artieri, le piazze, le strade, le botteghe, le fontane, e tutte l'altre cose appartenenti a una bene intesa città; e poscia descrive ancora e disegna il palagio regio della villa con giardini, e con tutte le commodita che si ricercano, e gli abitari de' gentiluomini, e de' contadini, con tutti gli avvertimenti necessarj e belli, che si posson nelle ville desiderare, e ha già il tutto disegnato e descritto, talchè non gli manca se non rivederlo, e farlo stampare. Ma essendo egli oggi d'età d'anni 72 e della vista e della testa non molto sano, attende più . . . l'eterna salute«. Baldinucci (VII, 411) erzählt ausführlich die späteren Schicksale der Handschrift, die schließlich in den Besitz Großherzog Ferdinands gelangte; wo sie heute ist, weiß ich nicht. Sollte sie jemals wieder zustande gebracht werden, so wäre ihre

Publikation wohl sehr wertvoll bei der bedeutenden Rolle, die das Florenz der Spätrenaissance gerade auf diesem Gebiete inne hat. Die Zeichnungen zu der »Città ideale inventa e disegnata l'a. 1568« des Cav. Giorgio Vasari d. J. (mit erklärendem Text) befinden sich in den Uffizien (Handz. Bd. 39, n. 4529—4594, fol.); vgl. Oettingen, Die sog. Idealstadt des Ritters Vasari, Rep. f. Kunstw. XIV, 21 f. Eine unbedeutende literarische Kompilation des uns schon bekannten Jesuiten Ant. Possevino, De architectura tractatus, Venedig 1603, fol., bespricht Comolli, Bibliografia IV, 251.

Über den Traktat der Fortifikation des G. B. Bellucci (il S. Marino) berichtet Vasari (im Leben des Genga, Ed. Milanesi VI, 330). Das Manuskript, das Vasari einsehen konnte, befand sich damals bei Bern. Puccini in Florenz. Die (sehr inkorrekte und sogar den Namen des Verfassers in Belici verballhornende) posthume Ausgabe: Nuova inventione di fabricar fortezze di varie forme (mit Tafeln) erschien Venedig 1598; vgl. Tiraboschi, Stor. lett. VII, 2, 502 ff.

Von Bellucci sind ferner in der Bibl. Naz. von Rom autobiographische Aufzeichnungen erhalten, die P. Egidi veröffentlicht hat: G. B. Belluzzi, detto il Sanmarino, Diario autobiografico (1535—1541), Neapel 1907.

IV. Die Moralisten.

Zum Thema ist das Buch von Ch. Dejob, De l'influence du concile de Trente sur la Littérature et les Beaux-Arts chez les peuples catholiques Paris 1884, zu vergleichen, das freilich, was unsern besondern Gegenstand anbelangt, nicht weit unter die Oberfläche dringt. Sehr zu beachten sind jetzt die Ausführungen von W. Weisbach, Der Barock als Kunst der Gegenreformation, Berlin 1921, bes. S. 9 (Gilio, Possevin etc.).

Wir treten mit diesem Kapitel in ein eigenartiges Gebiet unserer Literatur ein, das sich von allem bisher Behandelten stark unterscheidet und den Geist dieses Zeitraumes schärfstens kennzeichnet. Der Standpunkt ist nicht der historischer, technischer, nicht einmal vorwiegend ästhetischer, sondern kunstpolitischer Betrachtung, Kritik der Kunst von ganz bestimmten Maßstäben her, die nicht ihr Wesen, sondern ihre Wirkungen betreffen; es versteht sich fast von selbst, daß die Wortführer mit ein paar höchst charakteristischen Ausnahmen dem geistlichen Stande angehören.

Die vom deutschen Norden ausgegangene Reformation hatte zunächst in Italien eine starke und tiefe Gegenwirkung hervorgerufen, deren Wurzeln freilich weiter zurückliegen. Ihr äußerer Ausdruck war das seit 1545 tagende Konzil von Trient, das auf dem Gebiete der bildenden Kunst einerseits radikalen Strömungen, wie dem nördlichen Bildersturm, die Spitze zu bieten hatte, anderseits sich aber gerade deshalb bemüßigt sah, der unbefangenen und naiven Bilderfreude der Hochrenaissance, vor allem an den heiligen Orten, durch geistliche Zensur die Zügel straffer anzuziehen.

Die erste Äußerung dieser Art liegt in einer nichts weniger als bedeutenden, aber als Symptom nicht gering anzuschlagenden Schrift eines geistlichen Autors, in den Dialogen des Giovanni Andrea Gilio aus Fabriano vor, die 1564 zu Camerino erschienen sind. Nur der zweite davon geht uns näher an; er handelt von den »Irrtümern und

Mißbräuchen der Maler in den Historienbildern« und schlägt damit ein Thema an, das noch fast zwei Jahrhunderte auch in der protestantischen Gegnerwelt weiterklingt, um schließlich in dürrster, lebensfremdester Scholastik zu erstarren.

Es ist sehr charakteristisch, daß in der Vorrede schon gegen die lebende Kunst ein Vorwurf erhoben wird, der auch in späteren Zeiten laut geworden ist, wenn die allseitig ausgebildete Kunst einem Virtuosentum zuneigte: die Maler kümmerten sich nicht mehr um den Stoff, sondern es läge ihnen lediglich am Herzen, ihre Kunstfertigkeit zu zeigen, das *sforzato* sei ihr höchstes Ziel. Das ganze Buch ist von diesem Geiste erfüllt, sein Leitgedanke ist von einem herrschenden Concetto der Renaissanceästhetik, dem Dekorum, nur in charakteristischer Zeitwendung zum kirchlich Reglementierten, eingegeben. Von ihm aus werden die Verstöße der Maler gegen Sinn und Inhalt der Heiligen Schrift durchgegangen; mag manches davon auch kaum praktischen Wert besitzen, das Buch selbst auch, wie gesagt, einen beschränkten und armen Geist verraten, als Zeitspiegel ist es wertvoll und seine Wirkung war deshalb auch stark genug, weil es eben ein Stück lebendiger Gegenwart darstellte. Daß damit teilweise ein völliges Verkennen der poetischen und naiv-volkstümlichen Stimmungen älterer Zeit einsetzte, liegt auf der Hand; so wird z. B. gegen die Darstellung der lieblichen Legende von der Gürtelspende der Madonna geeifert, mit der die toskanische Kunst so gerne eine fromme Volksmeinung, freilich keine kirchlich approbierte Lehre, sich und dem Volke zur Freude verkörpert hatte. Bildungen, die die Kunst seit Jahrhunderten weitergegeben hatte, wie die namentlich in Toskana heimische der dreigesichtigen Trinität, werden jetzt als anstößig empfunden, das Konzil von Trient hat sie auf den Index gesetzt; es ist auch klar, daß die Kirche in ihrer Weise hier wieder ein Zeitempfinden vertrat; dergleichen Atavismen mußten einer Geistesentwicklung, die auf das große Zeitalter der Naturwissenschaften, zuletzt der Aufklärung hintrieb, mißfällig werden. Auch von einem andern uralten Motiv, das eben erst wieder durch Michelangelo in höchster bildnerischer Verklärung durchgeführt worden war, ist die Rede: zwar sei die »Inspiration durch Engel« nicht gerade gegen die Schrift, aber diese Engel des Künstlers seien mehr Dämonen (*spiritelli*) als christliche Glaubensboten. Der Mensch der Gegenreformation wittert ganz richtig die alle Dogmatik sprengende Subjektivität des alten Meisters, dessen Gläubigkeit aus einer ganz andern verschollenen Zeit, aus der Welt Dantes und letzten Endes auch aus der des geistlichen Demagogen Savonarola stammte.

Es ist überhaupt merkwürdig, wie Michelangelo, gerade erst auf den höchsten Thron gesetzt, der einem Bildkünstler jemals eingeräumt worden war, das offene oder versteckte Ziel von Angriffen wird; es mischen sich hier künstlerische und außerkünstlerische Wertungen. Das besondere Ziel dieser Angriffe ist das berühmte Jüngste Gericht der Sixtina. Gilio tadelt nicht sowohl die Nacktheit der Figuren an sich — weil sie ja bei den Auferstehenden nicht gegen die Schrift verstoße —, wohl aber an dieser Stelle, als dem Dekorum des Ortes zuwiderlaufend. Auch andere Einzelheiten fordern seine Mißbilligung heraus, der unbärtige Christus — in der vorigen Generation hatte ihn auch Botticelli, der freilich im Geruch der Ketzerei stand, so dargestellt — dann die Gebärde der Engel und Heiligen, die sich wie bei einem »Stiergefecht« benähmen, die Charonbarke, weil der Künstler sich damit zwar den Namen eines »Dichters« verdient, aber den des *pittore istorico* verloren habe. Es sind Vorwürfe, die z. T. bis in unsere Tage hinein wiederkehren, und es genügt, an die Stellung eines Geistes gleich J. Burckhardt zu erinnern, um zu erkennen, wie schwer es ist, sich solcher übermächtigen Subjektivität gegenüber zu behaupten.

Obwohl Gilio natürlich bei dem längst gefestigten Dogma von der mittelalterlichen Kunst als einer Verfallsperiode verharrt — die alten Kruzifixe *alla greca* mit den zwei Fußnägeln erklärt er aus der technischen Unfähigkeit, die Füße übereinander zu malen —, so meldet sich doch bei ihm ein Gedanke, der auch in der Eunuchenkunst der Beuroner, im sog. Cäcilianismus u. s. w. vorherrscht und schon im Dialog des Francisco da Hollanda erscheint. So wenig die ältere Kunst der »Primitiven« geachtet wird, so sehr ihr gewisse volkstümliche Naivitäten vom Standpunkt eines geistig kultivierteren und anspruchsvolleren Zeitalters vorgehalten werden, in ihr wird doch mehr »Andacht« entdeckt, eine Anschauung, die Romantik und Nazarenertum sich dann wieder zu eigen gemacht haben. Dabei wird aber gegenüber dem äußerlichen Virtuosentum des Manierismus, gegenüber dem *mostrar la forza dell' arte*, auch bei Michelangelo, eine Forderung erhoben, die dann das Barock zu erfüllen gestrebt hat, die nach dem entsprechenden Ausdruck. Das gewählte Beispiel ist überaus charakteristisch. Der tote Leib Christi bei der Kreuzabnahme werde nicht, wie es der historischen Wahrheit und dem Erbauungswert des Bildes entspräche, als mit Wunden bedeckt, sondern als schöner vollkräftiger Körper dargestellt; und der gegeißelte Christus des Sebastiano del Piombo in S. Pietro in Montorio sei ein schöner Akt, nichts weiter. Gerade hier aber sei, sonstiger Kunstforderung unbeschadet, geradezu das Häßliche am Platze und vom *decorum* gefordert. Das gelte namentlich von den Martyrienbildern. St. Lorenz müsse wirklich als gebraten vorgeführt werden, im Ernst, nicht in Spiel und Schein, und bei der Darstellung des hl. Sebastian versteigt sich der eifervolle Kanzelredner zu dem grotesken, aber ganz volkstümlich empfundenen Bilde, er müsse von Pfeilen »gleich einem Stachelschwein (*estrice*)« gespickt erscheinen! Merkwürdig und symptomatisch ist hier der Verweis auf den zu Anfang des Jahrhunderts gefundenen und seitdem immer mehr zum Beispiel der Schule werdenden Laokoon. Es ist kein äußerliches Zusammentreffen, sondern Wahlverwandtschaft, daß dieses Barock des Altertums — man denke an die Rolle der Niobidengruppe bei den Spätbolognesen — mit der Affektkunst des neuen Barocks zusammenfällt. Ein paar Jahrzehnte später malen schon Tempesta und Pomarancio ihre krassen Schlächterbilder in S. Stefano rotondo in Rom. Das Volkstümliche, die Grausamkeit, die auch das Volksmärchen auf so weiten Strecken beherrscht — man denke an die böse Stiefmutter im Nägelfaß und ähnliches — das in der humanistisch empfindenden Zeit des Quattrocento und der *Età d'oro* nur als Unterströmung vorhanden war, tritt wieder zutage; dem auffälligen Zurückdrängen des Passionsbildes im Quattrocento steht dessen nachdrückliches Herausheben durch den gleichzeitigen Norden als ein sehr bezeichnendes Moment gegenüber. Die Wahrheitsforderung, die zunächst aus theologischen, kirchlichen Interessen heraus erhoben wird, berührt sich aufs engste mit der archäologischen eines immer stärker rückschauend und zu historischer Gewissenserforschung gestimmten Zeitalters, gibt aber vor allem der großen Wendung, die sich um die Mitte des Jahrhunderts in der Psyche Italiens vollzieht, Ausdruck. Die Forderung historischer Treue, von der Kirche zunächst in ihrem Sinne erhoben, bekommt in der Morgenröte der neuen historisch-philologischen Forschung allmählich stärkeren Widerhall.

Alles das erklärt, daß das sonst recht unbedeutende Buch wie ein Weckruf empfunden wurde; die Gewissen waren aufgerüttelt und das unbefangene Gleichgewicht der älteren Generation, der noch ein Vasari angehört, war dahin — dieser ist auch dem Tadel Gilios nicht entgangen, dessen Einfluß fast in allen Traktaten dieses Zeitabschnitts zu spüren ist, vor allem, wie bereits früher erwähnt wurde, im *Riposo* des Borghini, der unmittelbar in seine Fußtapfen tritt.

Pietro Aretino hatte längst die Witterung gehabt, um was es sich handelte, wenn er (auch im Dialog Dolces) gegen die Nuditäten in dem berühmtesten Werk Italiens, an einer Stelle ohne gleichen, die die Augen der ganzen Welt auf sich zog, protestierte, in Michelangelos Jüngstem Gericht an der Stirnseite der päpstlichen Hauskapelle. Der alte Sünder und ästhetische Revolutionär vertrat hier den Standpunkt aller Renaissanceästhetik, das Dekorum. Daß diese Ansichten auf die Praxis der Kunst zurückwirkten, lehren recht bekannte Beispiele: Daniele da Volterra, der auf Befehl Paul IV. Carafa die schlimmsten Blößen jenes Wunderwerkes bedecken mußte und dafür auch freilich den Spottnamen des Hosenmalers (*braghettone*) von seinen Kollegen aufgeheftet erhielt; Teodoro della Porta, der die nackten Allegorien am Grabmal Paul III. von Guglielmo della Porta (von 1562) mit Metallhemden versehen mußte, was übrigens schon dem Urheber zugemutet worden war; endlich der denkwürdige Prozeß Paolo Veroneses vor dem Inquisitionstribunal in Venedig (1593) wegen seines (jetzt in der Akademiegalerie befindlichen) Gastmahls des Levi (vgl. Guhl-Rosenberg, Künstlerbriefe II, 363). Der Vorwurf, der gegen dieses Bild erhoben wird, profane Figuren, Narren, betrunkene deutsche Landsknechte und ähnliches Gelichter machten sich ungebührlich in der heiligen Geschichte breit, ruht wieder im Grunde jener Zentralforderung der Renaissanceästhetik; daß er sich aber trefflich mit den moralisch-politischen Forderungen der Zeit vertrug, mit dem, was die »Gegenreformation« eben im innersten bewegte, sie zum Gegenpol der »Reformation« machte, das liegt in der Begründung offen zutage: die Angst vor jener aus Norden kommenden Bewegung, die sich in dem ausdrücklichen Hinweis auf die Bilder äußert, die das Papsttum verspotten. Für das venezianische Mittel ist es übrigens bezeichnend, daß der ganze Streitfall rein akademischer Natur und der ergangene Auftrag, das Bild zu »verbessern«, unbefolgt blieb.

Wir haben aber noch ein sehr merkwürdiges Dokument innerhalb der uns hier beschäftigenden Literatur selbst, die uns den Knick in der Geistesverfassung jener Generationen lebhaft vor Augen führt. Das ist der Brief, den der alte Bartolommeo Ammanati an seine Kunstgenossen richtete und 1582 in Florenz drucken ließ. Diese *Lettera agli Academici del Disegno* ist ein wahres Pater peccavi, das der damals einundsiebzigjährige Meister anstimmt, in dessen Jugend — er war um 1511 geboren — noch die volle Sonne des »goldenen Zeitalters« gestrahlt hatte. Dem alten, seinem Grabe zuschreitenden Manne, neben dem der dunkle Schatten seines Beichtigers sichtbar wird, ist es durchaus ernst, er spricht in herzlichen Worten zu den Jüngeren und mahnt sie, nicht dem Beispiel, das er in unbedachten Jugendtagen gegeben, zu folgen. Er schwört seine künstlerische Vergangenheit, soweit sie sich in der unbefangenen Darstellung nackter Figuren betätigt hatte, ab; die Neptunstatue, der volkstümliche *Biancone* auf dem Hauptplatze von Florenz, zeugte ja vor aller Augen allzu beredt von ihm! Das *onesto* ist seine Hauptforderung; es ist fast wunderbar, daß von Michelangelo nicht die Rede ist. Die Sache ist für Florenz nicht neu, der Schwärmergeist Savonarolas und seiner *Piagnoni* hatte an derselben Stelle, freilich vorübergehend, triumphiert; aber die jetzt wiederkehrende Welle ist viel länger und gewaltiger. Freilich, die altheidnische Lust am Nackten ließ sich aus diesem antikischen Künstlerlande nicht ausmerzen; gerade in derselben Zeit entstand in Giambolognas Raub der Sabinerin eine Gruppe von viel stärkerer Sinnlichkeit als die zahmen und kühlen Akte des Ammanati, und der Fremdling aus Norden, der bald der berühmteste und einflußreichste Künstler von Florenz wurde, hat sich wie kein anderer in das Wesen südlicher Renaissance eingelebt. Aber im Bewußtsein der Zeit war der Riß da; es ist die Geburtsstunde der Prüderie und ihres sichtbaren, bis in unsere Gegenwart nachwirkenden Zeichens, des famosen Feigenblattes. Ammanatis offenes Schreiben hat aber ein freilich viel höheres und eindrucksvolleres Gegenbild: den tiefen Zwiespalt in dem kranken Gemüt des größten Dichters der Gegenreformation, Torquato Tasso, und die unglückliche Überarbeitung des Nationalepos Italiens.

Es ist natürlich, daß an diesen Erörterungen, die nur bedingterweise praktische Bedeutung hatten, den Gang der Kunstentwicklung nicht bestimmten, aber für die Auffassung der noch immer wichtigsten Bestellerkreise bedeutsam sind, die Kirche starken Anteil nahm. So ist ein Buch zu verstehen, das auf dem von Glaubenskämpfen unterwühlten Boden der südlichen Niederlande entstand und auch außerhalb seines Entstehungslandes eifrig gelesen wurde, die zuerst 1570 gedruckte Schrift über die Kirchenmalerei eines vlämischen Geistlichen, den Löwener Theologieprofessor Jan Ver Meulen (Molanus), der übrigens auch eine Geschichte seiner Vaterstadt geschrieben hat, in der einige, freilich ziemlich fragwürdige Notizen über die in Löwen tätigen Meister (Rogier, Dirk Bouts und seine Söhne, Qu. Massys) enthalten sind. Es ist bezeichnend, daß der Verfasser selbst betont, kein eigentliches Verhältnis zur Kunst zu haben: im wesentlichen handelt es sich um eine Auseinandersetzung mit dem protestantischen Bilderstreit. Von Interesse ist dabei, wie die naiven Anstößigkeiten volkstümlicher Darstellungen, die den Gegnern besondere Gelegenheit zu Angriffen boten, behandelt werden; gerade im Norden gab es genug dergleichen, das dem Rationalismus in beiden Lagern als kindisch und veraltet erscheinen mußte. Dieses Abrücken von der Väterkunst, dem naiv Poetischen und derb Volkstümlichen, das z. T. noch von den alten Mysterienspielen her auf gutem alten Handwerksboden fortgeblüht hatte, ist, wie gesagt, auch in Italien merkbar und ein sehr charakteristischer Zug in dieser Zeit, an deren Horizont bereits die Morgenröte der Aufklärung steht.

Unmittelbar an das Tridentinum knüpft ein anderes Buch an, das einen namhaften italienischen Kirchenfürsten zum Urheber hat, die Abhandlung des Kardinals Gabriel Paleotti, Erzbischofs von Bologna, über die heiligen und profanen Bilder (1582). Der Verfasser steht dem künstlerischen Leben der damals zu so hoher Bedeutung gelangenden

Stadt nicht fern; Agostino Carracci hat ihm seinen gestochenen Plan Bolognas gewidmet, und der gelehrte Arzt Ulisse Aldroandi, der bekannte Sammler und Antiquar, hat sich mit dem Werke, wie noch vorhandene Aufzeichnungen dartun, auseinandergesetzt. Die Schrift ist unvollendet und umfaßt bloß zwei Bücher; ein eigenes sollte den »lasziven« Gemälden gewidmet sein. Der Standpunkt ist aber wiederum ganz theologisch; die vorgeführten Beispiele sind schulmäßig und akademisch; ein unmittelbarer Einfluß auf die Kunst ist gerade hier am wenigsten zu merken, wo die Carracci und ihre Schule für die gemalte Mythologie des 17. Jahrhunderts die größte Bedeutung erlangten.

Dejob hat in seinem eingangs erwähnten Buche auf die gewiß merkwürdige Tatsache hingewiesen, daß keiner der auf kirchliche Strenge bedachten Moralisten an der unverhüllt heidnischen Richtung, die die italienische Architektur in Theorie wie in Praxis längst eingeschlagen hatte, Anstoß nahm. Es liegt dies wohl in der ganzen Gesinnung dieser Generationen, die sich wie keine anderen als Römerenkel empfanden und damit sogar die leichtbeweglichen gallischen »Barbaren« zur Nachäffung reizten; man hat sich ja recht ernstlich um eine »französische« Säulenordnung bemüht. Vielleicht zeigt das auch die ganze Weltfremdheit dieser Literatur, die dennoch in diesem Gemälde nicht zu missen ist, im 17. Jahrhundert noch einen sehr kuriosen Nachklang hat, und endlich im protestantischen Norden wie ein schwachstimmiges Zügenglöcklein auf einsamer Heide erstirbt.

Gio. Andrea Gilio, Due dialoghi, nel primo de' quali si ragiona de le parti morali e civili appartenenti a'letterati cortigiani . . . nel secondo si ragiona degli errori de'Pittori circa l'historie, con molte annotazioni fatte sopra il giudizio universale dipinto dal Buonarroti, Camerino 1564.

Bart. Ammanati, Lettera scritta agli Academici del Disegno l'anno 1582, con la quale mostra quanto pericolosa cosa sia all'anime dell'artefici di pittura e scultura l'esercitar l'arte loro in rappresentazioni meno che oneste, Florenz 1582. Neudruck (von Baldinucci) Florenz 1687, auch abgedruckt in dessen Notizie sec. IV, P. II, Decenn. I. Vgl. dazu den merkwürdigen und sehr bezeichnenden Altersbrief des Künstlers an Großherzog Ferdinand (um 1590) bei Gaye, Carteggio III, 578f.

Joh. Molanus, De picturis et imaginibus sacris, Löwen 1570, 1574, 1590. Antwerpen 1617. Leiden 1619. Löwen 1771. Das Geschichtswerk des Molanus: Historiae Lovanensium libri XIV. ist in Brüssel 1861 von de Ram veröffentlicht worden. Die Kunstnotizen des IX. Buches sind schon vorher (1858) von van Even bekannt gemacht worden. Vgl. Becker, Schriftquellen zur Geschichte der altniederländischen Malerei, 81 ff.

Paleotti, Card. Gabriele, Discorso intorno le immagini sacre e profane, diviso in 5 libri, dove si scuoprono varii abusi loro e si dichiara il modo che cristianamente si dee osservare nelle chiese e ne'luoghi pubblici, Bologna 1582 (nur Buch I und II). Lateinische Übersetzung Ingolstadt 1594. Vgl. auch Guhl-Rosenberg, Künstlerbriefe II, 54. In der Kommunalbibliothek von Bologna (Ms. Hercol. 244) liegen »Avertimenti del Dott. Aldovrandi al Card. Paleotti sopra alcuni capitoli della pittura«. Vgl. Tietze, Annib. Carraccis Galerie im Palazzo Farnese, Jahrbuch der Kunsthistorischen Sammlungen. Wien 1906, p. 182, ferner Merkle, Kardinal Gabr. Paleottis literarischer Nachlaß, Römische Quartalsschrift XI (1897).

V. Die Kunsttheorie des Manierismus in ihren Grundzügen.

Für das wichtigste Sondergebiet wenigstens kommt hier die wohlgelungene, von historischer Einsicht getragene und sich weit über eine bloße Kompilation erhebende Gesamtdarstellung von Birch-Hirschfeld. Die Lehre von der Malerei im Cinquecento, Rom 1912, in Betracht. Dazu die vortreffliche, auch schon früher angezogene kommentierte Ausgabe des Van Manderschen Lehrgedichts von Hoeker, Haag 1916. Ferner Spingarns (mir nur in italienischer Übersetzung vorliegendes) Buch La critica letteraria nel rinascimento, Bari 1905; die wichtige Poetik des Scaliger ist behandelt von Brinckschulte, Scaligers Kunsttheoretische Anschauungen und deren Hauptquellen, in den Dyroffschen Beiträgen zur Geschichte und Philosophie, Heft 10, Bonn 1914. Zum Stilproblem des Manierismus — allgemein gefaßt — gibt von einem ganz anderen Gebiet her vielen Aufschluß K. Vosslers Abhandlung: Der Trobador Marcabru und die Anfänge des gekünstelten Stiles, Sitzungsber. der Kgl. Bayr. Akad. d. Wiss. Phil. Kl. 1913. Sehr aufschlußreich ist Croce's Abhandlung: I trattatisti italiani del Concettismo e B. Gracian in den Atti della R. Acad. Pontoniana, Neapel XXIX, wieder abgedruckt in seinen Problemi di Estetica, Bari 1910, 309ff. Über das Akademiewesen, insbesondere auch der Florentiner »Academia del disegno«, in gewissem Sinne Vorläuferin unserer heutigen Polytechniken, vgl. die sehr lehrreichen Ausführungen L. Olschkis, Gesch. d. neusprachl. rom. Lit. II, 171f. und bes. 187f. Das Problem des »Manierismus« sucht W. Weisbach jetzt in einer Studie (Zeitschr. f. bild. Kunst, 54. Jahrg. 1918/19, 161) zu umreißen. Freilich wird sich gegen die Grundauffassung mancherlei einwenden lassen. Ich darf vielleicht auch auf einige hierher zielende Abschnitte meiner »Geschichte der Porträtplastik in Wachs«, Jahrbuch der Kunsthistorischen Sammlungen des Allerh. Kaiserhauses XXIX (1911) verweisen.

1. Ansichten vom Wesen der Kunst.

Das Mittelalter hatte — aus spätantiker Form — den folgenden Zeiten ein wohlgegliedertes System der »Künste« überliefert, das von unseren Begriffen freilich weit abliegt und auf das Wissen von der einen, das handfertige Können von der andern Seite her eingestellt ist: die *Artes liberales* und die *Artes mechanicae,* beide in geheiligter Siebenzahl. So erscheinen sie auf der großen in Stein gehauenen Enzyklopädie des Florentiner Campanile zusammen mit den drei bildenden Künsten, die in ihrer Stellung lange ein unentschiedenes Zwischenreich bildeten. Die Künstler-Naturforscher, vor allem die Toskanas im 15. Jahrhundert, hatten wacker für ihre Aufnahme in den wissenschaftlich bestimmten Kanon gekämpft, in den die Schwesterkünste Rhetorik (Poetik) und Musik längst aufgenommen waren. Aber ihre soziale Grundlage, auf die hier sehr viel ankam, blieb noch lange, das 15. Jahrhundert und einen guten Teil des 16., im Norden sogar noch erheblich länger, an die alte Gesellschaftsordnung gebunden; Kunst und Handwerk lebten noch einträchtig in der gleichen *bottega* nebeneinander und ineinander.

In den Zeitraum, der uns hier beschäftigt, fällt nun die große Krise, die zu Anschauungen hinüberleitet, die bis in unsere Gegenwart hinein herrschend geblieben sind. An Stelle der alten bürgerlichdemokratischen, zünftig und gildenmäßig befestigten Anschauung tritt zugleich mit der Ausbildung der höfisch-aristokratischen Selbstherrschaft und Gesellschaft etwas Neues: die »große« Kunst trennt sich vom Handwerk, ihre Vertreter steigen in die soziale Oberschicht hinauf; der »Historienmaler« und Akademieprofessor hier, der »Flachmaler« und Anstreichermeister dort werden die äußersten Gegenpole, die überhaupt nichts Gemeinsames mehr haben. Es ist ein Zustand, der bis in das Ende des 19. Jahrhunderts hinein gedauert hat; dann glimmt auch in der Kunst jene grelle Morgenröte einer neuen Zeit auf, die jetzt in den Umsturzbewegungen des Weltkrieges ihrer sozialen Erfüllung zustrebt; mit dem Sturz der drei großen Kaiserreiche ist auch das letzte, mächtigste Bollwerk der aristokratischen Zivilisation (freilich nicht des kapitalistischen Imperialismus) gefallen.

Diese Kluft zwischen Kunst und dem, was man später Kunsthandwerk zu nennen pflegt und die früher nicht oder kaum vorhanden war, liegt in den Traktaten des Manierismus (so bei Armenini) schon ganz offen vor Augen. Untergeordnete Arbeiten, wie sie die Malerbottega früher ohne Bedenken ausgeführt hatte, zu übernehmen, gilt nunmehr schon als standeswidrig. Das halb gelehrte Akademiewesen kommt hinzu, die Berührung mit dem Literatentum, die sich aus ihm ergibt: der Künstlerliterat dieser Zeit hat doch ein wesentlich anderes Gesicht als selbst noch in der ersten Hälfte des Jahrhunderts. Die gesellschaftliche Stellung der Künstler ist eben auch gründlich eine andere geworden; der Titel des *Cavaliere* (Bandinelli) ist nichts Seltenes mehr und das Haus, das sich Vasaris Landsmann Leone Leoni in Mailand baute, kommt der Wohnung eines Vornehmen gleich. Daher auch der Kampf gegen das alte Zunft-, Gilden- und Handwerkwesen überhaupt. Waren die Maler doch z. B. in Florenz mit den »Spezialen«, in Bologna mit den Papiermachern eingegildet. Daher die merkwürdige Erscheinung, daß an einem künstlerisch etwas zurückgebliebenen Mittelpunkt wie Genua ein einheimischer Maler (G. B. Paggi, s. o.) noch zu Ende des Jahrhunderts eine vielbemerkte, auch zu literarischer Fixierung gelangte Fehde mit dem alten engen Zunftgeist auszufechten hatte. Im Norden war dergleichen noch viel fester eingewurzelt. Im selben Lande, das dann die herrenmäßige Lebensführung eines P. P. Rubens sah, und nicht gar lange vor seiner Zeit, findet man bei Van Mander (Leben des P. Ulerich von Courtrai, ed. Floerke I, 387) einen merkwürdigen Ausfall gegen das alte Gildenwesen. Hier wird, mit ausdrücklichem Hinweis auf das Musterland Italien, beweglich Klage geführt, daß in den Niederlanden die edle freie Kunst der Malerei noch immer dem Zunftzwang wie *plompe Hantwerchen en ambachten* unterliege, daß die Maler in Brügge sich noch die Geschirrmacher, in Harlem gar Kesselflicker und Zinngießer als Genossen gefallen lassen müßten, daß von ihnen gleichwie vom Schreiner und Schmied das Probestück verlangt werde, wollten sie aufgenommen sein u. s. w.

Der herrschende Intellektualismus, das Betonen der Verstandestätigkeit, das Suchen nach den wissenschaftlichen Grundlagen, das im Italien des Quattrocento begonnen hatte und die Bildkünste in den Reigen der alten »freien Künste« einzugliedern strebte, zeigt, daß der alte Begriff der Kunst, wie er noch heute gelegentlich in unserm Sprachgebrauch fortlebt (»Kochkunst« und ähnliches) noch keineswegs überwunden war. Man behalf sich noch immer — die Traktate zeigen es deutlich — mit dem überkommenen Schulbegriff, der die Rolle der Phantasietätigkeit und der künstlerischen Form als Ausdruck der Persönlichkeit nicht kannte. Aber die Ansätze sind doch schon vorhanden. Zuccaris *disegno esterno artificiale* nähert sich bereits dem Formwert unserer heutigen »bildenden Künste«, ebenso wenn Scamozzi (freilich in Anlehnung an Aristoteles' berühmte Theorie) von *arti imitatrici* spricht; auch der Ausdruck *belle arti* klingt schon bei ihm an. Freilich rechnet er gerade eine (in dieser Richtung vielerörterte) Kunst, die Architektur, ganz im Sinne des Systems, das der Manierismus auf diesem Gebiete ausgebildet hatte, viel mehr zu den Wissenschaften.

Das Wesen der Kunst pflegt man jetzt mit einem Mißverständnis aus der gerade damals eifrigst übersetzten und kommentierten Poetik des Aristoteles in die Nachahmung zu setzen. So erblickt Dolce den Prüfstein für den künstlerischen Wert in der gelungenen Nachahmung der Natur; es ist die Übertreibung eines Grundsatzes, der tatsächlich eine der Triebfedern der neuen Zeit gewesen war und namentlich in der bis in den Anfang des 19. Jahrhunderts blühenden Bildnisplastik in Wachs die letzten Konsequenzen zog. Ähnlich äußert sich Armenini; Gilio wiederholt das alte von Dante angeregte Wort Villanis von der Kunst als der *scimmia della natura*, und auch Tasso erweist sich in seinen berühmten Dialogen als nicht frei von dieser Anschauung, scheidet freilich aber zugleich Natur und Kunst auf das schärfste. Palladio tadelt die neuere Baukunst, weil sie von der Natur abweichend gleichsam *un'altra natura* hervorbringe; und bei Scamozzi, der geradezu von den *arti imitatrici* redet, finden wir jenen lang nachwirkenden Concetto wieder, der den Ursprung der Baukunst von natürlichen Vorbildern, der Höhle, der Zweighütte, ableiten will. An Unklarheiten und Antinomien ist freilich kein Mangel in diesen Erörterungen, aus denen allmählich die Ästhetik der Neuzeit herauswächst. Wird einerseits das künstlerische Schaffen dem der Natur gleichgestellt (Zuccaro), so meldet sich anderseits jene im folgenden Jahrhundert ausgebildete Anschauung zum Worte, die die Kunst über die Natur stellt, von ihr Verbesserung und Läuterung des Vorbildes fordert. Die Poetik der Renaissance, so die einflußreiche des Muzio, vertritt diesen Grundsatz, ebenso Tasso, der den antiken Gedanken weiterverfolgt, die Kunst stelle die Dinge dar, wie sie sein sollten, jenen Gedanken, der den Klassizismus des 18. Jahrhunderts beseelt. Es sind die beiden Pole, zwischen denen die theoretische Überzeugung der Renaissance unentschieden schwankt; er tritt im Streit der »Naturalisten« und »Manieristen« hervor, die sich gegenseitig Kopisten und Nebulisten schelten. Es wird bald der eine, bald der andere Standpunkt in den Vordergrund gestellt, wie es gerade der Parteipolitik des Lagers entspricht; auf das Gemeinsame, das auch heterogene Künstlerpersönlichkeiten verbindet, eben diese künstlerische Persönlichkeit und ihre Ausdrucksform, ihre Sprache, ist diese Zeit, die gleichsam im Vorhof stehen blieb, nicht gekommen, von vereinzelten Anläufen abgesehen.

Der merkwürdigste darunter gehört jenem genialen Manne, der das innigste Verhältnis vor allem zur bildenden Kunst besaß, Pietro Aretino. Auch er ist in seiner Stellung nichts weniger als klar, beabsichtigt dies auch gar nicht, schwankt zwischen Verismus und Idealismus je nach der These, die ihm gerade am Herzen liegt, aber er ist in seinem Kampf gegen Pedanten und Petrarchisten einer der einflußreichsten Vertreter der romantischen Genielehre, die freilich ihre Herkunft aus dem neuplatonischen Ideenkreise keineswegs verleugnen kann. Der Künstler ist ein Schöpfer wie Gott selbst und daher gottähnlich; den Beinamen *il divino* trägt Aretino selbst mit Stolz — wir kennen den Ausdruck heute noch, freilich zu ärmlichem Flitter der Bühnensprache geworden, in der »Diva« der Bretter. Göttlich ist der »schöne Wahnsinn« der Inspiration. Im Prolog zu seiner Orazia scheidet Aretino die *scolari dell'arte* von den *discepoli della natura*, wie Fracastoro in seinem Dialog *Il Navagero* Versmacher und gewachsene Dichter trennt, eine Scheidung, die auf viel höherer Stufe der große italienische Kunstkritiker Francesco de Sanctis (»Artisten« und »Poeten«) wiederholt hat. In dieser romantischen Genielehre hat Aretino einen Vorgänger in dem viel größeren und reineren Geist eines Giordano Bruno, der erklärt, der Künstler allein sei Urheber der Regeln, und Regeln gebe es nur insofern und soviel, als es Künstler gebe. Dies und die u. a. auch von Zuccaro gelegentlich vertretene Ansicht, der wahre Künstler werde als solcher geboren — man erinnert sich des noch bei Lessing auftauchenden Concetto des Raffael ohne Arme —, steht freilich im schärfsten Gegensatz zu der allgemein vom Manierismus vertretenen Ansicht der Lernbarkeit der Kunst (s. u.); als das Kennzeichen des Genies gilt aber in diesem Umkreis die *facilità*, die aus reifster Technik entspringende spielende Überwindung aller Schwierigkeiten, das rechte

Schiboleth dieser Virtuosenzeit. Dolce betont das nachdrücklich, und Vasaris naiver Stolz auf sein kolossales, in wenig Tagen zustandegebrachtes Estherbild in Arezzo steht in bewußtem Gegensatz zu der langwierigen handwerklichen Arbeit älterer Zeiten.

2. Vorherrschen des Intellektualismus.

Die Kunsttheorie des Mittelalters war ganz wesentlich intellektualistisch gewesen; das Verlangen nach tieferem Sinn des Bildes, die Rolle der Allegorie, die in »moralischem« Sinne gedeutete Dichtung (Homer, Ovid) und die Geschichte des Menschen und der Natur (Gesta Romanorum, Bestiarien und Lapidarien) hatte hier ihren Ursprung, der weit in das Altertum (Lehren der Stoa) zurückreicht. Das Handbuch des Fulgentius mit seiner allegorischen Auslegung der alten Mythologie wird noch in der Renaissance eifrigst gelesen und seine Spuren lassen sich in der bildenden Kunst (Botticelli) verfolgen. Waren diese Dinge, im Quattrocento namentlich, das sich um die Grundlagen der Kunst, die Technik in höherem Sinne mühte, zurückgetreten, so kommen sie in verstärktem Maße in diesem Zeitalter des Manierismus wieder hervor.

Eine antike, durch den Lehrmeister Vitruv zunächst für sein engeres Fach aus dem Studienbetrieb seiner Zeit heraus aufgestellte Forderung, die nach zyklischer Bildung des Künstlers, hatte in der Jugend der Renaissance, mit ihrem Heißhunger nach wissenschaftlicher Begründung, begeisterte Aufnahme gefunden; schon der alte Ghiberti hat sie sich in seiner naiven Kompilationsweise angeeignet. Daß die Theoretiker der Architektur (besonders Scamozzi) diese in den Reigen der Wissenschaften einstellen, wissen wir bereits; aber auch ein Vertreter der Malerei, wie der allerdings überstark literarisch beeinflußte Lomazzo, entwirft ein Programm enzyklopädischer Bildungsforderung an den Künstler, mit der Theologie beginnend, an der ein Alexandriner seine Freude haben könnte. Kein Wunder also, wenn der intellektualistische Einschlag in der Kunstlehre des Manierismus wieder so stark hervortritt; Zuccaro entwickelt wohl eine Theorie der künstlerischen Einbildungskraft, über dieser steht aber als höheres Vermögen das Gedächtnis, gerade so wie noch Baumgartens »Ästhetik« die jüngere Schwesterwissenschaft der sie überschattenden Logik wird. Sie muß hinter dieser notwendig zurückstehen, da sie niedrigere, weil die sinnliche Sphäre angehende Formen, dem Anschauungsvermögen zugehörig, behandelt, während die andere mit den in die höhere geistige Sphäre fallenden Begriffen zu tun hat. Unleugbar steckt darin altes theologisches, letzten Endes platonisches Erbteil, jene Erwägungen, die die Sinnenwelt gegen die Geisteswelt zurücksetzten, ein Verfahren, das den leidenschaftlichen, freilich auch einseitigen Protest eines Leonardo hervorgerufen hatte.

Im engsten Zusammenhang mit diesem Intellektualismus, und ihn recht eigentlich illustrierend, stehen zwei Folgerungen, denen die manieristische Kunstlehre normativen Charakter beilegt: einmal die Überzeugung von der Lehr- und Lernbarkeit aller Kunst, sodann die von ihrem erkennbaren Zweck.

Die erstere ist in der Spätrenaissance fast durchaus angenommen; schon Varchi sagt mit dürren Worten, Poesie sei nur Kunst, insofern sie nach Regeln schaffe; die starken formalen Tendenzen der romanischen Völker sind hier augenscheinlich am Werke; ist doch den Provençalen zuerst unter den neueren Nationen der Begriff von Stil und Stillehre aufgegangen, während die germanischen Rassen hier mit ihrem gefühls- und ausdrucksbetonten Kunstwillen im Hintertreffen blieben. Jenes Streben nach »Regelmäßigkeit« beherrscht aber, wie bekannt, die französische, in ihrem Gefolge auch die deutsche Literatur bis zu Boileau und Gottsched; hier setzt die Opposition der Schweizer im 18. Jahrhundert ein. Das lehrreichste Beispiel auf unserem engeren Gebiet sind die großen vitruvisierenden Systeme der Spätrenaissance von Serlio bis zu Scamozzi, mit der Lehre von den Säulenordnungen als Kern aller Grammatik der Baukunst. Mit ausdrücklicher Berufung auf das Vorbild dieser Kunst erscheinen auch die Versuche, solche Lehr- und Regelbücher, vor allem auch für den Hausgebrauch des in Italien so üppig ins Kraut geschossenen Dilettantismus, in den »nachbildenden« Künsten herzustellen, bei Armenini und V. Danti. Der letztere führt die Probe seines großen Traktats geradezu mit der Begründung ein, er wolle die Kunst auch denen zugänglich machen, die nicht geborene Künstler seien. Ähnlich und noch unumwundener als Danti äußert sich Scamozzi, der mit der vollen Verachtung des gelehrten welschen Architekten auf die Empiriker jenseits der Alpen herabsieht. Der durch die alten Malerstudien Italiens geförderte Intellektualismus nicht nur der Theorie, sondern auch der Praxis hat diesen Anschauungen starkes Gewicht gegeben: Wie rang ein Dürer mit den welschen »Geheimnissen«!

Ebenso wird die Frage nach der Endabsicht aller Kunst auf antik-mittelalterlicher Grundlage auch weiterhin vorwiegend in intellektualistischem Sinne beantwortet. Ein vielgelesenes Buch, Horazens Poetik, mit seinen bis zu uns herabschwirrenden »geflügelten« Worten gibt den Leitstern ab; gleich dem Mittelalter betont auch die Spätrenaissance neben und über dem *delectare* das *prodesse*. In der am festesten theoretisch begründeten Kunst, der Architektur, stand der Nutzen ohnehin allzu augenscheinlich im Vordergrunde und von ihr nimmt Zuccaro den gelegentlich bei ihm auftauchenden, merkwürdig an moderne biologische Theorien anklingenden Gedanken her, die Kunst sei dem allgemeinen Nutzen der Menschheit dienstbar, erweise sich als lebensfördernd für die Gattung. Trägt sie aber tieferen Sinn in sich, wie nunmehr wieder so stark betont wird, dient sie nicht weniger als die ihr verwandte Historie der Belehrung, so muß alles, was diesem Zwecke zuwiderläuft, als Verwirrung erscheinen und abgelehnt werden. Daher das Thema von den »Fehlern der Maler«, das, seit Gilio und Borghini von Kritikern wie Theologen aufgegriffen, nicht mehr verstummen will; von jenen namentlich im Sinn eines Zentralbegriffs der Renaissanceästhetik, des »Decorum«, von diesen im Zusammenhang mit der Kirchen- und Gewissensreform durchgearbeitet, beide aber verständnislos geworden für die unbefangenere und volkstümlichere Art älterer Kunst- und Weltanschauung. Aber auch den großen Individualitäten der eigenen Zeit gegenüber versagte dies Programm; was war da alles nicht nur an Michelangelo, sondern auch an Tintoretto, an Caravaggio und vollends, von der Basis romanischen und klassizistischen Gefühls aus, an einem Shakespeare auszusetzen! Zugleich und im engen Zusammenhang damit meldet sich nunmehr mit immer größerem Nachdruck in diesem Zeitalter der großen Philologen die Forderung archäologischer Treue, nicht nur bei den Kirchenleuten, die strenge auf der Beachtung des Bibeltextes bestehen, sondern auch bei den Literaten, wie Borghini, der etwa Tizian tadelt, weil er sich in seinem Adonis zu wenig an die Quelle des Vorwurfs, Ovid, gehalten habe. Für diesen Literatenstandpunkt und seinen steten Gegensatz zu dem des schaffenden Künstlers ist eine Geschichte bei eben demselben Borghini äußerst lehrreich, von der (auf ihn selbst zurückgehenden) Namengebung der berühmten Gruppe des Raubes der Sabinerin von Bologna. Den Künstler hat nach diesem, gerade unter solchen Umständen doppelt einleuchtenden Bericht zunächst nichts als das rein formale Motiv dreier nackter Figuren in einem bestimmten allgemeinen Sinn (ein Mann raubt dem andern eine Frau) und das Problem dieser Gruppe gereizt; die im *Riposo* vorgeführte Debatte, wie dann die gelehrten Freunde Bolognas über ihre zweckmäßige Benennung streiten und endlich Borghinis Vorschlag, sie den Raub der Sabinerin zu nennen, durchdringt, ist eines der merkwürdigsten Dokumente dieser Zeit. Es ist der Standpunkt des Laienpublikums, das ewig im Vorhof der Kunst stehen bleibt, nach der Etikette verlangt, weil seine im Formalen hilflose Phantasie gegenständlichen Halts bedarf. Gegen das Ethos der älteren, gebundeneren Welt- und Kunstanschauung wäre die selbständige (nicht auf Werkstatt und Skizze beschränkte) Darstellung des nackten Menschenleibes um seiner selbst willen, als eingestandener Akt, ein kaum begreiflicher Verstoß gewesen, daher die vielen meist unter dem hagiologischen oder mythologischen Deckmantel mitunter recht unbekümmert eingeschmuggelten Studien nach dem Nackten. Aber auch die Verleger der englischen Kupferstiche haben noch recht gut gewußt, daß ihre süßen Mädchenköpfe sich weit leichter mit einer klingenden Aufschrift Eveline oder Arabella, als unter der nüchternen sachlichen Bezeichnung als Studienkopf an den Mann bringen ließen, und daß Böcklins Bilder erst von findigen Kunsthändlern getauft worden sind, ist bekannt; ebenso aber auch, daß namentlich die englische, stets gegenständlich gerichtete Käuferwelt sich trotzdem gegen diese etwas vage Romantik kühl und spröde verhielt. Eines der berühmtesten Bilder Tizians, über dessen Deutung man sich immer wieder von neuem den Kopf zerbricht, die sog. Irdische und Himmlische Liebe, verdankt seinen (erst ziemlich modernen) Ruhm gar nicht an letzter Stelle diesem problematischen Namen und der Vorliebe der Laienwelt, sogleich »hinter die Leinwand« zu gehen und sich bei der Farbenfläche so wenig als möglich aufzuhalten. Es ist nicht ohne Humor, wenn ein moderner Ästhetiker die These vertritt, völliger Genuß des Kunstwerkes sei erst dann möglich, wenn dessen »Idee« klar erfaßt sei, und sich dabei just auf — Tizians Borghese-Bild beruft! Womit freilich wieder keineswegs dem, was Wickhoff einmal mit komischem Ingrimm die »Schusterästhetik« gewisser Modernen getauft hat, das Wort geredet sein soll.

In jener Erzählung des Borghini findet sich noch eine andere bemerkenswerte Stelle. Unter den Vorschlägen, die für die Benennung der Gruppe Bolognas gemacht werden, taucht auch der auf, sie mit einer Episode der Perseus-Andromeda-Sage (Raub des Phineus) in Zusammenhang zu bringen; er wird abgelehnt, weil es sich um keine sittliche, von guten Folgen begleitete Tat handle; einem Phineus setze man kein »Denkmal!« Hier wird wieder die Forderung des »Decorum« laut; die Statue des Marc Anton im Löwenwagen vor dem Kunsttempel der Wiener Sezession wäre der gesamten älteren Zeit als eine Ungeheuerlichkeit erschienen; man erinnere sich nur, wie spät auch im 19. Jahrhundert erst das Dichter- oder Künstlerbildnis auf öffentlichem Markt erscheint! Selbst ein Nationalheros wie Dante macht dabei in dem alten Vaterlande des Ehrendenkmals keine Ausnahme.

Unter allen diesen Dingen verbirgt sich die gerade in dieser Zeit, die durch die strenge Gewissenserforschung der Gegenreformation ihr Stigma erhält, sehr stark hervortretende moralische Forderung, die in höherem, vergeistigtem Sinne noch in Schillers »Schaubühne als moralische Anstalt betrachtet« steckt. Wie schon früher einmal erwähnt wurde, beginnt jetzt die Prüderie der wissend Gewordenen, der allgemein einsetzende Kampf der Moralisten gegen das nicht oder nicht völlig motivierte Nackte, das als unsittlich empfunden wird, ein Kampf, der freilich zu den seltsamsten Ausbiegungen und

Kompromissen geführt hat. Schon Borghini ist ein Verfechter des »Feigenblattes« — die homerische Geschichte von Odysseus' erster Begegnung mit Nausikaa dient ihm als Exempel —; es hat freilich längst auch in der Kunst, oft unter seltsamen Vermummungen, eine Rolle gespielt; in der bekannten ominösen, sozusagen klassisch gewordenen Form tritt es freilich erst sehr spät, in vereinzelten Fällen aber auch gerade schon in Borghinis Zeitalter auf.

3. Die Lehre von der »künstlerischen Idee«.

Im Grunde ein Erbteil von Antike und Mittelalter her, fügt sich diese vortrefflich dem vorherrschenden Intellektualismus ein. Aber hinter ihr lauert ein Mißverständnis. Die Vorstellung von der »künstlerischen Idee« zielt zunächst auf nichts weiter als die Intention des Künstlers, das künftige Werk, das noch ungeboren in seinem Geiste lebt. Von diesem rein seelischen Erlebnis, das als abstraktes Präparat, losgelöst von dem »Stoff«, in dem allein es zur Entscheidung kommt und kommen kann, bedenklich nach der Schule und laienhaftem Dilettantismus schmeckt, geschieht nun der Salto mortale in die platonische »Idee«, in das objektiv existierende Universale hinaus; das führt zu wunderlichen Mischbildungen. Der alte Name der »Einbildungskraft« (*imaginativa*) enthält schon einen Hinweis auf Bild- und Kunstwesen; bei einem philosophierenden Künstler wie F. Zuccaro tritt ihr sogleich die Urteilskraft (*cogitativa*) als das höher stehende Vermögen zur Seite. Auf diesem Wege mußte es zu jenem verhängnisvollen Dualismus kommen, an dem die spätere »Ästhetik« krankt. Im Zusammenhang mit dem in der Renaissance wiederbelebten Neuplatonismus namentlich, der zwischen Denken und sinnlicher Wahrnehmung, Geist und Materie einen scharfen Schnitt machte, erhielt letztere die Prädikate des Toten, Schweren, Dumpfen, letzten Endes Sündhaften und Bösen; — in dem physikalischen Satz von der »Trägheit der Materie« klingt bekanntlich noch ein verlorener Widerhall davon seltsam in unsere Welt herein. In der Kunstlehre des Mittelalters, auch in der Dantes, hatte die Ausführung des Kunstwerks im ewig widerspenstigen Stoff noch einen Abfall aus der reinen Geisterwelt der Idee bedeutet, ein Aperçu gemeiner Erfahrung, von der anscheinend »tückisch« widerstrebenden Materie rückte zu philosophischer Würde auf. Aber diese Spaltung eines einheitlichen Phänomens in »Idee« und »Ausführung«, wo sich namentlich der erstern dann weltweite Perspektiven ins platonische Geisterreich unterschieben, ist doch nichts weiter als eine logische Mißbildung. »Nichts ist drinnen, nichts ist draußen«, das Kunstwerk ensteht sicher nicht in der Weise, daß eine kaum zu erfassende »Vorstellung« in den »Stoff« übersetzt wird, etwa wie der Steinmetz das Modell des Künstlers auf den Marmorblock punktiert, sondern »Eindruck« und »Ausdruck« sind zwei Ansichtsseiten des eben nur in dieser Einheit existierenden Kunstwerks. Im Grunde steckt die populäre Selbsttäuschung: »das könnte ich malen« (d. h. wenn ich es eben könnte) dahinter, die Anschauung, daß der Künstler sich vom »Laien« nur durch die Geschicklichkeit der Hand, die »Technik«, allenfalls durch die größere Schärfe seiner Vorstellung unterscheide. Wie gegen die falsche Anwendung der Proportionstheorie (*bisogna avere il sesto negli occhi*), so scheint schon Michelangelo (nach einer charakteristischen, von ihm überlieferten Äußerung) auch dagegen zu protestiren: *si pinge col cervello, non colla mano*; freilich ist der Einschlag intellektualistischer Ideenlehre hier kaum zu übersehen und die Äußerung auch in diesem Sinne zu werten.

In dem ganz scholastischen und für die Wesensverwandtschaft zwischen Manierismus und Mittelalter sehr lehrreichen Gebäude, das Zuccaro in der Künstlerphilosophie seiner *Idea* errichtet hat, tritt die Verwechslung dieser zwei ursprünglich ganz wesensfremden Kategorien, einer psychologischen und einer metaphysischen, schon sprachlich hervor. Zuccaro redet von einem *disegno interno* und *esterno*. Unter dem ersten versteht er eigener Erklärung nach das, was die »Philosophen« und »Logiker« *intenzione*, die »Theologen« aber *esemplare* oder *idea* nennen. Die Verwechslung wird hier handgreiflich; fördernd trat hinzu der uralte Vergleich des künstlerischen Schaffens mit dem Gottes; die modernen Sprachen bewahren noch Spuren davon (*création* etc.), und wenn im Bühnenjargon noch vom »Kreieren einer Rolle« die Rede ist, so lebt darin, kaum mehr bewußt, die alte Vorstellung in äußerster Verdünnung fort.

Vollends erhält dieser Gedankengang Nahrung durch die überkommene scholastische Vergleichung der außerweltlichen und überpersönlichen »Idee« mit dem *exemplum*, dem »Muster« nach mittelalterlichem oder »Entwurf« nach neuerer Kunstauffassung. Es ist auch sehr bezeichnend, wie in den romanischen Sprachen diese Gedankeninfiltration ausgedrückt wird: ital. *disegno*, franz. *dessin*, bedeutet ebenso wie engl. *dessign* nicht nur Zuccaros *disegno esterno*, sondern auch, was seinem *disegno interno* sich nähert: Absicht, Ziel.

Durch jenen Salto mortale des Gedankens gelangt die künstlerische Idee zu einem Sonderdasein, wird aus einer dem Gebiet der Individualpsychologie angehörigen Vorstellung zu einer objektiven Kategorie, die über allem einzelnen Kunstschaffen thront. In Tassos Dialogen wird an der Hand der aristotelischen Lehre von Möglichkeit und Wirklichkeit ausgeführt, wie das Vermögen eine Statue zu machen, ebenso vor der Statue selbst präexistiere, wie die geometrische Form dem Geiste eingeboren sei. Romano Alberti gibt ebenso eine Anschauung Zuccaros wieder, wenn er sagt, die im Geiste des Malers präexistente »Idee« sei von dem *operare*, d. i. der Ausführung ganz unabhängig; diese letztere trete bloß zu ihr hinzu und gehöre in die niedere Sphäre des »Mechanischen«. Wie darin eine mittelalterliche Anschauung fortklingt, ist ebenso merklich, als daß hier die theoretische Rechtfertigung für jene nunmehr einsetzende Trennung zwischen »hoher« Kunst und Handwerk liegt, die jetzt auch in der Praxis durchdringt. Zuccaro selbst trifft von dieser Grundlage aus eine sehr charakteristische Scheidung zwischen dem guten und schlechten Künstler; der letztere bedarf des unmittelbaren Modells und ist ohne dieses hilflos, dem guten gibt die Idee festen Rückhalt. Die Peripetie des Manierismus von der überschwänglichen Naturfreudigkeit der Lionardozeit zu einem Spiritualismus, der das Mittelalter zurückruft, ist deutlich genug. Am Ende des Zeitraumes prallen auch noch einmal die Schlagworte im Kampf der Naturalisten und Manieristen aufeinander.

Daß von solchen Anschauungen aus das literarisch festgelegte Programm neue theoretisch begründete Würde erhält, daß der Wert des Kunstwerkes von seiner Idee, dem Vorwurf wesentlich bestimmt wird (Historie!), liegt auf der Hand. In diesem Umkreis ist eine Geschichte sehr bezeichnend, die Armenini aus Taddeo Zuccaros Munde gehört hat und ihm nacherzählt. Taddeo arbeitet in seiner Jugend mit einem untergeordneten Maler zusammen in einem Abruzzennest. Sein Meister kann eben nicht viel, weiß aber seinen jungen Genossen derart vortrefflich mit Worten über die beste Art, eine Kirche auszuschmücken, zu unterweisen, daß dieser mit einem guten Fundament nach Rom zurückkehrt. Armenini bringt dieses Geschichtchen zunächst zur Bekräftigung der zeitgenössischen Anschauung, daß die Kunst nach Regeln erlernbar sei; im Grunde ist es wiederum der Standpunkt der mittelalterlichen Malerbücher, des *exemplum* und des Literatenprogramms.

4. Verhältnis der Kunst zur »Schönheit«.

Im allgemeinen ist zu sagen, daß die »Schönheit« als Zentralbegriff aller Kunsttheorie zwar noch nicht vorhanden, aber schon in der Bildung begriffen ist; der Ausdruck »Schöne Kunst« vor allem, der im heutigen Deutsch bereits veraltet erscheint — nicht so in den romanischen Zungen! — bekommt erst im folgenden Zeitalter Leben. Immerhin nannte Bocchi seinen Florentiner Kunstführer bereits: *Bellezze di Fiorenza*; in der Definition, die er selbst (in seiner kunstkritischen Studie über Donatellos Georg) gibt, setzt er die Schönheit mit dem für seine Zeit bezeichnenden Dualismus in eine *certa unità e convenevolezza*, unterscheidet auch scharf die bloß formale von der bloß inhaltlichen. Bei Lomazzo klingt schon die platonisierende, in der deutschen Romantik zu so hohen Ehren gelangte Bestimmung des Schönen als dem »Scheinen der Idee« durch den (gestalteten) Stoff ganz deutlich an. Sehr eigentümlich ist die in Vincenzo Dantis Traktat eingehend entwickelte Schönheitstheorie, wenn auch der Grundgedanke, die Schönheit sei vom Zweck der Form abhängig, d. h. modern ausgedrückt, biologisch bestimmt, nicht gerade neu ist. Seine Beispiele bringt er zunächst aus der vegetabilischen Welt; ob das merkwürdige von der besten (und daher schönsten) Entwicklung der Baumkrone, die die Wurzel gleichmäßig vor zu viel Feuchtigkeit wie zu viel Sonne schützt, von ihm selbst gefunden oder entlehnt ist, vermag ich freilich nicht zu sagen. Folgerichtig ist ihm aber auch die Blume die schönste, die den ihr von der Natur gesetzten Zweck am besten erfüllt. Vor allem handelt es sich ihm aber um den menschlichen Körper und die wahre Grundlegung der, wie Danti einsieht, oft mißverstandenen Proportionslehre. Der richtige Weg scheint ihm der zu sein, nach den Ursachen unseres Schönheitsempfindens zu fragen und zu forschen, und dieser Weg ist der von Michelangelo gezeigte, durch die Anatomie; es handle sich darum, die richtige Bestimmung der Glieder einzusehen und aufzuzeigen. Die Vollkommenheit steckt nun wohl in der Natur, aber bloß potentiell, in ihrer Reinheit ist sie niemals gegeben. Danti gelangt hier nun zwar auf einen alten Pfad, der aber in weitere Zukunft führt; die Kunst hat die Aufgabe, diese von der Natur bloß der Absicht nach angelegten, aber niemals ganz ausgeführten Formen in ihrer Reinheit darzustellen: erst aus unserem Geiste wird die vollkommene, von der Natur nur umrissene Form geboren (*si crea nella mente nostra la perfetta forma intenzionale*). Wie in der Renaissanceästhetik überhaupt ist als antike Erbschaft ein sehr starkes intellektualistisches Moment erkennbar, das viel mehr den Sphären wissenschaftlichen (namentlich naturwissenschaftlichen) als stiltheoretischen Denkens angehört; es ist der Weg, der zur Begriffs- und Typenbildung logischer, kaum anschaulicher Erkenntnis führt, freilich auch der Weg zu dem wasserklaren, aber auch völlig blutleeren Ideal der Winckelmannzeit. Es hängt damit ferner jene Anschauung zusammen, die sich bei Danti in dem alten Dilemma des *ritrarre* und *imitare* findet: das erste eignet der Geschichte (als Wissenschaft), die Dinge zu zeigen, wie sie wirklich waren — eine erkenntnistheoretisch recht bedenkliche Ansicht, die gleichwohl weit bis in die Geschichtsphilosophie einer Jüngstvergangenheit hineinreicht — das zweite der Kunst, die Dinge darzustellen, wie sie sein sollten. Wie sehr diese Erwägungen zum Gemeinplatz geworden sind, lehrt der Umstand, daß sie sich in dem ergötzlichen Literaturgespräch einstellen, das den zweiten Teil von Cervantes' *Don Quijote* eröffnet. Bei Lomazzo wird dann vollends der folgenreiche

Gedanke breit entwickelt, die Kunst habe die Irrtümer der Natur zu verbessern; es liegt darin schon das deutlichste Abschwenken von dem freudigen Wirklichkeitssinn der älteren Renaissance zu Anschauungen hin, die einem *ricorso* mittelalterlicher Ideen zustreben. Hier wird also verlangt, das Frauenporträt habe unbedingt schön zu sein, wie das des Herrschers erhaben, weil der Typus Frau oder Herrscher diese Forderung, eben als Typus, in sich trägt. Es folgt daraus, wie es zum Beispiel Lomazzo auch unumwunden ausspricht, daß etwaige Naturfehler unbedingt als störend zu entfernen sind; die naive Entdecker- und Wirklichkeitsfreude, die etwa aus Ghirlandajos Großvaterporträt im Louvre spricht, hat wenigstens theoretisch keinen Rückhalt mehr; der Tyrann der Renaissanceästhetik, der Begriff des Decorum, gebietet auch hier mit seiner idealen Starrheit; es ist nicht zu vergessen, daß in dieser Zeit schon die Porträtserien schöner Frauen — so auf den Medaillen des Pastorino — beginnen. Damit stehen andere Äußerungen im Zusammenhang, wie die Lomazzos, der Künstler müsse trachten, schönste Figuren in seinen Gemälden anzubringen, oder Borghinis Lob des Malers Poppi, der die hl. Anna in einem Bilde jünger, als es die strenge historische Wahrheit forderte, dargestellt habe, um nicht durch die Häßlichkeit des Alters zu verletzen; die Schönheitsforderung überfliegt hier schon die von einer andern Seite des Decorum her so streng angeforderte Norm historischer Treue.

Doch ist, wie gesagt, diese Schönheitslehre noch keine grundsätzliche oder gar zentrale, obwohl die eben berührte Vervollkommnungstheorie ihr gar sehr den Weg geebnet hat. Unter den Forderungen, die Palladio im Anschluß an Vitruv erhebt, steht sie neben dem *utile* und dem *perpetuo* an dritter Stelle, bei Lomazzo, wenn er die Endabsichten der bildenden Künste hervorheben will, freilich an erster (*bellezza, decoro, moto*), und wenn bereits Dolce mit ausdrücklichem Hinblick auf Michelangelo erklärt, bei Raffael finde sich nichts, was nicht uneingeschränkt und allgemein gefalle, so bereitet sich hier schon jene im 17. Jahrhundert zum Durchbruch gelangende Ansicht vor, die in Raffael und der Antike nicht nur den Gipfel aller Kunst, sondern auch aller Schönheit erblickt.

Vor allem ist aber noch einmal hervorzuheben, daß sich der Begriff der »schönen Kunst« erst herauszubilden beginnt. Der Ausdruck *bella maniera*, der sich bei Vasari wie bei Palladio u. a. häufig findet, hat eben doch noch wesentlich andere Gefühlsbetonung; das *bello* steht als Beiwort für die Sache, deren technische Vorzüglichkeit in erster Linie hervorgehoben werden soll, zielt nicht auf ein theoretisches Grundverhältnis zu einer Kardinalforderung des Kunstwesens. Bei Zuccaro, der bereits das neue Jahrhundert einleitet, klingt dergleichen doch schon anders. Nimmt sein Ausdruck *bell' intelletto* den *bel esprit* der Franzosen vorweg, so definiert er die *bella e buona maniera* auch schon nachdrücklich als ein *ritrarre le cose più belle e più dotte*, wobei die Nebeneinanderstellung dieser beiden Adjektive für den Manierismus äußerst bezeichnend ist; auch die Forderung des klassischen Schönheitskanons ist bereits voll vorhanden, denn die *bellissima idea*, die der Künstler im Kopf haben muß, ist von den besten Werken der alten Bildner abgezogen. Während aber bei Lomazzo, wenn er gelegentlich von den Ursachen der Erfindungen *di tante belle arti e scienze* spricht, noch die ältere Auffassung durchzuklingen scheint, stehen bei einem Manne, der schon fast dem 17. Jahrhundert angehört, wie V. Scamozzi, *scienze e belle arti* schon in neuer Bedeutung nebeneinander, obwohl die Terminologie auch bei ihm noch einen sozusagen exoterischen Charakter hat und vielmehr ein Attribut allgemeiner Würdigung (»die edlen Künste«) als eine innere Begriffsbestimmung aussagt.

Einen Kanon objektiver Schönheit glaubte die Renaissance längst in den Proportionen zu besitzen. Die Spekulation mischt sich jetzt auf diesem Gebiete in einer Weise ein, die abermals an mittelalterliche Gedankenbahnen erinnert, so wenn Dolce die Dreiteilung des Gesichts (in Stirn-, Nasen-, Mundpartie) mit den Ideen der Weisheit, Schönheit, Güte verbindet, oder Zuccaro die verschiedenen Kopflängen mit den Kategorien der Würde (Erhabenheit), Schönheit und Grazie und den solche symbolisierenden Gottheiten in Zusammenhang bringt (7 Kopflängen = Cybele und Sybillen, 8 Juno und die Madonna, als *celeste bellezza*, 9 Diana), etwas, was trotz der im Grunde antiken Herkunft dieser These (Vitruvs Lehre vom *decor* I, 2) in dieser Form doch neu ist. Ähnliche Gedankengänge begegnen auch bei den Bautheoretikern. Lomazzo gelangt in seinem *Tempio* auf diesem Wege gar zu dem abstrusen Gebäude einer primitiven Kunstpsychologie, indem er mit den Planeten und Metallen nicht nur auf astrologische und alchymistische, sondern mit der Temperamenten- und Humoreslehre auch auf medizinische Vorstellungsreihen zurückgreift, und einem Raffael etwa eine »venerische«, dem Michelangelo aber eine »saturnische« Proportion zuschreibt. Wie unsere Sprache in typischen Bezeichnungen als *jovial*, *martialisch*, oder italienisch *lunatico*, vor allem aber in dem zu einer Kategorie der Kunstkritik gewordenen Ausdruck: *Humor*, tiefe Spuren davon bewahrt, ist bekannt genug. Auch der schon bei Leonardo anklingende Versuch, diese Dinge mit den Verhältnissen der Musik in inneren Zusammenhang zu bringen, erfährt namentlich durch Lomazzo breite, ganz scholastische Darlegung, nicht ohne Bedeutung in einer Zeit, in der ein Zarlino in Venedig die Grundlagen moderner Harmonielehre legt. Am konsequentesten und wichtigsten bleibt aber doch immer das Unternehmen der Architekturlehrer, durch das System der Säulenordnungen eine objektiv festgegründete *Grammatik* der bildenden Künste zu schaffen.

5. Grundsätze der Kunstkritik.

Dieser Versuch einer Grammatik der Künste ruht wesentlich auf der allgemein durchgedrungenen Überzeugung von der unbedingten Lehr- und Lernbarkeit der Kunst nach festen Regeln; die Akademien, die die alten Werkstatt- und Meisterschulen ablösen, sind ihr sicherster Hort. Der Künstler wird selbst zum Literaten, in ganz anderer Weise als früher, und dieser letztere ist bestrebt, seinen Anspruch auf Zulassung zum Kunstrichteramt, wie dies Borghini und Dolce tun, mit der Berufung auf das antike Vorbild, als Aristoteles' Poetik, darzulegen.

Der eigentliche Zentralbegriff der Poetik, wie der Ästhetik der Renaissance überhaupt, ist, wie schon oft gesagt wurde, das Decorum. Ursprünglich aus einer literarisch überkultivierten und reflektierenden Zeit, der des Alexandrinertums stammend, liegt er dieser in so vielen Dingen ähnlich gestimmten Zeit des Manierismus ganz besonders nahe. Der Tadel der (im Sinne der eigenen Zeit) als naiv, wenn nicht gar als unanständig empfundenen Züge älterer Zeit, in der Homerkritik eines Zoilus unsterblich geworden, kehrt auch jetzt wieder, und die Renaissancepoetik übernimmt aus ihrer Bibel, der *Epistola ad Pisones* des Horaz, die Grundforderung des nicht nur jedem Lebensalter (*aetatis cuiusque notandi sunt tibi mores*), sondern auch des sozial und national Anständigen und Passenden, fördert und fordert damit eine Typik, die in ihrem Wesentlichen von den Überzeugungen des Mittelalters gar nicht weit abliegt, oder sich ihm vielmehr wieder nähert. Es ist wie im Märchen, wo der Gute fast immer in schöner Leiblichkeit, der König immer mit Krone und Zepter erscheint, auch wenn er schlafen geht — wie auf einem der reizenden Ursulabilder Carpaccios zu Füßen der schlafenden Königstochter das Krönlein sauber und ordnungsgemäß auf dem Bänklein steht. Aber die unbefangene Naivität älterer Zeit ist jetzt raffiniert geworden, und folgerichtig stellt auch die einflußreiche Renaissancepoetik etwa eines Muzio den ob allzu großer Läßlichkeit getadelten Homer unter den Kunstdichter einer jüngeren und verständlicheren Zeit, wie Virgil. Wie sich dies mit der alten Lehre von den planetarischen und elementaren Einwirkungen auf die menschliche Natur, mit der Lehre von den Säften (*humores*) und ihren Mischungen, den Temperamenten, verbindet und eine eigentümliche Renaissance mittelalterlich kosmischer Grundüberzeugungen herbeiführt, davon war schon früher die Rede. Wenn Lomazzo, wie gleichfalls schon erwähnt wurde, lehrt, die Dame habe im Bilde immer schön, der Herrscher ehrwürdig, der Soldat tapfer zu erscheinen, auch wenn es sich in Wirklichkeit um eine Vettel, einen Wüterich oder einen Poltron handelt, so liegt darin eine Übertreibung des Decorumprinzips, die an die starren Masken der *Commedia dell'arte* erinnert.

Dieses Decorum der Renaissancetheorie ist ein merkwürdiger Mischling. Erwachsen auf dem Boden antiker Rhetorik und ursprünglich einem gänzlich anders gearteten und so gut wie unverständlich gewordenen Lebensethos entsprungen, verbindet es sich mit einer Typik, die ihre mittelalterliche Herkunft nicht verleugnen kann. Eine besondere Stütze erhielt es noch durch die einflußreiche und geschlossene Theorie der Architekturlehre. Die Forderung des *decor* bei dem Lehrmeister und Vorbild Vitruv ist schon bei Palladio viel scholastischer denn im antiken Vorbild als *convenienza*, Anpassung des Tempels an seine Bestimmung für die Einzelgottheit ausgeführt, und hier stellt sich dann auch die Typik der Zivilbauten, die Forderung des den einzelnen Ständen Angemessenen ein; es ist ein gutes Stück Mittelalter, das sich hier spiegelt und noch sehr lange gelebt hat: die Forderung bestimmter Trachten, bestimmter Lebensführung, Vorschriften und Luxusgesetze, die dem einzelnen aus einem bestimmten Lebenskreise, aus Zunft und Gilde herauszutreten wehrten, haben sich ja wenigstens als Gewohnheitsrecht bis an die Schwelle der Gegenwart erhalten; das alte Studentenverslein: »Lange Kleider und spitze Schuh, die kommen keiner Dienstmagd zu« stammt noch daher. In solchem Umkreis findet dann in dieser reformistisch gestimmten Zeit auch der antiquarische und theologische Literatenfeldzug wider die Fehler der Maler, gegen Geschichte, Kostüm, den Bibeltext, passenden Ort, Stütze und Erklärung: große, breit behandelte Themata, die schließlich ebenso in Kasuistik verlaufen, wie der ältere Rangstreit der Künste. Doch hat der Rationalismus auf weiten Strecken dennoch kapitulieren müssen; daß die Dramatik eines Shakespeare, trotz aller Renaissancekultur kräftigste volkstümliche Elemente enthaltend, wie die ähnlich geartete Kunst eines Rembrandt die stärksten Verstöße gegen dieses *decorum* aufweisen, ist bekannt genug, auch daß sie, in der ganz anders gearteten Stimmung der romanischen Länder, namentlich des höfischen Frankreich, nur Mißverständnis und Gegnerschaft finden mußten. Hier treten eigene Sinnesweisen hervor, zu deren theoretischen Formulierung der Norden, vor der Romantik, überhaupt nicht gelangt ist; so stark war das Übergewicht der einheitlich und geschlossen, aus südlich romanischem Formgefühl entwickelten, auf antiken Grundlagen aufgebauten und durch Generationen gepflegten Kunsttheorie des Führerlandes Italien.

Die Manieristenzeit entwickelt eine Anzahl sehr eigentümlicher Stilkriterien. Dahin gehört vor allem die von Lomazzo in einem merkwürdigen, freilich nicht ganz leicht verständlichen Kapitel seines großen Traktas (p. 296) geforderte *forma serpentinata,* ein Ausdruck, der auf Michelangelo zurückgeführt wird. Er wird deutlicher durch den Vergleich mit der Gestalt der Flamme und die Warnung vor spitzwinkeligen und geraden Linien in der Komposition, wie sie noch das Quattrocento liebte. Es handelt sich im wesentlichen um den über Michelangelo noch hinausgeführten doppelten Kontrapost (den auch die spätere Antike kennt) und die bei seinen Nachfolgern, namentlich den Florentiner Manieristen, wie Salviati, Vasari, den Zuccaro, aber auch schon in Bandinellis Stichen sehr merkbare Verdrehung und Zuspitzung des Umrisses der Figuren, die wirklich etwas von der Unrast einer züngelnden Flamme hat. Man denkt sofort an die S-Linie der Gotik, um so mehr, als schon im folgenden Jahrhundert (Traktat des Bisagno von 1642) die *serpentinata* dem Buchstaben S verglichen wird; ganz trifft die Sache freilich nicht zu, da es sich hier und dort um verschiedene stilistische Ausgangspunkte handelt. Aber das Ergebnis ist verwandt und lehrt wieder, wie merkwürdig nahe sich beide Perioden, das ausklingende Mittelalter und das entstehende Barock, entgegenkommen; in beiden handelt es sich um einen bestimmten Formwillen, der dem Naturbild sein Gesetz auferlegt, also recht um ein *far di maniera,* dem diese Periode und Richtung ihren sehr charakteristischen Namen verdankt. Im 18. Jahrhundert proklamiert der große englische Maler Hogarth die »Schlangenlinie« als »Schönheitslinie«, freilich wieder in etwas anderem Sinne. In dieselbe Sphäre weist dann ein höchst bezeichnender Lieblingsausdruck, das *sforzato,* das ganz auf die artistische Seite geht, wie denn überhaupt diese Zeit bei aller theoretischen Heraushebung des Inhalts, der *invenzione,* das rein formale Interesse außerordentlich stark betont; es ist ja die Virtuosenzeit, die diesen sie selbst bezeichnenden Terminus zuerst ausruft und für immer einbürgert, wenn er heute auch vorwiegend auf musikalische Reproduktionstechnik Anwendung findet. Endlich entsteht in der Atmosphäre eines Michelangelo der merkwürdige Ausdruck: *il terribile,* der letzten Endes wohl aus der Kunstsprache der alten Rhetorik (δεινός) stammen mag; als Eigenschaft des großen Meisters selbst legt es schon Dolce im Gegensatz zu Raffaels »Grazie« fest. Es ist das Gegenspiel von Anmut und Erhabenheit, wie das 18. Jahrhundert sagen würde, das Gewaltige, den Beschauer fast Vernichtende, das die Zeitgenossen dieses souveränsten aller Genies wohl mit einem dem Schrecken verwandten Gefühl erfüllen mußte, wie es den Späteren bis in unsere Zeit hinein gelegentlich Abneigung, ja Widerwillen einflößte. Es hängt nicht unmittelbar mit dem Streben ins räumlich Kolossale zusammen, aber dieses unterstützt seinen Eindruck. Die Stilwendung vom Straffen, Magern und

Feingegliederten zum Weiten und Bauschigen, wie es Aretinos feiner Sinn (in seinem berühmten Brief an Pocopanno) bereits in dem Umschwung der Kleidertracht vom Quattrocento zum Zeitalter Leos X. erkannt hatte, gehört auch in dieses Kapitel; es ist ebenso charakteristisch, wie gegen Ende des Jahrhunderts, gerade in der »Manieristenzeit« jener Falten- und Stoffüberschwang wieder einer Stilisierung ins Straffe, eng Anliegende, sozusagen »Verkröpfte« weicht, das nicht ohne innere Beziehung zu jener *forma serpentinata* ist.

6. Die Lehre von den Genres und Stilgesetzen.

Sie erscheint jetzt vollständig ausgebildet; Gilio und Borghini scheiden scharf zwischen dem *pittore istorico* und *poetico*, und Armenini verkündet aufs neue, wie einst schon der vorschauende Alberti, die Historie als die würdigste Aufgabe des Malers. Gerade aus dieser Zeit datiert die bis in eine Halbvergangenheit reichende bevorzugte Stellung des Historienmalers an unseren Kunstakademien. Die gleiche »Würde« wird aber auch vom Bildnis gefordert; selbst ein Aretino vertritt in einem Briefe an Leone Leoni die Ansicht, es seien nur berühmte Leute zu porträtieren (Dinge, die noch bei Schopenhauer spuken!), etwas das z. B. die stets »offizielle« italienische Medaille scharf von der intimen deutschen »Privatmedaille« scheidet. Damit verbindet sich auch (eben wieder bei Armenini) die merkwürdige Stellung der Theorie zum Porträt; dieses gilt ja bis in sehr moderne Zeiten hinein im Grunde als ästhetisch verdächtig. Armenini rührt an das heikle Problem der »Ähnlichkeit«, wenn er behauptet, ein guter Akt sei weit schwieriger, und ein ähnliches Bildnis gelinge auch einem mittelmäßigen Maler; was es damit auf sich hat, lehrt die sich anschließende Erwägung, Porträts großer Meister zeigten meist geringere »Ähnlichkeit« als die von Durchschnittsmalern. Das für die Kunst als Ausdruck Wesentliche, daß es auf die geistige Erfassung durch die Künstlerpersönlichkeit ankomme, die »naturalistisch« oder »idealistisch« gerichtet sein kann, ohne daß damit über den Wert von vorneherein etwas ausgesagt ist, wird von dieser Auffassung bloß gestreift, die wie Buridans Esel zwischen den zwei Heubündeln der Forderung nach Naturtreue und der künstlerischen Stilisierung ungesättigt bleibt. Bis in den Klassizismus des 18. und 19. Jahrhunderts hinein vererbt sich dann auch die Anschauung, daß die Landschaft als eines der am tiefsten stehenden Genres zu werten sei, eine Anschauung, die eigentlich erst die deutsche Romantik mit Ph. O. Runge energisch bekämpft hat; trotz der hohen Schätzung, deren sich die niederländische Landschaft dauernd in Italien erfreute — auch Gilio bezeugt es —, trotz der Aufmerksamkeit, die ihr die niederländische Theorie selbst (mit van Mander) und ab und zu ein Venezianer (wie Sorte) zuwendet, hat die

Theorie wenigstens diesen allzu gebahnten Weg nicht verlassen. Sie ruht ja wesentlich auf der von der Antike übernommenen Grundüberzeugung, besonders der Renaissancepoetik, daß eigentlich nur die Handlungen der Menschen darstellenswert seien; Proteste, wie sie ein Fracastoro unter ausdrücklicher Berufung auf ein großes antikes Muster, Virgils Georgica, erhoben hat, änderten nicht viel daran. Die Landschaft der Italiener ist auch niemals zu der selbständigen Bedeutung und Differenzierung wie im Norden gelangt. Hier scheiden sich die Wege romanischer und germanischer Welt am deutlichsten.

Hier ist auch der Ort, um wenigstens mit ein paar Worten die berühmten und berüchtigten Stilgesetze zu streifen, die auf dem Boden der Decorumsforderung in dieser Zeit gebildet worden sind, und zwar wieder vornehmlich von der richtungweisenden Poetik der Spätrenaissance. Spingarns Darstellung bringt hier das Wesentliche bei. Vor allem ist es die höchst einflußreiche Poetik des Castelvetro, die noch bei den Franzosen des 17. Jahrhunderts, wie Corneille, kanonisches Ansehen genoß; die französische Kunsttheorie hat ja überhaupt kaum einen Gedanken, den sie nicht der ältern italienischen entlehnt und zur Propaganda benützt hätte. Die Rolle, die die Historie in der bildenden Kunst spielt, fällt hier der Tragödie zu; die in Aristoteles hineingelesenen Forderungen der drei Einheiten von Ort, Zeit und Handlung erscheinen schon bei Castelvetro als unverbrüchlich bindende Gesetze des Stils. Die gleiche Würde wie der Historie eignet auch der Tragödie, und die Typik der Personen und Stände entspricht Forderungen, die wir auch in der Theorie der bildenden Kunst vertreten fanden. Wie in dieser vom Porträt verlangt wird, es solle nur ausgezeichneten Personen dienen, so gilt die gleiche Forderung für das tragische Theater. Im Gegensatz dazu erscheint die Komödie als ein niedriges Genre, in dem Alltagspersonen ihren Platz haben; selbst die verehrte Antike mußte hier ihren Zoll entrichten; die alten Komödiendichter Plautus und Terenz konnten von der Renaissancepoetik nur auf mühsamen Umwegen einigermaßen rehabilitiert werden. Ein in seiner Schulmeisterlichkeit sehr bezeichnender Grundsatz begegnet in einer anderen vielgelesenen, ebenfalls noch für Corneille maßgebenden italienischen Poetik, der des Minturno: die verheiratete Frau erscheine in der Tragödie immer als *impudica*, d. h. Leidenschaften hingegeben, in der Komödie als bürgerlich anständig. Die regelmäßige Tragödie, das regelmäßige Epos sind ebenso Errungenschaften dieser Periode, wie das regelmäßige Historienbild; die gleichen äußerlich stilistischen Vorschriften gelten für beide, und es kann nur die Frage sein, wie beide aufeinander eingewirkt haben, und ob nicht der Theorie der bildenden Kunst, schon von L. B. Alberti her, der Vortritt eingeräumt werden müsse. Denn in dieser ist die Forderung nach Bildeinheit, insbesondere das Verbot verschiedener Handlungen, dem Quattrocento noch keineswegs in Fleisch und Blut übergegangen, jetzt aber als Sünde gegen den Stil empfunden, wenigstens in theoretischer Formulierung altherkömmlich.

7. Der Gedanke des »Klassischen«.

Ist auch der (bekanntlich aus dem Alexandrinertum stammende) Ausdruck in dieser Zeit noch nicht gebräuchlich, die Sache ist bereits längst im Schwange.

Vor allem hat sich die Rolle Italiens als des vorbildlichen »klassischen« Landes jetzt schon als Dogma festgesetzt, das durch die Errichtung der Akademien, vor allem der französischen, in seinem Mittelpunkt Rom, offiziell anerkannt wird und bis tief in das 19. Jahrhundert hinein unbestritten geblieben ist. Die großen römischen Antikenfunde von Anfang des Cinquecento haben zu diesem Glauben ganz wesentlich beigetragen; die bei Vasari, Palladio, Armenini u. a. auftauchende Überzeugung, daß durch den *Sacco di Roma* von 1527 die wahre *bella maniera* durch ganz Italien verbreitet worden sei, ist sein charakteristischer Exponent. Der Hochmut, mit dem diese welsche »klassische« Kunst auf alles herabsieht, was die »barbarische« Kunst jenseits der Alpen, auch in dem angeblich »lateinischen« Schwesterland Frankreich hervorgerufen hat, ist besonders im Kreis der Architekturtheoretiker, wie namentlich Scamozzi, merklich, die sich ja im Besitze des unfehlbaren und allein seligmachenden Systems der Säulenordnungen fühlen, und so großmütig den Nordländern auf manchem untergeordneten Gebiete, wie der Landschaft oder in der *bizarra invenzione* ihrer Graphik ein gewisser Vorrang zugestanden wird, die wahre »große Manier« ist doch nur in Italien heimisch und hier zu erlangen, eine Überzeugung, der die merkwürdige Gruppe der niederländischen Romanisten theoretisch und praktisch in Werk und Leben Ausdruck gegeben hat; neben van Mander steht hier das große Beispiel eines Giambologna. Ein Künstler wie Dürer, der schon durch sein theoretisches Schaffen den Italienern nahegerückt ist und ihnen stärksten Eindruck gemacht hat, wird dennoch mit naiv anmaßlichem Bedauern darüber, daß dieser große Geist nicht in Italien geboren werden konnte, abgefertigt, und einem Lomazzo gilt sein Stil doch im Grunde als barbarisch, ein Wort, das diese Enkel der Antike auch heute noch gern im Munde führen, wo es sich dann freilich oft spaßhaft und weltfremd ausnimmt.

Im Sinne dieser »Klassik« bildet sich dann auch das System der italienischen »Kunstschulen« heraus, das in dem großen Werke des Lanzi seinen letzten und höchsten Abschluß erreicht: nicht mehr die individuell begrenzten Meister- und Lokalschulen des Quattrocento, sondern die von bestimmten stilistischen und ästhetischen Anschauungen getragenen Zusammenfassungen, die man von da an unter diesem Namen versteht. Hinter der »römischen«, dem Haupt alles *disegno*, tritt die »toskanische« allmählich zurück; in Oberitalien behaupten sich als Vororte des Kolorits namentlich die »lombardische« und »venezianische« Schule; die »bolognesische« nimmt eine Mittelstellung ein. Man schreitet aber auch schon innerhalb dieser Kategorien zur Aufstellung von Schulhäuptern und Klassikerreihen; der Gegensatz zwischen Raffael und Michelangelo kündet sich bei Dolce an. Sehr charakteristisch sind namentlich die Listen Lomazzos; Tizian, neben ihm Correggio, in geringerem Grade Leonardo — dessen künstlerische Figur in Mittelitalien wenigstens immer mehr verblaßt — sind ziemlich allgemein anerkannt.

Die schon längst vorhandene Vorstellung der »klassischen Antike« tritt dazu; auch ihr Boden ist ja Italien, insbesondere Rom. Der Vitruvianismus des 16. Jahrhunderts tut das Seinige. Schon erscheint jene Auswahl der »klassischen« Meisterwerke des Altertums, die emsig durch graphische Blätter und Werke, durch Gipsabgüsse und Reduktionen aller Art verbreitet werden: Armeninis Liste umfaßt u. a. den Laokoon, den Apoll vom Belvedere und den Torso, zu dessen Bewunderung Michelangelos Vorgang so viel beigetragen hat, die sog. Kleopatra und den Nil des Vatikans, den Pasquino, die Kolosse von Montecavallo und den von alters her freilich in anderm Sinne berühmten Marc Aurel. Dazu gesellen sich aber als gleichberechtigt die Werke eines Michelangelo; Reduktionen namentlich seiner berühmten Tageszeiten gehören zum eisernen Schulbestand aller Ateliers dieser Zeit. Die einflußreiche literarische Theorie in dieser literarisch so nachhaltig beeinflußten Zeit der Künstlerautoren befindet sich damit durchaus im Einklang. Die Renaissancepoetik eines Vida erklärt die Alten als ebenso absolute Norm, wie die Heilige Schrift für den Theologen. Die Natur selbst muß ihnen gegenüber zurücktreten, ja es ist besser, sich statt an diese selbst an ihr durch das Medium der Alten durchgegangenes und geformtes Material zu halten, ein Gedanke, der selbst bei Schiller noch anklingt. Auch in der vielgelesenen Poetik eines Scaliger ist Virgil eine zweite, und zwar bessere, weil schon gereinigte Natur. Wie Serlio von »unser aller Lehrmeister Vitruv«, so redet Scaliger in noch höheren Tönen von Aristoteles als *imperator noster et omnium bonarum artium dictator perpetuus*. Das Konzil von Trient hat im Gegensatz zum halbheidnischen Platonismus der Renaissance die Rolle des Philosophen auch auf theologischem Gebiet neu bekräftigt; es ist abermals ein *ricorso* des Mittelalters in dieser Zeit.

Im engsten Zusammenhang damit steht das Bestreben nach einer Idealnorm. Am einseitigsten ist es wohl durch Lomazzo vertreten, der ein theoretisches Idealbild Adam und Eva, nach »klassischen« Prinzipien geformt, vorführt. Beim Adam ist die Zeichnung von Michelangelo, das Kolorit von Tizian, Proportion und *convenienza* von Raffael genommen; die Eva hat Raffael gezeichnet, Correggio gemalt. Praktisch erkannte aber selbst ein Schulmeister wie dieser Lomazzo das künstlerisch Unzureichende solcher Kompromißbildungen, und er hat auch Einsicht genug zu tadeln, daß eine Figur im Kopf nach antiken Statuen, im Gewand nach einem Stich, in den Händen nach den Atelierabgüssen Michelangelos zusammengepfuscht werde. Es ist aber gleichwohl das Verfahren, das die Formengebung der »Manieristen« mit ihren Anleihen bei allen möglichen Stilmustern, ihren bewußten und unbewußten Reminiszenzen einer künstlerisch fast übersättigten Zeit für uns vielfach so unerfreulich macht. Auch in der Poesie dieser Periode merklich, ist es jedenfalls mit ihrer offiziellen Theorie durchaus im Einklang. Wenn ein Tasso etwa einen sarazenischen Abgesandten mit der Geste des altrömischen Orators, der Krieg und Frieden in den Falten seiner Toga birgt, auftreten läßt, so handelt er genau so wie ein beliebiger Manierist, der die Aurora der Mediceergräber oder einen der antiken Rossebändiger als Füllfigur seiner »Historie« einverleibt.

SIEBENTES BUCH

DIE GESCHICHTSCHREIBUNG DES BAROCK UND DES KLASSIZISMUS

Einleitung.

Die Kunstliteratur, sowohl die geschichtlich als die technisch-theoretisch gerichtete, schwillt im 17. und 18. Jahrhundert zu erstaunlicher Fülle an, mit der ihr innerer Wert durchaus nicht Schritt hält. Es ist unglaublich, was namentlich in Italien, selbst in abseits gelegenen Städten und Städtchen, zusammengedruckt worden ist; auch die Herausgebertätigkeit an der ältern Literatur — man denke an die jetzt erscheinenden neuen, z. T. kommentierten Ausgaben etwa Leonardos, Vasaris, Cellinis u. a. m. — tritt jetzt hervor, daneben ein höchst reges Übersetzerwesen; all das mündet schließlich in der Hochblüte des Klassizismus in die kunsthistorische Fachdisziplin modernen Gepräges aus. Nur bis zu diesem Zeitpunkt wollen wir unsere Darstellung führen, unserm Vorhaben getreu, das ja Grundlagen zur Quellenkunde der Kunstgeschichte liefern will; es ist aber auch notwendig, jetzt einen strafferen Aufbau einzuhalten, aus der unsäglichen Fülle dieses Stromes, in dem Unbedeutendes, ja Nichtiges neben Bedeutendem und Fruchtbarem fröhlich bis zu uns herabgeschwommen kommt, nur eben dieses letzte herauszuheben und das übrige wohl bibliographisch (soweit als möglich und nützlich) zu verzeichnen, sonst allenfalls, wo es sich dazu anbietet, als Symptom der Zeit zu verwerten. Italien behauptet seine Führerstellung noch in diesen beiden Jahrhunderten und schließt seine auch auf diesem Gebiet im wahren Sinne des Wortes klassische Rolle mit zwei großen Denkmälern eindrucksvoll und würdig ab, mit Lanzis und Cicognaras Geschichtswerken, in denen es seinen vermächtnishaften Beitrag zu der jungen Wissenschaft der Kunstgeschichte leistet. Wie mit seiner Poetik des Cinquecento, seiner im gleichen Jahrhundert begründeten Musiktheorie beeinflußt es die übrigen Kulturländer, die nunmehr, am frühesten, stärksten und eigentümlichsten Frankreich, zuletzt aber Deutschland mit der alles überragenden Tat der Winckelmannschen Kunstgeschichte, das von ihm gegebene Beispiel aufnehmen und in ihr eigenes Leben umsetzen. Die Initiative bleibt aber bei Italien, wenn auch, namentlich in dem nachlassenden 18. Jahrhundert, manches aus den Nordlanden zurückwirkt; allein die landschaftliche Geschichtschreibung des nicht weniger als Deutschland vielgestaltigen Landes, das reiche Füllhorn seiner Städteführer hat nirgends auch nur annähernd ein Gegenbild gefunden, selbst in Hoch- und Niederdeutschland nicht, trotz dessen starker künstlerischer Städtekultur. Es wird daher weniger als Mangel erscheinen, wenn der Autor dieses Buches nicht nur um der Unmöglichkeit willen, die er offen bekennt, sich den einschlägigen Stoff lückenlos zu beschaffen, sondern vor allem aus den gerade berührten inneren Gründen das Schwergewicht auf die Hauptwerke dieses Italiens legt und das übrige nur als das behandelt, was es zunächst ist, als Ausläufer und Rückläufer einer in sich geschlossenen einheitlichen Gesamtentwicklung des Ursprungs- und Führerlandes. Mag diese auch gegen die Schwelle der neuen Revolutionsära hin, die ja wieder durch einen italienischen Namen, den Napoleon Buonapartes, bezeichnet und eingeleitet wird, zurücktreten, auf italienischem Boden ist nicht nur d'Agincourts großer Geschichtsbau, es sind auch die abschließenden und vorschauenden Systeme der beiden Deutschen Mengs und Winckelmann erwachsen, und Goethe hat von hier sich und der deutschen Kultur die stärksten Eindrücke seines Lebens heimgebracht.

I. Die römisch-florentinische Universalhistorie.

Rom war schon seit den letzten Jahrzehnten des vorhergehenden Jahrhunderts der maßgebende Mittelpunkt italienischer Ausdruckskultur geworden. Sixtus V. gibt mit den kurzen Jahren seiner Regierung (1585—1590) den Auftakt zu jener glänzenden Reihe der großen Barockpäpste, in denen die Namen der führenden römischen Geschlechter in hellstem Glanze erstrahlen (Paul V. Borghese, Gregor XV. Ludovisi, Urban VIII. Barberini, Innozenz X. Pamfili, Alexander VII. Chigi, Klemens IX. Rospigliosi, Klemens X. Altieri, Innozenz XI. Odescalchi, Alexander VIII. Ottoboni, Innozenz XII. Pignatelli, Klemens XI. Albani 1700—1721). Die Stadt erhielt damals jene Physiognomie als Barockstadt, die ihr heute noch neben der Ruinenstadt zu eigen geblieben ist; sie ist der anerkannte Mittelpunkt der großen Männer, die Heimat der echten Antike, und sie trägt, wie im Altertum wieder, mehr als selbst in den glänzendsten Tagen der *Età d'oro*, jenes allumfassende und internationale Gepräge, das ihr vor dem übrigen Italien wie dem übrigen Europa als *Caput mundi* zukommt. Sind auch, abermals wie im Altertum — man hat es wohl durch ein Rassenelement, etwa den stets kunstfremden, einst bis hierher reichenden ligurischen Volksgrund erklären wollen — einheimische Künstler (wie Feti, Sacchi) dünn gesäet, die des übrigen Italien wie des Auslandes strömen mehr als je hieher und die Romfahrt als unerläßliches Bildungsmittel namentlich des Malers ist längst ein auch schon im Norden durch die »Romanisten« angenommenes

Dogma. Als sichtbarer Ausdruck desselben wird die französische Akademie gegründet, und das Wirken eines Poussin ist ohne diesen Hintergrund nicht denkbar. Hier vollziehen sich die großen Kunstereignisse, der Streit der Manieristen und Naturalisten ebenso wie das fast das ganze Seicento umspannende Wirken Berninis. Am Ende aber stehen die Gestalten eines Raffael Mengs und vor allem eines Winckelmann und leiten von dieser antikischen Barockbühne in die neue Zeit hinüber.

Dieser universelle Charakter zeigt sich sofort in der Geschichtschreibung des Barock. Hier erscheinen selbst so weltbedeutende Zentren wie Bologna und Venedig fast als provinziell beschränkt, und nur Florenz hält seinen alten Ruf und Ruhm als Vorort aller kunstliterarischen Tätigkeit aufrecht.

Es ist höchst bezeichnend, wie gleich der erste in Rom auftretende Geschichtschreiber dieses römischen Barock und seiner Anfänge die Aufgabe ansieht und aufnimmt. Es handelt sich hier um die Vitensammlung, die der Cavaliere Giovanni Baglione 1642 hat erscheinen lassen; ihre zeitliche Begrenzung ist schon auf dem Titel angezeigt, sie führt vom Pontifikat Gregor XIII. bis zu dem Urban VIII., umfaßt also die Zeit von 1572 bis 1642. Der Verfasser, über den wir durch eine zum Schlusse angehängte Biographie unterrichtet werden (1571 bis 1644), gehört dem uns schon sattsam geläufigen Schlag des Künstlerliteraten und Lokalantiquars an. Er ist von Haus aus Maler; es gibt auch ein Büchlein von ihm über die neun Hauptkirchen Roms (von 1639); sein Verhältnis zu dem gleichzeitigen Mancini, von dem später noch die Rede sein muß, ist noch nicht geklärt. Der Aufbau des Buches ist sehr bezeichnend; obwohl Baglione das Werk eines Vasari (dem er auch eine Biographie gewidmet hat) und Borghini ausdrücklich fortsetzen will — er folgt auch der altflorentinischen Überlieferung, nur verstorbene Meister aufzunehmen — so hat er, wie übrigens Borghini auch, das große historische System des ersteren vollständig außer acht gelassen. Sein Buch, das sich von Bellori herbe Kritik gefallen lassen mußte, ist lediglich eine annalistische Leistung, die in den Rahmen eines der beliebten Stadtführer gezwängt ist; eröffnet wird es durch ein Gespräch zwischen einem *forestiere* und einem *gentilhuomo Romano*; der Vortrag verteilt sich auf fünf Tage. Ebenso äußerlich wie dies, aber für das römische Mittel ungemein bezeichnend und passend ist das chronologische Gerüst; es wird durch die Regierungen der Päpste Gregor VIII., Sixtus V., Klemens VIII., Paul V. und Urban VIII. geliefert, denen eben jener Pentameron entspricht, der das Wirken der unter diesen Herrschern tätigen Meister umfaßt. Annalistisch dürr und trocken ist denn auch meist der Vortrag; aber in dieser strengen, von Schönrednerei freien Sachlichkeit liegt doch wieder ein Vorzug. Nach Belloris — freilich eines befangenen Zeugen — Aussage hätte der römische Literat Ottavio Tronsarelli, ein gänzlich kunstfremder Mann, die schriftstellerische Arbeit für den wenig federkundigen Maler besorgt. Das Verhältnis ähnelte also dem zwischen dem »siamesischen Zwillingspaar« (nach Morellis boshaftem Ausdruck) Crowe und Cavalcaselle. So wenig als erzählende Einzelheiten werden im allgemeinen stilistische Würdigungen gegeben; nur in die Biographie des Caravaggio wirft noch der Streit der Naturalisten und Manieristen, der Rom so stark erregt hat, seine Wellen. Der Standpunkt ist der im Grunde mißverständliche, den die offizielle römische Historiographie, schließlich durch das Ansehen eines Bellori sanktioniert, dem merkwürdigen und vielbefehdeten Meister gegenüber einzunehmen gewohnt ist. Es kennzeichnet den Autor, daß er zwar nicht als eigene, aber wohl als gangbare Ansicht seiner Umgebung den Vorwurf ausspricht, daß Caravaggio die Kunst verdorben habe, denselben Vorwurf, den der Klassizismus dann ebenso gegen einen Bernini, ja einen Michelangelo erhebt. Im übrigen sind, wie hier gleich als ein weiteres Kennzeichen dieses römischen Mittels hervorgehoben sein mag, diese Literaten untereinander spinnefeind, so Baglione seinem Antiquarkollegen Celio, Bellori dem Baglione, während Passeri wieder seinen Vorgänger niemals nennt.

Die lange Reihe bedeutender Künstler, die uns Baglione vorführt, entspricht der Bedeutung Roms als künstlerischen Mittelpunkts in der zweiten Hälfte des 16. und der ersten des folgenden Jahrhunderts. Sie beginnt mit Vignola und Vasari und setzt sich über Ammanati, Clovio, Santi di Tito, Agostino und Annibale Carracci (Lodovico war nicht in Rom), F. Zuccaro, Baroccio zu Caravaggio fort, der mit seinen Nachfolgern, Saraceni und Valentin, bedeutenden Raum einnimmt. Ebenso ist das Haupt seiner Gegner, der Cavaliere d'Arpino, berücksichtigt. Die Biographie so merkwürdiger Meister wie des Stadtrömers Domenico Feti, der uns durch Goethes Bewunderung allein schon naherückt, des Pietro Bernini, des Giovanni da S. Giovanni, des Tempesta, des Pirro Ligorio kommen hinzu, mit merkwürdigen, oft einzigen Nachrichten; auch Domenichino, Francesco Bassano, der jüngere Palma sind vertreten. Bedeutsam ist, daß die fremden Künstler schon eine bedeutende Rolle spielen. Abgesehen von der ältesten Biographie des Rubens sind Adam Elsheimer, Paul Bril, der ältere Fiammingo (Copè) vertreten, und unter den Kupferstechern, denen wieder bezeichnenderweise ein eigenes Kapitel eingeräumt ist, treten neben den Einheimischen die Nordländer, so Hubert Goltzius und Sadeler, hervor.

Der zeitlichen Folge nach hätten wir nunmehr die Schriftstellerei des Bellori zu betrachten; doch ziehen wir vor, diese bedeutendste

Erscheinung auf historiographischem Gebiet abgesondert zu behandeln (ebenso wie die des ältern Zeitgenossen Bagliones, des Giulio Mancini) und verfolgen nun die unmittelbar an Baglione sich anschließenden Lokalchronisten Roms.

Schon äußerlich gibt sich Gio. B. Passeri (1610—1679) in seinen Biographien der in Rom schaffenden und zwischen 1641 (wo sein Vorgänger schloß) und 1673 verstorbenen Künstler als Fortsetzer Bagliones. Das Werk ist erst ein Jahrhundert nach dem Tode des Verfassers zum Druck befördert worden (1772); der gelehrte Herausgeber Bianconi hat das, wie es scheint, nicht ganz druckfertig hinterlassene Manuskript eigener Angabe nach im Sinne des Klassizismus überarbeitet und von den secentesken Auswüchsen (in den Prologen nach Art Vasaris u. s. w.) befreit; glücklicherweise scheint er sachlich nichts geändert zu haben. Immerhin bleibt dies bedauerlich, denn was Passeri gibt, ist durchaus ein Stück selbsterlebter Zeitgeschichte, eine Art Memoirenwerk. Passeri war selbst Maler, ein Schüler Domenichinos in Rom, mit Algardi und andern eng befreundet. Sehr lebendig und anschaulich, voll von Anekdoten, Motti von Künstlern, wohl auch von allerhand Atelierklatsch, führt er mitten in das bewegte römische Kunstleben der Mitte des 17. Jahrhunderts hinein, vor allem in die Fehden und Intrigen, die zwischen dem allgewaltigen Manne des Zeitalters, Bernini, und seinem genialen Gegner Borromini spielten. Passeri nimmt aus persönlichen, kaum aus künstlerischen Gründen (wie Bellori) gegen jenen Partei und stellt sich auf die Seite des letzten, wenn ihm dessen *capricci* als Bekenner des bolognesischen Juste-Milieu auch einiges Kopfschütteln abnötigen. Bernini selbst erhält, da er ja damals noch am Leben war, altherkömmlicher Überlieferung getreu, nun freilich keine Biographie, wohl aber Borromini. Welcher Wert dieser persönlichsten der römischen Vitensammlungen innewohnt, erhellt schon aus der raschen Aufzählung der bedeutendsten Künstler, die unter den 36 Biographien auffallen: vor allem des Domenichino und der übrigen Bolognesen Reni, Lanfranco, Albani, Guercino, des einheimischen Römers A. Sacchi, des einflußreichen Modemalers Pietro da Cortona, des Salvator Rosa, des Algardi und der großen *forestieri* Francesco Fiammingo und N. Poussin; auch der sogenannte Bamboccio ist bedacht.

Der letzte in der Reihe der römischen Künstlerchronisten ist Lione Pascoli (1674—1744) aus Perugia, der uns noch unter den Lokalhistorikern seiner Vaterstadt begegnen wird. Sein Vitenwerk, das 1730 bis 1736 in Rom erschien und den Königen Viktor Amadeus und Karl Emanuel von Sardinien gewidmet ist, hat schon im 18. Jahrhundert scharfen Tadel, namentlich durch den gelehrten Bottari, erfahren. In der Tat enthält es viel Unnützes und seine Verläßlichkeit ist nicht eben hoch anzuschlagen; auch tritt es in einen ihm nicht günstigen Wettbewerb mit dem fast gleichzeitig erscheinenden großen Werk des viel gründlicheren Baldinucci. Aber es ist das Ende der großen römischen Barockperiode, die uns hier vorgeführt wird, und so enthält es neben den Biographien von Künstlern, die auch anderweitig behandelt wurden, wie des Cortona, Salvator Rosa, des Sacchi (diese besonders wertvoll, weil sie u. a. eine akademische *Lezione* des Künstlers bringt), des Borromini, solche von Meistern wie Maratta, Cignani, Ciro Ferri, des Padre Pozzo, von Ausländern des Claude Lorrain, G. Dughet, Le Brun, auch einiger Deutscher (wie des Wieners Daniel Seiter). Der Autor war kein Maler mehr wie seine Vorgänger, sondern ein Rechtsgelehrter und Politiker, freilich auch ein eifriger Bücher- und Bildersammler. Biographien noch lebender Künstler, die er nicht in sein Werk aufgenommen hat (so des F. Solimena, des Balestra, Francesco Trevisani, Sebastiano Conca, Pompeo Batoni, G. Vanvitelli, Fil. Iuvara u. a.), befanden sich in peruginischem Privatbesitz und scheinen heute verschollen; sie haben gewiß manches Wertvolle enthalten. Wie der auch sonst sehr fruchtbare Autor das Ende dieses Lokalchronistentums bezeichnet, so ist es charakteristisch, daß er sich mit dem nicht zur Ausführung gelangten Gedanken trug, die Lebensbeschreibungen der älteren Kunsthistoriker herauszugeben; es ist also schon die Selbstbesinnung der Kunstgeschichtschreibung bemerklich.

Fast zur selben Zeit wie Pascoli legte ein anderer, ziemlich unbekannter römischer Liebhaber, Niccolo Pio, ein sehr umfangreiches Vitenwerk (heute noch in der Bibliothek des Vatikans bewahrt) an; es ist sehr kennzeichnend, daß es einer umfänglichen, vor kurzem wieder aufgetauchten Sammlung von Stichen und Handzeichnungen, die der Autor zusammengebracht hatte, seine Entstehung verdankt. Von den Älteren wurde es fleißig eingesehen; publiziert sind bis heute nur Teile davon: die von 1724 datierte Vorrede und die Biographien einiger französischer Maler.

Für sich steht der zweifellos viel wertvollere, ebenso bis heute noch der Herausgabe harrende Nachlaß des Giulio Mancini, eines gebürtigen Sienesen († 1630), der aber als Leibarzt Urban VIII. in Rom eine ansehnliche Stellung bekleidete und sehr lebhafte Kunstneigungen hatte. Der Anteil, den man an seiner Schriftstellerei nahm, wird durch zahlreiche Abschriften und die Aufmerksamkeit, die die älteren Kunsthistoriographen diesem Nachlaß widmeten, bezeugt. Wir werden Mancini übrigens noch als Lokalhistoriker Roms wie seiner Vaterstadt sowie vor allem als Theoretiker wiederfinden und bemerken hier nur vorausgreifend, daß er eine der wichtigsten Kunstperioden Roms, den Übergang vom Manierismus zum Barock und den Streit der Naturalisten und Manieristen sowie den Aufstieg der Bolognesen als Zeuge miterlebt hat; seine Biographien des Caravaggio und seines Widerparts, des Cavaliere d'Arpino, des Ribera, Domenichino, Albani, Reni, die damals in vollem Schaffen standen, haben großen Wert. Sehr merkwürdig ist auch seine eingehende, an älteren Schriftstellern, vor allem Vasari, geübte Kritik.

Auf ähnlichen Bahnen bewegt sich die Schriftstellerei eines oberitalienischen Berufsgenossen, des Dr. Francesco Scannelli aus Forli, dessen Traktat mit dem charakteristischen Titel *Microcosmo della Pittura* 1657 erschienen ist; es wird noch näher von ihm die Rede sein. Wie bei Mancini ist das System der drei großen Hauptschulen Italiens schon formelhaft ausgebildet: der römischen mit ihrem Haupt Raffael, der venezianischen mit Tizian, der lombardischen mit Correggio. Ihnen schließt sich noch die von den Carracci ausgehende der Bolognesen an. Im zweiten Teil seines Buches gibt Scannelli eine Übersicht der historischen Entwicklung dieser Hauptschulen, die zwar wenig selbständigen Wert besitzt, aber als Versuch einer Zusammenfassung im großen und wegen der darin niedergelegten Kunsturteile für die Erkenntnis seiner Zeit und ihres Wollens nicht ganz ohne Wichtigkeit ist.

Der bedeutendste Kunsthistoriograph nicht nur Roms, sondern überhaupt Italiens, ja man darf wohl sagen Europas im 17. Jahrhundert ist aber der gelehrte Giovanni Pietro Bellori, ein Mann, dessen geistige Bedeutung und Wirksamkeit weit die Schranken des engeren Faches überfliegt. Das hier in Betracht Kommende von seinen Werken trägt einen so völlig andern Charakter als die Schriftstellerei seiner eben erwähnten Vorgänger und Zeitgenossen, daß wir es abgesondert besprechen müssen.

Der Abate Gio. Pietro Bellori war in Rom gegen 1615 geboren und ist dort in hohem Alter 1696 gestorben; ähnlich dem größten Künstler seiner Zeit und Umgebung, Bernini — dessen Schaffen er freilich ablehnend gegenüberstand — hat er fast das ganze Seicento und die Hochblüte des römischen Barocco tätig miterlebt; als Bibliothekar der gelehrten Tochter Gustav Adolfs, der Königin Christine von Schweden, jener merkwürdigen Frau, die in ihren Kreisen eine so große Rolle spielte und die Blüte der damaligen Gelehrtenwelt in ihrem Palazzo Corsini zu Gaste lud, nahm er eine bedeutende und einflußreiche Stellung ein. Er ist von Amts wegen der *Antiquario di Roma*; dieser Titel wurde ihm von Klemens X. verliehen und er ist mit Recht ein Vorläufer Winckelmanns genannt worden, was nicht wenig besagen will; er hat auch auf die Anschauungen der folgenden Zeit bis tief ins 18. Jahrhundert hinein eingewirkt, ja sie eigentlich zuerst begründet. Von Belloris Wirken als Archäologen kann hier nicht weiter die Rede sein; mit zwei ausgezeichneten römischen Stechern, Pietro und Francesco Sante Bartoli, zusammen hat er eine große Reihe von Korpuswerken über antike Kunst veröffentlicht, die, wie namentlich sein Hauptwerk, die *Admiranda . . . veteris sculpturae vestigia* (Rom 1693), bis heute eine Fundgrube der Forschung geblieben sind.

Durch zwei Werke greift aber Bellori auch mächtig und bedeutend in die Geschichtschreibung der neueren Kunst ein. Das eine ist die berühmte Beschreibung von Raffaels Stanzen (Rom 1695), sehr wichtig für den Raffaelkultus des Seicento; ein naher Freund Belloris, der bekannte Maler Carlo Maratta, eine sehr charakteristische Figur dieser Zeit, hatte damals die Kustodie der Stanzen inne und führte auch deren Restaurierung durch; darüber sowie über die gleichfalls von ihm besorgte Wiederherstellung der Farnesinafresken der Carracci berichtet Bellori ausführlich und in sehr bemerkenswerter Weise. Für den Geist der Zeit ist namentlich die eingehend dargelegte Rechtfertigung dieser Restaurationen sehr bedeutsam. Im übrigen ist die *Descrizione* auch in ihrer Form merkwürdig: der Einfluß des Philostrat, der schon in der vorigen Periode in der Künstler- und Gelehrtenwerkstatt hervorgetreten war, wird auch hier merklich. Das eigentlich künstlerisch-formale Moment tritt freilich, von gelegentlichen Bemerkungen über Lichtführung u. dgl. abgesehen, ziemlich in den Hintergrund; desto stärkeres Augenmerk ist, der klassizistischen Kunsttheorie gemäß, den Kategorien des Ausdrucks, der Erfindung, der Grazie gewidmet. Sehr bedeutend ist endlich (wie bei Mancini) die durchgehende Polemik gegen den großen Historiker der vorausgegangenen Manieristenzeit, Vasari.

Das Mittel, aus dem das zweite, ungleich wichtigere Werk Belloris, die *Vite de' pittori, scultori ed architetti moderni*, Rom 1672, mit seinen prachtvollen Porträtstichen hervorging, ist ebenfalls so charakteristisch wie möglich. An seiner Entstehung hat Belloris Freund, Nicolas Poussin, einen nicht geringen Anteil; es trägt auch den Namen des großen Staatsmannes, Mäzens der Archäologie und Gründers der Pariser Akademie, Colbert, an seiner Spitze. Wir befinden uns unmittelbar im Dunstkreise jener bis auf die Neuzeit — wo sich ein berühmter Stipendiat, Hektor Berlioz, recht respektlos über sie geäußert hat — so bedeutenden Institution der französischen Akademie in Rom, deren damaliger Direktor Errard an der durch De Chambray besorgten Lionardopublikation (vgl. Buch II) beteiligt war. Es ist zu bemerken, daß nur der erste Teil des großen Werkes Belloris erschienen ist; der zweite, auch in der Vorrede angekündigte (der u. a. das Leben des Albani und Reni enthalten sollte) ist leider niemals gedruckt worden; das Manuskript, wie es scheint verschollen, befand sich im 18. Jahrhundert noch im Besitze des bekannten französischen Kunstfreundes Crozat. Aus Belloris Nachlaß ist jedoch das (freilich von anderer Hand vollendete) Leben seines Freundes Maratta 1732 erschienen.

Das Ganze wird eingeleitet durch eine Vorlesung, die Bellori vor der Academia di S. Luca gehalten hat: *L'idea della pittura, scultura ed architettura*, eine Programmschrift, die für die Kunsttheorie des 17. Jahrhunderts von entscheidender Bedeutung ist und uns daher gehörigen Ortes noch beschäftigen wird. Ebenso sollen die historischen Ansichten Belloris später noch in Zusammenhang mit den Anschauungen seiner Zeit ausführlichere Besprechung finden. Hier mag zunächst nur der allgemeine Charakter und Inhalt seines großen Vitenwerks kurz auseinandergesetzt werden.

Bellori ist kein Chronikenschreiber wie Baglione und dessen Fortsetzer. Er will nicht alle irgendwie in Betracht kommenden Künstler schildern, sondern wählt sie von vornherein nach bestimmten Wertgrundsätzen aus. In dem Teil, der uns erhalten geblieben ist — denn er wollte, wie wir wissen, seine Darstellung auf breiterer Grundlage aufbauen — behandelt er gerade ein Dutzend Künstler aller Art, die ihm als die bedeutendsten erschienen. Es sind das die Brüder Annibale und Agostino Carracci, der Architekt Domenico Fontana, Federigo Baroccio, dann der große Führer der Naturalisten, Caravaggio — dessen Auffassung durch Bellori das Urteil der Späteren entscheidend beeinflußt hat —, drei Niederländer: Rubens, Van Dyck und Francesco Duquesnoy (»il Fiamingo«), die drei Bolognesen Domenichino (besonders ausführlich), Lanfranco und dem Bildhauer Algardi, endlich der große Franzose Nicolas Poussin, sein Freund, dessen Kunstrichtung ihm am geistverwandtesten ist. Diese Auswahl ist überaus bezeichnend, schon weil sie das große internationale Leben der Kunststadt Rom in jener Zeit widerspiegelt.

So sehr dieses Rom demnach in den Mittelpunkt der neueren Kunstgeschichtschreibung rückt, so hat Florenz, der Entstehungs- und Führerort dieser ganzen Richtung, auf seine alte Würde und Stellung doch keineswegs verzichtet, wenn es auch mit dem Kleinstaat der mediceischen Großherzoge längst in die zweite Linie gerückt ist. Ein Giambologna hält mit seiner großen Werkstatt die europäische Tradition der Stadt lebendig, und gerade in diesem Jahrhundert bringt sie einen Galilei hervor. Der wirkungsreiche und höchst bedeutende Abschluß auf unserem engeren Gebiete, ihrer eigensten Schöpfung, wird aber durch das Lebenswerk des Abate Filippo Baldinucci († 1696), vor allem durch sein Hauptwerk, die *Notizie de' professori del Disegno*, gebildet, das 1681—1728, z. T. aus dem Nachlaß, erschienen ist. Schon der bezeichnende Titel zeigt, daß Vasaris Programm voll aufgenommen ist; freilich ist es nicht so straff architektonisch wie das große Werk des Aretiners komponiert, sondern in Annalistenart nach Jahrhunderten und »Dezennalien« angeordnet, also nach einem äußerlichen und mitunter gezwungenen chronologischen Gerüst; aber es ist Baldinuccis ausgesprochene Absicht, den Vasari auf moderner breiter Grundlage zu erneuern und fortzuführen. Es ist auch tatsächlich die erste Universalgeschichte der bildenden Kunst in Europa geworden, in untadeligem Stil geschrieben, so daß es zu den Sprachzeugen der Florentiner Akademie gerechnet wird; freilich ist dieser sein universalgeschichtlicher Charakter durch die bodenständige Überlieferung des Humanismus in mehr als einer Beziehung eingeengt: es beginnt mit dem legendenhaften Ahnherrn Cimabue, und das individualistische Gepräge der älteren Richtung, die erst Winckelmann und seine Nachfolger durchbrochen haben, das Vitenwesen, die empirisch-biographische Einzelschilderung, bleibt als Grundlage bestehen, wie es eben der Tradition von Humanismus und Renaissance entspricht.

Baldinucci ist auch kein Künstler wie Vasari, er stellt den Typus jenes Kunstliteraten in seiner Vollendung dar, der in seiner Vaterstadt längst vertreten war, und in ganz anderer Weise durch den Venezianer Michiel repräsentiert wird, zugleich in dem kennzeichnenden Gepräge des grundgelehrten philologischen Zeitalters mit seinen Thesauren und Sammelwerken aller Art. Er hat in erheblichem Ausmaße urkundliches und sonstiges Handschriftenmaterial herbeigezogen — seine umfänglichen Sammlungen liegen noch auf der Florentiner Nationalbibliothek —, und ist auch seine Kritik keineswegs immer einwandfrei, so reicht er doch schon mit dieser Benützung aktenmäßiger Berichte in den Typus des modernen Kunsthistorikers hinein; bei Vasari war dergleichen, wenn überhaupt vorhanden, doch bloßer Aufputz. Baldinucci hat aber auch ein unmittelbares und sehr bedeutendes Verhältnis zur Kunst. Nicht nur, daß er für Cosimo III. große Bilderankäufe zu machen hatte, er setzt die Aufmerksamkeit der Älteren, namentlich auch Vasaris selbst, auf einem für die Stilkritik überaus fruchtbaren Gebiete, den Handzeichnungen, in durchaus neuem Geiste fort. Im Dienste des Kardinals Leopold Medici hatte er die Aufgabe übernommen und durchgeführt, die große mediceische Sammlung von Handzeichnungen, heute noch ein unerschöpfliches Arsenal aller einschlägigen Studien, zu bestimmen und zu ordnen. Auch hier eröffnet er also eine neue Zeit. Von dieser seiner offiziellen Sendung hat er auch in einem 1673 gedruckten, aber, wie es scheint, überaus selten gewordenen Verzeichnisse, einem der ältesten seiner Art, Rechenschaft gegeben. (Etwas später fällt die freilich schon im 18. Jahrhundert stark angefochtene und von einer gewissen Marktschreierei nicht freie Tätigkeit eines Sammlers wie des P. Resta, dessen *Parnasso de' pittori* zuerst Perugia 1707 erschienen ist.) Ein überaus fruchtbarer Schriftsteller, dem wir noch verschiedentlich begegnen werden, auch als Herausgeber älterer Schriften wichtig, fußt Baldinucci wesentlich auf literarisch-antiquarischem Boden. Vor ihm, der auf den Schultern aller seiner Vorgänger steht, liegt ein ungeheures, vor allem gedrucktes Material, und dieser Papierwall sperrt ihm nicht selten die Aussicht in das Tal der Kunst selbst, viel mehr noch als es bei den Künstlerliteraten Vasari der Fall gewesen war. Die Kritik dieses letzteren bildet überhaupt zu einem großen Teile die Voraussetzung, ja fast den Entstehungsgrund seines Werkes; wie diese überhaupt im 17. Jahrhundert sehr stark hervortritt, wurde öfter bemerkt. Schon bei Giulio Mancini ausgeprägt, scheint sie die literarische Tätigkeit eines oberitalienischen Malers wie des Lodovico Antonio David wesentlich bestimmt zu haben. Was Baldinuccis Zeitgenossen, die Römer, voran Bellori und die schon reichlichst einsetzende Provinzialschriftstellerei, so die eines Malvasia in Bologna, gefördert haben, kennt und nützt er, auch in gelegentlicher Polemik. War die Internationalität des italienischen Kunstbodens schon bei Vasari merkbar und in Rom stark ausgedrückt erschienen, so ist sie bei Baldinucci noch mehr betont; er hat die Künstlerbiographien des Van Mander auszugsweise in sein Werk aufgenommen, und so kehrt die von Vasari ausgehende Strömung wieder in ihr altes Ursprungsland zurück. Aber es ist abermals hervorzuheben, daß Baldinucci trotzdem ein ursprüngliches und nahes Verhältnis zur Kunst selber hat; er ist ein wirklicher Kenner, der nicht nur in den Schlagworten, sondern in der Technik selbst bewandert ist; seine formalen Würdigungen beweisen das. Den Florentiner *Cruscante* verleugnet er freilich nirgends; ein Musterbeispiel ist seine überaus fleißige, noch heute durch emsiges Zusammentragen alter Schriftquellen wertvolle Verteidigung des Primats der toskanischen Kunst gegen die kritischen Zweifel des Bolognesen Malvasia. Daß er sonst zu einem ziemlich trockenen Schematisieren neigt, beweist sein chronologisches Maschensystem; für seine Richtung auf das Dokumentarische sehr bezeichnend sind endlich seine Künstlerstammbäume, die noch bis auf Milanesi herab fortwirken. Was Baldinucci namentlich über seine Florentiner Zeitgenossen mitteilt — seine Darstellung endet mit dem »Prete Calabrese« — hat natürlich unmittelbaren Quellenwert; daß wir ihm die beste und sorgfältigste Biographie eines Bernini verdanken, sei vorausgreifend erwähnt. Endlich muß uns Baldinucci aber auch dadurch als ein ehrwürdiger Altervater erscheinen, daß er, wieder ganz im Sinne der allmählich entstehenden Kunstgeschichte als eines Sonderfachs, die erste historische Darstellung einer so wichtigen Technik wie des Kupferstichs (und der Radierung) geliefert hat (Florenz 1686). Die Aufmerksamkeit auf diesen Zweig der Graphik, der schon im 16. Jahrhundert zu eifrigem Sammeln gereizt hatte, ist uns bereits bei dem römischen Lokalchronisten Baglione aufgefallen. Es war ein Gebiet, auf dem der germanische Norden die ersten und stärksten Antriebe gegeben hatte; wie ein Dürer (mit dessen Leben Baldinucci auch beginnt) hier auf Italien einwirkte und ihm innerlich widerstrebende Bewunderung, ja Nachahmung abzwang, ist allbekannt. Natürlich spielt dieses Moment bei Baldinucci eine höchst bedeutende, ja überwiegende Rolle, es ist wieder ein Schritt zur allgemeinen europäischen Kunstgeschichte aus italischer Selbstgerechtigkeit heraus, der hier gemacht wird. Besonders wichtig ist aber die für den Mann des südlichen Barocks und des beginnenden Klassizismus überaus bezeichnende Würdigung des *umorista di prima classe* Rembrandt; das alte italische Dürerproblem wiederholt sich in verstärktem Maße und die Kluft ist mindestens ebenso groß als die zwischen französischem Formalismus und der Bühne Shakespeares. Aber Baldinucci ist ehrlich bemüht, sie zu überbrücken; ihm dämmert etwas von der Größe des Mannes, wenn er auch innerlich kein Verhältnis zu ihm gewinnen kann, was den nördlichern Franzosen viel eher gelingen mußte.

Unter Baldinuccis sonstigen Schriften, die noch gelegentlich Erwähnung finden werden, befindet sich auch der erste Versuch eines Lexikons der Kunstausdrücke, freilich ganz im Sinne des Puristentums der *Crusca* gehalten, aber doch gerade auf diesem uralten Kunstboden von Wichtigkeit: das *Vocabulario Toscano dell'arte del disegno* von 1681. Welche Bedeutung man dem Manne aber in kunstverständigen Kreisen jener Zeit beimaß, geht daraus hervor, daß die Königin Christine von Schweden ihn mit dem ehrenvollen Auftrage betraute, die Biographie des größten Künstlers, den Italien nach der Renaissance aufzuweisen hatte, zu schreiben, des Lorenzo Bernini. Sie ist 1682 zu Florenz erschienen, also zwei Jahre nach dem Tode des Meisters, und ist das beste und vollständigste, was wir über diesen besitzen, den die römischen Chronisten und ebenso Bellori bekanntlich nicht behandelt haben. Für den letztern und das römische Mittel ist es überhaupt bedeutungsvoll, daß seine gelehrte Schützerin sich nicht an ihren Bibliothekar, sondern nach Florenz wendete. Baldinucci ist seiner recht heiklen Aufgabe — unter den damaligen Verhältnissen und bei der starken Gegenströmung — im Sinne seines kunsthistorischen Objektivismus gerecht geworden. Er lieferte kein mattes Elogium, aber natürlich auch keine Streitschrift, sondern verhält sich, was uns Nachkömmlingen besonders zu Paß kommt, sachlich und wesentlich referierend, wenn er auch gegen die Verleumder Berninis manches kräftige Wort zu sagen weiß; eine kürzere Biographie findet sich übrigens auch in Baldinuccis *Notizie* (Sec. V. P. II. Decenn. II). Eine zweite Biographie Berninis ist dann 1713 zu Rom gedruckt worden; sie rührt von seinem Sohne Domenico her, den eine kuriose Verwechslung der alten Bibliographen als Geistlichen und Monsignore in der Literatur eingebürgert hat, obwohl er eigener Angabe nach ein braver Familienvater war. Wer sich nun von dieser Biographie des Sohnes eine besonders intime Quelle für das Leben des Künstlers erwarten sollte, wird sich schwer enttäuscht finden. Der Autor, der kein Künstler, sondern ein Literat war, steht dem künstlerischen Schaffen seines großen Vaters ziemlich verständnislos gegenüber; sein Werk ist weit unter dem des Kunstkenners Baldinucci geblieben, das er weidlich benützt, ohne es nur einmal zu nennen; der Fall Condivi-Vasari wiederholt sich, wie man sieht.

Dafür besitzen wir eine zeitgenössische Quelle allerersten Ranges über das Leben Berninis von größter, bis dahin unerhörter Unmittelbarkeit, freilich nicht in Italien, sondern in Frankreich entstanden und erst in neuester Zeit bekannt und zugänglich gemacht. Das ist das Tagebuch, das ein kunstsinniger französischer Edelmann echten Schlages mit größter Genauigkeit Tag für Tag geführt hat, als er bei dem denkwürdigen Aufenthalt Berninis in Paris (2. Juni bis 20. Oktober 1665) diesem als Ehrenkavalier beigegeben war; Bernini, der von Colbert zum Louvrebau nach Paris berufen war, ist ja mit wahrhaft fürstlichen Ehren empfangen worden; daß die Sache dann für beide Teile eigentlich ergebnislos und mit Verstimmungen ausging, ändert nichts daran. Es ist der Sieur de Chantelou, ein feingebildeter Mann, der lange in Rom gelebt und Poussins Freundschaft genossen hat, selbst Sammler und Kenner, der Bruder des ersten französischen Lionardoübersetzers, des Sieur de Chambray; an Du Fresnes Lionardoausgabe von 1651 war er beteiligt. Sein Tagebuch ist eine Urkunde allerersten Ranges, unmittelbar unter dem Eindruck persönlichen Verkehrs geschrieben, die Äußerungen des großen Mannes in aller Frische festhaltend, also wertvoller und über sein Wesen aufklärender als alle posthumen Berichte, wenn auch natürlich zu berücksichtigen ist, daß es sich oftmals um flüchtige Eindrücke und Stimmungen handelt, die noch dazu durch das Mittel eines Nordländers gegangen sind. Wir besitzen nichts Ähnliches der Art.

Im übrigen versiegt die früher in Italien so bedeutende Selbstschilderung in diesem Zeitalter fast gänzlich, und soviel auch auf biographischem Gebiete geleistet wurde, der innere Wert ist sehr gesunken und die Vielschreiberei knüpft häufig an recht untergeordnete Helden an. Eine ziemlich magere Vita Tizians, im Auftrage von dessen Nachkommen von dem sogenannten Anonymus des Tizianello verfaßt, bereitet uns dieselbe Enttäuschung wie die Biographie des jüngeren Bernini. Merkwürdig ist sie aber durch die Widmung an die Lady Arundel, weil sie die damals schon einsetzende Verbindung Venedigs mit der englischen Liebhaberwelt zeigt.

Aus der letzten Zeit der alten italienischen Kunst ist nur noch das Tagebuch der Modemalerin Rosalba Carriera zu erwähnen (1720—1721), weil es, an sich nicht allzu bedeutend, über den europäischen Ruf dieser echten wandernden Virtuosin Auskunft gibt. Im übrigen wird dieser ganze, kaum übersehbare Schwall von biographischen Aufzeichnungen nach Möglichkeit in dem bibliographischen Anhang zu dem Kapitel über die italienische Ortsliteratur gebucht werden. Es ist nahezu selbstverständlich, daß eine Erscheinung, die uns schon in der Vasarizeit entgegentritt, jetzt bei dem Massenbetrieb kunsthistorischer Literatur besonders auffällig wird: das sind die in Briefen und sonstigen Denkschriften niedergelegten *Curricula vitae* von Künstlern, für den Gebrauch von Kunsthistorikern bestimmt; dergleichen befinden sich unter den Materialien Baldinuccis und in der großen Briefsammlung des Abate Bottari.

Gio. Baglione, Le vite de' pittori, scultori ed architetti, dal Pontificato di Gregorio XIII del 1572 fino a' tempi di Papa Urbano VIII nel 1642, Rom 1642 bei Fei. Die 2. Ausgabe Rom 1649 bei Manelfi, deren Existenz Comolli, Bibliogr. I, 2, 46 trotz der Angaben der alten Bibliographen Orlandi, Haym, Mazzuchelli, Murr in Zweifel zog, befindet sich u. a. in der Bibliothek des Britischen Museums. 3. Ausgabe mit dem (von G. B. Passeri geschriebenen) Leben des Salvator Rosa, Neapel 1733, neu aufgelegt ebendort 1739 und 1743. Ein Handexemplar mit Noten von Belloris Hand (aus dem Besitz von Phil. Stosch) liegt in der Bibliothek des Vatikans (Ottobon. 2977). Über zwei von Bellori, Bottari u. a. postillierte Exemplare in der Corsiniana Comolli a. a. O. vgl. a. Bottari-Ticozzi, Lett. Pitt. IV, 366. Über Baglione (außer Comolli a. a. O.) auch Riegl, Barockkunst in Rom 19f.

G. B. Passeri, Vite de' Pittori, Scultori ed Architetti che anno lavorato in Roma, morti dal 1641 fino al 1673, di G. B. P. pittore e poeta. 1. posthume von Gio. Lod. Bianconi besorgte und gereinigte Ausgabe mit Noten von Bottari, Rom, Zempel 1772. In der Wiener Nationalbibliothek (Cod. 5993) befindet sich ein handschriftliches Exemplar, das die Vorrede etc. ungekürzt, aber kaum die Hälfte der gedruckten Biographien enthält; außerdem wurde erst kürzlich noch eine zweite, wichtige Handschrift Passeris erworben. Alte deutsche Übersetzung (anonym) Dresden und Leipzig, bei Breitkopf 1786. Über Passeri Comolli, Bibliogr. I, 2, 61 und Riegl, Barockkunst 27f.

Lione Pascoli, Vita de' Pittori, Scultori ed Architetti moderni scritte e dedicate alla Maestà di Vittorio Amadeo Re di Sardegna da L. P., Rom, Rossi 1730—1736, in 2 Bänden. Pascoli hatte auch vor (laut dem Avviso al Lettore vor dem II. Band), Vite degli scrittori delle Vite de' pittori zu schreiben. Eine Anzahl von Biographien und Vorarbeiten zu den Vite de' più celebri pittori ecc. viventi waren im Besitz von Mariotti in Perugia (Comolli, Bibliogr. I, 2, 116 mit Biographie Pascolis von Annib. Mariotti); dort werden auch anonym erschienene Lettere di un' Accademico Fiorentino von Pascoli erwähnt, über verschiedene Materien der Künstlergeschichte, Beobachtungen auf seinen Reisen u. s. w. (p. 117 Nota). Cicognara führt sie nicht auf.

Über die Schriftstellerei des Giulio Mancini aus Siena († 1630), die niemals zum Druck gelangte, wird später berichtet werden; hier kommt in Betracht vor allem sein großer Traktat und der (jetzt von L. Schudt edierte) *Viaggio per Roma*. Vgl. Comolli,

Bibliogr. I, 2, 112. Seine handschriftlichen Nachrichten wurden außer von seinen Landsleuten Ugurgieri, Gigli, Della Valle auch von Malvasia und Ricci (Memoire della Marca d'Ancona u. s. w.) ausgebeutet.

F. Scannelli, Il Microcosmo della Pittura etc., Cesena 1657 (Herzog Franz von Modena gewidmet).

Nicolò Pio, Vite de' Pittori, Scultori ed Architetti in compendio di un numero di 225 scritte e raccolte da N. P. dilettante Romano, dedicate alli Signori Virtuosi e Dilettanti della Pittura e del Disegno, Rom 1714. Druckfertiges Manuskript in der Vatikanischen Bibliothek (aas Bibl. Capponi no. 257). Die Vorrede und das Inhaltsverzeichnis sind mitgeteilt in Bottari-Ticozzis Lettere pittor. V. n. 127, p. 338; die erstere auch noch selbständig nach dem Original bei Comolli, Bibliogr. II, 2, 107. Vgl. auch Della Valle, Lettere Sanesi II, 213. Über das Werk selbst fällt Lanzi (Stor. pitt. I, 351) ein sehr ungünstiges Urteil; es ist auch im wesentlichen eine magere und unselbständige Kompilation. Die Viten der französischen Künstler des Seicento hat E. Müntz publiziert (Biographies inédites des peintres Simon Jacques et Guillaume Courtois, Raim. Lafage, J. B. Vanloo et le sculpteur P. Legros, comm. et annotées par E. M., Paris 1874). Borenius, Nicc. Pio, Collector and Writer. The Burlington Magazine XXXVIII (1921) 247, wo besonders über die neuerliche Auffindung seiner merkwürdigen Kupferstich-Klebebände berichtet wird.

Gio. Pietro Bellori, Le vite de' Pittori, Scultori ed Architetti moderni. 1. Ausgabe (Colbert gewidmet), Parte prima, Rom 1672. 2. Ausgabe mit der Biographie des Luca Giordano (einer Jugendarbeit des De' Dominici, seiner eigenen Aussage nach), Rom 1728, mit schlechten Kopien der prächtigen Kupfer der ersten Ausgabe. Das von Bellori geschriebene Leben seines Freundes Carlo Maratta (1689 geschrieben, unvollendet, der Schluß von anderer Hand zugefügt) wurde Rom 1732 publiziert und findet sich auch in der 3., zu Pisa 1821 in 3 Bänden erschienenen Ausgabe (= vol. XIII—XV der als Supplement zu den Mailänder Classici Italiani herausgegebenen Collezione di ottimi scrittori Italiani). Der zweite Teil Belloris, auf den im Titel der ersten Ausgabe hingedeutet wird, ist niemals erschienen; nach Orlandis Abcdario befand sich die Originalhandschrift im Besitze der Erben; sie ging später an den bekannten Sammler Crozat über und scheint seitdem verschollen. Vgl. darüber Mazzuchelli, Scrittori d'Italia II, 704 und Comolli, Bibliogr. I, 2, 51 ff. Zu Bellori: Riegl, Barockkunst, p. 20; über seine Tätigkeit als Archäologe Stark, Handbuch der Archäologie 115.

Das prachtvolle, von dem römischen Buchhändler Fausto Amidei herausgegebene Porträtwerk des ausgezeichneten Stechers Ottavio Lioni enthält als Text zwölf Biographien in Rom wirkender Seicentisten, darunter des Lioni selbst, des Tempesta, des Cavalier d'Arpino, des Baglione, des Guercino, des Lorenzo Bernini und des Maratta, die sämtlich bekannten Vorlagen, Baglione, Malvasia, Baldinucci, Bellori, entnommen, aber von Noten begleitet sind. Selbständiger ist nur die vom Herausgeber kompilierte Vita des Simon Vouet. Der Titel des Werkes lautet: Ritratti di alcuni celebri Pittori del secolo XVII, disegnati ed intagliati in rame dal Cav. Ottavio Lioni. Con le vite de' medesimi tratte da varij Autori accresciute d'annotazioni, Rom 1731, 4°. Vgl. Comolli, Bibliogr. I, 2, 124.

Filippo Baldinucci, Notizie de' Professori del disegno da Cimabue in qua, per le quali si dimostra come e per chi le bell'arti di Pittura, Scultura e Architettura, lasciata la rozzezza delle maniere greca e gottica si siano in questi secoli ridotti all'antica loro perfezione, Opera di F. B. Fiorentino, distinta in Secoli e Decennali. Die erste Ausgabe ist z. T. posthum Florenz 1681—1728 in 4° erschienen. Der I. Band, das erste Jahrhundert (bis auf Giotto) enthaltend, kam 1681 bei Santi Franchi heraus, der II. (II. Jahrhundert = 1300—1400) 1686 bei Matini, der III. (Secolo III und IV = 1400—1540) erst 1728 bei Tartini und Franchi (von Baldinuccis Sohn Francesco besorgt); voraus liegen der IV. Band (1550—1589), 1688 bei Matini, der V. (1580—1610, vom selben Herausgeber),

1702 bei Manni, der VI. und letzte Band (1610—1670), 1728 bei Tartini und Franchi. Zweite Gesamtausgabe von Dom. Maria Manni, mit Noten, mit dem Leben Berninis (s. u.) und den kleinen Schriften Florenz 1767—1774 in 21 Teilen in 10 Bänden. Die dritte Ausgabe veranstaltete ein gelehrter Turiner Architekt, Giuseppe Piacenza, in fünf Bänden Turin 1768 (bis 1817 laufend). Der Herausgeber hat Noten und eine große Zahl von neuen Biographien, besonders über landsmännische Künstler, eingefügt. Die Notizie finden sich endlich auch in der Gesamtausgabe der Werke Baldinuccis, die in den Classici Italiani, Mailand 1811—1812 in 11 Bänden erschienen, schön gedruckt, aber leider vielfach inkorrekt ist, übrigens auch Piacenzas Zusätze enthält. Eine neuere Ausgabe mit Noten und Supplementen gab dann noch F. Ranalli Florenz 1545—1847 (als Band 5—9 der Biblioteca dell'Artisti) heraus. Als Einzeldruck erschien die Vita des Brunellesco (zusammen mit der von Manetti), besorgt von Moreni, Florenz 1812. Eine populäre Auswahl der Malerviten des Seicento (von Baroccio bis zu S. Rosa) hat in neuester Zeit Battelli Florenz (1914) besorgt. Eine scharfe Kritik des I. Bandes der Notizie, L'Anonimo d'Utopia a Filareta 1681, von dem Florentiner Lokalhistoriographen und Erneuerer der Guida des Bocchi, Gio. Cinelli, befindet sich nach Milanesi (Vasari ed. Sansoni I, 248, n. 1) handschriftlich in sienesischem Privatbesitz.

Fil. Baldinucci, Cominciamento e progresso dell' arte d'intagliare in rame colla vita de' più eccellenti maestri della stessa professione, Florenz 1686. 2. Ausgabe mit Anmerkungen von Manni, Florenz 1767. Das Buch findet sich auch in den Gesamtausgaben von Manni, Piacenza, der Classici Italiani und Ranalli.

Von Baldinuccis kleinen Schriften und der Biographie Berninis wird später die Rede sein; daß er den Brief des Ammanati (Florenz 1678) sowie die Schrift des Bocchi über Donatellos S. Georg herausgegeben hat, ist schon früher erwähnt worden.

Zu nennen ist dann noch ein, wie es scheint, äußerst seltener Druck (Cicognara besaß ihn nicht): Listra (*sic!*) de' nomi de' pittori di mano, da' quali si hanno disegni, ed il primo numero dinota quello dei disegni, l'altro dinota l'anno nel quale fiorirono, e morirono i medesimi Pittori, e tutto sino al presente giorno 8 di dicembre 1673. Andandosi sempre aumentando la raccolta dei medesimi, ed accrescendo le notizie de' tempi ed essendo questa fatta per semplice memoria, nè essendo messi per anco i tempi a tutti, non s'è osservato ordine alcuno nel metterli in nota, se non quello dell' alfabeto. In Firenza 1673, fol. Comolli (Bibliogr. I, 2, 80) führt ihn nach Cinellis Biblioteca Volante, Venedig 1734, I, 85, an; er hängt mit Baldinuccis Konservatorentätigkeit an der großherzoglichen Sammlung von Handzeichnungen zusammen.

Des verwandten Gegenstandes halber sei hier gleich die Schrift des P. Sebastiano Resta aufgeführt: Indice del Libro intitolato: Parnaso de' pittori in cui si contengono varij disegni originali raccolti in Roma da S. R., Perugia 1707 und 1787 (Bibl. Cicognara 2356, 2357); es handelt sich dabei um einen z. T. aufgeteilten Sammelband mit Zeichnungen in der Ambrosiana zu Mailand. Englische Ausgabe: An Historical and chronological series of all the most eminent painters for near five hundred years. With portraits of the most eminent Painters, London 1739 (Brit. Mus.). Über den »visionario« Resta vgl. die ausführlichen Nachrichten in Comollis Bibliogr. I, 2, 167, der auch noch den Titel eines zweiten Verzeichnisses von Handzeichnungen gibt. Er ist so charakteristisch, daß er hier wiedergegeben zu werden verdient: L'arte in tre stati, cioè in istato di Perfezione nell'epoca di Raffaele, di Sostegno nella declinazione nell'epoca de' Zuccari, di Trionfo nella total renovazione nell'epoca de' Caracci, e della loro insigne scuola (gleichfalls Perugia 1707 und 1787). Vgl. ferner die zeitgenössischen Briefe bei Campori, Lettere artistiche 278f., endlich die Notizen von O. Hagen über ihn (Correggio in Rom, Zeitschr. f. bild. K. 1916/17, 110). Über seine Sammlung, die sich 1709 beim Bischof Marchetti in Arezzo befand, vgl. auch den Brief eines englischen Malers im Katalog der Rubens-Kollektion London, Bathoe 1758, p. 73—79.

Über Baldinucci: Comolli, Bibliogr. I, 2, 67ff., ferner Michel, F. Baldinucci et les Biographes de Rembrandt, Oud Holland VIII, und Jalla, Un'indelicatezza del B. ed una vendetta artistica del Cigoli, Rivista d'arte 1907, 169.

Über einen florentinischen Literaten, G. B. Brocchi (um 1668) und seinen nicht ausgeführten Plan von Malerbiographien s. Comolli a. a. O. I, 2, 114.

Lodovico David aus Lugano, Maler (geb. 1648), in Rom und Venedig tätig: Il disinganno delle notizie ed erudizioni dell'arti più nobili del disegno diviso in tre parti (I. Toskanisch-römische Schule, II. Venezianische, III. Lombardische Schule; Kritik Vasaris). Über die Handschrift nnd ihre Schicksale vgl. Campori, Lettere artistiche 517 (mit einer Reihe von Briefen an Muratori, besonders über Correggio aus den Jahren 1703 bis 1709) und Rivista d'arte 1907, 70f.

Filippo Baldinucci, Vita del Cavaliere Lorenzo Bernino, scultore, architetto e pittore, scritta da F. B. Fiorentino. Alla Sacra e Reale Maestà di Cristina Regina di Svezia, Florenz 1682, mit Porträt Berninis und neun Kupfertafeln. Einen betrügerischen Neudruck dieser echten Ausgabe aus dem 18. Jahrhundert führt Cicognara Catal. n. 2198 auf. Die Vita findet sich auch schon in der Gesamtausgabe von Baldinuccis Werken von Manni (1774) und in den Classici Italiani (1811). Eine neue, reich kommentierte Ausgabe mit deutscher Übersetzung wurde nach A. Riegls hinterlassenen Vorlesungen von A. Burda und O. Pollak, Wien 1912, herausgegeben. Comolli, Bibliogr. I, 2, 289f.

Domenico Bernini, Vita del Cav. Gio. Lorenzo Bernini, descritta da D. B. suo figlio, Rom 1713. Comolli, I, 2, 300f.

(Chantelou), Journal de voyage du chev. Bernin en France, Manuscrit inédit publié et annoté par L. Lalanne, Gaz. d. b. arts 1877—1884, auch separat mit 40 Abbildungen, Paris 1885. Deutsch von H. Rose, München 1919. Vgl. dazu Calosso, Il classicismo di G. L. Bernini e l'arte francese. L'arte 1921, 241. Ferner das Elogium des Abbé de la Chambre, Préface pour servir à l'histoire de la vie et des ouvrages du cav. Bernin (Akademierede), Paris 1686, wiederholt im Journal des Savants 1781. Eine Biographie Berninis steht auch in der römischen Zeitschrift: Il Saggiatore, Anno II, 383; aus einer zweiten unedierten, die angeblich einst im Besitze des zweiten Sohnes Berninis (Pier Filippo) war, teilte Fraschetti, Bernini p. 3, eine kurze Probe mit; die Sache ist jedoch ziemlich zweifelhaft, vgl. Riegls Ausgabe p. 25.

Die übrigen Biographien werden in der Ortsliteratur verzeichnet werden.

II. Die Kunsthistoriographie im übrigen Europa. — Die Geschichtschreibung des italienischen Klassizismus.

Bevor wir die Weiterentwicklung der italienischen Kunsthistoriographie im 18. Jahrhundert bis zum Ende der alten Zeit weiter verfolgen, wollen wir einen raschen Blick auf die nunmehr in ganz Europa nach italienischem Vorbild aufblühende nationale Kunstliteratur werfen; natürlich, unserem bereits entwickelten Vorhaben gemäß, nicht um sie im einzelnen darzustellen — dazu reichen die Kräfte nicht aus — sondern um den reichen Segen aufzuweisen, den der ursprünglich aus den Bergen Toskanas hervorquellende Strom auf die bis dahin brachliegenden Felder geleitet hat. Dieser rasche Überblick hält sich daher durchaus in den Grenzen des gegebenen Themas, die eigentlich führende Literatur, eben die italienische, bis zu ihren letzten Ausläufern zu überblicken.

Es liegt auf der Hand, daß niemand anderer als Vasari jenes Vorbild für das übrige Europa abgeben konnte, der erste und in gewissem Sinn einzige Schriftsteller unseres Gebiets, der wirklich gesamteuropäische Bedeutung gewonnen hat und in mehr als einer Hinsicht der Ahnherr der neueren Kunstgeschichtschreibung geworden ist. Sein Einfluß ist uns schon vorher in dem ältesten Werk, das jenseits der Alpen diese ganze Entwicklung einleitet, greifbar entgegengetreten, in Karel van Manders Schilderbuch (Buch VI); seine Drucklegung fällt schon in den Beginn des 17. Jahrhunderts (1603). Es hat auch eine reiche Nachfolge gefunden in des Vlaemen Cornelis de Bie's *Gulden Cabinet*, das Antwerpen 1662 erschien, dann vor allem in der *Grooten Schouburgh* eines Schülers des Theoretikers Samuel van Hoogstraten, des Holländers Arnold Houbraken (Amsterdam 1718—1720), über den wir jetzt die sehr gründliche, wenn auch etwas trockene Untersuchung von Hofstede de Groot (1893) besitzen. Trotz namhafter Klatschsucht und geringer kritischer Befähigung ist Houbraken für die Geschichte der niederländischen Malerei des 17. Jahrhunderts ebenso wichtig wie Van Mander für das vorhergehende. Sein Fortsetzer ist Jan van Gool (1750), und außer dem wegen seiner Lügenhaftigkeit übel berüchtigten Plagiator Houbrakens, Campo Weijermann (1729), erscheint in seiner Nachfolge noch der (nicht viel bessere) Franzose Descamps mit seinem 1753—1764 in Paris erschienenen Buch. Diese wesentlich auf holländischem Boden seßhafte Kunstgeschichtsschreibung ist also reich genug; auffällig ist es, wie die in Italien sehr gepflegte Einzelbiographie so ganz zurücktritt. Es ist bezeichnend, daß alle diese Schriftsteller wie einst Van Mander und genau so wie die Theoretiker (Hoogstraten, Lairesse) recht enge Akademiker sind und gerade die bedeutendsten Künstler ihres Volkes durch das trübende Mittel der hergebrachten Theorie betrachten, so daß die Urteile der geistig viel höher stehenden Franzosen, etwa eines de Piles, ja selbst der Italiener (Baldinucci einem Rembrandt gegenüber) einen viel weiteren und freieren Gesichtskreis haben.

Das reichhaltigste und in manchem Betracht auch wertvollste Werk ist aber ein Denkmal deutschen Fleißes, zugleich das umfänglichste und am prunkvollsten ausgestattete, das fast in der gesamten Kunstliteratur existiert. Es ist die *Teutsche Academie* des Joachim von Sandrart, jenes auch als Maler keineswegs unbedeutenden »Erzvirtuosen« des deutschen Barocks, 1675—1679 in zwei starken Folianten (dann auch lateinisch 1683) in Nürnberg und Frankfurt gedruckt, mit zahlreichen prächtigen Kupfertafeln und einem höchst bezeichnenden endlosen Titel. Durch die fleißige, wenn auch nicht überall genügende Monographie Sponsels sind wir in die Lage versetzt, die merkwürdige und sehr weit ausgreifende Kompilation zu überblicken. Der erste Teil enthält die allgemeine Einleitung in die drei Künste; Sandrart hat sich hier die *Introduzione* Vasaris, dann Palladio, Serlio, Aldrovandi, das Lehrgedicht Van Manders und den Traktat des vielschreibenden Abraham Bosse über die Ätzkunst (Paris 1645) mit der ganzen Skrupellosigkeit, die uns in der Kunstliteratur nichts Neues ist, angeeignet; sein Verfahren ist oft naivstes Plagiat, indem er persönlichste Äußerungen der von ihm genützten (aber niemals genannten) Quellen unbedenklich und oft gegen alle historische Möglichkeit sich auf den Leib schreibt, wobei dann zuweilen ergötzliche Quidproquos entstehen. Doch hat er auch hier schon Eigenes, so das merkwürdige und für seine Zeit sehr bedeutsame 16. Kapitel des 3. Buches über ostasiatische Malerei.

Der für uns wichtigste Teil ist der zweite, der, von schönen Porträtstichen begleitet, die Lebensbeschreibungen der hervorragendsten Künstler seit der Antike enthält. Quellen sind hier vor allem Vasari, den er aber vorwiegend (wenn auch nicht durchgängig) aus zweiter Hand benützt, nämlich in Van Manders Bearbeitung, dann dieser letztere selbst, De Bie, Ridolfis Maraviglie und Neudörffer. Doch sind die eigenen Nachrichten Sandrarts selbständig und bedeutend genug, namentlich dort, wo er über Zeitgenossen, z. T. auch über ältere Künstler berichtet. Denn im Laufe seines langen und bunten Lebens (1606—1688) hat er von seinem Geburtsort Frankfurt ausgehend fast ganz Europa von England bis nach Malta bereist, an den bedeutendsten Mittelpunkten, in London, Utrecht, Venedig, Rom, Amsterdam, München, Wien, Augsburg, z. T. lange gelebt und gearbeitet, bis sein Lebensschifflein in Nürnberg — wo er Albrecht Dürern auf eigene Kosten ein Denkmal setzen ließ — den letzten Hafen erreichte. Namentlich im internationalen Rom hat er mitten im lebhaftesten Kunsttreiben gelebt, war dort mit der Künstlerkolonie um 1630 in engstem Verkehr, mit Sacchi, Domenichino, Cortona, Fiammingo, Bernini, Poussin, Claude, und so ist der Schatz seiner persönlichen Erinnerungen reich und wertvoll; den Nachrichten, die er von den genannten Meistern gibt, aber auch seinen sonstigen selbständigen Viten (wie der Caracci, des Ribera, Albani, Reni, Lanfranco, Guercino, S. Rosa, Baroccio, aber auch des Rubens, Van Dyck und vieler anderer) ist daher beträchtlicher Wert beizumessen. Besonders hat er sich angelegen sein lassen, über seine deutschen Landsleute, von denen ja nur eine höchst dürftige schriftliche Überlieferung vorlag, aus mündlicher Tradition namentlich Material zu sammeln. So hat ihm der alte Frankfurter Maler Uffenheim über den großen Meister Grünewald dienen können, aber auch über Schongauer, L. Cranach, die beiden Beham, über Pencz, Altorfer, seinem engern Landsmann Elsheimer, über Niklas Manuel, Heinz und andere

Schweizer bringt er vielerlei und Neues. Sandrarts eigene Lebensbeschreibung, wahrscheinlich Harsdörfer in die Feder diktiert, macht den Schluß.

Im dritten Teil ist der erste Versuch einer allgemeinen Museographie sehr merkwürdig. Ist er auch zu einem Teil auf des französischen Arztes und Numismatikers Charles Patin Reiseberichten (1676) anfgebaut, so bringt der weitgereiste Virtuose doch selbstverständlich gar sehr viel Selbständiges und Neues, zuletzt auch über seine eigenen beträchtlichen Sammlungen; daran schließt sich eine historische Ikonographie nach älteren italienischen und niederländischen Quellen. Den Schluß des Riesenwerkes, des ausgedehntesten und prunkvollsten, das je ein Künstler unternommen hat, bildet aber die Übersetzung der »Malerbibel« Ovids nach Van Mander. Trotz ihrer vielen Schwächen und Mängel ist die *Teutsche Academie* also ein ehrwürdiges und in Ehren zu haltendes Denkmal unserer Volksvergangenheit.

Was die alte deutsche Kunsthistoriographie sonst geleistet hat, ist bald genannt. Einen erst jetzt wieder gewürdigten Vorgänger — obwohl schon die Romantik auf ihn aufmerksam geworden war — hat Sandrart in einem seltsamen Bohemien, Matthias Quadt von Kinckelbach, dessen Werk von *Teutscher Nation Herligkeit* (1609) etwas wie eine deutsche Künstlergeschichte versucht hat. Im Grunde ist es eine Anleitung für Kavalierreisen. Ziemlich vereinzelt steht die Selbstbiographie eines bedeutenden deutschen Baumeisters wie des Elias Holl von Augsburg (1573—1646), der auch als Theoretiker sich versuchen wollte. Der unübersehbaren Lokalliteratur Italiens hat Deutschland namentlich (freilich auch fast nur dieses!) ein paar einschlägige Werke entgegenzustellen, die sich auf zwei seiner allerwichtigsten Kunststätten beziehen: Joh. Gabr. Doppelmayrs Historische Nachrichten von den Nürnberger Mathematicis und Künstlern (1730) und des Augsburger Patriziers Paul von Stetten Kunst-, Gewerb- und Handwerksgeschichte seiner Vaterstadt (1779—1788), die in einer sehr bezeichnenden nordländischen Einstellung das Schlußergebnis der Entwicklung ziehen, zu einer Zeit, da der kulturelle und politische Niedergang der alten Gemeinwesen bereits offen zutage lag. Das älteste kunsthistoriographische Denkmal Augsburgs ist aber die 1623 erschienene Beschreibung des Rathauses und seiner Gemälde. Die *Relationen* des rührigen Augsburger Kunstagenten Philipp Hainhofer sind kosmopolitischer Natur, enthalten aber natürlich eine Fülle des Wichtigen und Wertvollen, auch für Augsburg selbst. Gerade im gegenwärtigen Augenblick muß es uns mit Trauer und Ingrimm erfüllen, wenn wir einer der blühendsten Stätten deutscher Kultur, des uns abermals geraubten Straßburg gedenken. Seinen wundervollen Dom, ein Wahrzeichen deutschen Städtegeistes, hat es frühe, noch vor Goethes Verkündigung mittelalterlichen Wesens, mitten im welschen Barockwesen treu gehegt; die älteste Beschreibung des Straßburger Münsters datiert von 1617. Eine alte Beschreibung des Ulmer Münsters rührt von E. Frick her (um 1720). Zu nennen wäre endlich noch aus einem der künstlerisch bedeutendsten, aber jederzeit eigenwillig in sich selbst abgeschlossenen Gebiete Deutschlands die *Tyrolis pictoria et statuaria* des fleißigen Innsbrucker Bibliothekars Anton Roschmann (1694—1760, handschriftlich in seinem Nachlaß auf der Bibliothek in Innsbruck).

Auch Hüsgens Nachrichten über Frankfurter Künstler (1780), Beyschlags Beiträge zur Kunstgeschichte des Reichsstädtchens Nördlingen (1798) dürfen nicht unerwähnt bleiben, ebensowenig Joh. Kasp. Füessli, der Freund Winckelmanns und Mengs' mit seiner Geschichte der Schweizer Maler (1755). Polyhistoren wie der um seine Vaterstadt Nürnberg vielverdiente v. Murr, zugleich Herausgeber der ersten deutschen Kunstbibliographie und der ältesten kunstgeschichtlichen Zeitschrift, die in Deutschland erschien, dann Heinecken und Meusel haben viel biographisches und sonstiges Material allgemeiner Art gesammelt; ein anderer Angehöriger der weitverzweigten Schweizer Malerfamilie Füessli, Johann Rudolf, hat das erste deutsche, noch heute brauchbare und gebrauchte Künstlerlexikon herausgegeben (zuerst 1763), bis auf Naglers großes Werk das beste und zuverlässigste seiner Art. Vorher hatte ein solches der Leipziger Professor Johann Friedrich Christ geplant, der in der Geschichte der deutschen Archäologie eine so würdige Stellung einnimmt; er ist auch der Verfasser des ältesten Monogrammenlexikons (von 1747) und einer merkwürdigen Lebensbeschreibung Lukas Cranachs; ihm, der praktisch wie theoretisch wohl geschult war, kommt ein beträchtliches Ansehen zu.

Ganz allein steht ein höchst merkwürdiges, von dem berühmten Wiener Baumeister J. B. Fischer von Erlach im Verein mit dem Antiquar Heraeus unternommenes Prachtwerk, der *Entwurf einer historischen Architektur*, merkwürdig schon deshalb, weil sie auch die alte und neuere Kunst Asiens (auch Ostasiens) in ihr Bereich zieht. Freilich war hier durch gewisse antiquarische Neigungen vorgearbeitet, namentlich durch den Anteil am Salomonischen Tempel, den z. B. auch der Architekturprofessor L. Chr. Sturm in einer eigenen Schrift (Leipzig 1694) behandelt hat. Wie Lanzi in Italien, so steht endlich in Deutschland am Ausgang der alten Zeit Domenico Fiorillo (geb. 1748 in Hamburg, † 1821 in Göttingen). Dieser Deutschitaliener, der sich der Förderung A. W. v. Schlegels erfreuen durfte, ist zwei Generationen vor Giovanni Morelli-Lermolieff ein lebendiges Beispiel deutsch-italienischer Geistesgemeinschaft gewesen. Von Haus aus Maler, noch aus italienischen Barockateliers kommend — er lernte in Rom und Bologna — war er seit 1781 in Göttingen zuerst als akademischer Zeichenlehrer, später als Professor an der Universität Lichtenbergs Kollege. Künstlerisch vorgebildet, im Besitz alter, noch ungebrochener Tradition, dabei über eine bei einem Künstler erstaunliche gelehrte Bildung verfügend, hat er eine Gesamtdarstellung der Kunstgeschichte in den europäischen Kulturländern unternehmen können (1798—1815), die bis zu dieser Zeit überhaupt kein Gegenbild, vor allem auch nicht in jenen einzelnen Ländern hat. Mit wahrhaft deutschem Fleiße hat dieser Maler italienischen Blutes, der sich aber völlig als Deutschen fühlte, ungeheuren Stoff zusammengetragen, alle erreichbare Literatur von der ältesten bis auf seine eigene Zeit hinab durchstöbert, dabei werktätig von seinem gelehrten frühverstorbenen Sohne Raffael unterstützt, und als erster namentlich den mittelalterlichen Geschichtsquellen eingehende Aufmerksamkeit gewidmet. So ist sein Lebenswerk wohl eine literarische Kompilation, aber auch eine — recht oft stillschweigend ausgeschöpfte — Fundgrube geworden und man kann sagen bis heute geblieben.

Weder Frankreich noch gar England haben es zu einer der italienischen gleichzuwertenden Kunsthistoriographie gebracht; die regionale Literatur fehlt hier fast völlig, was bei der früh vollendeten straffen Zentralisation dieser Länder kaum verwunderlich ist. An Bedeutung stehen hier die Werke des Roger de Piles, der uns noch als Theoretiker beschäftigen wird, voran; in seiner *Dissertation* von 1681 wie in seinem *Abregé* von 1699 erweist er sich als ein feiner Kopf und als guter Kunstkenner von selbständigem, wenn auch häufig in Schultradition befangenem Urteil. Die zuerst genannte Schrift enthält nicht nur eine Beschreibung der sehr bedeutenden Sammlung des Herzogs Richelieu, sondern auch eine sehr wichtige Biographie des Rubens, dessen Name ja gerade damals in dem Schulstreit der Poussinisten und Rubenisten zum Panier geworden war. Aus der ausgedehnten Schriftstellerei des etwas älteren Antiquars und Akademikers Félibien des Avaux ist über französische Künstler (so namentlich den *Entretiens sur les vies et les ouvrages des plus excellents peintres anciens et modernes* 1666 und 1685) vieles zu entnehmen, so wie seine *Mémoires pour servir à l'histoire des maisons royales* (1681) wichtige Beschreibungen der Königsschlösser von Blois, Chambord u. s. w. bringen und von der Aufmerksamkeit auf das nationale Altertum zeugen. Sie wird wenig später durch das gewaltige Werk des berühmten Archäologen Montfaucon (*Monumens de la Monarchie française* 1729—1733), den umfassenden, wenngleich unvollendet gebliebenen Versuch einer historischen Topographie Frankreichs kräftig herausgestellt; die Heimat des »gotischen«, durch die welsche Renaissance als »gauloise Barbarei« verfemten Weltstils des Mittelalters wird sich aufs neue ihrer großen Erinnerungen bewußt. Aber von allgemeiner Bedeutung sind diese Werke trotzdem nicht, in ihrem außernationalen Bestandteil bleiben sie durchwegs von älteren originalen Quellen, vor allem Vasari, abhängig. Das gilt ebenso und noch mehr von dem vielgelesenen *Abregé de la vie des plus fameux peintres* des d'Argenville (1742—1745), während Lepiciés *Vies des premiers peintres du roi* (1751) namentlich für die zeitgenössische einheimische Malerei natürlich sehr aufschlußreich sind. Auch der gelehrte und geistreiche Graf Caylus, der in der Archäologie jener Zeit einen so bedeutenden Platz einnimmt, lieh seinem lebhaften Anteil an lebender Kunst Ausdruck durch die in mehr als einem Betracht wichtigen Lebensbeschreibungen, die er zeitgenössischen Künstlern, einem Bouchardon, Watteau, widmete. Ein Maler der Akademie, Pierre Monier, hatte ferner schon 1698 den bemerkenswerten Versuch einer allgemeinen Überschau der Kunstentwicklung unternommen. Das ältere *Cabinet des singularités d'architecture, peinture, sculpture et gravure* des Florent Le Comte (1699) ist endlich besonders als Materialsammlung für ein Schoßkind dieser Zeit, die Graphik, ergiebig; und demselben Gebiet, auf dem Künstler- und Kennertum sich so gern ergeht, ist auch das einzige aus älterer Zeit in Betracht kommende englische Werk gewidmet: John Evelyns *Sculptura* (London 1662), das u. a. auch den ältesten Bericht über das damals in Aufnahme kommende Verfahren der Schabkunst enthält. Das gleiche Gebiet behandelt im 18. Jahrhundert der berühmte aristokratische Sammler und Kenner Horace Walpole — zugleich ein Vorkämpfer der Gotik — in seinem *Catalogue of Engravers* (1765); wichtiger sind seine Biographien englischer Künstler (1758), und am bekanntesten wurde sein reichhaltiges Sammelwerk *Anecdotes of Painting in England* (zuerst 1762). Seine stattliche Galerie hat er in einem eigenen Werk von 1752 beschrieben. Nicht zu vergessen und gerade für dieses Mittel, in dem ein Arundel gewirkt hatte, überaus bezeichnend sind die alten Verzeichnisse der großen Sammlungen König Karl I., des Herzogs von Buckingham (mit der Rubenskollektion), Jakob II. u. s. w., die der Londoner Verleger Bathoe im 18. Jahrhundert herausgegeben hat; auch der Katalog der alten Arundelsammlung selbst ist jetzt zugänglich. Daß zu der Reiseliteratur jener Zeit, wie sie durch den schon genannten Patin, später aber auch durch den Deutschen Keyssler (1751) vertreten wird und für uns durch ihre starke Aufmerksamkeit auf die bildende Kunst wichtig ist, England seinen Beitrag liefert, ist fast selbstverständlich; die Reiseberichte des Arztes Eduard Browne (1672, deutsch schon Nürnberg 1711) stehen hier in erster Linie. Von Richardson wird später die Rede sein, auch davon, daß ein italienischer Reiseführer wie der des Barri trotz seiner Magerkeit sogleich ins Englische übersetzt wurde; man wird gut daran tun, sich zu erinnern, daß noch Goethe auf seiner italienischen Reise die »wunderliche Grille« bekennt, von einem wohlunterrichteten Manne, einem kunst- und geschichtskundigen Engländer, geführt zu werden und daß er, der zeitlebens englischem Wesen freund und hold war, in die Worte ausbricht: »Das muß man den Engländern lassen, daß sie von lange her das Gute zu schätzen wußten und daß sie eine grandiose Art haben, es zu verbreiten« (*Ital. Reise*, aus Padua 1786). Besonders wichtig in dieser Umwelt ist dann die Beschäftigung mit dem nationalen Altertum, das bei den Nordländern überhaupt, so auch bei den sonst abseits stehenden Skandinaviern (Oliger Jacobaeus, Worm) frühe hervortritt. Der große englische Architekt Inigo Jones hatte schon 1655 eine Studie über das altnationale Bauwerk der *Stone-Henge* veröffentlicht. Willis' Beschreibung der altenglischen Dome (1727) präludiert dann jener merkwürdigen Wiederbelebung der Gotik englischer Landsitze, die in W. Scotts Romanen weiterlebt. Schon zu Ende des 17. Jahrhunderts waren diese Neigungen zur Tat geworden in einzelnen Bauten Christopher Wrens (Turm St. Dunstan in London 1699); dann im Beginne des 18. besonders durch die Schotten, voran William Adams, dessen mächtiges Kastell Douglas Castle ganz in den Formen des altenglischen Schloßbaues gehalten ist. Am Ausgang des 18. Jahrhunderts veröffentlicht Bentham dann seine Geschichte der mittelalterlichen Baukunst Englands, und die bereits seit 1770 erscheinende Zeitschrift *Archaeologia* dient wesentlich solchen Bestrebungen der Freunde heimischen Altertums.

Die letzte hier in Betracht kommende große Kultur- und Kunstnation, die spanische, hat nun allerdings ein Werk aufzuweisen, das in manchem Betracht, wenn auch nicht in seiner äußeren Ausstattung, an Sandrarts *Academia Todesca* heranreicht. Es ist das große *Museo pictorico* des Barockmalers D. Antonio Palomino de Castro y Velasco, zuerst Madrid 1715—1724 in drei Bänden erschienen, ein historisch-theoretisches Lehrgebäude vollkommenster Art. Die Bücher der beiden ersten Teile, in der geheiligten Neunzahl der Musen, bringen einen vollständigen, akademisch aufsteigenden Lehrgang (I. Band, Grundlegung: I. El Aficionado, Ursprung und Arten der Malerei, höchst gelehrt, mit Anmerkungen aus klassischen Autoren und Kirchenvätern; II. El Curioso, Übersicht der Kunstgeschichte mit Bibliographie; III. El Diligente, Geometrische Grundsätze der Perspektive, auch mit philosophischer Ausdeutung. — II. Band, der eigentliche Lehrgang: IV. El Principiante, Anatomie, Lehre von den Verkürzungen; V. El Copiante, Farbenlehre u. s. w.; VI. El Aprovechado, Zeichnen nach der Natur; VII. El Inventor, Freskotechnik u. s. w.; VIII. El Practico, Malerische Perspektive, namentlich auch Kuppelmalerei u. dgl.; IX. El Perfecto, in dem der Autor die Ergebnisse der spanischen Barockmalerei — deren Vermächtnis und Inventar das Buch ist — an Beispielen seiner eigenen Künstlertätigkeit schildert. — Der III. Band ist für uns der wichtigste: er ist der »spanische Vasari« und enthält die Lebensbeschreibungen der Maler und Bildhauer vom Beginn des 16. Jahrhunderts an bis auf des Verfassers eigene Zeit. Spanien besitzt außerdem schon am Ende des 18. Jahrhunderts eine sehr bedeutende periegetische Literatur, deren erster Vertreter Ponz ist (1772) und in der der auch anderwärts zu beobachtende Anteil an der eigenen Volksvergangenheit sich kräftig ausspricht.

Kehren wir nun nach dem Lande zurück, dem unsere Aufmerksamkeit in erster Linie gilt, so ist hervorzuheben, daß das Italien des Settecento große historische Quellenschriften — von den später unter der Ortsliteratur zu behandelnden, wie Temanza. Soprani, de Dominici u. s. w. abgesehen — zunächst nicht mehr aufzuweisen hat. Die Literatur lenkt immer mehr in die moderne kunsthistorische Forschung hinüber und betätigt sich zunächst heuristisch und kritisch, im Sammeln und Sichten des Materials, vor allem auch in der Herausgabe und Interpretation älterer kunsthistorischer Schriften, wofür die Belege schon längst gegeben sind. Dahin zielt die Tätigkeit eines Mannes wie des gelehrten Abate Bottari, den wir bereits als Vasariherausgeber kennen. Seine zuerst in Rom (1745—1783) erschienene Sammlung von Künstlerbriefen bildet, namentlich in ihrer neuen Bearbeitung durch Ticozzi (1822—1825) und in ihrer Fortsetzung durch den Bolognesen Gualandi (1844) noch heute eine Grundlage der Forschung, und diese Art von Publikationen ist bis auf unsere Tage nicht zum Stillstand gekommen. Ein für seine Zeit sehr beträchtliches Werk, das auch heute mitunter noch nützliche Dienste leisten mag, ist das *Abcdario* des Orlandi, zuerst Bologna 1704 erschienen, dann oft neu aufgelegt und erweitert, mit bemerkenswerter (wenn auch nicht immer verläßlicher) Bibliographie, mit Markenregistern und sonstigen Anhängen, auch technischer Natur. Zu Ende des Jahrhunderts kam dann noch die umfangreiche und als Stoffsammlung noch heute nutzbare *Enciclopedia* des Abate Pietro Zani (1794) heraus, deren erster Teil ein Künstlerlexikon enthält, während der zweite besonders wichtige der Graphik gewidmet ist. Auch das vielgebrauchte Architektenlexikon des F. Milizia (zuerst 1768) ist zu nennen, dessen fruchtbare Tätigkeit als Theoretiker auf ein anderes Blatt gehört. Im übrigen wird, wie im 18. Jahrhundert überhaupt, der Einfluß des inzwischen selbständig gewordenen Auslandes auf das Mutterland Italien, namentlich der auch sonst stark hervortretende Frankreichs, überall sichtbar. Die Übersetzertätigkeit ist auch auf dem besondern Gebiet, das hier in Frage kommt, sehr rege, die historischen Schriften Félibiens, des D'Argenville u. a. werden übersetzt, erwecken Beifall und Widerspruch. Auch die in Frankreich und England längst erörterte Frage der mittelalterlichen Kunst, besonders der Gotik, spielt herein, die gerade in den Schriften jenes Félibien sichtbaren Ausdruck gefunden hatte. Der Protest einsichtiger heimischer Historiker gegen die falsche und schiefe Auffassung der Gotik besonders auf geschichtlichem Gebiet, wie Muratoris (in seinen *Annali d'Italia*) oder Scipione Maffeis in seiner *Verona illustrata* war ja im ganzen auf die Gelehrtenwelt beschränkt geblieben; noch Sulzer trägt in seiner vielgelesenen *Theorie der schönen Künste* (von 1771) die alten Ansichten vor, und ein Rousseau ging in einer genial abirrenden Intuition so weit, selbst die moderne Musik auf harmonischer Grundlage ein Kind des »gotischen und barbarischen Geschmacks« zu nennen (in seinem *Dictionnaire de musique* 1768). Im eigentlichen Mutterlande des Klassizismus blieb diese bodenständige Anschauung natürlich um so zäher haften; ist doch selbst die Würdigung der mittelalterlichen nationalen Architektur Italiens erst von der neueren nordländischen, vor allem deutschen Kunstforschung, nicht aus ihrem Heimatlande selbst ausgegangen. Wir besitzen ein merkwürdiges kleines Schriftchen, das 1766 anonym in Livorno gedruckt, auf bedeutsame Weise in unsere klassische deutsche Literaturperiode hinüberspielt. Das ist der *Saggio sopra l'architettura gotica*, dessen Verfasser ein berühmter mailändischer Mathematiker aus dem Barnabitenorden war, der Abate Paolo Frisi, der selbst einer alten Straßburger Familie Fries entstammen soll. Es ist eine rein technisch-mathematische Untersuchung über die Statik von Spitz- und Rundbogen, über die geringer zu wertende gotische Wölbung im Vergleich zur antiken, ein altes Thema, das hier wieder aufs neue, und zwar an dem berühmten Beispiel in des Autors Vaterstadt, dem Dom von Mailand, demonstriert wird. Herder hat es — in einer ziemlich schlechten Übertragung — in seine 1773 erschienenen *Blätter von deutscher Art und Kunst* aufgenommen; dort steht es gleichsam als Gegenmittel gegen des jungen Goethes berühmten Hymnus auf Erwin und den Straßburger Dom; daß der reife Klassizist Goethe auf italienischer Erde seinen Jugendträumen abgeschworen und gerade den Mailänder Dom ein *Ungeheuer* genannt hat, ist bekannt genug, freilich auch, daß er in der Weisheit seines Alters, als der Frühlingssturm deutscher Romantik an ihm vorübergerauscht war, und nach seiner Weise biographisch-historisch das Für und Wider noch einmal abgewogen hat. Die Schrift des Frisi steht aber keineswegs vereinzelt da; auch der berühmte Stecher und klassizistische Ziermeister Piranesi hat in seinen 1761 erschienenen Prachtwerk *Della magnificenza dei Romani* sich heftig gegen die neugotischen Bestrebungen gewendet, die ja namentlich in England volkstümlich wurden.

Rom ist der Mittelpunkt und die Geburtsstätte des eigentlichen Neoklassizismus; auf seinem Boden ist das größte Ereignis der neuen Kunstliteratur Tat geworden, Winckelmanns Kunstgeschichte, jene Vermählung deutschen und italienischen Geistes, die der Weltkrieg so streng verleugnet, vielleicht zunichte gemacht hat; mit ihr treten wir aus der Quellenkunde in die eigentliche Geschichte unseres Fachs hinüber.

Aber auch Italien selbst, das Mutterland dieser Bestrebungen, schreitet trotzdem ruhmreich genug aus der alten in die neue Zeit hinüber. Der Abschluß der ersten wird gekennzeichnet durch Luigi Lanzis *Storia pittorica dell'Italia* (1789), ein Werk größten Gelehrtenfleißes und Scharfsinns, auch in der Form höchst bedeutend, altnational in seiner Beschränkung auf das »Risorgimento« — das ja für Italiens Kunst wie Literatur eine ganz andere Bedeutung hat als anderswo, denn dieses Land hat dort wie hier kaum ein »Mittelalter« im nordländischen Sinne aufzuweisen — national aber auch in seinem Festhalten an der Künstlergeschichte im Gegensatz zu Winckelmanns typischer Geschichte der Kunst; heute noch als Gesamtdarstellung einzig und trotz allem nicht überholt, wohl gerade auch durch diesen seinen Charakter in eine weitere Zukunft deutend, die sich vor uns auftut.

Am Eingang der neuen Zeit, schon von dem Gedanken der napoleonischen Gesamtmonarchie übeschattet, steht dann die Darstellung des Conte Leopoldo Cicognara, jenes um unser besonderes Gebiet so vielverdienten Bibliographen, die *Storia della Scultura Italiana* (zuerst 1813—1818), auch mit dem *risorgimento* beginnend, sich offen zu Winckelmann bekennend und schon als große Auseinandersetzung mit dem nunmehr verfemten »Barock« denkwürdig. Den Abschluß dieser auf die Darstellung der nationalen Kunst gerichteten Bestrebungen bildet endlich in keineswegs unwürdiger Weise ein Buch, das den dritten bis dahin noch ausständigen Zweig behandelt, bis auf unsere Zeit herab noch als Materialsammlung brauchbar und geschätzt: die *Storia dell'architettura in Italia* des Marchese Amico Ricci, eine Frucht langjährigen Fleißes, erst 1857—1860 erschienen, aber in seinem Geiste noch durchaus mit jener ältern Literatur in Zusammenhang; der Verfasser wird uns noch als Lokalhistoriograph seiner Heimat, der Mark Ancona, begegnen.

Ebenfalls am Schlusse der alten Zeit und die neue einleitend steht endlich das höchst bedeutende Werk eines Franzosen, das die gesamte christliche Kunstgeschichte umspannt und das Ergebnis einer jahrhundertelangen Entwicklung zieht; es ist zu seinem besten Teil auf italienischer Erde entstanden. Das ist die *Histoire de l'Art par les monuments* des Séroux d'Agincourt (geboren in Beauvais 1730, gest. 1814 in Rom), der Nachlaß eines vornehmen und unabhängigen Mannes, der in seinem langen Leben das ganze Ancien Régime, die Revolution und das napoleonische Empire durchlebt hat, ursprünglich Kavallerieoffizier, dann unter Ludwig XV. Generalpächter war, seit 1787 in Rom seßhaft (wo ihn auch Goethe aufgesucht hat), im Verkehr mit den bedeutendsten Männern seiner Zeit, mit Voltaire, Caylus, Mariette, mit Tiraboschi, dem Abate Morelli u. a., mit Künstlern wie Boucher, Fragonard, Pigalle befreundet. Was Winckelmann für das Gebiet der alten Kunstgeschichte geleistet hatte, überträgt er auf die folgenden Zeiten: aber schon sein großes Korpuswerk, der *Recueil des Fragments de sculptures antiques en terre cuite* (1814) zeigt seine Richtung und seinen Ausgangspunkt an; eine ganze Klasse wichtiger Denkmäler wird in Nachbildungen, die für ihre Zeit mustergültig sind, zum Reden gebracht. Und auch sein posthum erschienenes Hauptwerk mit seinen 325 Tafeln in Linienstichen, eine Frucht dreißigjähriger Studien, noch lange und selbst heute noch von Wert durch die darin enthaltenen Inedita besonders des Mittelalters, zeigt ihn als Nachfolger des großen Deutschen, als den er sich selbst bekannte, und als wahren Erzvater der neuern Kunstgeschichte. Denn die Sprache der Denkmäler selbst soll erkundet werden; nicht antiquarische Betrachtung, sondern Stilanalyse steht im Vordergrund, immer und immer wird hervorgehoben, daß das Auge des Forschers das entscheidende Organ sei, daß an Stelle inhaltlicher die formale Erklärung zu treten, die primäre Quelle, das Kunstwerk selbst, vor der sekundären, der literarischen Überlieferung zu gelten habe. Sein geschichtliches System, das auf breiter kulturgeschichtlicher Grundlage ruht, und die große universalhistorische Richtung der Franzosen zur Voraussetzung hat, kann hier nicht weiter erörtert werden; es hängt mit der ältern Entwicklung zusammen, die es mit einem großen Wurf zusammenfaßt, deutet aber in vielem über sie hinaus. So ist d'Agincourts Arbeit ein Grundwerk unseres Faches und ein Merkstein in seiner Geschichte geworden und geblieben.

BIBLIOGRAPHIE.

Niederlande.

Van Mander s. Buch VI.

Über das ältere Buch des Dom. Lampsonius (Elogien 1572) vgl. Buch V.

Cornelis de Bie, Het gulden cabinet van de edele vry Schilder-Const etc., Antwerpen 1661. Das Buch enthält auch ein etwas älteres Werk, die von de Bies Verleger, dem Antwerpener Maler und Kunsthändler Jan Meyssens Antwerpen 1649 herausgegebenen

Images de divers hommes d'esprit sublime (Künstlerbildnisse mit biographischen Notizen). Vgl. Hofstede de Groot, Houbraken, S. 229 ff. Einiges geschichtliche Material, das Hofstede de Groot a. a. O. 337 ausgezogen hat, enthält auch das Werkchen des friesischen Malers Wijbrand de Geest, Kabinet der Statuen (Antiken), Amsterdam 1702.

Houbraken, Arnold, De Groote Schouburgh der Nederlandsche Kunstschilders en Schilderessen, Amsterdam 1718—1720, drei Bände, Wiederabdruck Haag 1753. Deutsche (jedoch stark verkürzte und fehlerhafte) Übersetzung von Wurzbach, in Eitelbergers Quellenschriften XIV (nur Band I erschienen). Kritische Studie von Hofstede de Groot, A. H. und seine Groote Schouburgh, kritisch beleuchtet, Quellenstudien zur holländischen Kunstgesch., Haag 1893, mit Verzeichnis von H.s gedruckten und ungedruckten Quellen. Der Verfasser gibt auch den Versuch einer Charakteristik Houbrakens als Geschichtschreibers (206—221), sachlich, aber etwas dürftig. Fortsetzung Houbrakens von Jan Van Gool, De niuwe Schouburgh u. s. w. (mit Houbrakens Leben), Haag 1750. Jacob Campo Weijerman, De Levens Beschrijvingen der Nederlandsche Konst-Schilders etc., Haag 1729, drei Bände; IV. Band Dordrecht 1769; ein übel berüchtigtes Buch. J. Bapt. Descamps, La vie des peintres flamands, allemands et hollandais, Paris 1753—1764, (mit D'Argenville zusammen) Marseille 1842, fünf Bände. Von Descamps rührt auch her: Voyage pittoresque de la Flandre et du Brabant, Paris 1769, Amsterdam 1772, Paris 1838, Deutsch schon Leipzig 1771. Neuausgabe, vermehrt mit dem Leben des Rubens, Van Dyck u. a. Amsterdam 1772; mit Noten von Roehn, Paris 1738; deutsch Leipzig 1771. Spécification des peintures trouvées à la maison mortuaire de feu P. P. Rubens, 1640, s. a. unten den Katalog von Fairfax (1758). I. F. Michel, Histoire de la vie de P. P. Rubens illustrée . . . de ses tableaux Brüssel 1771. Description des principaux ouvrages de Peinture et Sculpture dans les églises, couvens et lieux publiques de la ville d'Anvers, Antwerpen 1763 u. ö.; englisch London 1765. Chevalier, Nicolas, Catalogue de toutes les raritéz qui se montrent dans la chambre de la ville d'Utrecht, Utrecht 1707.

Über die meist ziemlich karge topographische Literatur der holländischen Städte und ihre Chronisten, die nach italienischem Vorbild Listen der heimischen Künstler zu bringen pflegen, handelt ausführlich Hofstede de Groot, Houbraken, S. 345—402.

Deutschland.

Einen sehr fleißigen Abriß der »Deutschen Literärgeschichte der Kunst im 18. Jahrhundert«, Berliner Dissertation 1916 hat K. Eberlein geliefert, eine Schrift, auf die ich ein- für allemal verweise, weil ich sie sonst ausschreiben müßte, ebenso wie besonders auf Waetzolds schönes Buch: Deutsche Kunsthistoriker von Sandrart bis Rumohr, Leipzig 1921, dazu das hübsche Büchlein: Bildnisse deutscher Kunsthistoriker (von Sandrart bis auf C. Justi) in Tietzes Bibl. der Kunstgesch. XIV, Leipzig 1921. Matth. Quadt von Kinkelbach, Teutscher Nation Heiligkeit. Köln 1609, wozu Eberleins und Waetzolds Ausführungen zu beachten sind.

Sandrart, Joachim von, L'Academia Todesca della Architettura, Scultura et Pictura, oder Teutsche Academie der Edlen Bau-, Bild- und Mahlerey-Künste etc., I. Band, I. Teil Nürnberg und Frankfurt 1675, in fol., mit prächtigen Stichen. Der Teutschen Academie zweyter Theil, Von der alt- und neuberühmten Egyptischen, Griechischen, Römischen, Italiänischen, Hoch- und Nieder-Teutschen Bau- Bild- und Mahlerey-Künstlere Lob und Leben, Nürnberg 1675. II. Band: Der Teutschen Academie zweyter und letzter Haupt-Theil, Nürnberg und Frankfurt 1679. Lateinische A. (mit Zusätzen) u. d. T. Joachimi de Sandrart . . . Academia nobilissimae Artis pictoriae, Nürnberg und Frankfurt 1638, N. A. von J. J. Volkmann Nürnberg 1768, acht Bände, fol. J. L. Sponsel, Sandrarts Teutsche Academie kritisch gesichtet, Dresden 1898. Eine ganz ausgezeichnete Würdigung Sandrarts gab Waetzold, Die Anfänge deutscher Kunstliteratur, Monatsch. f. Kw. XIII, 142, dann in seinem oben erwähnten Werk wiederholt.

Das erste deutsche Werk über die graphischen Künste rührt her von (Siberus, Justus), Alchimedon d. i. Teutschlands fürtrefflicher und hochberümbter Virtuosen oder Künstler und Künstlerinnen in der nunmehr aufs höchste gebrachten Sculptur- Kupferstecher- und Etzkunst aufgeführter Ruhm- und Ehrenpreis, Dresden 1684. Christ, Joh. Fr., Anzeige und Auslegung der Monogrammatum ... berühmter Maler, Kupferstecher etc., Leipzig 1747. Französisch von Sellius, Paris 1750, 1754, 1762. Über Christ vgl. Stark, Handbuch der Archäologie I, 159 ff.

Wichtiges Material für die deutschen Baumeister des Barocks enthält Marpergers Bearbeitung von Félibiens *Receuil*: Historie und Leben der berühmtesten europäischen Baumeister, Hamburg 1711. Füeßli, Joh. Rudolf, Allgemeines Künstlerlexikon, Zürich 1763, in einem Bande, fol. (mit Bibliographie). Vermehrte Ausgabe mit Supplement Zürich 1767—1777. Dann 1806—1824 in 14 Teilen. Büsching, Ant. Friedr., Entwurf einer Geschichte der zeichnenden schönen Künste, Hamburg 1781. v. Heinecken, Karl Heinrich, Nachrichten von Künstlern und Kunstsachen, Leipzig 1768—1769, zwei Bände; fortgesetzt als: Neue Nachrichten Leipzig 1786. Meusel, Joh. Georg, Teutsches Künstlerlexikon oder Verzeichnis der jetzt lebenden Teutschen Künstler, Lemgo 1778—1789. Neue Ausgabe 1808—1814, drei Bände. Derselbe, Miscellaneen artistischen Inhalts, Erfurt 1779—1787, fünf Bände. Fortgesetzt als: Museum f. Künstler und Kunstliebhaber, Mannheim 1787—1792, 18 Bände, als Neues Museum Leipzig 1794—1795, 4 Bände, sowie als Neue Miscellaneen Leipzig 1795—1803, 14 Bände, und als Archiv für Künstler und Kunstfreunde Dresden 1803—1808, 2 Bände. Murr, Chr. Gottl. v., Journal zur Kunstgeschichte, Nürnberg 1775 bis 1789, als Neues Journal Leipzig 1798—1799. Fiorillo, Joh. Dom., Geschichte der zeichnenden Künste von ihrer Wiederauflebung bis auf die neuesten Zeiten: I. Römische und Florentinische Schule; II. Venezianische, Lombardische und andere Schulen; III. Frankreich; IV. Spanien; V. England; Göttingen 1798—1808. Geschichte der zeichnenden Künste in Deutschland und den Vereinigten Niederlanden, Hannover 1815—1820, 4 Bände. Versuch einer Geschichte der bildenden Künste in Rußland in seinen Kleinen Schriften artistischen Inhalts (II, 1—105), Göttingen 1803—1806, 2 Bände. Über F. jetzt Waetzold, Deutsche Kunsthistoriker 287 f.

Über die antiquarische, seit dem 17. Jahrhundert schon sehr reichhaltige Literatur, auf die hier nicht weiter eingegangen werden soll, wie z. B. die schon moderne kunsthistorische Dissertationen vorwegnehmende Schrift des Leipziger Theologen Petrus Zorn über die Bilderbibeln, Historia bibliorum pictorum, Leipzig 1743, vgl. Pipers ausgezeichnete Monumentale Theologie, besonders S. 681 ff. Hierher gehört auch G. E. Lessing, Vom Alter der Ölmalerei aus dem Theophilus Presbyter, Braunschweig 1774. Seine Abhandlung über den Zusammenhang der Glasgemälde im Kloster Hirschau mit der *Biblia Pauperum* erschien im 2. Stück seiner Beiträge zur Geschichte und Literatur, Braunschweig 1773. Ein Aufsatz an etwas abgelegener Stelle behandelt Lessings Stellung zur niederländischen Malerei, N. Jahrbuch f. d. klass. Altertum XXIX (1912).

Für sich steht Joh. Bernhard Fischers von Erlach Entwurff einer Historischen Architektur, in Abbildung unterschiedener berühmter Gebäude des Alterthums und fremder Völcker; mit deutschem und französischem Text (von dem berühmten Numismatiker und Altertumsforscher Carl Gustav Heraeus), Wien 1721. Vermehrte Ausgabe Leipzig 1725. Englisch mit Anmerkungen von Lediard London 1730. Vgl. Ilg, Die Fischer von Erlach I., Wien 1895, mit ausführlicher Besprechung S. 522 ff., die aber die Bedeutung des Werkes maßlos übertreibt.

Wegen seiner dem neuen Geschmack in Bauweise und Gartenkultur zugewandten Richtung ist auch zu erwähnen Wilhelm Beyers (des Schöpfers der Schönbrunner Gartenplastik) Werk: Österreichs Merkwürdigkeiten, die Bild- und Baukunst betreffend, Wien 1779, 2 Bände (der zweite enthält die Plastik von Schönbrunn).

Lokale Kunstgeschichte.

NÜRNBERG. Über Neudörfer und Gulden s. Buch III. Joh. Gabr. Doppelmayr, Historische Nachrichten von den Nürnbergischen Mathematicis und Künstlern, welche fast von dreyen seculis . . . sehr wohl verdient gemacht, zu einem guten Exempel und zur weitern rühmlichen Nachahmung, 2 Teile, Nürnberg 1730, fol. Von dem Nürnberger Polyhistor Georg Wolfgang Knorr: Allgemeine Künstler-Historie oder berühmter Künstlere Leben, Werke und Verrichtungen mit vielen Nachrichten von raren alten und neuen Kupferstichen, Nürnberg 1759, sowie (nach Fénelons Muster) die Historische Künstler-Belustigung oder Gespräche in dem Reiche derer Todten zwischen den beiden Weltbekennten Künstlern, Albrecht Dürer und Raphael de Urbino, Stück 1, Nürnberg 1735.

Ältere Schriften über Dürer: Arend, H. C., Das Gedechtnis der Ehren . . . A. Dürers . . . ans Licht gestellt, Goslar 1728. Schöber, D. G., A. Dürers Leben, Schriften und Kunstwerke, aufs neue und viel verständiger, als von andern ehemals geschehen, beschrieben, Leipzig 1769. (Hüsgen, H. S.), Raisonnirendes Verzeichnis aller Kupfer- und Eisenstiche . . . A. Dürers, Frankfurt 1778. Roth, J. F., Leben A. Dürers, Frankfurt 1791. (Held), Ehrengedächtnis A. Dürers von einem kunstliebenden Klosterbruder, Nürnberg 1797. Wackenroder, Ehrengedächtnis unseres ehrwürdigen Ahnherrn A. Dürers, Nürnberg 1797.

Aus Dürers Zeit selbst nachzutragen ist das Epicedion in funere A. Dureri, Somnium de eodem etc. des Eobanus Hesse, Nürnberg (1528).

Eine berühmte alte Nürnberger Sammlung des 17. Jahrhunderts hat C. G. v. Murr beschrieben: Description du Cabinet de Mr. Paul de Praun, Nürnberg 1797. Über dieses sowie über andere Kunstfreunde im alten Nürnberg s. Hampe in den Mitt. f. Gesch. der Stadt Nürnberg 1904, S. 57f. und Peltzer im Münchener Jahrbuch X, 200f. M. Will, Gesch. der Nürnberger Maler-Akademie, Altdorf 1762. Murr, Beschr. der vornehmsten Merkwürdigkeiten von . . ., Nürnberg 1778.

AUGSBURG. Paul v. Stetten, Kunst-, Gewerb- und Handwerksgeschichte der Reichsstadt Augsburg, 2 Teile, Augsburg 1779—1788; derselbe, Nachrichten von den noch jetzt lebenden Künstlern in Augsburg, Augsburg 1768. Phil. Hainhofers Relationen (erste Hälfte des 17. Jahrhunderts), herausgegeben von Doering, Eitelberger-Ilgs Quellenschriften, Neue Folge VI und X. Selbstbiographie des Elias Holl (1573 bis 1646), herausgegeben von Christ. Meyer, Augsburg 1873, sowie in desselben Herausgebers Ausgewählten Selbstbiographien aus dem 15. bis 18. Jahrhundert, Leipzig 1897, 153f. (am Schlusse das von H. verfaßte »Baumeisterbuch«). Vgl. auch Baum, Die Bauwerke des E. Holl, Studien zur Deutschen Kunstgeschichte, Straßburg 1908. (Sendel), Curia Augustanae reipublicae d. i. Aussführliche Beschreib- und Ausslegung aller kunstreichen Gemähl, Stuck und Taflen, welche in dem 1620 neuerbauten Rath-Hauss der Stadt Augspurg zu sehen aus bewehrthen Authorn zusammengetragen, Augsburg 1623 u. ö. Füessli, Joh. Casp., Leben der berühmten Maler G. Ph. Rugendas und J. Kupetzki, Zürich 1795.

ANDERE STÄDTE. Osias Schadaeus, Summum Argentorensium Templum d. i. Ausführliche und eigendliche Beschreibung des Münsters zu Straßburg u. s. w., Straßburg 1617, Französisch u. a. noch 1770 herausgekommen; dazu das »Straßburger Münster- und Thurmbüchlein«, Straßburg 1732 u. ö. Über die Kunstkammer eines Straßburger Bürgers, Barth. Künast, von der zwei alte gedruckte (und sehr selten gewordene) Kataloge vorliegen vgl. Térey, Eine Kunstkammer des 17. Jahrhunderts im Rep. f. Kunstw. XIX, 31.

Frick, Elias, Templum parochiale Ulmensium, Ulmisches Münster oder eigentliche Beschreibung von Anfang, Fortgang, Vollendung und Beschaffenheit des herrlichen Münstergebäudes zu Ulm, Ulm (um 1720), mit Kupfern. Neuausgabe von G. Haffner, Ulm 1776.

Weyermann, Nachrichten von Gelehrten, Künstlern . . . aus Ulm. Ulm 1798.

Hüsgen, Nachrichten von Frankfurter Künstlern und Kunstsachen etc., Frankfurt a. M. 1780. Eine neue Ausgabe als Artistisches Magazin, Frankfurt 1790 hat H. seinem

Jugendfreund Goethe zugeeignet, der sie in »Wahrheit und Dichtung« als Quelle benützt hat.

Christ, Joh. Fr. († 1756), Abhandlungen über die Literatur und Kunstwerke, vornehmlich des Alterthums, durchgesehen und mit Anmerkungen begleitet von J. K. Zeune, Leipzig 1776 (darin auch die Biographie Cranachs).

Koehler, Joh. Friedr., Beiträge zur Ergänzung der teutschen Litteratur- und Kunstgeschichte, Lebensbeschreibungen merkw. Gelehrten und Künstler, besonders des berühmten Malers Lukas Cranach, Leipzig 1794, 2 Teile.

Murr, Merkwürdigkeiten von Bamberg, Nürnberg 1799.

Beyschlag, D. E., Beiträge zur Kunstgeschichte der Reichsstadt Nördlingen 1798–1801, 6 Bändchen.

Pallavicini, March. Ranuccio, I trionfi dell'architettura nella sontuosa residenza di Monaco, München 1677. — Rittershausen, Die vornehmsten Merkwürdigkeiten der Residenzstadt München für Liebhaber der bild. Künste, München 1787. — Bianconi, Gio. Lod. († 1781). Lettere al marchese Hercolani su alcune patricolarità della Baviera ecc. in seinen Opere, Mailand, Class. Ital., 1804, 4 Bände. Daraus deutsch v. Runkel, Briefe über die vornehmsten Merkwürdigkeiten von München, München 1771. Über Bianconi, den sächsischen Hofrat und Leibarzt, der in Winckelmanns Leben und auch sonst als Kunstschriftsteller eine bedeutende Rolle spielt — eine Anzahl seiner für die kritischen Ansichten der Zeit wichtigen Briefe (darunter die über Crespis Malerviten von Bologna) steht auch im VII. Bande von Bottari-Ticozzis Lettere pittoriche — vgl. Justi, Winckelmann 2. A. I, 310f. und D'Ancona-Bacci, Manuale della Lett. Ital. IV, 322. Es gibt eine eigene Schrift über ihn von Sassoli, Vita e opere di G. L. B. Bologna 1885. Er ist mit dem Abate Carlo Bianconi, dem Verfasser der Führer von Bologna und Mailand nicht zu verwechseln.

Nicolai F., Nachricht von den Baumeistern, Bildhauern, Kupferstechern, Malern, die vom 13. Jahrhundert bis jetzt in und um Berlin sich aufgehalten haben. Berlin 1786.

Eckhardt, Hamburgische Künstlernachrichten, Hamburg 1794.

Wallmann, Abh. von den schätzbaren Alterthümern in Quedlinburg, Quedlinburg 1776.

Füessli, Joh. Kasp., Geschichte und Abbildung der besten Maler in der Schweitz, Zürich 1755–1756, 2 Bände. Neue Ausgabe: Geschichte der besten Künstler in der Schweitz, Zürich 1769–1779. 5 Bände.

Füessli, Joh. Rud., Annalen der bildenden Künste für die österreichischen Staaten, Wien 1801–1802, 2 Bände.

Roschmann, Ant. (1694–1760), Tyrolis pictoria et statuaria, oder von denen berühmten tyrolischen Malern und Bildhauern gesicherte Nachrichten, 2 Teile (Innsbruck, Universitätsbibliothek). Vgl. Wurzbach, Biogr. Lexikon XXVI, 1346f. Die für die tirolische Kunstgeschichte wichtigen Stellen aus den Schriften des Prof. Ignaz de Luca († 1799) hat Menghin ausgezogen, Forsch. u. Mitt. zur Gesch. Tirols und Vorarlbergs X.

Primisser, Joh., Kurtze Nachricht von dem k. k. Raritäten-Kabinet zu Ambras in Tirol, Innsbruck 1777.

Ehemant, Beschreibung der Hauptstadt Prag und übrigen Städte Böhmens in Rücksicht der Künste, Prag 1782. (Der Prager Professor E. spielte in dem auch Lessing berührenden Streit über die »Ölmalerei« eine Rolle.)

Fanti, Vinc., Descrizione completa di tutto ciò che ritrovasi nella galleria di pittura e scultura, di S. A. Giuseppe Wenceslao ... di Lichtenstein ... unitamente al Compendio delle Vite degl'istessi Pittori, Wien 1767.

Bartsch, Joh. Adam Bernh. v., Catalogue raisonné des Dessins originaux des plus grands maîtres anciens et modernes, qui faisaient partie du Cabinet de feu le Prince Charles de Ligne, Wien 1794. Die Sammlungen des Prince de Ligne sind z. T. in die Albertina in Wien übergegangen. Bartsch ist der berühmte, P. J. Mariettes Pfaden folgende Verfasser des Peintre-Graveur, Wien 1803 ff.

Selbstbiographie des J. G. Dorfmeister in Meusels Miscellaneen artistischen Inhalts IX; die des schwedischen Hofmalers Maria Theresias Martin von Meytens in Hagedorns Briefen über die Kunst.

Merkwürdige Lebensgeschichte des Franz Xaver Messerschmidt, k. k. öff. Lehrers der Bildhauerkunst, Wien 1794 und 1808. Vgl. Ilg, F. X. Messerschmidt, Leipzig 1885, besonders S. 36f.

Weinkopf, Ant., Beschreibung der k. k. Akademie der bildenden Künste in Wien, Wien 1783, 1790. Neue Ausgabe Wien 1875.

Oesterreich, Matth., Beschreibung der kgl. Bildergalerie und des Kabinets in Sans-Souci, Potsdam 1764. Neue Ausgabe 1770 (auch französisch).

Eine ausführliche Beschreibung der wichtigen Kunstkammer von Düsseldorf steht im Anhang zu Jan van Gools Nieuwer Schouburgh, Haag 1751.

Olearius, Ad., Gottorpische Kunstkammer, Schleswig 1664 und 1674.

Jürgensen, J. Chr., Schleswigsche Kunst-Beiträge (Verzeichnis der dänischen Künstler. Beschreibung des Brüggemannschen Altars in Schleswig. Leben der Maler Asmus und Friedrich Carstens), Schleswig 1792, 2 Bände, dazu die schöne Biographie von C. L. Fernow, Carstens Leben und Werke, ein Beytrag zur Kunstgeschichte des achtzehnten Jahrhunderts, Leipzig 1806. Neue vermehrte Ausgabe von Riegel, Hannover 1867.

DÄNEMARK. Oliger Jacobaeus, Musaeum Regium rerum tam naturalium quam artificialium quae in basilica bibliothecae ... Christiani V. Hafniae asservantur, Kopenhagen 1696. Vermehrte Ausgabe von Laverentzen, Kopenhagen 1710. Ferner Holck, D. H., Det kongelinge Kunstkammer paa Christianborgs Slot sammt Rosenborgs Slots Inventarium, Kopenhagen o. J. (nach 1772), ein alter Führer für Reisende. Berg, Joh. Ad., Kurtze und eig. Beschr. des ... Kgl. Hauses Friedrichsburg (Fredriksborg) auf Seeland. Kopenhagen 1646. Andere Lit. bei Böttiger, Bronsarbeten of A. de Vries, Stockholm 1884. D. 49. Der hier früh erwachende Anteil am heimischen nordischen Altertum ist besonders durch zwei Werke des Olaus Wormius bezeugt: Danicorum Monumentorum libri VI e spissis antiquitatum tenebris et in Dania ac Norvegia extantibus ruderibus, eruti, Kopenhagen 1643, und Museum Wormianum seu Historia rerum rariorum quae Hafniae in aedibus authoris asservantur, Leyden 1655. Vgl. auch den Aufsatz von Julius Lange, Vore Samlinger in seinen Udvalgte Skrifter, Kopenhagen 1900 I, 259f.

Allgemeine Literatur über die deutschen Kunstsammlungen des 18. Jahrhunderts.

Koehler, Joh. David (Numismatiker), Des Herrn J. D. K.s Anweisung für Reisende, Gelehrte, Bibliothequen, Münz-Cabinete, Antiquitäten-Zimmer, Bilder-Säle, Naturalien- und Kunstkammern u. d. m. mit Nutzen zu besehen, Frankfurt und Leipzig 1762. Ein drollig zopfiges Büchlein löschpapierenen Drucks. Vgl. zu dieser ganzen Literatur meine »Kunst- und Wunderkammern der Spätrenaissance«, Leipzig 1907. Hirsching, Fr. C. G., Nachrichten von sehenswürdigen Gemälde- und Kupferstichsammlungen, Münz- Gemmen- Kunst- und Naturalienkabineten ... in Teutschland, nach alphabet. Ordnung der Städte. Erlangen 1786 bis 1792, 6 Bände.

Eine ausführliche Bibliographie älterer Galeriewerke und Kataloge (auch außerhalb Deutschlands) in Sulzers Theorie der schönen Künste, 2. Auflage von Blankenburg, Leipzig 1792, II, 287 s. v. Galerie, und an einer sehr abgelegenen Stelle in Krünitz, Oeconom. Encyclopaedia, Brünn 1793, 55. Teil, 374ff. — Eine gute Bibliographie des deutschen Musealwesens (innerhalb der heutigen Reichsgrenzen, also mit Ausschluß Österreichs etc.) findet man im Anhange zu dem Buche von Val. Scherer, Deutsche Museen, Jena 1913. Außerdem sei noch auf die höchst umfassende jedoch das gesamte Sammelwesen jeder Art darstellende Bibliographien hingewiesen, die Bd. II und III des Werkes von Dav. Murray, Museums, Their History and their Use. Glasgow 1904, 3 Bde. ausfüllt.

Frankreich.

Monier, Pierre, Peintre du roi, Histoire des arts qui ont rapport au dessin, divisée en trois livres, où il est traité de son origine, de son progrès de sa chûte et de son rétablissement, Paris 1698, 1705. Englisch London 1699.

Montfaucon, Bernard de, Les Monumens de la Monarchie française, Paris 1729 bis 1733, 5 Bände. Neue Ausgabe Trésor des Antiquités de la Couronne de la France représentées en figures d'après leurs originaux, Haag 1745. Englisch London 1750.

Méhégan, Guill. Alex., Considérations sur les Révolutions des Arts, Paris 1755. — L'Histoire considerée vis-à-vis de la religion, de l'état et de Beaux-Arts, Paris 1767, 3 Bände.

Patte, Pierre, Monumens érigés en France à la gloire de Louis XV., précédés d'un tableau des progrès des Arts et de Sciences sous ce règne, etc., Paris 1765, 1767, 1797, mit Tafeln.

Michel de Marolles, Le Livre de Peintres et Graveurs, Paris 1677. N. Ausgabe von Duplessis, Paris 1855. Derselbe, Tableaux du Temple des Muses, tirez du Cabinet de M. Favereau, avec les descriptions, remarques et annotations, Stiche von Bloemart, Paris 1655, Amsterdam 1676, 1773.

Roger de Piles, Dissertations sur les ouvrages des plus fameux peintres avec la description du Cabinet de Mgr. le Duc de Richelieu et la Vie des Rubens, Paris 1681. Derselbe, Abregé de la Vie des Peintres etc., Paris 1699, dann Paris 1715 (und Amsterdam) 1767. Deutsch von Marperger, Hamburg 1710. Englisch London 1706 und 1744.

André Félebien Sieur des Avaux, Entretiens sur les vies et les ouvrages des plus excellens Peintres, anciens et modernes, Paris 1666—1688, 5 Bände, öfter aufgelegt (bis 1725). Deutsch Hamburg 1711. Italienisch Venedig 1755. Von seinem Sohne Jean François ist der Recueil historique de la vie et des ouvrages des plus célèbres architectes, Paris 1687 u. ö. Deutsch von Marperger, Hamburg 1711 und Berlin (von Helfft) 1828.

Dézallier D'Argenville, Ant. Jos., Abrégé de la vie des plus fameux peintres, Paris 1745—1752, 3 Bände. Vermehrte Ausgabe Paris 1762, 4 Bände (mit Descamps zusammen). Deutsch von J. J. Volkmann, Leipzig 1767—1768, 4 Bände.

Von dem jüngeren Ant. Nicolas D'Argenville — von dem auch ein Pariser Kunstführer: Voyage pittoresque de Paris, zuerst Paris 1749 u. ö. herrührt —: Vie des fameux Architectes et Sculpteurs, depuis la Renaissance des Arts, Paris 1787.

Lépicié, Bernard, Vie des premiers peintres du Roi, depuis M. Le Brun, jusqu'à présent, Paris 1752, 2 Bände. Deutsch Halle 1769.

Le Comte, Florent, Cabinet des singularités d'architecture, peinture, sculpture et gravure, Paris 1699—1700, 2 Bände, 2. Ausgabe Brüssel 1702, 3 Bände.

Isaac Bullart, Académie des Sciences et des Arts contenant les vies et les éloges historiques des hommes illustres, Paris 1682, 2 Bände, fol., mit Porträtstichen, nach altem Schema in Klassen geteilt. Die Künstlerleben haben kaum selbständigen Wert: 39 Italiener von Cimabue bis Vignola, 47 Niederländer von den Van Eyck bis zu Dan. Seghers. Bullart behauptet in der Vorrede zum II. Band, er habe dem des Vlaemischen nicht kundigen Félibien Material geliefert. Dagegen enthalten:

Charles Perraults Hommes illustres qui ont paru en France pendant ce siècle (mit 100 Bildnissen), Paris 1696, neue Ausgabe 1805, manches Wichtige. Englisch schon London 1704 von Ozell.

Mariette, Pierre Jean, Abcdario de P. J. M. et autres notes inédites. Nach den Handschriften zuerst von Ph. de Chennevières und A. de Montaiglon herausgegeben (in den »Archives de l'art français«), Paris 1851—1860, 6 Bände. Die reiche Sammlung Mariettes ist von Basan beschrieben: Catalogue raisonné de différents objets de curiosité dans les sciences et arts, qui composaient le cabinet de M. Mariette, Paris 1775. Ferner:

Basan, Pierre Franç., Dictionnaire des graveurs anciens et modernes, Paris 1767, 1789, 1809.

Dubois de St. Gélais, Fr., Description des Tableaux du Palais Royal avec la vie des peintres à la téte de leurs ouvrages, Paris 1727.

N. Guérin et D'Argenville, Description de l'Académie Royale de Peinture et de Sclupture, herausgegeben von Montaiglon, Paris 1893.

Eine höchst stattliche Reihe alter Sammlungskataloge, die namentlich im Frankreich des 18. Jahrhunderts schon sehr zahlreich sind, hat Cicognara im 2. Band seines Catalogo ragionato S. 294—305 verzeichnet; es muß bei dieser Verweisung sein Bewenden haben.

Die französsiche Provinz schweigt, von der Übermacht der Hauptstadt erdrückt. Es ist bezeichnend, daß das einzige hier in Betracht kommende Werk aus dem stets eine gewisse Selbständigkeit behauptenden Süden kommt: Du Puy de Grez, Traîté sur la peinture etc., Paris (Toulouse) 1700, Nachrichten über die Künstler von Toulouse enthaltend. Zu erwähnen ist noch Spon, Jac., Recherches de antiquités et curiosités de la ville dei Lyon, Lyon 1673, 1675, 1683, mit Zusätzen vermehrt Lyon 1857; auf S. 212f. der Ausgabe von 1675 ist ein merkwürdiges Verzeichnis der damaligen Kunstliebhaber.

Patin, Charles, Relations historiques et curieuses de ses voyages en Allemagne, Hollande, Angleterre etc., Lyon 1676, Amsterdam 1695. Italienisch Venedig 1685. Englisch London 1695. Seine Tochter Carla Caterina Patin gab ein mäßiges Stichwerk besonders nach venezianischer Kunst heraus: Pitture scelte e dichiarate da C. C. Patina Parigina Accademica, Colonia 1691.

Künstlerleben u. a.

Guillet de St. Georges, Mémoires inédites sur la vie des membres de l'Académie, zuerst herausgegeben Paris 1854.

Chevalier, Nicolas, Le Cabinet du Sieur Girardon, sculpteur du roi, ou représentation des morceaux de sculpture, que ce célèbre artiste avoit rassamblés dans son Cabinet (Paris 1716?).

Mazière de Monville, Sim. Phil., La vie des P. Mignard, avec le poëme de Molière sur les peintures du Val de Grace et deux dialogues de M. de Fénélon ... sur la peinture, Paris 1730, Amsterdam 1731.

Die Livres de Comptes des H. Rigaud sind von Eudel Paris 1910 veröffentlicht worden, die Mémoires und das Journal des Stechers J. G. Wille von Duplessis, Paris 1857, in 2 Bänden (mit Vorrede von den Gebrüdern Goncourt).

Aubert, l'abbé, Contes moraux sur les tableaux de M. Greuze, Paris 1761—1763.

Caylus, Le Comte de, Vie d'Edmé Bouchardon, sculpteur du roi, Paris 1762. Watteaus Lebensbeschreibung in dem Buche der Goncourt, Watteau, Etude suivie de sa vie, Paris 1860. Gesamtausgabe von A. Fontaine in seinem Buche: Caylus, Vies d'artistes du XVIIIe siècle, Paris 1910.

Bardon, Vie de Charles Vanloo, Paris 1765. — Vie de J. B. Vanloo, Paris 1779.

Cochin, Ch. Nic., Mémoires inédites, herausgegeben von Henry, Paris 1880.

England.

Kunst- und Künstlergeschichte.

Evelyn, John, Sculptura or the History and Art of Chalcography and Engraving in Copper, London 1662 (mit dem Schabkunstblatt des Prinzen Rupprecht von der Pfalz). Weitere Auflagen London 1755, 1769, 1794. Derselbe, Epigrams on ancient and modern paintings, London 1700. Über den auf den verschiedensten Gebieten, auch als Übersetzer französischer Kunstschriften seiner Zeit (de Chambray s. o.) tätigen Verfasser: W. Bray, Memoirs illustratives of the Life and Writings of J. E. comprising his Diary from the year 1641 to 1705/06 etc., London 1818, 2 Bände. Ein merkwürdiges Zeugnis für den früh einsetzenden und bis heute hier besonders lebendigen Anteil an der Porträtminiatur (s. a.

Buch IX) ist das außerordentlich selten gewordene Buch von Will. Bonde: Thesaurus artis Pictoriae ex unius Julii Clovii ... operibus depromptus. Libri sive sermones III. (In Anglia) 1733. F. Bradley, Life of G. Clovio Lond. 1891, 290 f.

Walpole, Horace Earl of Oxford. Von seinen zahlreichen Schriften kommen hier in Betracht die Anecdotes of Painting in England, collected by George Vertue and published from his original manuscripts, Strawberry-Hill 1762—1771, 5 Bände 1765 bis 1771, London 1782. Vermehrte Ausgabe von Dallaway, London 1782. Neue Ausgabe von Wornum London 1849, neue Ausgabe London 1876. Derselbe, A Catalogue of Engravers, who have been born or resided in England digested from the MSS. of George Vertue: to which is added an account of the life and works of the latter, London 1757, 1765, 1794. Vermehrte Ausgabe von Dallaway, London 1828 (George Vertue ist ein bekannter englischer Archäologe der ersten Hälfte des 18. Jahrhunders). Walpoles Schriften erschienen London 1798 in 5 Bänden. Über seine Gemäldesammlung s. u.

Pilkington, Matthew, The Gentleman's and Connoisseur's Dictionary of Painters from the year 1250 to the year 1767, London 1770, 1797, 1798 (mit Supplement, containing Anecdotes of the latest and most celebrated Artists, including several by Lord Oxford, also Remarks of the present state of art of Painting, by J. Barry). Neue vermehrte Ausgabe von Henry Fuseli, London 1805—1810, dann 1824, 1840, 1852, 1857.

Rev. Bromley, Rob. Ant., A philosophical and critical History of the Fine Arts. Painting, Sculpture and Architecture, with occasional observations on the progress of Engraving, London 1793—1795, 2 Bände.

Bicknell, Alex., Painting personified or the Caricature and sentimental Pictures of the principal Artists of the present times fancifully explained, London 1790, 2 Bände.

Williams, John (Anthony Pasquin), Lives of Irish and English Artists, with criticisms, London 1794. Derselbe, An authentic History of the Professors of Painting, Sculpture and Architecture, who have practised in Ireland, involving original letters from Sir Joshua Reynolds, which prove him to have been illiterate. To which are added Memoirs of the Royal Academicians, being an attempt to improve the taste of the Realm, London 1795.

Biographical Anecdotes of William Hogarth, with a Catalogue of his Works etc. London 1781, 1785. Deutsch von Crayen, Leipzig 1783. Neue, vermehrte Ausgabe von Nichols, Anecdotes of W. H., written by himself, with essays on his works, elected from Walpole, Gilpin, J. Ireland, Lamb, Philipps and others, London 1833.

Thicknesse, Philip, A Sketch of the Life and Paintings of Thomas Gainsborough, London 1788.

Schriftsteller über die Kunde englischer Vorzeit.

Inigo Jones, The most notable Antiquity of Great Britain, vulgarly called Stoneheng on Salisbury Plain restored, London 1655; dazu John Webb, A Vindication of Stoneheng restored, in which the orders and rules of architecture observed by the ancient Romans are discussed, London 1665, zusammen mit Jones' Werk London 1725.

Willis Browne, A Survey of the Cathedrals ... giving an account of their foundations, builders, ancient monuments, inscriptions etc. ... with curious draugths of the ichnographies and uprigths of every cathedral, London 1727—1730, 1742, 3 Bände.

King, Edward, Munimenta antiqua or Observations of ancient Castles. Including remarks on the whole progress of Architecture, Ecclesiastical as well as Military, in Great Britain, and on the corresponding changes in Manners, Laws and Customs, London 1782, 1799, 1804.

Bentham, James, The History of Gothic and Saxon Architecture in England, compiled from the works of J. B. and B. Willis, London 1798.

Die Zeitschrift: Archaeologia or Miscellaneous Tracts relating to Antiquity, published by the Society of Antiquaries of London, erschien seit 1770 (bis 1862).

Hier ist auch die wegen ihres Zusammenhanges mit Lessing wichtige Schrift nochmals zu erwähnen: Raspe, Rud. Erich, A Critical Essay on Oil Painting, proving that the Art of Painting in Oil was known before the pretended discovery of John and Hubert Van Eyck (zusammen mit Theophilus und Heraclius), London 1781.

Kunsttopographie. Sammlungen.

(S. hierzu vor allem das oben zitierte Werk von D. Murray.)

Ralph, James, A critical Review of the public Buildings, Statues and Ornaments in and about London and Westminster. To which is prefixed the dimension of St. Peters Church at Rome, and St. Pauls Cathedral at London, London 1734, 1735, 1771. Vermehrte Ausgabe 1783.

The English Connoisseur, containing an account of whatever is curious in Painting, Sculpture etc. in the palaces and seats of the nobility and principal gentry of England, both in town and country, London 1766, 2 Bände.

A Catalogue and Description of King Charles I. capital Collection of Pictures, Limnings, Statues, Bronzes, Medals and other curiosities, London, Bathoe 1757. Das Inventar ist von dem niederländischen Maler Abr. van der Dort, dem Kustos der Sammlung Karls I., verfaßt. Den Katalog von Arundels Gemäldesammlung hat Cust im Burlington Magazine XIX (1911) herausgegeben. Vgl. jetzt Mary Hervey, The Life, Correspondance of collections of Thomas Howard Earl of Arundel. Cambridge 1921.

Fairfax, Bryan, A Catalogue of the curious Collection of Pictures of George Villiers, Duke of Buckingham, in which is included the valuable Collection of Sir Peter Paul Rubens, London 1758.

Cowdry, Rich., A Description of the Pictures, Statues, Busto's, Basso-rilievos and other Curiosities at the Earl of Pembroke's House at Wilton, Sarum 1706, London 1751, 1754. Kennedy, James, A new Description etc., London (und Salisbury) 1758 u. ö. Italienisch Florenz 1754. (Eine berühmte Sammlung, meist Antiken umfassend, die nicht nur den größten Teil der zerstreuten Arundelschen Sammlungen, sondern auch Richelieus und Mazarins enhielt.)

Walpole, Horace, Aedes Walpolianae; or a Description of the Collection of Pictures at Hougthon Hall, in Norfolk, the Seat of the R. H. Sir Robert Walpole Earl of Oxford; 1. Ausgabe o. O. u. J., weitere London 1752, 1767.

Unter den englischen Reisewerken älterer Zeit ragt das durch Notizen über Sammlungen u. s. w. bedeutende Buch des Edward Browne hervor, An brief Account of some Tracts in Hungaria . . ., Austria . . . and Friuli etc. London 1672, 1673, 1677, N. A. 1685. Französisch Paris 1674, Holländisch Amsterdam 1696, Deutsch Nürnberg 1711.

An dieser Stelle läßt sich am passendsten weitere Reiseliteratur nachtragen. Noch ergiebiger als Browne ist des Deutschen Joh. Georg Keyssler Neueste Reise durch Deutschland, Böhmen, Ungarn, die Schweitz, Italien und Lothringen, Hannover 1740—1741, 2 Bände. Vermehrte Ausgabe von Schütze, Hannover 1751, 1756. Auch englisch London 1756, 1758, 1760.

Einen merkwürdigen Bericht des Amsterdamer Malers Willem Schellinck über eine »Tour de monde«, die er als Begleiter eines vornehmen Herrn Jakob Thierry 1661—1665 durch England, Frankreich, Italien und Deutschland unternahm, hat Houbraken auszugsweise in seiner Schouburgh (II, 264, Wurzbach p. 260 f.) mitgeteilt (Urschrift verschollen).

Über Hainhofers und Patins Reisen s. o.

Vgl. zu dieser Literatur die Einleitung von Erika Tietze-Conrat in der von ihr herausgegebenen Reisebeschreibung des Bildhauergesellen Fr. Ferd. Ertinger durch Österreich und Deutschland, Eitelberger-Ilgs Quellenschriften N. F. XIV, Wien 1907.

Spanien.

Eine Übersicht der spanischen Kunst seiner Zeit gibt Vincenzo Carducho in dem letzten seiner Dialogos di Pintura, Madrid 1633 (s. Buch IX). Ebenso enthält der Traktat des Francisco Pacheco, Arte de la Pintura, Sevilla 1649 (s. Buch IX) geschichtliche Nachrichten, allerdings größtenteils aus Vasari und Van Mander. [Das angebliche Tagebuch des Velazquez, eine geistreiche Erfindung K. Justis in seinem Velazquez, 2 A., I, 238 f. wurde gelegentllch ernst genommen, so daß Justi sich in der Kunstchronik XVII, 1906, 246, bemüßigt fand, eine eigene Aufklärung des Sachverhalts zu geben.]

Das Hauptwerk: Ant. Palomino de Castro y Velasco, El Museo Pictórico y Escala óptica, Madrid 1715, N. A. 1795—1797, 3 Bände, enthält in seinem dritten Teil El Parnaso Español Pintoresco Laureado, Tomo tercero, con las vidas de los pintores y estatuarios eminentes españoles . . . y de aquellos otros extranjeros ilustres etc. die Sammlung der Künstlerviten, die auch englisch London 1739 sowie im spanischen Urtext ebenda 1742, französisch Paris 1749 (und im Abrégé D'Argenvilles ebenda 1762), deutsch Dresden 1781 erschienen sind. Ein Auszug aus dem Museo Pictorico sind: Las Ciudades Iglesias y Conventos en España donde ay obras de los Pintores y Estatuarios eminentes Españoles, London 1739, 1744, 1746.

Auf Palomino beruht auch das Werk eines Engländers: Cumberland, Rich., Anecdotes of eminent Painters in Spain during the 16th and 17th centuries; with cursory remarks upon the present state of arts in that kingdom, London 1782 und 1787, 2 Bände.

An der Jahrhundertwende erschien das große, z. T. auf handschriftlichem Material beruhende Künstlerlexikon des Ceán Bermudez, Diccionario historico de los mas ilustres profesores de las bellas artes en España, Madrid 1800, in 6 Bänden. Pellizzari, I. A. Ceán Bermudez e la sua inedita Historia del arte de la Pintura. L'Arte XXIV (1921) 36 f. (wo auch Nachrichten über die ältere spanische Kunstliteratur).

Topographische Literatur.

D. Antonio Ponz, Viaje en España, Madrid 1772, in 18 Bänden (N. A. Madrid 1774—1783, 1787—1794), ein höchst reichhaltiges Werk, in dem u. a. auch zuerst der dann allgemein angenommene Ausdruck des »Estile plateresco« erscheint. Eine italienische Bearbeitung des Werkes rührt von dem Exjesuiten Ant. Conca her: Descrizione odeporica della Spagna, in cui specialmente si dà notizia delle cose spettanti alle b. arti, Parma 1793—1797, in 4 Bänden.

Selbständig, doch noch ganz im Geist der alten Zeit sind die kunsttopographischen Werke des D. Isidoro Bosarte, der auch Ponz' Nachfolger im Sekretariat der Academia de San Fernando war: Disertacion sobre los monumentos antiguos pertenecientes a las nobles artes de la Pintura, Escultura y Arquitectura, que se hallan en la ciudad de Barcelona, Madrid 1786. Von demselben Autor: Viage artistico a varios Pueblos de España, I. Segovia Valladolid Burgos, Madrid 1804 (allein erschienen).

Endlich das Buch des Übersetzers Vitruvs, Palladios, Bottaris: Joseph Ortiz y Sanz, Viage arquitectonico-antiquario de España, Madrid 1803, 5 Bände.

Noch dem Ausgang des 16. Jahrhunderts gehört an Juan de Herreras Sumario y breve declaracion de los deseños y estampas de la fabrica de San Lorenzo el Real del Escorial, Madrid 1589. Ferner: Francisco de los Santos, Descripcion del R. Monasterio de S. Lorenzo del Escorial, Madrid 1657, 1667, 1681, 1698. Englisch schon London 1671, dann von Thompson London 1760. Die angeblich von Velazquez herrührende Beschreibung der Gemälde des Escorial, Memoria de las pinturas que la Mayestad cathólica del Rey nuestro Senor D. Philippe IV. embia al Monasterio de S. Laurencio el Real del Escorial, este ano de MDCLVI descriptas y colocadas por Diego de Sylva Velazquez, Rom, Grignano 1658 (Wiederabdruck des einzigen bekannten Exemplars in der Bibliothek der Spanischen Akademie in den Memorias derselben, Madrid 1872, und von Davillier,

Mémoire de Velazquez, Paris 1874) ist längst als eine Mystifikation nachgewiesen, die mit der Beschreibung des Santos zusammenhängt. Vgl. indessen Menendez y Pelayo, Historia de las ideas esteticas IV, 102.

Italien im 18. Jahrhundert.

Vor allem ist hier die sehr stark einsetzende Briefliteratur zu besprechen; es kommen nunmehr auch die Kunstliebhaber und Laienkritiker in immer mehr steigendem Maße zu Wort. Der Stoff ist wieder in Italien am reichsten; wie er auch hier am frühesten, schon im 15. ja 14. Jahrhundert beginnt. (Gayes Carteggio Band I). Ebenso ist hier zuerst literarisch gesammelt worden. Bottaris Raccolta, die 1754 zu erscheinen begann und 1822 durch Ticozzi ansehnlich vermehrt wurde, berücksichtigt übrigens auch außeritalienischen Stoff reichlich. Der höchst umfangreiche Briefwechsel Bottaris selbst mit Künstlern und Kennern seiner Zeit zieht sich durch den größten Teil der Bände hin. Unter den Kennern des 18. Jahrhunderts erscheinen mit ausgedehnten Korrespondenzen besonders der Cav. Gaburri, der Canonicus Crespi, Mariette, der P. Resta, G. P. Zannotti, Temanza, Milizia und der Graf Algarotti; unter den Künstlern des Seicento sind besonders die Bolognesen, vor allem die Caracci vertreten.

Michelangelos Briefe, deren Urschriften im Museo Buonarroti in Florenz durch seltsame Verfügungen unzugänglich sind, wurden zuerst von G. Milanesi, Florenz 1875 gesammelt herausgegeben; einen volkstümlichen Neudruck dieser Ausgabe besorgte G. Papini, Lanciano 1910. Vasaris Briefe in Milanesis Vasari-Ausgabe Bd. VIII; dazu jetzt die neue Ausgabe der Carte Vasariana von K. Frey (I. Buch V). Cellinis Briefe jetzt in der Ausgabe von Bacci (1901. Buch VI.) Zu Aretino vgl. Buch VI. Die Briefe des Salvator Rosa (teilweise schon im I. Band Bottaris) liegen in der Gesamtausgabe seiner Schriften von Cesareo, Neapel 1892 vor.

[Von außeritalienischen Künstlern sind eigentlich nur die großen Briefsammlungen des Nic. Poussin (schon bei Bottari, dann Ges. A. von Quatremère de Quincy, Paris 1824 vgl. Buch IX,) und besonders des Rubens zu nennen, der freilich und zum kleineren Teil künstlerischer Art ist. Sie sind jetzt in dem großen Urkundenwerk von Rooses und Ruelens, Codex diplomaticus Rubenianus, Antwerpen 1887 ff. in 6 Bden. gesammelt, eine Auswahl deutsch in Guhl-Rosenbergs Künstlerbriefen II, 110 ff. sowie in Rosenbergs Rubensbriefen. Leipzig 1881. Vollständig übersetzt (mit dürftigen und keineswegs einwandfreien) Anmerkungen von Zoff, Die Briefe des P. P. Rubens. Wien 1918.]

Bottari, Gio. Gaët., Raccolta di Lettere sulla Pittura, Scultura ed Architettura scritte da più celebri personnaggi dei sec. XV, XVI. e XVII., Rom 1754—1783, 7 Bände (der 7. wurde von L. Crespi, ohne Vorwissen Bottaris, Rom 1773 publiziert). 2. sehr vermehrte Ausgabe von Stef. Ticozzi, Mailand 1822—1825, 8 Bände mit Register. Fortsetzung: Gualandi, Nuova Raccolta di lettere ecc. dei sec. XV a XIX, Bologna 1844, 3 Bände. Dazu Lettere pittoriche da unirsi alle pubblicate di G. Bottari ecc., Rom 1833. Morbio, Lettere storiche ed artistiche pubblicate con note, 2. ed., Mailand 1840. Campori, Lettere artistiche inedite, Modena 1866. Milanesi, Lettere d'artisti italiani dei sec. XIV e XV, raccolte ed annotate, Rom 1869. Zuletzt O. Pollak, Italienische Künstlerbriefe aus der Barockzeit, Jahrbuch der preuß. Kunstsammlungen XXXIV, Beiheft.

Orlandi, Pellegrino, Ant. Ab., Abcdario pittorico, 1. Ausgabe Bologna 1704, 2. vermehrte Ausgabe 1719, Florenz 1721, 1776, 1788, Venedig 1753, Neapel 1733 und 1763 (mit zahlreichen Zusätzen über neapolitanische Künstler und der Biographie Solimenas, dem die Ausgabe gewidmet ist, vgl. Croce, Napoli nobilissima II, 1898, 18 ff.). Über Orlandi vgl. Comolli, Bibliografia I, 2, 94 ff., Campori, Lett. artist. 179 ff. und Frati, Lettere autobiografiche di pittori al P. Pellegr. Ant. Orlandi, Riv. d'arte 1907, 63 (mit Nachrichten über die Miscellenbände Orlandis in der Universitätsbibliothek in Bologna).

Milizia, F., Le vite de' più celebri architetti d'ogni tempo preced. di un Saggio sopra l'architettura, 1. Ausgabe (anonym) Rom 1768, 2. Ausgabe Venedig 1773, 3. Ausgabe unter dem Titel Memorie degli architetti antichi e moderni, Parma 1781, 2 Bände, 4. Ausgabe Bassano 1785, 2 Bände, 5. Ausgabe Bologna 1827. Französisch von Pingeron (ohne Nennung des Autors) Paris 1771. Englisch von Mrs. Cresy, London 1826.

Serie degli uomini più illustri nella Pittura, Scultura e Architettura, con i loro Elogi e Ritratti incisi in rame, cominciando dalla sua prima restaurazione fino ai tempi presenti, Florenz 1769—1775, 12 Teile (mit 300 Bildnissen).

Zani, Pietro Ab., Enciclopedia metodica critico-ragionata delle b. arti, 1. Ausgabe Parma 1794, in 8 Bänden. 2. Ausgabe Parma 1817—1824, 28 Bände, (die ersten 19 Bände enthalten das Künstlerlexikon).

Ticozzi, Dizionario dei Pittori dal rinascimento delle b. arti fino al 1800, Mailand 1818, 2 Bände. Derselbe, Dizionario degli Architetti, scultori, pittori ecc., Mailand 1835, 4 Bände. Tipaldo, E. de, Biografia degli Italiani illustri nelle scienze, lettere ed arti del sec. XVIII e de' contemporanei, Venedig 1834—1844, 9 Bände.

Piranesi, G. B., Della magnificenza et architettura dei Romani, Rom 1761, fol. vgl. das ausführliche Referat H. Tietzes über Hautecœur, Rome et la Renaissance de l'antiquité à la fin du XVIII. siècle, Paris 1912, in den Kunstgeschichtlichen Anzeigen 1912, 113 f. Über Piranesis umfangreiche Magnificenza ferner die ausführliche Würdigung bei Giesecke, G. B. Piranesi (Meister der Graphik VI, Leipzig o. J. [1911]) S. 20 f., die mir indessen der Schrift nicht durchaus gerecht zu werden scheint. Ebenda über den Brief Mariettes (in der Gazette Litèraire de l'Europe 1765) und P. s. Antwort darauf, di »Osservazioni«. Ebenda auch S. 1 ff. über Gio. Lod. Bianconis (s. o.) Elogio del Piranesi, die älteste Quelle über dessen Leben, zuerst in der Antologia Romana 1779, dann in seinen Ges. Werken Mailand 1802 erschienen. Ebenda ferner S. 3 u. ff. Mitteilungen über eine wichtige noch ungedruckte Handschrift der Pariser Nationalbibliothek, Notice historique sur la vie et les ouvrages de J. B. Piranesi (von 1799) von J. G. Legrand, die auf Piranesis eigene Aufzeichnungen zurückzugehen scheint.

(Anonym, aber vom Ab. Paolo Frisi), Saggio sopra l'architettura gotica, Livorno 1766, z. T. in ungenügender deutscher Übersetzung aufgenommen in Herders Blätter von deutscher Art und Kunst, Hamburg 1773 (mit Goethes Aufsatz über Erwin von Steinbach). Über den Verfasser, einen berühmten Mathematiker und Barnabiten in Mailand (1728—1784) vgl. Lambel im Neudruck des Herderschen Werkes (Deutsche Literaturdenkmäler des 18. und 19. Jahrhunderts 40/41, Stuttgart 1892, p. XXXIII ff.), über die Istituzioni di meccanica des Frisi (Mailand 1777) s. Comolli, Bibliografia III, 257; über besonders D'Ancona und Bacci, Manuale della lett. Ital. IV, 400. Als einer der ersten, die sich vor Rumohr um das italienische Mittelalter bemüht haben, ist der Toskaner Gio. Lami zu nennen; seine Dissertazione relativa ai pittori e scultori Italiani, che fiorirono dal 1000 al 1300 ist (mit Noten des Herausgebers) abgedruckt in der vom Ab. Fontana besorgten Florentiner Ausgabe von Leonardos Trattato von 1792 (Cicognara 234). Vgl. darüber Rumohrs Ital. Forsch. I, 321, Neuausgabe S. 201).

Eine besondere Klasse für sich bilden die folgenden Schriften erbaulicher Tendenz:

Baldi, Laz., Breve compendio della vita e morte di S. Lazaro, monaco ed insigne pittore, che sotto Teofilo Imp. Iconomaco molti tormenti patì per la pittura e culto delle s. imagini Rom 1681, 1715, 1788. Cicognara hat dieses »libercolo ridicolo e da nulla« gleichwohl neu auflegen lassen unter dem Titel: Vita di S. Lorenzo monaco e pittore preceduta di alcune osservazioni sulla bibliomania, Brescia 1807.

Caglieri, Compendio delle vite de' Santi orefici ed argentieri, Rom 1727.

Nur äußerlich reihe ich hier das bekannte ausgezeichnete Werk des P. Marchese, Memorie dei più insigni Pittori, Scultori ed Architetti Domenicani an, Florenz 1845—1846, 2 Bände; weitere Ausgaben 1854 und Bologna 1878—1879.

Paradisi, Sopra lo stato presente delle scienze e delle arti in Italia, Venedig 1767. Über den Autor s. D'Ancona und Bacci, Manuale della Letteratura Italiana IV, 498, wozu zu vergleichen des berühmten Kritikers Gius. Baretti cap. XI (über den Stand der

Künste in Italien) in seinem Buch: An account of the Manners and Customs of Italy, London 1768 (italienisch Mailand 1818). Eine Lebensbeschreibung Lionardos verfaßte in diesem Jahrhundert der Conte Rezzonico delle Torre, her. von Monti im Periodico delle Soc. storica, Como 1914.

Gherardo d'Arco, Conte, Della patria primitiva dell'arti del disegno, Cremona 1785, behandelt das Thema vom Primat Italiens.

Lanzi, Luigi Ab., Storia pittorica dell'Italia dal risorgimento delle belle arti fin presso al fine del XVIII. secolo, Bassano 1789 (1795, 1809, 1818, diese von Fiorillo besorgt), Florenz 1822, 1825, Mailand 1804, 1823, 1824. Taschenausgabe in 6 Bänden Pisa 1815. Französisch von Mme Diendé, Paris 1824. Englisch von Roscoe, London 1828 und Evans, London 1845. Deutsch von Quandt, Leipzig 1830—1833. Über Lanzi: Segrè, Luigi Lanzi e le sue opere (gänzlich ungenügend, vgl. die treffliche Besprechung W. Kallabs in den Kunstgeschichtlichen Anzeigen II, 1905, 23), ferner Bombe, L. Lanzi, im Cicerone 1910, no. 6.

Cicognara, Leopoldo, Storia della Scultura dal suo risorgimento in Italia sino al secolo di Canova per servire di continuazione alle Opere di Winckelmann e di d'Agincourt, Venedig 1813—1818, 3 Bände, fol., 2. vermehrte Auflage Prato 1820, 7 Bände in 8° und Atlas in fol.; vgl. Malamani, Memorie del Co. Leop. Cicognara, Venedig 1888, 2 Bände.

Ricci, Amico March., Storia dell'Architettura in Italia dal s. IV al s. XVIII, Modena 1857—1860, 3 Bände.

Séroux d'Agincourt, J. B., Histoire de l'Art par les monumens, depuis sa décadence au IV. siècle jusqu'à son renouvellement au XVIe, 6 Bände, fol., mit 325 Tafeln, Paris (1811)—1823. Italienisch von Ticozzi, Prato 1826—1830 (und Mantua 1841). Deutsch von Quast, Sammlung von Denkmälern der Architektur u. s. w., Berlin 1840 (mit Zusätzen). Englisch London 1847. Über d'Agincourt besonders Dumesnil, Histoire des plus célèbres Amateurs français, Paris 1856, vol. III.

III. Einige Bemerkungen zum Gesamtcharakter der Kunstgeschichtschreibung des Barock und Klassizismus.

Es soll hier besonders von den nicht wenigen Fäden die Rede sein, die das größte Ereignis der letzten Barockperiode, Winckelmanns Kunstgeschichte, mit der frühern Zeit verbinden; sie treten in der klassischen Darstellung Justis nicht so deutlich hervor, als es für unsere Betrachtung erwünscht ist. Man könnte mit einem von der alten Burgunder Webetechnik hergenommenen Bilde sagen, sie bildeten die Kette, deren Gold bald mehr, bald weniger durch die aufgelegte Stickseide schimmere, immer aber deren Untergrund ausmache.

Im Vordergrunde der Kunsthistoriographie des Seicento steht Bellori, zweifellos ihre bedeutendste Erscheinung. Der Pragmatismus der Vasarizeit ist nun freilich auch bei ihm noch ungebrochen wirksam; es ist das besonders merklich an der Art, wie er den wirren Lebenslauf des großen Naturalisten Caravaggio — dessen Bedeutung er keineswegs verkennt —, ja selbst sein Äußeres mit der angeblich rohen und wilden Wesensart seiner Kunst in Zusammenhang bringt. So einseitig und schief auch diese Darstellung des Künstlers ist, sie hat sich der Nachwelt dauernd eingeprägt und ihre Wirkung ist bis heute nicht gänzlich erloschen.

Das Fortwirken der alten Ideen, besonders der Entwicklungstheorie in Vasaris Prägung, der halbmythische Analogie organischen Wachstums erfüllt auch das 17. und 18. Jahrhundert, so bei Mancini, der sich mit seinen vier Gezeiten der Entwicklung an Vasari anschließt, und andern; demgegenüber erscheint das Gerüstwerk der römischen Chronisten oder Baldinuccis wie ein Rückschritt, so sachlich es gemeint ist.

Vasari hatte ein historisches Ideal aufgestellt: Michelangelo als Gipfelpunkt aller Entwicklung, streng im individualistischen Sinn des italienischen Humanismus aufgefaßt. Das wirkt im Barock nach, nur verschiebt sich die Rolle des repräsentativen Künstlers. An Stelle des *Divino* tritt ein anderer: wenigstens die römisch-florentinische Geschichtschreibung stürzt ihn von seinem Piedestal und verkündet die Apotheose Raffaels. Der Urbinate hat die Antike erreicht, es sind die zwei gleich hohen Mächte, die das eigenste Wirken eines so beispielhaften Künstlers wie N. Poussin ebensosehr bestimmen wie die theoretische Überzeugung seines Freundes Bellori, der davon in seiner berühmten Beschreibung der vatikanischen Stanzen laut Zeugnis abgelegt hat. Dieser befindet sich in bewußtem Gegensatz zu Vasari, dessen Anschauung, als verdankte Raffael erst Michelangelo den »großen Stil«, er auf das heftigste bekämpft hat. Der Abgott der Spätrenaissance geht in die Verbannung, die schon früh merkbare Kritik an ihm beginnt; es ist halb widerwillig, wenn man ihm seine große Rolle als Bildner zugesteht. Nicht Michelangelo, die Antike hat Raffaels große Manier bestimmt, lehrt Bellori; natürlich die Antike römischen Gepräges, vor allem die augusteischer »Blütezeit«. Wie man wenigstens auf literarischem Wege das Ideal der Antike auch für die stets im Vordergrunde stehende Malerei zu erfassen suchte, lehren sowohl die berühmt gewordenen Biographien der vier großen Maler des Altertums von Carlo Dati als das noch berühmtere Werk eines Nordländers aus dem Rubenskreise, der Foliant *De pictura veterum* des Junius, eine wahre Fundgrube antiquarischer Gelehrsamkeit bis heute und der wahre Vorläufer von Brunns Künstlergeschichte. Diese Anschauung von der Antike ist namentlich von der halb oder ganz in Rom wurzelnden bolognesischen Schule gepflegt worden; ihre Vertreter, ein Guido, Domenichino, Albani, Lanfranco, Guercino erscheinen darum auch als die eigentlich großen Künstler einer »Nachblüte«, ein Concetto, der bekanntlich bis auf Winckelmann und Goethe herab wirksam bleibt; heute ist er uns so fremd geworden, daß die Wertung dieser Kunst wie die des italienischen Barocks überhaupt erst langsam und auf Umwegen wieder einsetzt.

Der Widerstand gegen den Raffael- wie den Antikenkult der sozusagen offiziellen Geschichtschreibung und Theorie römischen Gepräges blieb freilich nicht aus. Er kam aus Oberitalien, vor allem aus Venedig, das stets zur Sezession neigte, und schon im 16. Jahrhundert mit Aretino und seinem wirklichen oder angeblichen Sprachrohr Dolce gegen den Michelangelokult Einsprache erhoben hatte. Diesmal wird er aber nicht aus Literaten-, sondern aus Künstlerkreisen laut. Es ist der Geist, der die moderne Entwicklung der Malerei als Farbenkunst — in uraltem Gegensatz zum florentinisch-römischen *disegno* und *rilievo* — von Venedig aus bestimmt; die merkwürdige, von Marco Boschini überlieferte Äußerung des Velazquez, dem Raffael gar nicht gefallen will — *Tizian xe quel che porta la bandiera!* — zeigt, aus welchen Quellen diese Anschauung gespeist wurde. Es ist überaus bezeichnend, daß die zwei Hauptvertreter des außeritalischen großen Stils, Velazquez und Rubens, ihre entscheidenden Anregungen nicht auf römischem, sondern auf oberitalienischem, besonders venezianischem Boden, nicht in den Meistern der orthodoxen römischen Richtung, sondern (neben einem Baroccio) gerade in deren stärkstem Widersacher Caravaggio gefunden haben. Selbst aus Bologna, das doch zur römischen Fahne schwört, wird dieser Widerspruch laut. Hat Malvasia, sein Historiograph, auch den verächtlichen Ausdruck vom *boccalajo*, der ihm entschlüpft ist, später verleugnet, sein Seitenblick auf die *maniera statuina*, der Tadel von Raffaels berühmter Cäcilia in Bologna und manche aus Künstlermund weitergetragene Äußerung haben viel böses Blut bei den Orthodoxen gemacht, beweisen aber, daß man in Bologna selbst den Einflüssen der lombardischen Nachbarn keineswegs unzugänglich war. Es ist ein Gegensatz, der sich in dem gleichwertigen Verhältnis zwischen den nördlichen Niederlanden unter Führung ihres großen Hauptmeisters Rembrandt mit seinem ausgesprochenen romfeindlichen »Protestantismus« und dem ganz in römischem Fahrwasser — nicht nur mit seiner Akademie — segelnden Frankreich wiederholt, das einen Bernini mit offiziellem Gepränge empfing und trotz immer wieder hervortretender Gegensätze das eigentliche Apostolat der römischen Lehre übernahm. Ketzerische Meinungen tauchen freilich wiederholt auf, dem Nationalgötzen Poussin stellen sich die »Rubenisten« entgegen und selbst der dieser Nation fast so schwer wie Shakespeare zugängliche Rembrandt findet seine Schätzer.

Aus derselben aemilianischen Landschaft ist aber noch ein anderer, gerade für Frankreich wichtiger Anstoß ausgegangen. War es im Grunde auch mehr geistreiche Fronde, die Alessandro Tassoni aus Modena, der Verfasser der berühmte *Secchia rapita*, in seinen merkwürdigen *Pensieri* (1620, X. Buch) die Frage nach dem Vorrange von Antik und Modern aufwerfen und in einem breit durchgeführten

Vergleich (der auch auf die bildende Kunst ausgedehnt ist) durchaus zu Gunsten des letzteren entscheiden ließ, gerade diese Frage hat im Frankreich des 17. Jahrhunderts, das sich schließlich auch seiner *gauloisen* und »gotischen« Vergangenheit besann, zu der lange fortgesponnenen *Querelle des Anciens et Modernes* geführt. Freilich blieb letzten Endes der Klassizismus gerade hier siegreich, selbst in der Revolution, die Nietzsche mit einem blendenden Ausdruck den Sklavenaufstand der unterdrückten Rasse genannt hat. Neben Tassoni und seinem Sturmlauf gegen den durch das Konzil von Trient neu belebten Aristotelismus stellt sich aber noch ein anderer Emilianer, Trajano Boccalini aus Carpi, der mit seinen *Ragguagli di Parnasso* (1612) zu den Vorläufern moderner Kritik zählt.

Aber der Einfluß des antiken Idols war doch übermächtig und er hat in Praxis wie in Theorie, vom Barock römischer Observanz vorbereitet, zu dem ganz Europa sich unterwerfenden Klassizismus der zweiten Hälfte des Settecento geführt. Von ihm ist Bellori geleitet, wenn er die moderne Bildhauerkunst als der antiken nicht ebenbürtig erachtet, trotz der überaus hohen Schätzung, die er den Bolognesen Algardi und dem *Fiammingo* (genau wie später noch Winckelmann) zuteil werden läßt; Michelangelo tritt auch hier in die zweite Reihe, selbst wenn ihm Bellori, halb widerwillig (wie später ein Burckhardt), das Prädikat der *grandezza* nicht absprechen kann. Besonders der Nordländer Duquesnoy, der sich wie vorher Giambologna ganz in den Geist südlicher Kunst eingelebt hat, ist der Mann nach Belloris Herzen, seine berühmte Susannenstatue in der Kirche am Trajansforum kommt bei aller Modernität dem antiken Ideal so nahe wie möglich, und es ist kein Zweifel, daß er ihn dem geflissentlich verschwiegenen Beherrscher der damaligen römischen Kunstwelt, Bernini, gegenüberstellt; wir wissen, daß die Königin Christine sich nach Florenz, an Baldinucci, als an einen dem römischen Mittel und seinen scharfen Gegensätzen Entrückten wenden mußte, um einen Biographen für ihn zu gewinnen. Zu übersehen war der Mann natürlich trotzdem nicht, und seine Werke begegnen uns in den römischen Stichwerken des Hochbarocks häufig genug in aller Arglosigkeit als Stilmuster neben den berühmten Antiken, ebenso in Frankreich bei Félibien u. a.; die begeisterten Elogien in der *Galleria* des Marini — der freilich sein Geistesverwandter ist — und in der *Pinacotheca* des Silos sagen ein übriges. Es ist höchst charakteristisch, wie sich Bellori den berühmten, in allen Künstlerwerkstätten anzutreffenden Kinderfiguren des von ihm so sehr geschätzten Fiammingo gegenüber verhält. Er hat hier, von dem altehrwürdigen und so überaus einflußreichen Concetto des »Dekorum« aus, gewichtige Einwendungen zu machen. Dieses früheste Kindesalter erscheint ihm überhaupt zur Darstellung nicht geeignet, weil es die Form sprenge und die geforderte Bewegung ihm nicht angemessen sei. Was hier auseinandergesetzt ist, zeigt deutlich den Scharfblick des großen, auch in seiner Einseitigkeit bedeutenden Archäologen; der Typus des pausbackig gedunsenen Barockputto ist meisterlich herausgeholt und der Zusammenhang mit der malerischen Absicht klar erkannt.

Bellori ist es ferner gewesen, der den schon bei Vasari vorhandenen, aber noch undeutlich ausgeprägten Begriff einer nach dem goldenen Zeitalter der italienischen Kunst einsetzenden Verfallsperiode breit ausgeführt und damit einen ungemeinen Einfluß auf die Nachwelt ausgeübt hat: mit dem Hingang des Idols Raffael und des *felice secolo* Leos X. tritt zuerst in Rom, etwas später in Venedig, wo Tintoretto der letzte große Meister ist, ein Verfall der künstlerischen Kraft ein, es ist zunächst die sogenannte Manieristenschule, um die es sich handelt; damit ist der Boden für jene nachwirkende Anschauung bereitet, die in Michelangelo den Verderber der Kunst sah, und das unleugbare Aussetzen der großen malerischen Taten im Venedig des 17. Jahrhunderts, das auf das alles in den Schatten stellende Zeitalter Tizians folgte, kam dieser Feststellung nur entgegen. Sehr wichtig ist aber, daß Bellori auch für die Architektur diesen Verfall feststellt; seine Äußerung von der *corruzione dell'età nostra* richtet sich deutlich gegen Bernini und den borrominischen Stil, und dadurch wird er auch hier der Ahnherr jener Klassizistenmeinung des 18. Jahrhunderts, die, wie vorher die Renaissance Schmähwort und Begriff der »Gotik«, nunmehr für ihre Väterkunst das parallele »Barock« findet und namentlich jene beiden Meister zu wahren Stilpopanzen macht. Obwohl auch Bellori die eigentliche Bedeutung der niederländischen Kunst nicht erfaßt und bloß die seiner heimischen Weise verwandten Seiten herausgehoben hat, so spricht er doch unumwunden aus, daß Rubens die Farbe aus Italien entführt habe, während ein Talent wie Baroccio einsam im kleinen Urbino verdämmern mußte. Endlich findet sich bei Bellori die akademisch scharfe Herausarbeitung jener beiden großen gegensätzlichen Stile, die das Rom des beginnenden Seicento mit ihrem Kampflärm erfüllten, schon mit den bleibenden Schlagworten des »Manierismus« und »Naturalismus« für alle Folgezeit festgehalten. Jener erscheint, geführt vom Cavalier d'Arpino, als faustfertiges Arbeiten *di pratica*, mit fast gänzlicher Vernachlässigung des Modells, dieser von Caravaggio, als skavischem Nachahmer des Modells und seiner Zufälligkeiten. Diese Einschätzung Belloris hat, wie oben erwähnt wurde, durch die gesamte folgende Zeit nachgewirkt und ist heute noch nicht um alles Ansehen gekommen. Namentlich seine Stellung dem merkwürdigen an zweiter Stelle genannten Künstler gegenüber — es ist überaus bezeichnend, daß sich bei dem gelehrten Kenner des Altertums sofort der Vergleich mit dem alten Naturalisten Demetrios von Alopeke einstellt — erinnert an die ähnliche der zeitgenössischen Kritik gegen Manet, obwohl Bellori dem Genie des Künstlers ehrlich gerecht zu werden strebte. Caravaggio erscheint trotzdem als Verderber des *buon costume* in der Malerei, alles, was der frühklassizistischen Theorie als unantastbares Gut ihrer Schulformeln heilig ist, fehlt ihm, *Invenzione* und *Disegno* ebenso wie *Decoro* und *Scienza*. Der Mangel an Haltung in seinen Historien, das allzu Erdennahe seiner Halbfiguren und Existenzbilder (wie der hl. Magdalena) werden ihm unerbittlich vorgerückt; unzweifelhaft hat der scharfe Blick des gelehrten Stilkritikers manches richtig gesehen, aber sein Dogmatismus hat letzten Endes doch jenes ganze falsche Bild des Künstlers zuwege gebracht, um dessen Korrektur sich heute erst die Forschung bemüht. Die historische Rolle des Mannes als notwendige Reaktion gegen den Manierismus hat aber Bellori wohl erkannt. Hier ist ihm freilich schon Mancini voraufgegangen, der bereits die Dreiheit d'Arpino, Caravaggio, Carracci als These, Antithese und Synthese herausgearbeitet hat. Denn auch Bellori — und hier liegt wieder eine höchst folgenreiche Problemstellung vor — erblickt das wahre Heil in der Schule von Bologna, die den goldenen Mittelweg, Horazens *aurea mediocritas*, zwischen Ideenmalerei und Naturstudium einschlug und die *arte estinta* — wie es mit einem kennzeichnenden Ausdruck in Wiederkunft ältester humanistischer Sinnesart heißt — wieder zu neuem Leben brachte. Bellori erscheint hier mehr denn je als ein Schrittmacher Winckelmanns, wenn er die von den Carracci ausgehende Anschauung sich zu eigen macht, die Kunst der Griechen, damals fast nur aus literarischen Zeugnissen, wie sie das Buch des Junius in reichster Fülle sammelte, bekannt, sei das eigentliche hohe Vorbild; denn wie für Vasari, bedeutet auch für das 17. Jahrhundert und bei seiner Orientierung noch mehr die römische Kunst den wahren Höhepunkt alten Kunstschaffens. Bellori ist darin eines Sinnes mit seinen Künstlerfreunden Poussin und Fiammingo; im Leben des zweiten berichtet u. a. Passeri ausdrücklich, daß er sich als strengen Nachahmer der griechischen Weise bekannte, weil sie zugleich Größe, Adel, Anmut und Würde in sich vereinige — was Passeri freilich für unmöglich hält —, darin ausdrücklich von Poussin bestärkt, der die »römische Manier« mißachtete. Auch das Programm des bolognesischen Eklektizismus legt er sich zurecht; die Äußerungen des Albani (in Briefen an Bellori selbst) sehen als Ideal, als Grenzsetzung die Vereinigung des von den verschiedenen Schulen künstlerisch Erreichten an, der lombardischen mit Correggio, der venezianischen mit Tizian, der römischen mit Raffael (und Michelangelo), vor allem aber der Antike. Das ist nun freilich in anderem Sinne gemeint und aufzufassen als das geistlos formelhafte Rezept bei Lomazzo, gegen das ein Domenichino selbst lauten Einspruch erhoben hat, wie denn das angebliche Sonett des Agostino Carracci bei Malvasia wohl sicher eine Fälschung ist, die zwar die Anschauungen der Theoretisierenden, der Laien-, aber kaum der Künstlerwelt wiedergibt. Auch dieser Schriftsteller ist ja übrigens ein Vertreter des goldenen Mittelwegs, er eifert ebenso gegen den Naturalismus eines Caravaggio wie gegen die »Colpi«-Malerei der Venezianer, auch er setzt Raffael über Michelangelo, und die Wertverschiebung gegen das Cinquecento zeigt sich klar, wenn er sagt, dieser stehe ebenso weit unter jenem wie Ariost unter Tasso, der mit seinem »regelmäßigen Epos« nicht nur das eigentliche Idol des Seicento und seiner Kunstlehre, sondern des italienischen Volkes überhaupt — man denke an die zahllosen Dialektumdichtungen der *Gerusalemme* — geworden ist.

Hier wird auch jene Einteilung in historisch gegebene individuelle »Schulen« deutlich, die ja freilich schon das 16. Jahrhundert vorbereitet hat. Bellori ist es recht eigentlich, der ihr durch sein Ansehen zu bleibendem Einfluß verholfen hat, denn bei einem Cellini z. B. besagt der Ausdruck »florentinische Schule« noch etwas wesentlich anders, nämlich die alte Handwerks- und Lebensgemeinschaft der in Florenz tätigen Künstler, er ist noch nicht stilistisch gewendet. Von da an hat aber diese Lehre dogmatisches Ansehen gewonnen, ist am Schlusse der alten Zeit durch Lanzis Werk kodifiziert worden und beherrscht noch die Galeriekataloge des 19. Jahrhunderts. Ihre eigentliche Herausarbeitung entspringt, wie es scheint, dem bolognesischen Mittel; darauf deutet die bei Bellori mit bewußtem Nachdruck in extenso mitgeteilte Äußerung des dortigen Schöngeistes Agucchi, der im Verein mit Domenichino einen großen Kunsttraktat plante. Sie ist bedeutsam als Abschluß schon vorhandener Bestrebungen, bedeutsam auch für die weitere Entwicklung der Ästhetik dadurch, daß die Schönheit nun ausdrücklich als oberster und zentraler Grundsatz allen Kunstschaffens ausgesprochen wird. Es sind vor allem vier große Hauptschulen, um die es sich handelt: die römische mit ihren Begründern Raffael und Michelangelo, auf der Schönheit der antiken Statuen ruhend, die venezianische mit Tizian, die auf der natürlichen Schönheit des Naturvorbildes fußt, die verwandte lombardische mit Correggio, noch mehr auf den Reiz des Modells bedacht, die eigentliche Trägerin der »Grazie«, endlich die toskanische, deren Charakter äußerlich (noch in Erinnerung an das hier stets geforderte und gepflegte *Disegno* und *Rilievo*) in sorgsames Detail und fleißigste Ausführung gesetzt wird. Als fünfte erscheint bei Bellori selbst schon die bolognesische angedeutet, sie rückt ja auch seither an diese Stelle und verdrängt eigentlich die »toskanische«.

Dem Interessenkreis des gelehrten Seicento, das in Natur- wie in Geisteswissenschaften eine ungemeine, nicht nur sammelnde, sondern auch erkennende Tätigkeit entfaltet hat, entspricht es durchaus, daß die ältere Kunst vor aller »Wiederauflebung« seinen Forschungstrieb anregt. Das ist besonders der Fall in dem tonangebenden Mittelpunkt Rom und gerade durch dessen eigentümliches Mittel bedingt. Nach dem klassischen steigt das unterirdische Rom der ersten Christen herauf, die *Roma sotteranea*, der Bosios und Aringhis große Arbeiten von 1632 und 1651 gewidmet sind; und an die Kunst der Katakomben schließt sich die der Sarkophage und Mosaiken, ihre Reflexe fallen in die damals lebende Kunst. Schon Mancini hat dem altchristlichen Rom seine Aufmerksamkeit geschenkt, ebenso Bellori. Aber es ist wesentlich antiquarischer, ganz selten stilistischer Anteil, der in diesem Umkreis ja überhaupt ganz moderner Zeit angehört und kaum erst begonnen hat. Anders steht es mit der eigentlich mittelalterlichen Kunst, die, wie schon früher erwähnt, in Frankreich, dann ganz besonders in England, auch vom künstlerischen Standpunkt aus, jetzt Beachtung findet. Italien, dem ein Mittelalter in diesem Sinne eigentlich fehlt, dessen moderne Nationalliteratur vor allen anderen schon mit Dante beginnt, wie seine Kunst mit den Pisanern, Giotto, und den großen Architekten vom Dugento her, wie ebenso seine ihm eigentümliche musikalische Richtung der *ars nova*, nimmt hier eine andere Stellung ein; diese Werke waren schon längst in Vasaris und seiner Vorgänger Gesichtskreis getreten. Gerade dies aber, wie die Großväterkunst des Quattrocento auch, tritt nun wenigstens in der großen offiziellen Historiographie, zum Teil auch in der Lokalliteratur, wie wir noch sehen werden, ganz auffallend zurück. Der Anteil an den »Primitiven«, der in Goethes Schätzung des Mantegna so spontan hervorleuchtet, wird erst am Ende des 18. Jahrhunderts durch die in Italien lebenden und sammelnden Engländer neu erweckt; die Sammlung Solly, die einen Grundstock der Berliner Galerie bildet, hat ja einem englischen Kaufmann zugehört. Für das Seicento steht vor allem die eigene lebende, sodann die Kunst der unmittelbar vorausgehenden Generationen bis zu den »Klassikern«, zu Raffael, Tizian, Correggio, unbedingt im Vordergrunde.

Italien fühlt sich noch im Vollbesitze des Primats als erstgeborene »moderne« Nation, und nicht mit Unrecht; sein von Rom ausgehendes »Barocco«, das die Gemeinsprache Europas wird, seine unbedingt gebende Rolle in der Theorie verleihen ihm den Vorzug des »klassischen« Landes, nicht nur durch das Übergewicht der Antike, und die übrigen Nationen erkennen dies auch ohne Widerstand an. Nicht nur die Art, wie ein Bernini in Frankreich empfangen wird, sondern auch seine Äußerungen zu Chantelou selbst geben davon aufs deutlichste Zeugnis. Bellori hebt eigens hervor, wie Rubens durch seine Publikation der genuesischen Paläste seiner flandrischen Heimat die Kenntnis der »guten« Bauweise vermittelt habe. Aber selbst dieser so hoch geschätzte Künstler wird von dem welschen Katheder herab geschulmeistert; ein gewisser Mangel an *buon disegno*, die Einförmigkeit seiner Typen werden hervorgehoben: Dinge, die Bellori von seinem italienischen Standpunkt aus recht gut erkennt. Von der großen spanischen Kunst weiß man im Grunde fast nichts, nur wenig mehr von der holländischen, obwohl Baldinucci (rein literarisch) van Manders Biographien übernimmt, die ja freilich schon ursprünglich durch die Brille der Romanisten gesehen sind; immerhin hat aber gerade Baldinucci, wie schon erwähnt, den Graphiker Rembrandt überraschend gut gewürdigt.

Im Grunde ist es aber doch noch immer der Standpunkt der älteren Zeit den flandrischen Zeitgenossen oder dem vielbesprochenen Dürer gegenüber: man empfindet sie als ein Kuriosum technischer Art, eine Art Chinoiserie, zu deren Gefühlsleben man keine Brücke findet — was übrigens auch umgekehrt gilt. Nicht die eigentliche Renaissance, erst der in manchem Sinn rückläufige Gefühlsausdruck des Barocks hat das bis ins Mark »gotische« Europa erobert; diese Nationen hatten alle ihr »Mittelalter«, in das die erste Blüte ihrer Nationalliteratur fällt, kein »Altertum« wie Italien.

Auf römischem Boden erwachsen, kann und will die große Tat des Klassizismus im 18. Jahrhundert, Winckelmanns Kunstgeschichte, den Zusammenhang mit ihm nirgends verleugnen. Jene schon berührte These, die zuerst bei den Caracci in Bologna Gestalt gewinnt, die Kunst der Griechen sei die eigentlich hohe und wahre des Altertums, ist hier, freilich vielmehr aus tiefster Intuition denn aus wirklicher Kenntnis der Denkmäler, die nicht oder kaum vorhanden sein konnte, in schöpferische Tat umgesetzt. Freilich hatte schon vorher Caylus dasselbe betont, noch hinzusetzend, daß die Römer als wahre Barbaren nichts eigenes als höchstens in der Darstellung wirklichen Lebens geleistet hätten. Die einst so vielbewunderte römische Kunst wird von nun an das Aschenbrödel der Kunstgeschichte, nicht mehr wichtig für den »klassischen« Archäologen und noch nicht wichtig für den Geschichtschreiber der neueren Kunst, eine Rolle, mit der sie sich bis in unsere jüngste Vergangenheit hinein begnügen mußte, bevor Wickhoff und Riegl den Bann brachen. Auch die Schätzung der spätitalienischen Kunst, vor allem der Bolognesen, übernimmt Winckelmann von seinen Vorgängern; sie herrscht ja noch in der Goethezeit und bis tief in die Romantik hinein und versinkt erst allmählich im 19. Jahrhundert vor dem altbegründeten englischen Präraffaelitismus in jenen Schlaf der Vergessenheit, aus dem sie auch heute noch kaum erweckt worden ist. Wie für Bellori und seine Zeit ist Raffael auch für Winckelmann der Heros des großen Stils, in ihm ist die Antike restlos wiedergeboren; wenn Winckelmann griechische Form verlebendigen will, so nimmt er Raffaels Zeichnungen zu Hilfe und er eifert wie nur ein Vertreter römischer Kunstorthodoxie gegen Malvasia. Er folgt Bellori auch darin, daß ihm trotz der Leistungen eines Algardi, Fiammingo, Rusconi, die er ebenso wie jener schätzt, die moderne Skulptur der Malerei, vor allem der Bolognesen, nicht ebenbürtig erscheint. Und nicht minder wandelt er auf Belloris Spuren, wenn er seinem antiken Skulpturideal der Einfalt und stillen Größe getreu, das er, wie noch gezeigt werden wird, seinerseits fast wörtlich aus der klassizistischen Theorie des Seicento übernommen hat, die eigentliche in Bernini gipfelnde Bildhauerkunst des Barock als stärksten feindlichen Gegensatz empfindet und hinstellt.

Worin Winckelmanns große Tat eigentlich ruht, kann und braucht hier nicht ausgeführt werden: er ist wirklich der Vater der Geschichte der Kunst in ihrem bis heute dauernden und zur Vollendung gebrachten modernen Sinne geworden. An Stelle des rein literarischen und antiquarischen Umgangs mit der Kunst der gelobten Vergangenheit, den ein Junius mit seinem großen Sammelwerk am eindrucksvollsten vertreten hatte, tritt die Beschäftigung mit dem Denkmal selbst, seine Interpretation nicht nur nach der inhaltlichen, sondern vor allem nach der formalen, stilistischen Seite hin, das Bestreben, wie später d'Agincourt schön und treffend sagt, die Sprache des Kunstwerks selbst verstehen zu lernen, aber auch das Eindringen in die Entwicklung, in diesen vermeintlichen Organismus der Kunst. Zugleich ist aber dieser letztere Gedanke ein echtes Produkt des Klassizismus und vermag seine Herkunft nicht zu verleugnen. Ohne daß die große und schöpferische Tat des genialen Schustersohnes aus Stendal damit verkleinert werden soll, muß doch darauf hingewiesen werden, daß auch Winckelmanns Geschichtsauffassen unter dem Einfluß der ältern italienischen Historiographie von Vasari bis auf Bellori steht, und um so nachdrücklicher muß das betont werden, weil es gewöhnlich vergessen zu werden pflegt. Die große Geschichtskonstruktion, die sich auf italienischem Boden entwickelt hatte und durch Vasari auf das Nachdrücklichste eingeprägt, von Bellori nochmals schärfer formuliert worden war, die Überzeugung, daß die moderne Entwicklung das Spiegelbild der antiken Entwicklung sei, hat eben auch Winckelmann übernommen. Der ersten Periode noch kindlicher Kunst in der ägyptischen und altgriechischen Kunst entspricht bei ihm das Mittelalter und seine *gofferia*. Dann folgt die zweite Periode des strengen Stils, dem Quattrocento entsprechend, die ihren Höhepunkt unter Perikles dort, unter Leo X. hier erreicht. Auf diese Blüte tritt ein Absturz ein — wobei auch Winckelmann wie vorher Bellori seiner innerlichen Abneigung vor der Kunst eines Caravaggio Ausdruck gibt —, und endlich die Erneuerung der Kunst durch die Bolognesen, der neue gute Stil, zuletzt noch durch Maratta, den Künstlerfreund Belloris selbst, vertreten. Die Art eines Guido und Albani wird in Parallele zu Praxiteles und Apelles gesetzt, ein Vergleich, den übrigens auch Caylus hat. Der Verfall der antiken Kunst beginnt seit Alexander; die römische Kunst, deren letzte Nachblüte das Zeitalter der Antonine sieht, gehört ihm durchaus an. Auch dort, wo Winckelmann den Ursachen der Entwicklung nachspürt, bewegt er sich auf Pfaden, die zu der älteren Historiographie zurückführen, wenn auch die Untersuchungen über den Einfluß von Klima, Boden und Rasse letzten Endes antikes Erbgut sind. Caylus, der ihm auch an unmittelbarer Anschauung überlegen war, hat hier freilich z. T. tiefer gesehen, und wo Winckelmann auf politische und soziale Ursachen, das Erwachen der Freiheit in Griechenland u. s. w. kommt, berührt er sich denn auch mit den Franzosen, den Untersuchungen Montesquieus, Condillacs u. a.

Das Große und Geniale, für alle Zeit Vorbildliche der Tat Winckelmanns liegt aber bekanntlich darin, daß er in strengem Gegensatz zu der in Italien bis dahin in den Vordergrund gestellten Künstlergeschichte die Geschichte der Kunst selbst, d. h. den zeitlichen Wandel ihrer Formen aufgestellt und damit der modernen Forschung bis heute die Wege gewiesen hat. Mag er auch dabei durch sein wesentlich anonymes Material mitbestimmt worden sein, durch die von ihm klar erkannte Notwendigkeit, die Geschichte der alten Kunst, die er darstellen wollte, auf die Befragung der noch lebenden Zeugen, der Denkmäler selbst zu gründen, im Gegensatz zu den literarischen Nachrichten, die bis dahin im Vordergrund standen, dieser Schritt, mit so unvollkommenen Mitteln er auch unternommen wurde, war eine wirkliche und große Tat des Genies. Es mindert ihren Wert auch nicht, wenn hier abermals ein Zusammenhang mit der voraufgegangenen Entwicklung deutlich zu spüren ist. Winckelmann hat charakteristischer Weise seine Geschichte der Kunst des Altertums als ein »Lehrgebäude« bezeichnet und sie ist auch aus dem Geiste der italienischen Theorie des Klassizismus, wie sie zuletzt sein deutscher Landsmann Mengs formuliert hatte, heraus geboren und ohne jene gar nicht denkbar. Dieser Mann, in dem wir den eigentlichen Gründerheros der Kunstgeschichte, wie sie heute verstanden wird, ehren, ist recht von innen heraus seiner eigenen Überzeugung nach ein Theoretiker gewesen. Er selbst bekennt sich ja mit klaren Worten als Gegner der Historie, als bloßer Kunde des Geschehens, ihm handelt es sich um das Wesen der Kunst, das Erfüllen eines Ideals, dem eben das Hellenentum so nahe als möglich gekommen sei; schon der scharfsichtige Herder hat bemerkt, daß hier im Grunde eine historische Metaphysik des Schönen vorliege, und auch Justi hat das Ungeschichtliche dieser Gedankenbahnen scharf betont, obwohl gerade Winckelmann von einer strengen historischen Disziplin, den Quellen der Rechtsgeschichte ausgegangen ist und ihr entscheidende Anregungen verdankt. Mit Recht und überaus schlagend hat ferner Justi auf die Geistesverwandtschaft mit dem großen Naturforscher Buffon hingewiesen, der ebenso eine unendliche Sammlung von Einzelbeobachtungen und Nomenklaturen vorfindend, durch geniale Anschauung zu der Synthese seines *Système de la nature* gelangt ist. Der alte Gedanke der Kunst als eines ζῶον, einer Form, die lebend sich entwickelt, erscheint in einer neuen Beleuchtung; doch ist er im Grunde eine Nachwirkung des für europäisches Geistesleben so unendlich fruchtbaren, aber auch verhängnisvollen Platonismus, ohne den die Theorie des italienischen Klassizismus auch nie entstanden wäre; denn das Schöne, in dieser Weise betrachtet, kann nur notwendig eines und unveränderlich, daher im Grunde zeitlos sein: alle Entwicklung deutet als Aufstieg oder Verfall darauf hin, und alle Stilarten sind keineswegs gleichwertige Varianten, sondern Stufen, die im Kampf mit der Materie zur Höhe jener Idee führen. Winckelmann selbst hat schon im Titel seines Werkes deutlichst seine Stellung festgelegt: es soll von den verschiedenen Stilen der Völker, Zeiten und Künstler (an letzter Stelle!) gehandelt werden; man dürfe nicht die Geschichte der Künstler erwarten, die schon von vielen anderen zusammengetragen wurde (Junius!); diese hat man nicht in seinem Lehrgebäude zu suchen.

Es ist wie ein Protest der alteinheimischen Historiographie, wenn als letztes großes, die alte Zeit abschließendes Werk, Lanzis *Storia pittorica* an der Tradition festhält und die Künstlergeschichte auf eine bis dahin nicht erreichte geistige Höhe hebt, das individuelle Moment gegenüber jenem platonischen Begriffsrealismus der auf dem nämlichen Boden erwachsenen Theorie kräftigst betonend. Die Figur des großen Gelehrten und feinen Kritikers tritt uns nicht in dem oberflächlichen und schlechten Buch, das Segré ihm gewidmet hat, wohl aber in der gründlichen, eine selbständige Abhandlung darstellenden Kritik klar umrissen entgegen, zu der es dem frühverstorbenen W. Kallab den Anlaß bot. Bekennt sich auch Lanzi gleich Winckelmann zu den leitenden Grundsätzen des Klassizisimus, wie sie zuletzt Mengs zusammengefaßt hat, in der Darstellung des geschichtlichen Verlaufs der italienischen Malerei ist er mit Bewußtsein einen andern Weg gegangen. Was ihm zuhöchst steht, ist die individuelle Leistung, die sich in den führenden Künstlern und den von ihnen ausgehenden Wirkungen, den »Schulen«, ausspricht; er war sich vollkommen klar darüber, daß er diesen Zusammenhang durch die allgemein chronologische Anordnung nach Zeitaltern zerrissen hätte.

Wir rühren damit an ein Problem, das unsere unmittelbarste Gegenwart angeht. Die Geschichte der bildenden Kunst hat in diesem Punkte anders z. B. die der Literatur den Gedanken ihres Vaters Winckelmann bis in seine letzten Folgerungen verfolgt; es handelt sich hier viel weniger um das schaffende Individuum als um die großen Entwicklungsreihen der Formen, um die Geschichte des Sehens, wie der bedeutendste lebende Darsteller der Kunstgeschichte, H. Wölfflin, es einmal formuliert hat. Und wenn dieser anderwärts von einer Kunstgeschichte ohne Künstler als einem Ideal spricht, wenn der am weitesten vorgedrungene, freilich nicht ans Ziel seines Denkens gelangte Forscher Riegl gelegentlich gemeint hat, der beste Kunsthistoriker möchte der sein, der keinen persönlichen Geschmack, d. h. kein inneres Verhältnis zum Kunstwerk als solchem besitze und dadurch die möglichste Ausschaltung seines Selbst verbürge, so erkennen wir den Gegenpol zu einer Anschauung, die aus den Kreisen der Schaffenden, der Künstler selbst wie der produktiven Kritik mehr als einmal laut geworden ist: es gäbe überhaupt keine »Kunst«, nur Künstler, so wie Goethe einmal unmutig ausrief, man solle doch nicht immer von der Menschheit reden, da es doch nur einzelne Menschen gebe. Ist dies Romantik, so ist dort das Erbe des mächtigen Klassizismus nicht zu verkennen; wir geraten wirklich wieder in die Metaphysik, wie Herder gesagt hat, und der Vorwurf, den Julius Lange der Geschichtsphilosophie eines Taine gemacht hat, sie sähe die Bäume vor lauter Wald nicht, liegt wirklich nahe. So betrachtete Schleicher die Sprache als ein Lebewesen, das, abgelöst von aller menschlichen Gemeinschaft der Individuen, der es entsprungen ist, ein selbständiges Dasein führt — als platonische Idee. In einer Abhandlung, die voll tiefer nnd fruchtbarer Gedanken ist und auch für unser Sonderfach einen Wegweiser aufstellt, hat Karl Vossler die Zweiheit von Sprache als Schöpfung und »Entwicklung« (1905) auf das schärfste beleuchtet und gleich im Eingang den bedeutenden, zum Nachdenken und zur Einkehr auffordernden Satz gestellt: »Das zwanzigste Jahrhundert wird sich vielleicht wieder darauf besinnen müssen, daß die entwicklungsgeschichtliche Betrachtung der Dinge nicht die einzige und nicht die erste ist, und daß sie, in übertriebenem Maße angewandt, zum Irrtum führt.« Wir haben dem nichts hinzuzufügen und schließen mit diesem Ausblick aus der Geschichte der alten Kunsthistoriographie in eine vorerst in undeutlichen Umrissen erscheinende Zukunft, deren entscheidende Pfadfindung man dereinst mit dem großen Namen Benedetto Croces für immer verknüpfen wird.

ACHTES BUCH

DIE ITALIENISCHE ORTSLITERATUR

I. Die örtliche Kunstgeschichtschreibung Italiens.

Wir betreten hier ein ungemein fruchtbares Gebiet, das ebenso ausgesprochen italienisches Wesen zeigt als die im folgenden Kapitel zu besprechende Führerliteratur; beide hängen ja innigst zusammen. Man wird begreifen, daß wir dieses ganze ausgebreitete, in seinen Ausläufern bis tief in das 19. Jahrhundert hinabreichende Schrifttum, höchst ungleichartig an Wert und Bedeutung — genau so wie das Akademie-, Arcadia- und Sonettwesen in dem bis zu seinem *Risorgimento* politisch entmannten und in Träume versunkenen Lande — nur in seinen Hauptzügen als Gesamterscheinung würdigen wollen und können. Jedoch eben als Gesamterscheinung ist es für sein Ursprungsland so bezeichnend wie nur möglich, und im ganzen übrigen Europa hat höchstens das ebenso oder noch mehr gespaltene Deutschland, schicksalsvoll mit seinem südlichen Grenzland durch Kultur und Politik tausendfach verknüpft, etwas Ähnliches aufzuweisen, freilich in viel geringerem Ausmaß.

Die Anfänge örtlicher Kunsthistoriographie, die stellenweise, wenn auch dürftig genug, bis ins 15. Jahrhundert zurückreichen — so z. B. in Padua — kennen wir bereits. Wie das Toskanerland, besser gesagt sein Hauptort Florenz, hier allen andern als *duca e maestro* voranschreitet, ist gleichfalls schon dargelegt worden, ebenso, wie genau in der Mitte des 16. Jahrhunderts Vasari, alle diese Bestrebungen zusammenraffend, für ganz Europa das erste große Denkmal einer umfassenden Kunst- und Künstlergeschichte aufstellt. Seit dem Beginne des Barock nun, in jener literarisch wie künstlerisch so überbeweglichen und überschwänglichen Zeit des *Seicento*, wirkt das Beispiel dieses Mannes nicht nur auf das übrige Abendland — wo van Mander den Reigen eröffnet — sondern vor allem auf seine eigne Heimat. Das geschieht in Anknüpfung an ihn, aber ebenso sehr auch in unmittelbarem Gegensatz und in Kampfstellung gegen ihn als Verfechter und Verkündiger des toskanischen Primats, dessen Führerschaft in literarischen und sprachlichen Dingen ja doch, wenn auch mit Widerstreben, anerkannt wird. Man denke nur an Manzoni und die so überaus merkwürdige toskanische Überarbeitung der ursprünglichen, »lombardischen« Vorlage seines berühmten Nationalromanes. So bringt jede Provinz, jede Stadt, ja fast jeder Flecken dieses unter der gemeinsamen Oberschicht seiner Schriftsprache und

Kultur rassenhaft höchst vielgestaltigen Landes seinen Vasari, seine *Vite degli Artefici* hervor — bildende Kunst gilt ja hier seit alten Tagen als städtischer Ruhm.

Von Toskana, im besonderen Florenz selbst, braucht an dieser Stelle kaum mehr oder nur kurz die Rede zu sein; Baldinuccis großes Werk bedeutet hier ebenso den Abschluß, wie die Werke zweier als Gelehrten höchst bedeutender und zu Weltruf gelangter Toskaner, Lanzis und des Grafen Cicognara, den Anbruch einer neuen Zeit verkünden. Es ist für dieses Ursprungsland der modernen Kunstgeschichtschreibung ebenso bezeichnend, daß seine Betätigung auf diesem Gebiet fast immer universalhistorisches, ja internationales Gepräge gehabt hat, etwas, das in beschränkterem Maße, wie wir sahen, auch von der römischen Geschichtschreibung gilt.

Neben Florenz kommen aber hier noch seine beiden einst mächtigen, endlich aber in ihrer Sonderentwicklung doch zu Landstädten des Kleinstaats der Mediceer gewordenen Nebenbuhlerinnen in Betracht, Pisa und Siena. Ihre bodenständige Kunsthistoriographie beginnt, was bei der alles überschattenden Wirkung von Florenz kaum verwunderlich ist, erst ziemlich spät, trotz der großen geschichtlichen Sonderart dieser beiden Städte, deren selbständige Bedeutung und Blütezeit freilich vor das Rinascimento fällt, das ebenso ihrer politischen Macht ein Ende machte. Das ausgezeichnete dreibändige Werk, eines der besten und gründlichsten seiner Art, zum erstenmal die pisanische Kunstgeschichte in Zusammenhang darstellend, die *Pisa illustrata* des Alessandro da Morrona — Rumohr hat ihn den »redlichsten und umsichtigsten unter denen, die ihr Leben daran gesetzt, die Kunstgeschichte einzelner italienischer Städte zu beleuchten«, genannt — ist erst gegen Ende des 18. Jahrhunderts (1787) erschienen, und derselben Zeit gehört das umfangreiche Buch des Padre della Valle, die *Lettere Sanesi* (1776), an; wir kennen ihren Verfasser, seine Mängel und Vorzüge, die sich auch hier wiederfinden, bereits als Herausgeber Vasaris. Freilich liegen hier Arbeiten des 17. Jahrhunderts voraus, vor allem die auf seine Vaterstadt bezüglichen Notizen des G. Mancini (s. u.) sowie eines der üblichen Stadtelogien, wie sie längst gang und gäbe sind: die *Pompe Sanesi* des P. Ugurgieri Azzolini (1649); ein Kapitel des Buches enthält die freilich ziemlich nachlässigen, z. T. bloß auf Vasaris erste Ausgabe gestützten, aber doch manche örtliche Überlieferung vermittelnden Nachrichten über einheimische Kunst und Künstler. Lucca hat es, trotz seiner verhältnismäßigen Selbständigkeit, nur zu ein paar Einzelbiographien gebracht; dagegen kann das kleine, freilich künstlerisch sehr bedeutende Città di Castello eine stattliche Darstellung in dem zweibändigen Werk des Girolamo Mancini (Perugia 1832) aufweisen. Das angrenzende umbrische Gebiet erfreut sich schon seit dem frühen 18. Jahrhundert eines ausgewachsenen Vitenwerks; es sind die *Vite de' Pittori, Scultori et Architetti Perugini,* die der uns bereits als römischer Historiograph bekannte Lione Pascoli (1732) seiner Geburtsstadt gewidmet hat; an das Ende des Zeitraums fallen noch die *Lettere Perugine pittoriche* des Annibale Mariotti von 1788. Die ihrer Natur wie ihrer künstlerischen Betätigung nach sehr vielgestaltigen Marken haben endlich in dem Marchese Ricci (1834), dem Verfasser der ersten Architekturgeschichte Italiens, einen fleißigen Darsteller gefunden.

Im oberitalienischen Gebiet hat, wie zu erwarten steht, Bologna ein sehr bedeutendes Schrifttum aufzuweisen; die Stadt, als künstlerischer Mittelpunkt zu großer Bedeutung gelangt, tritt selbstbewußt genug und in offenem Gegensatz zu dem alten Vorort Florenz auf. Der bedeutendste Ortshistoriker ist hier der Graf Carlo Malvasia mit seiner berühmten *Felsina Pittrice*, die, bezeichnenderweise Ludwig XIV. gewidmet, 1678 erschienen ist: ein Werk, das Ehrgeiz und Sinnesrichtung dieser mit Florenz wetteifernden Städte am stärksten ausspricht; Malvasia, der auch einen der ersten Führer durch seine Vaterstadt (1686) veröffentlicht hat, ist kein Künstler (höchstens Dilettant), sondern geistlichen Standes und das Muster eines Barockliteraten; sein Hauptwerk ist eine Urkunde des geschwollenen Seicentostiles und wurde schon von den Klassizisten des folgenden Jahrhunderts mit herzlichem Abscheu bedacht. Es ist aber schon als einer der entschiedensten Vorstöße Oberitaliens gegen das toskanische Primat sehr bemerkenswert; seine Polemik gegen Vasari ist scharf, nicht immer gerecht; die Ursprünglichkeit der Kunst Bolognas wird mit Leidenschaft verfochten. Von Malvasias Fehde mit Baldinucci haben wir schon früher kurz berichtet; der scharfsichtige Mann hat den literarischen Ursprung des Ruhmes, mit dem der angebliche Ahnherr der florentinischen Malerei, Cimabue, bekleidet wurde, wirklich als erster erkannt. Für das 17. Jahrhundert ist auch die bei ihm stark hervortretende Aufmerksamkeit auf das Mittelalter bezeichnend, die er mit Giulio Mancini (den er wohl kennt und anzieht), dann mit dem Franzosen Félibien u. a. teilt; den künstlerischen Wert mittelalterlicher Produktion, den die florentinische Renaissancegeschichtschreibung nur gelegentlich widerwillig anerkannt oder ganz geleugnet hatte, hebt er mit Nachdruck hervor. Vasaris Vorbild ist natürlich durchaus merkbar, schon äußerlich in den beigegebenen Bildnissen der Künstler in Holzschnitt. An Vasari lehnt sich auch die Einteilung der bolognesischen Kunstgeschichte in vier Abschnitte an, deren letzter die große, mit den Caracci beginnende Blütezeit des 17. Jahrhunderts ist, über die Malvasia aus seiner umfassenden

Kenntnis des Mittels heraus höchst wertvolle und intime Nachrichten als Miterlebender bringt. Er hat eine scharfe Zunge gehabt, und an sein Buch hat noch eine nachträgliche Polemik angeknüpft; berühmt und berüchtigt wurde seine abschätzige, nur in einigen Abdrucken erhaltene Äußerung über den »Töpfergesellen« Raffael, die er vor dem Sturm der Entrüstung, der sich erhob, wieder unterdrücken mußte; sie ist uns als Erscheinung einer auch anderwärts in Oberitalien, besonders in Venedig, merkbaren Gegnerschaft gegen das Götzenbild des Seicentoklassizismus wichtig.

Für Bologna ist Malvasia durch die Fülle seines Stoffes, vor allem dort, wo er als Zeitgenosse berichtet, eine Quelle ersten Ranges, der kaum eine zweite Ortsgeschichte an Reichtum gleichkommt. Neben zahllosen, meist sehr kennzeichnenden Anekdoten bringt er persönliche Äußerungen der Künstler, auch Briefe, dann Auszüge und Berichte aus der auf diesem Boden besonders üppig gedeihenden Künstlerliteratur lehrhafter Richtung, die nur durch ihn erhalten geblieben sind, endlich viel urkundlichen Stoff. Freilich ist dem temperamentvollen Autor gegenüber äußerste Vorsicht am Platze. Ähnlich wie auf dem neapolitanischen Fabulierer de Dominici lastet sogar der Verdacht ausgesprochener Fälschung seiner Quellen auf ihm. Seine Gründe hat er sich nicht selten eigens nach Bedarf zurechtgemacht, in wenig gewissenhafter Art. Ein bekanntgewordenes Beispiel ist seine Widerlegung eines (allerdings sehr brenzlichen) Geschichtleins Vasaris — daß Francia aus Kummer über die hl. Cäcilie Raffaels gestorben sei — durch einen Brief dieses letzten an den bolognesischen Maler von 1508, der sich angeblich in Malvasias Besitz befunden hat. Dieser Brief, im Komplimentenstil des Seicento geschrieben, kann unmöglich von Raffael herrühren, sondern verrät die eigene Prosa des Autors. Nicht weniger verdächtig ist das an gleicher Stelle mitgeteilte Sonett des Francia an Raffael und wohl auch das vielberufene Sonett des Agostino Caracci mit der Losung des Eklektizismus, dessen Grundgedanke freilich schon in der älteren Literatur spukt; gerade ein Bolognese wie Domenichino hat (in einem noch erhaltenen Briefe) übrigens gegen dergleichen kräftigst Einspruch erhoben. Fälschungen sind ja in der Kunstliteratur (bis auf unsere Tage herab!) nichts allzu Seltenes; wie man schon im 16. Jahrhundert Bilder und Handzeichnungen (gerade aus dem Kreise Raffaels) gefälscht hat, so hat der verdienstvolle Bibliograph der Kunstliteratur, Comolli, die Welt lange mit einer dreisten Unterschiebung, einer ganzen erfundenen Vita Raffaels (vgl. Buch III) hinters Licht geführt. (Daß Bologna eine sehr reichliche Elogienliteratur in gebundener und ungebundener Rede, meist im üppigsten Stil des Seicento, besitzt, versteht sich an dieser Stelle fast von selbst.)

Malvasias Werk fand im 18. Jahrhundert einen Fortsetzer in dem allerdings viel gescholtenen Kanonikus Crespi (1769), einem Sohne des bekannten einheimischen Barockmalers Giuseppe Crespi (il »Spagnuolo«) und selbst Malerdilettanten. Die bolognesische Kunstliteratur ist überhaupt sehr reich an einschlägigen Werken und Broschüren aller Art; vor Malvasia liegen noch die *Minervalia Bononensia* des Dr. Ovidio Montalbani, der sich unter dem Versecknamen Bumaldo verbirgt, ein 1641 gedrucktes Duodezbändchen, das der Autor der *Felsina Pittrice* auch benützt hat; nach ihm fällt die große, schön ausgestattete Geschichte der Bologneser Kunstakademie auf von einem in der Geschichte des Holzschnitts bedeutend gewordenen einheimischen Künstler Gio. Pietro Zanotti (1739). Nachrichten über Künstler der Emilia enthält auch der *Microcosmo della pittura* des Scannelli (1657), der an einer andern Stelle Erwähnung finden wird. Diese Literatur endet erst knapp vor dem Risorgimento in dem ganz nach alter Weise geschriebenen Vitenwerk eines Bologneser Edelmanns, des Marchese Bolognini-Amorini (1840—1843), das manche wertvolle Notiz birgt.

Das durch seine eigentümliche boden- und selbständige Kunst so bedeutende Ferrara hat zu Ende des 17. Jahrhunderts in Baruffaldi sowie in dem von ihm abhängigen älteren Cittadella (1782) zwei fleißige Darsteller gefunden; und sogar das kleine, freilich als Guercinos Geburtsort berühmt gewordene Städtchen Cento hat so etwas wie einen Lokal-Vasari (Righetti, 1768) aufzuweisen. In Modena kommt außer dem mageren, noch aus dem 17. Jahrhundert stammenden Kompendium des Vielschreibers Vedriani (1662) das erst am Ausgang der alten Zeit erschienene reichhaltige Künstlerlexikon des estensischen Staats in Betracht, das niemand geringeren als den berühmten Geschichtschreiber der italienischen Literatur, Tiraboschi, zum Verfasser hat (1786).

Merkwürdigerweise steht eine für die Entwicklung der gesamten Malerei so überaus wichtige Stätte wie Venedig hinter jenem Reichtum des gelehrten Bologna einigermaßen zurück. Das Hauptwerk sind hier die *Meraviglie dell'arte* des Malers Carlo Ridolfi, die mit schönen Stichporträts geschmückt 1648 erschienen und jetzt in einer vortrefflichen kommentierten Ausgabe von A. v. Hadeln vorliegen, auf die hier ein für allemal verwiesen sei. In ziemlich ungepflegtem Stil, schwülstig und anekdotenreich geschrieben, behandeln sie (was für Venedig bezeichnend ist) trotz des engen Anschlusses an Vasaris Vorbild lediglich Maler, nicht nur Venedigs, sondern auch der Terraferma. Für das Mittel der großen Fremdenstadt — die Venedig längst ist — kennzeichnend erweist sich auch der Umstand, daß das Werk zwei Niederländern gewidmet ist, den Gebrüdern Reinst, beide als Sammler eine Rolle spielend, der eine Senator in Amsterdam, der andere Gesandter der Generalstaaten in Paris. Für das Venedig des 17. Jahrhunderts ist Ridolfi neben dem später zu erwähnenden Marco Boschini natürlich die wichtigste Quelle. Im 18. Jahrhundert ist hier noch besonders das merkwürdige, sehr seltene (ganz gestochene) Bildnis-Vitenwerk des Alessandro Longhi (1762), eines Sohnes des berühmten Genremalers Pietro zu erwähnen, sowie ein schon in die moderne Richtung der Kunstgeschichte einmündendes Werk des um seine Heimat vielverdienten Architekten Temanza über die in Venedig während des 16. Jahrhunderts wirkenden Baumeister und Bildhauer (1778); ein ernstes und sorgfältig gearbeitetes Buch, das eine längst gefühlte Lücke in der Kunstgeschichte der Stadt auszufüllen sucht. Der ebenso um die antiquarische Forschung der Stadt sehr verdiente Abate Moschini hat endlich in dem III. Bande seiner großen Geschichte der venezianischen Literatur des Settecento (1806) einen ausführlichen, sehr wertvollen Überblick über die venezianische Kunst des abgelaufenen Jahrhunderts gegeben.

Mit der »Dominante« wetteifern die Städte ihres reichen Gebietes, der Terraferma, die sich ja stets durch munizipale Eigenart, vor allem auch in ihren blühenden Ortsschulen ausgezeichnet hatten und ihrer stets mit Stolz bewußt geblieben sind. Padua hat sogar, lange vor Venedig selbst, eine bis ins 15. Jahrhundert zurückreichende Ortsliteratur aufzuweisen. Die Stadt ist ja durch ihre großen Freskenfolgen von Giotto bis auf Tizian herab ein wahres Museum der italienischen Malerei. Im 17. Jahrhundert setzt hier der Antiquar Portinari die alte Überlieferung fort. Verona, das stets selbständige, in seinem Trecento der Führerort der venetischen Malerei, noch im 16. Jahrhundert einen der größten Künstler nach Venedig entsendend, hat in dem Johanniter Commendatore del Pozzo einen Geschichtschreiber aufzuweisen, der zu den besseren seiner Gilde zählt. Höchst bezeichnend für die italienischen Verhältnisse, namentlich für das zähe, selbst heute noch bemerkbare Fortwirken der Tradition in seinen kleineren Mittelpunkten, ist ein wunderlicher Nachfahre der alten Vitenschreiber, der hier in österreichischer Zeit, in den Dreißigerjahren des 19. Jahrhunderts, still gelebt und ameisenfleißig geschafft hat; sein Werk ist erst in neuester Zeit zum Druck befördert worden. Es ist ein gewisser Zanandreis, ein bescheidener Mann aus dem Kaufmannsstande, ohne besondere literarische Bildung, der aber aus Liebe zu seiner Vaterstadt mit rührendem Fleiß und Eifer beträchtlichen Stoff über die einheimischen Künstler zusammengetragen hat, an den man unter solchen Umständen freilich keinen strengen kritischen Maßstab anlegen darf. Immerhin enthält sein Buch die eine oder e brauchbare Nachricht. Mag das ganze auch mehr als Merkwürdigkeit zu betrachten sein, es ist typisch und keineswegs ohne Bedeutung für diese ganze, wesentlich italienische Richtung. Auch sonst setzen sich ja diese Bestrebungen, wie wir bereits in Bologna bemerken konnten, bis weit in das 19. Jahrhundert fort. Treviso, auch ein wichtiger alter Mittelpunkt der Malerei Venetiens, besitzt in den *Memorie Trevigiane* des P. Federici ein höchst gelehrtes, freilich durchaus nicht immer verläßliches Grundwerk; und ein Edelmann aus altem Geschlecht, Graf Maniago, hat in einer der besten und gründlichsten Darstellungen ihrer Art die Kunstgeschichte seiner feudalen Heimat Friaul (in zweiter, stark vermehrter Auflage Udine 1823 erschienen) geschildert. Selbst das kleine, freilich im Malerwesen sehr rührige Bassano hat seinen Ortsantiquar Verci (1775).

Wenden wir uns nun nach der Lombardei, so haben zwar Bergamo und Cremona große und wertvolle Vitensammlungen, die von dem Conte Tassi (1793) und dem Maler G. B. Zaist (1774) herrühren; dagegen besitzt Brescia, von wenig bedeutenden Ansätzen abgesehen, keine ältere Literatur. Noch merkwürdiger ist aber dieses Verstummen bei dem Hauptort der Landschaft, Mailand, dessen Kunstgeschichte zwar schon aus älterer Zeit durch Morigia (Buch VI) und seinen Erneuerer Borsieri eine bemerkenswerte Darstellung — freilich nur im Rahmen einer der üblichen Stadtschilderungen — aufweist; sie hat aber bis auf die (nicht eben wertvolle) moderne Schriftstellerei eines Calvi keine rechte Nachfolge gefunden, was in einer literarisch so bedeutenden und lebhaften Stadt auffallend genug ist.

Auf der andern Seite der Halbinsel, im ligurischen Gebiet, nennt die stolze Nebenbuhlerin Venedigs, Genua — deren Kunst aber erst seit dem Cinquecento allgemeinere Bedeutung gewinnt —, ein stattliches Vitenwerk ihr Eigen, das einen einheimischen Patrizier, Soprani (1674, in zweiter sehr vermehrter Auflage von dem Maler Ratti 1768 neu herausgegeben) zum Verfasser hat und zu den reichhaltigsten seiner Art gehört. Das Land der seit Beginn des 18. Jahrhunderts mit dem Königstitel geschmückten Herzöge von Savoyen (die als Mäzene, gerade auch der Kunstliteratur, wie wir bereits sahen, eine keineswegs unbedeutende Rolle spielen), Piemont, kommt, ohnehin fast halb aus Italien herausfallend, schon wegen des Mangels an einheimischen Künstlern hier nicht in Betracht.

Wenden wir uns über Mittelitalien und Rom, deren Literatur bereits besprochen wurde, dem Süden der Halbinsel zu, so kommen in dem Königreich Neapel nur dessen Landeshauptstadt und die zugehörige Insel Sizilien in Betracht. In Neapel reicht die Kunstschriftstellerei ziemlich weit zurück und ist keineswegs unbeträchtlich. Das zusammenfassende Hauptwerk hat freilich, auf diesen Vorarbeiten fußend, erst ein Malerliterat des 18. Jahrhunderts geliefert, Bernardo de'Dominici (1742). Die Erscheinung, die wir schon bei dem gelehrten Malvasia beobachten konnten, wiederholt sich hier in fast grotesker Weise unter der Spiegelung südlicher Sonne in der Stadt, die das alte, erfindungsreiche Odysseuswesen ihres griechischen Ursprungs bis heute im besten wie im schlimmen Sinne am treuesten bewahrt hat. Denn De Dominici ist ein Fälscher großen Stils, aber auch ein Tartarin der Kunstliteratur, der ganze Künstler erfunden und die ältere Kunstgeschichte Neapels ad maiorem gloriam patriae in ein heilloses Lügennetz verstrickt hat, dessen Maschen erst die neuere Zeit mühsam zu lösen hatte. Daß er für seine eigene wie die ihm unmittelbar vorausliegende Zeit, schon durch Benützung wertvollen Stoffes aller Art, von großer Wichtigkeit ist, braucht nicht eigens angemerkt zu werden. Auf der Insel Sizilien endlich kommt das unglückliche, jetzt zum zweiten Mal zur Ruine gewordene, uralte Messina in Betracht, das seit alter Zeit allein eine blühende und bedeutende Malerschule besaß. Die Sammlung der Malerbiographien Messinas, die zuerst 1792 veröffentlicht wurde, ist für uns schon deshalb von besonderem Reiz, weil Goethes berühmter Freund Philipp Hackert, der deutsche Hofmaler in neapolitanischen Diensten, die Anregung dazu gegeben hat. Er hat ja, wie wir eben aus Goethes Biographie wissen, wiederholt Sizilien besucht. (Hackert hat sich übrigens auch theoretisch mit der Kunst beschäftigt, wie seine dort mitgeteilten Fragmente und ein kleines Schriftchen über die Verwendung des Firnisses bezeugen, das er 1788 in italienischer Sprache veröffentlicht hat.)

II. Die Literatur der Ciceroni.

Wir wählen diese echt italienisch skurrile Bezeichnung mit ihrem antiken Unterklang schon deshalb, weil am Ende der Sache ein zu europäischem Ruf gelangtes Werk deutschen Schrifttums, Jakob Burckhardts goldenes Büchlein von 1860, steht, das diesen Titel angenommen und geadelt hat, auch noch in diesen trübsten Zeiten, die wir durchleben müssen, ein Denkmal dessen, was unserem deutschen Idealismus Italien gewesen ist und trotz allem Häßlichen politischer Demagogie als unzerstörbares Besitztum unserer eigensten Kultur bleiben wird. Nur ein Deutscher konnte diese »Anleitung zu künstlerischem Genuß« schreiben; freilich überkommt uns dabei heute etwas von der seltsam ironischen Stimmung, in die Karl Spittelers merkwürdige Erzählung *Imago* getaucht ist.

Zunächst ist die allgemeine topographische Literatur kurz zu überblicken. Dergleichen Gesamtdarstellungen des Landes gibt es, wie wir uns erinnern, bereits aus ziemlich früher Zeit: Biondos *Italia illustrata* und Leandro Albertis Foliant, F. Sansovinos *Ritratto* gehören noch in das 15. und 16. Jahrhundert. Im Laufe der internationalen Entwicklung stellt sich dann das übrige Europa ein, dessen Antriebe ja seit urältester Zeit so stark nach diesem Sonnenlande der Mitte gravitieren. Des berühmten deutschen Geographen Matthäus Merian *Topographia Italiae* ist hier wohl das bedeutendste und bekannteste Werk. Sehr früh setzt auch die eigentliche, gerade auf diesem Boden wie auf keinem andern sich entfaltende Reiseliteratur ein. Wir wollen indessen nicht von den Pilgerreisen sprechen, die ja der eigentliche Anfang dieser ganzen Schriftstellerei gewesen sind, sondern nur von jenem Schriftwesen, das Italien als das Reiseziel im modernen Sinne zum Gegenstande hat und mindestens bis ins 16. Jahrhundert zurückreicht; das merkwürdige Reisetagebuch Michel de Montaignes von 1580 ist hier eine der ältesten Aufzeichnungen, freilich ganz privat gemeint und im Grunde auch mit sakralem Wesen zusammenhängend; der große Skeptiker hatte noch eine Weihgabe nach Loreto zu überbringen. Mit dem 17. Jahrhundert setzen dann schon die ältesten Reiseführer der Nordländer ein, namentlich seit besonders im englischen Adel der *Tour de monde* eine Bedingung vornehmer Bildung wird. Eines der beliebtesten Handbücher dieser Art ist das schon um die Wende des 16. Jahrhunderts herausgekommene *Itinerarium Italiae* des Franciscus Schottius, wie es scheint, eines Niederländers, das zuerst in der lateinischen Weltsprache 1600 zu Antwerpen in der Offizin Plantin erschien und dann namentlich in italienischen, z. T. recht verballhornten Übersetzungen bis tief ins 18. Jahrhundert hinein aufgelegt wurde. Es ist schon ein richtiger »Baedeker«, der die nächsten Bedürfnisse der Reisenden befriedigen will, vor allem auch als Beigabe zahlreiche, freilich ziemlich schlechte Stadtpläne enthält. Das für das Kunstland Italien so wichtige Gebiet der bildenden Kunst ist zwar berücksichtigt, doch in sehr oberflächlicher Weise; der Reiseführer der Deutschen im 18. Jahrhundert, J. J. Volkmann, nennt es mit harten Worten ein höchst elendes Geschmier, das mehr für Handwerksburschen tauge, die sich »um nichts als Wahrzeichen der Städte und ihre Türme bekümmern«. Der eben genannte Autor bildet für uns den Abschluß einer ganzen großen, auf gebildete und gelehrte Kreise berechneten Literatur, auf die wir aus naheliegenden Gründen nicht eingehen können; ihre Bibliographie, die schon zu Ende des 18. Jahrhunderts einsetzt, ist zuletzt von D'Ancona in sorgfältiger Weise als Anhang zu seiner Ausgabe von Montaignes Reisetagebuch verzeichnet worden. J. J. Volkmann ist aber für uns von besonderer Wichtigkeit, weil sein Buch der Reiseführer der Deutschen seiner Zeit in Italien war, vor allem Goethes, der sich freilich über seinen (ziemlich dickleibigen) Reisebegleiter mitunter abfällig genug äußert. Das Buch ist trotzdem ein rühmliches Zeugnis deutschen Fleißes; es baut sich auf allem Vorhergehenden auf, von dem es im Vorwort ausführlich kritische Rechenschaft gibt; in seinem Plan schließt es sich übrigens an das zu seiner Zeit sehr berühmte achtbändige Reisewerk des Franzosen De la Lande von 1769 an. Im ganzen ist wohl nicht zuviel gesagt, daß keine andere Nation einen derart gründlichen Reisemarschall aus alter Zeit aufzuweisen hat.

Die eigentlich kunsthistorischen Beziehungen nehmen in diesen Büchern, wie sich auf diesem Boden von selbst versteht, zwar einen erheblichen Raum ein, stehen aber keineswegs im Vordergrunde, sondern auf gleicher Linie mit anderen Absichten, die auf Natur und Geschichte des vielgestaltigen Landes gerichtet sind. Es ist bei der vorausliegenden und hier so früh einsetzenden Beschäftigung mit der bildenden Kunst, die Italien ja vor allem zu einem »klassischen« Lande gemacht hat, kein Wunder, daß die Italiener selbst dieses besondere Gebiet zuerst bebaut haben. Der früheste Versuch der Art liegt in einem freilich recht ärmlichen und ungenügenden Büchlein vor, das die Schätze der Malerei Gesamtitaliens rasch zu überblicken unternimmt, in dem *Viaggio pittoresco* eines obskuren Malers aus Venedig, des Giacomo Barri, von 1671; es ist ebenso bezeichnend, daß sein erster Druckort die Fremdenstadt Venedig war, wie daß es bereits acht Jahre nach seinem Erscheinen englisch herauskam (London 1679). Nur einzelne Gebiete sind eingehend behandelt, vor allem Venedig und sein Landgebiet, der Kirchenstaat (namentlich auch, was bezeichnend ist, Bologna), dann die Herzogtümer Parma und Modena; den großen fürstlichen Galerien hier, den Privatsammlungen anderwärts ist ziemlicher Raum gegönnt. Manche Nachricht über Kunstwerke an versteckten Orten mag hier unterlaufen, die von einigem Wert ist. Ganz unzureichend und dürftig ist das übrige Italien behandelt. Florenz z. B. nimmt knapp drei Seiten ein, Genua und Neapel werden mit ein paar Zeilen abgetan; dafür ist Lucca wieder unverhältnismäßig ausführlich bedacht. Sehr kennzeichnend — und das trifft zum größten Teil auch auf die ganze spätere Reiseliteratur zu — ist es, daß nur das, was diese Zeit unter »moderner« Malerei verstand, Beachtung findet, vor allem also die eigene zeitgenössische, von der älteren nichts, was über deren Ursprünge, hinter Raffael, Giorgione und Tizian zurückliegt; die ganze »primitive« Kunst, die im großen Stil erst wieder die Engländer vom Schlusse des 18. Jahrhunderts und in ihrem Gefolge die Präraffaeliten entdeckt haben, ist nicht einmal der Erwähnung wert befunden, verschollen und vergessen.

Mit viel größeren Ansprüchen tritt ein wenige Jahre nach diesem primitiven »Cicerone« erschienenes Buch auf den Plan, das gleichfalls einen wenig bedeutenden Malerliteraten, Luigi Scaramuccia aus Perugia, zum Verfasser hat: *Le Finezze dei Pennelli Italiani* (Pavia 1674). Es ist eine Rundreise, die von Rom ausgehend über Florenz und Bologna nach Neapel und wieder zurück, dann nach Oberitalien führt; als Einzelheit ist der Anmerkung wert, daß in Venedig der damals bekannteste Ortscicerone, Marco Boschini, den Führer macht. Die Einkleidung ist im ältesten Romanstil; ein kunstbeflissener Jüngling *Girupeno* (= Perugino) wird von dem Pfade des Lasters und des Müßigganges, auf dem ihn das personifizierte *Vizio* begleitet hatte, durch eine Stimme in den Palast der Tugend als der Mutter aller Künste berufen; diese gibt ihm — es ist das ein bedeutendes neues Zeugnis für den Raffaelkultus dieser Zeit — den Genius des *Raffael* zum Begleiter, und unter dessen Führung beginnt nun jene Reise durch die Heimat der Kunst. Schon aus dieser Einkleidung erhellt, daß das Ganze — obgleich der Autor sich unschuldigerweise eines *stile piano* rühmt — im üppigsten Concettistil des Barock gehalten ist. In schnörkelhaftem Romanwesen fließt es (meist in Rede und Gegenrede) fort; immerhin bietet das Buch manchen Beitrag zum Kunsturteil des Seicento. Abermals ist — außer den berühmten »klassischen« Antiken Roms — nur die Kunst, die als »modern« empfunden wird, berücksichtigt; nicht nur die Werke der Malerei, sondern auch der großen Bildhauer, des Michelangelo, des Bologna, des Fiammingo, des Bernini — dem ein merkwürdig einsichtiges Lob gezollt wird — finden unter Anleitung des raffaelischen Genius die gebührende Beachtung. Caravaggio erscheint freilich nicht »ideal« genug, aber neben den Großen der italienischen Kunst sind auch die *forestieri* wie Poussin, Rubens, Van Dyck erwähnt. Was vor dem goldenen Zeitalter liegt, jenseits des Cinquecento, findet so gut wie gar keine Beachtung mehr; die Malereien Cimabues und Giottos in Assisi werden eigentlich nur genannt, um der Genugtuung Ausdruck zu verleihen, wie herrlich weit man's seitdem doch gebracht habe; in ihrer Heimat Florenz selbst geht der Kunstreisende stumm an ihnen vorüber. Nicht anders steht es mit dem Quattrocento. Der Name des Vivarini wird in Venedig einmal so gerade im Vorbeigehen laut, den Fresken Mantegnas in Padua wird nichts als ein Blick und eine leere Floskel gewidmet. Das ist alles, nur der Landsmann Perugino findet wohl um dieser Eigenschaft willen ein wenig Aufmerksamkeit, obwohl auch er noch in einer *maniera secchetta* befangen erscheint.

Merkwürdig sind die angehängten kurzen Lehrsprüche für den jungen Maler, denen sich ein paar Auszüge aus Lionardos Malerbuch (das ja damals schon in Du Fresnes Ausgabe gedruckt vorlag) und aus Dürer anschließen; auch was über die Bibliothek des Malers gesagt wird — in der der Abgott des Jahrhunderts, Marini, natürlich vertreten sein muß — ist immerhin eines Blickes wert. Den Schluß bildet eine nicht unansehnliche Kunstbibliographie, in der neben den gangbarsten italienischen Werken auch solche der Nordländer, wie die Geschichte der antiken Malerei des Junius, Dürer, van Mander, merkwürdigerweise auch — freilich mit arg verballhornten Namen — ein paar deutsche Kunstbüchlein, wie das des Boltz von Rufach und des Jost Ammann erscheinen. Ebenso ist es ein Zeichen der Zeit, daß eine englische, zu London herausgekommene Anweisung für den vollendeten Gentleman (von Paccan [?]) aufgeführt ist, und zwar weil sie dessen Verhalten der Kunst gegenüber ausführlich zur Sprache bringt; der *Tour de monde* steht hier natürlich im Hintergrunde.

Im 18. Jahrhundert hat dann Francesco Bartoli, der uns noch als Lokalantiquar begegnen wird, kein Maler, sondern ein Liebhaber, der von Haus aus Schauspieler war (geb. in Bologna 1745, gest. in Rovigo 1806), eine große und sehr fleißige Kunsttopographie Italiens begonnen, von deren auf zwölf berechneten Bänden bloß die ersten zwei (Venedig 1776) erschienen sind. Sie behandeln Piemont und die Lombardei und sind namentlich bei dem Mangel an sonstigen Nachrichten über diese Landschaften (besonders die erste) und dadurch, daß sie zahlreiche kleine Orte berücksichtigen, nicht ohne Wert. Schon die sorgfältigen Künstlerverzeichnisse zeigen, daß hier bereits eine andere Luft weht und daß auch die Reste der älteren Kunst nach Möglichkeit beachtet sind. Es liegt ja auch schon die Arbeit der gelehrten Kunsthistoriker des Settecento wie des Bottari u. a. voraus. Der Vortrag ist trocken und sachlich, Kunsturteile werden nicht gegeben, sondern bloß Ort, Verfertiger und Gegenstand kurz verzeichnet.

Ähnlich, aber von vornherein viel knapper gehalten ist ein kunstgeschichtlicher Cicerone durch Italien, der einen welschtirolischen Adeligen, den Cav. Adamo Chiusole aus Rovereto, zum Verfasser hat (Vicenza 1782). Dieser Führer gehört in das Fach der damals auch in Italien (z. B. von dem bekannten Weltmann Algarotti) gepflegten Damenliteratur und ist auch wirklich einer vornehmen Dame, der Baronessa Primarti, gewidmet. Als eine Art Einleitung dazu betrachtet der Autor ein einführendes Schriftchen, das sich an dieselben Kreise wendet: seine *Precetti della pittura* (1781); das Vorwort setzt sich mit der vorhergehenden Reise- und Guidenliteratur kritisch auseinander; die ältere Kunst ist auch hier schon, freilich nicht gerade reichlich, berücksichtigt, wie denn das Ganze (auf kaum 300 Oktavseiten) nach möglichster Handlichkeit strebt und im Grunde recht dürftig ist. Die Reise geht bis Neapel, über das die modernen Rundreisen dieses Schlages ja auch kaum hinausführen. Beachtenswert ist nur — wieder wegen des Mangels an anderweitigen Werken dieser Art — die ziemlich eingehende Beschreibung, die der Autor seiner südtirolischen Heimat, namentlich Trient, Rovereto und den kleinen Orten widmet (S. 17—29).

Die eigentlichen Reisenationen jener Zeit, die Engländer, Deutschen und Franzosen, haben sich natürlich auch literarisch frühe auf diesem Gebiet betätigt. Das wichtigste und bedeutendste Werk dieser Art rührt von Jonathan Richardson her, London 1722, bald auch in französischer Übersetzung (1728). Es hat ungemeines Ansehen genossen, noch Winckelmann hat es in gewissem Sinne für das beste Buch über bildende Kunst erklärt; freilich war ansonst seine Geringschätzung dieser ganzen Literatur recht erheblich. Richardsons Werk, das von einem eigenen theoretischen, die Anschauungen des Klassizismus zusammenfassenden Teil sowie von einer merkwürdigen Abhandlung über Kritik und Kennerschaft eröffnet wird, ist ein recht ansehnliches, in jedem Sinne für die Nation, der es entstammt, bezeichnendes Erzeugnis. Der Verfasser, zugleich Liebhaber und Händler (namentlich von Handzeichnungen), verfolgt neben idealen auch recht praktische Zwecke, der Vortrag ist nicht einfach berichtend wie bei jenen Italienern, sondern raisonierend, und neben argen Flüchtigkeiten und Irrtümern fallen doch häufig gute Beobachtungen und selbständiger Blick, namentlich für die ältere vorraffaelische Kunst, angenehm auf, die dem Wesen der englischen Nation und auch ihrer Haltung, die sie frühe diesen Dingen gegenüber einnimmt, entsprechen. Die 1740 zuerst gedruckten *Briefe eines jungen Malers in die Heimat* spiegeln dagegen nur den Anteil der archäologischen Kreise wider und kommen, so wertvoll sie an sich sind, für uns kaum in Betracht.

Gegenüber solchem schweren Gepäck der ernsthaften Engländer nimmt sich freilich das Reisebuch eines Franzosen, wie des berühmten Radierers N. Cochin (1769), etwas windig aus. Wieder ist die alte Kunst so gut wie gar nicht für den Mann vorhanden; aber was er von seinen leichtgeschürzten Eindrücken vorbringt (so über die Kunst des Tiepolo und seines Kreises in Venedig), ist größter Beachtung wert, denn es ist ein Künstler des geistesverwandten Rokoko und einer der besten seiner Art, der sich hier zum Worte meldet.

Auf einer ganz andern Warte steht endlich die deutsche Reiseliteratur. Von Volkmann und seiner ehrlichen und gründlichen Arbeit war bereits die Rede; es ist sicherlich nicht chauvinistisch gedacht — etwas, das uns »unpolitischen« Deutschen ohnehin nicht im Blute liegt — wenn man der Ansicht ist, daß trotz glänzender Leistungen anderer, eines Byron, Ruskin, eines Boz-Dickens, eines Taine, Gautier, der Goncourt, auch des alten Italieners Baretti, die Literatur, die von Goethes Italienischer Reise bis zu Burckhardts Cicerone und Viktor Hehns wundervollem, wenn auch mitunter etwas einseitigem Italienbuch reicht, mit keiner andern nationalen zu vergleichen ist, und daß sie das innerste, tiefste Verhältnis deutschen Wesens zu italienischer Erde wiederspiegelt wie kaum eine. Es ist der deutsche Geist, der sich an fremder Stammesart und Natur seiner selbst bewußt wird. Die Worte allein, die Goethe Mantegnas Eremitani-Fresken gegenüber findet, völlig aus sich selbst heraus — wir sahen schon, wie blind man an Schöpfungen dieser Art vorbeigegangen war — sind allein ein gültiges Zeugnis dafür, nicht nur seine berühmte Schilderung des römischen Karnevals. Nicht zu vergessen ist endlich, daß Goethes großer Geist dem Lande seiner immerwährenden, von Jugend aut genährten Sehnsucht ein gewaltiges Denkmal stiften wollte, die Darstellung des »Genius der Nation«, aufgebaut auf der physischen Grundlage des Landes. Seine jetzt veröffentlichten »Italienischen Collectaneen« — mit durchgängigem Bedacht auf bildende Kunst — geben davon Zeugnis; als »Vorbereitung« zur zweiten Reise 1797 gedacht, sind sie ein wahrhaft ergreifendes Zeugnis für das ungeheure, auch das Kleinste umfassende und ins Universale strebende Ausschreiten des einzigen Mannes. Der deutsche Kunstfreund hat von da an, auf Winckelmanns Spuren, noch oft das Wort ergriffen; Rumohrs *Drei Reisen in Italien* (1832) mögen hier nur genannt werden (seine *Reise durch die östlichen Bundesstaaten* von 1838 zeigt den vielgewandten Mann auf einem ganz andern, dem wirtschaftlichen Gebiet); aber er hat auch den (aus dem Runge-Kreis herkommenden) Hamburger Maler Erwin Speckter gefördert, aus dessen Nachlaß die hübschen, immerhin erwähnenswerten *Briefe eines deutschen Künstlers aus Italien* (1846) herauskamen. Auch die *Briefe* eines romantischen Germanisten wie August Hagens (1818) fallen durch den starken Anteil an bildender Kunst auf, und ein deutscher Kunsthistoriker, Ernst Förster, hat endlich ein *Handbuch* für den deutschen Italienreisenden geschrieben, das in den Vierziger- und Fünfzigerjahren des vorigen Jahrhunderts in aller Händen war. Was endlich der wackere Gsell-Fels (in seinen unverkürzten Reisebüchern erster Hand) geleistet hat, der unendliche Fleiß des Mannes, der kein Zünftler, sondern ein Liebhaber war, seine geradezu musterhafte Führung, das alles sollte uns Kunsthistorikern unvergessen bleiben.

Wir kehren nunmehr wieder zu der älteren italienischen Literatur zurück; bevor wir uns aber auf das fast unübersehbare Gebiet der Guiden wagen, sind noch ein paar Worte über die in Italien sehr früh einsetzende Musealliteratur am Platze.

Diese hat ja, wie wir schon gelegentlich bemerken konnten, im engsten Zusammenhang mit dem früh im modernen Sinne beginnenden Sammelwesen Italiens, recht alte Ansätze (so des M. A. Michiel) aufzuweisen. Das merkwürdigste und persönlichste Zeugnis bildet auf diesem Gebiete wohl der Bericht, den der Gründer der Ambrosiana in Mailand, Kardinal Federigo Borromeo (1564—1631), seiner — später noch zu besprechenden — Schrift *De pictura sacra* (1634) angehängt hat und der, sehr bedeutend auch durch die Urteile des großen Kunstfreundes, die der Bibliothek angegliederte Gemäldesammlung sowie die von ihm erworbene, in ganz Italien berühmte Gipssammlung des Leone Leoni (später in der Brera) schildert. Gerade aus Oberitalien besitzen wir ferner eine Anzahl alter Museumskataloge, von denen die Beschreibung der in jeder Hinsicht merkwürdigen, zu Mailands alten Sehenswürdigkeiten gehörigen Sammlung des Patriziers Manfredo Settala (von 1662) und das Museo Cospiano in Bologna (1677) — mit dem des bekannten Antikensammlers Aldrovandi verbunden — besonderen Wert beanspruchen.

Ferner sind ein paar noch dem 17. Jahrhundert angehörige Schriften dieser Richtung zu erwähnen; das 18. Jahrhundert führt ja dann schon diese Musealliteratur (namentlich mit den großen Galeriewerken, die uns hier nicht weiter beschäftigen können) in moderne Bahnen hinüber. Da ist vor allem ein außerordentlich seltenes, nur in wenigen Exemplaren erhaltenes Schriftchen zu erwähnen, die *Nota delli musei, librerie, galerie . . . di Roma* (1664) eines ungenannten Verfassers (hinter dem aber vielleicht der gelehrte Bellori steht), weil es — wie dies übrigens schon Ulisse Aldrovandi in seiner Beschreibung der Antiken Roms getan hatte — auch den reichen Privatsammlungen besonderen Anteil zuwendet und dadurch als Quelle wertvoll wird. Für sich stehen dann ein paar Sammlungen poetischer Ekphrasen. Die eine ist ein Werk des berühmtesten, einflußreichsten und durch seine starken Beziehungen zur bildenden Kunst bedeutenden Dichters des Seicento, des Giovanbattista Marino († 1625 in Neapel): *La Galeria*. In verschiedenen Versarten, die die Virtuosität des Autors zeigen sollen, sich ergehend, geschrieben in dem üppigen Concettistil, der das Kennzeichen der Literatur des Frühbarocks in ganz Europa ist und zu dessen berühmtesten Vertretern gerade der Neapolitaner gehört — in seiner Heimat ist ein so echt barockes Gebilde wie die Oper entstanden —, behandelt es Werke der Malerei, aber auch der Skulptur und Kleinkunst (wie Wachsbossierungen, Modelle und Medaillen aller Art) und spiegelt im wesentlichen — nebst fremden Bestandteilen — die eigene, sehr beträchtliche Sammlung des Dichters selbst wieder. Die moderne Kunst steht durchaus im Vordergrunde; auch hier kommt (außer der

Antike) nichts in Betracht, was über die Raffaelzeit zurückläge. Die zeitgenössische Kunst (auch die der Niederländer, wie in Borromeos Museum) tritt natürlich herrschend hervor, so etwa Werke des Caravaggio, dem Marino u. a. sein eigenes Bildnis verdankte. Die Einteilung ruht durchwegs auf inhaltlichen Kategorien, wie dies vollkommen in der Übung dieser Zeit liegt und ebenso auch in der ältesten erhaltenen Stichsammlung, der des Erzherzogs Ferdinand von Tirol, einst auf Ambras, jetzt im Wiener Museum, durchgeführt erscheint: Mythologien (*favole*), Historien des Alten und Neuen Testaments, *Capricci*, endlich Bildnisse, die ihrerseits wieder dem längst in Italien herkömmlichen Einteilungsplan folgen; auch die *Karikatur* stellt sich bereits ein. Über Marinos Sammlertätigkeit geben besonders seine höchst lebhaften und reizvollen, noch von ihm selbst (1623) herausgegebenen *Briefe* vielfachen Aufschluß, namentlich die an seinen Freund, den Genueser Maler Bernardo Castello gerichteten. Er ist unablässig bemüht, immer im Hinblick auf seine *Galeria* — die wirkliche wie die in poetischer Einkleidung erscheinende — Stoff zu sammeln. Besondere Aufmerksamkeit richtet er, ganz im Sinne seiner Zeit, auf Handzeichnungen und Kupferstiche, und hier erweist er sich als feiner und trefflich gebildeter Kenner, der auch im Technischen wohl zuhause ist und über den damaligen Kunsthandel, namentlich über das blühende Fälscherhandwerk, vieles zu sagen weiß. Von seinen *Dicerie sacre* (1614), einer Prosaschrift, die auch die Malerei behandelt, wird noch später die Rede sein.

Den Einfluß Marinos verrät in gewissem Sinne auch die *Pinacotheca* des Gio. Michele Silos, eines geistlichen Literaten aus Süditalien, die 1673 in Rom erschienen ist. In der Gelehrtensprache und in antiken Versmaßen gehalten, stellt sie eine Art poetischen Führer durch die Kunstwerke Roms, nicht nur die öffentlichen, sondern vor allem auch die in Privatbesitz vor (über deren schwierige Zugänglichkeit der Autor freilich Klage führt), und ist dadurch keineswegs ohne Bedeutung. Buch I ist der Malerei, Buch II der Skulptur gewidmet; berücksichtigt ist auch hier so gut wie ausschließlich die »moderne«, vor allem die zeitgenössische Kunst.

Wir gehen nun zu der kunsthistorischen Ortsliteratur im eigentlichen Sinn über, deren gewaltige Ausdehnung und Langlebigkeit wir schon bei Gelegenheit der Künstlerviten gestreift haben. Auch dies ist ein Gebiet, auf dem Italien vollkommen für sich und fast ohne Gegenbild dasteht. Die ungemein ausgeprägte Sonderart und Mannigfaltigkeit seines uralten Städtewesens läßt sich nicht einmal mit dem in vieler Hinsicht verwandten Deutschland, seinen großen und kleinsten Reichsstädten und dem ganzen Wirrsal der Kleinstaaterei vergleichen, mit dem selbst Napoleon nicht fertig geworden ist und das erst jetzt endgültig dem Untergang geweiht scheint. Was besonders das mitteldeutsche Gebiet durch seine zahlreichen kleinen Residenzen für die deutsche Gesamtkultur geleistet hat, sollte freilich niemals vergessen werden. Und ähnliches gilt, wenn auch in minderem Grade, für Italien; denn hier erstarrte die Bewegung häufig zu lächerlich hohlem Formelkram und zur Unfruchtbarkeit, von der die übriggebliebenen kleinen »freien Universitäten« heute noch Zeugnis ablegen. Wer gedächte hier nicht des geistigen Exils, zu dem ein Geist wie der Leopardis in seinem winzigen Recanati verdammt war? Aber auf lokalantiquarischem Gebiet herrscht doch eine nicht verächtliche Rührigkeit; auch das kleinste Nest will durch eine *Guida pittorica*, zuweilen unverhältnismäßigen Umfangs, sein Scherflein zu dem großen Gesamterbe der Nation beitragen. Selbst Deutschland hat, wie gesagt, trotz seiner künstlerisch so bedeutenden großen und kleinen Reichsstädte kaum Ähnliches aufzuweisen, von den übrigen Ländern ganz zu schweigen. Auf italischem Boden war eben die bildende Kunst seit frühen Tagen, ja in unmittelbarem Anschluß an die antike Vergangenheit, eine öffentliche, leidenschaftlich betriebene Angelegenheit des ganzen Volkes und darum haben sich hier Kunsturteil und Kennerschaft, lehrhafte und geschichtliche Betrachtung der Kunst so frühe und stark entwickeln, ja dem ganzen übrigen Europa Vorbild und Muster sein können.

Freilich kommt hier auch noch anderes in Betracht, und das ist vor allem die Stellung des Landes, das den Mittelpunkt der christlichen Welt des Abendlandes, die alte Welthauptstadt sein eigen nennt, zu der europäischen Völkergemeinde. Bevor Italien, dank den früher erwähnten Umständen, in Praxis wie in Theorie das führende Kunstland, das Fremdenland wurde — wozu es die übrigen Länder bis heute niemals gebracht haben war es das Pilgerland. Aber hier schon ist der Anreiz geteilt; neben den Wundern des neuen päpstlichen Roms stehen schon von Anfang an die Wunder des alten kaiserlichen Roms mit seinen Ruinen. Und so ist in der Tat Rom eigentlich der Ausgangspunkt dieser ganzen Literatur von Städteführern; wie sich seine Pilgerbüchlein, die *Mirabilia*, allmählich zu archäologisch und kunstgeschichtlich vermeinten Guiden entwickeln, ohne daß doch ihr ursprüngliches Gepräge ganz verloren geht, das ist schon früher (Buch I und III) erörtert worden, auch wie der Verfasser des ältesten eigentlichen Kunstführers, der Priester Albertini, noch mit jener Literatur zusammenhängt und mit ihr Schritt hält.

Es ist auch bedeutend, wie lange man sich in der Stadt des geistlichen Regiments mit den erneuerten Mirabilienbüchern begnügt hat, wenn auch eines davon den berühmten Namen des Palladio trägt. Die eigentliche kunsthistorische Literatur setzt hier verhältnismäßig spät, erst zu Beginn des Seicento ein, und es ist sehr bezeichnend, daß der Führer des uns bereits bekannten ältesten römischen Ortshistorikers, des Baglione, die *Nove Chiese di Roma* von 1639, keineswegs die ganze Stadt, sondern nur die durch uralte Verehrung geheiligten Pilgerkirchen zum Gegenstande wählt (S. Peter, S. Paolo fuori, Tre fontane, S. Annunziata fuori, S. Sebastiano, S. Giovanni in Laterano, S. Croce in Gerusalemme, S. Lorenzo fuori, S. Maria Maggiore), obwohl sie nicht durchaus zu den hervorragendsten Stätten der römischen Kunst gehören. Daneben steht das schmale Büchlein eines rechten Lokalantiquars, des Celio *Memorie delli nomi dell'artefici* (1638), eine Nomenklatur knappster Form, die zunächst in alphabetischer Reihenfolge die Kirchen, dann die Paläste mit mancher merkwürdigen Nachricht bringt, besonders auch mit dem Verzeichnis der römischen Fassadenmalereien wertvollen, anderweitig vermißten Stoff bietet.

In dieselbe Zeit fällt die emsige Tätigkeit jenes päpstlichen Leibarztes Giulio Mancini, die aber heute noch wie manches andere Einschlägige der Art in den Bibliotheken vergraben liegt und leider noch immer der längst vorbereiteten, immer wieder durch traurige Umstände vereitelten Publikation harrt; der *Viaggio di Roma* liegt aber jetzt wenigstens in der musterhaften Ausgabe von L. Schudt vor. Der eigentliche große und ausgiebige Führer durch Rom ist erst zu Beginn des 18. Jahrhunderts, von einem Abate Titi aus Città di Castello (der deshalb auch seinem Buche die Beschreibung des Doms seiner Vaterstadt anhängte), 1708 erschienen. Er ist im Verlauf des Jahrhunderts noch öfter aufgelegt und ansehnlich vermehrt worden; erst in dessen zweiter Hälfte tritt ein anderer Führer an seine Stelle, das *Itinerario istruttivo* des Kupferstechers Giuseppe Vasi (zuerst 1763), das seinen Stoff auf acht Führungstage zusammendrängt und eben dieser Handlichkeit halber der eigentliche Führer des Klassizismus wurde; besonders in Nibbys Bearbeitung, die auch schon dem englischen und französischen Reisepublikum zugänglich wurde und zahlreiche Auflagen erlebte, hat es bis in unsere Tage hinein (1886) seine Beliebtheit nicht eingebüßt.

Rom ist aber trotzdem nicht die Stadt, von der die eigentliche Guidenliteratur im modernen kunsthistorischen Sinn ausgeht; dies ist vielmehr Florenz, die Mutter aller Kunstliteratur überhaupt; es hat auch auf diesem Gebiete die unbestrittene Führung in Italien inne. Albertinis *Memoriale* von 1510 ist schon früher besprochen worden (Buch III), wir können daher an dem trotz seiner Dürftigkeit ehr- und denkwürdigsten Wiegendruck dieses ganzen Schrifttums vorübergehen. Obwohl nicht zu rechter Entwicklung gekommene Ansätze in andern Städten vorausgehen, so in Bologna, und obwohl zunächst eine bedeutende Lücke klafft, so sind Bocchis *Bellezze di Fiorenza* von 1591 dennoch, wie schon ausgeführt wurde (vgl. Buch VI), ihrem ganzen Charakter nach als der erste Stadtführer mit wirklich kunsthistorischem Anteil im neueren Sinn anzusehen: die alte Hegemonenstadt behauptet also auch auf diesem Gebiet siegreich ihren angestammten Primat. Der Führer Bocchis wurde im 17. Jahrhundert durch Cinelli. ansehnlich vermehrt, neu herausgegeben (1677); wenig später begann Ferdinando Leopoldo del Migliore ein umfangreiches Gemälde von Florenz, die *Firenze illustrata*, mit ausgiebigen historischen Nachrichten; doch erschienen nur die drei ersten, das Zentrum der Stadt behandelnden Teile (mit sehr schlechten Radierungen). Zu Ende des 18. Jahrhunderts faßt die vom Verleger Cambiagi herausgegebene *Guida al forestiere* noch einmal das alte Stadtbild zusammen. Sehr reichhaltigen, auch für die örtliche Kunstgeschichte wichtigen Stoff bergen endlich die acht Bände des *Osservatore Fiorentino* von Lastri (1797).

Wie die übrigen Städte der Toskana, voran das uralte Pisa, dann Siena, frühe ihrer mächtigen Nebenbuhlerin Florenz erlegen sind und damit gerade in den entscheidenden Tagen der Renaissance ihre selbständige Bedeutung ganz oder zum großen Teile eingebüßt haben, und seitdem nur mehr ein Schattenleben führen, so verfügen sie auch über keine ihres Namens würdige ältere Guidenliteratur. Zwar hat Giulio Mancini zu Beginn des 17. Jahrhunderts Stoff für seine Vaterstadt gesammelt; aber sein Manuskript ist niemals gedruckt worden, und erst am Ende des 18. Jahrhunderts hat der Padre della Valle die schon früher erwähnte Kunstgeschichte der Stadt in seinen *Lettere Sanesi* darzustellen unternommen. Die beiden Führer des 18. Jahrhunderts von Pecci (einem Angehörigen des Geschlechtes, dem Leo XIII. entstammte) und Faluschi (1759 und 1784) sind schon in ihrer dürftigen äußeren Erscheinung der großen und einst führenden Kunststadt eigentlich unwert. Auch Pisa besitzt keine alte Literatur; sein Führer (von Pandolfo Titi) datiert erst von 1751, ist aber gut gearbeitet und leitet die bedeutende archäologische Tätigkeit in dieser dem Freunde des Altertums so werten und wichtigen Stadt nicht unwürdig ein. Diese gipfelt in der schon erwähnten *Pisa illustrata* des Alessandro da Morrona (1787), vielleicht dem besten Werke seiner Art, das in drei stattlichen Bänden nicht nur eine urkundlich belegte Darstellung der pisanischen Kunstgeschichte, sondern auch die Topographie der Stadt gibt. Auf Morrona folgt dann noch im Beginn des 19. Jahrhunderts der fleißige Ciampi. Pistoia kann sich in ähnlicher Weise der vortrefflichen *Guida* von Tolomei (1821) rühmen, die im Anhang auch die (alphabetisch geordneten) Biographien einheimischer Künstler bringt. Lucca besitzt aus alter Zeit nur in dem *Forestiere informato* des Marchiò (von 1721) eine Darstellung alten Stils, in der bloß ein wenig umfangreiches Kapitel (24) der Kunsttopographie gewidmet ist.

Ähnlich ist die Sachlage in den angrenzenden Landschaften von Umbrien und der Marken. Perugia, das freilich in dem von hier gebürtigen römischen Kunstchronisten Pascoli seinen Lokal-Vasari hat, besitzt erst seit Ende des 18. Jahrhunderts eine namhaftere Literatur, immerhin aber doch auch die handliche, sehr selten gewordene *Guida* des Morelli von 1683, und einen schon äußerlich sehr stattlichen und eingehenden, 1784 erschienenen Führer des B. Orsini. Die Vaterstadt Raffaels, im 16. Jahrhundert durch Baldi gefeiert, hat einen schon 1701 erschienenen Kunstführer des Arciprete Lazari; und selbst das kleine Pesaro, dessen Name durch seinen Sohn Rossini Glanz erhielt, kann sich eines Malerführers (von 1783) rühmen, der besonders dadurch überaus bezeichnend ist, daß ihm sein Verfasser, der Abate Lazzarini, einen langatmigen, in der Ortsakademie gehaltenen Vortrag über Wesen und Wert der Malerei beigegeben hat. So kennzeichnet es auch diese Marken mit ihrer fernab von der großen Heerstraße sich entfaltenden Selbstbeschaulichkeit und Eigenbrötelei — es ist erwähnenswert, daß sich bis heute gerade hier drei Winkeluniversitäten, die von Macerata, Camerino und Urbino erhalten haben —, daß das kleine, weder als Kunstzentrum noch sonstwie sonderlich bedeutende Ascoli Piceno eine der monumentalsten Guiden aufweist in Druck, Format und Ausstattung sehr anspruchsvoll (von Baldassare Orsini 1790).

Schreiten wir nun nach Oberitalien weiter, so ergibt sich eine erstaunliche Fülle und Mannigfaltigkeit der einschlägigen Literatur. Nicht einer der größeren oder kleineren Mittelpunkte, an denen diese Landschaft namentlich seit dem Quattrocento so reich ist, der nicht für seinen *Forestiere istruito* gesorgt hätte. In der Emilia kommt hier vor allem der Hauptort in Betracht, gerade in der Zeit, die uns hier beschäftigt, zur Blüte gelangend: Bologna. Es besitzt einen der ältesten Kunstführer Italiens, die *Graticola* des Lamo (1560), von dem schon früher (Buch VI) ausführlich die Rede war. Nicht viel jünger ist der kleine Führer des G. de Zani (zuerst 1583, bis ins 18. Jahrhundert hinein erneuert), bezeichnenderweise auch er z. T. in der heimischen Mundart geschrieben. Aus dem 17. Jahrhundert stammt dann außer Alidosis *Istruttione delle cose notabili*, einer Art Stadthandbuch, das neben allerhand historischen Nachrichten besonders durch seine Aufmerksamkeit auf antike Funde und Inschriftsteine auffällt (1621), der dickleibige Quartant eines geistlichen Schreibers, die *Bologna perlustrata* des Masini (1650), ein namentlich für die Kirchengeschichte dieses Kleinrom höchst ergiebiges Buch; es bringt ausführliche historische Notizen über die Gotteshäuser und frommen Stiftungen der Stadt, aber auch über die Künstler und ist mit guten Registern versehen. Von der Geistesrichtung der von einem päpstlichen Legaten beherrschten Stadt, in der heute noch die »schwarze« Aristokratie ihre Rolle nicht ausgespielt hat, und des Autors im besonderen zeugt der Umstand, daß Masini auch eine eigene *Guida spirituale* herausgegeben hat. Der eigentliche Kunstführer Bolognas im Seicento rührt aber von dem einheimischen Historiographen Malvasia her und erschien zuerst, dem Maler Charles Le Brun gewidmet, 1686; er wurde bis zum Ende des 18. Jahrhunderts wiederholt neu aufgelegt, zuletzt sehr vermehrt 1792 durch den Abate Carlo Bianconi. Es ist der Erwähnung wert, daß der neueste Lokalführer von einem namhaften Kunsthistoriker des neuen Italiens, Conrado Ricci, herrührt, der auch Ravenna ein ähnliches Werkchen gewidmet hat. Dieses besitzt übrigens eine ziemlich alte Ortsliteratur und u. a. auch einen *Forestiere istruito* von Beltrami (1791). Wieder ist hervorzuheben, daß selbst kleine und kleinste Städte dieses Gebiets ihre *Guida* aufweisen können, so Rimini (Marchesello, *Pitture delle Chiese di Rimino* 1756) und Cento (Righetti, 1768). So ist es unnötig, besonders zu betonen, daß eine Stadt gleich Ferrara eine sehr ansehnliche Literatur ihr eigen nennt, die tief in die Gegenwart hinabreicht. Die alten Führer von Barrotti (1770) und Frizzi (1787) gehören zu den besten ihrer Art. Aber schon das Stadtgemälde des Guarino (1621, mit Supplement von Borsetti 1670), die *Memorie istoriche delle chiese di Ferrara* des Scalabrini (von 1773) enthalten nicht nur wertvolle historische, sondern auch kunstgeschichtliche Nachrichten, und die Art dieser Tätigkeit setzt sich mit der fleißigen Arbeit eines Nachfahren des alten Ortshistorikers Cittadella bis in eine nicht ferne Halbvergangenheit fort. Die alten Herzogtümer haben es gleichfalls nicht an sich fehlen lassen: Modena (Pagani 1770), Piacenza (Carasi 1780), Parma (Ruta 1780). Das letzte besitzt auch noch ein bezeichnendes Büchlein seines Lokalantiquars Affò, den *Parmigiano servitore di piazza* (von 1794), in dem die altbeliebte Dialogform nicht ohne Witz und Munterkeit gehandhabt ist. Dramatis personae sind der dienstfertige und wohlunterrichtete Berufscicerone Frombola, ferner ein junger Graf samt seinem Hofmeister, schließlich ein Konkurrent des zuerst genannten namens Scricca.

Den Po überschreitend gelangen wir in das Gebiet der Serenissima, deren *Dominante*, wie zu erwarten, eine höchst bedeutende Literatur aufweist, in der aber die gleiche Erscheinung wie bei den Künstlerviten auffällt, nämlich daß überwiegend auf die in dieser Stadt von jeher so bedeutende und einflußreiche Malerei Bedacht genommen ist. Die Literatur des 16. Jahrhunderts, die schon in dessen erster Hälfte mit der Inventarisierung der Kunstschätze durch M. A. Michiel beginnt, dann die einschlägige Schriftstellerei Francesco Sansovinos, seine *Venezia illustrata*, seine oft erneuerten *Cose notabili* kennen wir bereits. Als der für das 17. Jahrhundert bedeutendste Schriftsteller auf diesem Gebiet, durch Fülle und Verläßlichkeit seiner Nachrichten als unmittelbare Quelle anzusehen, tritt uns Marco Boschini entgegen. Er ist ein mäßiger Maler (und Stecher) aus der Schule des jüngeren Palma und hat dem Kunstkenner- und Händlertum größere Vorteile abgewonnen als der eigenen Kunstfertigkeit. Sein literarisches Hauptwerk ist die *Carta del navegar pitoresco* von 1660, höchst merkwürdig schon durch ihre Widmung an einen der bedeutendsten Kunstfreunde damaliger Zeit, an niemand geringern als Erzherzog Leopold Wilhelm. Dessen Sammlung, die sich damals schon in der Wiener Burg befand und den eigentlichen Grundstock der vormals kaiserlichen Gemäldegalerie bildet, wird auch (*Vento* I, 39f.) ausführlich — nach dem Bericht von Boschinis Freund Pietro Liberi — gewürdigt. Das Buch ist in allem und jedem ein höchst bezeichnendes Erzeugnis seiner Zeit und seines Mittels; in der venezianischen Heimatssprache, in gereimten Quattrinen geschrieben, mit reichlichen Marginalien, die eine ganz sonderliche Sammlung venezianischer Sprichwörter darstellen, ist es in Stil und Sprache ein echter Schößling des Barock. Nach den acht Teilen der Windrose geteilt, will es den Leser durch das »Meer der venezianischen Malerei« führen; daher sein seltsamer, aber gewiß der Örtlichkeit nicht übel angepaßter Name. Im Grunde ist es ein reimweiser Führer durch die großen Kunststätten Venedigs, der sich in einem langen Dialog zwischen der »Eccellenza« eines Venezianer Senators und Kunstliebhabers und seinem »Compare«, einem Maler — natürlich Boschini selbst — entwickelt. Das erste Kapitel enthält eine allgemeine Einleitung, die besonders durch die darin mitgeteilten Kunsturteile sowie Nachrichten über die großen Maler des Seicento, die nach dieser Hochschule der Malerei strebten (Velazquez, Rubens u. a.) sehr wichtig ist. In den weiteren Kapiteln komplimentiert dann der Compare seinen Gönner, mit Tintorettos Werken in S. Rocco beginnend, durch die Stätten, an denen sich die moderne venezianische Kunst in ihren bedeutendsten Werken entfaltet. Die Zeit vor Giambellin existiert auch für Boschini überhaupt nicht. Von besonderer Wichtigkeit sind die überaus reichhaltigen Nachrichten über die venezianischen Privatsammlungen jener Zeit und ihren Inhalt (auch an Skulpturen u. s. f.) sowie die Ateliers der Zeitgenossen, durch die wir geführt werden; den Schluß (*Vento* VIII) bildet eine merkwürdige Mustergalerie, Nachbildungen von Werken zeitgenössischer Maler, meist allgorischen

Inhalts, auf Kupfertafeln, die von preziösen Überschriften erläutert werden.

Von Boschini rührt auch der erste eigentliche Kunstführer durch Venedig her: die *Ricche Minere della Pittura Veneziana* (zuerst 1664); er straft seinen barocken Titel nicht Lügen und ist tatsächlich eine Fundgrube von kurzen und sachlichen Nachrichten über den ungeheuren Reichtum der venezianischen Kirchen, Bruderschaftshäuser und öffentlichen Gebäude im 17. Jahrhundert. Freilich ist nur die Malerei berücksichtigt. Die Einleitung bildet ein in manchem Betracht bemerkenswerter Traktat über den Stil der einheimischen Maler, von den Bellini an. Im ersten Drittel des 18. Jahrhunderts gab dann der Bibliothekar Antonio Maria Zanetti eine neue Bearbeitung heraus (1733), die bis zum Ende der alten Republik in verdientem Ansehen stand. Ein größeres Werk desselben Verfassers, *Della pittura Veneziana libri cinque* (zuerst 1771 erschienen), gehört zu den besten seiner Art; es ist ein Inventar der venezianischen Malerei, aber chronologisch-topographisch nach Künstlern angeordnet, mit dem Trecento beginnend. In einem Anhang werden die Stiche nach den Gemälden der Stadt verzeichnet; ein anderer behandelt die Mosaiken an S. Marco von der ältesten Zeit bis zur eigenen Gegenwart. Zanetti hat auch ein sehr wertvolles Stichwerk (1760) über die damals noch erhaltenen Fresken Venedigs herausgegeben.

Für die Bedürfnisse des großen Publikums genügten lange — neben einem ungemein oft aufgelegten kleinen Führer des Abate Coronelli und dem *Ritratto di Venezia* von Martinelli (1684) — die immer wieder erneuerten *Cose notabili*; an ihre Stelle tritt dann im 18. Jahrhundert der von dem berühmten Verleger und Kunstmäzen G. B. Albrizzi (einem Manne, der im venezianischen Rokoko eine große Rolle spielte) herausgegebene *Foresetire illuminato* (seit 1740), bis in das erste Drittel des 19. Jahrhunderts immer wieder neu aufgelegt, in kunsthistorischer Beziehung aber dürftig und unverläßlich.

Der erste vollständige Führer durch Venedig stammt erst von 1784. Es ist die *Nuova cronaca* des P. Zucchini; die fleißige, aber rein kompilatorische, von vornherein sehr breit angelegte Arbeit, ihrerseits die Erweiterung eines älteren Buches, ist aber über die beiden ersten *Sestieri* (S. Marco und Castello) nicht hinausgediehen und Stückwerk geblieben, so daß merkwürdigerweise die älteste, wirklich die gesamte Kunst Venedigs darstellende Guida erst von dem um die Geschichte seiner Vaterstadt hochverdienten Giannantonio Moschini (*Guida per la città di Venezia all'amico delle belle arti*, Venedig 1815, in 4 Teilen) herrührt, als eines der allerbesten und gründlichsten Werke seiner Art. Leider stellt es schon das gefallene, seiner alten Macht und seines Glanzes entkleidete, seiner Kunstwerke durch die rohen Eingriffe der napoleonischen Zeit beraubte Venedig dar, nicht mehr die im Festgewand schimmernde Königin, sondern die trauernde Witwe der Adria. In der Einleitung gibt Moschini (von dem auch treffliche Führer durch Murano und durch Padua herrühren) eine gute kritische Übersicht über die ältere Ortsliteratur. Das österreichische Venedig ist endlich festgehalten in der praktischen, tabellarisch angelegten *Guida nuovissima* von Francesco Zanotto (1856). Die sehr weitschichtige alte Literatur über die Venezianer Privatsammlungen des 18. Jahrhunderts findet man in der Bibliographie verzeichnet.

Von den Städten der *Terraferma* hat Padua eine ansehnliche Literatur, die auch schon mit Campagnola und M. A. Michiel beginnt. Die eigentlichen Kunstführer des 18. Jahrhunderts sind reichhaltig und wertvoll. Das gilt sowohl von dem öfter aufgelegten Führer des G. B. Rossetti — merkwürdig auch durch seine Widmung an den Besitzer von Catajo, Marchese Tommaso degli Obizzi, den Gründer der später nach Wien gekommenen, jetzt sogenannten »Estensischen« Sammlung — als von der Erneuerung dieses Buches durch den Buchhändler Pietro Brandolese (1795), der durch den gelehrten Bibliothekar der Marciana, Jacopo Morelli, unterstützt und mit älterem handschriftlichen Material versehen wurde. Auch Rossetti hat übrigens ein älteres Manuskript (von Girolamo Ferrari, † 1748) benützt. Im Jahre 1817 veröffentlichte dann der uns bereits bekannte Giannantonio Moschini seine *Guida all'amico delle belle arti*, die in der Einleitung eine erschöpfende kritische Übersicht der in Betracht kommenden älteren Literatur gibt. Aus der an Villen der Patrizier so reichen Umgegend Paduas stammt die von der Gräfin Wynne-Rosenberg herausgegebene Beschreibung der Villa Altichiero (1787), ein mit Kupfern ausgestatteter Band in französischer Sprache, der diesen für den Geschmack des ausgehenden 18. Jahrhunderts höchst bedeutenden Landsitz des Angelo Querini und seine nicht minder bezeichnenden, später weit zerstreuten Sammlungen schildert. Treviso besitzt aus älterer Zeit nur den ziemlich dürftigen Führer Rigamontis (1767), der wieder nur Gemälde berücksichtigt, aber am Schlusse auch eine alte Beschreibung des Palazzo del Consiglio und seines Schmuckes (von 1617) abdruckt. Für Friaul hat, abgesehen von wenig bedeutenden älteren Schriftchen, der schon früher genannte Conte Maniago gesorgt, von dem auch ein trefflicher Führer durch Udine und Cividale (erst von 1839) herrührt.

Höchst stattlich, dem Ruhme der Stadt als antikem Munizipium und ältestem Mittelpunkt oberitalienischer Malerei entsprechend, ist die Literatur von Verona. Außer einem hübschen Bändchen: *Belezze di Verona* von Valerini (1586) — das aber nur eines der üblichen rednerischen Elogien ist —, muß das 1720 anonym erschienene, ganz vortreffliche und reichhaltige Taschenbüchlein *Ricreazione pittorica* erwähnt werden, dessen zweiter Teil (*Divertimento historico* mit eigener Fortsetzung bis 1733) die Kirchen des Landbezirkes eingehend behandelt, freilich wiederum die hier so wichtige älteste Malerei gar nicht beachtet. Dann ist der von dem Commendatore dal Pozzo 1718 herausgegebenen Vitensammlung ein reichhaltiges Verzeichnis der Kunstschätze Veronas angehängt, das durch die Beschreibung der Häuserfresken in der farbenfrohen Stadt sowie namentlich auch durch eine genaue Übersicht der Privatsammlungen sehr wichtig ist. Vor allen aber besitzt Verona ein Werk, dem keine zweite Stadt Italiens schon äußerlich etwas Ähnliches an die Seite zu stellen hat. Das ist die *Verona illustrata* des Marchese Scipione Maffei (1675 bis 1755), jenes vielgewandten und berühmten Schriftstellers, der besonders durch seine Tragödie *Merope* in der italienischen Literatur des Settecento eine höchst ansehnliche Rolle spielt, 1732 in einem stattlichen Folianten erschienen, dessen prachtvolle Kupfertafeln nicht zum wenigsten dadurch merkwürdig sind, daß die Vorzeichnungen zu ihnen z. T. von niemand geringerem als G. B. Tiepolo herrühren und für die Auffassung der Antike (denn darum handelt es sich) in jener Zeit überaus lehrreich sind. Es ist ein Werk voll gründlichster Erudition, das ein vollständiges Gemälde der Stadt und ihrer Schicksale entwirft, natürlich auch die Kunst, vor allem die des Altertums, eingehend behandelt. Ein handliches Kompendium für den Gebrauch des Reisepublikums, mit Nachstichen, erschien 1771 in zwei Bänden; vorausgeschickt ist eine Biographie des Autors.

Auch das kleine, aber baulich so wichtige und eindrucksvolle Vicenza kann sich einer erheblichen Literatur rühmen. Der wackere Marco Boschini hat ihm schon 1677 in einem sehr selten gewordenen Elzevirbändchen (*I Giojelli pittoreschi*) eine fleißige und eingehende Guida geschenkt; daran schließt sich der von dem einheimischen Baumeister Bertotti-Scamozzi verfaßte *Forestiere istruito* von 1761 (das »artige Büchelchen« Goethes) und endlich die vortreffliche, mit niedlichen Kupfern gezierte *Descrizione*, die Francesco Vendramini-Mosca 1779 in zwei Bändchen herausgab. Eine gedrängte Übersicht der Kunstschätze Bassanos hat Verci seinen Malerviten (von 1775) beigesellt. Ein für diese ganze Literatur höchst bezeichnendes Buch ist der überaus stattliche (352 Seiten umfassende) Führer durch Rovigo, den der uns bereits bekannte Francesco Bartoli 1793 dem historisch wie künstlerisch wahrhaftig recht unbedeutenden Landstädtchen der Po-Niederung gewidmet hat, in dem er lange seßhaft war. Den Privatpalästen und ihren Schätzen ist ein breiter Raum zugewiesen und es ergibt sich, kurz vor dem Zusammenbruch der alten Republik, ein Kulturbild, das durchaus nicht allen Reizes entbehrt.

In der Lombardei haben die noch zum Gebiet der *Serenissima* gehörigen Städte Brescia und Bergamo gute alte Führer, die erste den höchst stattlichen und freigebig gedruckten von Averoldo (*Le scelte Pitture di Brescia additate al forestiere*, 1700), noch ganz im Stil des Seicento, und dem barocken Geschmack nicht nur im schnörkelhaften Vortrag, sondern auch durch eine besonders künstliche Schrulle Rechnung tragend — das Wörtchen *che* ist aus dem ganzen Quartanten verbannt! Der sehr wortreiche und gewissenhafte Cicerone widmet der Führung drei Tage; am Schlusse steht noch die Beschreibung einer ansehnlichen Privatgalerie des Conte Terzio Lana sowie der eigenen, namentlich an Inschriftsteinen reichen Antikensammlung des Verfassers selbst. Ein anderer, kürzer gefaßter und handlicherer Führer ist der von Chizzola herausgegebene des Bildhauers Carboni mit hübschen radierten Vignetten (1760), der außer den Gemälden auch die Plastik berücksichtigt und die sehr zahlreichen Privatsammlungen der Stadt noch eingehender bespricht als der frühere. Ein älteres, sehr ausführliches Werk von Paglia (um 1686): *Il Giardino della Pittura*, von dem nur wenige Aushängebogen im Druck vorhanden sind, scheint verschollen.

Ein ganz knappes Taschenbüchlein, das aber alle Kunstwerke berücksichtigt, hat 1774 jener fleißige Topograph Francesco Bartoli der Stadt Bergamo geschenkt, als Andenken an die Mußestunden, die ihm sein Schauspielerberuf auch in dieser Stadt ließ — es ist das ein kleiner, aber höchst lehrreicher Zug für dieses ganze, echt italienische Schrifttum — zugleich als Prodromus seines großen, uns schon bekannten Reisewerks über Italien gedacht. Wieder ein stattlicher Quartant ist der ein Jahr später (1775) herausgekommene Gemäldeführer eines einheimischen Kunstfreundes, des Doktor Andrea Pasta, mit stark betonter pädagogischer Absicht, die namentlich in der recht beachtenswerten Einleitung über die Konservierung und sonstige Pflege von Gemälden und Plastiken hervortritt und als eines der ältesten Zeugnisse seiner Art immerhin der Beachtung wert ist. Noch aus dem Seicento stammt die merkwürdige Schrift eines geistlichen Literaten und Dilettanten, des Augustinerpriors Donato Calvi — zugleich Vizepräsidenten der örtlichen Akademie *degli Eccitati* — über die Gemälde des Palazzo Moroni (1655), deren Programm der gelehrte Autor selbst angegeben hat. Inhaltlich wie in der Art des Vortrages ist sie ein gar nicht zu verachtender Beitrag zur Ikonographie des Barock.

Wir treten in die eigentliche, damals von Österreich beherrschte Lombardei ein. Dem kaiserlichen Statthalter in Mantua, Grafen

Firmian, ist ein äußerlich bescheidenes, aber recht gutes Büchlein gewidmet, in dem der Theatermaler Giovanni Cadioli (1763) die Kunstschätze seiner Vaterstadt darstellt. Eine Beschreibung der berühmten Gemälde des Palazzo del Tè hat Bottani 1783 geliefert. Die Geigenmacherstadt Cremona nennt zweit alte Guiden ihr eigen; die ältere rührt von einem Malerarchitekten Anton Maria Panni her (1672); auch hier verbreitet sich die Einleitung über die Frage der Pflege und Erhaltung von Gemälden; im übrigen fordert der gewissenhafte Autor fünf Tage der Betrachtung von seinem *forestiere*, der sich seiner Führung anvertraut. Die jüngere des Giuseppe Aglio (von 1794) ist ebenfalls sorgfältig gemacht und verdient das Lob, das ihr schon Cicognara gespendet hat.

Die Hauptstadt Mailand besitzt (im Gegensatz zu ihrer früher erwähnten Armut an alten Künstlerviten) eine ziemlich reichhaltige Führerliteratur. Die älteste *Guida* der Gebrüder Santagostini (von 1671) wurde sehr bald durch den viel reichhaltigeren und stattlichen Band des Kanonikus Carlo Torre, *Il ritratto di Milano* (zuerst 1674, dann neu aufgelegt 1714) überholt, eine namentlich in historischer Beziehung höchst eingehende, mit ansehnlichen Kupfertafeln geschmückte Darstellung des Stadtbildes. Jünger sind die Beschreibungen des Lattuada (von 1737), des Frigerio (1739), Sormani (1751) und das hübsch ausgestattete Büchlein des Abate Gallerati (1777, unvollständig, nur der erste *Passeggio* ist erschienen); der zuerst genannten wie der letzten, noch am Schlusse der alten Zeit erschienenen, recht dickleibigen *Nuova Guida* des Carlo Bianconi (1787) gibt Cicognara eine ziemlich schlechte Note. Die Hauptstadt Piemonts, das stattliche, durch sein kunstfreundliches Fürstenhaus eindrucksvoll gestaltete Turin, besitzt einen älteren Führer von Craveri (1735) und einen jüngern von De'Rossi (1781), der freilich nur zum Teil kunsthistorische Absichten hat.

Das stolze und reiche Genua endlich, in dem die Kunst freilich von jeher, zum großen Unterschied von seiner Nebenbuhlerin Venedig, eine Sache des Luxus und der Einfuhr war, besitzt aus alter Zeit nur den ziemlich späten Führer seines Lokalgeschichtschreibers Giuseppe Ratti von 1766 — der im vollen Bewußtsein dieses Mangels in die Bresche trat —, eine sehr ausgiebige Darstellung, deren zweiter Band auch die Orte der ligurischen Riviera behandelt.

Das Bild verändert sich völlig und in höchst auffallender Weise, wenn wir von dem so stark individualisierten nördlichen in das südliche Italien treten. Die reichen Landschaften des alten Großgriechenland, in hellenischen und selbst noch in den Tagen des Mittelalters an künstlerischer Tätigkeit überreich, bleiben völlig stumm;

freilich spielen sie auch in der »modernen« Kunst, um die es sich hier vor allem handelt, kaum irgendwie eine Rolle, und eine Stadt wie das uralte Tarent hat keinen Platz in der Kunstgeschichte Italiens. Alles Leben scheint sich hier in der echten Griechenstadt Neapel, deren Stadtbevölkerung wohl die begabteste der ganzen Halbinsel ist — so ungerecht sie *intra muros et extra* gewöhnlich behandelt wird — zusammengedrängt zu haben, und so hat diese Stadt auch auf unserem kleinen Gebiet ein altes und sehr beträchtliches Schrifttum aufzuweisen. Von dem frühesten Inventarisierungsversuch, dem an M. A. Michiel gerichteten Brief des Summonte (1524), war schon längst die Rede (Buch III); die eigentlichen Guiden beginnen schon in der ersten Hälfte des 16. Jahrhunderts (De Falco 1535). Kunstgeschichtlich wichtig ist die *Guida de' Forestieri* des Abate Pompeo Sarnelli (von 1685), den wir bereits als Verfasser einer höchst merkwürdigen, an Reste des Altertums anknüpfenden Sammlung von Volkserzählungen (*La Posileccheata*, 1684, vgl. Buch I) kennen. Der reichhaltige Kunstführer Neapels rührt aber gleichfalls von einem Geistlichen, dem Kanonikus Carlo Celano her, 1692 mit einer Widmung an Papst Innozenz XII. in zehn Bändchen — die dem Dekameron der Führung entsprechen — erschienen, sorgfältig und eingehend, von ausführlichen Registern begleitet; eine Bibliographie des reichen, auch urkundlichen und handschriftlichen Materials, das der Verfasser benützt hat, geht voraus. Wesentlich knapper, aber auch noch redselig genug ist die *Nuova Guida* des Parrino, zuerst 1700, dann vermehrt von seinem Sohne herausgegeben, mit kindlich schlechten und naiven Kupfern; das Lügengewebe des de' Dominici übt hier schon seine unheilvolle Macht. Am Schlusse der alten Zeit steht dann noch eine *Descrizione di Napoli* des Avvocato Galanti von 1792.

Die Städte Siziliens, an bedeutenden Kunstwerken wahrhaftig nicht arm, haben keinerlei Führerliteratur aus alter Zeit; das einzige hier in Betracht kommende Werk, die *Messina descritta* des Cavaliere Buonfiglio e Costanzo, in Venedig 1606 gedruckt, enthält zwar einige kunsthistorisch wichtige Angaben, aber sein Hauptgewicht liegt doch, wie bei allen Büchern dieser Art, auf historisch-antiquarischem Felde.

III. Bibliographie der Ortsliteratur Italiens.

Ausdrücklich soll hier bemerkt werden, daß die nachfolgende Bücherschau — meines Wissens der erste zusammenfassende Versuch dieser Art — eben nur ein Versuch ist, der auf gänzliche Vollständigkeit, trotz jahrzehntelanger Vorarbeit, keinen Anspruch erhebt und erheben kann. Wohl wird er aber ein Bild dieses sehr bunten

Schrifttums übermitteln können, das an sich schon eine gewisse kulturgeschichtliche Bedeutung hat. Von neueren und neuesten Arbeiten ist aufgenommen, was sich in dieses Bild einer sehr alten Entwicklung als ergänzendes Glied natürlich einfügt; für etwaige Unterlassungen bittet der Verfasser von vornherein um Nachsicht, zumal auch er durch den Krieg von der Weltliteratur abgeschnitten wurde.

Allgemeine Ortskunde und Reiseliteratur.

Über die ältere topographische Literatur (Biondo, Leandro Alberti) vgl. Buch III, ferner IV (F. Sansovino, Ritratto delle . . . città d'Italia 1576).

Bibliographien der (allgemeinen) Reiseliteratur hat schon das 18. Jahrhundert angelegt, was aus dem starken Anteil weitester Kreise erklärlich ist, nicht nur der Vornehmen, die ihren *Tour du monde* machten; es ist ja das Zeitalter der Robinsonaden. Der durch ein einziges kleines Werk unsterblich gewordene Verfasser der Manon Lescaut, Prévost d'Exiles, hat auch eine ganze vielbändige Geschichte der Reisen hinterlassen: Histoire générale de voyages, Paris 1748—1789 (in 80 Bänden!). Stuck, Verzeichnis von ältern und neuern Land- und Reisebeschreibungen, Halle 1784, 2 Bände. Versuch einer Literatur deutscher Reisebeschreibungen (sowohl Originale als Übersetzungen), Prag 1793. Beckmann, Literatur der ältern Reisebeschreibungen, Göttingen 1807, 2 Bände. Vor allem das große sechsbändige Werk von Boucher de la Richarderie, Bibliothèque universelle des voyages, Paris 1808.

Im besonderen Italien behandelt die ausgezeichnete kritische Bibliographie (bis 1815 reichend und nur die Reisebeschreibungen in fremden Sprachen berücksichtigend), die d'Ancona seiner Ausgabe des Reisetagebuchs Montaignes angehängt hat (Michel de Montaigne, L'Italia alla fine del sec. XVI, 2. Ausgabe, Città die Castello 1895). Das Thema behandelt Friedländer zusammenfassend in einer Abhandlung: Reisen in Italien in den letzten vier Jahrhunderten, die in sein Sammelwerk: Erinnerungen, Reden und Studien, Straßburg 1905, aufgenommen ist. Das vornehmste Reiseziel, Rom, hat schon der geistreiche J. J. Ampère (der Verfasser eines reizenden kleinen Büchleins, des *Viaggio Dantesco*) in einer Folge von Aufsätzen behandelt, die unter dem Titel Portraits de Rome à différents âges in der Revue des Deux Mondes (1835) erschienen sind; dazu jetzt G. Vallette, Reflets de Rome, Rome vue par les écrivains de Montaigne à Goethe etc., Paris und Genf 1909, ferner das Buch von J. Vogel, Aus Goethes römischen Tagen, Leipzig 1905, besonders auch im Anhang. C. v. Clenze, The Interpretation of Italy during the last two centuries, Chicago 1907. Auch ist hier nochmals das nach Orten und Reisestraßen geordnete Manuale bibliografico del viaggiatore in Italia von Pietro Liechtenthal, Mailand 1830 (1834, 1844) zu erwähnen. Zu den ältesten deutschen Reisebeschreibungen gehört die durch ihren Verfasser, den schwäbischen Baumeister Heinrich Schickhardt besonders wichtige: Beschreibung einer Reise, welche... Henr. Friderich Hertzog zu Würtemberg... im Jahr 1599... in Italiam gethan. Mömpelgard 1602. Tübingen 1609. Neudruck von Heyd, Handschriften und Handzeichnungen von H. S. Stuttgart 1902. Vgl. Hülsen, Ein deutscher Architekt in Florenz (1600). Mitt. des Kunsthistor. Instituts in Florenz, II (1917), 152. Dann das gleichzeitige Reisebuch des Fürsten Ludwig v. Anhalt (1599—1600) in Alexandrinern. Beckmann, Accessiones historiae Anhaltinae. Zerbst 1733. Vgl. Reumont, Arch. stor. Ital., N. S. X, p. 2.

Schottius (Scotto) Franciscus, Itinerarii Italiae Romanarumque rerum libri III; zuerst Antwerpen, bei Plantin, dann von dem Bruder des Autors Andreas neu bearbeitet, ebenda 1625; französisch schon Paris 1627 von Malingre. Die italienischen Ausgaben und Übersetzungen, die die außerordentliche Beliebtheit dieses alten ‚Baedekers' zeigen, sind sehr zahlreich und reichen weit bis in das 18. Jahrhundert hinab: Vicenza 1610 u. ö., Padua

1659—1680, Venedig 1615—1675, Rom 1637—1761. Blaeu, Novum Italiae Theatrum, Haag 1633; französisch Amsterdam 1704 u. ö. Bos, Wegh-Wyser door Italien or Beschrijvinge der Landen en Steden van Italien (mit Tafeln). Doordrecht 1661. Zwei merkwürdige, manches über Kunst enthaltende französische Reiseberichte (von 1574 – 1599) hat J. P. Richter im Rep. f. Kw. III, 288 veröffentlicht. Azzolini, Monsig., Diario di un viaggio da Madrid a Roma nel 1626, con un elenco di oggetti preziosi e d'arte, ed. Presuti, Rom 1893. Eine Art Führer durch die Kunstwerke Italiens hatte schon der in Spanien naturalisierte Florentiner Vicente Carducho in seinen Dialogos di pintura (Madrid 1633; Neuausgabe von Villaamil, Madrid 1865) zu geben versucht. J. Furttenbachs Itinerarium Italiae, Ulm 1627 (vgl. Buch IX). Giac. Barri, Viaggio pittoresco in cui si notano tutte le Pitture famose de più celebri Pittori, che si conservano in qualsivoglia città d'Italia, descritto da G Barri Pittore in Venetia, Venedig 1671, in 12⁰; englisch unter dem Titel The Painters Voyage of Italy... whereunto is added that excellent collection of Signior Septale (s. u. Mailand) illustrated with the Heads of some of the most renowned Painters, Englished by W. L(odge), London 1679, in 8⁰. Scaramuccia, Luigi, Le finezze dei pennelli Italiani ammirate e studiate di Giuripeno (= Perugino) sotto la scorta di Raffaello d'Urbino, Pavia 1674. Zu Scaramuccia vgl. die bei Campori, Artisti Estensi 435 f. abgedruckten Briefe sowie das auf seinen Tod herausgegebene Elogium: Le giustissime Lagrime della Pittura e della Poesia, pubbl. negli apparati funebri di Pavia per i funerali di L. Scaramuccia Perugino, Mailand 1681. Bartoli, Franc., Notizie delle Pitture, Sculture ed Architetture che ornano le principali città d'Italia, Venedig 1776, 2 Bände, unvollendet, auf 12 Bände veranschlagt nach Gualandi, Mem. originali I, 111, no. 27 befindet sich der Rest des Manuskripts in der Biblioteca Silvestri in Rovigo. Chiusole, Conte Adamo, Itinerario delle Pitture, Sculture, Architetture più rare in molte città d'Italia, Vicenza 1782. Sehr reiche Materialien hatte ein bolognesischer Kunstfreund, Marcello Oretti, auf seinen zahlreichen Reisen durch ganz Italien in 53 Handschriftenbänden gesammelt; diese kamen in die Bibliothek des Fürsten Filippo Ercolani, von dem sie Lanzi zur Verfügung gestellt wurden, der sie auch fleißig benutzt hat (vgl. die Angaben in seiner Storia pittorica, Indice II). Heute sind sie in der Kommunalbibliothek von Bologna.

Evelyn, John, Diary 1645. N. A. von Dobson, London 1906. Lassels, Rich., Voyage of Italy... who Traveeler through Italy five times as teacher to several of the English nobility and gentry, London 1670, 1698; französisch, Paris 1671, 1682. Richardson (Jonathan), Senior und Junior, An Account of the Statues, Basreliefs, Drawings and Pictures in Italy, France etc., London 1722 und 1754; französisch u. d. T. Traité de la Peinture et de la Sculpture, Amsterdam 1728. (Russel, William R.), Letters from a young Painter abroad to his friends in England, London 1748 und 1750. Cochin, Charles Nicolas, Voyage d'Italie ou Recueil de notes sur les ouvrages d'Architecture, de Peinture et de Sculpture que l'on voit dans les principales villes d'Italie, Paris 1759 u. ö.; deutsch Nürnberg 1776, vgl. Cust im Burlington Magazine XXIX (1916), 3. Volkmann, J. J., Kritisch-historische Nachrichten von Italien, welche eine Beschreibung dieses Landes... und insonderheit der Werke der Kunst enthalten, 1. Ausgabe Leipzig 1770, 2., sehr vermehrte in 3 Bänden Leipzig 1777—1778; holländisch Utrecht 1773 und Amsterdam 1779. Zusätze zu den neuesten Reisebeschreibungen von Italien etc. hat Bernouilli, Leipzig 1777 f. in 3 Bänden veröffentlicht (Volkmann hat übrigens ähnliche Reisebücher auch den übrigen Ländern, England, den Niederlanden, Frankreich, Spanien gewidmet). Jagemann, Briefe über Italien, Weimar 1778. Rumohrs Drey Reisen in Italien sind Berlin 1832, seine Reise durch die östlichen Bundesstaaten, in die Lombardei etc. Lübeck 1838 erschienen. Goethes »Italiänische Collectaneen« von 1795 sind jetzt in der großen Weimarer Goethe-Ausgabe, II. Abt., Bd. 34, 149—251 zugänglich. Ernst Försters Handbuch für Reisende in Italien erschien zuerst München 1840 und wurde bis 1863 sehr oft aufgelegt. Die erste (und einzig originale) Ausgabe von Jakob Burckhardts Cicerone, eine Anleitung zum Genuß der Kunstwerke Italiens, kam zu Basel 1860 heraus (jetzt auch ein Neudruck). Die späteren Bearbeitungen von Zahn, Bode u. s. w.) entstellen trotz des reichen Stoffes, für den wir nur dankbar sein müssen, das klassische Werk in zunehmender, zuletzt kaum mehr erträglicher Weise.

Die alte museale Literatur Italiens wird unter den einzelnen Städten aufgeführt werden. Für sich steht G. B. Marino, La Galleria, Venedig 1619, 1620, 1626, Neapel 1620 u. ö.; Auszug (nach einem Druck von 1667) in Frimmels Blättern für Gemäldekunde 1909, Beilage Lief. IV, wo aber mit seltsamem Irrtum gemeint wird, daß der Verfasser ein anderer in Venedig lebender Cav. Marino sei; vgl. dazu die Zitate in Ridolfis Maraviglie dell'arte II, 92 und 155 und besonders die Stellen bei Gualandi, Lettere Pittoriche II, 37, wo sich Marino ausdrücklich zur Autorschaft des Büchleins bekennt und über seine Sammlungen berichtet. Borzelli, Il Cavaliere Marino con gli artisti e la galleria, Neapel 1891. Marinos Lettere sind Venedig 1623 (Turin 1629) gedruckt.

Das landschaftliche und städtische Schrifttum.

I. Oberitalien.

1. Friaul.

Valentinelli, Bibliografia Friulana, Venedig 1867; fortgesetzt von Occioni-Bonaffons, 1884—1899.

Partenopeo, Descrizione della nobilissima Patria del Friuli, Udine 1604. (Beretta), La Patria del Friuli descritta ed illustrata colla storia e monumenti di Udine sua capitale e delle altre città e luoghi della provincia, Venedig 1753. Eine Guida del Friuli hat ferner Occioni-Bonaffons Udine 1887 herausgegeben; eine andere, von der Società alpinistica, Udine 1886 (und 1898) herausgegebene nimmt auch auf Geschichte und Kunst Rücksicht. Zahn, Deutsche Burgen in Friaul, Graz 1883. Caprin, Pianure Friulane, (Friuli Orientale), Triest 1892, und derselbe, Le Alpi Giulie, Triest 1890, sind populäre, reich und z. T. gut illustrierte Werke.

Co. Altan de Salvarolo, Del vario stato della Pittura in Friuli dalla caduta dell'Imperio Romano sino al tempo nostro, in Calogeràs Raccolta di opuscoli scientifichi e filologichi, vol. 23, Venedig 1772. Co. de Renaldis, Della Pittura Friulana, Saggio storico, Udine 1796 und 1798. Cortinovis Lettera sopra varie Sculture antiche del Friuli in den Memorie p. s. alla storia letteraria e civile, Venedig 1800, II, 1. 207. Hauptwerk: Co. Fabio Maniago, Storia delle belle arti Friulane, 1. Ausgabe Venedig 1819; 2., sehr vermehrte Ausgabe Udine 1823 (im dritten Teil Katalog des Werkes der Friaulischen Maler).

Künstlergeschichte. Irene von Spilimbergo; s. Buch VI. Memorie int. alla vita ed alle opere die Pompeo Amalteo, in Calogeràs Raccolta, vol. 48, 113—141.

UDINE. Capodagli, Udine illustrata, Udine 1665. Maniago, Guida d'Udine, S. Vito 1839. Bragato, Guida artistica di Udine e suo distretto, Udine 1913, mit Abbildungen.

CIVIDALE, Maniago, Guida (der von Udine angeschlossen), S. Vito 1839, Paciani, Contarini, Cucavaz, Guida, Udine 1858. Grion, Guida storica di Cividale e del suo distretto, Udine 1899, 2 Bände.

PORDENONE. Degani, L'arte a Pordenone nei sec. XV e XVI, Portogruaro 1896.

GEMONA. Liruti, Notizie di Gemona, Venedig 1771. Barozzi, Gemona e il suo distretto, Venedig 1859. Baldissera, Da Gemona a Venzone, Gemona 1892.

2. Venetien.

VENEDIG. Cicogna, Saggio della bibliografia Veneziana, Venedig 1867, fortgesetzt von Soranzo, Venedig 1885.

Künstlergeschichte. Ridolfi, Carlo, Le Maraviglie dell'arte o vero le Vite degl'illustri Pittori Veneti e dello stato, Venedig 1648, 4°, 2 Bände mit schönen Stichbildnissen. 2. (ungenügende) Ausgabe von Vedova, Padua 1835—1837, in 2 Bänden, 8°. Der dritte Band, der den Kommentar enthalten sollte, ist niemals erschienen. Neue sorgfältige Ausgabe von Detlev von Hadeln, mit Kommentar und trefflicher Einleitung, Band I Berlin 1914. Vorher hatte Ridolfi die Viten des Tintoretto (Venedig 1642) und des P. Veronese (Venedig 1646) erscheinen lassen. Nach Martinionis Ausgabe von Sansovinos Venetia descritta p. 135 hatte Ridolfi auch ein Werk della Scultura e delle Imagini geplant, an dessen Herausgabe ihn jedoch der Tod hinderte († 1658). Über Ridolfi s. Comolli, Bibliografia I, 2, 279; Pasqualigo, C. Ridolfi scrittore e pittore, Venedig 1877; Gronau im Rep. f. Kw. XXXVIII, 189 (über Hadelns Ausgabe, mit Zusätzen). Ein Manuskript des Malers Natale Melchiori, Vite de' Pittori Veneti (von 1728), das sich im Privatbesitz zu Treviso befand, in Kopie beim Cav. Lazara in Padua), benützte Lanzi in seiner Storia pittorica (A. 1816 III, 5 in nota). Tommaso Temanza, Vite dei più eccellenti Architetti e Scultori Veneziani che fiorirono nel secolo decimo sesto, scritta da T. T. architetto ed ingegnere della Serenissima Repubblica, Venedig 1778. Vorher einzeln die Viten des Jac. Sansovino (Venedig 1752), des Palladio (Venedig 1763) und des Scamozzi (Venedig 1770). Die Vita des Al. Vittoria wurde mit Noten und Verbesserungen von C. Cicogna und G. A. Moschini, Venedig 1827, neu herausgegeben; vgl. Comolli, Bibliografia I, 2, 276. Das Werk Temanzas enthält die Biographien des Autors der Hypnerotomachia, Fra Colonna, des Fra Giocondo, dann des Sanmicheli, D. Cattaneo, Palladio, Scamozzi, Vittoria, Ant. da Ponte und Girol. Campagna. Über Temanza s. Negri, Notizie int. alla persona e alle opere di T. T., Venedig 1830. Longhi, Alessandro, Compendio de' Pittori Veneziani storici più rinomati del presente secolo con suoi ritratti tratti dal naturale, delineati ed incisi da A. Longhi, aggiuntivi tre brevi Trattati di pittura, Venedig 1762, in fol. (ganz in Kupfer gestochen). Über eine zweite Ausgabe s. Moschini, Letteratura Veneziana III, 59. Das Werk eines andern Malers, Gianmaria Sasso, La Venezia pittrice (Venedig um 1780), wurde durch den Tod des Verfassers unterbrochen, nur einzelne Stiche gelangten zur Ausgabe; vgl. Cicogna, Bibliografia Ven. 4690. Das Manuskript befand sich im Besitze des früher erwähnten Cav. Lazara in Padua; Sasso hat Lanzi übrigens nach dessen eigener Angabe (St. pitt. III, 5) Stoff geliefert. Vgl. über ihn Moschini, Lett. Venez. III, 58, Campori, Lettere artistiche 344 und Pietrucci, Artisti Padovani 60. Zanetti, Girolamo, Dell'origine di alcuni arti principali appresso i Viniziani, Venedig 1758 (und 1841). Chi-Chiama, Anton (= D. Marco Martinelli, † 1803), Quattro Discorsi di A. C. bidello dell'Academia Veneziana di Pittura, Scultura e Architettura che possono servire di risposta a quanto scrisse, scrive e scriverà in biasimo della Scuola e de' Maestri Veneziani il Cav. Giosuè Reynolds, Venedig 1783. Moschini, G. A., Stato delle belle arti in Venezia nel sec. XVIII, in seiner Letteratura Veneziana del sec. XVIII, Venedig 1806, vol. III, p. 49—126. Gamba, Galleria dei Letterati ed Artisti più illustri nelle provincie Austro-Venete che fioriono nel sec. XVIII, Venedig 1824, 2 Bände.

Einzelbiographien, Elogien u. dgl. Moro, Maurizio P., Dogliose Lagrime sulla morte del celebre pittore Sig. Carlo Saraceno Veneziano, Venedig 1620. (Gio. M. Verdizotti), Breve Compendio della Vita del famoso Tiziano Vecelli, Cav. et. Pittore, con l'arbore di sua vera consanguinità (mit Vorrede des Tizianello an Lady Arundel), Venedig 1622; Neue Ausgabe (von Ab. Accordini) u. d. T. Vita del insigne Pittore T. V. già scritta da anonimo autore riprodotta con lettere di Tiziano, Venedig 1809. Busenello, Gianf., Lettera panegirica a Diego Michiel Colomera autor del Mausoleo consecrato a Gio. Pesaro, Venedig 1653. Niccolini, Gio., L'ombra del pennello glorioso di Pietro Bellotti ecc. pittore, Venedig 1659 (über die Manuskripte Niccolinis vgl. Cicogna, Iscriz. Veneziane IV, 683). Notizie dove si ritrovano li originali di Tiziano e P. Veronese intagliati da Valentino Le Febre di Bruscelles, Venedig 1683 (Text des 50 Blätter umfassenden Stichwerks: Opera selectiora quae Titianus Vecellius Cadubrensis et Paulus Calliari Veronensis inventarunt etc., Venedig 1682, fol.). Poesie dedicate al merito singolarissimo del Sig. Gio. B. Tiepoli celebre Pittore Veneto immitatore di P. Veronese in occasione che si trova in Milano a dipingere nelle Casa di S. E. il. sig. Marchese D. Giorgio

Clerici nell'a. 1740, Mailand o. J. Descrizione de' cartoni disegnati da Carlo Cignani e de' quadri dipinti da Sebastiano Ricci, posseduti del Sig. Giuseppe Smith, Console della Gran Bretagna appresso la Serenissima Repubblica di Venezia con un compendio delle vite dei due celebri professori, Venedig 1749 (mit Stichen von I. M. Liotard, dem Bruder des berühmten Malers). da Canal, Vinc., Vita di Gregorio Lazzarini (1732), her. von Moschini (Nozze da Mula-Lavagnoli), Venedig 1809), mit wichtigen Nachrichten über Tiepolos Anfänge. Vgl. Kutschera-Woborsky im Rep. f. Kunstw. XLIII (Tiepolo-Fresken in Udine). Componimenti poetici all'esimio Pittore Sig. G. B. Tiepolo, Verona 1761 (Gemälde im Palazzo Canossa in Verona). Memorie int. alla vita di G. B. Piazzetta Pittore in der von G. B. Albrizzi veröffentlichten Zeichenschule (Studi di pittura) Piazzettas (gestochen von M. Pitteri), Venedig 1760, italienisch und französisch. Rosalba Carriera, Diario degli anni 1720 e 1721 scritto di propria mano di R. C. depintrice famosa in Parigi possed. ill. e pubbl. da D. Gio. Vianelli (in Chioggia), Venedig 1793; Neuausgabe von Danielato, Venedig 1865, per nozze, und französisch mit Anmerkungen von Sensier, Journal de R. Carriera, Paris 1865. Zeitgenössische Nachrichten über die Künstlerin auch in dem Briefe des P. Caterino Zeno von 1729 an Cav. Marini bei Campori, Lett. artist. 194. Zanetti, Girol., Elogio di Rosalba Carriera, Venedig 1818. Moschini, G. A., Vita del pittore Jacopo Guarana, Venedig 1808 (aus dem Giornale di Padova). Tadini, Co. Faustino, Le Sculture e Pitture di Ant. Canova pubbl. fino a quest'anno 1795, mit Porträt, Ven. 1796. Avelloni, Gius., Visione in morte di P. Ant. Novelli, celebre pittore e poeta, Venedig 1804. Bianconi, Gian. Lod., Biographie G. B. Piranesis, in seinen Opere, Class. Ital. II, 127f. Ticozzi, Vite de' Pittori Vecelli di Cadore, l. IV, Mailand 1817 (vgl. die Kritik von Andrea Maier, Della Imitazione pittorica, Venedig 1818).

Topographie. Ältere Literatur. M. A. Michiel, Notizen über Venedig (ed. Frizzoni p. 147—243) s. Buch III. F. Sansovino, Cose notabili, zuerst Venedig 1560. Über seine Venezia descritta (1581, 1604, 1663) und anderes vgl. Buch VI.

Boschini, La carta del navegar pitoresco, dialogo fra un senator venetian deletante e un profesor de pitura, soto nome d'ecelenza e de compare comparti in oto venti, con i quali la nave venetiana vien conduta in l'alto mar de pitura, Venedig 1660, 4°, mit 26 Kupfern und dem Stichporträt Boschinis. Derselbe, Le minere della Pittura, compendiosa informazione di M. B. non solo delle pitture pubbliche di Venezia, ma dell'isole ancora circonvicine, Venedig 1664, in 12°; zweite, sehr vermehrte Ausgabe u. d. T. Le ricche Minere della Pittura Veneziana, Venedig 1674, in 12°. Voraus geht eine Breve istruzione par intender in qualche modo la maniera degli autori veneziani. Dann Mary Pittaluga, in L'Arte XX (1917) 247f. Neue Bearbeitung: Il Gran Teatro delle Pitture e Prospettive di Venezia con l'indice et con l'esposizione delle medesime, cavata dalla minera della Pittura di M. B., 2 voll. in fol., Venedig 1720. Eine neue und selbständige Bearbeitung lieferte ferner Ant. M. Zanetti u. d. T. Descrizione di tutte le pubbliche pitture de la città di Venezia e isole circonvicine o sia Rinnovazione delle ricche minere di M. B. coll'aggiunta di tutte le opere che vi ci sono dal 1674 sino al presente 1733 ... con un compendio delle vite e maniere de' principali pittori Venedig 1733, 8°. Zuletzt erschien noch beim Verleger Tosi eine seltsam verballhornte Ausgabe: Trattato della Pittura Veneziana, in cui osservasi l'ordine del Busching (*sic!* für Boschini!) e si conserva la dottrina e la definizione del Zanetti coll'agg. dei musaici della chiesa di S. Marco, che manca negli autori suddetti, e delle pitture posteriori al tempo del Zanetti ecc., Venedig 1797, 2 voll. (mit Anhang über die 1797 geraubten Kunstwerke. Diese sind auch verzeichnet bei L. Bossi, Liste des principaux objets de sciences et d'arts recueillis en Italie par les commissaires du gouvernement français, Venise, An VI [= 1797], fol.; italienisch [Catalogo de' capi d'opera ecc.], Venedig 1799, Mailand s. a., Lucca 1815. Der 1806 bei Alvise Albrizzi erschienene Antiquario istoriografo diario patrio nell'anno 1806 ist nicht unwichtig wegen der Übersicht, die er über die damals noch vorhandenen Kunstwerke in den bald nachher aufgehobenen und beraubten Kirchen, Scuolen u. s. w. gibt). Über Boschini vgl. Cicogna, Iscriz. Venez. III-p. 265, Campori, Artisti Estensi, p. 91, und den recht oberflächlichen Aufsatz von Bernhardy in der Rassegna dell'arte 1902. Die neueste Darstellung ist von Lucia Lopresti, Marco Boschini, scrittore d'arte del secolo XVII in L'Arte XXII (1919). (Ant. M. Zanetti), Della Pittura Veneziana e delle opere pubbliche de' Veneziani Maestri, Venedig 1771; Neuausgabe Venedig 1792 in 2 voll. (mit einigen Zusätzen). Über Zanetti s. Moschini, Lett. Venez. III, 53, und M. Pittaluga, L'Arte XXI, 6f. Temanza, Antica Pianta dell'inclita città di Venezia, delineata circa la metà del XII. secolo, Venedig 1781; deutsch von Camesina, Wien 1876. Zucchini, Nuova Cronaca Veneta ossia descrizione di tutte le pubbliche Architetture, Sculture e Pitture nella città di Venezia divisa in 6 sestieri, Venedig 1785; nur die zwei ersten Bände (Castello und S. Marco) sind erschienen; eine Fortsetzung (S. Polo) 1822 u. d. T. Nuova Cronaca Veneta compilata del 1795, Venedig 1822. Das Ganze ist eine Erneuerung der zuerst 1697 erschienenen und bis 1793 öfter aufgelegten Cronaca Veneta von Pier Ant. Pacifico. Moschini, Giannantonio, Guida per la città di Venezia all'amico delle belle arti, Venedig 1815, 2 voll. in 4 Teilen; französisch Venedig 1819; Neue Ausgabe u. d. T. Nuova Guida, Venedig 1828, 1834, 1840, 1847. Paoletti, Ermolao, Il fiore di Venezia ossia i quadri, i monumenti, le vedute ed i costumi Veneziani rappresentati in incisioni eseguite da abili artisti, Venedig 1837—1840, 4 voll. Zanotto, Nuovissima Guida di Venezia e delle isole della sua laguna, Venedig 1856 (in Tabellenform). Selvatico und Lazari, Guida artistica e storica di Venezia e delle isole circonvicine, Venedig 1852; Neuausgabe mit Zusätzen von Molmenti und Fulin, Venedig 1881. John Ruskins berühmte Stones of Venice (mit eigenen Zeichnungen) erschienen zuerst London 1851; eine etwas fragwürdige deutsche Übersetzung liegt jetzt in seinen Gesammelten Werken, Bd. VIII/IX, Jena 1903 vor.

Aus der sonstigen, kaum übersehbaren, nur für den eiligen Fremden bestimmten und keine besondern kunsthistorischen Zwecke verfolgenden Führern seien nur folgende genannt: Macedo, Pictura Venetae Urbis eiusque partium. Venedig 1670. Martinelli, Il ritratto di Venezia, diviso in 2 parti, Venedig 1684 u. ö. Coronelli, Guida de' Forestieri sacro-profana, Venedig 1699, öfter aufgelegt und vermehrt bis 1744. Ragioni, Il gran maestro de' forestieri che da qualunque parte del mondo pervengono nell'inclita città di Venezia, Venedig 1711 u. ö. Besonders aber Albrizzi's Forestiere illuminato int. le cose più rare e curiose antiche e moderne della città di Venezia e delle isole circonvicine, Venedig 1740 u. ö. (bis 1822, aber immer mehr sich verschlechternd). Nicander Jassaeus, Venetae urbis descriptio, in Hexametern, Venedig (1780); nach Cicogna ist der Autor Eman. de Azevedo. Musatti, Guida storica di Venezia, Mailand 1905. Echt englisch eigenartig ist der London 1907 in 7. Auflage erschienene Guide von Hare und Baddeley, Venice; und ein originelles Buch aus derselben Quelle Douglas, Venice at foot and the Grand Canal, London (1906).

Eine Fundgrube von Notizen aller möglichen Art ist Tassini, Curiosità Veneziane ovvero Origine delle denominazioni stradali; 2. Ausgabe Venedig 1887 (alphabetisch), dazu desselben Verfassers Edifici di Venezia distrutti o volti in uso diverso etc., Venedig 1885, und Alcuni palazzi ed antichi edifici, Venedig 1879. Ferner Fontana, Cento Palazzi... descritti, Venedig 1865. Eine Übersicht über die venezianischen, für die Geschichte der Stadt und ihrer Kunst so wichtigen Brüderschaftshäuser gibt Ces. Aug. Levi, Notizie storiche di alcune antiche Scuole d'Arti e Mestieri scomparse o esistenti ancora 3. Auflage, Venedig 1895. Das höchst wichtige Werk von Em. Cicogna, Delle Inscrizioni Veneziane raccolte ed illustrate ist Venedig 1826—1853 in 6 Bänden erschienen.

Lokalliteratur über einzelne Bauten u. s. w. Meschinello, La chiesa ducale di S. Marco, Venedig 1753, 4 Bändchen. L'augusta ducal Basilica del Ev. S. Marco, colle notizie del suo innalzamento, sua architettura, musaici, reliquie e preziosità, Venedig 1761, fol. (mit Tafeln von A. Visentini). Rocca, Naturae et artis certamen in exornanda D. Georgii Majoris insula fortunata, Venedig 1679. Versi sciolti in dialogo bilingue tra un forestiere nobile ed un Veneziano sopra la celebre fabrica della nuova chiesa della Pietà aperta e benedetta nel 1760, Venedig s. a. (die Fassade wurde bekanntlich erst in unsern Tagen durch die Stiftung eines Bürgers ausgebaut). (Moschini, Giannantonio), Ragguaglio delle cose notabili nella chiesa e nel seminario di S. Maria della Salute, Venedig 1819; neue Ausgabe mit Zusätzen von Cicogna und Neumayr, Venedig 1842. Bardi, Dichiarazione die tutte le istorie... nelle Sale dello Scrutinio e del Gran Consiglio, zuerst Venedig 1587, s. Buch VI. Zanotto, Il Palazzo Ducale di Venezia, Venedig 1853—1863, 4 Bände. Lorenzi, Memorie p. s. alla storia del Palazzo Ducale (Grundwerk), Venedig 1868. Urbani de Gheltof, Guida artistico-storica della Scuola di S. Giovanni Evangelista, Venedig 1895. (Adami), Memorie storicq-artistiche sull'arciconfraternità di S. Rocco (mit Guida), Venedig 1846. Bianchini, La chiesa di S. Maria Zobenigo, Note ed appunti con un ms. inedito di E. Cicogna, Venedig 1895. Apollonio, La chiesa ed il convento di S. Stefano, Venedig 1911.

Venezianische Sammlungen. Michiel, s. o. In Scamozzis Idea dell'architettura, l. III, 19, ein Bericht über venezianische Galerien vom Beginn des 17. Jahrhunderts; ebenso bei Foscarini, Della Letteratura Veneziana, Padua 1752, sowie in Moschini, Storia della Letteratura Veneziana, s. o. Zusammenfassend (aber nicht sehr gründlich) C. A. Levi, Le collezioni Veneziane d'arte e d'antichità, Venedig 1900, 2 Bände (I.: Abdruck von Inventaren des 14. bis 18. Jahrhunderts). Descrizione de' cartoni disegnati da Carlo Cignani e de' quadri dipinti da Seb. Ricci, (s. o., die Stücke sind jetzt in Hamptoncourt). (Carlo Todero), Galleria di pitture, tra quadri e sottoquadri, ne' quadri sono espresse storie, ne' sottoquadri favole, o sieno novellette con le loro reflessoini... dedicata al Conte... di Zoppola, Venedig 1755. Breve Notizia degli Arazzi posseduti dall'ecc^ma^ Casa Dolfino, Venedig 1776 (italienisch und französisch, schon ein Auktionskatalog). Museo della Casa ecc. Farsetti, s. l. e. a. (2. Hälfte des 18. Jahrhunderts). Quadri e gallerie accomodati da Carlo Gasperi pittor Veneziano A. 1779 (Venedig 1779). (Ant. Selva), Catalogo de' quadri e de' disegni e de' libri che trattano dell'arte del disegno, della Galleria del fu Sig. Co. Algarotti in Venezia, Venedig s. a. Catalogo de' quadri esistenti in case del Sig. D. Gio. Dott. Vianelli (s. o.) canonico della Catt. di Chioggia, Venedig 1790.

MURANO. Moschini, G. A., Guida per l'Isola di Murano, Venedig 1807; 2., vermehrte Ausgabe Venedig 1808 (mit einem Discorso int. all'isola die S. Giorgio maggiore), Zanetti, Guida di Murano e delle celebri sue fornaci vetrarie, Venedig 1866.

PADUA. Künstlergeschichte. Über Savonarola, De laudibus Patavii (um 1440) s. Buch II. Ricordi des Squarcione (‚quidam libellus') zitiert Scardeonius zweimal (l. III, cl. XV), über des letzten De Antiquitatibus urbis Patavii (Basel 1560) s. Buch VI. Notizen über die heimischen Künstler bringt auch Portinari, Della felicità di Padova, l. IX, Padua 1623. Pietrucci, Biografia degli Artisti Padovani (Künstlerlexikon), Padua 1858. — Memoria int. a G. B. Novelli architetto Padovano, Venedig 1799. Gualdo Priorato, Galeazzo, Vita del Cav. Pietro Liberi pittore Padovano scritta lui vivente (1664), veröffentlicht von Co. Lunardo Trissino, Vicenza 1818. Moschini, G. A., Della origine e delle vicende della pittura in Padova, Padua 1826.

Guiden. M. A. Michiel, Notizie, p. 1—28. Anonymus von 1623, Notizie storico-cronologiche delle chiese, istituti e pubbliche fondazoini della magnifica città di Padua, per nozze Cittadella e Vigodarzere-Papafava, Padua 1839 (nur historische Notizen). Ferrari, Girol., Storia compendiosa della città di Padova in cui si ha... la notizia de' marmi e de' bronzi e delle pitture eccellenti che sono nelle chiese (um 1734): Handschrift bei Sig. Piazza, Padua, benützt in Rossettis Guida; vgl. Moschini, Guida, p. VII, wo auch von andern Manuskripten dieser Art die Rede ist (p. XIII). Rossetti, G. B., Descrizione delle Pitture, Sculture e Architetture della città di Padova, gewidmet einem der berühmtesten Kunstsammler dieser Zeit und Gegend, dem Besitzer von Catajo, Marchese Tommasso degli Obizzi, Padua 1765, 1777, 1780; auch u. d. T. Il Forestiere illuminato per le Pitture ecc... colle ultime aggiunte e correzioni dell' autore, Padua o. J.; über Rossetti vgl. den

Artikel bei Pietrucci a. a. O., 235. Storica Dimostrazione della città di Padova nelle parti principali con note e critiche osservazioni, Padua 1767, von Cicognara gelobt. Le cose più notabili di Padova, principalmente riguardo alle belle arti, Padua 1791. Brandolese, Pietro, Pitture, Sculture e Architetture di Padova nuovamente descritte, Padua 1795. Moschini, G. A., Guida per la città di Padova all'amico delle belle arti, Venedig 1817. (Faccio, P.), Nuova Guida pei forestieri amatori delle belle arti per conoscere facilmente le cose più notabili che si trovano in Padova, Padua 1818, 1823. Selvatico, Cittadella u. a., Guida die Padova e della sua provincia, Padua 1842. Selvatico. Guida di Padova e dei principali suoi contorni, Padua 1869.

Polidoro, P. Valerio, Le religiose memorie... nelle quali si tratta della chiesa del glorioso S. Antonio, Venedig 1590. Brandolese, Le due chiese di S. Antonio e di S. Giustina ecc., Padua 1767. Corradi-Bianchi, P. L., La guida del forestiere nella basilica di S. Antonio ampliata, Venedig 1768. Bigoni, Il Forestiere istruito delle maraviglie e delle cose più belle che si ammirano... nella basilica di... S. Antonio di Padova, con una raccolta intera ed ordinata di tutte le iscrizioni della chiesa e de' chiostri ecc., Padua 1816, 1838. Hauptwerk von Gonzati, La basilica di Padova descritta, Padua 1852, 2 Bände, fol.; dazu derselbe, Il santuario delle reliquie ossia il Tesoro della basilica di S. Antonio, Padua 1851, fol. Della Valle, P. Gugl., Delle pitture del chiostro maggiore di S. Giustina: Lettera (s. XVIII), Cicognara 4281; vgl. Pizzi, Bibliografia p. s. alla storia della basilica e del monastero di S. Giustina, Padua 1904. (Dondi), Due lettere sopra la fabbrica della cattedrale di Padova, Padua 1794. Guida della sala della Ragione, Padua 1835.

Zu Betussi, Ragionamento sopra il Catajo (Padua 1753, neue, vermehrte Ausgabe von Berni, Ferrara 1669) vgl. Buch VI. Über Schloß Catajo steht ein Aufsatz in der Deutschen Bauzeitung XLIX. W(ynne) C(omtesse) D(e) R(osemberg), J(ustine), Altichiero, Padua 1787, mit Tafeln.

LENDINARA. Brandolese, Del genio dei Lendinaresi per la pittura e di alcune pregevoli pitture di Lendinara, Padua 1795. In dem Buche des Sizilianers Matteo Colaccio, De fine oratoris, Venedig 1486, findet sich schon ein Brief an die Gebrüder Canozzi aus Lendinara über ihre Intarsien im Chor des Santo in Padua.

TREVISO. Federici, Memorie Trevigiane delle opere del disegno del 1100 al 1800, Venedig 1803, 2 Bände; fleißiges, freilich nicht immer verläßliches Hauptwerk, Derselbe, Memorie Trevigiane sulla tipografia del sec. XV, Venedig 1805. Crico, Lettere sulle belle arti Trevigiane, Treviso 1833.

Rigamonti, Descrizione delle più celebri Pitture di Trevigi, Treviso 1767; 2, vermehrte Ausgabe 1776. Von demselben Verfasser: Giornale per l'anno 1741 che contiene . . . tutte le ecclesiastiche funzioni ecc., Treviso 1741—1747, in 2 Teilen. Ein Manuskript von Cima, Le tre faccie di Treviso (auf das Stadtwappen anspielend) liegt auf der Kommunalbibliothek (no. 643). Crico, Indicazione delle Architetture, Pitture e Sculture di Treviso 1829. Moro, Treviso e la sua provincia con illustrazioni di Zanotto, Venedig 1851. Sernagiotto, Passeggiata per la città di Treviso verso il 1600, Treviso 1869—1871, 3 Hefte. Bailo, Guida di Treviso, Treviso 1872. Caccianiga, Ricordo di Treviso, Treviso 1874. Santalena, Guida di Treviso, Treviso 1895. Milanese, La chiesa monumentale di S. Nicolò, Treviso 1889.

ROVIGO. Bartoli, F., Pitture, Sculture e Architetture della città di Rovigo, Venedig 1793. Zorzi, Michelangelo, Vita del Sig. Co. Camillo Silvestri Nob. di Rovigo con varie osservazioni al suo Museo spettanti, Padua 1720.

VERONA. Giuliari, La biblioteca Veronese, Verona 1858. Ravignani, Tra due centinaia, Verona 1892 (Bibliographie).

Dal Pozzo, Co. Bartolommeo, Le Vite de' Pittori, Scultori e Architetti Veronesi raccolte da varj autori stampati e manuscritti e da altre particolari memorie, con la narratione delle Pitture e Sculture che s'attrovano nelle chiese, case ed altri luoghi publici e privati di Verona e suo territorio, Verona 1718, mit einem Supplement: Aggiunta alle vite ecc., Verona 1718. Handschriftliche Postillen des heimischen Malers G. B. Cignaroli zu diesem Werk erwähnt Lanzi (St. pitt. III, 5). Eine von ihm verfaßte Übersicht (Serie de' Pittori Veronesi) ist in die Cronaca Veronese des Zagata ed. Biancolini, Verona 1745—1749, vol. III aufgenommen. Über dal Pozzo: Comolli, Bibliografia I, 2. 283. Zannandreis, Diego († 1836), Le vite de' Pittori Scultori e Architetti Veronesi, ed. Gius. Biadego, Verona 1891; vgl. dazu Tedeschi in Arte e Storia X (1891). Bernasconi, Studj sopra la storia della Pittura italiana dei sec. XIV e XV, Verona 1864.

Farinati, Ricordi, vgl. Buch VI. Selbstbiographie des Ant. Balestra vom Jahre 1703. gedruckt in der Rivista d'Arte 1907, 66f. Selbstbiographie des G. B. Cignaroli in einem Brief an Mariette (1765) in Mariettes Abcdario (Paris 1851—1860) I, 371. Bevilacqua, Memorie della Vita di G. B. Cignaroli ecc. dipintore Veronese, Verona 1771. Pompei, Orazione in morte di G. B. Cignaroli Pittore Veronese ed alcune poetiche composizioni, Verona 1771. Vanetti, Notizie int. al. Pittore Gasparantonio Baroni Cavalcabò di Sacco, Verona 1781.

Der älteste kunsthistorische Führer findet sich im Anhang zu Dal Pozzos Viten (s. o.), auch das Territorium der Stadt umfassend. Torello Saraina, De origine et amplitudine civitatis Veronae, Verona 1540, mit Illustrationen nach Gio. Caroto (vgl. Vasari Mil. V, 289), enthält auch Notizen über einheimische Künstler. Valerini, Le bellezze di Verona, Verona 1556. Ricreazione pittorica ossia notizia universale di tutte le pitture di Verona esposte da un Incognito, in 2 Teilen, deren zweiter u. d. T. erschienen ist: Divertimento pittorico al dilettante passaggiere, che contiene le pitture della diocesi, Verona 1720, 2 Teile mit Nachtrag, Verona 1733. Maffei, Marchese Scipione, Verona illustrata, Verona 1731, in fol., mit den prachtvollen Stichen Zucchis, z. T. nach Tiepolo; 2. Ausgabe, Verona 1795, coll'aggiunta del Museo Lapidario (dieses vorher als Museum Veronense, Verona 1749); 3. Ausgabe (mit unedierten Noten und Berichtigungen des Autors) Mailand, Classici Italiani 1825—1827, 5 Bände. Ein gut gemachtes Compendio della Verona Illustrata ad uso dei forestieri con agg. del Museo Lapidario erschien Verona 1795 in 8°. Ippolito Pindemonte hat die Grabrede sowie ein Elogium seines berühmten Landsmannes veröffentlicht (Verona 1755, bez. 1784). Über Maffei: D'Ancona-Bacci, Manuale della lett. Ital. IV, 97f. Marini, Gius., Indicazione delle Chiese, Pitture e Fabbriche della città di Verona, Verona 1797 und 1827. Pitture, Sculture ed Architetture degne dell'osservazione degli intelligenti e dilettanti, le quali esistono nelle tre chiese matrici della città di Verona, situate oltre l'Adigetto ecc., Verona 1801. Da Persico, Descrizione di Verona e della sua provincia, Verona 1820, 1838. (Benassuti), Verona colla sua provincia descritta al forestiere e guida al Lago di Garda con indicazione delle rarità di belle arti, Verona 1842. Rossi, N., Guida di Verona e della sua provincia, opera storico-artistica premiata ecc., Verona 1909, mit 58 Tafeln. Spaventi, Verona, Guida storica ed artistica, Verona 1910.

Gaiter, I nomi delle vie in Verona, Verona 1873. Biancolini, Notizie storiche delle chiese di Verona, Verona 1749—1756, 7 voll. Orti-Manara, La basilica di S. Zenone Maggiore, Verona 1839. Simeoni, La basilica di S. Zeno, Verona 1909. Da Lisca, S. Fermo maggiore, Verona 1910. — Co. Moscardo, Lod., Note ovvero Memorie del suo Museo da lui medesimo descritto, Verona 1672.

BASSANO. Verci, Notizie int. alla vita e alle opere di Pittori, Scultori e Intagliatori della città di Bassano, Venedig 1775; 2. Ausgabe mit Hinzufügung der Biographie des Feracini und mit geändertem Titel: Elogio storico del famoso ingegnere Bart. Feracini. Si uniscono le vite de' celebri pittori ecc., Venedig 1777; vgl. Comolli, Bibliografia I, 2, 171. Gamba, De' Bassanesi illustri, Bassano 1807. Derselbe, Catalogo degli artisti Bassanesi viventi, Bassano 1807, Ticozzi, Storia dei letterati e degli artisti del dipartimento della Piave, Belluno 1813. Magrini, Memorie degli architetti e scultori Bassanesi, Bassano 1847. Baseggio, Della pittura e dell'intaglio in rame in Bassano, Bassano 1847. Conte, Ritratti e biografie degli uomini illustri Bassanesi, Bassano 1850. Roberti, Lettera al Co. Gio.

B. Giovio sopra Giacomo da Ponte pittore detto il Bassano vecchio, e risposta del medesimo, Lugano 1777.

Ein kunsthistorischer Führer durch Bassano ist in Vercis Notizie (1775) enthalten.

VICENZA. Rumor, Bibliografia delle città e provincia di Vicenza, Vicenza 1890.

Boschini, Marco, I giojelli pittorici, virtuoso ornamento della città di Vicenza, Vicenza 1676, in 12°. Vendramini-Mosca, Descrizione delle Architetture, Pitture e Sculture di Vicenza, Vicenza 1779, 2 Teile. Bertotti-Scamozzi, Ott., Il forestiere istruito delle cose più rare di Architettura e di alcune Pitture della città di Vicenza, Vicenza 1761, 1780, 1790, 1804. Berti, Nuova Guida di Vicenza, Padua 1830. Il Forestiere istruito nella visita di Vicenza, Vicenza 1842.

Molini, C., Lacrime di Parnaso in morte di Girol. Albanese insigne statuario, Vicenza 1633. Arnaldi, Delle basiliche antiche e specialmente di quella di Vicenza, Vicenza 1769. Magrini, Dell'architettura in Vicenza, Padua 1845.

Über ISTRIEN vgl. die Angaben in Caprins Istria nobilissima Triest 1899.

3. Lombardei.

BRESCIA. Rossi, Elogi istorici dei Bresciani illustri, Brescia 1620. Derselbe, Le memorie Bresciane, Opera istorica e simbolica, Brescia 1616 und 1693. Cozzando, Leon. P. Servita, Vago e curioso ristretto dell'Istoria Bresciana, Brescia 1694 (behandelt in cap. 58—63 die einheimischen Künstler). Fenaroli, Dizionario degli artisti Bresciani, Brescia 1877.

Maggi, Memorie sulla vita di Agost. Bertelli, paesista Bresciano, operetta postuma, Brescia 1794. Nicoli-Cristiani, Fed., Della vita e delle pitture di Lattanzio Gambara. Aggiuntevi brevi notizie intorno a' più celebri ed eccellenti pittori Bresciani, Brescia 1807.

Averoldo, Giul. Ant., Le scelte Pitture di Brescia, Brescia 1700. Paglia, F., Il Giardino della Pittura ovvero Riflessioni sopra le pitture di Brescia, Brescia 1713. Nachrichten über dieses sehr ausführlich angelegte Werk, von dem aber nur die Vorrede und wenige Bogen gedruckt wurden (daher höchst selten), bei (Carboni)-Chizzola, Le Pitture ecc. (1760), p. XVIII f. Carboni hat das vor 1686 verfaßte, 640 Seiten starke Manuskript noch bei den Erben Paglias gesehen; vgl. auch Nicoli-Cristiani a. a. O. p. 173, der das Original (und Abschriften) in Brescianer Privatbesitz kennt. Chizzola, Le Pitture e Sculture di Brescia che sono esposte al pubblico con appendice di alcune private Gallerie, Brescia 1760. Der Autor ist der brescianische Bildhauer G. B. Carboni († 1783; vgl. Fenaroli, Dizionario p. 92); das Buch wurde von dem Patrizier Chizzola herausgegeben, der auch die Vorrede schrieb. Zamboni, Memorie int. alle pubbliche fabbriche più insigni della città di Brescia, Brescia 1778. Brognoli, Nuova Guida per la città di Brescia, Brescia 1826. Sala, Pitture ed altri oggetti di belle arti in Brescia, Venedig 1840. Odorici, Guida di Brescia, Brescia 1853.

Moiolo, Quattro dialoghi del Domo di Brescia, Mailand und Padua 1617. Odorici, Antichità cristiane di Brescia illustrate, Brescia 1845.

BERGAMO. Rota, Bibliographie de Bergame, Bergamo 1886. — Bellafinio, De origine et temporibus urbis Bergomi, Venedig 1532. Darin ist eine Beschreibung Bergamos von M. A. Michiel (1516) enthalten. Muzio, Theatrum Bergomense 1596, enthält kunstgeschichtliche Notizen. Calvi, P. Donato, Le Pitture misteriose del Pal. Moroni spiegati, Bergamo 1655 (die Gemälde sind von Calvi selbst). — Tassi, Co. Franc. M., Vite de' Pittori, Scultori e Architetti Bergamaschi, Bergamo 1793, 2 voll. (vgl. Comolli. Bibliografia I, 2, 173). Marenzi, La pittura in Bergamo, Bergamo 1822. Locatelli, Illustri Bergamaschi, intarsiatori, architetti ecc., Bergamo 1879. Lotto, Lor., Ricordi, s. Buch III, Michiel, Notizie p. 125—141. Bartoli, F., Le Pitture, Sculture ed Architetture delle chiese ed altri luoghi pubblici di Bergamo, Vicenza 1774. Pasta, Andr., Le Pitture notabili di Bergamo che sono esposte al pubblico, con alcuni avvertimenti int. alla conservazione e dell'amorosa cura de' quadri, Bergamo 1775. Marenzi, Il Servitore di piazza della città di Bergamo, Bergamo 1854.

COMO. Fossati, Inizio di una bibliografia Comense, im Periodico della Società storica ... di Como IV (1885).

Giovio, Gli uomini della Comasca diocesi antica e moderna nelle arti e nelle lettere illustri, Modena 1784. Mezzario, I maestri Comacini, Mailand 1893, 2 Bände. Monti, Storia ed arte nella provincia e antica diocesi di Como, Como 1902.

Porcacchi, La nobiltà della città di Como, Venedig 1568. Cantù, Ces., Como e sua provincia, Como 1829. Ciceri, Selva di notizie auetntiche risguardanti la fabbrica della cattedrale di Como con altre memorie patrie, Como 1811. Notizie delle chiese della città e di alcuni dei sobborghi di Como, Como 1858—1859, 2 Teile.

TRIENT UND WELSCHTIROL. Largatolli, Bibliografia del Trentino, Trient 1897.

Führer durch Trient, Rovoreto etc. in Chiusoles Itinerario d'Italia, Vicenza 1782, p. 1 ff. N. P. T., Guida per le città e per li dintorni di Trento, Trient 1837. Foucard, Lettere su Riva e su Trento e documenti relativi (kunstgeschichtliche Notizen), Venedig 1853. Mattioli, P. Andrea, Il magno palazzo del Cardinale di Trento descritto in ottava Rima, Venedig Marcolini 1539 (sehr selten, nur in ganz wenigen Exemplaren vorhanden); Neuausgabe von Tomm. Gar, Trient 1858 per nozze und von Melzi d'Eril, Il castello di Trento, Ateneo Ligure XII (1889). Über Mattioli vgl. Ambrosi, Arch. stor. Trentino 1882. Galliccioli, Descrizione della fontana magnifica eretta nella Piazza Grande di Trento ... opera del Sig. Fo. Giongo, Canzone, Trient 1769.

Ricordi des Al. Vittoria, s. Buch VI. Padre Pozzo: Biographie von Francesco Baldinucci (Sohn des Filippo), deren Material Pozzo selbst dem Vater geliefert hat, sowie des P. Antonio Baldinucci, der Pozzos Gehilfe in Rom war (vgl. Pascoli, Vite II, 245) herausgegeben von Benvenuti, La vita del P. Pozzo, scritta da F. Baldinucci, in den Atti della I. R. Academia degli Agiati in Rovereto 1912, 122. Zu Pozzo vgl. Ilg, A. del Pozzo, Berichte und Mitteilungen des Altertumsvereins Wien XXIII (1886), und Hammer, Entw. d. barocken Deckenmalerei in Tirol (Studien z. deutschen Kunstgeschichte, 159), Straßburg 1912, 208 f.

CREMONA. Perotti, Saggio di bibliografia Cremonese, Cremona 1906.

Legati, Libro dei Pittori, Scultori ed Intagliatori Cremonesi compilato da Lor. Legati medico Cremonese, M. S. Latino 1670, erwähnt und benützt in Orlandis Abcdario (1719); vgl. Comolli, Bibliografia I, 2, 207 (über einschlägige Manuskripte eines einheimischen Geistlichen P. Desiderio Arisi — † 1725, Accademia dei Pittori ecc. Cremonesi u. s. w. — s. Comolli, Bibliografia I, 2, 196). Zaist, Gio. B., Notizie storiche de' Pittori, Scultori ed Architetti Cremonesi, Opera postuma data in luce da A. M. Panni, Cremona 1774, 2 Bände (enthält auch die Biographie und den Traktat des Bernardino Campi, Cremona 1584, vgl. Buch VI. Eine Biographie des Camillo Bocaccino von Bern. Campi erwähnt Lomazzo, Idea p. 19). Grasselli, Abcdario biografico dei Pittori Cremonesi, Mailand 1828. Soresina, La Pittura Cremonese descritta, Mailand 1824; dazu dessen Pitture Cremonesi, Mailand 1840. Co. Vidoni, La Pittura Cremonese, Mailand 1828, in fol. Sacchi, Notizie pittoriche Cremonesi, Cremona 1872.

Michiel, M. A., Notizia, p. 83—93. Campo, Ant. (Maler aus der Künstlerfamilie des Namens), Cremona fedelissima città illustrata (mit Stichen des Agost. Caracci), Cremona 1585, Mailand 1641—1645. Panni, A. M., Distinto rapporto delle dipinture che trovansi nelle chiese della città e sobborghi di Cremona, Cremona 1762 (nach Comolli a. a. O. ist das Buch in Wirklichkeit von Pannis Lehrer G. B. Zaist). Picenardi, Nuova Guida di Cremona per gli amatori dell'arti e del disegno, Cremona 1762. Antialmanacco per l'Almanacco pittorico di Cremona dell'anno 1774 colle osservazioni sulle Pitture di Cremona di Corinzio Vermagi, Brescia 1774. Aglio, Gius., Le Pitture e le Sculture della città di Cremona, Cremona 1794. Grasselli, Guida storico-sacra di Cremona, Cremona 1818. Corsi, Dettaglio delle chiese di Cremona con in fine il catalogo dei Cremonesi illustri, Cremona 1819. Maisen, Cremona illustrata, Mailand 1865. Basalari, Descrizione delle chiese in Cremona, Cremona 1903.

CREMA. Barbieri, Saggio di bibliografia Cremasca ovvero Crema letteraria, Crema 1889. — Michiel, M. A., Notizia p. 143—146. Dazu das Material in Alamanio Fino, Historia di Crema, Venedig 1566. Soleri, Almanacco Cremasco per l'anno 1844 (Guida), Crema 1845.

MANTUA. Bettinelli, Sav., Delle Lettere e delle Arti Mantovane, Mantua 1774. Volta, Notizie de' professori Mantovani, im Diario Mantovano 1777, 24. Coddè, Memorie biografiche dei Pittori, Scultori, Architetti ed Incisori Mantovani per la più gran parte finora sconosciuti, Mantua 1837. Co. D'Arco, Delle arti e degli artefici di Mantova, Mantua 1857, 2 Bände, fol., Hauptwerk.

Raffaello Toscano, L'edificatione di Mantova, Mantua 1587; vgl. D'Arco a. a. O. II, 26. Bettinelli a. a. O. p. 134. Die auf Mantegna bezügliche Stelle des Gedichts bei Kristeller, Mantegna p. 506.

Mantova descritta nella primitiva sua forma e nei successivi ingrandimenti fino allo stato attuale ad uso di guida ad osservare quanto v'è di spettabile pel cittadino e pel forestiere, Mantua 1729. Cadioli, Descrizione delle Pitture, Sculture ed Architetture che si osservano nella città di Mantova e ne' suoi contorni, Mantua 1763. Pagliari, Breve descrizione storica della città e fortezza di Mantova dalla sua fondazione sino ad oggi con la descrizione delle importanti opere aggiuntevi in questi ultimi tempi ecc., Venedig 1769. Susani, Nuovo prospetto delle Pitture, Sculture ed Architetture di Mantova e contorni, Mantua 1818, 1830, 1841, 1853. Antoldi, Guida pel forestiere, 3. ed., Mantua 1821. Intra, Mantova ne' suoi monumenti di storia e d'arte. Guida della città e de' suoi contorni, Mantua 1883.

Marteucci, Le chiese artistiche del Mantovano, Mantua 1902. Strada, Giac., Descrizione del Palazzo del Tè di Mantova, herausgegeben von Stef. Davari (mit Urkunden), L'Arte 1899, separat und erweitert Mantua 1904. Bottani, Gio., Descrizione storica delle Pitture del Palazzo del Tè, Mantua 1783 (und 1811). Braghirolli und Baschet, Ricerche di documenti d'arte negli archivi di Mantova, Mantua 1866. Bertolotti, Artisti in relazione coi Gonzaga, Modena 1885, Giornale Ligustico 1888. Derselbe, Le arti minori alla Corte di Mantova nei sec. XV, XVI e XVII, Mailand 1889. Derselbe, Architetti, Ingegneri e Matematici in relazione coi Gonzaga, Genua 1889. Derselbe, Figuli, Fonditori e Scultori in relazione con la Corte di Mantova, Mailand 1890.

MAILAND. Argelati, Bibliotheca scriptorum Mediolanensium, Mailand 1745, 3 Bände, fol., auch kunstgeschichtlich wichtig. Predari, Bibliografia enciclopedica Milanese ossia repertorio sistematico ed alfabetico delle opere edite ed inedite ecc., Mailand 1858.

Morigia, La nobiltà di Milano descritta, Mailand 1595; 2., vermehrte Auflage von Borsieri, Mailand 1619. Über den hier enthaltenen Künstlerkatalog vgl. Buch VI. Albuzio, Anton, Memorie p. s. alla storia de' Pittori, Scultori ed Architetti Milanesi; über dieses von 1776 datierende, s. z. handschriftlich in der Bibliothek des Grafen Firmian erhaltene Werk vgl. u. a. Comolli, Bibliografia I, 2, 231. Grazioli, P., De praeclaris Mediolani aedificiis, Mailand 1735. Allegranza, Spiegazione e riflessioni sopra alcuni sacri monumenti antichi di Milano, Mailand 1757. (Gallerati, F.), Istruzione int. alle opere de' Pittori nazionali ed esteri esposte in pubblico nella città die Milano, con qualche notizia de' scultori e architetti, Parte I (allein erschienen), Mailand 1777. Fumagalli e Torre, Delle antichità Longobarde-Milanesi, Mailand 1792—1793, 4 Bände. Ferrario, Memorie... dell' architettura Milanese, Mailand 1843. Calvi, Notizie sulle opere dei principali Architetti, Scultori e Pittori che fiorirono in Milano durante il governo dei Visconti e degli Sforza, Mailand 1859—1868, 3 Bände (mit Vorsicht zu benützen!). Forcella, Iscrizioni delle chiese e degli altri edificj di Milano dal sec. VIII ai giorni nostri, Mailand 1889—1893, 12 Bände (I—V enthalten die Kirchen). Derselbe, Notizie storiche degli Intarsiatori e Scultori in legno che lavorarono nelle chiese die Milano dal 1141 al 1765, Mailand 1895.

Selbstbiographie des Lomazzo etc. (1587), vgl. Buch VI. Biographie des Camillo Rusconi von dem Bildhauer Fil. Valle in einem Briefe an Mons. Bottari (von 1732) in Bottari-Ticozzi, Lett. pittor. II, 310. Biographie des ‚Bramantino' von D. Vincenzo de Pagave (auf urkundlichen Nachrichten ruhend und auch von Lanzi benützt); Manuskript der Ambrosiana; vgl. Suida, Jugendwerke des Bart. Suardi, Jahrbuch der Kunstsammlungen des A. H. Kaiserhauses XXV, 1. Ein Libro d'antichità di Milano des sog. Bramantino (über antike und longobardische Bauten) war zu Vasaris Zeit, der daraus einiges kopierte, im Besitz des Valerio Vicentino. Ausführliche Inhaltsangabe bei Vasari ed. Milanesi VI, 511 ff. Vgl. Mongeri, Le Rovine di Roma, Mailand 1875, und Suida a. a. O.

Notizen über Mailand bei M. A. Michiel, p. 95—116. Morigia, Sommario delle cose mirabili della città di Milano diviso in II libri, Mailand 1609. Santagostini, Agost., L'immortalità e gloria del pennello ovvero Descrizione delle Pitture di Milano, Mailand 1671 (Lanzi). Santagostini, Agosto e Giacinto Fratelli pittori Milanesi, Catalogo delle pitture insigni che stanno esposte al pubblico in Milano, Mailand o. J. (Cicognara 4252); Neuausgabe Mailand 1747. Torre, Carlo, Il ritratto di Milano diviso in III libri; 1. Ausgabe Mailand 1674; 2. Ausgabe ebenda 1714. Latuada, Serviliano, Descrizione di Milano ornata con molti disegni in rame ecc., Mailand 1737—1738, 5 Bände (von Cicognara sehr ungünstig beurteilt). Sormani, Nicc., Giornate tre de' passeggi storico-topografico-critici nella città e diocesi di Milano, Mailand 1751—1752, 2 Bände (»libro fatto più per gli ecclesiastici che per gli amatori degli studj e delle antichità«; so Cicognara; jedoch wegen der Kirchenschätze nicht ganz unwichtig). Giulini, G., Memorie spettanti alla storia, al governo ed alla descrizione della città e della campagna di Milano ne' paesi bassi, Mailand 1760—1771, 12 Bände; neue, vermehrte Ausgabe von Fabi, Mailand 1854—1857, 7 Bände. Descrizione di Milano antico e moderno, Mailand 1760. Gallerati, Istruzione (1777), s. o. Nuova Guida di Milano con la descrizione della Certosa di Pavia di S. Gio. B. di Monza, Mailand 1783. Bianconi, Carlo, Nuova Guida di Milano per gli amanti delle belle arti e delle sacre e profane antichità Milanesi, Mailand 1787 (Cicognara bemerkt trocken: troppi sbagli!) Bombognini, F., Antiquario della diocesi di Milano, 1. Ausgabe Mailand 1790, 2., vermehrte Ausgabe von Redaelli, Mailand 1828, 3. Ausgabe Mailand 1856. Borroni, Il forestiere in Milano o sia Guida alle cose rare antiche e moderne della città di Milano, suo circondario e territorio, Mailand 1808, 2 Teile. Bossi, F., Guida di Milano, Mailand 1818, 1828, auch französisch als Guide des étrangers, Mailand 1819. Pirovano, F., Milano nuovamente descritta, Mailand 1822. Ancini, L'osservatore Milanese che serve d'interprete al nazionale ed al forestiere, Mailand 1825. Caselli, Nuovo ritratto di Milano in riguardo alle belle arti, Mailand 1827. Fabi, Nuovissima Guida artistica, monumentale, scientifica di Milano e suoi dintorni, Mailand 1839. Cantù, Ces., Milano e il suo territorio, Mailand 1844, 2 Bände. Mongeri, L'arte in Milano, Mailand 1872. Romussi, Milano nei suoi monumenti, Mailand 1875; neue, reich illustrierte Ausgabe 1901 und 1913. De Nino, Milano antica e moderna, Mailand 1879, 2 Bände. Bonfadini, Milano nei suoi monumenti storici, Mailand 1883—1885, 2 Bände. Sant' Ambrogio und Beltrami, Reminiscenze di storia ed arte in Milano e suburbio, 3 Bände mit 156 Tafeln Mailand 1895—1896. Verga, Nebbia, Mazzorati, Guida di Milano, Mailand 1906.

Salveraglia, Il Duomo di Milano, Saggio bibliografico, Mailand 1886, auch als Anhang zu C. Boito, Il Duomo di Milano e i disegni della sua facciata, Mailand 1889. Über die Dispareri des M. Bassi von 1572 s. Buch VI. Morigia, Il Duomo di Milano descritto, Mailand 1597 und 1642. (Nava, P. F.), Distinto ragguaglio dell' ottava meraviglia del mondo, volgarmente detto il Duomo di Milano, Mailand 1723. Franchetti, Storia del Duomo di Milano, Mailand 1821. Annali della fabbrica del Duomo di Milano, Mailand 1877, 1883, 6 Bände. Romussi, Il Duomo di Milano, Mailand 1902, mit 43 Tafeln. Derselbe, Il Duomo di Milano nella storia e nell'arte, Mailand 1906. Nebbia, La scoltura nel Duomo di Milano, Mailand 1908. Puricelli, Ambrosianae Mediolani basilicae ac monasterii hodie Cisterciensis monumenta, Mailand 1645. Ferrario, Monumenti sacri e profani della I. e R. Basilica di S. Ambrogio, Mailand 1824. Das Werk des Federigo

Borromeo, De pictura sacra l. II, accedit eiusdem Musaeum, s. l. e. a. und Mailand 1634 (auch in Goris Symbolae litt. Decas II, vol. VII, Rom 1754) enthält die Beschreibung seiner berühmten Sammlung der Ambrosiana; italienisch von Grasselli, Il museo del Card. Fed. Borromeo arcivescovo di Milano, Mailand 1909.

Suspensi, Dom., La Penna interprete del Pennello ovvero la Pittura dell'insigne Tempio di S. Alessandro in Milano, Mailand 1706. Pino, Dom. Frate, Storia genuina del Cenacolo insigne dipinto da Leonardo da Vinci nel refettorio di S. Maria delle Grazie di Milano, Mailand 1796.

Beltrami, Guida storica del Castello di Milano, Mailand 1894.

Terzaghi, Pauli M., Musaeum Septalianum descriptum, Tortona 1662 und 1677; vgl. Fogolari, Il Museo Settala, contributo per la storia della coltura in Milano nel sec. XVII, Archivio storico Lombardo XXVII (1900), und Ratti, La risurrezione di un Museo Milanese, Rendiconti dell' Istituto Lombardo XXXIX (1906), vgl. dazu meine »Kunst- und Wunderkammern der Spätrenaissance«.

PAVIA. Commentarius de laudibus Papiae (um 1320) bei Muratori, SS. RR. Ital. XI. Nachrichten über Pavia bei Michiel, Notizia p. 117—121. Breventano, Istoria dell'antichità, nobiltà e cose notabili di Pavia, Pavia 1570. Spelta, Ant. M., La Pavia trionfante, Pavia 1606. Malaspina, Guida di Pavia, Pavia 1819. Giardini, Memorie topografiche dei cambiamenti avvenuti e delle opere state eseguite nella R. città di Pavia sul fine del sec. XVIII e nel principio del sec. XIX fino all' anno 1830, Pavia 1830.

Malespina, Memorie storiche della fabbrica della Cattedrale di Pavia, Mailand 1816, fol. Dall' Acqua, Studio dell' insigne R. Basilica di S. Michele Maggiore, Pavia 1875. Maiocchi, Le chiese die Pavia, Notizie, Pavia 1903.

Pessani, Dei Palazzi Reali che sono stati nella città e territorio di Pavia, Pavia 1771. Dall' Acqua, Il Palazzo Reale Visconteo, Pavia 1874. Caffi, Il Castello di Pavia, Mailand 1876. Magenta, I Visconti e gli Sforza nel Castello di Pavia, Mailand 1883. Voghera, Monumenti Pavesi, Pavia 1825—1828, fol. Durelli, La Certosa di Pavia, Mailand 1861, fol. Beltrami, La Certosa di Pavia, Mailand 1891. Derselbe, Guida della Certosa, Mailand 1893.

LODI. Vignati, Memorie importanti alla storia della pittura di Lodi, Lodi 1845. Porro, Guida della R. città di Lodi, Lodi 1833. Martani, Lodi nelle sue antichità e cose d'arte, Lodi 1876. De Angeli e Timolati, Lodi, Monografia storico-artistica, con la Bibliografia Lodigiana, Mailand 1878; darin auch Caffi, Degli Artisti Lodigiani, Separatabdruck Lodi 1878. Sant' Ambrogio, D., Lodi vecchio, Mailand 1895. Agnelli, Guida artistica della città di Lodi, im Archivio storico per la città e i comuni del circondario di Lodi XXIV (1905).

4. Piemont.

Manno e Promis, Bibliografia degli Stati della monarchia di Savoia, Turin 1874 bis 1893, 5 Bände.

Istituzioni della R. Accademia di Pittura e Scultura, Turin 1778 (mit Nachrichten über piemontesische Künstler). Vernazza di Fresnoy, Bar. Gius., Notizie patrie spettanti alle arti del disegno, Turin 1792. Angeluzzi, Arte ed Artisti in Piemonte, Turin 1878. Vernazza, Elogio del Molinari, Turin 1793. Ein Elogium des Filippo Juvara steht in den Osservazioni letterarie des Scip. Maffei, vol. III, Verona 1738.

TURIN. Craveri, Guida de' forestieri per la R. città di Torino, Turin 1735, 1753. Il Pregiudizio smascherato da un pittore colla descrizione delle migliori pitture della R. città di Torino, Venedig 1770. De' Rossi, Nuova Guida per la città di Torino, Turin 1781. Paroletti, Turin et ses environs, Turin 1819. Bertolotti, Descrizione di Torino, Turin 1840. Torricella, Torino e le sue vie illustrate, Turin 1868. Covino, Torino, Descrizione illustrata, Turin 1873. Baricco, Torino descritta, Turin 1879, 2 Bände.

Marzorati, Guida di Torino, Turin 1883. Moranda, I monumenti di Torino, Notizie biografiche storiche e descrittive, 2. ed., Turin 1884. Borbonese, Guida di Torino, Turin 1898.

Rondolino, Il Duomo di Torino illustrato, Turin 1898. Castellamonte, Co. Amadeo, Descrizione del Palazzo detto la Veneria, Turin 1672. Rovere, Descrizione del R. Palazzo, Turin 1858. Frizzi, Il Castello e il borgo medievali in Torino, Turin 1895.

VERCELLI. De Gregorj, Istoria della Vercellese letteratura ed arte . . ., Turin 1819, 6 Bände (!). Colombo, Documenti e Notizie int. gli Artisti Vercellesi, Vercelli 1883. Pastè und Mel'la, L'abbazia di S. Andrea di Vercelli, Vercelli 1907.

NOVARA. Catalogo delle opere di autori Novaresi e d'argomento Novarese compilato sulla collezione esistente nella Bibl. civica di Novara, Novara 1886.

Cotta, Museo Novarese (auch über Künstler), Mailand 1701, fol. Bianchini, Le cose rimarchevoli della città di Novara, Novara 1818. Lenta, Guida di Novara, Novara 1848. Bianchini, Il Duomo e le Sculture del Corpo di guardia in Novara, Novara 1836.

ALESSANDRIA. Porta, G., Alessandria descritta, Mailand 1670. De Giorgi, Notizie sui celebri pittori e su altri artisti Alessandrini, Alessandria 1836.

5. Ligurien.

Ratti, Descrizione delle Pitture, Sculture e Architetture che trovansi in alcune città, borghi e castelli delle due Riviere dello Stato Ligure, Genua 1780. Bertolotti, D., Viaggio nella Liguria maritima (mit ausführlichen Beschreibungen der Denkmäler), Turin 1834, 3 Bände. Spotorno, Storia letteraria della Liguria (auch über die Malerei des 14. bis 15. Jahrhunderts), Genua 1824—1826. Canobbio, Memorie Ligustiche di storia e belle arti, Genua 1833. (Pareto, Cioccia u. a.), Descrizione di Genova e del Genovesato, Genua 1846, 3 Bände. Varni, Santo, Elenco di documenti artistici, Genua 1861. Derselbe, Appunti artistici sopra Levanto e il suo territorio, Genua 1870 (darin u. a. die Goldschmiedstatuten von Genua 1248). Derselbe, Spigolature artistiche nell' archivio della basilica di Carignano (1549—1736), Genua 1871. Derselbe, Ricordo di alcuni fonditori in bronzo, Genua 1879. Sunto storico-artistico delle arti del disegno e dei principali artisti in Liguria, Genua 1862. Hauptwerk: Alizeri, Notizie dei professori di disegno in Liguria dalle origini al. sec. XVI, Genua 1864, 3 Bände; neue, vermehrte Ausgabe Genua 1870, 6 Bände.

GENUA. Bibliographie in Mannos Bibliografia storica degli Stati della Monarchia di Savoia, vol. III (Bibliografia Genovese), Turin 1898. Soprani, Raff., Le vite de' Pittori Scultori e Architetti Genovesi e de' Forestieri che in Genova operarono, Genua 1674; neue, vermehrte Ausgabe, mit Anmerkungen von Gius. Ratti, Genua 1768; daraus Vita des Magnasco (1769), übersetzt und kommentiert von B. Geiger in seinem Buch über Magnasco, Berlin 1914. Über Soprani vgl. Comolli, Bibliografia I, 2, 224. Staglieno, Appunti e documenti sopra diversi artefici poco o nulla conosciuti che operarono in Genova nel sec. XV, Genua 1870.

Paschetti, B., Le bellezze di Genova, dialogo nel quale si ragiona del sito della città, degli huomini illustri e delle donne similmente, con altre cose notabili, Genua 1583. Saggi cronologici ossia Genova nelle sue antichità ricercata, Genua 1692. Ratti, Istruzione di quanto può vedersi di più bello in Genova in Pittura, Scultura e Architettura, Genua 1766; 2., vermehrte Ausgabe 1780, 2 Bände (s. a. oben). Description des beautés de Gênes et de ses environs, Genua 1788. Banchero, Guida alle bellezze di Genova e sue riviere, Genua 1845, 3 Bände. Alizeri, Guida artistica di Genova, Genua 1846, 3 Bände. Derselbe, Guida illustrata di Genova e sue adiacenze, Genua 1875.

Pendola, Gli edifici antichi di Genova e sobborghi annessi, Genua 1894. Donaver, Le vie di Genova, Genua 1912. Pescio, I nomi delle strade di Genova, Genua 1912.

Banchero, Il Duomo di Genova illustrato e descritto, Genua 1859. D'Oria, La chiesa di S. Matteo in Genova, Genua 1860.

Benincasa, Katalog der Galerie Durazzo in Genua, Parma, Bodoni 1789; vgl. den Brief des Co. Jacopo Durazzo an Tiraboschi (1792) bei Campori, Lettere artistiche 296.

6. Emilia und Romagna.

PARMA. Soraina, Bibliografia storica Parmense, Parma 1885. Dazu Alinovi, Bibliografia Parmense della seconda metà del sec. XIX im Archivio storico per le provincie Parmensi, 1902, 1905.

Affò, Vita del pittore F. Mazzola, Parma 1784. Ratti, Gius., Notizie istoriche sincere int. la vita ed opere di Ant. Allegri da Correggio, Finale 1781. Pungileoni, P. Luigi, Memorie istoriche di Ant. Allegri detto il Correggio, Parma 1817, 3 Bände; vgl. über die Entstehungsgeschichte Campori, Lettere artistiche 263. Martini, La scuola Parmense d'arti belle e gli artisti in Parma e Piacenza dal 1777 all'oggi, Parma 1862. Sanelli, Dizionario biografico dei Parmigiani illustri o benemeriti nelle scienze. nelle lettere e nelle belle arti, Genua 1877. Scarabelli-Zunti, E., Memorie e documenti di belle arti Parmigiane, Tomo I (1050—1450), Parma 1911. — (Frugoni, Carlo), Istituzioni della R. Academia di Pittura, Scultura ed Architettura istituite in Parma, Parma 1760. Torre di Rezzonico, Co., Discorsi academici, Parma 1772.

Garofani, Parma città d'oro, Parma 1722. Sanseverini, Aless., Il Parmigiano istruito delle notizie della sua patria, Almanacco storico-cronologico, Parma 1739 und Casal Maggiore 1778, 2 Bände. Ruta, Clem., Guida ed esatta notizia ai forestieri delle più ecce lenti Pitture che sono in molte chiese della città di Parma, Parma 1739; zweite, vermehrte Ausgabe (mit der Vita des Correggio), Mailand 1780. Affò, P. Iren., Il Parmigiano servitor di piazza ovvero Dialoghi di Frombola ecc., Parma 1799. (Ein Manuskript von Grassi über Parma erwähnt Pungileoni, Correggio III, 264 und 289). Donati, Nuova descrizione della città di Parma, Parma 1824. Bertoluzzi, Nuovissima Guida per osservare le Pitture, Sculture e Architetture nelle chiese di Parma, Parma 1830. Martini, Guida di Parma, Parma 1871. Malaspina, Nuova Guida di Parma, Parma 1871. (Pelicelli), Guida storica, artistica e monumentale della città e provincia di Parma, Parma 1887; Neuausgabe 1906.

Descrizione per alfabeto di 100 quadri de' più famosi e dipinti da' più insigni pittori del mondo che si osservano nella Galleria Farnese di Parma in quest'anno 1725 (Parma 1725), schon von Cicognara als äußerst selten bezeichnet.

PIACENZA. Ambiveri, Gli Artisti Piacentini, Piacenza 1879.

Carasi, Carlo. Le pubbliche Pitture di Piacenza, Piacenza 1870. Descrizioni dei monumenti e delle Pitture di Piacenza corredate di notizie istoriche, Piacenza 1825, 1828. Scarabelli, Guida ai monumenti storici ed artistici di Piacenza, Lodi 1841. Guida nuovissima della città di Piacenza, Piacenza 1842. Cerri, Guida di Piacenza monumentale ed artistica, Piacenza 1894.

Corna, Storia ed arte in S. Maria di Campagna-Piacenza, Bergamo 1908. Bonora, Il Palazzo municipale di Piacenza, Piacenza 1856.

MODENA. Die ältesten Nachrichten über Lokalkünstler in dem Catalogo di Modonesi illustri des Tommaso Lancilotti (1543), jetzt ausgezogen von Ad. Venturi, L'Arte XXV (1922) 27 ff. Vendriani, Lod., Raccolta de' Pittori, Scultori ed Architetti Modenesi più celebri, Modena 1662; vgl. Comolli, Bibliografia I, 2, 234. Nachrichten auch in dem Buche von Marco Boschini, Funeral fato de la pitura Venetiana per el passazo da la terena a la celeste vita del Ser^{mo} de Modena Alfonso el Quarto a Madama Ser^{ma} Laura Duchesa de Modena regnante ecc., Venedig 1663 (Katafalk von den Malern errichtet, deren Werke dann in die estensische Galerie übergingen; vgl. Campori, Artisti Estensi 91). Tiraboschi, Girol., Notizie de' Pittori, Scultori, Incisori ed Architetti natii negli stati del Sereniss. Duca di Modena, Modena 1786 (auch als Anhang zum 6. Band von des Verfassers Biblioteca Modenese o Notizia della vita e delle opere degli Scrittori natii dagli Stati . . . di Modena, Modena 1781—1786, 6 Bände); vgl. Comolli, Bibliografia I, 2, 237; über Tiraboschi außerdem Sandomini in den Atti e Memorie della R. Deputazione di storia patria per le provincie Modenesi, Serie VI, 6 (1895). Saetti, Memorie storiche ed artistiche di tutte le chiese degli Stati Estensi, Modena 1854. Campori, March., Gli artisti

Italiani e stranieri negli stati Estensi, Modena 1855 (über die zahlreichen lokalgeschichtlichen Aufsätze Camporis vgl. Namias, Bibliografia del Marchese G. Campori, Modena 1893). Manfredini, Delle arti del disegno e degli artisti nella provincia di Modena dal 1777 al 1862, Modena 1862.

Pagani, Gio. Filib., Le Pitture e Sculture di Modena indicate e descritte, Modena 1770. Sossai, Modena descritta, Modena 1833, 1841. Raggi, Modena nei suoi monumenti antichi e moderni, Modena 1869.

Borghi, Il Duomo di Modena, Modena 1895. Memorie storiche ed artistiche della Cattedrale di Modena, Modena 1873. Dondi, Notizie storiche ed artistiche del Duomo di Modena, Modena 1876. Bertoni, Atlante storicopaleografico del Duomo di Modena (Inschriftensammlung), Modena 1909.

Dall'Olio, Pregi del R. Palazzo di Modena, Modena 1811. Descrizione de' quadri del ducale appartamento di Modena; zuerst in Paganis Guida 1770, dann (Amici e Soliani), Modena 1784 und 1787. (Ein Manuskript von 1744 in der Biblioteca Estense erwähnt Campori, Artisti Estensi). Castellani, Cenni storici e descrittivi int. alle pitture della R. Galleria Estense, Modena 1854. A. Venturi, La R. Galleria Estense, Modena 1882 (dazu desselben Verfassers Aufsätze gesammelt u. d. T. Modena artistica, Modena 1896).

REGGIO (D'EMILIA). Malaguzzi-Valeri, Notizie di Artisti Reggiani (1300 bis 1600), Reggio 1892. Fontanesi, F., Discorso academico sopra Prospero Spani (Clementi) da Reggio (1787), Reggio 1826. Über die weit älteren, für Vasari bestimmten Notizen des Bombaso über diesen Künstler (von 1572) vgl. Buch V. Eine Biographie des Malers Raffaello Motta (1550—1578) von Bonifazio Fantini, Trattato della vita di Raffaello Motta Reggiano pittore famoso, Reggio 1616 und 1657; neu abgedruckt in Taccoli, Memorie storiche di Reggio III, 678 (nach Fiorillo, Geschichte d. zeichn. K. I, 329).

Squadronii, C., Fasciculus laudum Regii Lepidi, ab eodem in hac secunda editione auctus etc. (mit Guida), Reggio 1620. Madonna di Reggio, Racconto dell'origine ecc. dichiarandovi le Pitture e Sculture e gli Autori (mit Kupfern), Modena 1666. Ein Manuskript von Rocca, Descrizione delle Pitture e Sculture esistenti nelle chiese della città di Reggio nel 1782 führt Pungileoni, Correggio III, 294, an.

(Bellei, Dom.), Sposizione delle Pitture in muro del Ducale Palazzo nella nobil terra di Sassuolo, Modena 1784 (ein Manuskript von Panelli, Descrizione del Palazzo di Sassuolo von 1722, Biblioteca Estense, erwähnt Campori, Artisti Estensi). Cionini, Teatro ed Arti in Sassuolo, Modena 1902.

BOLOGNA. Orlandi, Notizie degli scrittori Bolognesi e dell'opere loro stampate e manoscritte, Bologna 1714. Fantuzzi, Notizie degli scrittori Bolognesi, Bologna 1781 ff., 8 Bände. Manzoni, Saggio di una bibliografia storica Bolognese, Bologna 1888. Frati, Opere della bibliografia Bolognese che si conservano nella Biblioteca municipale di Bologna, Bologna 1888—1889, 2 Bände.

Bumaldo, Gio. Ant. (= Dr Ovidio Montalbani, s. a. u., sowie Malvasia, Felsina Pittrice im Register s. v.), Minervalia Bononensia, Civium anademata seu Bibliotheca Bononiensis, cui accessit brevis Catalogus antiquorum Pictorum et Sculptorum Bononensium, Bologna 1641, in 12°, (Ein Manuskript von Lambertini, Lettere e composizioni degli antichi pittori Bolognesi sec. XVII erwähnt Orlandi in seinem Abcdario). Malvasia, Co. Carlo Cesare, La Felsina Pittrice, Vite de' Pittori Bolognesi divise in duoi tomi, Bologna 1678 (mit Widmung an Ludwig XIV.), 2 Bände; Neuausgabe mit den Noten von G. P. Zanotti (s. u.), Randbemerkungen aus dem Handexemplar Malvasias und mit sonstigem reichen Material (vgl. den Bericht Zanottis in Bottari-Ticozzis Lettere pittoriche III, 545), Bologna 1841, 2 Bände. Die Sammelbände Malvasias sind auf der Kommunalbibliothek in Bologna. S. die ausführlichen bibliographischen Angaben bei Comolli, Bibliografia I, 2, 171, bei Cicognara, Catalogo no. 2310, ferner Pezzana, Osservazioni bibliografiche int. alla Felsina Pittrice, Parma 1844. Über die Abdrücke mit dem »boccalajo« und der »Turbantina« (Porträt G. Renis) vgl. besonders den Vorbericht zur zweiten Ausgabe Malvasias. Gegen Malvasia der (in Rom tätige) spanische Maler geistlichen Standes Don Vincenzo Vittoria: Osservazioni sopra il libro della Felsina Pittrice per difesa di Rafaello, dei Caracci etc., Rom 1703 (auch in der zweiten Ausgabe abgedruckt); Replik von G. P. Zanotti, Lettere famigliari scritte ad un amico in difesa ... della Felsina Pittrice, Bologna 1705 (dgl.), über Malvasia s. a. Rouchés, Un érudit Bolonais du XVII. siècle, Archives de l'Art français, vol. VII (1913). Zur Kritik Malvasias vieles bei Tietze, Annib. Carraccis Galerie im Palazzo Farnese, Jahrbuch der kunsthist. Sammlungen XXVI. Crespi, Can. Luigi, Vite de' Pittori Bolognesi non descritte nella Felsina Pittrice, Rom 1769; wegen seiner Unverläßlichkeit (ja Betrügerei) schon von den Zeitgenossen viel getadelt, vgl. Cicognara, Catalogo n. 2248. Gegen Crespi: Bianconi, Lod., Lettere sopra il libro del Crespi intitolato: Tomo terzo della Felsina Pittrice, Mailand 1802 (Ehrenrettung des Ercole Lelli u. s. w.); vorher: Dialoghi di un amatore della verità scritti in difesa del terzo tomo della Felsina Pittrice, Bologna 1770. Über Korrespondenten Crespis s. Gualandi, Memorie originali I. Crespi gab noch heraus: Discorso sopra Innocenzo Francucci da Imola e Bart. Ramenghi da Bagnacavallo, Bologna 1774. Das Leben seines Vaters Giuseppe Crespi »il Spagnuolo« schildert er in einem Brief an Bottari, Lettere Pittoriche ed. Ticozzi III, 443. Über L. Crespi auch Longhi im *Resto del Carlino*, Bologna, 18. Oktober 1902. Machiavelli, Aless., Dell'origine e progresso in Bologna della Pittura, Scultura ed Architettura, Bologna 1736. Cavazzoni-Zanotti, Gio. Pietro, Storia dell'Academia Clementina di Bologna, aggregata all'Istituto delle scienze e belle arti, Bologna 1739, 2 Bände; vgl. Comolli, Bibliografia I, 2, 189. Pepoli, March., Della Scuola Bolognese di pittura, Bologna 1783. Giordani, Notizie sulle Pittrici Bolognesi im Almanacco storico-statistico di Bologna III (auch Separatabdruck), Bologna 1832. Bolognini-Amorini, March., Le Vite de' Pittori ed Artefici Bolognesi, Bologna 1840—1843, 5 Teile in 2 Bänden. Gualandi, Le Porrettane, Lettere artistiche ad un amico ecc., Bologna 1841. Bosi, Manuale pittorico Felsineo ovvero Repertorio dei Pittori Bolognesi, Bologna 1859. Derselbe, Manuale di notizie degli Scultori Bolognesi, Bologna 1861. (Masini), Dell'arte e dei principali artisti in Bologna 1777—1862. (Guidicini), Giudizi d'arte sulla scuola pittorica Bolognese nei sec. XVII e XVIII, Miscellanea di tre autori, poesie e prosa in lingua italiana e in dialetto bolognese, Bologna 1885.

Die Autobiographie eines bolognesischen Goldschmieds Fil. Pecchi (dessen Porträt Tizian 1555 malte) veröffentlichte Feliciangeli, Autobiografia d'un orafo bolognese del' 500, Camerino 1913, per nozze. Eigenhändiges chronologisches Verzeichnis der Werke des Malers Bartol. Cesi (1591—1625) im Auszug bei Bolognini-Amorini, Vite III, 156 ff. Die gleichzeitige enkomiastische Literatur auf G. Reni verzeichnet in der 2. Ausgabe der Felsina Pittrice II, 29, Nota (18 Nummern, besonders auf den Raub der Helena); ferner: Lodi al Sig. G. Reni, raccolte in Bologna 1632. Pancaldi, Il trionfo di Giobbe dipinto da G. Reni, Bologna 1637; dazu G. P. Zanotti, Dialogo in difesa di G. Reni (an Dr. Baruffaldi), Bologna 1710. Elogium des Clem. Moli in Le Glorie degli Incogniti, Venedig 1647. Malvasia, Lettera a Monsig. Albergati in ragguaglio d'una pittura fatta ultimamente da G. A. Sirani, Bologna 1652. La poesia muta, celebrata dalla Pittura loquace ovvero Lodi al pennello d'Elisabetta Sirani, Bologna 1666. Picinardi, Il pennello lagrimato, Orazione funebre in morte della Signora Elisabetta Sirani, Bologna 1665 (auch in der 2. Ausgabe der Felsina Pittrice II, 391). Vittorio, G. A., Espressioni di ossequiosa condoglianza nei pubblici funerali di Ces. Gennari pittore Bolognese, Bologna 1668. Baldelli, Proteo vagante ammiratore dell' opere dell' immortale pennello di Lor. Pasinelli pittore Bolognese, Rime, Bologna 1691. Zanotti, G. P., Nuovo fregio di gloria a Felsina sempre pittrice nella vita di Lor. Pasinelli pittore Bolognese, Bologna 1703. Alle Glorie immortali del Sig. Giuseppe M. Mazza Scultore celebre Bolognese per il prodigioso presepio di bronzo... collocato nella chiesa de' Camaldolesi nell' isola di S. Clemente l'anno 1703, Padua o. J. Raccolta poetica per la statua die Venere di marmo bianco opera celebre del Sig. Gius.

M. Mazza... esposta nella principal Galleria... di S. E. il Co. Lod. Manino, Venedig 1707. Guidalotti Franchini, Vita di Dom. M. Viani, pittor Bolognese, Bologna 1716. Zanotti, G. P., All'egregio pittore Gio. Gius. Dal Sole pel suo bellissimo quadro dell'Annunziata (Canzone), Bologna 1717. Corazzi, Oratio habita in funere equitis Caroli Cignani IV. Id. Jun. 1720, Bologna 1720. Zanelli, Vita del gran pittore Carlo Cignani, Bologna 1722 (s. auch unter Venedig). Costa, Lettere varie, documenti autentici su G. Cagnacci, Rimini 1752 (Raccolta d'opuscoli... di Calogera, vol. 47, 119 ff.). Calvi, Versi e prose sopra una serie di eccellenti Pitture ecc.... Bologna 1780. Tessi Mauro, Raccolta di disegni originali estratti da diverse collezioni, pubblicate da L. Inig, aggiuntavi la Vita dell' Autore, Bologna 1787, fol. (mit 41 Tafeln).

Ein Verzeichnis älterer Guiden Bolognas ist enthalten im Catalogo ragionato delle edizioni della guida della città di Bologna in der »Guida del Forestiere« 1835. Burtius, Nic., Bononia illustrata, Bologna 1494 (enthält auch einige Nachrichten über Künstler). Derselbe, Elogium Bononiae quo huius urbis amoenitas nec non Doctorum singulorum atque ill. Virorum monumenta reserantur, Bologna 1490. Über Lamos Graticola von 1560 s. Buch VI (auch die Note bei Bianconi, Pitture ecc. di Bologna 1792, p. 498). G. de Zani (Zanti), Nomi e cognomi di tutte le strade, contrade e borghi di Bologna e la loro origine... e cose più notabili della città in scultura e pittura, Bologna 1583 (in bolognesischem Dialekt); Neuausgaben 1624 (Alidosi), 1635 und mit Zusätzen von C. Scaligeri (A. Banchieri) 1712 und 1722. Vizzani, Descrizione della città, contado... el altre cose notabili di Bologna, Bologna 1602. (Eine handschriftliche Guida von Cavazzoni, 1603, liegt auf der Kommunalbibliothek.) Pasquali Alidosi, Nicc., Istruttione delle cose notabili della città di Bologna, Bologna 1621. (Tebaldini), Breve descrizione delle cose notabili di Bologna, Bologna 1623. Masini, Ant., Guida spirituale che serve ogni giorno in perpetuo per visitare tutte le chiese di Bologna e più cose notabili della città, Bologna 1640. Derselbe, Bologna perlustrata, ove si parla delle chiese, dei Santi, degli Uomini illustri, degli Artisti tanto Cittadini quanto Forestieri che operarono in Bologna, Bologna 1650, 1666 (vermehrt), 1690 mit Aggiunta; Neuausgabe 1823—1828, 5 Bände, neu bearbeitet, aber unvollständig. Masinis Buch ist ein dicker Quartant, der wesentlich kirchlich gerichtet ist, aber eine große Menge wichtiger Nachrichten enthält. Montalbani, Ovidio (s. oben unter Bumaldo), Le antichità più antiche di Bologna ristrette in due libri intitolati »Il Colosso« e gl'historici Spiriti, Bologna 1651.

(Malvasia, Co. Carlo), Le Pitture di Bologna che rendono il passaggiero disingannato ed istrutto, dell' Ascoso Accademico Gelato, Bologna 1686; 2. Ausgabe 1706 (mit Zusätzen von G. P. Zanotti), 1732, 1755, 1766, 1776 (eine Ausgabe, die Kritiken und Gegenkritiken hervorrief; vgl. Cicognara, Catalogo no. 4181); Neuausgabe von Carlo Bianconi, Bologna 1782, 1792 und als Guida del Forestiere, Bologna 1820 und 1835. Taruffi, Breve Compendio di diverse misure delle strade ecc., Descrizione delle chiese e palazzi, Bologna 1731, 1737. Lasarola, Ciro (= Calo Salaroli miniatore), Origine di tutte le strade... e luoghi ragguardevoli di Bologna, Bologna 1778. Eine Erneuerung der herkömmlichen alten Taschenführer noch von Gatti, Descrizione delle più rare cose di Bologna ecc., Bologna 1803, von Cicognara sehr abschätzig beurteilt. Zecchi, Itinerario di Bologna, Bologna 1840. Romani, Guida, Bologna 1844. Gualandi, M., Tre giorni in Bologna, Guida per la città e suoi contorni, Bologna 1850 u. ö., auch französisch 1871. Bosi, Archivio patrio di antiche e moderne rimembranze felsinee ossia il Cittadino Bolognese divertito ed istrutto, Bologna 1853—1859, 4 Bände. Muzzi, Nuova Guida per la città di Bologna, Bologna 1857, 1868, 1876 (als Nuovissima Guida). Guidicini, Gius., Cose notabili della città di Bologna ossia Storia cronologica de' suoi stabili pubblici e privati, Bologna 1868, 1873, 5 Bände; dazu ein Nachlaßwerk: Miscellanea storico-patria Bolognese, Bologna 1872. Ricci, Corr., Guida di Bologna, zuerst 1882, in 3. Auflage Bologna 1893 erschienen.

Memorie di tutte le chiese distrutte o chiuse ne' passati tempi... nella città di Bologna e suo contorno, Bologna 1828. Bosi, Le Chiese parrocchiali della diocesi di

Bologna ritratte e descritte, Bologna 1844—1851, 4 Bände (nicht vollendet, mit Lithographien). Gozzadini, Note e Studj sull'architettura civile in Bologna dal sec. XIII al XVI, Bologna 1877. La Storia delle arti del disegno studiata nei monumenti che si conservano in Bologna e nei suburbii, Bologna 1888. Malaguzzi-Valeri, L'architettura a Bologna nel rinascimento, Florenz 1898. Supino, L'architettura sacra in Bologna nei sec. XIII e XIV, Bologna 1909.

Negri, Basilica Petroniana ovvero Vita di S. Petronio... con la descrittione della sua chiesa ecc., Venedig 1680. Malvasia, Il claustro di S. Michele in Bosco di Bologna dipinto dal famoso Lodovico Caracci e da altri... maestri della sua scuola, Bologna 1694, fol.; Neuausgabe von G. P. Zanotti, Bologna 1776. Della Pittura della Libreria del Monastero di S. Michele in Bosco in Bologna, Bologna 1681 (Gemälde von Dom. Canuti), Arze, L., Indicazione storico-artistica delle cose spettanti alla Villa Legatizia di S. Michele in Bosco, Bologna 1850. Malaguzzi-Valeri, La chiesa e il Convento di S. Michele in Bosco, Bologna 1895. Crespi, L., La Certosa di Bologna descritta nelle sue pitture, Bologna 1772 (und 1793). Rubbiani, La chiesa di S. Francesco e le tombe de' glossatori, 2. ed., Bologna 1899. Sgazzi, Memorie storiche della Chiesa del Monte, Bologna 1841. Costa, Descrizione della chiesa parrocchiale di S. Martino Maggiore, Bologna 1879. Degli Oggetti di belle arti nel famoso tempio di S. Paolo in Bologna e delle vicissitudini di esso, Bologna 1839. Giordani, Memorie storiche int. al Palazzo detto del Podestà, Bologna 1832. Zucchini, Il Palazzo del Podestà in Bologna, nuovi documenti e note, Bologna 1912. Gualandi, Memorie int. le Fonti di Bologna e specialmente il Nettuno, Bologna 1839.

Legatti, Museo Cospiano annesso a quello del famoso Ulisse Aldrovandi e donato alla sua patria dal Sig. Ferd. Cospi Patrizio e Senatore di Bologna 1677. fol.; dazu Comelli, F. Cospi e le origini del Museo di Bologna, Atti e Memorie della R. Deputazione di Storia patria per le provincie della Romagna VII (1889). Calvi, Jac. Alles. pittore. Versi e prose sopra una serie di eccellenti pitture possedute dal Sig. Marco Fil. Hercolani principe del S. R. I., Bologna 1780. Descrizione Italiana e Francese di tutto ciò che si contiene nella Galleria Sampieri, Bologna 1785. — Croce, Giulio Cesare della, Descrizione del nobile Palazzo posto nel contà di Bologna detto Tusculano, Bologna 1852 (in Stanzen).

CENTO. Orsini, Saggi di bibliografia storica Centese, Bologna 1896.

(Righetti-Dondini, C.), Le Pitture di Cento e le Vite in compendio di varj incisori e pittori della città, Ferrara 1768.

Gennari, Diverse Composizioni in lode della Didone die Gio. Fr. Barbieri Centese, Bologna 1632. (Calvi), Notizia della Vita e delle opere del Cav. G. F. Barbieri detto il Guercino ecc., Bologna 1808 (enthält das Tagebuch des Guercino 1629—1666; mit diesem abgedruckt auch in der 2. Ausgabe von Malvasias Felsina Pittrice II, 275 und 306).

FAENZA. Valgimigli, Dei Pittori e degli Artisti Faentini de' sec. XV e XVI, Faenza 1871. Montanari, Gli uomini illustri di Faenza, vol. II (Artisti), Faenza 1887.

Montanari, Guida storica di Faenza, Faenza 1882. Messeri e Calzi, Faenza nella storia e nell'arte, Faenza 1909.

Strocchi, Memorie storiche del Duomo di Faenza, Faenza 1838. Zaccaria, Guida storico-artistica del Duomo di Faenza, Faenza 1898. — Scaletta, Il fonte pubblico di Faenza con un'appendice che serve di scuola agli architetti per comporre simili fabbriche, Faenza 1719.

FORLÌ. Marchesi, Vitae illustrium Forolivensium, Forlì 1726. Rossetti, Vite degli uomini illustri Forlivesi, Forlì 1858.

Lustri antichi e moderni della città di Forlì, Forlì 1757. Cignani, Cenni storici e breve descrizione delle principali pitture e sculture di Forlì, Forlì 1838. Calzini und Mazzatinti, Guida di Forlì, Forlì 1893.

FERRARA. Antonelli, Saggio di una bibliografia storica Ferrarese, Ferrara 1851.

Superbi, Apparato degli huomini illustri della città di Ferrara, Ferrara 1620 (auch Künstler). Baruffaldi, Girolamo, Vite de' Pittori e Scultori Ferraresi (verfaßt zwischen

1697 und 1722), erst Ferrara 1844 in 2 Bänden gedruckt, mit reichhaltigen Anmerkungen von Giuseppe Boschini (vgl. über die Handschrift und die Geschiche des Buches überhaupt Laderchi, La Pittura Ferrarese, p. 4 ff.). Ein Auszug davon ist: Cittadella, Ces., Catalogo storico de' Pittori e Scultori Ferraresi, delle opere loro con in fine una nota delle più celebri pitture delle chiese di Ferrara, Ferrara 1782, 4 Bände. Über beide Autoren und ihr Verhältnis s. Comolli, Bibliografia I, 2, 209; ferner Barboso, La vita, i tempi e le opere di Girol. Baruffaldi, Ferrarese erudito del sec. XVIII, Feltre 1905. Ughi, Dizionario storico degli uomini illustri Ferraresi, Ferrara 1848, 2 Bände (auch Künstler, aber wenig bedeutend). Laderchi, La Pittura Ferrarese, Ferrara 1856. Cittadella, Luigi Nap., Notizie amministrative storiche artistiche relative a Ferrara, Ferrara 1864—1868, 2 Bände in 3 Teilen (Bd. II enthält die Kunstgeschichte), fleißiges Hauptwerk; dazu Gruyer, L'Art Ferrarais sous les Princes d'Este, Paris 1897, 2 Bände.

Guarini, Compendio historico dell'origine... delle chiese e luoghi pii della città e diocesi di Ferrara e delle memorie di que' persone di pregio che in esse sono sepellite ecc., Ferrara 1621. Borsetti, Supplemento al Compendio del Guarini, Ferrara 1670. Brisighella (»dilettante del disegno«), Le Pitture che adornano le chiese di Ferrara con le notizie che sinora si sono potuto ricavare de' pittori che dipinsero sino all'anno 1704, Ferrara 1706, in 8° (so bei Murr, Bibliothèque 631; von Orlandi im Abcdario 1719 als Manuskript aufgeführt). Barotti, Ces., Pitture e Sculture che si trovano ne' luoghi pubblici della città di Ferrara, Ferrara 1770. Kurzer Kirchenführer in Cittadellas Catalogo von 1783, IV, 317 ff. (s. o.). Frizzi, Guida del Forestiere, Ferrara 1787, 2 Teile. (Derselbe, Memorie per la città di Ferrara, Ferrara 1791, 5 Bände; 2. Ausgabe mit Noten und Zusätzen von Laderchi, Ferrara 1847—1848, 5 Bände.) (Canonici, Marchesa), Due Giorni in Ferrara, Guida per il viaggiatore, Ferrara 1819. Avventi, Guida di Ferrara, Il Servitore di piazza, Ferrara 1838. Cittadella, L. N., Guida del forestiere, Ferrara 1873. Righini, Quello che resta di Ferrara antica, Ferrara 1910, 2 Bände.

Scalabrini, Memorie istoriche delle chiese di Ferrara e dei suoi sobborghi, Ferrara 1773. Castagnoli, Il Duomo di Ferrara, Ferrara 1895. Laderchi, Lettere sopra i dipinti del Palazzo Schifanoja in Ferrara, Bologna 1873. — Cittadella, L. N., Il Castello di Ferrara, Ferrara 1873. — Agnelli, J., Gallerie di pitture del Card. Tomm. Ruffo vescovo di Ferrara (in Versen), Ferrara 1734.

RAVENNA. Über Agnellus s. Buch I. Spreti, Camillo, Memorie de' Pittori, Scultori ed Incisori Ravennati (18. Jahrhundert), ed. C. Ricci, Ravenna 1902. Derselbe, Compendio istorico dell'arte di comporre i musaici, con la descrizione de' musaici antichi che trovansi nelle basiliche di Ravenna, Ravenna (1793) und 1804. Fantuzzi, Monumenti Ravennati ne' secoli di mezzo per la più parte inediti, Venedig 1804, 6 Bände; Appendice von Tarlazzi, Ravenna 1871. Cardoni, Biografie degli artisti Ravegnani, Ravenna 1858. Bernicoli, Arte ed Artisti in Ravenna, Ravenna 1912 (Urkunden).

Carrari, Orazioni e Rime di diversi in morte di Luca Longhi, Ravenna Merkwürdig ist eine Fehde des 18. Jahrhunderts über das Grabmal Theoderichs: Gamba Ghiselli, Co. Paolo, Lettera sopra l'antico edificio di Ravenna detto volgarmente la Rotonda, Rom 1765. Rasponi, Co., Ravenna liberata dai Goti (der Titel klingt an das berühmte Epos Trissinos an) o sia Opuscolo sulla Rotonda di Ravenna provato edifizio romano nè mai sepolcro di Theodorico Re de' Goti, Ravenna 1766. Dagegen: Ravenna liberata da' Romani, Ragionamento di maestro Daniele Scultore Sarcofaccajo. (Co. Gamba Ghiselli?), Nuova Raccolta di opuscoli scientifici, vol. XVI (1767). Duplik von G. Bianchi, Lettera al Co. R. Rasponi ecc., Venedig 1768.

Spreti, Desiderio, De amplitudine devastatione et de instauratione urbis Ravennae, Venedig 1489; italienisch von Bonif. Spreti, Pesaro 1574; Neuausgabe von Cam. Spreti, Ravenna 1793—1796 (mit dem Anhang über die Mosaiken, s. o.). Fabri, Ravenna dominante ove si descrive Ravenna antica e moderna, Ravenna 1715. Buonamici, Metropolitana di Ravenna, aggiuntovi il Museo Arcivescovile ecc., Bologna 1748 und 1754, 2 Bände.

Coronelli, Ravenna ricercata antica e moderna, accresciuta di memorie ecc. (s. o. Fabri). o. O. u. J. (Cicognara 4323). Beltrami, Il Forestiere istruito delle cose notabili di Ravenna e delle suburbane, Ravenna 1791. Nanni, F., Il Forestiere in Ravenna, Ravenna 1821. Ribuffi, Guida, Ravenna 1835. Ricci, C., Ravenna e i suoi dintorni, Ravenna 1878; 2. Ausgabe als Guida di Ravenna, Bologna 1897.

RIMINI. Costa, G. B., Notizie de' Pittori Riminesi, Lettera al Co. F. Algarotti (Rimini 1762).

Adimari, Raff., Sito Riminese, dove si tratta della città et sue parti... di tutte le chiese ecc. e nella parte seconda dell'antichità della città e della nobiltà delli huomini et delle donne illustri, Brescia 1616. Marcheselli, Pitture delle chiese di Rimino descritte. Con nuove aggiunte di altri cose notabili antiche e moderne, Rimini 1754. Tonini, Guida del Forestiere, Rimini 1864; Neuausgabe u. d. T. Nuova Guida ecc., Rimini 1879. De Mauri e Sarassino, Guida storico-artistica di Rimini ecc., Bologna 1909.

Costa, G. N., Il Tempio di S. Francesco di Rimini, Lucca 1765. Fossati, Il Tempio de' Malatesta, Fuligno 1794. Nardi, Descrizione antiquario-architettonica del Tempio Malatestiano, Rimini 1813.

II. Mittelitalien.

1. Toskana.

Moreni, Bibliografia storica ragionata della Toscana, Florenz 1804, 2 Bände; fortgesetzt von Inghirami, Storia della Toscana, Fiesole 1841—1843, in Bd. XV und XVI.

Lastri, L'Etruria Pittrice ovvero Istoria della Pittura Toscana dai suoi monumenti che si esibiscono in stampa dal sec. X fino al presente, Florenz 1791—1795, 2 Bände, fol. Bacci, Documenti Toscani per la storia dell'arte, Florenz 1910—1913, 2 Bände.

FLORENZ. Bigazzi, Firenze e contorni, Manuale bibliografico, Florenz 1893.

Die ältere Kunstgeschichte der Stadt wie Toskanas überhaupt fällt großenteils mit der allgemeinen, bisher behandelten zusammen. Es ist zu verweisen auf Fil. Villani (1400), Buch I. Cristof. Landini (1476) III, Manetti III, U. Verrino II, Ghiberti II, Ant. Billi und den Anonymus Magliabecchianus, Gelli III, von Vasari (dem das ganze Buch V gewidmet ist) natürlich zu schweigen. Raff. Borghini und Baldinucci (Buch VI und VII).

Passerini, Curiosità storico-artistiche Fiorentine. Florenz 1866, 2 Bände. Andreucci, Curiosità e Fatti storico-artistici-archeologici, Florenz 1872. Limburger, Die Gebäude von Florenz, Architekten, Straßen und Plätze in alphabetischen Verzeichnissen, Leipzig 1910. Bigazzi, Iscrizioni e Memorie della città di Firenze, Florenz 1887. Tagebücher des Landucci und Lapini s. Buch II; dazu Palagi, Notizie d'arte e d'artisti cavate dal diario di G. B. Fagiuoli, Letture di famiglia XXXI, Florenz 1879; Supino, Notizie d'arte da un diario del seicento, Florenz 1904, per nozze.

Einzelbiographien. L. B. Albertis Selbstbiographie, Manettis Vita des Brunellesco, Buch II, Ricordi des Baldovinetti u. a. II. Michelangelo (Condivi) VI. Cellini und Bandinelli VI. Ricordi des Montelupo, Pontormo, Allori VI. G. B. Cardi Cigoli (Neffe des Malers), Vita del Cigoli. geschrieben 1628, veröffentlicht von Battelli und Busse, S. Miniato 1913 (mit Noten und Registern); vgl. auch Jalla, Rivista d'arte 1907, 169. Selbstbiographie des Baccio del Bianco (1604—1656) in einem Briefe aus Madrid 1654, bei Baldinucci, Sec. V, P. I. D. 4 (Mailänder Ausgabe XII, 392). Bartolozzi, Seb. Ben., Vita di Jac. Vignali, Pittore Fiorentino, Florenz 1753. (Manni, F. M.), Vita di Buonamico Buffalmacco, Carpi 1762. Hugford, J. V., Vita di A. M. Gabbiani pittore Fiorentino dedicata a. P. Mariette, Florenz 1762. Ricordanze della vita e pitture di C. Ulivelli, dipintore Fiorentino lasciate scritte da un suo contemporaneo, Florenz 1772. Manni, D., Addizioni necessarie alle vite dei due celebri statuarj M. Ang. Buonarroti e P. Tacca, Florenz 1774.

Manuale dei pittori ovvero Manuale per l'anno 1791, con 14 tavole (Biographien von 12 Malern), Florenz 1792. Nota dei quadri e opere di Scultura esposti per la festa di S. Luca dagli Accademici del disegno nella loro capella e nel chiostro della SS. Nunziata ecc., Florenz 1729 (1737, 1767). Bonsi, Trionfo delle belle arti sotto gli auspici di Pietro Leopoldo Granduca di Toscana con una orazione sopra l'utilità delle belle arti del can. Bonsi in occasione di una solenne mostra di opere di disegno antiche, Florenz 1767.

Ältester Führer: Albertinis Memoriale di molte statue et picture, Florenz 1560, s. Buch III. Bocchis Bellezze della città di Fiorenze, Florenz 1591 und 1592; neue, vermehrte Ausgabe von Cinelli Florenz 1677, s. Buch VI. Mini, Paolo, Discorso della nobiltà di Firenze, Florenz 1593; dazu Avvertimenti e digressioni, Florenz 1594, wieder abgedruckt in Goris Prodromo della Toscana illustrata, Livorno 1755. Eine Nota di pitture, sculture e fabbriche notabili della città di Firenze (gegen 1600?) hat Galletti in der Rivista Fiorentina I (1908) veröffentlicht. Ein selten gewordenes Heftchen, um 1600 gedruckt: Opera nuova delle Bellezze e Grandezze della città di Firenze. Narrata da un Forestiero a' suoi amici, essendo ritornato a casa. Firenze, alla Condotta o. J. ist ein löschpapierener Jahrmarktsdruck, ein richtiger Bänkelsang, der reimweis (auf bloß vier Blättern) eine Übersicht der Hauptsehenswürdigkeiten gibt und in dieser Form nicht ganz ohne Interesse ist. Del Migliore, Ferd. Leop., Firenze città nobilissima illustrata, 1., 2. e 3. Parte del Libro primo, Florenz 1684 (alles, was erschienen ist). Über 140 Bände »Spogli« des Del Migliore liegen in der Magliabecchiana (Milanesi, Vasari III, 231, 389); Noten über die Pisani wurden daraus in Le Arti del disegno, Anno III, n. 23 (1856) veröffentlicht. (Carlieri, Carlo M.), Ristretto delle cose più notabili di Firenze, Florenz 1689 und sehr oft (bis 1789) aufgelegt, doch nur ein magerer Auszug aus Bocchi-Cinelli. Cecchini, Descrizione della città di Firenze, Florenz 1723. Cambiagi, L'Antiquario Fiorentino ossia Guida per osservare con metodo le rarità e bellezze della città di Firenze, Florenz 1765 u. ö. bis 1805. Lastri, L'Osservatore Fiorentino sugli edifizj della sua Patria, Florenz 1766, 6 Bände; 2. Ausgabe 1797—1799, 8 Bände, neu aufgelegt 1821. (Follini und Rastrelli), Firenze antica e moderna illustrata, Florenz 1789—1802, 8 Bände. Ridolfi, C., Notizie e Guida di Firenze e suoi contorni, Florenz 1841. Dandolo, Tullio, Guida estetica di Firenze, Mailand 1842. Bacciotti, Il Fiorentino istruito nelle cose della sua Patria, Calendario per l'anno 1844 (I) —1857 (XI), 11 Bände; vgl. Arte e Storia VII (1888), 213. Fantozzi, Guida storico-artistico-critica, Florenz 1844; französisch 1846, 1863; als Nuova Guida ovvero Descrizione . . . della città e contorni di Firenze, Florenz 1857. Burci, Guida artistica della città di Firenze riveduta e corretta da P. Fanfani, Florenz 1865. Bianchi, Guida artistica, commerciale e scientifica della città di Firenze e principali città della Toscana, Florenz 1874, 1875, 2 Bände. Carrocci, L'Illustratore Fiorentino, Calendario storico, Florenz 1880—1881, 2 Bände, zuletzt 1914; dazu derselbe, Firenze scomparsa, Florenz 1898. Bacciolli, Firenze antica e moderna, Florenz 1893. Cruttwell, M., A Guide to the churches and minor Museums of Florence. A critical Catalogue with quotations from Vasari, London 1908.

Rosselli, Stef., Sepoltuario Fiorentino ovvero Descrizione delle chiese, capelle e sepolture, loro anni e iscrizoni della città di Firenze e suoi contorni, Florenz 1657, 3 Bände. Richa, Gius., Notizie istoriche delle chiese Fiorentine divise ne' suoi quartieri, Florenz 1754—1762, 10 Bände. Cocchi, Le chiese di Firenze dal sec. IV al sec. XX, Florenz 1903.

Sgrilli, Descrizione e Studj dell'insigne fabbrica di S. Maria del fiore in varie carte intagliati (Text von Ticciati), Florenz 1733, 1756, fol. Descrizione istorico-critica del principio e proseguimento della fabbrica del duomo di F. Florenz, Pagani, 1786. Guasti, S. Maria del Fiore, Florenz 1887; Zusätze: Archivio stor. Ital. s. V, I, 149. Cavallucci, S. Maria del Fiore. Storia documentata, Florenz 1881. Poggi, N., Il Duomo di Firenze, Italienische Forschungen, herausgegeben vom Kunsthistorischen Institut in Florenz II (1909). Nardini-Despotti-Muspignotti, Il Campanile di S. Maria del Fiore, Florenz 1885. Beltrami, Storia della facciata di S. Maria del Fiore, Mailand 1900.

Lastri, Descrizione dell'antico tempio di S. Giovanni B. di Firenze, Florenz 1781. Gori, A. Fr., Monumenta sacrae vetustatis insignia baptisterii Florentini, Florenz 1756. F. Gregori und Tomm. Patch (Ant. Cocchi), La Porta principale del Battistero di Firenze, incisa in 34 fogli aperti, Florenz 1773, fol, (mit Auszügen aus heute verlorenen Urkunden u. s. w., wiederabgedruckt bei Müntz, Les Archives de l'Art I, Paris 1890). Moreni, Descrizione della chiesa della SS. Nunziata di Firenze, Florenz 1791 (auch in der Firenze antica e moderna III). Andreucci, Il Fiorentino istruito nella chiesa della Annunziata, Florenz 1858 (mit Mitteilungen aus handschriftlichem Material). Il Santuario della SS. Annunziata di Firenze con documenti, Florenz 1876. Compendio istorico dell'antica chiesa incendiata e moderna riedificata chiesa del Carmine, Florenz 1782. Descrizione del S. Tempio del Carmine della città di Firenze come esisteva avanti l'incendio del 29 gennajo 1771 e della costruzione della nuova chiesa ecc., Florenz 1782. Ristretto di notizie antiche e moderne della chiesa di S. Maria del Carmine, Florenz 1782. Moisé, S. Croce di Firenze illustraz. storico-artistica con note e copiosi documenti inediti, Florenz 1845. Descrizione di tutte le pietre e ornamenti che si ammirano nelle Cappelle dei depositi de' Gran Duchi di Toscana in S. Lorenzo, Florenz 1761, 1767. Cecchini, La Descrizione delle pitture e ornamenti della R. Cappella di S. Lorenzo, Florenz 1798. Cianfogni, Memorie istoriche della Basilica di S. Lorenzo, colla continuazione di Dom. Moreni, Florenz 1804—1817, 3 Bände. Moreni, Descrizione delle tre sontuose Cappelle Medicee nella Basilica di S. Lorenzo, Florenz 1813. Marchionni, Guida per il Visitatore delle R. Cappelle Medicee e R. Opificio delle Pietre dure, Florenz 1891. (Gori, Ant. Fr.), Descrizione della Cappella di S. Antonio arcivescovo di Firenze ecc. (S. Marco), Florenz 1728, fol. Marchese, S. Marco convento dei PP. Predicatori in Firenze illustrato, Florenz 1853. Fineschi, Il Forestiere istruito in S. Maria Novella di Firenze, Florenz 1790. Nistri, Guida della chiesa monumentale di S. Maria Novella, Florenz 1884. Sacchetti, Franc., Capitolo sopra il tabernacolo d'Orsanmichele di Firenze (s. XIV) in Gualandis Memorie Originali risg. le belle arti, Serie III, Bologna 1842. Franceschini, L'Oratorio di S. Michele in Orto in Firenze, Florenz 1892. Berti, Cenni storico-artistici di S. Miniato al Monte, Florenz 1850. Razzoli, La chiesa d'Ognissanti in Firenze, Studi storico-classici, Florenz 1898. Vasaris Ragionamenti (von 1567) über die Gemälde im Palazzo Vecchio (Florenz 1588 u. ö.) s. Buch V. Rastrelli, Illustrazione istorica del Palazzo della Signoria, Florenz 1797. Moisè, Illustrazione storico-artistica del Palazzo de' Priori, oggi Palazzo Vecchio e dei Monumenti della Piazza, Florenz 1843. Gotti, Storia del Palazzo Vecchio di Firenze, Florenz 1889. Conti, La prima reggia di Cosimo I. de' Medici nel Palazzo della Signoria di Firenze descritta ed illustrata con l'appoggio d'un Inventario inedito del 1553 a coll'aggiunta di molti documenti, Florenz 1893. Frey, K., Die Loggia dei Lanzi zu Florenz, Berlin 1885. G. Poggi, C. Ricci, J. B. Supino, Il Bigallo, Florenz 1905. Valori, Termini di mezzorilievo e d'intera dottrina tra gli archi di Casa Valori, in Firenze . . . con sommario della vita d'alcuni ecc., Florenz 1604 (vgl. Rep. f. Kunstw. VI, 41). Cambiagi, Descrizione del Imp. Giardino di Boboli, Florenz 1757.

Gotti, Le Gallerie ed i Musei di Firenze, zweite Ausgabe, Florenz 1875. Gori, Musaeum Florentinum, Florenz 1731—1762, 12 Bände, fol. Quadreria Medicea ou Tableaux de la Galerie de' Médicis gravés d'après les dessins de F. Petrucci, Florenz 1733 bis 1771, 5 Bände, fol. Bianchi, Ragguaglio e Rarità della Galleria di Firenze, Florenz 1759. Pelli, Saggio storico della Galleria di Firenze, Florenz 1779, 2 Bände. Descrizione della R. Galleria di Firenze, secondo lo stato attuale, Florenz 1794. Cavallucci, Notizie storiche int. alla R. Accademia delle Arti del disegno in Firenze, Florenz 1873. Katalog der Quadreria di Andrea e Lorenzo del Rosso (1689) bei Gualandi, Memorie Originali II, 115 f. Bandinelli, Baccio, Succinta Descrizione sopra la Galleria degli illustri Jacopo e Sinibaldo Gaddi, Florenz o. J. (Bigazzi 10. 3750). Descrizione delle celebri Pitture a fresco che si trovano nella Galleria dei Sigg. Marchesi Riccardi (von L. Giordano), Florenz 1784.

Moreni, Notizie istoriche dei contorni di Firenze, Florenz 1791—1795, 6 Bände. Carocci, Illustrazione storico-artistica dei contorni di Firenze, Florenz 1875. Derselbe, I Dintorni di Firenze, Guida storico-artistica, Florenz 1881.

FIESOLE. Inghirami, Memorie istoriche p. s. di Guida all'osservatore in Fiesole, Fiesole 1839. Macciò, N., Guida della città di Fiesole, Volterra 1869. Carocci, Fiesole, Illustrazione dei suoi monumenti, Florenz 1874. Inghirami, Descrizione della Badia di Fiesole, Badia Fiesole 1820. Bargilli, La Cattedrale di Fiesole, Florenz 1883.

PRATO. (C. Guasti), Bibliografia Pratese compilata per un da Prato, Prato 1844.

Baldanzi, Indice cronologico di artisti Pratesi, Calendario Pratese pel 1850. (Cambiagi), Ristretto delle memorie della città di Prato che conducono all'origine della chiesa di S. Maria delle Carceri ecc., Florenz 1774. Guida della città di Prato, Prato 1880. Giglioli, A Prato, Impressioni d'arte, Florenz 1902. Guasti, C., Quadri della Galleria e altri Oggetti d'Arte del comune di Prato, con documenti inediti, Prato 1888. (Baldanzi), La Cattedrale di Prato, Descrizione corredata di notizie storiche e di documenti inediti, Prato 1846.

PISTOIA. Capponi, Bibliografia Pistoiese, Pistoia 1875.

Tolomei, F., Guida di Pistoja per gli amanti delle belle arti, con notizie degli Architetti, Pittori e Scultori Pistoiesi (alphabetisch), Pistoia 1821 (nach Sammlungen seines Vaters, mit eingehender Benützung aller örtlichen Quellen). Tigri, Gius., Guida di Pistoia e del suo territorio, di Pescia e de' suoi contorni, Pistoia 1854 (1881; Neuausgaben 1896 und 1912). Giglioli, Pistoia nelle sue opere d'arte, Florenz 1904 (mit Bibliographie). Chiti, Guida di Pistoia, Pistoia 1910.

Lafri, Jac., architetto Pistoiese, Memoria . . . nella quale si rilevano tutti gli errori e gli stracci che fece G. Vasari nella Cupola grande del Tempio di S. M. dell'Umiltà trascurando il vago disegno di Ventura Vitoni, proponendone il rimedio per sicurtà di detta fabbrica, gedruckt in Milanesis Vasari IV, 169f. (über Vitoni vgl. Tolomei, Catalogo p. 209 ff.). Beani, La Cattedrale Pistoiese, l'Altare di S. Jacopo e la Sagrestia de' belli arredi, Appunti storici documentati, Pistoia 1903. Panieri, La chiesa di S. Vitale in Pistoia, Pistoia 1905. S. auch unten Ciampi, Notizie inedite della Sagrestia Pistoiese, Florenz 1810 (unter Pisa).

PESCIA. Stiavelli, Saggio di una Bibliografia Pesciatina, Pescia 1900.

Crespi, L., Descrizione delle Pitture, Sculture e Architetture della città e sobborghi di Pescia nella Toscana, Bologna 1772; vgl. auch oben Tigri (Pistoia). Ansaldi, Catalogo delle migliori Pitture di Valdinievole in Baldassani, Istoria della città di Pescia e del Valdinievole, Pescia 1784. Ansaldi, Descrizione delle Sculture, Pitture ed Architetture della città e diocesi di Pescia, Pescia 1816. Stiavelli, L'arte in Val di Nievole, Florenz 1905.

EMPOLI. Giglioli, Empoli artistica (= Toscana illustrata II), Florenz 1906.

AREZZO. Rondinelli, Relazione sopra lo stato antico e moderno della città d'Arezzo, l'anno 1583, illustrata con note e con l'aggiunta di due racconti del 1502 e del 1530 spettanti alla medesima città, Arezzo 1755. Guida di Arezzo, Arezzo 1812. Brizi, Nuova Guida per la città di Arezzo, Arezzo 1830 (in Tabellenform, ärmlich). Sezanne, G. B., Arezzo illustrata, Memorie storiche, letterarie ed artistiche, Florenz 1858. Ristori, Nuova Guida di Arezzo, Arezzo 1871. Signorini, Arezzo e suoi dintorni, Arezzo 1882 und 1904. Pasqui, Nuova Guida di Arezzo e de' suoi dintorni compilata sui documenti, Arezzo 1882. Falciai, Arezzo (= Toscana illustrata III), Florenz 1910. Pasqui, La Cattedrale Aretina e suoi monumenti, Arezzo 1880. Del Vita, Il Duomo d'Arezzo, Mailand 1915.

SIENA. Ilari, Indice per materia della biblioteca communale di Siena, Siena 1844 bis 1848, 8 Bände. Eine ausführliche Bibliographie bei Chlędowski, Siena, Krakau 1904; deutsch Leipzig 1905.

G. Mancini s. unten. Azzolini-Ugurgieri, Isid., Le Pompe Sanesi, Pistoia 1649, 3 Bände, enthalten in Bd. II, tit. 33, Biographien sienesischer Künstler; vgl. Della Valle, Lettere Sanesi I, 27 und Comolli, Bibliografia I, 2, 274. Della Valle, Fra Gugl., Lettere Sanesi . . . sopra le belle arti, Bd. I, Rom 1782—1786, Bd. II und III, Rom 1785 und 1786 (Künstlerviten bis zum 18. Jahrhundert); Bd. I enthält den Bericht über die Quellen; vgl. Comolli, Bibliografia I, 2, 266 und Professione, Alcune notizie inedite di storia letteraria Senese (auch über Pecci, s. unten), Atti della R. Academia di Torino XXIX (1893—1894). Romagnoli, Ett., Biografie degli artisti Senesi (um 1830), Handschrift in der Bibliothek von Siena, die schon Rumohr (Ital. Forsch. II, 183) benützt hat; vgl. ferner Gaye, Carteggio inedito I, 91 ff. und Vasari ed. Milanesi III, 78. Grundlegende Urkundensammlung von Milanesi, Documenti per la storia dell' arte Senese, Siena 1854, 3 Bände; fortgesetzt von Borghesi und Banchi, Nuovi Documenti per la storia dell' arte Senese, Siena 1898.

(Fabio Chighi?, später Papst Alexander VII.), Descrizione delle cose più notabili di Siena (1625), Handschrift in der Kommunalbibliothek in Siena; vgl. Vasari ed. Milanesi I, 266. Über Chigis Schriften (wo aber die obige nicht erwähnt ist): Cugnoni, Agostino Chigi il magnifico, im Archivio storico della Società Romana di storia patria II, 37 ff. (III, IV und Appendix VI). Mancini, Giulio († 1630), Breve Ragguaglio delle pitture ecc. in Siena, in verschiedenen Handschriften; vgl. Buch VII—IX, namentlich die dort angeführte Publikation von L. Schudt; ferner Della Valle, Lettere Sanesi II, 26. Landi, Alf., Racconto di pitture, di statue e d'altre opere eccellenti che si ritrovano ne' tempj e negli altri luoghi pubblici della città di Siena con i nomi, cognomi e patrie degli artefici di esse ecc. (um 1655); Handschrift benützt von Della Valle, Lettere Sanesi I, 32, der auch (II, 125 ff.) die lange Beschreibung des Paviments von Siena daraus abdruckt. Giulio Piccolomini, Siena illustrata (17. Jahrhundert), Manuskript der Universitätsbibliothek in Siena; vgl. Della Valle a. a. O. I, 28. Gigli, Diario Sanese, in cui si veggono alla giornata tutti gli avvenimenti più ragguardevoli . . . nella città e Stato di Siena, Lucca 1723, 2 Bände; dazu Cenni da stare in appendice al Diario del Gigli, Siena 1857. Pecci, G. A. Ristretto delle cose più notabili della città di Siena ad uso dei forestieri, Siena 1759 und 1761. Faluschi, Breve Relazione delle cose notabili di Siena, Siena 1784 und 1815. Ferri, Guida della città di Siena per gli amatori delle belle arti, Siena 1822 und 1832. Romagnoli, Ett., Cenni storico-artistici di Siena e de' suoi subburbi, Siena 1836; Neuausgabe von Porri, Siena 1840 und 1852. Siena e il suo territorio, Siena 1862. Micheli, Guida artistica della città e contorni di Siena, Siena 1863; Neuausgabe 1883. Brigidi, Nuova Guida di Siena, Siena 1879, 1885. Guida di Siena e dei suoi dintorni, Siena 1906. Bevir, Visitors Guide to Siena and S. Gimignano, London 1885. Heywood-Olcott, Guide to Siena, Siena 1903. Hutton, Siena and southern Tuscan, London 1910. Dami, Siena e le sue opere d'arte. Flor. 1915.

Pianigiani, Il Duomo di Siena descritto per comodo dei forestieri, Siena 1760. Fratini e Bruni), Descrizione del Duomo di Siena, Siena 1818. Illustrazione della Chiesa Metropolitana di Siena corredata di tutte l'epigrafi sepolcrali e monumenti che si trovoan nella medesima, Siena 1844. Lusini, Il Duomo di Siena, Siena 1911. Derselbe, Il S. Giovanni di Siena e i suoi restauri, Florenz 1901.

Relazione in compendio delle cose più notabili nel Palazzo e Galleria Saracini di Siena, Siena 1819.

PISA. Catalogo bibliografico di opere e opuscoli relativi alla città di Pisa, Pisa 1887.

Memorie storiche dei più illustri uomini Pisani (auch Künstler, Urkunden), Pisa 1790—1792. Bonaini, Memorie inedite int. alla vita ed ai dipinti di F. Traini e ad altre opere di disegno dei sec. XIII—XV, Pisa 1846. Tanfani-Centofanti, Notizie di artisti tratti da documenti Pisani (lexikalisch), Pisa 1896.

Ranieri Sardo, Historia di Pisa sino all'anno 1422 (Beschreibung von Pisa), nach zwei Texten mitgeteilt bei Supino, Arte Pisana, Florenz 1903, Append. I, p. 303 f. Tronci,

Descrizione delle chiese, monasteri e oratori della città di Pisa, Handschrift des Kapitelarchivs (um 1640?); vgl. Supino a. a. O. 120. Titi, Pandolfo, Guida pel passeggiere dilettante di Pittura, Scultura ed Architettura nella città di Pisa (mit Guida von Livorno), Lucca 1751. Cambiagi, Il Forestiero erudito o compendiose notizie spettanti alla città di Pisa, Pisa 1773. Da Morrona, Aless., Pisa illustrata nelle arti del disegno, Pisa 1787, 3 Bände; 2., vermehrte Ausgabe Livorno 1812; daraus: Compendio di Pisa illustrata p. s. di Guida al Forestiere. Pisa 1798 u. ö.; vgl. Ciampi, Diatriba letteraria sulla Pisa illustrata, Pisa 1812, und Tempesti, Ab., Antiperistasi sul risorgimento e coltura delle belle arti, Dialoghi, Pisa 1812 (z. T. gegen da Morrona gerichtet). Descrizione della città di Pisa p. s. di Guida al viaggiatore, Pisa 1792. Serri, Nuova Guida per la città di Pisa, Pisa 1833. Grassi, Descrizione storica ed artistica di Pisa e de' suoi contorni, Pisa 1836—1838 (und 1851), 3 Bände. Nistri, G., Nuova Guida di Pisa e de' suoi contorni preceduta da cenni storici compilati da G. Tabani, Pisa 1852. Da Scorno, Nuova Guida di Pisa storico-artistico-commerciale, Pisa 1882.

Serri, La Primaziale Pisana nuovamente descritta nell'occasione del solenne di lei riaprimento dopo i grandiosi restauri dell'anno 1828 al giugno 1830, Pisa 1830.

Rosini, Lettere pittoriche sul Campo Santo di Pisa, Pisa 1810 (mit Stichen von G. P. Lasinio). Derselbe, Descrizione delle Pitture del Campo Santo coll'indicazione dei monumenti ivi raccolti, Pisa 1816 u. ö. Ciampi, Notizie inedite della Sagrestia Pistoiese de' belli arredi, del Campo Santo Pisano e di altre opere di disegno dal s. XII a XV raccolte ed illustrate, Florenz 1810 und Pisa 1812. Supino, Il Campo Santo di Pisa, Florenz 1896.

LIVORNO. Titi, s. oben (1751). Volpi, Guida del forestiere per la città e contorni di Livorno utile ancora al Livornese, che brama esser istruito del particolare della sua patria, Livorno 1846. Piombanti, Guida storica ed artistica della città e contorni di Livorno, Livorno 1873; Neuausgabe 1903 und 1906.

LUCCA. Marchiò, Il forestiero informato delle cose di Lucca, Lucca 1721. Guida sacra alle chiese di Lucca nella quale si contengono le feste... pitture di chiese di Lucca, Lucca 1753. Trenta, Guida del forestiero per la città e contado di Lucca, Lucca 1820 (mit Bericht über die ältern Führer); Neuausgabe 1828. Mazzarosa, Guida di Lucca e de' luoghi più importanti nel ducato, Lucca 1843. Ridolfi, Guida di Lucca, Lucca 1877 und 1899.

Trenta, Memorie e Documenti p. s. alla storia del Duomo di Lucca, Lucca 1816. Minutoli, Di alcune opere di belle arti nella Metropolitana di Lucca, Lucca 1876. Ridolfi, L'arte in Lucca studiata nella sua Cattedrale, Lucca 1882. Bartolozzi, Seb. Ben., Vita di Antonio Franchi Lucchese pittore Fiorentino, Florenz 1754. Crespi, L., Vita di Silvestro Giannotti (1680—1750) Lucchese intagliatore e statuario in legno, Bologna 1770, auch bei Bottari-Ticozzi, Lett. pittor. VII, 279. Franceschini, Memorie della vita di Dom. Martinelli sacerdote Lucchese ed insigne architetto († 1718), Lucca 1772. Ausführl. Auszug von Tietze, D. M. und seine Tätigkeit in Österreich. Jahrb. des Kunsthist. Instituts des Österr. Staatsdenkmalamts XIII (1919). Boni, Onofrio, Elogio di Pompeo Batoni († 1787), Rom 1787. Trenta, Sullo stato dell'architettura, pittura ed arti figurative in rilievo in Lucca ne' bassi tempi: (I Civitali ne' sec XV e XVI, Pittori, Scultori ed Architetti Lucchesi ne' sec. XVII e XVIII, Le mura di Lucca) = Memorie e documenti p. s. alla istoria del ducato di Lucca VIII, Lucca 1822.

CARRARA UND DIE LUNIGIANA. Sforza, Saggio d'una bibliografia storica della Lunigiana (= Atti e Memorie della R. Dep. di Storia patria per le provincie Modenesi e Parmensi VI), Modena 1872.

Übersicht der aus Carrara gebürtigen Bildhauer bei Pascoli, Vite V, 440 f. (Vita des A. Bolgi). Campori, Memorie biografiche degli Architetti, Scultori, Pittori nativi da Carrara e di altri luoghi della provincia di Massa (mit Bibliographie), Massa 1873. Lazzoni, Carlo, Carrara e la sua academia di belle arti, Pisa 1869. Derselbe, Carrara, le sue ville e le sue cave, Guida storica, artistica, industriale illustrata, trasformata ed ampliata da Adolfo Lazzoni, Carrara 1906.

Sforza, Massa di Lunigiana nella prima metà del sec. XVIII; darin: Abdruck von Od. Rocca, Descrizione di Massa e suo stato, sec. XVIII (= Atti e Memorie della R. Deputazione di storia patria per le provincie Modenesi, s. V, vol. V), Modena 1907. Petrocchi, Massa Maritima, Arte e Storia, Florenz 1900.

VOLTERRA. Giachi, Ab., Saggio di ricerche sullo stato antico e moderno di Volterra, Siena 1768 und 1769, 2 Bände. (Torrini), Guida di Volterra, Volterra 1832. Maffei, Raff. Scip., Volterra, Melfi 1906. Leoncini, Illustrazione della Cattedrale di Volterra, Siena 1869. Ricordi des Zacchi, s. Buch III.

CORTONA. Sernini, Vite di uomini illustri Cortonesi (um 1760); Handschrift erwähnt in Milanesis Vasari III, 696. Mancini, Il contributo dei Cortonesi alla Coltura Italiana, Florenz 1898 (mit urkundlichen Nachrichten).

Tartaglini, Nuova Descrizione dell'antichissima città di Cortona. Perugia 1700, 1760. Zucchini, Alcune notizie odeporiche sulla città di Cortona, Florenz 1803. Carloni, Poche ore a Cortona, Guida pel forestiere, Cortona 1837. Della Cella, Cortona antica, Notizie archeologiche, storiche ed artistiche, Cortona 1900.

Vita des Pietro da Cortona von seinem Neffen Luca Berettini in einem ausführlichen Briefe an Ciro Ferri von 1679 (Biblioteca Magliabecchiana) bei Campori, Lettere artistiche 506—515.

2. Umbrien.

Guardabassi, Indice-Guida dei monumenti pagani e cristiani riguardanti la storia e l'arte cristiana nella provincia dell'Umbria, Perugia 1872.

PERUGIA. Vermiglioli, Bibliografia storica Perugina, Perugia 1823.

Pascoli Lione, Vite de' Pittori, Scultori ed Architetti Perugini, Rom 1732; vgl. Comolli, Bibliografia I, 2, 258 (und Buch VII). Mariotti, Annib., Lettere pittoriche Perugine ossia Ragguaglio di memorie risguardanti le Arti del disegno in Perugia al Sig. Bald. Orsini pittore e architetto Perugino, Perugia 1788. Orsini, Bald., Risposta alle Lettere pittoriche del Mariotti, Perugia 1791. Derselbe, Memorie de' Pittori Perugini del sec. XVIII, Perugia 1806. Derselbe, Vita, Elogio e Memorie dell' egregio pittore Pietro Perugino e degli scolari di esso, Perugia 1804 (am Schluß Verzeichnis der Werke des Perugino in Perugia); vgl. Canali, Elogio funebre del Sig. B. Orsini, Perugia 1811. Lupatelli, Storia della pittura in Perugia e delle arti ad essa affini, Foligno 1895.

Crispolti, Perugia Augusta descritta, Perugia 1648. Morelli, Gio. F., Pitture e Sculture di Perugia, Perugia 1683. (Orsini, B.), Guida al forestiere per l'augusta città di Perugia, Perugia 1784 und 1818. Siepi, Descrizione topografico-artistica della città di Perugia, Perugia 1822, 2 Bände. Gambini, Guida di Perugia nel 1826, Perugia 1826. Rossi-Scotti, Guida di Perugia, Perugia 1857, 1867, 1878. Una Settimana a Perugia, Breve Guida, Foligno 1885.

(Galassi, F. U.), Descrizione delle Pitture di S. Pietro di Perugia, Perugia 1774, 1778, 1792. De Stefano, Guida della Basilica di S. Pietro, Perugia 1902. Boarini, R., Descrizione storica della chiesa di S. Domenico in Perugia, Perugia 1788. Orsini, B., Dissertazione sull'antico tempio di S. Angelo vicino alla porta dell città di Perugia, Perugia 1792. Descrizione della chiesa di S. Francesco di Perugia raccolta da un Religioso dello stesso ordine, Perugia 1787. Descrizione della chiesa di S. Sebastiano di Perugia, Perugia 1787.

Marchesi, Il Cambio di Perugia, Prato 1853. Rossi-Scotti, Il Palazzo del popolo, Perugia 1864. Vermiglioli und Massari, Le Sculture di Niccolò e Giovanni da Pisa ed Arnolfo Fiorentino che ornano la Fontana Maggiore di Perugia, Perugia 1834.

ASSISI. Conti, G. P., L'Asio Serafico che si pratica per otto strade che conducono alla cognizione della città d'Assisi, famosa basilica francescana e suo convento, e dell' altre chiese e case della città e territorio, Foligno 1663. Bruschelli, Assisi cità serafica, Rom 1821. Guida storico-artistica di Assisi e de' suoi contorni, Assisi 1869. Cristofani,

Guida d'Assisi e suoi dintorni, Opera postuma, Assisi 1884. Fea, Descrizione ragionata della SS. Patriarcale Basilica e Capella papale di S. Francesco . . . con la descrizione delle pitture e sculture, di cui va ornata, Rom 1820. Cristofani, Illustrazione dei monumenti d'arte in Assisi con la vita di S. Francesco, Assisi 1859. Venturi, Ad., La Basilica di Assisi, Illustrazione storico-artistica, Rom 1900.

FOLIGNO. Rossi-Scotti, I pittori di Foligno nel secolo d'oro, Perugia 1872. Faloci-Pulignani, Le arti e le lettere alla Corte dei Trinci, Foligno 1888.

Bragazzi, La Rosa dell'Umbria ossia piccola Guida storico-artistica di Foligno e città contermine: Spello, Assisi, Nocera ecc., Foligno 1864.

Rutili Gentili, A., Saggio storico-artistico sulla chiesa cattedrale di S. Feliciano di Fuligno, Foligno 1839.

SPOLETO. Barbanti, Ristretto dell'antico e moderno della città di Spoleto, Foligno 1731. Angelini-Rota, Spoleto e dintorni, Spoleto 1905 (vgl. dazu Rivista d'arte 1906, 45). Sansi, Degli edifici e dei frammenti storici delle antiche età e dei duchi di Spoleto, Foligno 1869. Fontana, Descrizione alla chiesa Metropolitana di Spoleto, Spoleto 1848.

GUBBIO. Ranghiasci, Elenco dei professori Eugubini nelle arti di disegno; eingeschaltet in Della Valles Vasari-Ausgabe, Siena 1799, vol. IV.

Lucarelli, Guida storica di Gubbio, Città di Castello 1887. Mc. Cracken, Gubbio, Past and Present, London 1905.

TODI. Pensi e Cornez, Todi, Guida per i forestieri (mit Künstlerlisten), Todi 1912.

SPELLO. Bibliographie bei Urbini, Opere d'arte in Spello, Archivio storico dell'arte, S. II (1895).

CITTÀ DI CASTELLO. Mancini, Girol., Memorie di alcuni artisti del disegno sì antichi che moderni, che fiorirono in Città di Castello, Perugia 1832, 2 Bände. Magnerini-Graziani, L'arte in Città di Castello, Città di Castello 1898, in fol.; vom Verleger Lapi prächtig ausgestattetes Luxuswerk mit vielen Tafeln.

Andreoni, Breve ragguaglio che in genere di belle arti si contiene di più prezioso in Città di Castello, Arezzo 1829. Mancini, Gir., Istruzione storico-pittorica per visitare le chiese e i palazzi di Citta di Castello, Perugia 1832, 2 Bände. Mannucci, Guida storico-artistica di Città di Castello, Città di Castello 1878. Amicizia, Guida artistico-commerciale di Città di Castello, Città di Castello 1899.

Titi, Descrizione del Duomo di Città di Castello in seiner Guida von Rom (Ammaestramento ecc.), Rom 1686, s. u. Rom.

SAN SEPOLCRO. Mancini, Girol., Appendice delle . . . tavole d'illustri autori, che ammiransi in più chiese e pubblici edifizj di Sansepolcro, in seinen Memorie . . . di Città di Castello, Perugia 1832, Anhang zu Bd. II.

ORVIETO. Bracci-Testasecca, Catalogo alfabetico di varii libri e opuscoli stampati o manoscritti riguard. la città di Orvieto o scritti da autori Orvietani, Orvieto 1889.

Lauro, Breve descrizione della città di Orvieto, Rom 1635. Pennacchi, Cenni storici e Guida di Orvieto, Orvieto 1873. Piccolomini-Adami, Guida storico-artistica della città di Orvieto, Siena 1885. Pardi, Guida storico-artistica di Orvieto, Orvieto 1896.

Antamori, F., Notizie istoriche dell'antica presente Cattedrale d'Orvieto, Rom 1781. Della Valle, Gugl., Storia del Duomo di Orvieto, Rom 1791, mit Atlas. Luzi, Il Duomo di Orvieto, Florenz 1866. Benois, Resanoff, Krakau, Monographie de la Cathédrale d'Orvieto, Paris 1877. Fumi, Il Duomo di Orvieto, Rom 1891. Sordini, Il Duomo di Orvieto, Dall'origine, secondo i documenti, Spoleto 1908.

3. Marken.

Margutti, Bibliografia storica Marchigiana, Rom 1883. Ciavarini, Collezione di monumenti storici antichi della città e terre Marchigiane, Ancona 1870 (S. LV—XCVI Bibliographie). Ricci, March., Memorie storiche delle arti e degli artisti della Marca d'Ancona, Macerata 1834, 2 Bände; ein kurzer Auszug (Compendio) ist Bologna 1835 erschienen. Spadoni, Gli artisti Marchigiani in Roma dal sec. XIII al sec. XVII, Rom 1908. Vieles enthält das große Sammelwerk von Colucci, Antichità Picene, Fermo 1786—1797, 32 Bände.

ANCONA. Ferretti, Memorie storico-critiche dei pittori Anconitani dal XV. al XIX. sec., Ancona 1883.

Feroso, Ancona semper optimorum ingeniorum domi forisque praestantium faecunda genitrix; auch u. d. T. Nuova Guida d'Ancona e de' suoi dintorni, Ancona 1883 (S. 137 bis 140 Bibliographie). Ferretti, F., Diporti notturni per modo di dialoghi famigliari, Ancona 1579 (enthält einige Künstlernotizen). (Maggiori), Pitture, Sculture e Architetture della città d'Ancona, Ancona 1821. De Bosis u. a., Ancona descritta nella sua storia e ne' suoi monumenti, Ancona 1870. Ciavarini, Guida di Ancona descritta nella storia e nei monumenti con indicazioni al forestieri, Ancona 1884.

LORETO. Ein Manuskript von Cio. Cinelli, Le bellezze di Loreto (1763), benützt von Ricci, Memorie d'Ancona II, 68. (Maggiori), Indicazione al forestiere delle Pitture, Sculture, Architetture che si veggono oggi dentro la SS. Basilica di Loreto e in altri luoghi della città, Ancona 1824.

Serragli, La Casa santa abbellita, Loreto 1637 u. ö. (wegen der urkundlichen Nachrichten schon von Baldinucci benützt). Bartoli, Le Glorie maestose del Santuario di Loreto, Macerata 1685 u. ö. (bis 1753). (Lucidi), Notizie della s. Casa di Loreto, Ancona 1755 u. ö. Gaudenti, Storia della s. Casa di Loreto, Loreto 1786. Leopardi Co. Monaldo, La s. Casa di Loreto, Discussioni istoriche e critiche, Lugano 1841 (rein hagiologischen Inhalts, aber nicht ohne Bedeutung, weil vom Vater Giacomo Leopardis herrührend und den ganzen Abgrund zwischen ihm und seinem großen, unglücklichen Sohn enthüllend).

ASCOLI. Gabrielli, Saggio di bibliografia storica Ascolana, Ancona 1896 (= Atti e Memorie della Deputazione Marchigiana di storia patria II). Cantalamessa Carboni, Memoire int. i letterati e gli artisti della città di Ascoli nel Piceno, Ascoli 1830.

Lazzari, Ascoli in prospettiva colle sue più singolari sculture, pitture e architetture, Ascoli 1724. Orsini, B., Descrizione delle Pitture, Sculture ed Architetture dell'insigne città d'Ascoli Piceno, Perugia 1790. Gabrielli, Ascoli Piceno nel 1882, Guida della città e dintorni, Ascoli 1882. — Mariotti, Il Palazzo del Comune di Ascoli, Ascoli 1905.

CAMERINO. Conti, Camerino e i suoi dintorni descritto ed illustrato, Camerino 1872.

FABRIANO. Longhi, Carte diplomatiche Fabrianesi, Ancona 1872 (S. XII—XVI Bibliographie). Einen Catalogo delle Pitture delle Chiese di Fabriano hat Lanzi (II, 17) benützt. Miliani, Fabriano e dintorni, Fabriano 1883.

FANO. Castellani, Saggio di bibliografia per la storia delle arti a Fano. Rocca s. Casciano 1900 (= Rassegna bibliografica dell'arte Italiana III, 1900, 53).

Catalogo delle Pitture d'uomini eccellenti che si trovano in diverse chiese di Fano, Fano (um 1750). Francolini, Guida di Fano storico-artistica, Pesaro 1864, Fano 1877 und 1883. Catalogo delle Pitture nella chiesa . . . S. Pietro in Valle con la notizia degli autori delle medesme, Fano 1759, 1765, 1772, 1781.

FERMO. Maggiori, De Firmanae urbis origine atque ornamentis, Fermo 1789. Catalani, Degli oggetti d'arte che si trovano nella città di Fermo; Manuskript erwähnt bei Ricci, Memorie d'Ancona II, 44. De Minicis, Eletta dei monumenti più illustri di

Fermo e suoi dintorni, Rom 1841—1846. Raffaelli, Guida artistica della città di Fermo, Fermo 1889.

MACERATA. Raffaelli, Guida storico-artistica della provincia di Macerata, Fermo 1883.

MONTALBODDO. (Agost. Rossi), Descrizione delle Pitture e Sculture della città di Montalboddo nella Marca d'Ancona (18. Jahrhundert) in Coluccis Antichità Picene, vol. XXVIII.

PESARO. Informazione de' professori Pesaresi (vor 1680) in Laz. Beccis Catalogo (1783), S. 75f. s. unten. Ein von Orlandi, Lanzi u. a. erwähntes, verschollenes Manuskript des Malers Gioseffo Montani (aus der Zeit Malvasias, vgl. Felsina Pittrice. 2. Ausgabe, II, 382) betraf: Vite de' pittori Pesaresi e di tutto lo stato d'Urbino. Passeri, G. B., Istoria della pittura in majolica fatta in Pesaro e ne' luoghi circonvicini, erste (posthume) Ausgabe von Montanari, Pesaro 1838; französisch von Delange, Paris 1853; vermehrte Ausgabe (von Pungileoni), Pesaro 1857. (G. B. Passeri, der mit dem römischen Maler gleichen Namens nicht zu verwechseln ist und eine ziemlich umfangreiche archäologische Tätigkeit entfaltete, lebte von 1694—1780 in Pesaro; vgl. über ihn Comolli, Bibliografia I, 1, 287.)

Becci, Catalogo delle Pitture che si conservano nelle chiese di Pesaro, si aggiunge la dissertazione sopra l'arte della pittura del Sig. Can. Gio. Andrea Lazzarini, Pesaro 1783. Vanzolini, Guida di Pesaro, Pesaro 1864.

SANSEVERINO. Valentini, Saggio di bibliografia storica della città di Sanseverino nelle Marche, Sanseverino 1875. Derselbe, Il forestiere in Sanseverino-Marche ossia breve indicazione degli oggetti di belle arti, Sanseverino 1868. Aleandri, Nuova Guida storico-artistica industriale di Sanseverino-Marche, Sanseverino 1889 und 1898.

SINIGAGLIA. Margutti, Sinigaglia e suoi dintorni, Cenni bibliografici, storici e descrittivi, Fano 1877.

URBINO. Lazari, Dizionario storico degli artisti professori delle belle arti della città d'Urbino in Coluccis Antichità Picene, vol. XXXI. Derselbe, Memorie di alcuni celebri pittori d'Urbino (Raffael, Genga, Barroccio), Urbino 1800. Gio. Santis, Reimchronik s. Buch II. Über die gefälschte Raffaelbiographie des Comolli (1790), s. Buch III. (Grossi, C.), Degli Uomini illustri di Urbino, Urbino 1819.

Baldi, Bern., Memorie concernenti la città d'Urbino cioè Encomio della patria e descrizione del Palazzo Ducale, Rom 1724 (das Encomio allein auch Urbino 1706); vgl. Buch VI. Dolci, M. Ang., Distinto ragguaglio delle pitture che si trovano in Urbino sì in pubblico che in privato (Manuskript im Besitz Pungileonis, von 1775); vgl. Pungileoni, Correggio III, 288, der (S. 259) einige Auszüge gibt, und Ricci, Memorie d'Ancona II, 280. Lazari, Delle chiese di Urbino e delle pitture in esse esistenti, Urbino 1801. Pericoli, Passeggiata nella città di Urbino accennando le cose principali di essa, Urbino 1846. Gherardi, Guida di Urbino, Urbino 1875. Calzini, Urbino e i suoi monumenti, Rocca S. Canciano 1897. Budinich, Corn., Il Palazzo Ducale d'Urbino, Studio storico-artistico illustrato da nuovi documenti, Triest 1904.

4. Latium.

Ranghiasci, Bibliografia storica delle città e luoghi dello Stato pontificio, Rom 1792.

ROM[1]). Amati, Bibliografia Romana, Notizie della Vita e delle Opere degli Scrittori Romani dal sec. XI. fino ai nostri giorni, Rom 1880 (nur der 1. Band ist erschienen). Die Monografia della città di Roma e della Campagna Romana, Rom 1879, 4 Bände, enthält im 1. Band Narducci, Bibliografia topografica di Roma. Cerroti, Bibliografia di Roma medievale e moderna, Opera postuma accresciuta a cura di E. Celani, Rom 1893;

[1]) Es braucht kaum bemerkt zu werden, daß bei der Überfülle des Materials hier nur die wichtigsten und bezeichnendsten Schriften angeführt sind.

nur Bd. 1 (Storia ecclesiastica) erschienen. Calvi, Bibliografia generale di Roma, Band I: Medio evo (476—1499), Rom 1906; Supplement Rom 1908; Cinquecento I, Rom 1910; Risorgimento I, Rom 1912. Forcella, Catalogo dei manoscritti relativi alla storia di Roma che si conservano nella Biblioteca Vaticana, Rom 1879—1885, 5 Bände. Hülsen, Bibliografia delle piante di Roma dei secc. XVI/XVIII. Società Romana di storia patria. Rom 1915. Eine ausgezeichnete Übersicht, ferner eine vollständige genaue Bibliographie der römischen Guiden 1541—1674 hat jetzt L. Schudt in seiner Ausgabe von Mancinis Viaggio di Roma (s. u.) Leipzig 1923 gegeben.

Kunst- und Künstlergeschichte. Manetti, Giannozzo, Beschreibung der Bauten Nikolaus V. in dessen Biographie (sec. XV), gedruckt bei Muratori, SS. RR. Ital. III, 2, 929, und bei Müntz, Les arts à la cour des Papes I, 339; vgl. Kallab, Vasaristudien 342. Fontana, Dom., Della trasportazione dell'Obelisco Vaticano e delle fabbriche di N. S. Papa Sisto V. fatte dal Cav. D. F. Libro primo (mit 38 Tafeln), Rom 1590, Neapel 1604. Lateinisch (mit Zusätzen) bei Zabaglia, Castelli e Ponti. Rom 1742. Dazu Hülsens oben erwähnter Aufsatz Byz.-Neugriech. Jahrb. II, 453. Die römischen Chronisten Baglione, Bellori, Passeri, Pascoli und Pio s. Buch VII. G. Mancinis Considerazioni und Trattato della Pittura (vor 1630) enthalten zahlreiche wichtige Nachrichten, s. Buch VII und IX. Dichiarazione delle Pitture della Sala de' sigg. Barberini, Rom 1640. Borboni, Delle Statue (mit Stichen), Rom 1661, enthält in Kapitel 5: Di alcuni artefici eccellenti, u. a. Notizen über Bernini; Kap. 7: Delle Statue di Roma moderna; Kap. 11: Delle Statue alzate nel Palazzo del Campidoglio a S. Pontefici e altri Personaggi. Über Baldinuccis Leben des Lor. Bernini (1682), die von seinem Sohn Domenico verfaßte Biographie (1713), Chantelous Journal s. Buch VII. — Magnavini, G. B., Fiori d'ingegno, Composizioni in lode dell'effigie della Primavera dipinta da Carlo Maratti, presso il Sig. Nicc. Michieli Senatore Veneto, Venedig 1685. Zanoni, F., Ragguagli della nuova Pittura del Sig. Fil. Gherardi da Lucca nella volta e tritura della chiesa di S. Pantaleo scoperta l'anno 1690, Rom 1690. Davide, Lodovico Pitt., Dichiarazione della pittura della Cappella del Collegio Clementino in Roma, Rom 1695. Rinaldi, Al Sig. Giuseppe Ghezzi pittore celebratissimo per quattro quadri da lui dipinti ed esposti in Roma in S. Maria in Valicella l'anno 1699, o. O. u. J. (Cicognara, Catalogo 2361). La Relazione della Statua equestre di Carlo Magno nel portico Vaticano scolpita da Ag. Cornacchi, Siena 1735. Biographie des Erbauers der Fontana Trevi, Nicc. Salvi: Ms. Vat. 8235. Vinci, Gio. B., Elogio storico del celebre pittore Ant. Cavallucci da Sermoneta, Rom 1765 und 1795. De'Rossi, Gio. Gher., Vita di Ant. Cavallucci da Sermoneta, Venedig 1766 und 1769. Derselbe, Vita di G. Pikler intagliatore in gemme ed in pietre dure, Rom 1792.

Promis, Notizie epigrafiche degli artefici marmorarii Romani dal sec. X. al XV. sec., Turin 1836. Urkundliche Nachrichten über die in Rom wirkenden Künstler gesammelt von Bertolotti (fleißig, aber nicht immer verläßlich): Artisti Veneti in Roma sec. XV—XVIII, Venedig 1885 (= Memorie della R. Deputazione Veneta, s. IV, vol. 3). Artisti Lombardi, Archivio storico Lombardo X und Mailand 1881, 2 Bände. Artisti Subalpini, Turin 1877 und Mantua 1885. Artisti Svizzeri, Bollettino storico della Svizzera Italiana VI und Bellinzona 1886. Artisti Modenesi, Parmensi e della Lunigiana (Atti e Memorie della R. Deputazione per le provincie Modenesi, s. III, vol. I). Artisti Bolognesi, Ferraresi ed altri dello Stato già Pontificio (Documenti e Studi pubblicati p. c. della R. Deputazione per le provincie di Romagna, vol. I) und Bologna 1885. Artisti Urbinati, Urbino 1881. Artisti Siciliani. Revue critique 1880 und Palermo 1879. Artisti Francesi, Mantua 1886 und 1894. Artisti Belgi ed Olandesi, Florenz 1880 und *Giunte* dazu: Il Buonarrotti. s. III, vol. II, Rom 1885. Über Fälschungen auf diesem Gebiet De Nicola, Falsificazioni di documenti per la storia dell'arte Romana (vgl. auch unter Bernini, Buch VII), in L'Arte 1907, 273; dazu Brunelli ebendort 1908, 373 und Gronau, Monatshefte f. Kw. 1908, 673.

Alberti, Romano (Fed. Zuccaro), Origine e progresso dell'academia del disegno . . . di Roma, Pavia 1604; vgl. Buch VI. Römische Akademiereden vom Anfang des 18. Jahrhunderts (Gios. Ghezzi u. a.), 1701—1716, verzeichnet Orlandis Abcdario (Ausgabe Neapel 1733), S. 450, sowie Sulzers Theorie der schönen Künste, zweite Ausgabe (Zusätze von Blankenburg), Leipzig 1794, IV, 109. Missirini, Memorie p. s. alla storia della Romana Accademia di S. Luca fino alla morte di A. Canova, Rom 1823.

Römische Kunstzeitschriften alter Zeit. Antologia Romana, Giornale che include tutto ciò che ha relazione colle produzioni delle arti, Rom 1774—1797, 24 Bände. Giornale delle belle arti e della incisione antiquaria ecc., Rom 1785—1788; enthält Nachrichten über gleichzeitige Künstler und Kunstwerke, aber auch Viten (des P. Subleyras, Seb. Conca u. a.). Guattani, Memorie enciclopediche Romane sulle belle arti, antichità ecc., Rom 1806—1819, 7 Bände.

Kunsthistorische Ortskunde. Albertini, Opusculum, s. unten. Mancini, G., Viaggio per Roma per veder le pitture che in essa si ritrovano (um 1625); in vier Hss. überliefert, von denen die der Marciana die älteste und beste ist. Ältere (mangelhafte) Auszüge im Buonarroti, vol. II (1867), dann bei Orbaan (Documenti sul Barocco a Roma) in der Miscellanea della R. Società di storia patria VI, 317. Die Schrift liegt jetzt in einer musterhaften kritischen und kommentierten Ausgabe von L. Schudt vor (= Römische Forschungen her. von der Bibliotheca Hertziana, Leipzig 1923), deren höchst wertvolle Einleitung in prägnanter Kürze alles Wesentliche zusammenfaßt, s. Buch IX. Celio, Gaspare, Memorie de' nomi degli artefici delle pitture che sono in alcune chiese, facciate e palazzi di Roma, Neapel 1638. (Über Celio s. Schudt a. a. O. 41.) Eine nicht gedruckte Bearbeitung des Büchleins von 1650 (Descrizione delle pitture più insigni ecc.) befindet sich in der Vaticana Ms. Ottobonian. 2975, eine ähnliche Handschrift Cod. Vat. Ottob. 2706, wie überhaupt die römischen Bibliotheken noch reichlichen ungehobenen Stoff enthalten (z. B. Ms. Vat. Urb. 1707, Opere di diversi architetti, pittori, scultori ed altri belli ingegni, fatti in Roma et altre fuori in alcuni luoghi raccolti e dati in luce a beneficio commune ecc., topographisch mit Benützung Celios). Die Biographie des Celio († 1640) bei Baglione, Vite 377—381, der das Werkchen übrigens *pieno d'errori* nennt. Über Celio als Widersacher Annib. Carraccis s. auch Malvasia, Felsina Pittrice, zweite Ausgabe, I, 295, 377; II, 12. Ein handschriftliches Exemplar des Vasari mit Postillen Celios in der Pariser Bibliothek, nach Fiorillo, Kleine Schriften I, 102 (Mißverständnis der Angaben Comollis?, s. Buch V). Baglione, Gio., Le nove chiese di Roma nelle quali si contengono le Historie, Pitture, Sculture ed Architetture di esse, Rom 1639. Silos, Jo. Mich., Pinacotheca sive Romana pictura et sculptura Libri II, Rom 1673. Titi, Studio di Pittura, Scultura, Architettura delle chiese di Roma, Rom 1674 und Macerata 1675; zweite Ausgabe u. d. T. Ammaestramento utile e curioso di Pittura ecc., Rom 1686; dritte Ausgabe, con l'aggiunte del Posterla, Rom 1708 und 1721; neue, vermehrte Ausgabe: Descrizione delle Pitture Sculture e Architetture ecc., Rom 1763. Chiusole, Ad., Le Pitture, Sculture ed Architetture più rare di Roma, Vicenza 1782. Prunetti, M. Ang., Saggio pittorico ed analisi delle Pitture più famose esistenti in Roma con il compendio delle Vite de' più eccellenti Pittori ecc., Rom 1786; zweite Ausgabe 1818. Derselbe, L'Osservatore delle belle arti in Roma ossia Esame analitico de' monumenti antichi e moderni, Rom 1808—1811, 2 Bände. Milizia, F., Roma. Delle belle arti del disegno, P. I.: Architettura civile, Bassano 1787 (mehr nicht erschienen). Ramdohr, F. W. v., Über Malerei und Bildhauerarbeit in Rom, Leipzig 1787 und 1798, 3 Bände.

Eigentliche Guidenliteratur (nur das Wichtigste). Über die Mirabilia urbis Romae vgl. Buch I und besonders III; über Albertini, Opusculum de mirabilibus novae et veteris Urbis Romae, Rom 1510, s. Buch III und über die Antiquarie prospettiche Romane: Buch II, III. Neuerdings muß hier auf Schudts Mancini-Ausgabe, Einleitung p. 23 ff. und der Bibliographie p. 109 ff. verwiesen werden. Die früher in diesem Buche gemachten Angaben über die Ausgabe der *Cose meravigliose* (deren erste nunmehr im Jahre 1541 sichergestellt ist), sind nach dieser musterhaft gearbeiteten Bibliographie richtigzustellen. Einen nicht ganz unwichtigen kleinen Führer durch Rom enthält der Anhang zum »Kabinett der Statuen« des holländischen Malers Wijbrand de Geest d. J., Amsterdam 1702, der Notizen seines gleichnamigen Großvaters (1616—1618 in Rom) benützt hat. Marliani, Topographia urbis Romae ad Franciscum Regem Gallorum, Rom 1544; italienisch Rom 1548 und 1622. Contarino, Luigi Fra, L'antichità di Roma, sito, chiese, corpi santi ecc., Venedig 1575, dann auch Neapel 1569 und 1678; nicht unwichtig wegen der Berichte über Sammlungen u. s. w. Wichtig wegen ihrer ausgiebigen Benützung der mittelalterlichen Kunst ist Pompeo Ugonios Storia delle Stationi R. 1588, die Mancini ausgebeutet hat. Panciroli, Ottav., Tesori nascosti dell'alma città di Roma, Rom 1600; verbesserte und vermehrte Ausgabe Rom 1625, 1697. Felini, Pietro Martire, Trattato nuovo delle cose meravigliose della clttà di Roma, Rom (auch spanisch) 1610, 1615, 1625, ein sehr wichtiger Führer, vgl. Schudt a. a. O. 30f. Marcucci, Grandezze della città di Roma antiche e moderne . . . di nuovo ristampato in quatto lingue, Latino, Volgare, Francese, Tedesco, Rom 1628. Donatus, Roma vetus ac recens utriusque aedificiis ad eruditam cognitionem expositis, Rom 1630; vermehrte Ausgaben 1639 und 1725, Amsterdam 1694, auch in Graevius' Thes. Antiquit. Rom. III. (Franzini), Roma antica e moderna, Rom 1643, 1668 u. ö. Neubearbeitung der wichtigen, mit schönen Holzschnitten gezierten, zuerst und ursprünglich in Venedig 1588 herausgekommenen, sehr wichtigen Ausgabe der Cose meravigliose dieses venezianischen Verlegers, die für die Folgezeit vorbildlich war. Eschinardi, Fo., Descrizione di Roma e dell'agro Romano, Rom 1650; vermehrte Ausgaben 1690, 1750. De'Rossi, Fil., Ritratto di Roma moderna, Rom 1645, 1652, 1688, 1689. Sebastiani, P. de, Viaggio curioso di Roma sagra e profana-gentile, Rom 1683. Derselbe, Viaggio curioso de' palazzi e ville più notabili, Rom 1683. Martinelli, Fioravante, Roma ricercata nel suo sito, Rom 1644, Venedig 1658, Rom 1687, 1703, 1761, Venedig 1771. (Wichtig.) Deseine, Description de la ville de Rome en faveur des étrangers, Lyon 1690, 4 Bände, Leyden 1713, 6 Bände; holländisch Amsterdam 1704. Roma sacra antica e moderna, Rom, De' Rossi 1700, Raguenet, Les monumens de Rome ou Description des plus beaux ouvrages de peinture, de sculpture et d'architecture qui se voyent à Rome et aux environs, Paris 1702. Ficoroni, Le vestigia e rarità di Roma antica (der II. Teil enthält aber die Roma moderna), Rom 1714. Pinarolo, Giac., Trattato delle cose più memorabili di Roma tanto antiche come moderne, Rom 1721, 3 Bände, französisch und italienisch. Rossini, P., Il Mercurio errante delle grandezze di Roma tanto antiche che moderne, Rom 1732 u. ö. (bis 1789), z. T. verschlechtert. Vasi, Itinerario istruttivo di Roma diviso in 8 giornate, Rom 1763, dann oft aufgelegt bis 1820 (auch französisch und englisch); Neuausgabe von Nibby, Rom 1821 u. ö. In Bearbeitung von Valentini bis auf die neueste Zeit fortgesetzt, zuletzt von F. Porena, Turin 1886. Venuti, Accurata e succinta Descrizione topografica ed istorica di Roma moderna, Opera postuma (mit Kupfern von Piranesi), Rom 1766 und 1767 (für das 18. Jahrhundert wichtig). Guattani, Roma descritta ed illustrata, Rom 1805, 2 Bände. Fea, Carlo, Nuova Descrizione di Roma antica e moderna e de' suoi contorni, Rom 1820, 3 Bände; Neuausgabe von Bonelli, Rom 1822; französisch 1821. Platner, Bunsen, Gerhard, Röstell, Beschreibung der Stadt Rom, Stuttgart 1830—1842, 3 Bände; Auszug Stuttgart 1845. Melchiori, Gius., Guida metodica di Roma e suoi contorni, Rom 1844 und 1848, 1868. Pistolesi, Erasm., Descrizione di Roma e suoi contorni, Rom 1846, 1850. Gnoli, Dom., Roma, chiese, monumenti, case, palazi, piazze, fontane, ville, Rom 1909. Simonetti, I nomi delle vie di Roma, Rom 1898.

Bosio, Roma sotterranea nella quale si tratta de' suoi cimiterj ecc., Opera postuma, Rom 1632 und 1650. Aringhi, Roma subterranea novissima, Rom 1651; Handausgabe Arnhem 1671; deutsch ebenda 1668. Aus beiden Werken hat Bottari einen Auszug veröffentlicht: Sculture e Pitture sagre, estratte da i cimiterj di Roma, Rom 1737—1754, 4 Bände. Ciampini, G. G., Vetera monumenta in quibus praecipue musiva opera . . .

illustrantur, Rom 1690—1699, 2 Bände. Marangoni, Delle cose gentilesche e profane trasportate ad uso ed ornamento delle chiese, Rom 1744.

Forcella, Iscrizioni delle chiese e d'altri edificii di Roma s. XI. sino ai nostri giorni, Rom 1884, 14 Bände. Angeli, Le chiese di Roma, Rom 1903; unverläßlich und dürftig. Càllari, I Palazzi di Roma, Rom 1907; ebenso.

Über die alten Beschreibungen von St. Peter und S. Giovanni in Laterano von P. Malleus und Joh. Diaconus (11. bis 12. Jahrhundert) sowie des Maffeo Vegio (15. Jahrhundert) siehe Buch I. Panvinius, De praecipuis Urbis Romae basilicis quas VII ecclesias vulgo vocant liber, Rom 1570.

Vatikan: Bellori, Descrizione delle Immagini dipinti da Raffaelle d'Urbino nelle Camere del Palazzo Vaticano, Rom 1695, fol.; Neuausgabe 1751 und eine Fortsetzung von Missirini, Descrizione delle altre pitture di Raffaele ecc., Rom 1821. Von der Restauration durch C. Maratta handelt eine eigene Schrift seines Schülers Bart. Urbani: Memorie de' risarcimenti fatti nelle stanze dipinte da Raffaelle d'Urbino nel Palazzo Vaticano dal Cav. C. Maratti d'ordine di N. S. Clemente XI, a' quali fu dato principio nel mese di Marzo 1702 e furono terminati nel mese di luglio 1703, angeführt von Fiorillo, Geschichte der zeichn. Kunst I, 185. Fontana, Carlo, Il Tempio Vaticano e sua Origine con gli edifitii più cospicui antichi e moderni fatti dentro, descritto con molte Regole principali d'architettura ecc., Rom 1694, italienisch und lateinisch. Vorher erschien: Templum Vaticanum editum ab Equite C. F., Rom 1675, mit Tafeln. Chattard, Nuova Descrizione del Vaticano ossia della Basilica di S. Pietro, Rom 1762—1766, 3 Bände; 2. Ausgabe 1800. Cancellieri, Descrizione della Basilica Vaticana, con una Biblioteca degli autori che ne hanno trattati, Rom 1788 (über die Tätigkeit dieses römischen Vielschreibers vgl. den Catalogo di tutte le produzioni letterarie edite ed inedite dell'ab. F. Cancellieri Rom 1827). Pistolesi, Il Vaticano descritto ed illustrato, Rom 1829—1838, 8 Bände.

Sammlungen. Reichhaltige und wertvolle Notizen, auch bibliographischer Art, in dem Buche des Princ. Vitt. Massimo, Notizie storiche della villa Massimo alle Terme Diocleziane con un'app. di documenti, Rom 1836.

Das berühmte Buch des Bologneser Arztes Ulisse Aldroandi, Delle Statute antiche che per Roma in diversi luoghi e case si vedono, als Anhang zu Lucio Mauros Antichità della città di Roma, Venedig 1556 u. ö. erschienen, erwähnt auch moderne Kunstwerke; französisch mit Kommentar von Reinach in seiner Veröffentlichung: L'Album de Pierre Jacques sculpteur de Reims, dessiné à Rome de 1572 à 1577, Paris 1902. Nota delli Musei, Librerie, Gallerie e Ornamenti di statue e pitture ne' palazzi, nelle case e ne' giardini di Roma (von Bellori?) als Anhang zu Lunadoro, Relatione della corte di Roma, Rom (und Venedig) 1664, doch meist fehlend und überaus selten (vgl. auch Pungileoni, Correggio III, 292). Kirchner, Athan., Romani collegii Musaeum celeberrimum publice luce expositum, Amsterdam 1678; Neuausgabe von Bonanni, Musaeum Kircherianum ... auctum, Rom 1769. Ein Inventar der Galerie Colonna von der Hand des Luca Giordano (1688) ist veröffentlicht in der Napoli nobilissima IV (1895); dazu: Catalogo de' quadri e pitture esistenti nella ecc. casa Colonna, Rom 1783. Tonci, Descrizione ragionata della Galleria Doria preceduta da un breve Saggio di Pittura, Rom 1794.

VITERBO. Descrizione per osservare i monumenti più cospicui della città di Viterbo, Viterbo 1824. Orioli, Viterbo e il suo territorio, Rom 1849. Pinzi, I principali monumenti di Viterbo, Guida pel visitatore, Viterbo 1894, zuletzt 1911. Oddi, Le Arti in Viterbo, Appunti storici, Viterbo 1882. Pinzi, Il Palazzo papale di Viterbo nell'arte e nella storia, Viterbo 1911.

CAPRAROLA. Liberati, La Caprarola descritta in versi ecc., Ronciglione 1614. Sebastiani, Descrizione del nobilissimo e R. Palazzo di Caprarola, Rom 1741. Trasmondo-Frangipani, Descrizione storico-artistica del R. Palazzo di Caprarola, Rom 1869. Balducci, Il Palazzo Farnese in Caprarola, Rom 1910.

III. Unteritalien.

1. Königreich Neapel.

Giustiniani, La biblioteca storica e topografica del Regno di Napoli, Neapel 1793. Vortrefflich ist Ceci, Saggio di una bibliografia per la storia delle arti figurative nell'Italia meridionale, Bari 1911.

Tafuri, Delle Scienze e delle Arti inventate, illustrate ed accresciute pel Regno di Napoli, Neapel 1738. Mori, Ricordi di alcuni rimarchevoli oggetti di curiosità e di belle arti di Napoli e di altri luoghi del Regno, Neapel 1831. Princ. Filangieri, Documenti per la storia, le arti e le industrie delle provincie Napoletane, Neapel 1883—1891, 6 Bände.

Eine vorzügliche kritische Übersicht über die Quellen bietet B. Croce, Sommario critico della storia dell'arte nel Napoletano, in seiner Napoli nobilissima II (1893) und III. Diese ausgezeichnete Lokalzeitschrtft, seit 1892—1906 in 15 Bänden erschienen, mit vortrefflichem Gesamtregister, ist überhaupt stets heranzuziehen als eine wahre Fundgrube.

Künstlergeschichte. Allgemeine Übersicht bietend: Croce, B., Scritti della storia dell'arte Napoletana anteriori al De Dominicis, in der Napoli nobilissima III, 17 und 121. De'Pietri, Fo., Historia Napoletana, Neapel 1634, enthält (auf S. 69—70, 202—204, 209—210) Nachrichten über neapolitanische Künstler, abgedruckt von B. Croce, Napoli nobilissima VIII (1899); vgl. dazu VII, 17. Tutini, Camillo († 1667), De'Pittori, Scultori, Architetti, Miniatori e Ricamatori nazionali e regnicoli Napolitani, abgedruckt nach einem Manuskript der Bibl. Brancacciana in S. Angelo a Nido von B. Croce, Napoli nobilissima VIII (1898).

Bongiovanni, G. B., Vite dei Pittori antichi Napoletani sin al 1600, Neapel 1674; von älteren Bibliographen erwähnt, aber selbst für heutige Historiker Neapels merkwürdigerweise nicht mehr auffindbar; vgl. B. Croce, Napoli nobilissima 1898, S. 18. D'Onofrio, Ab. Vicenzo (Deckname Fuidoro) (1616—1692), aus dessen Giornali (in 7 Bänden auf der Bibl. nazionale in Neapel) Don Ferrante in der Napoli nobilissima IX (1900): Notizie di artisti che lavorarono a Napoli nel s. XVII ausgezogen hat. Derselbe hat (Napoli nobilissima XI, 1902) Auszüge über neapolitanische Künstler des 17. bis 18. Jahrhunderts (L. Giordano u. a.) aus Bulifons Cronicamerone gegeben. Das Hauptwerk bleibt trotz der argen Fälschungen, die dieser erfindungsreiche Sohn des Südens auf dem Gewissen hat, Bernardo De Dominici, Vite dei Pittori, Scultori ed Architetti Napoletani non mai date alla luce da autore alcuno, Neapel 1742—1743, 3 Bände; Neuausgabe Neapel 1840, 4 Bände. Vorher war di Vita des Luca Giordano einzeln Neapel 1720 erschienen, eine Jugendarbeit de De Dominici, die ein Jahr vorher (mit einigen Varianten, vgl. Ceci n. 20) der 2. Ausgabe von Belloris Viten (1728) angehängt worden war. Dominicis Erzeugnis ist u. a. ein auf der Bibliothek in Neapel liegendes Manuskript: Vite e Memorie delli famosi Pittori e Scultori Napoletani scritte e notate dal Cav. Massimo Stanzioni celebre pittor Napoletano. Über De Dominici vgl. Comolli, Bibliografia I, 2, und insbesondere die aufklärenden kritischen Studien von B. Croce, Il Falsario, Napoli nobilissima 1892 (wiederholt in Profili e aneddoti seicenteschi, Palermo 1915); Faraglia, Le Memorie degli Artisti Napoletani, Studio critico, Archivio storico Napoletano VII und VIII, sowie Ceci, Il primo critico del De Dominici, Archivio storico per le provincie Napolitane 1908/09 (d. i. Catalani, Discorso sui monumenti patrii, Neapel 1842, auf urkundlichem Material ruhend). Eine teilweise Ehrenrettung des De Dominici versuchte ein junger geistreicher Neapolitaner, Enzo Pettracone, in seinem Buche über Luca Giordano, das B. Croce aus dem Nachlasse seines im Kriege gefallenen Zöglings Neapel 1919 herausgegeben hat. Eine Fortsetzung des De Dominici lieferte der Maler Onofrio Giannone, dessen Manuskript schon Comolli, Bibliografia I, 2, 253, erwähnt; ausgewählte Stücke daraus veröffentlichte Ceci, O. Giannone, La storia dell'arte Napoletana, Brani inediti, Neapel 1909. Ruffo, V., Saggio sull'abbellimento di cui è capace la città di Napoli, Neapel 1789. Über die

Kollektaneen eines Lokalforschers Gius. d'Ancora († 1846) in der Bibliothek der Società di Storica patria vgl. Ceci, Un'amico dei monumenti Napoletani in der Napoli nobilissima 1903. Sasso, Napoli monumentale ossia Storia dei monumenti di Napoli dalla fondazione della Monarchia sino al cadere del s. XVIII, Neapel 1856—1861, 2 Bände mit Atlas. Signorelli, Gli artisti napoletani della secondo metà del Sec. XVIII in der Napoli nobiliss. 1921.

Diario des Bildhauers Annib. Caccavello (ed. Filangieri, Neapel 1896) aus dem 16. Jahrhundert s. Buch VI. Eine Biographie des F. Solimena ist der ihm gewidmeten Neapler Ausgabe von Orlandis Abcdario pittorico (Neapel 1733) vorausgeschickt, das auch einen umfänglichen Nachtrag über neapolitanische Künstler enthält; vgl. Croce in der Napoli nobilissima 1898, 18ff. Bernini s. unter Rom.

Guiden. Ältester Versnch ein Brief des P. Summonte (von 1524) an M. A. Michiel; vgl. Buch III. Di Falco, Descrittione dei luoghi antichi di Napoli e del suo amenissimo distretto. Die erste Ausgabe scheint sogar in ihrem Ursprungsorte verschollen. 2. überarbeitete Ausgabe mit Kunstnotizen. N. 1539 u. ö. (bis 1680). Vgl. Croce, Il primo descrittore di Napoli Ben. di Falco: Nuove curiosità storiche Napoletane, Neapel 1922, 1—20. De Stefano, Descrizione dei luoghi sacri della città di Napoli, reliquie, sepolture et epitaphi ecc., Neapel 1560. Tarcagnota, Del sito e delle lodi della città di Napoli, Neapel 1566. Caraccioli, Ces., Napoli sacra ove oltre le vere origini e fundationi di tutte le chiese e monasteri, spedali e altri luoghi sacri della città di Napoli e suoi borghi si tratta, di tutti li corpi e reliquie di Santi ecc., Neapel 1623; sehr wichtig. Supplement von De Lellis, Parte seconda ovvero suppl. a Napoli sacra, Neapel 1654. Capaccio, Il forestiero, Dialoghi in X giornate, Neapel 1634. Sarnelli, Pompeo, Guida de' Forestieri curiosi di vedere e di intendere le cose più notabili della città di Napoli del suo amenissimo distretto... e da Ant. Bulifon di vaghe figure abbellita, Neapel 1688 u. ö. Derselbe, Catalogo di tutti gli edifizi sacri della città di Napoli e suoi sobborghi, aus dem Manuskript (um 1650) herausgegeben von d'Aloè im Archivio storico per le provincie Napoletane VIII (1883). Über Sarnellis Posileccheata (Neapel 1684) s. Buch I.

Celano, Carlo Can., Notizie del bello, dell'antico e del curioso della città di Napoli per i signori forestieri... divise in dieci giornate, Neapel 1692, 10 Teile in 8 Bändchen, vermehrte Ausgabe 1724 (1725, 1758, 1792); Neuausgabe mit Zusätzen von Chiarini 1858 bis 1860; der Hauptführer durch Neapel. Celanos künstlerischer Beirat war übrigens L. Giordano; vgl. Soria, Memorie storiche int. agli scrittori Napoletani, Neapel 1781. Über Celano: B. Croce, Un'innamorato di Napoli, C. Celano, in Napoli nobilissima II, 65 und Un descrittore di Napoli. C. Celano, Saggi sulla lett. ital. del 1600. Bari 1911. Anhang cap. VII. Parrino, Dom. Ant., Napoli città nobilissima, antica e fedelissima, esposta agli occhi e alla mente degli studiosi, Neapel 1700; Neuausgabe 1725 u. ö. Carletti, Topografia universale della città di Napoli, Neapel 1776. Sigismondo, Gius., Descrizione della città di Napoli e suoi borghi, Neapel 1788—1789, 3 Bände; verläßlicher Führer, für das 18. Jahrhundert wichtig. Galante, G. M., Breve Descrizione di Napoli e del suo contorno, Neapel 1792; Neuausgaben 1803, 1828, 1838. Romanelli, Napoli antica e moderna, Neapel 1815, 3 Bände. Vasi, Itinerario istruttivo da Roma a Napoli ovvero Descrizione generale dei più insigni monumenti antichi e moderni ecc. di questa celebre città e delle sue vicinanze, Rom 1819; englisch 1820, französisch 1824. Marzullo, Guida del forestiere per le cose più rimarchevoli della città di Napoli, Neapel 1823. u. ö. D'Aloè, Stan., Naples, les monuments et ses curiosités etc., Neapel 1846. Dalbono, Nuova Guida di Napoli e dintorni, Neapel 1876. D'Ambra e Cardone, Napoli antica illustrata con 118 tavole in cromolitografia, Neapel 1889, fol.

Catalani, Le chiese di Napoli, Descrizione storica e artistica, Neapel 1845, 1853, 2 Bände. Derselbe, I Palazzi di Napoli, Neapel 1845. D'Onofri, Succinte Notizie int. la facciata della chiesa cattedrale Napoletana e l'antica speciosa sua porta, Neapel 1788.

GAËTA. Rossetti, T., Breve Descrittione delle cose più notabili di Gaëta città antichissima secondo le notizie istoriche, Neapel 1673 u. ö.

MONTECASSINO. Descrizione istorica del Monastero di Montecassino, Neapel 1751 (wichtig durch seine Kunstnachrichten).

BENEVENT. Meomartini, I monumenti e le opere d'arte della città di Benevento, Benevent 1895.

ABRUZZEN. Minieri-Riccio, Biblioteca storico-topografica degli Abruzzi, Neapel 1862; Supplemente von Parascandalo 1876, Bindi (Fonti della storia Abruzzese), Neapel 1884, Pansa, Lanciano 1891. — Bindi, Monumenti storici ed artistici degli Abbruzzi, Neapel 1889.

APULIEN UND KALABRIEN. Volpicella, Bibliografia storica della provincia di Bari, Neapel 1884—1887. Falcone, Bibliografia storico-topografica delle Calabrie, Neapel 1846. Villani, Scrittori ed Artisti Pugliesi antichi, moderni e contemporanei (alphabetisch), Trani 1904.

2. Sizilien.

Narbone, Bibliografia Sicula, Palermo 1850—1855, 4 Bände. Mira, Bibliografia Siciliana, Palermo 1875—1881, 2 Bände. — Di Marzo, Delle belle arti in Sicilia, Palermo 1858—1868, 4 Bände.

MESSINA. Perroni-Grandi, Bibliografia Messinese, Messina 1908.

(Hackert, Phil.), Memorie de' Pittori Messinesi, Neapel 1792; Neuausgabe von Grano, Grasso und Canpardi, Memorie de' Pittori Messinesi e degli esteri che in Messina fiorirono dal sec. XII al sec. XIX, Messina 1821. Vite de' Pittori Messinesi (um 1724) von dem Maler Francesco Susini benutzte Fuessli für die Supplemente seines Künstlerlexikons (vgl. auch Nagler, Künstlerlexikon s. v. Susini). Lafarina, Ricerche int. le belle arti e gli artisti fioriti in varie epoche in Messina, Messina 1835. Coglitore, Storia monumentale artistica di Messina, Messina 1859.

Buonfiglio e Costanzo, Messina città nobilissima descritta, Venedig 1606. Samperi, Messina illustrata, Messina 1742, 2 Bände. Grosso, Guida per la città di Messina scritta dall'autore delle memorie de' pittori Messinesi, Messina 1826 und 1841. La Farina, Messina ed i suoi monumenti, Messina 1840.

PALERMO. D. Francisci Baronii ac Manfredis, De Maiestate Panormitana l. IV, Palermo 1630, fol., enthält in Buch II, S. 97 f. de pictoribus, sculptoribus et organariis Panormitanis. Auria, Vinc., Il Gagino redivivo o vero Notizie della vita e opere di Antonio Gagino († 1571) nativo della città di Palermo architetto e scultore famosissimo, Palermo 1698; vgl. Comolli, Bibliografia I, 2, 335. Fedele da S. Biagio, Pittore Cappuccino, Dialoghi familiari sopra la pittura difesa ed asaltata, Palermo 1788 (mit Lokalnotizen). Di Marzo, La pittura in Palermo, Palermo 1899.

Abbate e Migliore, Nuova Guida pel Siciliano e lo straniero a Palermo, Palermo 1844. Di Marzo-Ferro, Guida istruttiva di Palermo e suoi dintorni, Palermo 1859. — Daniele, I regali sepolcri del Duomo di Palermo riconosciuti ed illustrati, Neapel 1784.

MONREALE. Lello, Descrizione del R. Tempio di Monreale, Palermo 1588, 1596; Neuausgabe 1702. Gravina, D. B., Il Duomo di Messina illustrato e riportato in tavole cromolitografiche, Palermo 1859—1865, fol.

3. Sardinien.

Corona, Guida storico-artistica dell'isola di Sardegna, Bergamo 1896.

SASSARI. Cossu, Della città di Sassari, Notizie compendiose sacre e profane, Cagliari 1783.

Italienische Kunst im Auslande.

(Frédérel-Guillet, F.), Le Arti Italiane in Ispagna ossia Storia di quanto gli artisti Italiani contribuirono ad abbellire le Castiglie; ursprünglich französisch, Rom 1825. Ciampi, Notizie di Medici, Maestri di musica e Cantori, Pittori, Architetti, Scultori ed altri artisti Italiani in Polonia, con appendice degli artisti Italiani in Russia ecc., Lucca 1830.

NEUNTES BUCH

DIE KUNSTLEHRE DES SIEBZEHNTEN UND ACHTZEHNTEN JAHRHUNDERTS

I. Die italienische Kunsttheorie des 17. Jahrhunderts.

(Übersicht.)

Weitaus die wichtigste hier in Frage kommende Schrift, nicht nur um ihres Verfassers willen, ist die Einleitung zu Belloris großem Vitenwerk, jene akademische Vorlesung von 1664, die den Titel trägt: *L'Idea della Pittura, Scultura ed Architettura*, und in mustergültig klarer Weise das gesamte Programm der offiziellen Lehre des Klassizismus darstellt. Ein Jahr später (1665) starb Nikolaus Poussin, der große, mit Bellori befreundete Maler, der *peintre-philosophe*, wie ihn seine Landsleute gern nannten; er hatte viel über seine Kunst nachgedacht und mancherlei Stoff für einen Traktat gesammelt, den er in Altersmuße zu schreiben gedachte. Bellori teilt ein Bruchstück mit aus den Entwürfen, die in der Bibliothek des Kardinals Massimi, Poussins Gönner, bewahrt wurden. Der Zusammenhang mit Belloris Gedanken selbst tritt darin zutage, wie mit der ganzen gelehrten Umwelt Roms, das nunmehr das Ergebnis einer jahrhundertelangen nationalen Entwicklung zieht; hierher weisen sowohl die Messungen einer berühmten Antike, des Antinous, als die sehr bedeutsame Berufung auf die Poetik des Castelvetro, die längst das Grundbuch aller französischen Theorie geworden war. Poussins Bestrebungen, mögen sie auch nicht zum Abschluß gelangt sein, sind das Samenkorn, aus dem der so stattlich aufgeschossene, freilich als Topfgewächs aus römischer Erde versetzte und im französischen Gartengeschmack zugerichtete Baum der Kunsttheorie dieses Landes aufsproß.

Diese gelehrte Einstellung der Künstlerbetrachtung ist für das Barock äußerst bezeichnend — bemerkbar wird sie ja, abgesehen von den naiven Versuchen der Frührenaissance, schon früher, im Manierismus; im Kreise der römischen Antiquare und Archäologen hat dergleichen freilich eine ganz besondere Färbung. Noch in den Anfang des Jahrhunderts gehört — falls er wirklich echt ist — der von Pascoli überlieferte Lehrbrief des Andrea Sacchi an seinen Schüler Francesco Lauro von 1610, dessen würdig-gelehrter Ton übrigens ebenso wie die darin enthaltenen Ratschläge — Anschluß an die einfache und große Formensprache der Antike, Warnung vor den übertriebenen Gebärden des eben erst überwundenen Manierismus — dem künstlerischen Charakterbild des Mannes wenigstens nicht widersprechen.

Daß die Malerschule nicht im Hintertreffen blieb, die sich seit den Carracci in dem längst durch Gelehrsamkeit berühmten Bologna entwickelt hatte und bei aller Selbständigkeit zu Rom die stärksten Beziehungen unterhielt, ist verständlich. Besonders kennzeichnend ist hier das Zusammengehen gelehrter Dilettanten mit den Malern. So unternahm es ein im bolognesischen Kunstleben auch sonst eine Rolle spielender Prälat, der Monsignore Gio. B. Agucchi, freilich unter einem Decknamen (*Graziadio Maccali*), zuerst mit Annibale Carracci, dann aber mit Domenichino zusammen, ein Kunstlehrbuch zu schreiben; und eine ähnliche, freilich auch nicht zustande gekommene Gesellschaftsarbeit ist der Traktat, den Albani zusammen mit seinem Landsmann Doktor Orazio Zumboni (um 1635) plante und von dem Malvasia, der selbst noch die Bruchstücke besaß, merkwürdige Proben mitgeteilt hat. Der scharf-kritische Ton, der darin herrscht, namentlich gegen Vasari, ist ein Zeichen der Zeit. Mag auch die Schätzung des *peregrino concetto* noch ungebrochen sein, und wird aus diesem Grunde der Naturalismus eines Caravaggio (namentlich seiner Halbfigurenbilder) als zu wenig »kunstmäßig« abgelehnt, so findet doch schon ein deutliches Abrücken vom Manierismus statt, das durch das Wort über die *peste d'affettazione* bei Parmegianino und seinen Nachfahren gekennzeichnet wird. Das sonderlichste Beispiel werden wir später kennen lernen, es ist der von einem Modemaler und einem Theologen verfaßte Traktat des Pietro da Cortona und des P. Ottonelli. Die Florentiner Künstler schlagen einen anderen, volkstümlicheren Ton an; ist schon der Hofmaler, der Claudia Medici nach Innsbruck begleitete, Lorenzo Lippi (1606 bis 1664), Verfasser eines burlesken Heldengedichtes, *Malmantile riacquistato*, einer Parodie des feierlichen regelmäßigen Epos, so sind die Satiren des Giovanni da S. Giovanni, in denen er verschiedene Kunstgenossen durch die Hechel gezogen hat, schwerlich in der galligen Juvenalsart eines Salvator Rosa gewesen. Nach den Auszügen bei Baldinucci zu urteilen, scheinen sie trotz der Anlehnung an ein damals viel Aufsehen machendes literarisches Vorbild, Boccalinis *Ragguagli del Parnasso*, viel mehr im Schwankton des *Piovano Arlotto* gewesen zu sein, dessen volksmäßige Gestalt schon damals in die zeitgenössische Kunst Eingang gefunden hat. Noch weniger Gelehrsamkeit ist wie seit jeher in der »lombardischen« Malerbottega zu Hause. Die stark literarisch gerichtete Schriftstellerei eines Malers von Bassano vom Ende des 17. Jahrhunderts, Gio. B. Volpato (1633—1706) — natürlich nicht mit dem gleichnamigen berühmten Raffaelstecher zu verwechseln! —, blieb größtenteils im Manuskript stecken; sie hat aber einen gewissen Zusammenhang mit der Gründung des *Collegio* der venezianischen Maler (an Stelle der alten zünftigen *Scuola dei Depentori*) durch Pietro Liberi (1682); es ist überaus kennzeichnend, wie spät dieses Akademiewesen in dem äußerst konservativen Venedig eindringt, und wie es einem Allerweltsvirtuosen seine Aufnahme verdankt, der sich — sehr im Gegensatze zu der schlichten Weise der ältern — einen prunkvollen Palast am Canal grande erbauen läßt. Das endlose akademische Kunstgerede nach römischem, florentinischem, bolognesischem Muster hat hier auch niemals recht Wurzel gefaßt; es ist auch so bezeichnend wie möglich, daß die Venezianer Akademie erst 1755 durch Senatsbeschluß eröffnet wurde.

Das Künstlertum steht jedoch überhaupt in der theoretischen Literatur des italienischen Barock auffallend zurück und sucht anderseits, wie wir gesehen haben, Anlehnung an gelehrte Kreise. Für dieses Hervortreten des gebildeten Laienstandes ist das noch in den Beginn des Seicento fallende Wirken eines Mannes, von dem schon wiederholt die Rede war, recht bezeichnend; es ist das der Sienese Giulio Mancini, der als Leibarzt Urbans VIII. in Rom zu hohen Ehren kam und 1630 als Kanonikus von St. Peter starb. Er hat den glanzvollen Anbruch des römischen Barock noch miterlebt und konnte seinen künstlerischen und antiquarischen Neigungen an dieser einzigen Stätte ganz nachleben. Sein literarischer Nachlaß, der in einer beträchtlichen Anzahl von Abschriften in Rom, Siena, Venedig, Florenz, London erhalten ist, zeigt schon durch die starke Benützung, die er von älteren Kunsthistorikern Italiens erfuhr, welchen Wert man ihm beilegte; trotzdem ist er niemals zum Druck gelangt und auch die von dem frühverstorbenen Kallab sorgfältigst vorbereitete Ausgabe ist bis jetzt durch widriges Geschick hintangehalten worden. Von Mancinis historischen Werken, dem *Viaggio per Roma* und dem *Ragguaglio delle cose di Siena*, war früher die Rede, auch davon, wie stark die Aufmerksamkeit auf die mittelalterliche Kunst, die Mosaiken dort, die vorgiotteske Malerei hier sich geltend macht. Uns hat jetzt nur sein großer Doppeltraktat zu beschäftigen; er führt in seinem ersten Teil den sehr bezeichnenden Titel: *Alcune considerazioni appartenenti alla pittura come di diletto di gentilhuomo nobile*, in seinem zweiten: *Alcune considerazioni intorno a quello che hanno scritto alcuni autori in materia della pittura se habbino scritto bene o male et appresso alcuni aggiungimenti d'alcune pitture e pitture che non hanno potuto osservare quelli che han scritto per avanti*. Dieser zweite Teil ist also wesentlich kritischer Art, setzt sich mit Lomazzo, aber auch mit Vasari auseinander, dessen historisches System einem sehr peinlichen Verhör unterzogen wird, wobei namentlich die chronologischen Grundlagen vom römischen und heimatlich sienesischen Material her eingehend auf ihre Haltbarkeit geprüft werden; Mancini gelangt z. B. dazu, Vasaris Giottobiographie ohne weiteres einen halben Roman zu nennen. Daß auf die eigene Zeit, namentlich die damals im Vordergrunde des Anteils stehende Künstlerfigur des Caravaggio und seiner Umgebung viele Streiflichter fallen, versteht sich von selbst. Mancini erscheint hier als einer der wichtigsten Zeugen, nicht nur für die historische, sondern auch die theoretische Einsicht.

Der erste Traktat Mancinis enthält neben einen merkwürdigen Anlauf, die Entwicklung der italienischen Kunst im großen als Stilgeschichte zu begreifen, und einer ebenso merkwürdigen Darstellung der Richtungen des damaligen römischen Kunstlebens (Naturalisten, Manieristen, Bolognesen und unabhängige Künstler) einen in vieler Hinsicht beachtenswerten Versuch der Einteilung der Kunstarten sowie andere in das Gebiet der Theorie fallende Erörterungen. Der anregendste Teil ist aber der, so viel wir wissen, älteste Versuch, die Grundsätze der Kennerschaft und Bilderkritik zu erfassen; die Bestimmung von Gemälden nach Technik, Zeit und Art ihrer Entstehung, nach Wert und Unwert, nach Original und Kopie wird mit dem Ansehen eines Mannes, der darin Bescheid weiß, besprochen. In diesem Zusammenhange fallen dann merkwürdige Lichter auf den damals schon längst, namentlich in Rom seßhaften Kunsthandel; der Künstler als *antiquario* (della Porta, in Venedig Boschini) ist damals schon eine stadtbekannte Figur. Auch die Aufstellung von Gemälden in Museen und Galerien kommt zur Sprache, die beste Art ihrer Erhaltung und Wiederherstellung; Mancinis Äußerungen fordern auch hier ihres Quellenwerts und des unmittelbar Erlebten halber, das aus ihnen spricht, volle Beachtung.

Ein Berufsgenosse Mancinis ist jener Arzt Francesco Scannelli aus Forlì, dessen Buch: *Il Microcosmo della pittura* (Cesena 1657), obwohl an sich nicht eben bedeutend, doch eine besondere Note in diese ganze Literatur bringt. Von seinem Versuch, eine kritische Übersicht der historischen Entwicklung der italienischen Malerei (im II. Buch) zu geben, war schon früher flüchtig die Rede (Buch VII); der erste Teil sucht den Titel des Ganzen zu begründen, indem die Malerei als lebendiger Körper aufgefaßt wird, dessen Teile von den Hauptkünstlern der drei großen Schulen (die auch im Titelkupfer erscheinen) dargestellt werden, also die Leber durch Raffael, das Herz durch Tizian, das Gehirn durch Correggio, die Zeugungsteile durch P. Veronese. Es ist ein nichts weniger als neuer Gedanke, wenn er auch dem Verfasser durch seine Berufstätigkeit nahegerückt wird, sondern im Grunde ein letzter Ausklang jenes spielenden Begriffswesens, das dem Manierismus des vorhergehenden Zeitabschnittes eigen gewesen war. Tatsächlich berichtet auch Baldinucci, daß der (um 1618 gestorbene) Nachfolger und Landsmann des Gio. Bologna, Pietro Francavilla, ein Buch mit dem gleichen Titel verfaßt hat.

Die Rangliste der Künstler bei Scannelli ist aber nicht ganz ohne Wert; der von Rom aus verkündete Raffaelkultus verbindet sich mit der hohen Schätzung der oberitalienischen Farbenkünstler; es ist ungefähr der Standpunkt der Bolognesen, in deren Dunstkreis ja das Buch überhaupt entstand. Michelangelo und Lionardo erscheinen nur als den wirklich Großen nahegerückt, nicht voll ebenbürtig; beachtenswert ist die andauernde hohe Schätzung des deutschen Meisters Dürer, der als *unico maestro di naturalezza* gepriesen wird. Von größter Bedeutung, obwohl nur mittelbar unserem Gebiet angehörig, sind die 1620 erschienenen *Pensieri* des Tassoni, deren letztes Buch ganz einem Thema gewidmet ist, das die französische Kunstlehre lang und breit ausspinnt und bei dieser noch besprochen werden wird.

Was das Seicento sonst noch auf ästhetisch-kritischem Gebiete hervorgebracht hat, ist weder viel noch bedeutend. Ein Traktat des Malteserritters Fra Francesco Bisagno, der zu Venedig 1642 gedruckt wurde, ist ein (etwas verspätetes) Zeugnis der entschiedenen Abkehr vom Manierismus und hat nur durch seine aus allerhand ältern Gewährsmännern zusammengetragenen technischen und sonstigen Notizen einigen Belang. An das Ende dieses Zeitraumes fällt die Tätigkeit des Baldinucci, dessen kleine Schriften theoretischer Natur aber von seinen großen historischen Werken durchaus in den Schatten gestellt werden, übrigens auch die vorwiegende Neigung des Mannes widerspiegeln, so der Dialog *La Veglia*, der eine Selbstverteidigung seiner *Notizie* darstellt und durch die darin entwickelten Grundsätze der Kritik schriftlicher Quellen bedeutend und lehrreich ist. Das *Vocabolario Toscano*, von der Crusca anerkannt, ist seine vornehmste Leistung auf ästhetisch-technischem Gebiet und für seine Zeit endgültig. Wie Baldinucci das Jahrhundert schließt, so steht an seinem Beginn die Gestalt des einflußreichsten Poeten, der seiner Zeit den Stempel gibt und uns in seinen Beziehungen zur lebenden Kunst schon früher nahegetreten ist (Buch VII): des Cavaliere Marino. Unter seinen *Dicerie sacre* (in Prosa) ist einer der Malerei gewidmet, eine rednerische Stilübung, die mit ihren Kategorien des *disegno interno* und *esterno* an die unmittelbar vorausgehende Zeit eines Zuccaro anknüpft. Merkwürdig ist eigentlich nur ihr ausgeprägter Kanzelton. Das bringt uns auf ein Thema, dessen Erörterung wir schon früher begonnen haben, die namentlich unter dem Einfluß des Tridentiner Konzils anhebende Literatur der Moralisten theologischer Richtung (s. Buch VI).

An der Spitze steht hier der große, als Kunstfreund und Sammler so hervorragende Kirchenfürst Mailands, der Kardinal Federigo Borromeo, S. Carlos Bruder und Nachfolger. Aber die Erwartungen, die man etwa an sein Buch *De pictura sacra* (1634 gedruckt) knüpfen sollte, werden erheblich enttäuscht; der Theolog verleugnet den Kunstfreund fast völlig und drängt ihn in strenger Selbstzucht zurück. Auch hier wird, wie zu erwarten, gegen die durch Nacktheit und sinnliche Formfreude anstößigen Bilder geeifert; die alte Harmlosigkeit ist unrettbar dahin, und es beginnt jene Kasuistik der Übertugend, die noch im selben Jahrhundert Molière in einer unsterblichen Figur auf die Bretter gestellt hat. Wie nahe sie auch bei einem geistig und sittlich hochstehenden Manne gleich Borromeo an das Bedenkliche streifen konnte, lehrt seine Warnung (obwohl man doch in dieser Zeit gerechter Weise zugestehen muß, sie sei nicht ganz ohne inneren Sinn gewesen!), man möge Heilige nicht so nahe aneinander anordnen, *ut incommoda aliqua cogitatio subire inde animos possit!* Da kommt einem Grillparzers zorniger Aufschrei über einen fanatischen Katholiken (Speth) in Erinnerung, der an der *Madonna della Sedia* mäkelte: die Art, wie das Kind nach der Brust der Mutter greife, könne auf unreine Gedanken führen!

Auch in gewissem Sinn eine Enttäuschung bringt uns ein anderes Buch, das aber als eines der denkwürdigsten Geisteserzeugnisse dieser Zeit doch näheres Eingehen rechtfertigt. Ein seltsames Paar hat sich hier zusammengefunden, der Vertreter eines freilich überaus welt- und lebensklugen Ordens, der Jesuitenpater Ottonelli, und einer der berühmtesten Modemaler dieser Zeit, Pietro Berettini da Cortona. Ihr *Trattato della Pittura e Scultura, uso ed abuso loro composto da un Teologo ed un Pittore*, ist unter anagrammatischen Decknamen zu Florenz 1652 herausgekommen. Stünde es nicht eigens auf dem Titelblatt, so würde wohl niemand die Mitarbeit eines Künstlers vermuten, dessen Anteil ja auch wohl der eines Beraters gewesen sein wird. Der eigentliche Verfasser ist zweifellos der Theologe und das Sakristeigerüchlein ist hier stärker denn anderswo; daß ein Künstler wie Guercino sich in einem zustimmenden Schreiben bei dem Verfasser bedankt, besagt nichts weiter; gerade die leeren Höflichkeitsphrasen dieses Briefes zeigen, wie wenig er im Grunde damit anzufangen gewußt hat. Das Buch, ein echtes Erzeugnis kasuistischen Geistes, das übrigens die ältere Schrift des Kardinals Paleotti (Buch VI) ausgiebig benützt, ist vor allem schon dadurch beachtenswert, daß es zum erstenmal klar bewußt (und abermals in dieser Zeit sehr begreiflich), den Begriff der Kunstpolitik aufstellt. Von einem anderen Gedanken ausgehend, der übrigens letzten Endes auf einen viel größeren Denker, den hl. Thomas von Aquin, zurückführt, wird nämlich mit einer sehr merkwürdigen Wendung gesagt, die Kunst verliere durch die Darstellung unsittlicher oder unanständiger Vorwürfe keineswegs ihre Eigenart als solche, als reine Kunst, die eben nur in der

Darstellung beschlossen sei (*si tanquam ars pura consideratur, finem non habet nisi imaginem rei*). Wie aber schon Plato einen Grenzstein zwischen nützlicher und schädlicher Rhetorik aufgerichtet habe, so sei auch die Kunst nicht bloß ihrem Wesen, sondern vor allem ihren sozialen Wirkungen nach zu werten und habe sich diesen, d i. eben der *politica,* durchaus unterzuordnen. Das gegenwärtige Leben, so wird weiter gefolgert, sei eben nicht rein und jeglicher Anstoß, der den Schwachen gegeben werden könnte, müsse vermieden werden. Es ist anmerkenswert, daß Darstellungen freierer Art indessen für private Orte freigegeben werden; der Riß, der durch die nachtridentinische Zeit, im Gegensatz zur naiveren und lässigeren Vorzeit geht, wird hier offenbar und auch nicht beschönigt. Überhaupt ist der Standpunkt des Buches durchaus nicht so einseitig befangen, als man glauben möchte, und der weltkluge Jesuit und höfische Beichtvater weiß sich dem beratenden Modemaler, der ihm Beispiele aus älterer wie aus der eigenen Zeit liefert, trefflich anzubequemen. Es ist das Zeitalter der strotzenden Palastmythologie, von Tizian an durch die Carracci bis zu Rubens, und man braucht nur an den Besitz des großen spanischen Kunstfreundes Philipp IV. im ernstesten Glaubenslande zu denken, um zu wissen, was das heißt; der oft recht bedenkliche Geschmack eines Rudolf II. war freilich auch seinen Zeitgenossen, die gelegentlich damit rechneten, kein Geheimnis. Wird nun auch ein Ausspruch des strengen Philipp III. angeführt, der sich als Feind nackter Bilder bekennt, wird auch Ferdinand III. beifällig erwähnt, der zahlreiche anstößige Bilder den Flammen überantwortet habe, wird endlich der Schatten des reuigen alten Ammanati beschworen, so findet doch z. B. ein Tintoretto Gnade. Der Münchener Maler Christoph Schwarz wird wegen seiner Wohlanständigkeit in solchen Dingen ausdrücklich gelobt, ein eben dahin zielendes Geschichtchen von dem Florentiner Commodi zu weiterer Erbauung vorgetragen, und besonders ein Guido Reni wegen der Keuschheit seiner nackten Figuren gerühmt. Es ist der echte Beichtvaterstandpunkt des 17. Jahrhunderts, der vor dem Alkoven Halt macht; das Feigenblatt wird bereits nachdrücklich empfohlen, auch der gepriesenen Antike gegenüber, die in diesem Punkte keineswegs vorbildlich sei, übrigens auch schon zu diesem Auskunftsmittel gegriffen habe, und recht bezeichnend ist der Rat, etwa anstößige Bilder hinter einem Vorhang zur Verfügung der Kenner zu halten.

Im übrigen handelt es sich ja wesentlich um kirchliche Malerei und auch da hat die Kasuistik weiten Spielraum; immer ist die Fragestellung: Sündigt der Maler, wenn er dies oder jenes unterläßt? Und so wird es nicht befremden, wenn auch der Streitfall der Feiertagsarbeit aufs Tapet kommt. Die Sache hat wirklich realen und praktischen Hintergrund und es weht selbst in dieser freien Virtuosenzeit noch ein Lüftchen aus dem alten gebundenen Handwerksgeist herüber. Aus Chantelous Aufzeichnungen erfährt man, daß selbst ein Bernini, als er in Paris an der Büste Ludwigs XIV. arbeitete, trotz des päpstlichen Breves, das er besaß, sich bemüßigt fühlte, den Curé seines Viertels um die Billigung der Feiertagsarbeit anzugehen. Freilich steckt auch viel zur Schau getragene Beobachtung äußerer Kirchengerechtigkeit darin, die dieser Zeit ohnehin im Blute liegt. Daß die Fehler der Maler gegen die Geschichte und das »Kostüm« im weitesten Sinn — ein Thema, das wir schon von Gilio und Borghini her kennen — breit erörtert werden, ist nahezu selbstverständlich; selbst ein Raffael muß sich herben Tadel gefallen lassen, daß er an einem Orte wie den Stanzen den Heidengott Apollo eingeschmuggelt habe.

Eine andere überaus merkwürdige Urkunde solcher Geistesverfassung ist uns in einem Werk erhalten, das einen der berühmtesten Maler dieser Zeit zum Verfasser hat: in der III. Satire des Salvator Rosa, die seiner eigenen Kunst, der Malerei, gewidmet ist. Dieser moderne Gesinnungsgenosse des alten Juvenal verlangt vom Künstler eine Erudition, die dem gelehrten Zeitalter freilich ganz zu Gesichte steht. Selbst der Zeitgötze Raffael bekommt seinen Merks ab, hat er doch den Adam mit einer eisernen *zappa* gemalt. Salvator Rosa ist ein echter Moralist, ohne die Beichtvaterschmiegsamkeit eines P. Ottonelli: Michelangelos Jüngstes Gericht erscheint auch hier als Gegenbeispiel, er nennt es grob eine Badestube (*stufa*) und findet begreiflich, daß Daniele da Volterra die schlimmsten Blößen mit *mutande* bedecken mußte. Er ärgert sich über die vielen mythologischen Liebesgeschichten oft anrüchigster Art, die die Paläste erfüllen; ein hämischer Seitenblick fällt auch auf das berühmte, hartnäckig dem Raffael zugeschriebene Bildnis der sog. *Fornarina* im Palazzo Barberini, denn das wird ja wohl gemeint sein mit der Bemerkung, die Maler schämten sich nicht, ihre *druda* zu malen und ihr die Künstlersignatur breit auf den frechen Busen zu setzen. So ist es kein Wunder, wenn er vor Heiligenbildern, in denen Akte und schönes Weiberfleisch zur Schau gestellt werden, mit ihren süßlichen *smorfie* und gewaltsamen Verdrehungen (*torniture orrende*) deutlich, aber grob von Hurenwesen (*puttanesimo*) spricht. Das alles ist Karikatur, schwarzgallig bis zum Übermaß, aber scharfsichtig, die Malerei des Barock im Vexierspiegel gesehen. Auch kehrt ein alter Concetto wieder, der uns schon öfter begegnete, die vermeintlich tiefere Religiosität der ältern Bilder: die neueren könnten unmöglich mehr Wunder wirken, und vor ihnen sollte füglich gar keine Messe gelesen werden. Und auch hier wird die Sonntagsheiligung nach bravem, altem Handwerksbrauch eingeschätzt, und als warnendes Exempel, auf Vasaris Bericht hin, die Figur des »Atheisten« Perugino aufgerufen. Es ist wieder etwas wie ein Rücklauf zu mittelalterlicher Gefühlsweise hin sichtbar, der uns seit dem Manierismus so oft begegnet, freilich auch der unheilbare innere Riß, an dem diese Enkel der Renaissance kranken.

Diese ganze Literatur, die von Gilios Dialog im Cinquecento eingeleitet wird, dauert noch bis in das aufgeklärte 18. Jahrhundert fort. Besonders Spanien führt sie mit besonderer Kraft weiter. Hier handelt es sich ja keineswegs um jenen trotz aller Kirchenreform doch immer recht läßlichen und liberalen Katholizismus Italiens oder auch, trotz der Glaubensverfolgungen, des deutschen Südens, sondern um jene ernste, strenge und aufrichtige Sinnesweise, die der Heimat einer hl. Teresa oder eines Loyola so wohl entspricht, und noch in der modernsten spanischen Dramatik ihren Widerhall hat, freilich nicht bei einem Kosmopoliten gleich Echegaray, wohl aber bei seinem früh verstummten, außerhalb der Heimat so gut wie unbekannt gebliebenen Zeitgenossen Tamayo y Baus (*Lances de honor*, 1866). Die königlichen Kunstmäzene Spaniens versammeln in ihren Palästen üppigste Mythologien der Italiener, aber im Werke des großen Hofmalers Philipp IV. befindet sich eine einzige nackte Venus italienischer Observanz. Velasquez' Lehrer und nachmaliger Schwiegervater Francisco Pacheco vertritt aber auch in seinem großen theoretischen Werke *Arte de la pintura* (Sevilla 1649) den strengsten Kirchenstandpunkt, und noch 1730 erschien in Madrid das spanische Hauptwerk dieser Art, Ayalas *Pictor christianus*, das einem italienischen Katholiken wie Cittadella noch immer so eindrucksvoll erschien, daß er es 1854 in seine Muttersprache übertrug.

Der letzte Nach- und Ausklang dieser ganzen Literatur kommt merkwürdigerweise aus dem protestantischen Lager des nach dem Westfälischen Frieden langsam sich wieder erhebenden Deutschland. Es sind zwei Schriften, die ihre Sinnesart schon im Titel zur Schau tragen, Jüngers *De inanibus picturis*, Leipzig 1678, und Rohrs *Pictor errans in historia sacra*, Leipzig 1679; sie finden übrigens bis ins 18. Jahrhundert hinein Nachfolge. Der Geist des Rationalismus und der beginnenden Aufklärung spricht aus diesen Büchern; deckt sich die Betonung der antiquarischen Richtigkeit, das Hervorheben der Fehler gegen das geschichtliche Kostüm mit den Bestrebungen der Südländer, so ist doch ein reformatorischer Zug anderer Art in ihnen zu spüren, der auch dort nicht fehlende, hier aber anders zu fassende Kampf gegen die Reste mittelalterlicher Legende und naiver Volkstümlichkeit, die im Sinn der neuen Lehre als Aberglauben und Götzendienerei gewertet werden. Im Hintergrunde steht die neu erwachende Geschichtskritik, an der freilich auch die Katholiken, vor allem die gelehrten Benediktiner von St. Maur und die

Väter der Gesellschaft Jesu in Bollands Antwerpen bedeutendsten Anteil haben. Der Kampf um die in Nürnberg bewahrten Kleinodien des alten Reiches, das Bestreben, mit dem dichten Gestrüpp von Legende und frommem Trug, das um sie aufgewuchert war, aufzuräumen — an dem beide Lager, das konservative katholische, wie das fortschrittlich gestimmte des Protestantismus lebhaften Anteil genommen haben — bildet eine merkwürdige Episode, die erst gegen Ende des 18. Jahrhunderts zum Abschluß gekommen ist. Wenn aber in jener deutschen polemischen Literatur des 17. Jahrhunderts Fragen wie die nach der altherkömmlichen Darstellung des gehörnten Moses oder des Verstoßes gegen antike Tischsitten beim letzten Abendmahl aufgeworfen und verhandelt werden, so bedeutet dies jetzt, obwohl dergleichen schon in der ältesten italienischen Literatur auftaucht, mehr wie jemals für das gelehrte Mittel, in dem die bildende Kunst aufwächst und vom dem sie noch ganz anders als vorher, bis in die bescheidensten Sphären des Kunsthandwerks hinab, beeinflußt wird.

Die eigentlich technische Literatur dieses Zeitraums läßt sich mit der des vorausgehenden in keiner Weise vergleichen. Zwar geht, wie nicht anders zu erwarten ist, namentlich auf dem Gebiete der Architekturlehre, im besondern der Zivilbaukunst, die Tätigkeit in unvermindertem Maße fort, aber alle diese Lehrbücher (von Viola, Barca, Capra u. a.) werden durch die großen Systeme des Cinquecento, die sich unverminderten Ansehens und immer neuer Auflagen und Bearbeitungen erfreuen, gänzlich in den Schatten gestellt, dringen auch wenig über die Grenzen ihrer Heimat hinaus. Etwas anders steht es mit einem anderen Zweige dieser Literatur, der namentlich jetzt durch das immer üppiger sich entfaltende Gebilde der modernen Schau- und Opernbühne stärkste Beziehungen zur Architektur, aber auch zur Malerei und Plastik hat; es ist das die Literatur der Perspektiviker, die in ihrem alten Heimatlande Italien den unbestrittenen Primat weiter aufrechthält. Eingeleitet wird sie durch das schon früher (Buch VI) erwähnte, höchst bedeutende Werk über die Reliefperspektive des großen Mathematikers Ubaldi (1600), bringt ein vielgelesenes und geschätztes Werk in den echten Geist des »barocken« Jahrhunderts verratenden *Paradossi* des Troili (1683) hervor, und wird denkwürdig abgeschlossen durch die *Perspectiva pictorum et architectorum* des großen geistlichen Dekorationsmalers Andrea Pozzo aus Trient (seit 1693), der seine Kunst ja auch im Norden selbst, wo er 1709 gestorben ist, zu Ehre und Ansehen gebracht hat. Sein Werk, das Schlußergebnis aus der jahrhundertelangen Entwicklung namentlich seiner oberitalienischen Heimat ziehend und die letzte, nicht mehr zu übertreffende Virtuosität illusionistischer Deckenmalerei darstellend, ist auch sofort vom Auslande angeeignet worden; seine Wirkung erstreckt sich weit in das folgende Jahrhundert, und erst dem Klassizismus vom Ende desselben war es vorbehalten, es — so etwa durch den Mund eines seiner Wortführer wie des Francesco Milizia — als *Architettura alla rovescia* und wüstes Delirium »barocker« Phantasie zu brandmarken. Ähnlich ging es mit dem Ruf zweier großer Baumeister des Hochbarock, Francesco Borromino und des Theatinerpaters Guarino Guarini aus Modena, des Hauptmeisters von Turin im 17. Jahrhundert, aber auch über diesen Hauptort des italienischen Barock weit hinauswirkend. Beide, deren künstlerische Persönsönlichkeit erst die neueste Forschung warm erfaßt hat, sind als Schriftsteller hervorgetreten, jener mit einem großen Stichwerk, das die merkwürdige Beschreibung eines seiner Hauptwerke, des Klosters S. Filippo Neri in Rom, enthält, dieser besonders mit einer *Architettura civile.*

Äußerlich berührt sich mit der früher behandelten Literatur der Ausdruckskritiker und Moralisten ein Werk, das über die Fehler der Architekten, besonders in Bauführung und Bautechnik, handelt, aber auch wirkliche oder vermeintliche Verstöße gegen die Form in Betracht zieht. Es rührt von einem sienesischen Architekten, Teofilo Gallaccini († 1641), her und ist schon durch seine Widmung an den uns bereits bekannten Landsmann des Verfassers, Giulio Mancini, sowie durch den Umstand merkwürdig, daß es erst im folgenden Jahrhundert zum Druck gelangte, und zwar in Venedig, wo der Anteil an solchen Fragen durch einen geistreichen Sonderling, den Abbé Lodoli, besonders angeregt worden war; worüber später.

Belloris Konferenz über die Idea befindet sich im Eingang seines großen Vitenwerks von 1672 (s. Buch VII). Andrea Sacchis Lehrbrief (von 1610) in Pascolis Vite (1730) II, 77 ff. Über den Traktat des Monsignore Agucchi (zusammen mit Domenichino) vgl. Bellori, Vite (2. Ausgabe, S. 190), der den Eingang mitteilt, sowie die Bruchstücke bei Malvasia-Zanotti, Felsina Pittrice II, 162 u. ff. (vgl. deren Register); über Agucchi Tietze, A. Carraccis Galerie (Jahrbuch des Allerh. Kaiserhauses, XXVI, 90). Über den Traktat des Dr. Zamboni und Albanis vgl. die Angaben Malvasias (der die Fragmente besaß): Felsina Pittrice (2. Ausgabe Zanottis, II, 163 f.) sowie Auszüge bei Baldinucci, Notizie, Sec. IV, Dec III, P. 3 (Mailänder Ausgabe X, 380 f.). Über den Traktat eines späteren Bolognesen, Monsignore Cambi, der mit dem Maler Savonanzi zusammen arbeitete, vgl. Malvasia-Zanotti a. a. O. I, 230. Über die Malersatiren des Giovanni da S. Giovanni (nach seinem Tod 1636 verbrannt): Baldinucci, Sec. V, Dec. II, P. 1 (Mailänder Ausgabe XI, 182, mit Auszügen). Volpato, G. B., Il vagante corriere ai curiosi che si dilettano di pittura ed ai giovani studiosi annunzio fortunato, Vicenza 1685, ist nur der Index eines nicht veröffentlichten Werkes; vgl. über die Handschriften Cicognara, Catalogo I, n. 238, auch Lanzi, Storia pittorica III, 234, sowie Fiorillos Nachweise, Geschichte der zeichn. Künste I, 118. Aus seinen sieben Dialoghi sopra la pittura hat Verci, Pittori Bassanesi 61 ff. namentlich autobiographische Bruchstücke mitgeteilt. (Der Dialog Modo del tener nel dipingere, der in Mrs. Merrifields Original Treatises II, 721—755 abgedruckt ist, rührt aber von dem Stecher gleichen Namens her.)

Die Schriften des Giulio Mancini († 1630) sind in den Bibliotheken von Venedig, Bologna, Florenz, Siena, Neapel(?), Rom, London erhalten. (Eine vollständige Bibliographie der Hss. s. jetzt im Anhang zu der schon Buch VIII erwähnten Ausgabe des *Viaggio di Roma* von L. Schudt.) Sie haben die Aufmerksamkeit älterer wie neuerer Forscher auf sich gezogen und sind schon in alten Tagen vielfach benützt worden; vgl. den Brief des P. Della Valle an Tiraboschi (1781) bei Campori, Lettere artistiche 241. Vor allem haben ihn seine Landsleute frühe ausgezogen: Ugurgieri, Pompe Sanesi, Siena 1649, I, 537; Gigli, Diario Sanese, Lucca 1723, 243; Dellia Valle, Lettere Sanesi I, 26 u. ö. Über ihn Erythraeus, Pinacotheca altera imaginum etc., Coloniae Ubiorum 1645, 24. Tiraboschi, Letteratura Italiana, Mailänder Ausgabe 1835, IV, 479. Comolli, Bibliografia ragionata I, 2, 112. Auszüge bei J. Morelli, Codici manuscritti della Biblioteca Naniana, Venedig 1776. Gualandi, Memorie originale Serie II, 55—77 (vgl. Serie III, 156), s. a. Buch VIII unter Siena und Rom. In neuerer Zeit haben Janitschek sowie Müntz, Sources d'archéologie chrétienne (Mélanges d'archéologie 1888, t. VIII) auf ihn hingewiesen; eingehender, aber keineswegs erschöpfend sind die Nachrichten, die Th. Schreiber in den A. Springer gewidmeten Gesammelten Studien zur Kunstgeschichte, Leipzig 1885, S. 103—110, gegeben hat. Mein jung verstorbener Mitarbeiter und Freund W. Kallab hatte als Frucht seiner römischen Stipendiatenjahre eine fast druckfertige Ausgabe (und Übersetzung) Mancinis heimgebracht, war aber dann durch andere Arbeiten, besonders sein großes Vasariwerk, davon abgelenkt worden; der Tod hat dann seine Ernte auch auf diesem Felde vereitelt. Das Schicksal des hinterlassenen Manuskripts, um das wir Freunde uns annahmen, ist auch recht betrüblich; nachdem ein paar jüngere Gelehrte, die die Sorge dafür übernommen hatten, voran der treffliche W. Köhler, durch Berufsarbeiten anderer Art von der Herausgabe abgehalten worden waren, schien es endlich in den Händen eines so kenntnisreichen und tüchtigen Mannes wie H. Sobotka in den sicheren Hafen einzulaufen, als diesen, eines der letzten Opfer des grauenhaften Weltkrieges, das tückische Schicksal an der Piavefront dahinraffte! Doch besteht jetzt die Hoffnung auf baldige Veröffentlichung durch einen jüngern Gelehrten, Dr. E. H. Buschbeck. Das Beste und Vollständigste, was wir heute über M. besitzen, ist die mehrfach erwähnte Publikation von L. Schudt. Bruchstücke der Traktate sind veröffentlicht von Müntz (Vita des burgundischen Malers Bordin) Nouvelles archives de l'art français 1876, 296. Janitschek (Vita Elsheimers). Rep. f. Kw. V (1882), wieder abgedruckt bei Bode, Studien z. Gesch. d. holl. Malerei, Braunschweig 1883 und Weizsäcker im II. Bericht des Deutschen Vereins f. Kunstwissenschaft, Berlin 1912, Steinmann (v. des Melozzo Ripanda und Ant. Viterbese), Sixtin. Kapelle München 1901, 76, und Antonio di Viterbo, München 1901, 2; L. Venturi (Caravaggio) L'Arte XIII (1910), 279, R. Longhi (Greco) L'Arte XVII (1914), 301. Orbaan und Hoogewerff (Auszüge über die Niederländer), Bescheiden in Italie, Haag 1911, I, 70, III, 540. — Scannelli, Fr. da Forli, Il Microcosmo della Pittura ovvero Trattato diviso in due libri, nel primo spettante alle Theorica si discorre delle grandezze d'essa Pittura, delle parti principali, de' veri primi, e più degni Maestri, e delle tre maggiori Scuole de' Moderni, dandosi parimente a conoscere con autorevoli ragioni varie mancanze de gli Scrittori della Professione, nel secondo che in ordine al primo dimostra la pratica, s'additano l'opere diverse più famose, ed eccellenti, le quali hora vivono alla vista de' virtuosi, come ornamento particolare dell'Italia, Cesena 1657. Von Pietro Francavilla berichtet Baldinucci S. IV, Dec. II, P. 2 (VI, 371): Compose un libro intitolato il Microcosmo, in cui volle fabricare la fabbrica dell'uomo, le varie nature del medesimo assegnandovi varie cause e ragioni, prese dalla generazione, temperamento e simili. Questo libro accompagnò egli con belle figure disegnate di sua mano e con altri due pur composti da lui, toccanti materie di geometria e cosmografia, tutti se gli portò in Francia, con animo di dargli alle stampe, se poi l'effettuasse o no, non è venuto a nostra notizia. Alessandro Tassonis Varietà de' pensieri war schon Modena 1612 gedruckt worden; das X. Buch, das den »Paragone degli ingegni antichi e moderni« enthält, erscheint erst in der Ausgabe von 1620 und ist auch in Laurenti-Gasparonis Piacevole Raccolta di opuscoli sopra l'argomento d'arti belle, Rom 1844, I, 18—42, enthalten; vgl. D'Ancona-Bacci, Manuale III, 349ff.

Bisagno, Fra D. Francesco, Cav. di Malta, Trattato della Pittura fondato nell'autorità di molti eccellenti in questa Professione, fatto a comune beneficio de' Virtuosi, Venedig 1642; vgl. auch Berger, Beiträge IV, 60. Gigli, La Pittura trionfante scritta in IV capitoli (mit Radierungen von Fialetti), Venedig 1615 (das Gedicht läuft auf eine Verherrlichung des A. Schiavone hinaus). Moroni, G. B., Le Pompe della Scultura, Ferrara 1640, in 12°, in Orlandis Abcdario erwähnt, ist mir unbekannt geblieben. Noch ganz in das 17. Jahrhundert gehört das Buch eines Schülers des Volterrano, Antonio Franchi, La Teorica detla Pittura ovvero Trattato delle materie più necessarie per apprendere con fondamento quell'arte, obwohl es erst Lucca 1739 durch Giuseppe Rigacci (mit Vorbericht über das Leben des Autors) herausgegeben wurde. Es ist wesentlich technischer Natur, als Anleitung für den jungen Maler gedacht. Einer Biographie des Künstlers, von Seb. Ben. Bartolozzi, Florenz 1754 erschienen, wurde schon in Buch VIII gedacht.

Fil. Baldinucci, Lettera al Marchese Capponi nella quale risponde ad alcuni quesiti in materia di pittura, Florenz 1687 (mit dem Brief des Ammanati auch Florenz 1787). Lezione nell' Academia della Crusca intorno alli pittori greci e latini (1691), Florenz 1692. La Veglia o dialogo di Sincero Veri, in cui si disputano e sciolgono varie difficultà pittoriche, Florenz 1690. Lettera sopra i pittori più celebri del secolo XVI in Goris Symbolae litterariae vol. X (Rom 1751). Alle diese Werkchen sind (zusammen mit Bocchis Ragionamento über Donatellos St. Georg) gesammelt in der Raccolta di alcuni opuscoli sopra varie materie di pittura, scultura e architettura Baldinuccis, Florenz 1765; ferner Baldinucci, Lettera ... int. al modo di dar proporzione alle figure in pittura e scultura ..., zuerst herausgegeben von Poggiali, Livorno 1802. Ferner ein Brief des Baldinucci an den großherzoglichen Bevollmächtigten Antinori mit zwölf Gutachten in künstlerischen Angelegenheiten (1685) bei Gualandi, Lett. pitt. III, 249f. Baldinucci, Vocabolario Toscano dell'arte di disegno, nel quale si esplicano i proprj termini e voci non solo della pittura, scultura ed architettura ma ancora di altre arti a quella subordinate e che abbiano per fondamento il disegno, con la notizia de' nomi e qualità delle gioje, metalli e pietre dure, Florenz 1681 (Crusca); weitere Ausgaben Florenz 1806, Mailand 1809; vgl. Comolli, Bibliografia I, 1, 103 und 261.

Marino, il Cav., Dicerie sacre sulla Pittura, la Musica, e il Cielo, Turin 1614, Venedig 1615. Über Marinos Adone und seine Beziehungen zur bildenden Kunst s. Borinski, Die Antike in Poetik und Kunsttheorie I, 204 u. 311, ferner Moschetti, Dell'influsso del Marino su N. Poussin, Rom 1913, sowie den Exkurs bei Grautoff, N. Poussin, Berlin 1914, I, 349, der aber die Sache nur obenhin streift und auch die eben angeführte Literatur übersieht.

Borromeo, Fed., De pictura sacra libri duo. Accedit eiusdem Musaeum, 1. Ausgabe o. O. u. J. (und Mailand 1634); auch in Goris Symbolae litterariae, Dec. II. vol. VII (Rom 1754). (Ottonelli, Gio. Dom. S. J. und Pietro da Cortona), Trattato della Pittura e Scultura, uso ed abuso loro, composto da un Theologo e da un Pittore, per offerirlo ai Sigg. Accademici del Disegno di Firenze ecc. (unter dem Anagramm Odomenigio Lelonotti da Fanano und Britio Prenetteri), Florenz 1652; Auszug (mit Guercinos Begleitschreiben) in Guhl-Rosenbergs Künstlerbriefen II, 106. Rosa, Salvatore, Satire, 1. Ausgabe mit dem fingierten Druckort Amsterdam (etwa 1664); mit Noten von Ant. M. Salvini, Londra (d. i. Livorno) 1770 u. ö.; von Carducci, Florenz, Barbera 1860; Neuausgabe Poesie e Lettere edite ed inedite precedute dalla Vita dell'Autore p. c. di C. A. Cesareo, Neapel 1892, 2 Bände; vgl. Croce im Giornale storico di letteratura Italiana XXI, 127 und in den Saggi sulla lett. Ital. del Seicento, Bari 1911 p. 315 f. Die Satire über die Malerei erschien separat, mit Noten, als Erstlingsarbeit D. Fiorillos, Göttingen 1785 und wurde in Murrs

Journal, Bd. XIV plagiiert (s. Fiorillo, Geschichte der zeichn. Künste in Italien I, 362). Ozzola, Vita ed opere di S. Rosa pittore, poeta, incisore, Straßburg 1908 (Zur Kunstgeschichte des Auslandes H. 60). — Rosignoli, La pittura in giudicio ovvero il bene delle oneste pitture ed il male delle oscene, Mailand 1697.

Ayala, Juan Interian de, Pictor christianus eruditus sive de erroribus qui passim committuntur circa pingendas atque effingendas sacras imagines, Madrid 1730; spanisch von Duran y de Bastéro, Madrid 1782, 2 Bände; italienisch: Istruzioni al pittore cristiano von Luigi Nap. Cittadella con note storiche ed artistiche del medesimo, Ferrara 1854. Das Thema wird in Spanien zuletzt noch behandelt von dem Marqués de Ureña, Reflexiones sobre la arquitectura, ornato y musica del templo: contra los procedimientos arbitrarios sin consulta de la Escritura Santa, de la disciplina rigorosa y de la crítica facultativa, Madrid 1785; vgl. Menendez, Historia IV, 326. Daillé, Jean, De imaginibus libri IV, Leyden 1642. J. F. Jünger, De inanibus picturis, Leipzig 1678. M. Ph. Rohr, Pictor errans in historia sacra, Leipzig 1679. Mueller, Peter, De Pictura sive praecognita pictura, de excellentia artis pictoriae, de privilegiis tam Picturae quam Pictorum, de abusu Picturae et poena Pictorum, Jena 1692. Pelletier, Remarques sur les erreurs des peintres etc. in den Mémoires de Trévoux 1704—1705; deutsch: Kritische Anmerkungen über die Fehler der Maler etc., Leipzig 1772. Über diese ganze Literatur ist Pipers Monumentale Theologie 704 ff. nachzuschlagen.

Barca, Pietro Ant., Ingegnere Milanese, Avvertimenti e regole circa l'Architettura civile, Scultura, Pittura, Prospettiva e Architettura militare (mit Proportions- und Perspektivtafeln), Mailand 1620. Viola, Zanini Gioseffe, Pittore Padovano e Architetto, Della architettura libri due, Padua 1629 (mit einer Abhandlung über das Kaminkehren, von Minorelli, bekanntlich bis zum heutigen Tage auch bei uns eine Domäne der Italiener), Padua 1677 und 1698. Branca, Gio., Architetto di S. Casa ecc., Manuale d'architettura cioè breve e risoluta pratica in sei libri, Ascoli 1629, Rom 1718 u. ö., Modena 1789. Osio, Carlo Ces., Architettura civile dimostrativamente proportionata et accresciuta ecc., Mailand 1641, 1661, 1686. Capra, Aless., La nuova Architettura famigliare ecc., Bologna 1678 u. ö. Amichevoli, Costanzo, Architettura civile ridotta a metodo facile e breve, Turin 1675. Carini, Motta Fabricio, Trattato sopra la struttura de' teatri e scene, che a' nostri giorni si costumano, Guastalla 1676. Über diese ganze Literatur sind die ausführlichen Angaben in Comollis Bibliografia IV, 1 ff. (Istituzioni) zu vergleichen. Opus architectonicum equitis Francisci Boromini ex eiusdem exemplaribus petitum, mit 67 Tafeln. Ein zweiter Teil (Accedit totius aedificii descriptio ac ratio auctore eodem equite Boromino nunc primum edita) Rom 1735 enthält die von B. selbst verfaßte Beschreibung eines seiner Hauptwerke, des Oratoriums S. Filippo Neri in Rom. Guarinis Architettura civile ist posthum Turin 1737 erschienen, ebenso, doch weit früher, die zugehörigen Tafeln (Disegni d' arch. civile) T. 1686. Eine andere Schrift von ihm, die mit seinem Kommentar zu Euklid (Turin 1671) zusammenhängt — auch das ist für den gelehrten geistlichen Baukünstler bezeichnend — ist ein kleines mathematisches Lehrbuch Modo di misurar le fabbriche, noch bei seinen Lebzeiten 1674 erschienen, worüber Comolli, Bibliografia IV, 154 zu vergleichen, der ihn übrigens gegen Milizia in Schutz nimmt. Über Guarini vgl. bes. Brinckmann, Baukunst des 17./18. Jahrhunderts, 78 f.

Gallaccini, Teofilo († 1641), Trattato sopra gli errori degli architetti, Venedig 1767, fol.; dazu des venezianischen Vedutenstechers Antonio Visentini Osservazioni di A. V. architetto Veneto, che servono di continuazione al trattato del Gallaccini, Venedig 1772, in fol., mit Kupfern. Über Gallaccini vgl. Della Valle, Lettere Sanesi I, 27 und II, 459 f., wo auch ein ausführlicher Auszug des Werkes mitgeteilt wird.

Eine handschriftliche Perspektivlehre des Cardi-Cigoli in der großherzoglichen Bibliothek zu Florenz erwähnt Cinelli in der Neuausgabe von Bocchis Bellezze 1579. Colombina, Gasp. Padovano, Discorso distinto in IV capitoli, nel primo de' quali si discorre del Disegno, e modi di esercitarsi in esso, nel II^{do} della Pittura, qual deve essere il buono

Pittore; nel III° de' modi di colorire, e sue distinzioni; nel IV° con quali lineamenti il disegnatore e con quali colori il pittore dee spiegare gli affetti ecc., Padua 1623. Von demselben Verfasser, der Maler und Kunsthändler in Padua war (vgl. Ridolfi, Maraviglie I, 285, 203, II, 207), erwähnt Comolli, Bibliografia III, 61, ein unter dem Decknamen Fil. Esegrenio erschienenes Werk: Li primi elementi della simetria ecc., Padua, bei Gio. Termini, o. J. Accolti, Pietro Gentiluomo Fior., Lo inganno degli occhi, prospettiva pratica, trattato in acconcio della pittura, Florenz 1625; vgl. Comolli III, 161. Troili, Giulio, da Spilamberto, detto Paradosso, Paradossi per pratticare la prospettiva senza saperla, Bologna 1672; Comolli III, 171. Über andere Perspektivlehrer des 17. Jahrhunderts, besonders auch den sehr geschätzten Theatinerpater Matteo Zaccolini aus Cesena († 1630 in Rom) vgl. außer Baglione, Vite 317, Lanzi, Storia pittorica II, 207. Pozzo, P. Andrea, S. J. (Puteus), Perspectiva Pictorum et Architectorum, 1. Ausgabe lateinisch und italienisch, Kaiser Leopold I. gewidmet, mit 220 prächtigen, von Franceschini gestochenen Tafeln, in fol., Rom 1693—1702, 2 Bände; angehängt ist eine Breve Istruttione per dipingere a fresco; weitere Ausgaben Rom 1700, 1717, 1723, 1737, 1764, 1793; lateinisch und deutsch Augsburg 1706 und 1719; lateinisch und englisch Rom 1700 und London 1707. Die ungemeine Beliebtheit des Werkes zeigt auch eine neugriechische Übersetzung in einem Sammelband des Panagiota Doxaras der alten Biblioteca Naniana in Venedig (der außerdem Übersetzungen des L. B. Alberti und Leonardo enthielt), zitiert nach Mingarelli, Graeci Codices, Bologna 1784, bei Fiorillo, Geschichte der zeichn. Künste in Italien I, 301. Ein Flugblatt Pozzos, Copia d'una lettera diretta al Principe Ant. Flor. di Liechtenstein... circa alli significativi della volta da lui dipinta nel tempio di S. Ignazio in Roma, Rom, bei Komarek 1694, ist wieder abgedruckt bei Tietze, A. Pozzo und die Fürsten Lichtenstein, Festschrift des Vereines für Landeskunde von Niederösterreich, Wien 1914; vgl. auch Tietze, Programme und Entwürfe zu den großen österreichischen Barockfresken, Jahrbuch des Kaiserhauses XXX. Über Pozzo: Ilg in den Mitteilungen des Wiener Altertumsvereines XXIII, 21; ferner über Pozzo als Bühnenpraktiker (mit Angabe weiterer Literatur) Zucker, Zur Kunstgeschichte des klassizistischen Bühnenbildes, Monatshefte für Kunstw. X, 1917, 65 f.

II. Die Kunsttheorie des 17. Jahrhunderts in Frankreich.

Dieses Land, das im 17. Jahrhundert den zweiten Aufstieg seiner Kultur und seines Einflusses erlebt, im Siècle Louis XIV. gipfelnd, hat auch in dieser selben Zeit die Führung der Kunsttheorie an sich genommen. Nicht daß es sich eigentlich um neue Gedanken handelte; dieses Volk, dessen Eitelkeit jederzeit noch größer war als seine Begabung, das keinen einzigen im höchsten Sinne schöpferischen Großen hervorgebracht hat, der denen der übrigen Kulturvölker ebenbürtig wäre, hat die Aufgabe erhalten, sich fremde Gedanken rasch anzueignen, sie in die glücklichste, freilich auch oft starrste Formel zu bringen und eine Werbearbeit sondergleichen zu entfalten. Die Worte, die Francesco de Sanctis von der großen philosophischen Vorbereitung der Weltrevolution in England und Deutschland gebraucht, lassen sich auf unser Thema anwenden: »Frankreich war die große Ubersetzerin (*volgarizzatrice*) der Ideen, die das vorhergehende Jahrhundert ausgearbeitet hatte, es gab nicht die Darlegung selbst, sondern das Nachwort, nicht die Untersuchung, sondern die Formel, nicht die

Durchdringung des Gedankens, sondern seine Anwendung, die in ihren Grundsätzen schon gefestigte und zum Katechismus gewordene Lehre, in einer schriftgemäßen und allgemein verständlichen Form, die ihre Propaganda unwiderstehlich machte.« Das gilt Wort für Wort von der Kunstlehre. In diesem besonderen Falle waren es die Gedanken des alten Ursprungs- und Heimatlandes alles Nachdenkens über bildende Kunst, Italiens, gerade erst im florentinisch-römischen Umkreis der ersten Hälfte des Seicento zur endgültigen Durchbildung gelangt, um die es sich handelte, genau so wie Frankreich die Lehren der italienischen Poetik sich zu eigen gemacht und namentlich in seinem Theater in die Tat umgesetzt hat. Es spielte diese Vermittlerrolle schon einmal, zu Ende seines »gotischen« Mittelalters, seiner eigensten und höchsten Schöpfung, als es die Raumkunst italienischer Prägung für sich selbst und das übrige Abendland aufnahm.

Der Boden war wohl vorbereitet. Mit der Triebkraft, die diesen beweglichen Stamm der Gallofranken von jeher auszeichnet, hatte er schon in den Tagen Franz I. mit seiner eigenen und echten »gotischen« und »gauloisen« Vergangenheit so rasch und gründlich gebrochen wie kein anderes Volk; in seiner Mitte starb Leonardo wie später Serlio, das künstlerisch geringere Talent eines Primaticcio brachte nicht nur die ersten Antiken als schulmäßiges Vorbild, sondern noch viel mehr jenen in seiner Zierlichkeit und Glätte französischem Wesen so zusagenden Stil des Frühmanierismus, mit dem die einheimische Kunst, die sich ihm innerlich entgegenentwickelt hatte, vollkommen und auf merkwürdig lange Zeit durchtränkt wurde. Die Übersetzertätigkeit hatte früh begonnen, vor allem die eines Jean Martin; die großen Architekturlehrer Italiens, voran Vitruv und dann Alberti, Serlio, der seine Werke ja auf französischem Boden heraus und zu Ende brachte, Palladio, Vignola, fanden rasche und willige Aufnahme; der Renaissancetraum der Hypnerotomachia wurde ebenso wie der strengere L. B. Alberti leidenschaftlich angeeignet, und die Bestrebungen der Perspektiviker finden jenen merkwürdigen frühen Widerhall in dem Buch des Pélerin Le Viateur, das uns freilich noch viele Rätsel aufgibt. Im 17. Jahrhundert folgt dann noch die Aneignung des als unfehlbar betrachteten Lehrers Lomazzo durch den Malerpoeten von Toulouse, Hilaire Pader. Alles das fördert den Wahn dieser keltischen Barbaren, eine »lateinische« Nation zu sein, weil sie die Lagersprache der Legionen kauderwelschend nachahmten, in einer Art, die noch den *Misogallo* Alfieri mit Hohn und Ingrimm erfüllte, in ihrem Bezwinger Cäsar den Ahnherrn zu sehen, sich den Glanz römischen Weltimperiums mit der unersättlichen Ruhmbegierde, die ihnen im Blute steckt, anzueignen und darüber ihre ruhmvollere Volksvergangenheit selbst zu vergessen, gerade wie sie längst Namen und Überlieferung des großen Frankenreiches angenommen und den germanischen Volkskönig als Charlemagne unbekümmert zu dem Ihren gemacht hatten.

Es läßt sich nahezu die Geburtsstunde dieser Kunstlehre französischen Gepräges bestimmen; ihre Pflanzschule ist jene so überaus bezeichnende Schöpfung des »grand Colbert«, die französische Akademie in Rom, als förmliche Anerkennung des klassizistischen Gedankens durch die übrige Welt merkwürdig und vorbildlich (1665), ihrerseits mit der Pariser Akademie, gegründet im Schicksalsjahr 1648, ebenso zusammenhängend wie diese mit Richelieus Académie française, deren Vorbild wieder italienisches Akademiewesen, vor allem die berühmte Florentiner Crusca, gewesen ist. Als ihr eigentlicher Ahnherr erscheint aber jener französische Maler, dem Rom zur Heimat wurde, Nicolas Poussin. Schon 1624 war er dorthin gezogen; dort hat er auch sein ganzes ferneres Leben, mit Ausnahme eines nicht langen Aufenthaltes in Paris (1641—1642), bis zu seinem 1665 erfolgten Tode verbracht. Er fand sich sogleich im Mittelpunkte aller der theoretischen Bestrebungen, die Italien bis dahin gezeitigt hatte. Die Messungen, die er an antiken Denkmälern zusammen mit seinem Genossen, dem gleichfalls zu hoher Geltung gelangten Flamänder Du Quesnoy, vornahm, führen ihn zuerst in sie ein. Der berühmteste italienische Dichter jener Zeit, der kunstverständige G. B. Marino, hatte ihn ja nach Italien gezogen, und im Verkehr mit Kunstsammlern wie Cassiano del Pozzo, mit Gelehrten wie Bellori hat sich seine ernste und tüchtige, Corneille verwandte Normannennatur alles angeeignet, was sie ihrer Anlage nach bedurfte. Sandrart, der mit ihm in Rom traulichen Verkehr pflog, schildert seine geistige Umwelt noch vor seiner Pariser Reise sehr anschaulich; sein Haus war namentlich für seine Landsleute ein Ziel der Pilgerschaft. Mit ihm stehen in Verbindung die beiden Brüder Fréart: der Herr von Chantelou, später jener Ehrenbegleiter Berninis, dem wir die schon erwähnten merkwürdigen Tagebuchaufzeichnungen verdanken, und der Sieur de Chambray, der als erster Übersetzer Lionardos (Poussin hat selbst Zeichnungen zu dem Werk geliefert) wie Palladios, und auch als Kunstschriftsteller sich einen Namen gemacht hat; seine *Idée de la parfaite peinture* von 1662 ist Poussin selbst gewidmet. Welches Ansehen dieser als Haupt der nationalen Bestrebungen auf theoretischem Gebiet genoß, zeigen noch viele Einzelheiten; Hilaire Pader, der Lomazzo-Übersetzer, widmet ihm einen Abdruck seiner *Peinture parlante*, einer Allegorie ganz im italienischen Geschmacke; zu dem durch seine technischen Traktate sehr bekannt gewordenen Stecher Abraham Bosse, der eine Zeitlang Perspektivlehrer an der Pariser Akademie war, hat er Beziehungen. Auch der spätere Akademielehrer Monnier war noch bei Poussin in Rom gewesen; er ist als der erste, der auf französischer Erde eine Gesamtdarstellung der Geschichte der Kunst versuchte, nicht ohne Wichtigkeit. Vollkommen in den Mittelpunkt der Akademie rückt der Meister, als Le Brun, Schüler des ersten römischen Pfadfinders der Franzosen, Simon Vouets, ihn während seiner zwanzigjährigen Diktatur als Wegweiser und Vorbild aufstellt. Poussin war, wie seine zahlreichen Briefe beweisen, eine lehrhaft und nachdenklich angelegte Natur; er hat selbst daran gedacht, seine Gedanken in einem literarischen Werk niederzulegen, als Ergebnis sicherer Altersweisheit, ist aber nicht mehr dazu gelangt. Wohl aber hatten sich, wie schon einmal erwähnt worden ist, Entwürfe dazu (in der Bibliothek des Kardinals Massimi) erhalten und Bellori hat seiner Lebensbeschreibung des Künstlers ein bedeutendes Bruchstück daraus eingefügt. Der *Peintre-philosophe* bedient sich einer ganz schulmäßigen, aristotelischen Kunstsprache; recht bezeichnend ist die ausdrückliche Berufung auf Castelvetros Poetik, die ja das Grundbuch französischer Kunsttheorie war; beschlossen wird das Ganze von genauen Messungen der antiken Antinousstatue. Etwas Neues über das hinaus, was die ältere und gleichzeitige Theorie Italiens geleistet hatte, ist aber nicht zu bemerken.

Was Poussin selbst nicht zustande gebracht hatte, das besorgten andere, die in seine Fußtapfen zu treten bemüht waren. In gedrängtester Form hat Charles Alphonse Du Fresnoy die Grundzüge der römischen Theorie seinem Vaterlande mundgerecht gemacht, in seinem auf römischem Boden selbst entstandenen und unablässig fünfundzwanzig Jahre hindurch gefeilten lateinischen Gedicht *De pictura*, das sein Freund Mignard, *le Romain*, zum Druck befördert hat (1667). Es hat sich bis tief in das 18., selbst noch das 19. Jahrhundert hinein ungemeinen Ansehens erfreut. Lessings bekannter Gegner, der Leipziger Professor C. A. Klotz, hat es 1770 neu herausgegeben; es gibt zahlreiche, noch bis in das 17. Jahrhundert zurückreichende Übersetzungen in alle Sprachen, von denen die englische Drydens (1695), auch die spätere von Mason (1783) besonders merkwürdig sind, weil niemand geringerer als Sir Joshua Reynolds die Anmerkungen zu dieser letzten beigesteuert hat. Noch 1824 erschien eine neue französische Ausgabe. Wirklich ist es das eingänglichste und knappste Kompendium, dürftig im Inhalt, aber klar und faßlich in der Form; das erklärt seine Beliebtheit.

Der Schatten Poussins schwebte aber fortan über der Pariser Akademie; durch Le Bruns Ansehen insbesondere wird er zum Schutzpatron der französischen Kunst römischer Richtung. In Vorträgen, die deren Mitglieder nach bewährtem italienischen Muster halten und die ihr Historiograph Félibien gesammelt hat — eines der wichtigsten

Beweisstücke zur französischen Geistesverfassung dieser Zeit — steht er überall im Hintergrunde, An seinen Werken werden die Grundsätze aller »wahren« Kunst erläutert; es ist höchst merkwürdig, wie namentlich in Le Bruns Reden, der selbst den Farben Poussins mystischen Sinn unterschiebt, eine ganz mittelalterlich-scholastisch anmutende Esoterik durchbricht, wie denn überhaupt die *conférences* der Herren Akademiker manchmal stark an die Kasuistik von Kanzelrednern erinnern, was sicher nicht allein auf Félibiens Rechnung zu setzen ist. Neue Gedanken wird man auch hier schwerlich entdecken können, obwohl der Geschichtschreiber der französischen Kunstlehre dieser Zeit, Fontaine, sich redlichst bemüht, Poussin als den Leitstern der ganzen Richtung, als selbständigen Denker zu erweisen. Es sind überall die schon etwas abgestandenen Gemeinplätze der florentinisch-römischen Schule: der *dessin*, Roms vielgepriesener *disegno* als das Hauptstück, dem gegenüber einem Le Brun — wie dies auch Du Fresnoy und noch am Schlusse des Jahrhunderts Testelin in seinem knappen Regelbuch (1680) verfechten — das Kolorit als Nebensache, als sinnlich reizendes (und darum ästhetisch verdächtiges) Anhängsel erscheint. Daneben die *expression:* Le Brun hat dem Gegenstande ein eigenes Werk gewidmet, dem man freilich schon sehr bald recht weitgehende Anleihen bei berühmten Gelehrten, die den Gegenstand behandelt hatten, Descartes und De Chambre, nachwies, und das überdies von dem ältern, vielgelesenen Werke des Italieners Porta über die Physiognomik deutlich abhängig ist. Eines entspringt aber französischer Sonderart und stellt Wesen wie Einfluß dieses Landes ins hellste Licht; das ist die große Geschicklichkeit, diese recht trockenen und häufig abstrusen Materien mundgerecht und angenehm zu machen. Innerlich wie äußerlich herrscht das echt französische Streben nach *clarté* und *bienséance*; die Lehre vom Schicklichen, vom *Decorum*, konnte in keinem andern Lande auf stärkern Widerhall und ausgiebigere Verbreitung rechnen, als gerade hier; man erinnert sich vielleicht, wie ein feiner Publizist gleich Karl Hillebrand diese Seite des französischen Volkswesens beleuchtet hat.

Aber noch während Le Brun als fast unumschränkter Herrscher das Zepter der Akademie führte, hatte sich der Geist des Widerspruchs und der Auflehnung erhoben. Der große jansenistische Maler Philippe de Champagne war schon kräftig für das verfemte »Kolorit« eingetreten und hatte sogar gewagt, die starken Anleihen bei der Antike zu tadeln, die in dem Werk des Volks- und Schulhelden Poussin nur zu deutlich in die Augen fielen. Le Brun errang noch einmal einen Pyrrhussieg; der Streit der Poussinisten und Rubenisten entbrannte, und mit Le Bruns Gegner und Nachfolger Mignard obsiegte endlich die Sache der Farbe, der Venezianer und des großen

Vlämen, dessen Name zum Heerruf der Partei geworden war. Freilich hatte der getreue Schildknappe Le Bruns, der offizielle Sekretär der Akademie, Félibien, schon ein merkwürdiges Verständnis für Rubens, ja selbst für Rembrandt und Caravaggio an den Tag gelegt, aber die Meister, die allzusehr gegen den *grand goût* und das *beau idéal* — es sind echt französische Prägungen italienischer Werte — sündigen, wies er doch aus dem Tempel der Kunst, nicht nur einen Velazquez, sondern vor allem die Bauern- und Schenkenbilder eines Teniers und seiner eignen merkwürdigen, fast alleinstehenden Landsleute, der Le Nain, was freilich nicht hinderte, daß dergleichen in immer mehr sich steigerndem Maße von den Sammlern begehrt wurde.

Inzwischen war aber noch ein anderer Streit entbrannt, der viel größere Kreise zog, die berüchtigte *Querelle des Anciens et Modernes*, die schon damals ihren poetischen Geschichtschreiber, Callières, gefunden hat. Wenn Apoll bei ihm zum Schluß das Urteil fällt, so ist es schwer, hier den Einfluß eines viel ältern kritischen Werkes italienischer Herkunft zu verkennen, das zu bedeutendem Ansehen gelangte, Trajano Boccalins *Ragguagli di Parnasso* (1610), eines der Pfadfinder moderner literarischer Kritik. Der ganze Streit ist zunächst auch literarischer Herkunft und die Sache so wenig französischem Boden entsprossen, als die übrigen Gedanken, mit denen die Theorie dieser Meister der Aneignung wirtschaftet; ein selbständiger und absonderlicher Kopf, ebenfalls einer der Väter literarischer Kritik, Alessandro Tassoni aus Modena, war mit seinen *Pensieri* (von 1620) als Rufer im Streit aufgetreten; ein ganzes Buch ist dem Thema gewidmet, und Tassoni reißt nicht nur die antiken Volksgötzen von ihrem Sockel, sondern verkündet, freilich nicht ohne gewollte Eigensucht (die dieses Zeitalter überhaupt kennzeichnet), den unbedingten Vorrang der Neuern, vor allem der eignen Zeit, auch auf dem Gebiete der bildenden Kunst. Damit geht zusammen die Auflehnung gegen die Geltung des Aristoteles, die gerade wieder neu begründet worden war. Was das alles besagen will, lehrt der Eifer, mit dem sein Beispiel in Frankreich aufgegriffen und zu einer langwierigen Fehde ausgesponnen wurde. Daß es sich hier wirklich um eine Nachfolge handelt, beweist allein schon der Umstand, daß Tassonis berühmtes heroisch-komisches Gedicht *La Secchia rapita* (1615) das Vorbild für eine ganze Literatur wurde, der ebenso Boileaus *Lutrin* als Popes *Lockenraub* und noch der *Renommist* des Deutschen Zachariä, selbst Blumauers *Aeneis* angehören. Der antike Olymp, der in den Fresken der Paläste noch in voller Herrlichkeit waltete, war dort zu einem höchst wirklichkeitsnahen Zerr- und Spottbild geworden, das alle *Borrachos* der Bildkunst hinter sich ließ; mit schwächeren Kräften war der Toskaner Bracciolini mit seinem *Scherno degli Dei* gefolgt (1618). In Frankreich aber tat Charles Perrault den entscheidenden Schritt; es ist schon der Erwähnung wert, daß er, der das Volksmärchen in die französische Literatur eingeführt hat, als seine eigentlichen Vorgänger und Vorbilder den Italiener Straparola, vor allem aber Basiles *Pentamerone* aufzeigt. Er ist der Bruder jenes Claude Perrault, der die Ostfassade des Louvre erbaut hat und sich als Vitruvübersetzer und Gefolgsmann der welschen Baulehrer einen Namen machte, aber von Haus aus Arzt und Naturforscher war. Charles Perrault jedoch, der es bis zum Bibliothekar, später auch zum Mitglied der französischen Akademie brachte, hatte noch 1688 ein Lehrgedicht über die Malerei dem Le Brun gewidmet, obwohl er es war, der die Autorität des Diktators der Kunstakademie miterschüttern half. Seine berühmte *Parallèle des Anciens et Modernes* wiederholt in breiter Ausführung den zuerst von Tassini in die Welt gesetzten Einfall, für ihn ist das *Siècle Louis le Grand*, dem er einen eigenen Panegyrikus widmete, Gipfel der Vollkommenheit, der die lediglich vom Autoritätsglauben erhobenen Alten weit unter sich sieht. Er spottet über die albernen »Sperlings«-Anekdoten und stellt die verfängliche Frage, was denn in den Palästen der Gegenwart die alte Göttergeschichte zu suchen hätte, da doch die gepriesenen Griechen und Römer keineswegs die ägyptische Götterwelt ihrer eigenen vorgezogen hätten. Die ketzerischen Ansichten, die im Schoße der Akademie selbst schon gegen den Nationalhelden Poussin und sein Antikisieren laut geworden waren, nimmt er in verstärktem Maße wieder auf, ja er scheut sich nicht, den Nutzen der römischen Akademie in Zweifel zu ziehen, und steht gegen ihre Orthodoxie als Verteidiger Le Sueurs auf — der niemals in Rom gewesen war. Vordem las man die Sache anders; der Sieur de Chambray hatte in seiner *Parallèle de l'architecture ancienne et moderne* von 1650 die Antike noch als das unbedingt geltende Vorbild aller wahren Baukunst hingestellt, und in einer der von Félibien herausgegebenen Akademiereden perorierte der Bildhauer Van Opstaal über den Laokoon als Musterbild der Plastik. Es nützte zunächst wenig, daß der Gesetzgeber der Dichtkunst Boileau sich als Gegner erklärte, der auch gegen Perraults Bruder Claude einen höchst boshaften Stachelvers sandte und damit die Lacher auf seine Seite brachte. Auch wurde im Grunde die Geltung der Antike keineswegs erschüttert; aber die Sache war einmal in der Welt und spann sich auf literarischem Gebiet noch bis in das folgende Jahrhundert fort, wo La Motte die geheiligte Einheit von Ort und Zeit, ja den Vers in der regelmäßigen Tragödie zum Ziel seiner Angriffe machte. Das Publikum wußte genau, woran es war, wenn von Molières Bühne aus Angélique (im *Malade imaginaire* von 1673) die Worte sprach: *Les anciens, monsieur, sont les anciens, et nous sommes les gens de maintenant.*

Die veränderte Stellung zeigt sich deutlich in dem Wirken des Roger de Piles, der das Jahrhundert als der bestallte Literat der Akademie beschließt. Er ist nichts weniger als ein Umsturzmann, hat er doch das Lehrgedicht des Du Fresnoy herausgegeben und mit Anmerkungen begleitet. In seinem Dialog über die Farbengebung (von 1692) setzt er die Venezianer über Raffael, und Rubens — dessen Abhandlung über die Antike er in seinen vielgelesenen *Cours de la peinture* aufnahm — über Tizian. Poussin ist auch für ihn zu sehr der Altertümelei ergeben; es fällt das merkwürdige Wort, daß er ihn mehr *humanisé* wünschte. Der Hinweis auf die Natur und das Natürliche tritt, wenn auch schüchtern, hervor, als erstes Morgenleuchten jener Sinnesweise, die im Zeitalter Diderots und Rousseaus tagt. Mit De Piles, den man nicht allein nach seiner allzu berüchtigten *Balance des peintres* beurteilen muß, so sehr sie seinen Namen bekannt gemacht hat, und die in Wirklichkeit ein unbeholfener Versuch ist, das Kennerurteil zielgerecht festzulegen, tritt ein neuer Typus auf den Plan, der für die Zukunft größte Bedeutung hat: der Liebhaber als Kenner und Kritiker, dessen Urteil wie jenes des De Piles selbst durch eigene Sammlertätigkeit gestützt ist. Er, der sein Kabinett vorwiegend in Holland zusammengebracht hatte, urteilt über die Kunst dieses Landes, in dem die Zukunft ruht, mit ganz anderem Anteil und anderer Zuständigkeit; er schätzt nicht nur Rubens, sondern auch Rembrandt, und schon ist ihm, der ein guter Kopf war, trotz aller Rückständigkeiten und Vorurteile seines Landes, in denen er haften blieb, ein Funke des Verständnisses sogar für die alten Niederländer, die Van Eyck und selbst für Brueghel, aufgeglommen.

Über die französische Kunstliteratur, vornehmlich des 17. Jahrhunderts, ist besonders die Darstellung von Fontaine, Les doctrines d'art en France de Poussin à Diderot, Paris 1909, zu vergleichen, die jedoch die italienische Literatur zu wenig berücksichtigt. Bibliographie bei Marcel, La Peinture française au début du 18e siècle, Paris 1909. Ein Sondergebiet behandelt Cassierer in seiner Dissertation: Die ästhetischen Hauptbegriffe der französischen Architekturtheoretiker 1650—1780, Berlin 1909.

Über Poussins († 1665) Entwürfe zu einem Traktat über Malerei: Bellori, Vite S. 288 f., der auch ein Bruchstück mitteilt (S. 300). Selbständig in französischer Sprache herausgegeben von Gault de St Germain, Mésures de la célèbre statue de l'Antinous, suivies de quelques observations sur la peinture, transcrites du manuscrit original de N. Poussin, Paris 1803. Übersetzt in Guhl-Rosenbergs Künstlerbriefen II, 220, wo auch eine Reihe der theoretisch wichtigen Briefe Poussins zu finden ist. Etwas dürftig sind die Ausführungen von Grautoff, Nic. Poussin, Berlin 1914, I, 404, geraten.

Roland Fréart de Chambray, Parallèle de l'architecture antique avec la moderne, avec un recueil des dix principaux autheurs qui ont écrit des cinq Ordres, sçavoir Palladio et Scamozzi, Serlio et Vignola, D. Barbaro et Cataneo, L. B. Alberti et Viola, Bullant et De Lorme comparez entre eux, mit Tafeln, fol., Paris 1650; zweite Ausgabe 1702 (von

Claude Perrault); englisch von Evelyn, London 1664, 1707, 1723. Derselbe, Idée de la perfection de la peinture demonstrée par ses principes de l'art, et par des exemples conformes aux observations que Pline et Quintilien ont faites sur les plus célèbres tableaux des anciens peintres, mis en parallèle à quelques ouvrages de nos meilleurs peintres modernes, Léonard de Vinci, Raphael, Jules Romain, et le Poussin, Mans 1662; englisch von Evelyn, London 1668; italienisch von A. M. Salvini, herausgegeben von Moreni, Florenz 1809. Bullant, Jean, Règle générale d'architecture de cinq manières de colonne, mit Holzschnitten, fol., Rouen 1674, Paris 1664 und 1668.

Pader, Hilaire, La Peinture parlante, Toulouse 1657. Ders., Songe énigmatique sur la peinture universelle, Toulouse 1658; vgl. Fontaine a. a. O. 33ff., sowie Chennevières, H. Pader, peintre et poète Toulousain, Brüssel 1861. Über die provinzialen Schriftsteller dieser Zeit (Catherinot, Traité de la peinture, Bourges 1687, Traité de l'architecture, Bourges 1688; Le Blond de Latour, Lettre à un de ses amis touchant la peinture, Bordeaux 1669; Dupuy du Grez, Traité sur la peinture, Paris-Toulouse 1699, u. a.) vgl. Fontaine, S. 83ff.

Boulenger, Julius Caesar, De Pictura, Plastice, Statuaria libri duo, Lyon 1627. Das Werkchen dieses gelehrten Archäologen ist auch in Gronovius' Thesaurus Graecarum Antiquitatum 1697, vol. IX, übergegangen; englisch London 1657.

Dufresnoy, Charles Alphonse, De arte graphica (geschrieben 1641—1665), Paris 1667; zweite Ausgabe lateinisch und französisch, mit dem Dialog über die Farben und den ausführlichen Anmerkungen von Roger de Piles, Paris 1673, dann 1684, 1688, 1751, zusammen mit dem Lehrgedicht des Watelet Paris 1760 u. ö.; dann in De Piles Werken, Amsterdam 1767; mit de Marsys Lehrgedicht zusammen iterum edidit C. A. Klotzius, Leipzig 1770. Noch 1824 wurde es in Paris unter dem Titel Le Guide de l'artiste et de l'amateur neu herausgegeben; deutsch schon Berlin 1699 von Gerike (Kurzer Begriff der Theoretischen Malerkunst, mit dem lateinischen Urtext), dann von Widtmaisser von Weitenau, Pictoriae artis Pandaesia, Wien 1731; holländisch von Verhoek, Amsterdam 1733; englisch von Dryden mit einer Vorrede, die Parallele von Poesie und Malerei enthaltend, London 1695, 1716, 1750 (mit den Biographien englischer Maler: Lely, Kneller, Hogarth u. s. w.), London 1769; von Mason, besonders merkwürdig durch die Anmerkungen von Reynolds und mit vielen Beigaben (Drydens Paragone, einem Briefe Popes, u. s. w.), York 1783; weitere Übersetzungen von Wright, London 1728, und Wills, London 1754 (in versi sciolti), von Churchey, Poems, London 1789; italienisch Rom 1713 und 1776 (anonym G. R. A.) und von Ansaldi, Pescia 1783. Über Dufresnoy handelt die (mir nicht zugängliche) Dissertation von Paul Vitry, De C. A. Dufresnoy poemate, Paris 1901.

Testelin, Henry, Sentiments des plus habiles peintres sur la pratique de la peinture et sculpture mis en table de préceptes, mit Kupfern, fol., Paris 1680 und 1696; deutsch von J. Sandrart u. d. T. Anmerkungen der fürtrefflichsten Mahler unserer Zeit über die Zeichen- und Mahlerey-Kunst, Nürnberg 1699, sowie in der Nürnberger Ausgabe Sandrarts von 1773, Bd. VI.

Le Brun, Charles, Méthode pour apprendre à dessiner les Passions proposée dans une conférence sur l'expression générale et particulière, mit Figuren, Paris 1667, Amsterdam 1698, 1702, 1713; deutsch Augsburg 1704; englisch von Williams, London 1734; italienisch (mit französischem Text), Verona 1751. Paris 1806 erschien noch eine Dissertation Sur un traité de Ch. L. concernant le rapport de la physionomie humaine avec celle des animaux; englisch von Blanquet, mit Lithographien, London 1827.

Félibien des Avaux, André, Des Principes de l'architecture, de la sculpture, de la peinture et des autres arts, qui en dépendent, avec un Dictionnaire des termes propres à chacune de ces arts, Paris 1676, 1690, 1697, 1699. Derselbe, L'origine de la Peinture et des plus excellents peintres de l'antiquité (Dialog), Paris 1660. Félibien gab ferner die Conférences de l'Académie Royale pendant l'année 1667, Paris 1669 (Amsterdam 1706), heraus. Diese auch in der Gesamtausgabe von Félibiens Schriften, Trévoux 1725, 6 Bände, in 12°. Dazu: Jouin, Les conférences de l'Académie Royale, Paris 1883, und Procès verbaux de l'Académie de Peinture et Sculpture (1648—1793) ed. Montaiglon, Paris 1875—1892, 10 Bände. Ferner Lemonnier, Procès-verbaux de l'Académie Royale d'architecture, Paris 1911 ff., und Fontaine, Conférences inédites de l'Académie Royale des Peintres et Sculpteurs d'après les manuscrits des archives de l'école des beaux-arts, Paris 1903.

Perrault, Charles, Parallèles des Anciens et des Modernes en ce qui regarde les Arts et les Sciences, Amsterdam 1693, 2 Bände; vgl. die Gesamtdarstellung von H. Rigault, Histoire de la querelle des anciens et des modernes, Paris 1856. Derselbe, Le Cabinet des beaux-arts ou Recueil d'estampes gravées d'après les tableaux d'un plafond, où les beaux-arts sont représentés avec l'explication de ces mêmes tableaux, Paris 1690. Ch. Perraults Mémoires de ma vie sind von Bonnefon, Paris 1909, herausgegeben worden.

Perrault, Claude (Bruder des Vorigen), Ordonnances des cinq espèces de colonnes selon la méthode des anciens, Paris 1676, 1683, 1733 und noch Paris 1854 von Renard als Architecture décimale erneuert; englisch von James, London 1708. Sein Gegner ist François Blondel, dessen (aus seiner Lehrtätigkeit an der neu gegründeten Académie Royale de l'Architecture hervorgegangener) Cours d'architecture Paris 1675—1683 in 2 Bänden (Neuausgabe Paris 1698) erschien; vgl. über ihn sowie über Perrault Gurlitt in seiner Geschichte des Barockstils II, 1, 153f., der den ganzen Gegensatz ausführlich und lehrreich darstellt. Wichtig ist auch der Cours d'architecture des Augustin Charles Daviler, Paris 1691, 2 Bände (der zweite enthält ein Dictionnaire d'architecture); zweite Ausgabe 1693—1696; Neuausgabe mit Anmerkungen von P. J. Mariette, Paris 1738, 1756, 1760; deutsch von L. Chr. Sturm, Augsburg 1725; Gurlitt a. a. O. 195. Das Werk ist auch für den französischen Gartenbau wichtig.

De Piles, Roger, Cours de Peinture par Principes (darin am Schlusse die Balance des Peintres), Paris 1708, 1720, 1791; englisch (by a Painter) London 1743; deutsch: Einleitung in die Malerei aus Grundsätzen, Leipzig 1760; holländisch (mit dem Dialog L'Aretino des L. Dolce) Amsterdam o. J. Derselbe, Elemens de la Peinture pratique, Paris 1684, 1708; neue, vermehrte Ausgabe von Jombert, Paris 1766. Derselbe, L'idée du Peintre parfait, vor seinem Abrégé de la Vie des peintres, Paris 1699 (s. Buch VII); englisch, ohne den Namen des Verfassers (als der irrtümlich auch Félibien angesehen wurde), London 1707, und ebenso italienisch als Idea del perfetto pittore p. s. di regola nel giudizio, che si deve formare intorno le opere dei pittori, Turin 1769, Venedig 1772. Derselbe, Dialogue sur le Coloris, Paris 1699; englisch von Ozell, London 1711. Gesamtausgabe der theoretischen Schriften des De Piles, Recueil de divers ouvrages sur la peinture et le coloris, Paris 1755, Amsterdam 1767 und 1775, 5 Bände. De Piles gab auch ein etwas älteres Werk von Fr. Tortebat, Abrégé d'Anatomie accommodé aux Arts de Peinture et Sculpture (mit Tafeln nach Vesalius), Paris 1667, neu vermehrt heraus, Paris o. J. Zu De Piles: A. Pittaluga, L'Arte XX, 337f.

Lemée, François, Traité des statues, Paris 1688, in 12°.

Bosse, Abraham, Traicté des manières de graver en taille-douce, Paris 1645 und 1664; neue, vermehrte Ausgabe 1701, 1745 (von Cochin le Jeune), 1758, Amsterdam 1662; deutsch von Böckler: Kunstbüchlein handelt von der Radier- und Etzkunst, Nürnberg 1652, 1745, 1761, und Nitzsche, Dresden 1765. Derselbe, Sentiments sur la distinction des diverses manières de peinture, dessein et gravure et des originaux d'avec leurs copies, Paris 1649. Derselbe, Le Peintre converti aux précises et universelles règles de son art. Avec un raisonnement abrégé au sujet des tableaux, bas-reliefs et autres ornemens que l'on peut faire sur les diverses superficies des bastimens, et quelques advertissements contre les Erreurs que de nouveaux écrivains veulent introduire dans la pratique de ces arts, Paris 1667

De La Fontaine, Académie de la Peinture, nouvellement mise au jour, pour instruire la jeunesse à bien peindre en huile et en mignature ... ensemble les noms des femmes peintres, sculpteurs, architectes et graveurs qui ont vecu au règne de Louis XIII et Louis XIV à présent regnant, Paris 1679, in 12°.

III. Die Kunsttheorie des Barock in den übrigen Ländern.

Unter diesen tritt Spanien höchst bedeutend hervor, im 17. Jahrhundert seine große Zeit erlebend, die es in Kunst wie in Literatur ebenbürtig in die Reihe der großen Nationen stellt, ja diesen seinen Einfluß aufzwingt. Auch hier war die Kunstliteratur italienischer Herkunft, wie wir schon gesehen haben, frühe und ausgiebig eingebürgert; selbst in den äußersten Westen Europas, nach Portugal, war ein Pfadfinder wie Francisco de Hollanda vorgedrungen. Am Vorabend des glänzenden spanischen Barock und in dieses hinüberleitend waren dann spanische Architekturlehrer aufgetreten, die, ganz im Geiste ihrer italienischen Vorbilder wirkend, deren Theorien verbreiteten, nicht ohne Selbständigkeit, vielmehr mit der harten und auf sich gestellten Eigenart ihres Stammes, anders als ihre französischen Nachbarn, die auch niemals einen so Großen, der sich einem Cervantes oder einem Velazquez an die Seite stellen dürfte, hervorgebracht haben. Juan de Herrera, der Architekt Philipps II. im Escorial und in Aranjuez, kommt im Anschluß an die *Ars magna* seines Landsmannes, des mittelalterlichen Scholastikers Raimund Lull, auf merkwürdige Gedankenwege über die »vollkommenste« Figur des Würfels, die uns heute, nachdem das Gespenst des Kubismus an uns vorbeigehuscht ist, recht nachdenklich berühren. Der berühmte Goldschmied Juan de Arphe stellt in einem vier Bücher umfassenden Lehrgedicht *Varia commensuracion* (1585) die Lehren des Klassizismus zusammen, die er mit Bewußtsein der gerade in seinem Gewerbe so lange nachblühenden Spätgotik spanischer Färbung, dem *estilo plateresco*, entgegenstellt; in einer Schrift, die einer eigenen Arbeit von ihm, der Silbercustodia in Sevilla (nach dem Programm des Kanonikus Pacheco) gewidmet ist, will er ein Musterbeispiel des neuen Stils auch lehrhaft erläutern. Vorgearbeitet hatte ja schon ein begeisterter Verehrer des Altertums in der Zeit Karls V., Don Felipe de Guevara in seinen *Comentarios de la pintura*, als Vorläufer des Junius und wie dieser kein Künstler, sondern ein Gelehrter. Im übrigen herrschte in der spanischen Kunsttheorie allezeit der Künstlerautor vor und der Laie ist hier seltener zu Worte gelangt denn anderswo. Das Thema der Alten und Neuen behandelt vor Tassini, jedenfalls lange vor den Franzosen, ein Mann universaler Veranlagung, der Malerdichter Pablo de Céspedes, dessen poetische Kraft und Bildlichkeit sein Landsmann Menendez mit Recht weit über die geleckten und dürftigen Minauderien der französischen Lehrdichter stellt.

Ganz eingewurzelt in spanischem Boden zeigt sich Vicente Carducho (Carducci), ein Künstler, der aus Florenz zugewandert war und in seinen *Dialogen über die Malerei* (1633) noch einmal die Losung des italienischen Manierismus letzter Gestalt gegenüber der neuen Kunst aufrecht hält, nicht nur gegen einen Caravaggio, sondern auch gegen einen Velazquez und Ribera, im übrigen, darin seiner alten Heimat getreu, sehr starke historische Neigungen hat und viel wichtiges Zeitgenössisches mitzuteilen weiß, wie er denn auch seinen neuen Landsleuten (Dialog I) eine gedrängte Übersicht über die Kunstwerke Italiens, eine Art Führer, bietet.

Ganz und gar spanisch ist dann das Werk des Lehrers und spätern Schwiegervaters des Velazquez, Francisco Pacheco, *Arte de la pintúra* (Sevilla 1649), das wohl durchaus auf italienischen Quellen ruht, aber neben wichtigen geschichtlichen Nachrichten (über Rubens, Velazquez u. s. w.) das strenge Lehrgerüst spanischer Kirchenmalerei ausarbeitet; es ist bedeutend, daß er geistliche Berater aus der Gesellschaft Jesu hatte. Obwohl er nichts weniger als ein beschränkter Kopf ist — eine Eigenheit, die überhaupt in Spanien viel seltener als in dem gepriesenen Nachbarlande Frankreich anzutreffen — so ist sein Rat, an Stelle des nackten weiblichen Modells lieber Stiche zu verwenden, für seine Umgebung so aufklärend als möglich. Eine derartige Vorschrift wäre in dem stets viel »heidnischer« empfindenden Lande der Statthalterschaft Christi undenkbar; die Probe auf die Wirklichkeit zeigt aber das Werk des großen Tochtermannes des Pacheco, der gleichwohl ein viel unerbittlicherer Realist war als jemals einer der Malerkollegen von der andern Halbinsel. Das 17. Jahrhundert schließt in Spanien ab mit den *Discursos practicables* des Juan Martinez aus Zaragoza; er, der in Rom im Kreise der Bolognesen, Guidos und Dominichinos, seine theoretischen Überzeugungen eingesogen hatte, bleibt dennoch ein echter Spanier, ehrlich, tüchtig und ernst, mit jenen Charakterzügen, die den Stamm des unsterblichen Idealisten Don Quijote gerade dem Nordländer, trotz aller Gegensätzlichkeit, menschlich so nahe rücken.

Wenden wir uns nach diesem germanischen Norden zurück, so ergibt sich gegenüber der bunten Fülle und Bewegtheit romanischen Südens ein bemerkenswerter Abfall. England, das mit der Übersetzertätigkeit aus italienischen Werken frühe und eifrig am Werke ist, das in dem glänzenden Zeitalter Karls I. ebenso ein Beispiel des Kunstmäzenaten- und Sammlertums gibt wie später mit seinem Händel- und Haydnkult auf dem der Musik, schweigt auf eigentlich schrift-

mäßigem Gebiet so gut wie völlig, es bereitet sich auf seine führende Rolle im folgenden Jahrhundert vor. Freilich war Franciscus Junius der Bibliothekar des Grafen Arundel, aber er gehört dem niederländisch-französischen Kreise an. Sein großes archäologisches Werk *De pictura veterum*, das Rubens mit einem Empfehlungsschreiben einleitete, ist, wie später das Winckelmanns, im Stile eines großen Lehrgebäudes klassizistischen Gepräges aufgebaut, trotz seiner historischen Richtung. Wie Rubens selbst in diese Bestrebungen mit seinem reichen, vielbeweglichen Geist eingreift, kann hier nur gestreift werden; seine sehr merkwürdigen Ansichten über die Antike hat De Piles in seinen *Cours de peinture* aufgenommen; die im 18. Jahrhundert unter seinem Namen veröffentlichte *Théorie de la figure humaine* ist dagegen künstlich zurechtgemacht.

Gerade das Land, das eine durchaus selbständige, in ihrer Art vereinzelte, aber das Werk der Modernen eröffnende und vorbereitende Kunst entwickelt hatte, die Niederlande, vor allem Holland, bleibt in seinen entscheidenden Äußerungen höchst wortkarg. Das große Lehrgedicht des Rembrandtschülers Samuel van Hoogstraten aus Dordrecht (1641) zeigt ihn als Rhetoriker durchaus klassizistischer und romanischer Präge, die ihn dem wallonischen Akademiker Gérard de Lairesse — dessen *Malerbuch* eine starke Verbreitung erlangte — als wesensverwandt erscheinen läßt. Diese Vertreter der offiziellen Theorie sagen uns kaum etwas Neues. Was wir schmerzlichst vermissen, sind die unmittelbaren Äußerungen der Künstler aus diesem Kreise, die in ihrer Kargheit – man denke an die wenigen Briefe Rembrandts — sich so auffällig von der Fülle des südlichen Mittels, aber auch eines Rubens, abheben. Diese Künstler malten fleißig in ihren Werkstätten, sie redeten nicht und literarisches Streben lag ihnen vollends meilenfern. Im 18. Jahrhundert ist das ohnehin wenig redselige Holland, fast möchte man sagen, mit seiner Kunst, dann ganz verstummt.

Noch viel stiller ist es in Deutschland, das freilich damals seine unglücklichste Zeit nach dem Dreißigjährigen Krieg, der es zu Boden geworfen, durchlebte. Allerdings besitzen wir ein in seiner Art unvergleichliches Denkmal, das schon früher Erwähnung fand, die große *Teutsche Academie* des Sandrart. So unendlich die Fülle des Stoffes darin ist, in theoretischer Hinsicht bietet es so gut wie nichts; die Überzeugungen des Mannes sind völlig dem welschen Klassizismus verschrieben und bieten außer dieser Tatsache kaum etwas Neues. Es ist auch ganz handfertig technisch eingestellt; was Sandrart hier bringt, ist aber mit geringen Ausnahmen auch nichts als ein höchst fleißig, aber ganz mechanisch hergestelltes Mosaik aus ältern Lehrbüchern, vor allem der Italiener, des Vasari, des Serlio, des Palladio, des Franzosen Bosse u. s. w. Seine theoretischen Grundsätze bezieht er vor allem aus dem Lehrgedicht des alten Manieristen Van Mander, dessen Malerbibel, den moralisierten Ovid, er auch in Übersetzung seinem Werke eingefügt hat. Über die keineswegs unbedeutende deutsche Baulehre des 17. Jahrhunderts (J. Furttenbach, Goldmann, Fürst Karl Eusebius von Liechtenstein) soll im folgenden Kapitel im Zusammenhang mit dem 18. Jahrhundert kurz die Rede sein. Ganz außer Betracht bleiben vorerst die skandinavischen Länder, obwohl sie jetzt in die politische Entwicklung Europas mächtig einzugreifen beginnen; sie haben vor allem ja auch praktisch noch wenig beizubringen, und ihre künstlerische Betätigung fällt aus eng begrenztem landschaftlichem Rahmen nicht heraus.

Über die spanische Kunstliteratur handelt sehr eingehend Menendez y Pelayo in seiner Historia de las ideas estéticas en España, 2. Ausgabe, Madrid 1901, Bd. IV, 1 ff.

Über den Discurso sobre la figura cubica des Juan de Herrera (herausgegeben von Rivadeneyra in den Obras de Jovellanos, Bd. II) vgl. Menendez a. a. O. 24.

Juan de Arphe y Viallafañe, De varia conmensuracion para la Esculptura y Architectura, Sevilla 1585; Neuausgabe Madrid 1675 und 1736. Derselbe, Descripcion de la traza y ornato de la custodia de plata de la Santa Iglesia de Sevilla, Sevilla 1587; Neudruck in El Arte de España III, 174; vgl. Menendez a. a. O. 38—45.

Ebenda 51 f. über Felipe de Guevara, Comentarios de la Pintura (17. Jahrhundert), 1. Ausgabe von Ortega, mit Anmerkungen von A. Ponz, Madrid 1788.

Pablo's de Céspedes Poema de la Pintura (Anfang des 17. Jahrhunderts) ist zum Teil von Pacheco (s. unten) aufbehalten worden. Sämtliche Bruchstücke (darunter auch ein Discurso de la comparacion de la antigua y moderna pintura y escultura von 1604) abgedruckt von Céan Bermudez in seinem Diccionario histórico de los mas ilustres profesores de las bellas artes en España, Madrid 1800, vol. V, 268 f.; vgl. Menendez a. a. O. 58 f. Juán de Butrón, Discursos apologéticos en que se defiende la ingenuidad del arte de la Pintura que es Liberal y Noble de ambos derechos, Madrid 1626.

Vincenzio Carducho, Diálogos de la pintura, Madrid 1633; Neuausgabe von Villaamil, Madrid 1865; vgl. Justi, Velazquez I, 223 f.

Francisco Pacheco, Arte de la pintura, su antiguedad y grandezas. Descrívense los hombres eminentes que ha avido en ella, asì antiguos como modernos del dibujo y colorido... y enseña el modo de pintar todas las pinturas sagradas, Sevilla 1649; Neuausgabe von Villaamil, Madrid 1866; dazu J. M. Asensio, F. Pacheco, sus obras artisticas y literarias; 2. Ausgabe, Sevilla 1886.

Jusepe Martinez, Pintor de S. M. D. Felipe IV, Discursos Practicables del nobilisimo arte de la Pintura, sus rudimentos, medios y fines que enseña la experiencia con los ejemplares de obras insignes de artífices ilustres, herausgegeben von Carderera y Solano, Madrid 1866.

NIEDERLANDE. Franciscus Junius, De Pictura veterum libri tres, Amsterdam 1637, Rotterdam 1694; englisch London 1638; deutsch Breslau 1760; über Junius vgl. Stark, Handbuch der Archäologie I, 126 ff. (mit ausführlicher Inhaltsangabe).

Die merkwürdige Abhandlung des Rubens, De imitatione antiquarum statuarum ist in De Piles' Cours de peinture (von 1708, s. o.) lateinisch und französisch enthalten. Über Rubens als Archäologen vgl. Stark a. a. O. 120. Ein Bruchstück verdeutscht in Waagens Kleinen Schriften (1875), 238. Im 18. Jahrhundert erschien noch: Théorie de la figure humaine, considerée dans ses principes, soit en repos ou en mouvement. Ouvrage traduit du Latin de P. P. Rubens, mit 44 Kupfertafeln nach Zeichnungen des Künstlers, Paris 1773. Boussard, Les Leçons de Rubens, ou fragments épistolaires sur la religion, la peinture, et la politique, extraits d'une correspondence inédite en langue latine et italienne, entre ce grand artiste et Ch. Reginald d'Ursel, abbè de Gembloux, Brüssel 1838, ist wohl apokryph und wird auch von Rooses-Ruelens im Codex diplomaticus Rubenianus (Antwerpen 1887 ff.) nicht berücksichtigt. Der Verfasser behauptet, diesen angeblichen Briefwechsel aus einem Sammelbande gezogen zu haben, den ihm ein ehemaliger Mönch von Gembloux 1813 verehrt habe.

Wenig bedeutet Philip Angelo, Lof der Schilderkonst, Leyden 1642, eine zum Lukastage gehaltene »Konferenz« nach südlichem Vorbild; vgl. dazu Frederiks, Oud Holland VI (1888), 113 f.

Samuel van Hoogstraeten, Inleyding tot de Hooge Schoole der Schilderkonst: anders de zichtbare Werelt. Verdeelt in negen Leerwinkels yder bestiert door eene der zang-godinnen, Middelburg 1641, Rotterdam 1678.

Willem Goeree, Inleyding tot de allgemeene Teykenkonst. Die Erstausgabe vermag ich nicht anzugeben, sie fehlt auch in den First proofs des South Kensington Museums; eine spätere erschien Amsterdam 1705; doch ist eine alte deutsche, von dem bekannten Dichter Philipp von Zesen herrührende Übertragung, Hamburg 1669 (und 1678) vorhanden. Von demselben Verfasser, der auch als englischer Lionardo-Übersetzer (Amsterdam 1682) merkwürdig ist, stammt ferner eine Inleyding tot de Praktyk der algemeene Schilderkonst, Amsterdam 1704, deutsch (ohne Namen des Verfassers) als: Anweisung zur Mahlerkunst, Leipzig 1744; ferner Natuurlyk en Schilderkonstig Ontwerp der Menschenkunde; leerende niet alleen de kennis van de Gestalt, Proportie, Schoonheyd, Muskelen, Bewegingen, Actien, Passien en Welstand der Menschenbeelden tot de Teykenkunde, Schilderkunde, Beldhouwery, Botseer en Gilt-Oeffening toe passen etc., Amsterdam 1782, mit Kupfern, also eine Schrift in der Art der ältern deutschen Kunstbüchlein.

Gérard de Lairesse, Het Groot Schilderboek, Amsterdam 1707 und 1712, 1740; französisch: Les Principes du Dessin, Amsterdam 1719 und Paris 1787 (von Tansou); deutsch als Großes Malerbuch, Nürnberg 1728 und 1780 als Neu eröffnete Schule der Zeichenkunst, Leipzig 1745. T. Querfurt, Handbuch für die Mahler oder Auszüge aus G. de Lairesse großem Mahlerbuche nebst dergleichen aus der Idée du Peintre parfait, Prag 1776. Ausführliche Inhaltsangabe in Blankenburgs Zusätzen zu Sulzers Theorie der Schönen Künste III, 332; englisch von Fritsch, London 1738, 1778, 1773 und noch 1817 (von Craig). Wiener, Das Malerbuch des Lairesse, Die Kunstwelt 1912, 437.

DEUTSCHLAND. Sandrarts Teutsche Academie (1675), s. Buch VII. Stettler, Wilh., Bericht von dem rechten Wege der Mahlerey, Bern 1679. Der curiose Mahler, Dresden 1679. Scheffer, Joh. (Antiquar und Übersetzer des Pirro Ligorio), Graphice id est de arte pingendi. Liber singularis, Nürnberg 1669, viel gelesen und sogar im fernen Spanien von Palomino z. T. wörtlich benützt. Von einem deutschen Hofmaler Karls XI. von Schweden, David Klöker Ehrenstrahl rührt her: Kurzer Unterricht, observationes und Regeln von der Mahlerey, her. von G. Mascoll Silverstolpe, Arkiv för svensk Konst- och Kulturhistoria Bd. III, Stockholm 1918.

ENGLAND. Noch ins 16. Jahrhundert gehört: A very proper Treatise wherein is briefly sett forthe the arte of Limning, London 1573, 1581, 1583, 1588, 1605. Ähnlich der durch seinen Titel auffallende Traktat: Durer revived or a book of drawing, limning, washing or colouring of maps and prints, and the art of painting, with the names and mixtures of colours used by the picture-drawers, with directions. how to lay and painr pictures upon glass, London (1660), fol., 1666, 1680. Alexander Browne, Ars pictoria or an Academy treating of drawing, painting, limning, etching... with an Appendix on Miniature Painting, London 1675, fol.; Inhaltsangabe bei Sulzer-Blankenburg III, 330, wo auch noch andere technische Traktate dieser Art angeführt sind. William Aglionby, Painting illustrated in Three Diallogues containing some choice observations upon the Art (mit den Malerleben nach Vasari), London 1685 und 1719. Vgl. Borenius, An early english writer on art, im Burlington Magazine XXXIX (1921). William Salmon, Polygraphice or the Arts of drawing, engraving, etching, limning, painting, washing, varnishing, colouring and clying. In three books, London 1672, 1675, 1685, 1701. Von demselben Verfasser rührt der schon im Titel bezeichnende »Palladio Londinensis or the London Art of building« her, dessen erste Ausgaben mir unbekannt sind, der aber bis 1773 (mit Zufügung eines Architekturlexikons) achtmal aufgelegt worden ist.

IV.

Die Kunsttheorie des 18. Jahrhunderts außerhalb Italiens.

(Übersicht.)

Sie muß in noch knapperen Zügen umrissen werden als die des vorhergehenden Jahrhunderts. Das vielbewegte 18. Jahrhundert, wohl ein Gipfelpunkt menschlicher Kultur überhaupt und vielleicht das geistig freieste aller abgelaufenen Zeitalter, in seinem Schoße das Ende der alten Zeit und die eigene Vernichtung tragend, leitet in die moderne »Zivilisations«periode hinüber, die heute mehr als je in furchtbarem Kampfe um ihre innere wie äußere Form liegt.

Auch jetzt soll Frankreich den Vortritt haben, nicht um der Neuheit oder Originalität seiner Ideen halber, sondern um des Nachdrucks willen, mit dem es sie in die Tat umgesetzt hat. An eine Darstellung des geschichtlichen Zusammenhangs kann selbstverständlich hier nicht im geringsten gedacht werden, sie müßte auf breitem Grunde ruhen und ist, wenn auch nicht durchaus zulänglich, von anderer Seite versucht worden. Es handelt sich hier lediglich um die Übersicht der geschichtlichen Grundlagen.

Das Neue dieser Zeit liegt in der planmäßigen Gestaltung der Kunstkritik. Daß diese in Italien, und zwar in sehr weit zurückliegenden Tagen, ihren Ursprung hat, wissen wir längst; die aus Laien und Künstlern zusammengesetzten Kommissionen waren ihr gegebener Ausgangspunkt. Nun erscheint sie aber als feste öffentliche Anstalt, als Tageskritik von Laien gehandhabt und schon vom Augenblick ihrer Entstehung an mit der bestallten Hüterin der Kunsttradition, der Akademie, in Widerstreit, als die berühmten *Salons*, die jährlichen Ausstellungen, seit 1737 eine ständige Einrichtung geworden sind. Diese sind an sich nichts Neues, denn Italien kennt sie seit ziemlich frühen Tagen, dort bleiben sie aber bezeichnenderweise durch die Nabelschnur ihrer Entwicklung an sakrales Wesen, an bestimmte kirchliche Festtage gebunden, wie denn die Kirche überhaupt und namentlich mit ihrer Heiltumschau die Keimzelle des öffentlichen Museums war. Die Männer, die nun diese neue Form der Kunstliteratur vertreten, stammen entweder aus jenem ebenfalls in Italien längst vorhandenen, nun aber sozusagen organisierten Kreis der mehr oder minder gelehrten Kenner und Liebhaber, als deren Typus uns hier ein Pierre Jean Mariette, dort ein Graf Caylus erscheinen. Oder es sind einfach geistreiche Leute, die die besondere Form französischer Plauderei entwickeln; als ihr glänzendster Vertreter hat Denis Diderot zu gelten, nicht nur mit den für Baron Grimm bestimmten Salonberichten (1765—1767), sondern auch mit seiner von Goethe übersetzten und erläuterten Abhandlung über die Malerei. Als Übersetzer Shaftesburys weist er uns auf das Land hin, von dem Frankreich in mehr als einem Sinne revolutioniert worden ist, auf England. Was von hier aus begann, die Richtung auf das Natürliche, im Gegensatz zur Konvention des 17. Jahrhunderts, das findet in dieser Literatur seinen volkstümlichen Niederschlag. Schon ein d'Argenville lehnt sich gegen das »Gift der italienischen Theorien« auf, gegen die Überschätzung der Historie, gegen das Vorurteil, das Landschaft und Bildnis als künstlerisch geringwertig, ästhetisch verdächtig ansieht. Auf dieser Linie bewegt sich der große europäische Erfolg eines ziemlich platten Buches, das von einem fast ganz kunstfremden Literaten geschrieben wurde, Batteux, der den alten Gemeinplatz der Augentäuschung — von der gleichzeitigen Wachsplastik bis an die Grenze des Möglichen ausgebeutet — dem Publikum aufs neue mundgerecht machen will. Dieses Mitsprechen des reinen Literaten enthüllt sich auch, in einem früher nicht erhörten Maße, in den *Réflexions critiques* eines sehr geistreichen Mannes wie Du Bos; dergleichen war im Grunde seit dem hellenistischen Altertum nicht mehr dagewesen. Damit verbindet sich ein neues Anschwellen des Klassizismus, der in der Revolution und im napoleonischen Kaisertum sogar das tägliche Leben in einer früher unerhörten Weise ergreift. Die *Querelle des Anciens et Modernes* mit ihrer naiven Selbstgerechtigkeit, sich noch in dem Abend des »grand siècle« sonnend, ist versunken; die Antike ist aufs neue Trumpf und der »hohe Geschmack« vermeintlich oder wirklich griechischer Form wird immer schärfer dem pomphaften Überschwang der ältern Zeit gegenübergestellt, deren Name, *le goût baroque*, nun genau so als Schmähwort aufkommt wie einst in der Renaissance der der »Gotik«. Wohl erhebt sich noch zu Ende des 18. Jahrhunderts ein höchst geistreicher Künstler, der auf den jungen Goethe sehr starken Eindruck gemacht hat, Falconet, gegen die Altertümelei; er, der eine ungewöhnliche philologische Bildung besaß und u. a. einen höchst merkwürdigen Kommentar zu Plinius sowie zu den Verrinischen Reden Ciceros verfaßte, bricht den Stab über ein seit unvordenklichen Zeiten voll ehrfurchtsvoller Bewunderung betrachtetes angebliches Meisterwerk der Antike, den Marc Aurel, mit größter Schärfe und erstaunlicher Sachkenntnis, die aus eigener Arbeit (am Reiterdenkmal Peters des Großen) fließt; er zerzaust den alten Künstler ebenso unbarmherzig wie die alten Autoren Plinius und Cicero, denen er den Mangel jeglicher Kunstbegabung nachweist. Ganz im Sinne seines Schaffens selbst, das im großen französischen Barock wurzelt, ist seine Verteidigung des malerischen Reliefs.

Man würde sich aber täuschen, wenn man einen vollständigen Umsturz der Kunstlehre erwartete; den vollbrachte erst die Romantik. Gerade das viel gelesene und übersetzte Lehrgedicht, das ein akademischer Künstler dieser Zeit, Watelet, als eine der letzten Proben dieser noch immer angesehenen Gattung verfaßt hat, zeigt deutlich, daß in der Salonkritik der Journalisten genau so wie in der Wertung der Gelehrten und Künstler die alten Formeln der Kunsttheorie italienischen Gepräges noch immer ihre Rolle spielen, vom *disegno* an bis zur *invenzione*; sie gleichen höchstens gesprengten, aber wuchtenden Quadern, zwischen denen allerhand fröhliches Unkraut aufsprießt. Watelet ist freilich trotz aller Rechtgläubigkeit schon für den englischen Naturpark eingetreten; sein Urteil über Michelangelo spiegelt aber bei allem anerzogenen Bewundern die Herzensmeinung des Klassizismus gegenüber diesem Großvater des verfemten »Barocco« wieder.

Einige Worte müssen hier der sehr bedeutenden französischen Architekturlehre gewidmet werden. Sie knüpft an Traditionen des »grand siècle« Ludwigs XIV. an: die Doppelströmung, die einerseits zu der merkwürdigen Schöpfung des Rokokostiles, anderseits zum Klassizismus des Louis XV. und Louis XVI., endlich zum Empire führte, hatte dort ihre Quelle. Von dem Vorstoße des geistreichen Charles Perrault gegen die Antike war schon die Rede; sein Bruder Claude, der Gegner Berninis, hatte bei aller Betonung gesetzmäßiger, regelhafter Gebundenheit doch die Rolle der architektonischen Phantasie und ihren Zusammenhang mit dem Zeit- und Modegeschmack stark in den Vordergrund gestellt, jener Phantasie, die in den Schöpfungen der Dekorationsmeister des Rocaillestils dann so üppige Blüten trieb. Aber an dem klassizistischen Panzer der Schultheorie prallt dergleichen doch ebenso ab wie in Italien; in ihr, die immer mehr sich nach dem Verstandesmäßigen hin entfaltet, ist dafür kein Raum. Es sind ja auch Dinge, die sich viel schwerer in Begriffen und Worten einfangen lassen, als alle auf verstandesmäßigen Erwägungen ruhenden »Gesetze«. Ihren strengsten und einsichtigsten Vertreter im 17. Jahrhundert, François Blondel — der, was bezeichnend ist, ursprünglich von der Mathematik herkam — hat Gurlitt mit einem glücklichen Worte den Boileau der Architektur genannt. Er wandelt unentwegt auf den Pfaden der großen italienischen Lehrmeister, sucht in Gefolgschaft Palladios und der Antike die »ewig wahren Verhältnisse«; bei ihm beginnt schon jener Kampf gegen Borromini und Guarini als die Großmeister des Stils, für den sich, wie gesagt, bald der Schmähname des *Goût baroque* einstellen wird. Wie sehr dies alles trotzdem mit italienischem Denken zusammenhängt, lehren die Bemühungen, die architektonischen Verhältnisse denen der musikalischen Harmonie anzugleichen, ein Gedanke, der, wie wir längst wissen, in Italien bis auf die Tage der Frührenaissance zurückreicht. Blondel findet aber in den einflußreichen Lehrbüchern von Männern, die auch praktisch eine bedeutende Tätigkeit entfaltet haben, als Daviler und dem Schüler Mansarts, Boffrand, Nachfolge. Es ist sehr bezeichnend, daß der letztere eine Abhandlung geschrieben hat, die sich auf die Grundsätze von Horazens Poetik, als Ur- und Grundbuch aller solcher Erörterungen, stützen will. Trotzdem gehört er zu den Hauptmeistern des jungen Rokoko und findet von hier aus in seiner Art den Weg zu zwei Kunstweisen, die jener Stil als verwandt empfand und sich anzugleichen suchte, der gotischen und der Zierwelt Ostasiens. Für die große Baukunst gilt das aber alles nicht, hier herrscht der *grand goût*, mit dem die offizielle Lehre sich so trefflich im Einklang weiß, herrscht die *noble simplicité* und die *convénance*, und der Borrominismus erscheint auch da als Gipfel der Verkehrtheit. Wie abermals alte Gedanken der italienischen Theorie in neuer Wendung auftauchen, lehrt der Umweg, auf dem diese Menschen des Rokoko der Gotik zustreben; das gotische Gewölbe ist als Nachbildung des Baumgewächses und seiner ausgreifenden Zweige dem Ursprung aller Kunst aus der Natur nahegerückt, es liefert das anschaulichste Beispiel, wie Natur zur Kunst wird. Das ist der gleiche Zug zum Natürlichen, zum »Wahren«, der auch in den Lehrgebäuden der Bildkünste immer mehr hervortritt: freilich ist dieses »Wahre« durchaus im unpersönlichen Sinne Boileaus zu verstehen.

Boffrand wie der gleichzeitige Architekturkritiker Briseux sind aber schon von einer merkwürdigen Schrift abhängig, die zu Beginn des 18. Jahrhunderts erschienen war, außerordentliches Aufsehen erregte, auch über das Ursprungsland hinaus nach Italien (Lodoli) und Deutschland (Krubsacius) wirkte und in Herkunft und Haltung für die Umwelt, der sie entstammt, überaus bezeichnend ist. Sie rührt nämlich von keinem Berufsarchitekten, überhaupt von keinem Künstler, sondern einem gelehrten Abbé her, also einem Mitglied jenes Standes, dem in der Gesellschaft des 18. Jahrhunderts, nicht nur Frankreichs, eine so bedeutende Rolle zufiel. Aus ihm gehen die Lehrer und Führer der vornehmen Jugend, der künftigen Bauherren und Vertreter allen feinen »Geschmacks« hervor — der ist ja eine Lieblingssache und ein Lieblingswort dieser Zeit.

Es ist der Kanonikus de Cordemoy (1651—1722), dessen *Nou-*

veau Traité zuerst 1706 erschienen ist. Er tritt darin ganz in Übereinstimmung mit seiner Zeit für die Forderung der Wahrheit und Natürlichkeit auch in der Baukunst ein; die Kritik der verehrten Antike und ihres Lehrmeisters Vitruv zeigt noch deutlich die Herkunft von Ch. Perraults Schrift und jener *Querelle*, die ihren wahren Ausgangspunkt im Italien des beginnenden Seicento hatte. Es handelt sich um einen ersten Vorstoß der Aufklärung, die gegen Ende des Jahrhunderts das große Denkmal der Enzyklopädie errichtet; die Vernunft wird als oberste Richterin auch in Kunstsachen angerufen. Auch hier kommen wir überall auf Pfade, die in italienisches Gebiet zurückführen. Die Herkunft des griechischen Tempels aus dem Blockbau war dort längst erörtert worden; neu ist aber nunmehr die Folgerung, die im neuen Geiste gezogen wird und die sich gegen die wirklichen oder vermeintlichen Ausschreitungen der Bauphantasie, vor allem in dem verpönten »Barock« richtet. Aus Material, Technik und Zweckbestimmung werden stilistische Forderungen abgeleitet, die dem »natürlichen« Urbild aller Baukunst, der Holzhütte, entsprechen sollen. Die Basen unter den Säulen, deren Anschwellung oder gar Windung das üppige Zierwesen, alle Verkröpfungen und Brechungen der Gesimse werden von dieser rationalistisch-historischen Grundansicht aus als Stilfehler verworfen. Die vernunftgemäße Klarheit der Erscheinung, die strenger Zweckforderung entsprechende *bienséance* erscheinen als höchste Ziele und als Vorbedingungen baulicher Schönheit. Beide Gedanken sind echt französisch geprägt, ihr Metall ist aber doch aus italienischer Erde gewonnen. Denn es ist das uralte, uns sattsamst bekannte *decorum*, das hier in der Hoftracht Ludwigs XIV. erscheint. Der Grundsatz der Angemessenheit vitruvischen oder horazischen Ursprungs war längst bis in die kleinste Einzelheit ausgearbeitet worden; wenn hier wieder vom neuen Vernunftstandpunkt her die Forderung des natürlich zu erfüllenden Zweckes erhoben wird, das Gebäude, sei es Kirche, sei es Privathaus der verschiedenen Stände, müsse seine Bestimmung tektonisch erfüllen, so erkennen wir darin ebenso alte Bekannte wieder, wie auf der andern Seite in dem Gebot, das fürstliche Haus müsse durch Einfahrten, Vorhöfe, Terrassen schon äußerlich seine Bestimmung kundtun, Zeit und Stil »Ludwigs des Großen« vor uns erstehen.

Das Buch Cordemoys hat natürlich zunächst in Frankreich sehr stark gewirkt. Noch größere Verbreitung erhielten aber seine Gedanken auch außerhalb des engern Berufskreises durch einen angesehenen Modeschriftsteller, den Exjesuiten Abbé Laugier, der sie in geschmeidiger Form einem größeren Publikum mundgerecht zu machen wußte. Sein *Essay sur l'architecture* kam zuerst 1753 heraus, wurde auch bald ins Englische und Deutsche übersetzt, rief freilich auch scharfe Gegnerschaft hervor (Frézier, Guillaumot). Schon die Zeitgenossen haben ihn mehr oder weniger deutlich des Plagiats bezichtigt; es ist auch zweifellos, daß er, namentlich Cordemoy gegenüber, das echt französische Handwerk geschmackvoller Verbreitung fremder Gedanken meisterlich geübt hat. Nur auf italienischer Seite hat man jedoch bemerkt — und diese Erkenntnis ist noch heutigen Tages versteckt geblieben — daß er bei einem auf diesem Sondergebiet niemals zu literarischer Aussprache gelangten Original, dem noch zu erwähnenden Abate Lodoli, recht ausgiebige Anleihen gemacht hat. Laugier, der auch eine berühmte und noch lange Zeit angesehene Geschichte Venedigs verfaßt hat, die erste in französischer Sprache (Paris 1759—1768), hatte den geistreichen Sonderling in Venedig selbst kennen gelernt; allerdings war auch dieser selbst von den Ideen Cordemoys nicht unberührt geblieben.

Das südliche Nachbarland Frankreichs, Spanien, rückt von seiner großen heroischen Pose im Seicento ab; seine künstlerische Kraft flammt noch einmal zum Schlusse in Goya auf und leitet unmittelbar in die neue Zeit hinüber, kurz nachdem der blutleere Klassizismus eines Mengs die Heimat des Velazquez in Theorie wie in Praxis fast vollständig unterjocht hatte, um so verwunderlicher, als dieser dünne, vom Elbestrand eingeführte Trank als Nachtisch zu dem letzten glänzenden Schaugericht, Tiepolos venezianischem Barock, aufgetragen worden war. Das Vermächtnis der großen Zeit Spaniens hat der schon früher behandelte Palomino (Buch VII), der, 1653 geboren, noch fast ganz in das 17. Jahrhundert gehört, in seinem großen, an Sandrart erinnernden Lehrgebäude des *Museo pictorico* von 1715 niedergelegt; die kirchliche Stimmung ist noch stärker ausgeprägt in dem ebenfalls bereits erwähnten Buche des Ayala, das eine große alte Literatur nicht ohne Würde abschließt. Der spanische Klassizismus stellt sich dar in der *Arcadia pictorica* des Direktors der spanischen Akademie in Rom, Francisco Preciado, der (als Schüler des Sebastiano Conca) ganz auf italienische Theorie eingeschworen ist. Schon in Goyas Zeit, in der das spanische Volksbewußtsein zumal gegen die gallischen Eindringlinge so heftig aufflammt, gehört das Wirken von Männern wie Ponz, Llaguno, Jove Llanos, die, eifrig der künstlerischen Vergangenheit des Landes nachspürend, in gewissem Sinne die spanische Romantik einleiten, für die Gotik ein offenes Auge haben, aber auch schon von englischem Einfluß berührt sind. Die außerhalb ihres Ursprungslandes so gut wie gar nicht bekannten Unterhaltungen über die Bildhauerkunst des Arce y Cacho aus Burgos (1786) sprechen das letzte Wort über einen Zweig der Kunst, der sich bis zum Ende in alter Kraft und Volkstümlichkeit erhalten hatte.

Das eigentlich führende Land, das in die moderne Entwicklung hinüberleitet, ist aber der nördliche Nachbar Frankreichs, England, das solange beiseite gestanden war, nun aber wie politisch so auch künstlerisch das Erbe Hollands antritt; man hat mit Recht gesagt, daß der englische bürgerliche Roman des 18. Jahrhunderts der rechtmäßige Nachfolger des holländischen Sittenstücks sei, das in jener Zeit noch einmal in dem Amsterdamer Cornelis Troost eine glänzende Vertretung fand. Wie sehr englisches Geistesleben das ganze übrige Europa befruchtet hat, das kann hier nicht einmal angedeutet werden; es muß genügen, für unser Sondergebiet auf die alles überragende, auch die viel weniger ursprünglichen französischen Anläufe hinter sich lassende Tätigkeit der englischen Ästhetiker, eines Shaftesbury, Young, Hutcheson, zu erinnern; der frühverstorbene Heinrich v. Stein hat sie mit Geist und Scharfsinn behandelt. Wenn Shaftesbury den Grundsatz aufstellt: *all beauty is truth*, so hat das einen wesentlich anderen Sinn als das äußerlich gleichlautende Wort Boileaus: *le beau est le vrai;* was hier Konvention des »Angemessenen« echt gallischen Gepräges, ein Topfgewächs im französischen Park ist, das seine Herkunft vom italienischen *decoro* ebensowenig verleugnen kann als jener seinen Ursprung aus dem italienischen Architekturgarten der Renaissance, so spricht dort das Land, dessen modernes Naturgefühl sich den romantischen Landschaftspark schuf und ihn vorbildlich machte, die echt englische Forderung innerer Wahrheit aus. Und solcher Zeugnisse gibt es auf dem engsten Gebiete unserer Kunstliteratur noch mehr. Ein Buch wie der schon besprochene Reiseführer des Jonathan Richardson durch Italien, in Anlage und Sinnesart wie in seiner oft überraschend guten Beobachtung echt englisch, arbeitet zwar noch immer mit den alten Kategorien — wie ihm denn auch eine Abhandlung von Ten Kate über das *beau idéal* vorausgeschickt ist — aber es erhebt sich oft, seinen vaterländischen Standpunkt kräftigst betonend, zu überraschender Weite des Blicks. Dieser schreibende Maler betont schon zu Beginn des großen Jahrhunderts englischer (und damit europäischer) Malerei, daß sein Vaterland — dessen Name in der bildenden Kunst noch fast eine terra incognita darstelle — berufen sei, die Führung zu übernehmen, »falls die Malerei je wieder aufleben« sollte; gewiß ein merkwürdig prophetisches Wort, das in Erfüllung gegangen ist. Er schöpft diese Überzeugung aus dem Umstande, daß die englische Malerei im Bildnis — er nennt es fein eine »allgemeine Geschichte des Menschen« — seit etwa zwei Jahrzehnten den Vorrang innehabe, und auch da hat ihm die Nachwelt Recht gegeben.

In dieser Richtung liegt auch das höchst merkwürdige Buch eines der volksgemäßesten englischen Künstler, William Hogarths

Analysis of beauty, das Werk eines völligen Außenseiters, der sich um akademische Lehrmeinungen keinen Deut kümmert und bei aller gelegentlichen Schrulligkeit dennoch höchst Eigenartiges und Anregendes bietet. Sein Grundgedanke, auf den er sich soviel zu gute tut, die Theorie der Schönheitswellenlinie, ist freilich nichts weniger als neu, sondern, wie wir wissen, ein echter Ableger des italienischen Manierismus, auch schon in dem vielgelesenen Lehrgedicht des Dufresnoy vorgetragen.

Sein Widerpart in Kunst und Leben war ein anderer sehr bedeutender Künstler, der allerdings durchaus im akademischen Wesen wurzelt, wie er denn seine theoretischen Äußerungen ganz in altherkömmlicher Weise ex cathedra der Londoner Kunstakademie, deren Präsident er war, abgegeben hat: Sir Joshua Reynolds. Sein Standpunkt entfernt sich nicht allzuweit von dem auch im Ausland sehr hoch geschätzten Werk eines Landsmannes, des Daniel Webb (1760), das wiederum sehr bezeichnend als eine Einführung in die Kenntnis der italienischen Kunst gedacht ist und den Boden der alten Dogmatik kaum verläßt; es ist ein wahres Brevier des englischen Klassizismus. So feine Bemerkungen die Akademiereden des großen Malers nun auch gelegentlich enthalten — z. B. über die Persönlichkeit des Künstlers in seinem Werk — über die breitgetretenen Pfade der Vorzeit führen sie selten hinaus. Reynolds hat es ja selbst noch der Mühe wert gefunden, einen Kommentar zu einer rechten Bibel des Klassizismus, Dufresnoys Lehrgedicht, zu schreiben. Die alten Vorurteile sind ungebrochen, der »hohe Stil« ist das Idol und an seinem Maßstabe wird auch die Mutterkunst der englischen, in neue Zukunftsbahnen einlenkenden Malerei, die niederländische, gemessen, die seiner ermangelt und in ihrem Geschichtsbild, wie mit einer hart am Kern der Sache vorüberstreifenden Bemerkung gesagt wird, nichts als das »eigene beschränkte Volkstum« gibt. Merkwürdig ist das laute Bekenntnis zu Michelangelo, dessen Größe dem schaffenden Künstler voll aufgegangen ist und mit dessen Anrufung — im Gegensatz zu so vielen mißverständlichen Äußerungen vor und nach ihm — die letzte Akademierede des Reynolds ausklingt.

Von großer Bedeutung sind die auch für das Festland höchst einflußreich gewordenen Lehrer der englischen Landschaftsgärtnerei; das letzte Ergebnis faßt am Ende des Jahrhunderts Sir Uvedale Price zusammen. Es sind wirklich neue Gedanken, die vorher nicht da waren und nicht da sein konnten, da sie einer ganz veränderten, auf die Zukunft weisenden Geistesart entspringen. In der alten Theorie war kein Platz dafür, und es ist klar, daß sie mit der praktischen Kunstübung der Dichtung wie der Bildkünste selbst innig verschwistert sind. Für die erste braucht neben den merkwürdigen Stimmungslandschaften, die namentlich in Miltons *Penseroso* schon so auffällig hervortreten, nur an des Schotten Thomson († 1748) *Seasons* erinnert zu werden, die noch am Ende des Jahrhunderts die Wortunterlage für eines der berühmtesten deutschen Musikwerke, Haydns »Jahreszeiten« (von 1799), geliefert haben. Dabei ist es ein höchst bezeichnender Zug, daß man anfänglich (sogar in Norddeutschland) die als niedrig empfundenen »niederländischen« Szenen (Weinlese u. a.) bei den Aufführungen wegließ, bezeichnend schon darum, weil die Musik wie fast immer eine retardierende Entwicklung zeigt und wenigstens theoretisch-kritisch von viel ältern Gedankenläufen bestimmt wird, die auf andern Gebieten längst überholt waren.

Es stimmt mit dem Übergang der politischen Vorherrschaft von Holland an England, die sich so sinnfällig in der Thronbesteigung des Oraniers Wilhelm ausprägt, gut zusammen, daß die Niederlande selbst in diesem Zeitraum so gut wie völlig verstummen. Dafür erhebt das stammverwandte Land, das aus tiefstem Fall heraus sich anschickt, seinen Platz an der Sonne und in der Gemeinschaft der übrigen großen Völker einzunehmen, um so kräftiger und bedeutender seine Stimme.

Es kann nicht im Entferntesten davon die Rede sein, hier auch nur einen Umriß dessen zu geben, was die Deutschen des 18. Jahrhunderts auf dem Felde der theoretischen Betrachtung bildender Kunst geleistet haben; dergleichen gehört auf ein weiteres Gebiet als unser eng umgrenztes. Die Gesamtleistung steht aber, wie man wohl sagen darf, über allem, was die übrigen Völker Europas zusammen in dieser Zeit hervorgebracht haben. Wir begnügen uns mit einer raschen, zeitlich geordneten Übersicht. Vor allem soll nicht vergessen werden, daß die Philosophie der Kunst nicht nur ihren Namen, sondern auch ihr Wesen in Deutschland erhalten hat: Baumgartens *Aesthetica* kam gerade um die Jahrhundertmitte (seit 1750) heraus. Nachdem dann Winckelmann seine erste Schrift, die *Gedanken über die Nachahmung der griechischen Werke in der Malerei und Bildhauerkunst*, als ersten Weckruf des neuen Klassizismus hatte ergehen lassen, 1763 die *Abhandlung von der Fähigkeit der Empfindung des Schönen in der Kunst und dem Unterrichte in derselben*, folgten 1764 sein großes *Lehrgebäude der Geschichte der Kunst des Altertums*, 1766 der *Versuch einer Allegorie besonders für die Kunst*, der mit dem Wust der Barockallegorie aufräumen wollte. 1762 wurde ein Buch von Winckelmanns Freund Hagedorn, die *Betrachtungen über die Mahlerey*, gedruckt. 1766 erscheint Lessings *Laokoon*; ein Jahr vorher war Raffael Mengs' erste Schrift über *Schönheit und Geschmack in der Malerei* von seinem Freunde J. C. Füessli herausgegeben worden (1765). 1771 erscheint zum erstenmal das abschließende Grundwerk des deutschen Klassizismus, des Winterthurers J. G. Sulzer *Theorie der schönen Künste*, das der junge Goethe in den »Frankfurter Gelehrten Anzeigen« seines Schwagers Schlosser von 1772 tüchtig zerzauste. Die junge Generation meldet sich nun überhaupt in überschäumendem deutschen Volksgefühl zum Wort, wobei aber eines Lehrers Lessings, des schon 1756 verstorbenen und künstlerisch-technisch sehr gut gerüsteten Leipziger Universitätsprofessors J. Fr. Christ nicht vergessen werden darf, der bereits Lebensbeschreibungen der deutschen Maler geplant, ein Leben Cranachs zur Ausführung gebracht hatte. 1773 kommen Herders *Blätter für deutsche Art und Kunst* heraus, in denen des jugendlichen Stürmers Goethe Hymnus auf Erwin von Steinbach erklingt, auch seine von Falconet angeregten ketzerischen Gedanken Aufnahme finden, freilich auch in Herders skeptischem Geiste die Abhandlung des Italieners Frisi von der Gotik (s. u.) als Gegengewicht beigesellt wird. Es ist der erste Heroldsruf der Romantik; 1778 folgten dann Herders kluge, an Lessing anknüpfende, aber ihre eigenen Wege gehenden Gedanken über *Plastik*, 1788 die einer neuen Orientierung aus dem römischen Kunstkreise mit Goethe zustrebende Schrift seines Reisefreundes K. Ph. Moritz von der *bildenden Nachahmung des Schönen*, während ein Jahr vorher Heinses großer Malerroman *Ardinghello* und gleichzeitig der bedeutende Brief des Schweizers Salomon Gessner über die Landschaftsmalerei herausgekommen waren. Die für Goethe so wichtig gewordene, wie sein Leben Bruchstück gebliebene Kritik seines unseligen Jugendfreundes Joh. Heinr. Merck († 1791) kann hier auch nur gestreift werden. Das Ende des Jahrhunderts bezeichnen zwei so gegensätzlich gestimmte Schriften wie Lichtenbergs berühmte *Erläuterungen zu Hogarths Kupferstichen* (1794) und Wackenroders *Herzensergießungen eines kunstliebenden Klosterbruders* (1797), das erste Bekenntnisbuch der neuen romantischen Sinnesart. Ein Jahr später (1798) erschien Tiecks *Sternbald*, der zweite große Malerroman älterer Zeit. Auf dem Titel steht »eine altdeutsche Geschichte«; er spielt in Dürers Zeit. Zwar greift er auch nach Italien hinüber; aber es ist nicht mehr Heinses Italien, sondern das der neudeutschen frommen Maler, die sich in Rom sammeln. Auch Joh. Georg Forsters *Ansichten vom Niederrhein* (1790) sind noch zu nennen, sie enthalten viele feine Bemerkungen über Kunstwerke und weisen ebenfalls in die neue Zeit hinüber.

Einige unter diesen Schriften fordern aber doch ein etwas näheres Eingehen, da sie zu unserem Gegenstande in unmittelbarster Beziehung stehen.

Vorher soll aber der keineswegs unbedeutenden deutschen Baulehre ein Wort gewidmet sein. Noch ganz dem 17. Jahrhundert, der

Zeit furchtbarster Verwüstung Deutschlands, gehört die Schriftstellerei des Schlesiers Nikolaus Goldmann (1623—1665) an, der, was für diese ganze Richtung höchst bezeichnend ist, kein schaffender Architekt, sondern ein Mathematiker gewesen ist. Seine Werke sind größtenteils erst von seinem begeisterten Jünger Leonhard Christian Sturm aus Nürnberg (1669—1729) bekannt gemacht worden, der ebenfalls von Hause aus Mathematiker war, dann aber als Baudirektor in Norddeutschland namentlich eine ziemlich ausgedehnte, wenn auch künstlerisch nicht allzu bedeutende Tätigkeit entfalten konnte. Für ihn sind die italienischen Lehrmeister immer noch die Grundlage aller wahren Baukunst, auch Vitruv gegenüber. Gurlitt hat diesen echten deutschen Klassizisten, der übrigens auch als der erste Ästhetiker des protestantischen Kirchenbaus Beachtung verdient, gerade in seiner Deutschheit neben Gottsched gestellt. Es gehört zu dieser Stimmung des Klassizismus, daß der junge Sturm mit einem uralten Thema, dem vom Salomonischen Tempel, beginnt (*Sciagraphia templi Hierosolymitani*, Leipzig 1694), in Anlehnung an den alten spanischen Serlio-Übersetzer Villalpando. Nach dessen Ansicht waren ja die Maße des Tempels von Jerusalem von Gott selbst geoffenbart und dann erst den Griechen übermittelt worden. So erhielten die Säulenordnungen gleichsam priesterliche Weihe. Der einzige schaffende Architekt von wirklicher Bedeutung unter den Lehrmeistern des 17. Jahrhunderts ist der ursprünglich aus dem Kaufmannsstande hervorgegangene Ulmer Josef Furttenbach d. Ä. (1591—1667), der in Italien seinen wahren Beruf entdeckte; die Eindrücke dieser seiner Jugendjahre hat er in einem merkwürdigen *Itinerarium Italiae* (von 1627) festgehalten. Sein großes theoretisches Hauptwerk erschien 1635. Der echte deutsche Barockmeister fürstlicher Kreise ist aber der Nürnberger Paul Decker, dessen *Fürstlicher Baumeister* 1711—1716 erschienen ist. Er war in Schlüters Werkstatt in Berlin herangebildet worden, dessen Pläne zum königlichen Schloß der Hohenzollern er auch veröffentlicht hat. Ohne die norddeutsche Strenge seiner Lehrlingsjahre jemals ganz zu verleugnen, ist er doch einer der bedeutendsten und vielseitigsten Ziermeister im Sinn des beginnenden deutschen Rokokos geworden; die Verwandtschaft, die auch er mit Gotik und Chinoiserie empfand, hat er gleichfalls literarisch bekannt, und es i bedeutend, daß gerade diese Teile aus seinem Werk schon früh ins Englische übertragen worden sind.

Und nun erscheint auch der fürstliche Bauherr und Bauliebhaber selbst auf dem Plan. Es ist ein Mann, einem Geschlechte von Sammlern und Mäzenaten angehörig, das seinen Ruhm bis heute festzuhalten gewußt hat: der Fürst Karl Eusebius v. Liechtenstein (1611—1684) Er hat einen großen, in seiner Art einzig dastehenden Traktat hinterlassen, das *Werk von der Architektur*, der aber niemals zur Veröffentlichung, sondern lediglich als Vermächtnis für seine Nachkommen bestimmt war. Es enthält übrigens auch einen für den Geschmack der Zeit überaus lehrreichen Anhang über das Sammeln von Kunstwerken. Das Verdienst, die Handschrift nach langer Vergessenheit ans Licht gezogen zu haben, gebührt Viktor Fleischer, der sie in seiner Studie über diesen fürstlichen Mäzen 1910 veröffentlicht hat. Als Ausklang dieser ganzen jahrhundertelangen und, wie wir wissen, von Italien ausgehenden Überlieferung erscheint ein an sich herzlich unbedeutendes und von Cicognara hart gescholtenes Buch rein pädagogischer Art. Es sind dies die Vorlesungen, die ein Jesuitenpater Joh. Izzo für seine adeligen Zöglinge an der von Maria Theresia gestifteten Ritterakademie in Wien 1784 hat drucken lassen.

Der Anteil der Mathematiker an der Baukunst blieb übrigens immer rege; wir werden gleich sehen, wie einer der berühmtesten Männer des Fachs in Italien, der schon genannte Padre Frisi, sich mit dem Problem der gotischen Wölbung beschäftigt. Im fernen Rußland, das eben so gewaltsam wie später einmal Japan westlicher Kultur eröffnet wird, geht ein deutscher Akademiker in Petersburg, G. W. Krafft, an die Grundprobleme der Architektur heran. Sein Streben, die mathematische Begründung der altverehrten Säulenordnungen zu finden (1750—1758), ist deshalb nicht ganz ohne Wichtigkeit, weil er dem Vorbilde eines weit berühmteren Amts- und Landesgenossen folgt, des großen Mathematikers Leonhard Euler (1783 in Petersburg verstorben), der in seinem *Tentamen novae theoriae musicae* (von 1729) das gleiche für ein Gebiet versucht hatte, das man von jeher und bis in die Tage der deutschen Romantik hinein gerne der bildenden Schwesterkunst verglichen und an die Seite gestellt hatte. Freilich war Kraffts Unternehmen noch weniger von Erfolg gekrönt und mußte den Beweis erbringen, daß diesen Dingen auf rein verstandesmäßigem Wege eben nicht beizukommen ist, obwohl die gesamte Theorie von Anfang an auf diesem zu wandeln bestrebt war. Gerade deshalb ist aber dieser späte Ausklang von einer gewissen Bedeutung.

Kurze Erwähnung verlangt noch die literarische Tätigkeit eines Mannes, der in dem baulich so wichtigen Dresden an der Seite des Generaldirektors der schönen Künste, C. L. v. Hagedorn, eine bedeutende Rolle gespielt hat, als Hofbaumeister wie als Lehrer an der 1763 gegründeten Bauakademie. Es ist dies Friedrich August Krubsacius († 1790), der als schaffender Künstler allerdings kein übergroßes Ansehen bei der Nachwelt gefunden hat. Seine Stellung als überzeugter Klassizist ist schon dadurch gekennzeichnet, daß er es sich angelegen sein ließ, auf Goethes Jugendaufsatz über Erwin von

Steinbach mit einer scharfen Kritik zu antworten. An dem glänzenden Mittelpunkt des deutschen Rokoko hat er unentwegt dem Banner des nüchternsten Klassizismus norddeutscher Art Gefolgschaft geleistet, gegen die wunderlichen Grillen des Modegeschmacks gewettert und mit der Aufklärerei des Franzosen Cordemoy sich durchaus sinnesverwandt gefühlt. So behauptet die alte strenge und objektivistische Theorie und Praxis wie mit seinem Landsmann Mengs noch der aufdämmernden Romantik gegenüber das Feld.

Der gerade erwähnte Christian Ludwig von Hagedorn, der heute vergessene Bruder des bekannten Fabeldichters, stammt aus dem Kreise der Kenner, Sammler und Liebhaber — er hat gleich dem Leipziger Professor Christ als Radierer dilettiert. Die von ihm herausgegebenen *Betrachtungen über die Mahlerey* wurden zu ihrer Zeit hoch geschätzt und sie gehören auch wirklich zu den besten Erzeugnissen des 18. Jahrhunderts auf diesem Gebiet; ihr Verfasser hatte als Generaldirektor der schönen Künste in Sachsen den Rückhalt einer angesehenen Stellung und vielfacher Erfahrung. Besonders lehrreich für den Geist des 18. Jahrhunderts sind seine Versuche, sich kritisch nachschaffend der Landschaft zu bemächtigen, die ein halbes Jahrhundert später der junge Feuerkopf O. Runge in Hamburg als das wahre, ja einzige Thema moderner Kunst ausrufen wird. Darin berührt sich der aus diplomatischer Laufbahn hervorgegangene Weltmann Hagedorn mit dem Schweizer Salomon Gessner, dessen *Idyllen*, von ihm selbst mit feinen Kupfern ausgestattet, damals in der ganzen europäischen Welt mit Vergnügen gelesen wurden. Sein an Füessli gerichteter *Brief über die Landschaftsmalerei*, der die eingehende Schilderung seines eigenen Studienganges enthält, ist gleichfalls eine echte Urkunde des 18. Jahrhunderts und seiner schwärmerischen Naturliebe, die aus Gessners Idyllen selbst in ihrer antikisch-sentimentalen Form liebenswürdig genug spricht. Aus seiner Heimat, der Schweiz, ist ja nicht nur das berühmteste Beispiel »malender« Naturbetrachtung, Hallers *Alpen*, gekommen, sondern hier hatte auch jene Züricher Literatengesellschaft ihren Sitz, die in Bodmers und Breitingers *Discoursen der Mahler* (1721) wie in ihren sonstigen Werken sich mit bewußter Absicht der Formeln und Kategorien bediente, die sich die Theorie der bildenden Kunst längst zurechtgelegt hatte.

Wenigstens mit einem Worte soll hier auch des bescheidenen literarischen Anteils Österreichs an der Literatur der bildenden Künste gedacht werden, um so mehr, als es, schöpferisch gerade auf diesem Gebiete so ungemein begabt und tätig, sonst stumm bleibt. Freilich sind die Lesefrüchte, die der aus Schwaben gebürtige, doch ganz im theresianischen Wien eingebürgerte Jesuit Friedrich Christian Scheyb († 1777) unter den Decknamen *Köremon* und *Orestrio* (1770 und 1774) veröffentlichte, alles eher denn ursprünglich; aber sie wurden damals viel gelesen und geschätzt.

Allgemein europäische Bedeutung erlangte hingegen das literarische Wirken eines Mannes, der den in Italien groß gewordenen Typus der Virtuosen im Sinn des Klassizismus verkörpert; es ist Anton Raffael Mengs, dem sein Vater, diese Treibhauspflanze in gewaltsamer Pädagogik großziehend, beide Vornamen in sinnbildlicher Absicht schon in der Wiege anheftete: Correggio und Raffael sollten die Leitsterne seines Lebens und Wirkens sein und wurden es für das Wunderkind, dessen Gestirn am sächsisch-böhmischen Elbufer aufging, in Rom den Scheitelpunkt erreichte und im fernen Spanien erlosch. Seine deutsch, italienisch und spanisch unter steter Mithilfe von gelehrten Freunden abgefaßten Schriften — Mengs selbst soll, was zu glauben ist, schließlich keine Sprache mehr vollständig beherrscht haben — zeigen von vornherein das Weltbürgertum ihres Urhebers. In ihrer Gedankenblässe sind sie uns heute ebenso fremd geworden wie das von den Zeitgenossen zum Himmel erhobene künstlerische Schaffen des »philosophischen Malers« selbst; sie sind aber denkwürdig und nicht zu übersehen als Vermächtnis des international gewordenen Klassizismus und des Mannes selbst, der Winckelmanns Freund und Berater gewesen ist, den er allerdings auch — was recht kennzeichnend ist — mit einem angeblich antiken (in Wirklichkeit von ihm gefälschten) Wandgemälde hinters Licht geführt hat. Übrigens leitet ein dünner Faden auch von ihm zur deutschen Romantik, die an Stelle der alten Nebenbuhlerschaft der Künste die Wesenseinheit nicht nur der Bild-, sondern auch der Baukunst mit der Musik zu setzen bestrebt ist. Mengs wendet nicht bloß in seiner Lehre den Begriff der Harmonie in großem Umfange an, sondern er hat auch sein letztes Werk, die Verkündigung für Aranjuez, nach dem ausdrücklichen Zeugnisse seines spanischen Freundes und Herausgebers de Azara im Stil einer Corellischen Violinsonate malen wollen.

Das war der letzte Gruß des berühmten Deutschen an die Erde, die ihm vor allem heilig war. Zu ihr kehren auch wir noch einmal zurück, die wir an das Ende unserer Betrachtungen gelangt sind, wie wir von ihr den Ausgang genommen haben.

V. Die Italienische Kunstlehre des 18. Jahrhunderts.

Die Rolle des alten Mutterlandes aller theoretischen Bestrebungen, der Lehrmeisterin und des Vorbildes für ganz Europa ist allerdings in diesem Jahrhundert nicht entfernt mehr mit seinen Leistungen in den vorausgegangenen Zeiten zu vergleichen. Es bringt zwar noch immer sehr Vieles und Bedeutendes hervor, namentlich auf historisch-antiquarischem Gebiet, wie wir gesehen haben, aber es hat nicht mehr die Vorherrschaft, die ihm schon im Seicento allmählich entglitten war. Dasselbe gilt ja auch von seinem künstlerischen Schaffen, wenn auch seine Viruosen, vom Padre Pozzo an bis zu Canova, in aller Welt geschätzt und geehrt sind, am Strande der Newa ebenso zu Hause wie in den Residenzen der pyrenäischen Halbinsel und an allen sonstigen großen und kleinsten Höfen des Ancien Régime. Freilich ist es ein Sohn italienischer Erde, Napoleon Buonaparte, der als der letzte und größte Condottiere die Geschicke Europas politisch und zu einem nicht geringen Teil auch künstlerisch bestimmt. Durch Wegführung der bedeutendsten Kunstwerke hat er zwar sein eigentliches Vaterland empfindlich geschädigt, aber, groß wie in allem, auch den großen Gedanken der Völkergemeinschaft im Kunstwerk in entscheidender Form ausgesprochen, so wenig ihn seine Schöpfung, das europäische Zentralmuseum des Louvre, auch auf diesem Gebiete überlebt hat. Mit ihm als demjenigen, der die Tore der alten Zeit endgültig geschlossen hat, endet denn auch unsere Darstellung.

Eines der beredtesten Zeichen dieser letzten Periode, in der Italien, wie von seinen großen Taten ausruhend, sich immer mehr in ein Nachträumen seiner Vergangenheit einspinnt, aus dem es dann seine besten Patrioten mit heißer Leidenschaft zu wecken suchen, ist der vorher fast unerhörte Umstand, daß das Mutterland aller historischen und theoretischen Bestrebungen nunmehr die Modeschriften der übrigen Völker sich durch Übersetzungen anzueignen strebt. Die Beispiele dafür finden sich unter den im Vorausgegangenen aufgezählten Werken auf Schritt und Tritt. Voraus liegt nur die Proportionslehre des hoch geschätzten Dürer in der alten Venezianer Übertragung von 1591; Baldinuccis Aneignung des Van Mander läßt sich nicht als Übersetzung bezeichnen, und zu dergleichen hatten die Italiener bei der Fülle ihres eigenen Schaffens und bis ins Seicento als anerkannte Lehrmeister Europas auch wirklich keinen Anlaß.

Was nun das Schrifttum dieser letzten Periode des alten Italien selbst hervorgebracht hat, ist mit wenigen Ausnahmen unbedeutend im Vergleich zum Seicento und vollends zu den Leistungen der übrigen, jetzt so kräftig sich rührenden Nationen des Nordens. Das alte ästhetisch-technische Traktatwesen neigt sich zu Ende; ein Buch wie die *Pittura in Parnasso* des Gio. M. Ciocchi (Florenz 1725) ist höchstens dadurch von einiger Bedeutung, daß es bewußt die ein Jahrhundert früher von Tassini ausgesprochenen Gedanken fortspinnt; zugleich ein Beweis, wie rückständig dieses einst führende Land geworden ist. Die Dialoge, in denen der gelehrte Bottari Maratta und Bellori über die drei Künste der Zeichnung sich unterhalten läßt, zeigen ebenso diese rückschauende Tendenz; Erhebliches bringen sie eben nicht viel, wenn man auch die ganz aus dem Geiste des 18. Jahrhunderts hervorgehende Absage an den schematischen Kunstunterricht und an die alte Vorstellung von Lehrbarkeit der Kunst, besonders der Architektur, nach Regeln wird bemerken müssen. Aus demselben Geist geboren ist die nunmehr auch in Italien nach französischem Muster einsetzende Salon- und Damenliteratur. Ihr glänzendster Vertreter ist der Conte Francesco Algarotti aus Venedig (1712–1764), der Typus eines Welt- und Hofmannes, dessen ziervolle Erscheinung uns in einem feinen Pastell Liotards überliefert ist. Vom preußischen und sächsischen Hofe, von Friedrich dem Großen — der ihm auch das Grabmal im Pisaner Friedhof stiftete — und August III. geehrt und geschätzt, hat er namentlich der Dresdener Galerie ein paar ihrer besten Bilder verschafft. Wie er in seinem Buche: *Il Neutonianismo per le Donne* Errungenschaften der neuen Wissenschaft in angenehmer Form zu vermitteln sucht, so wirkte er auch in seinen zahlreichen kunstliterarischen Aufsätzen im Sinne solcher Bestrebungen, freilich meistens, wie es nun einmal in der Art solchen Schriftwesens liegt, fremde Gedanken ausbeutend, so auf dem Gebiete der Baukunst — der er eine eigene Schrift widmete — die eines sonderlichen Landsmanns, des Padre Lodoli (s. unten). Ein Typus des internationalen Schöngeistes, der in aller Welt zu Hause ist, widmet er seine Schrift über die Malerei (in der u. a. auch die Verwendung der Camera obscura dem Künstler eifrig empfohlen wird) der englischen Akademie; es ist mehr als ein Kompliment, wenn England darin die Palme auch auf dem Gebiet der Kunst gereicht wird. Denn so sehr er in dem alten Fachwerk ererbter Ästhetik befangen ist, er hat doch gute Witterung des Neuen und Kommenden, sein Griechentum ist ganz vom Geiste der Winkelmannzeit erfüllt und enthält zum Beispiel in der durchaus nicht neuen, aber nun neuen Sinn empfangenden Forderung der Beschränkung des Geschichtsbildes auf wenige Figuren — die antikische Reliefbühne — eine deutliche Absage an den rauschenden Überschwang des Barock, den doch die Kunst seiner Heimatstadt, vor allem die Tiepolos, bis an ihr Ende glänzend vertreten hat. Man darf nicht übersehen, daß dieselbe Zeit Glucks Musikdrama im Schoße trug, das ebenso eine Absage an die pomphafte Oper italienischen Stils war. Gerade gegen das gepriesene England in einem seiner einflußreichsten Vertreter erhob sich aber auch ein kleiner und namenloser Schriftsteller, der venezianische Abate Antonio Martinelli, der unter dem Decknamen eines Pedellen *(bidello)* der Akademie diese gegen Reynolds verteidigte, aber auch (schon 1783) auf den jungen Canova als eine Hoffnung seines Vaterlandes und der Kunst hinwies.

Ein Schöngeist gleich Algarotti ist dann der Jesuit Saverio Bettinelli aus Mantua (1718—1808), zu seiner Zeit sehr geschätzt und eine überaus bemerkenswerte Figur des italienischen Schrifttums im Settecento. Seine *Venti Lettere d'una dama ad una sua amica sulle belle arti* unter dem Decknamen *Diodoro Delfico*, in prunkvoller Ausstattung als Hochzeitsschrift für eines der vornehmsten Paare Venedigs (Barbarigo—Pisani) 1793, also knapp vor dem Zusammenbruch der alten Herrlichkeit erschienen, sind ein Musterbeispiel dessen, was er selbst mit weltmännischer Ironie zu Recht *istruzione color di rosa* nennt. Es ist bezeichnend, daß ein vornehmer Engländer darin eine Hauptrolle spielt; unnötig, eigens darauf hinzuweisen, welche Bedeutung diesem Element — man denke an den Konsul Smith — im Venedig dieser Zeit zukommt.

Einige Aufmerksamkeit fordert noch die Architekturlehre dieser Zeit, als ein Gebiet, auf dem Italien seit alter Zeit die unbestrittene Vorherrschaft innehatte. Namentlich auf dem Felde der »Zivilbaukunst« dauert die rege Tätigkeit das ganze Jahrhundert hindurch fort und erstreckt sich noch weit in das folgende. Unter den zahlreichen für den praktischen Bedarf der Bauschule bestimmten Lehrbüchern ist hier wenigstens eines, das des Ferdinando Galli-Bibbiena aus Bologna (1657—1743) hervorzuheben, eines der wichtigsten Vertreter seiner weitverzweigten Familie, die namentlich für den Theaterbau auch des Nordens lange Zeit tonangebend gewesen ist.

Eines Mannes, dessen Name schon wiederholt im Vorbeigehen genannt wurde, muß hier auch gedacht werden, obwohl er selbst niemals als Schriftsteller hervorgetreten ist. Es ist das der Padre Carlo Lodoli (1690—1761), der in seiner Vaterstadt Venedig als Theologieprofessor und Erzieher junger Adeliger wirkte und von Männern wie Montesquieu, Scipione Maffei, G. B. Vico u. a. geschätzt, jedenfalls eine der eigenartigsten Erscheinungen seiner Zeit gewesen ist. Er hat sich sehr viel praktisch und theoretisch mit der bildenden Kunst, namentlich der Architektur abgegeben und ist dabei zu recht merkwürdigen Ansichten gelangt. Geistreich, witzig und boshaft, hat es diesem »modernen Sokrates« vor allem unter den handfesten Praktikern seiner Umgebung natürlich nicht an Widersachern gefehlt; geschrieben hat er selbst, wie schon erwähnt, nichts, aber ein begeisterter Verehrer aus einer der angesehensten patrizischen Familien Venedigs, der Prokurator Andrea Memmo, hat sein Vermächtnis mit hingebender Treue festgehalten und der Nachwelt überliefert. Fingerfertige Schriftsteller wie Algarotti und der noch zu erwähnende Milizia haben seine Gedanken vielfach übernommen und in ihrer Weise fruchtbar gemacht. Daß er von den Ideen seines geistlichen Standesgenossen Cordemoy zweifellos nicht unberührt geblieben ist, wurde schon erwähnt; aber auch daß ein anderer, Abbé Laugier, der erste französische Geschichtsschreiber der Republik Venedig, ihn ziemlich ausgiebig gebrandschatzt hat. Der Eindruck, den die dem Gewohnten zuwiderlaufenden, häufig etwas barocken, aber fast immer originellen und selbständigen Gedanken dieses Aufklärers machten, hat es auch zu Wege gebracht, daß man damals, wie bereits erwähnt, den Traktat eines längst verschollenen Sieneser Architekten vom Beginn des 17. Jahrhunderts, Teofilo Gallaccini (s. oben) über die *Fehler der Architekten* zum erstenmal in Venedig (1767) in Druck legte, und daß der venezianische Vedutenstecher Antonio Visentini ihn mit eigenen Erläuterungen begleitete.

Lodoli ist uns deshalb so merkwürdig, weil er gewisse moderne Gedanken vorwegnimmt. Sein Bestreben ist ganz im Geiste des aufklärenden Rationalismus seiner Zeit auf die vernunftgemäße Begründung des Stils gerichtet, und die Art, wie er die Rolle des Materials in diesem betont, das uneingeschränkte Bekenntnis zu diesem als eine wesentliche Eigenschaft allen Stils fordert, das Verbergen und Verkleistern desselben — von der alten Zeit freilich in höchstem Maße auf allen möglichen Gebieten geübt! — als stilwidrig ablehnt und verurteilt, läßt ihn fast als einen einsamen und vergessenen Vorläufer Rumohrs und Gottfried Sempers erscheinen. Wie der letztere widmet er der alten Ableitung des griechischen Tempels aus dem Blockhaus, freilich in ganz anderm Sinne, große Aufmerksamkeit. Sein Jünger Algarotti gebraucht mit vollem Bewußtsein das Wort, daß es sich ihm um eine Grammatik der Baukunst handle. Es ist ferner ganz im Sinne Semperscher Stiltheorie, wenn Lodoli darauf besteht, daß die lebendige Wirksamkeit des Bauwerks (der Ausdruck *funzione* taucht hier schon auf) in seinem Aufbau (*rappresentazione*) klar zum Ausdruck kommen müsse und daß er deshalb die in Italien seit alter Zeit so auffälligen Schmuckfassaden, nur als Zierwesen vor den ganz anders gegliederten Innenraum gestellt und ihn maskierend, auf das schärfste ablehnt. Der *architetto filosofo*, wie ihn seine Bewunderer mit einer längst und in dieser Zeit besonders geläufigen, für sie auch bezeichnenden Redeblume nannten, war mitten im neu gekräftigten Klassizismus höchst skeptisch gegen die gepriesene Antike gestimmt und berührt sich damit mit dem Franzosen Falconet, zu dem er sonst freilich keine Beziehungen gehabt hat; gerade das Griechentum liefert ihm mit seiner stilwidrigen Übertragung des Holzstils auf die Steintechnik das Gegenbeispiel. Vollends merkwürdig wird uns aber der Mann dort, wo er sich, ganz im Geiste seiner Lehre, die immer den Zweckbegriff in den Vordergrund stellt, mit Bestrebungen des modernen Kunstgewerbes auseinandersetzt; er bringt z. B. im Gegensatz zu den Prunkmöbeln seines Jahrhunderts eine Reform der Sesselkonstruktion in Vorschlag, die genau dem Rücken und Gesäß entsprechen und dadurch ihre lebendig gewachsene Stilform gewinnen soll; schon sein Jünger Memmo bemerkt, hier lägen Gedanken vor, die vom englischen Kunstgewerbe (es sind die Reformen Chippendales und seiner Nachfolger gemeint) verwirklicht worden seien. In derselben Richtung liegt es, wenn Lodoli überall Stil und Schönheit des Geräts auf dessen Zweckbestimmung aufbaut, den Wagenbau z. B. auf Schönheit, Leichtigkeit und Festigkeit prüft und die Gondel seiner Heimat mit Recht als ein nicht zu übertreffendes Muster ihrer Art hinstellt, an der jedes Stück seiner Bestimmung vollkommen entspreche und damit auch den Eindruck künstlerischer Schönheit erwecke.

An Lodoli schließt sich in seiner Art ein anderer venezianischer Kunstschriftsteller an, der schon am Ausgange dieses Zeitraums steht und, wie er schon seinen Lebensjahren nach in das napoleonische Kaisertum hinüberleitet, so auch unsere Darstellung beschließen soll. Es ist dies Francesco Milizia, der als schaffender Architekt freilich keine Lorbeern geerntet, dafür aber einer der einflußreichsten, bekanntesten und wegen seiner in Galle getauchten Feder auch gefürchtetsten Kunstrichter des zur Neige gehenden Jahrhunderts geworden ist. Auf geschichtlichem Felde ist er uns schon begegnet (Buch VII); für das eklektische Wesen, das Italien in dieser Zeit anhängt, spricht schon der Titel eines vielgelesenen (auch sogleich übersetzten) Werkchens von ihm, das über die Kunst des Sehens *nach den Grundsätzen von Sulzer und Mengs* handelt (1781). Es ist auch eines der ausgeprägtesten Werke von ihm, das seine Geistesart als die eines Puristen streng klassizistischen Wesens enthüllt. Die Kunst der überwundenen Generationen, die man jetzt als barock bezeichnet, hat keinen überzeugteren Verächter und Bekämpfer als ihn, obwohl das *bello ideale,* das er nun freilich im Sinne seiner Zeit versteht und auf seine Fahne schreibt, gerade von der Theorie jener Zeit zuerst geformt worden ist. Bernini, dem er fast jegliches Verdienst außer dem eines geschickten Machers abspricht, ist sein Scheuel und Greuel, er wittert aber auch mit dem Drang leidenschaftlichen Hasses in Michelangelo den Ahnherrn dieser ganzen Entwicklung. Seine Rügereden gegen den Moses, der ein Gewand wie ein Bäcker zur Schau stelle, gegen den leeren akademischen Akt des auferstandenen Christus, gegen die Pietà, die den Ausdruck einer Wäscherin habe, und die im damaligen Italien Befremden und Entrüstung erregt haben, greifen doch wieder auf ältere Stimmen aus den Tagen des barocken Raffaelkultus zurück und präludieren folgenden ähnlicher Art. Im ganzen war er aber der richtige Mann nach dem Herzen überzeugter Klassizisten der napoleonischen Zeit wie eines Cicognara, und er nimmt deren Anschauungen schon in manchen Punkten voraus. Seine Forderung einer Gesetzgebung für die schönen Künste ist von dem großen und gewalttätigen Organisator dann ja verwirklicht worden, und wenn er einen alten Gemeinplatz, das Bildnis sei kein Kunstwerk, wenn es nichts anderes als Bildnis sei, verficht, so geschieht das doch in einem neuen Sinn, eben demjenigen, der in der offiziellen Kunst napoleonischer Prägung Inhalt und Ausdruck erhalten hat.

BIBLIOGRAPHIE.

FRANKREICH. Namentlich für das 18. Jahrhundert kommt neben dem obenerwähnten Fontaine das ziemlich ungleichmäßige Buch von Albert Dresdner, Die Kunstkritik. Ihre Geschichte und Theorie, I. Entstehung der Kunstkritik, München 1915, in Betracht.

De La Font de St-Yenne, Kleine kritische Schriften: Réflexions sur la peinture, (Paris) 1746; Réflexions sur quelques causes de l'état présent de la Peinture en France, Paris 1747 und 1752; Le Génie du Louvre aux Champs Elysées: Dialogue entre le Louvre, la ville de Paris, l'ombre de Colbert et Perrault, (Paris) 1756; Sentiments sur quelques ouvrages de Peinture, Sculpture et Gravure, Écrits à un particulier en Province, (Paris) 1754. Gegen Laugier (s. unten) ist sein Examen d'un essai sur l'architecture, Paris 1753, gerichtet. Bachaumont, François de, Lettres sur les peintures, sculptures et gravures des M. M. de l'Académie Royale exposées au Salon du Louvre depuis le 1767 jusqu'à 1779, London 1780. Bachaumont, L. de, Essai sur la Peinture, la Sculpture, et l'Architecture, Paris 1751. Fénelon, Archevêque de Cambray, Deux Dialogues sur la peinture (Parrhasius, Leonardo, Poussin sind die Zwischenredner), zusammen mit Monvilles Leben des Mignard, Amsterdam 1731; Neuausgabe von Singer, London 1811. Diderots Salonkritiken in seinen Œuvres, die zuerst (von Naigeon herausgegeben) Paris 1798 in 15 Bänden erschienen (vgl. Brunetière, Les salons de Diderot. Rev. des deux mondes 1880, 469). Seinen Essay sur la Peinture (Paris 1796, in deutscher Übertragung von C. F. Cramer schon Riga 1797) hat Goethe bekanntlich den berühmten Versuch über die Malerei, mit eigenen Anmerkungen durchsetzt (zuerst in den Propyläen 1798) entnommen; vgl. Doering, Goethe und Diderot über die Malerei, Preuß. Jahrbücher 1888. Cochin, Ch. Nicolas, Recueil de quelques pièces concernant les Arts, Paris 1757; Neuausgabe als Œuvres diverses, Paris 1771, 3 Bände. Darunter sind für die zeitgenössische Kritik besonders die Misotechnites aux Enfers ou examen des observations sur les Arts par une Société d'Amateurs wichtig, Paris 1758, 1759, 1769.

Von den Schriften der Akademiker sind Charles Coypels Discours prononcez dans les conférences de l'Académie Royale, Paris 1721 (1732, 1792) zu nennen.

Watelet, Claude Henri de, L'Art de Peindre, Poème avec des réflexions sur les différentes parties de la Peinture, Paris 1760 und Amsterdam 1761; deutsch Leipzig 1763; italienisch von Caremicio, Genua 1765 und (in versi sciolti) von Gasp. Gozzi, Venedig 1777. Das mit P. C. Levesque herausgegebene Dictionnaire des Arts de Peinture, Sculpture et Gravure, Paris 1792, 5 Bände, ist als »Aesthetisches Wörterbuch über die bildenden Künste« von C. H. Heydenreich deutsch bearbeitet worden, Leipzig 1793—1795. Über Watelet: Justi, Winckelmann, 2. A., III, 41. Merkwürdig ist auch Watelets Eintreten für die englische Gartenkunst in seinem Essai sur les Jardins, Paris 1772; deutsch Leipzig 1776.

De Marsy, Fr. Marie, La Peinture, Poème traduit du Latin, Paris 1740; lateinisch (mit Dufresnoy) herausgegeben von Klotz, Leipzig 1770.

Doissin, Louis, Sculptura, Carmen, Paris 1753, auch französisch im gleichen Jahr und 1757; italienisch in versi sciolti von A. L. de Carli, Mailand 1775.

Lemierre, Antoine Marin, La Peinture, Poème en trois chants, avec notes, Paris 1769, Amsterdam 1770.

Falconet, Etienne Maurice: Seine Schriften sind öfter herausgekommen; die vollständige Ausgabe ist die sechsbändige: Les Œuvres d'Etienne Falconet statuaire, Lausanne 1781; die Réflexions sur la Sculpture erschienen zuerst Amsterdam 1761, deutsch schon 1765 in der Neuen Bibliothek der schönen Wissenschaften, Bd. I; die Observations sur la Statue de Marc-Aurèle et sur d'autres objets relatifs aux beaux-arts Amsterdam 1771. Seine Traduction des XXXIV, XXXV et XXXVI livres de Pline l'Ancien, avec des notes, Haag 1775. Die in Gemeinschaft mit Diderot für die Enzyklopädie geschriebenen Artikel über die Bildhauerkunst wurden schon (London) 1777 von Tooke ins Englische übersetzt. Goethes Jugendaufsatz: Von Falconet und über Falconet, erschien 1772. Die Gesamtdarstellung von Edm. Hildebrandt, Leben, Werke und Schriften des Bildhauers E. M. Falconet, Straßburg 1908 (Zur Kunstgeschichte des Auslandes, H. 63) behandelt die literarische Tätigkeit des Mannes eingehend im II. Teil, 88—151. Über Falconet auch Stark, Handbuch I, 172 ff.

Unter den Liebhabern und Sammlern ragen der Graf Anne Claude de Caylus und Pierre-Jean Mariette besonders hervor. Über den ersten vgl. namentlich Stark, Handbuch I, 147 f.; unter seinen auf moderne Kunst zielenden Schriften sind hervorzuheben die Nouveaux sujets de Peinture et Sculpture, Paris 1755. Die »Abhandlungen zur Geschichte und Kunst« erschienen deutsch von Meusel, mit Vorrede von Klotz, Altenburg 1768, in 2 Bänden. Unter Mariettes Schriften, der in der Sammlergeschichte des 18. Jahrhunderts eine so bedeutende internationale Rolle spielt, ist besonders die mit prachtvollen Kupfern ausgestattete und technisch überaus lehrreiche Darstellung zu nennen: Description des travaux qui ont précédé, accompagné et suivi la fonte en bronze d'un seul jet de la statue équestre de Louis XV, dressée sur les mémoires de Lempereur, Paris 1768, fol. (Ein vorausliegendes ähnliches Werk von Boffrand s. u.) Estève, Dialogues sur les Arts entre un artiste américain et un amateur français, Amsterdam 1756. Ein Nachzügler alter Denkungsart: Méry, La Théologie des Peintres, Sculpteurs, Graveurs et Dessinateurs, où l'on explique les principes et les véritables règles pour réprésenter les mystères de N. S. etc. avec l'indication des meilleurs tableaux et des morceaux de sculpture . . . qu'on voit dans les Églises de Paris et dans les Cabinets des particuliers, Paris 1765.

Um des Verfassers willen ist Liotards Traité des Principes et des Règles de la Peinture, Genf 1781, zu nennen; um des für das 18. Jahrhundert namentlich in Frankreich sehr ergiebigen Themas wegen die Schrift von C. F. Jouillain, Réflexions sur la Peinture et la Gravure, accompagnées d'une courte Dissertation sur le Commerce de la Curiosité, et les ventes en général. Ouvrage utile aux Amateurs, aux Artistes et aux Marchands, Metz 1786.

Architekturlehre.

Über das Thema sind jetzt die eingehenden Ausführungen bei A. E. Brinckmann, Die Baukunst des 17. und 18. Jahrhunderts in den romanischen Ländern (im Handbuch der Kunstwissenschaft) zu vergleichen (S. 328 f., 287); insbesondere über einen neu entdeckten Traktat des Abbé S. Hilarion (Bibl. des Kunstgewerbemuseums in Berlin) p. 236 f.

Von dem ältern Blondel ist zu unterscheiden der jüngere Jacques François Blondel, dessen Cours d'Architecture (vollendet von P. Patte) Paris 1771—1777, 6 Bände Text und 3 Tafelbände, erschien. Dieser Blondel hat sehr viel geschrieben. Zu erwähnen ist noch sein großes (unvollendetes) Tafelwerk über die Bauten von Paris, Architecture françoise ou Recueil des plans . . . des églises, maisons royales et édifices les plus considérables de Paris, Paris 1752, 4 Bände, von dem ein Neudruck (Paris 1904) erschienen ist. Besonders merkwürdig ist auch der im Geist des schwärmerischen Jahrhunderts gehaltene Briefwechsel zwischen einer Dame und ihrem Freunde über das Modethema der Baukunst, der u. d. T. L'Homme du monde éclairé par M. de Bastide, Amsterdam 1774, in 2 Bänden erschien.

Cordemoy, L. G. de, Chanoine, Nouveau traité de toute l'architecture ou l'art de bastir, utile aux entrepreneurs et aux ouvriers... Avec un dictionnaire des termes d'architecture, Paris 1706 und 1714; vgl. Comolli, Bibliografia IV, 264f. und besonders ausführlich Schumann, Barock und Rokoko, Leipzig 1885, 6ff. (dessen bibliographische Angaben indessen ein fast wörtlicher Auszug aus dem gar nicht genannten Comolli sind).

Laugier, Abbé Marc Antoine, Essai sur l'architecture, Paris 1753, 1755, Haag 1765, der auch ins Englische (London 1755 und 1786) und Deutsche (Leipzig 1768) übersetzt wurde. Von Laugier außerdem: Réflexions sur quelques causes de l'État présent de la Peinture en France. Avec un examen des principaux ouvrages exposés au Louvre le mois d'Août 1746, Haag 1747, und Manière de bien juger des ouvrages de Peinture, Paris 1771. Über ihn vgl. Gurlitt, Barockstil II, 1, 309. Gegen Laugier richtet sich die scharfe Kritik eines Berufsarchitekten, Auguste Alexandre Guillaumot, Remarques sur un livre intitulé: Observations sur l'architecture de M. l'Abbé L., Paris 1768; Comolli, Bibliografia IV, 283. Der Architekt C. E. Briseux ist auch der Verfasser des s. Z. viel gelesenen Buches: Traité du beau essentiel dans les Arts appliqués particulièrement à l'architecture (ganz in Kupfer gestochen), Paris 1752 (und An V).

Frézier, Amédée Franç., La théorie et la pratique de la coupe des pierres et des bois pour la construction des voûtes etc. ... ou traité de stéréotomie à l'usage de l'architecture auquel on a joint une Dissertation sur les ordres del'architecture, Straßburg 1737 bis 1739, Paris 1754—1769, 3 Bände.

Boffrand, Germain de, Livre d'architecture mit lateinischem und französischem Text, Paris 1745, enthält u. a. zwei Aufsätze: Dissertation sur ce qu'on appelle le bon goust en architecture und Principes tirés de l'art poétique d'Horace; vgl. die ausführliche Darstellung bei Gurlitt, Geschichte des Barockstils II, 1, 258ff. Boffrand gab auch heraus: Description de ce qui a été pratiqué pour fondre la bronze d'un seul jet la figure equestre de Louis XIV. ... en 1699; französisch und lateinisch Paris 1743; ein Foliant mit ausgezeichneten und technisch lehrreichen Kupfertafeln.

Le Clerc, Sébastien, Traité d'Architecture, avec des remarques et des observations très-utiles pour les jeunes gens qui veulent s'appliquer à ce bel art, Paris 1714; deutsch Nürnberg 1759 und 1797 (von Kraft); holländisch Amsterdam o. J.; englisch von Chambers, London 1732.

Patte, Pierre, Discours sur l'architecture où l'on fait voir combien il serait important que l'étude de cet art fit partie de l'éducation des personnes de naissance: à la suite du quel se propose une manière de l'enseigner en peu de temps, Paris 1754. Derselbe, Mémoires sur les objets les plus importans de l'architecture, mit Tafeln, Paris 1769. Derselbe, Essai sur l'architecture théâtrale ... Avec un examen des principaux Théâtres d'Europe et une Analyse des écrits les plus importants sur cette matière, Paris 1782, mit Tafeln; italienisch Storia e descrizione de' principali Teatri antichi e moderni von Ferrario, mit Noten des Theatermalers P. Landriani, Mailand 1830. Lecamus de Mezières, Le génie de l'architecture où l'analyse de cet art avec nos sensations. Paris 1780. Deutsch in Huths Magazin der bürgerlichen Baukunst 1789. Die Ideen der Revolution treten schon auf bei Ledoux, L'architecture considerèe sous le rapport de l'art, des moeurs et de la législation Paris 1804. Über diesen merkwürdigen Mann handelt eine (noch ungedruckte) Dissertation Dr. Emil Kaufmanns in Wien: Die Entwürfe des Architekten Ledoux und die Ästhetik des Klassizismus.

Von Wichtigkeit sind die Artikel über Kunst der großen französischen Encyclopédie méthodique, Paris 1782—1832, die in zwei eigenen Bänden, Beaux-Arts, Paris 1788—1791 (mit Tafelband von 1805) gesammelt vorliegen. Roland Le Virloys, Ch. Franç., Dictionnaire d'Architecture, civile et de tous les arts qui en dépendent, Paris 1770—1771, 3 Bände mit Tafeln.

Unter den ästhetischen Schriftstellern sind vor allem zu nennen die Reflexions critiques sur la Poésie et la Peinture des Abbé J. B. Dubos, Paris 1719 u. ö. aufgelegt; englisch von Nugent, London 1748; deutsch von Funk, Kopenhagen 1760; dann Ch. Batteux, Les Beaux-Arts réduits à un même principe, Paris 1747; deutsch Leipzig 1751.

Über die SPANISCHEN Theoretiker des 18. Jahrhunderts handelt eingehend Menendez y Pelayo in seiner Historia, 2. A., VI, 255 ff. Palomino, El Museo Pictorico (1715), s. Buch VII. (Menendez 258 f.), Ayala, Pictor christianus, 1730 (ebend. 271 f.) s. oben. Gregorio Mayans, Arte de pintar (1776), erst Madrid 1854 gedruckt.

Preciado de la Vega, Francisco, Arcadia Pictórica en sueño ó poema prosaico sobre la Teórica y Práctica de la Pintura, Madrid 1789.

Nicolás de Arce y Cacho, Conversaciones sobre la Escultura, Compendio histórico teórico y práctico de ella. Para la mayor ilustracion de los jóvenes dedicados a las Bellas Artes de Escultura Pintura y Arquitectura: luz á los aficionados y demás indivíduos del dibujo. Obra útil instructiva y moral, Pamplona 1786.

Über die Schriftstellerei des Jove-Llanos s. Menendez a. a. O. 338 ff.

Über die ENGLISCHE Ästhetik des 18. Jahrhunderts v. Stein a. o. a. O.

Unter den Schriften des Architekten Batty Langley, auch für die neue Gartenkunst (New Principles of Gardening, London 1728) wichtig, ist besonders zu erwähnen: Gothic Architecture inproved by Rules and proportions; to which is added an Historical Dissertation on Gothic Architecture, mit Kupfern, London 1747. Auch sein Versuch einer Bibliographie kann angemerkt werden: The Builders compleat Assistent, or a Library of Arts and Sciences necessary to be understood by Builders an Workmen. London 1738 u. ö. Neben ihn tritt ein anderer berühmter Baumeister dieser Zeit, William Chambers (s. a. o.), mit seinen Deseigns of Chinese Building etc., to which is annected a Description of their Temples, Houses, Gardens, London 1753, 1757; französisch Paris 1776. A Dissertation on oriental Gardenings, London 1772. Treatise of civil Architecture, London 1759, 1768. Das schon im 17. Jahrhundert (z. B. bei Sandrart) wahrnehmbare Interesse am Chinesischen führt jetzt im englischen Mittel zu einer Gegnerschaft gegen die Naturromantik und Gotik; vgl. dazu die Ausführungen Gurlitts, Geschichte des Barockstils II, 1, 400 ff.

Wichtig und abschließend für die Beziehungen zwischen der neuen Gartenkunst und der Malerei ist das Buch von Sir Uvedale Price, Essays on the Picturesque as compared with the Sublime and the Beautiful; and on the use of studying Pictures for the purpose of improving real Landscape, London 1794, 1796, 1798, 1810. Derselbe, A Letter to H. Repton Esq. on the application of the practice as well as the Principles of Landscape-Painting to Landscape-Gardening (Ergänzung zu seiner frühern Schrift), London 1795, sowie A Dialogue on the distinct Characters of the Picturesque and the Beautiful. Prefaced by an introductory Essay on Beauty, with remarks on the ideas of Sir Joshua Reynolds and Mr. Burke, upon that subject, Hereford 1801. Die Schrift ist als Antwort auf das an Price gerichtete Lehrgedicht des Archäologen Richard Payne Knight, The Landscape (in drei Büchern), London 1794, 1795, gedacht. William Masons vielbewundertes Lehrgedicht in vier Gesängen, The English Garden, London 1772, erschien deutsch schon Leipzig 1773. Das oben angezogene Werk von Edmund Burke ist die Philosophical Inquiry into the Origin of our Ideas of the Sublime and Beautiful, London 1757 u. ö., das auch in alten deutschen und italienischen Übersetzungen (Riga 1773, Mailand 1804) vorliegt. Ferner Gilpin, Will. Rev., An Essay upon Prints containing Remarks upon the principles of picturesque Beauty etc., London 1768, 1781, 1792, 1802; holländisch Rotterdam 1787; französisch Breslau 1800. Derselbe, Three Essays; on Picturesque Beauty; on Picturesque Travel; and on Sketching Landscape, to which is added a Poem on Landscape-Painting, London 1792, 1794. Von einem Anonymus rührt her: An Essay on Landscape's

Painting, with remarks, general and critical, on the different schools and masters, ancient and modern, London 1783 u. ö. bis 1853.

Elsum, John, The Art of Painting after the Italian Manner; with practical observations on the principal colours and directions how to know a good picture, London 1704.

Page, Thomas, The Art of Painting in its rudiment, progress and perfection, delivered exactly as it is put in practice etc., London 1720.

Richardson, John, An Essay of the Theory of Painting, London 1715, 1725; französisch Amsterdam 1728. Derselbe, The Connoisseur; an Essay on the whole Art of Criticism as it relates to Painting and a Discourse on the Dignity, Certainty, Pleasure and Advantage of the Science of a Connoisseur, London 1719. Beides auch in den Works of John Richardson, London 1772 und 1792.

La Motte, Charles, Essay upon Poetry and Painting, with relation to the sacred and profane History (das »Fehler«-Thema!), London 1730.

Webb, Daniel, An Inquiry into Beauties of Painting, and into the Merits of the most celebrated Painters, ancient and modern, London 1760, 1761, 1769, 1777; französisch von Eidous, Paris 1765; deutsch von Vögelin (mit einem Sendschreiben von H. J. Füessli), Zürich 1766 und 1771; italienisch »da una Dama Veneta« (d. i. Maria Querini-Stampalia), Venedig 1791, und von F. Pizzetti (mit gelehrten Erläuterungen), Parma 1804. Außerdem: A Letter to His Excellency Count *** (F. Algarotti) in which the Question: Whether Allegories ought to be admitted in Painting and Sculpture is considered, London 1771. Über Webb s. u. a. Hildebrandt, Falconet, S. 110f.

Hogarth, William, The Analysis of Beauty, written with a view of fixing the fluctuating Ideas of Taste, London 1753, 1772, 1810; ferner in der Gesamtausgabe von Hogarths Werken, London 1810 und 1837; deutsch von Mylius, Zergliederung der Schönheit, Berlin 1754 mit Vorrede von Lessing (der auch die »Vermischten Schriften« seines Freundes M. herausgegeben hat), sowie (im Auszug) von Leitner, W. Hogarths Aufzeichnungen, Berlin, Bard 1914; französisch von Jansen, Paris 1805; italienisch Livorno 1771. Derselbe (?), An Essay on Comic Painting, London 1788. Zu Hogarths Analysis vgl. Justi in der Zeitschrift für bildende Kunst VII (1872).

Reynolds, Sir Joshua, Discourses delivered at the Royal Academy, London 1771, 1778 (einzeln), Gesamtausgaben London 1821, Edinburgh 1840, und mit Anmerkungen von Burnet, London 1842; letzte Ausgabe von R. Fry, London 1905. Sämtliche Werke (auch seinen Kommentar zu Dufresnoy enthaltend) von Malone, The Works of Sir J. Reynolds, London 1794—1797, 1798, 1801, 1819, 1824; von Beechey, The literary Works of Sir J. Reynolds, London 1852, 2 Bände. Die Discourses: französisch Paris 1787, 2 Bände; italienisch Bassano 1787; deutsch von E. Leisching, Wien 1893. Über Reynolds Kunsttheorien Ortlepp, Sir J. Reynolds, Straßburg 1907.

Wolcott, John (Peter Pindar), Subjects for Painters, London 1789.

Als eine der ersten Schriften gegen den falschen Klassizismus sind Edward Youngs (des Dichters der berühmten *Night Thoughts*) Conjectures on original Composition (1750) zu nennen.

DEUTSCHLAND. Joh. Joach. Winckelmanns Gedanken über die Nachahmung der griechischen Werke in der Malerei und Bildhauerkunst, Dresden und Leipzig 1755; englisch Glasgow 1766. Derselbe, Abhandlung von der Fähigkeit der Empfindung des Schönen in der Kunst, Dresden 1763. Derselbe, Versuch einer Allegorie besonders für die Kunst, Dresden 1766; französisch Paris An VII. Alle diese Schriften auch in den Gesamtausgaben, deren erste (von Goethe angeregt) durch Fernow, H. Mayer u. a. Dresden und Berlin 1808—1825 besorgt wurde; eine französische Ausgabe erschien Paris 1790; die erste italienische Prato 1830—1834. W.s für den Grafen Búnau verfaßte Jugendschrift: Gedanken über die kgl. Galerie in Dresden (1753) ist jetzt in einem Bruchstück wieder entdeckt worden: Zeitschr. d. bild. K. XXIX (1918). Über W.: Heidrich in seinen Beiträgen zur Gesch. u. Methode der Kunstgeschichte, Basel 1917, 28f. u. Waetzold,

Deutsche Kunsthistoriker 51 f. Lessings Laokoon zuerst Berlin 1766; französisch Paris 1802; italienisch Mailand 1833; englisch London 1836. Herders Kunstschriften sind in der III. Serie seiner sämtlichen Werke, erste Ausgabe von C. G. Heyne, J. V. Müller und J. G. Müller, Tübingen 1805—1820, Bd. 30—45, enthalten; darunter besonders die zuerst Riga 1778 erschienene: *Plastik.* Einige Wahrnehmungen über Form und Gestalt aus Pygmalions bildendem Traume. Über Merck s. Eberlein, Deutsche Literaturgeschichte der Kunst im 18. Jahrh. 25 f., wo auch die weitern Literaturangaben, und Waetzold a. a. O. 131 f. M.s Überblick über die Malerei von Hering im Jahrb. des freien deutschen Hochstifts 1906. Seine Schriften liegen jetzt gesammelt von Wolff, Leipzig 1909, vor.

Hagedorn, Christ. Ludw. von, Betrachtungen über die Mahlerey, Leipzig 1762, 2 Bände; französisch von M. Huber, Leipzig 1775. Briefe über die Kunst von und an Hagedorn, herausgegeben von Torkel Baden, Leipzig 1797. Über Hagedorn vgl. Stark, Handbuch I, 177, und jetzt das Buch von Stübel, Chr. L. v. Hagedorn, Leipzig 1912.

Sulzer, Joh. Georg, Allgemeine Theorie der Schönen Künste, Biel 1777, 2 Bände; Leipzig 1786—1787, 4 Bände, und in einer neuen vermehrten Ausgabe mit den (heute noch eine wahre Fundgrube älterer Literatur darstellenden) bibliographischen Zusätzen von F. von Blankenburg, Leipzig 1792—1794, 4 Bände (Nachträge von Dyk und Schulze auch separat Leipzig 1793—1803 in 3 Bänden erschienen). Groß, Sulzers Theorie der Schönen Künste, Berlin 1906, und Leo, G. Sulzer und die Entstehung der Theorie der Schönen Künste, Berlin 1907.

Moritz, K. Ph., Über die bildende Nachahmung des Schönen erschien zuerst Braunschweig 1788; ein Neudruck (mit Einleitung) in B. Seufferts Deutschen Literaturdenkmalen des 18. und 19. Jahrhunderts, H. 31, Stuttgart 1888.

Ramdohr, Wilh. Basil. von, Charis oder: über das Schöne und die Schönheit in den nachbildenden Künsten, Leipzig 1739 und 1793, 2 Bände. Derselbe, Studien zur Kenntnis der schönen Natur, der schönen Künste u. s. w., Hannover 1792. Derselbe, Die Bildergalerie des Freiherrn F. W. B. v. Brabeck in Hildesheim, mit kritischen Bemerkungen und einer Abhandlung über das Schöne in der Malerei und besonders in der niederländischen Schule, Hannover 1792.

Racknitz, Joh. Fr. Freiherr zu, Briefe über die Kunst, an eine Freundin, Dresden 1792 und 1795. Derselbe, Darstellung und Geschichte des Geschmacks der vorzüglichsten Völker, in Beziehung auf die neuere Auszierung der Zimmer und auf die Baukunst, Leipzig 1796.

(Mengs, Ant. Raph.), Gedanken über die Schönheit und den Geschmack in der Mahlerey, herausgegeben von C. Füessli (ohne den Namen des Verfassers), Zürich 1762, 1765, und (unter Mengs Namen) 1774, 1788; italienisch (mit den Lezioni pratiche) in der (von Baldassare Orsini) im Deckverlag Augusta (= Perugia) 1784 herausgegebenen Antologia dell'arte Pittorica, noch andere theoretische Aufsätze, Regeln und Anweisungen aus Lomazzo, A. Pozzo sowie einen eigenen Saggio sulla composizione della Pittura des Verfassers selbst enthaltend, der seinen Namen als Kryptogramm in den Überschriften der Vorrede angebracht hat. Erste Gesamtausgabe von Mengs' Schriften: Opere pubblicate da Gius. Nicc. D'Azara, Parma 1780 und Bassano 1783, 2 Bände; dann vermehrte Ausgabe von Fea, Rom 1787; deutsch von Prange, Halle 1786, 3 Bände, sowie von G. Schilling, Bonn 1843—1844, 2 Bände; spanisch von D'Azara, Madrid 1780 und 1797; französisch von Jansen, Amsterdam 1781 und Paris 1786, von Hérissant (aus der deutschen Ausgabe), Regensburg 1782; englisch London 1796. Aus der italienischen Gesamtausgabe d'Arazas erschien einzeln übersetzt der praktische Unterricht in der Malerei, von Facius, Nürnberg 1783, mit Anmerkungen von Schnorr, Leipzig 1818; schwedisch von Lindborg, Stockholm 1832. Sorgfältige Bibliographie der Schriften von und über Mengs von Lüdecke, Rep. f. Kunstw. XL (1917), 255 f.; ferner Christoffel, Der schriftliche Nachlaß des A. R. Mengs, Ein Beitrag zur Erklärung des Kunstempfindens im spätern 18. Jahrhundert, Basel 1918, und Waetzold, R. Mengs als Kunsthistoriker, Zeitschrift f. bild. K.,

N. F. XXX (1918), 121 f., jetzt auch in seinen Deutschen Kunsthistorikern, 79 f. Die erste selbständige Biographie des Mengs hat der Abbate Bianconi geschrieben: Elogio storico del Cav. A. R. Mengs, Mailand 1780, 1797, Pavia 1795; französisch Paris 1781 (anonym); deutsch Wien 1781, Leipzig 1800, sowie von J. E. W. Müller, Zürich 1781.

(Scheyb, Fr. Chr.), Köremons Natur und Kunst in Gemälden, Bildhauereyen etc. Zum Unterricht der Schüler und Vergnügen der Kenner, Wien 1770, 2 Bände. Derselbe, Orestrio von den drey Künsten der Zeichnung, nebst einer Vorrede von F. J. Riedel (dem Wiener Herausgeber Winckelmanns), Wien 1774, 2 Teile.

Junker, C. L., Grundsätze der Mahlerei für ihre Liebhaber, Zürich 1775. Derselbe, Betrachtungen über Mahlerei, Ton- und Bildhauerkunst, Basel 1778. Rambach, Fr., Einige Gedanken über den Wert der Altertumskunde für die bildenden Künstler, Berlin 1774. Gessner, Salomon, Brief über die Landschaftsmahlerey an Herrn Füesslin, Zürich 1787; (italienisch noch in der von Laurenti und Gasparoni herausgegebenen Raccolta di Opuscoli sopra argomento d'Arti Belle, Rom 1844, I, 217); ferner in seinen Schriften (Idyllen), Zürich 1762 u. ö., die auch französisch (Zürich 1773, Paris 1786 u. ö.) sowie englisch (Edinburg 1798) erschienen sind.

Lichtenberg, G. Chr., Ausführliche Erklärungen der Hogarthischen Kupferstiche (mit den verkleinerten Stichen von E. Riepenhausen), zuerst Göttingen 1794 erschienen, von Verschiedenen fortgesetzt (bis 1836); französisch von Lamy, Göttingen 1797; schwedisch (nach der Stuttgarter Ausgabe von 1839), Gefle 1840.

Über Heinse: Jessen, H.s Stellung zur bild. Kunst und ihrer Ästhetik, Berlin 1902. Waetzold a. a. O. 117, wo noch weitere Literatur. Heinses sehr merkwürdige Briefe über die Düsseldorfer Galerie sind (mit Einleitung) von Winkler, Leipzig 1912 neu herausgegeben worden.

Wackenroder, G. W., Herzensergießungen eines kunstliebenden Klosterbruders, herausgegeben von Tieck, Berlin 1797; schon früh ins Schwedische übertragen, Strengnäs 1812. Wackenroder-Tiecks Phantasien über Kunst erschienen zuerst Hamburg 1799.

Forster, J. G., Ansichten vom Niederrhein, von Brabant, Flandern, Holland, England und Frankreich im April, Mai und Junius 1790, Berlin 1791, 3 Bände; französisch Paris 1795.

Tieck, Franz Sternbalds Wanderungen, Eine altdeutsche Geschichte, Berlin 1798, 2 Bände.

Von den eigentlich technischen Schriften führt Blankenburg in Sulzers Theorie, namentlich III, 335 ff., eine lange Liste z. T. mit ausführlichen Inhaltsangaben auf. Zu erwähnen wären allenfalls (schon um des Titels willen!) M. J. Dauws Wohlunterrichteter, kunsterfahrner, galanter doch aber zugleich erbaulicher Mahler, Kopenhagen und Leipzig 1721 und 1755; Anton Tischbein, Unterricht zur gründlichen Erlernung der Mahlerey, Hamburg 1771; endlich C. F. Pranges Entwurf einer Akademie der bildenden Künste, worin die ersten Gründe der Zeichen- Maler- Kupferstecher- Bildhauer- und Baukunst erklärt werden, Halle 1778, 2 Bände. Derselbe, Über den Geschmack und die daraus entstehenden Folgen in Beurteilung der Kunstsachen, Halle o. J. 3 Teile. Derselbe, Ob das Reisen eine notwendige Eigenschaft eines großen Künstlers sei, Halle 1783, 2 Teile. Derselbe, Über den Flor der Künste in unserm jetzigen Zeitalter nebst einigen Bemerkungen über die Schriften des A. R. Mengs, Halle 1785, 5 Teile.

Architektur.

Außerhalb des Kreises unserer Darstellung fallen schon um ihrer wesentlich graphisch-praktischen Art halber die schon öfter berührten »Säulenbüchlein«, die fast bis an den Schluß der alten Zeit reichen, wesentlich im Kunsthandwerk wurzeln, sich an dieses wenden und für Deutschland ebenso bezeichnend sind als die Kunstbüchlein der Werkstätten des 16. Jahrhunderts, an die sie sich anschließen. Eine reiche Zahl von ihnen ist in Chmelarz' Katalog der Bibliothek des Österreichischen Museums für Kunst und Industrie, Wien 1883, 120 f. verzeichnet, noch vollständiger ist das Verzeichnis in Jessens Katalog des Berliner Kunstgewerbemuseums, Berlin 1894; vgl. Deri, Das Rollwerk in der deutschen Ornamentik des 16. und 17. Jahrhunderts, Berlin 1906, S. 89 ff., und Gurlitt, Geschichte des Barockstiles, Stuttgart 1892, II, 2, 42.

Goldmann, N., Elementorum Architecturae militaris, Leiden 1643, 2 Bände. Vollständige Anweisung zu der Civilbaukunst, vermehrt von L. Chr. Sturm, Wolfenbüttel 1696, Leipzig 1708, Augsburg 1721. Sturm, L. F., Prodromus Architecturae Goldmannianae, Augsburg 1714. Der auserlesenste und nach allen Regeln der antiquen Bau-Kunst sowohl als nach dem heutigen Gusto verneuerte Goldmann etc., Augsburg 1718 und 1721, 4 Bände. Kurze Vorstellung der gantzen Civil-Baukunst, worinnen die vornehmsten Kunst Wörter in 5 Sprachen angeführt und erklaert werden, Augsburg 1745. Architektonische Reise-Anmerkungen, Augsburg 1719. Architektonisches Gedencken von protestantischer kleiner Kirchen Figur und Einrichtung, Hamburg 1718. Vollständige Anweisung alle Arten von Kirchen wohl anzugeben, Augsburg 1746. Vgl. darüber (außer Comolli, Bibliogr. IV, 11 ff.) Semrau, Zu N. Goldmanns Leben und Schriften, Monatshefte für Kunstwissenschaft IX (1916), 349, 463, und Habicht, Die deutschen Architekturtheoretiker des 17. und 18. Jahrhunderts 1916. (s. u.) Ausführliche Würdigung Sturms bei Gurlitt, Geschichte des Barockstiles II, 2, 65 ff.

Von dem deutschen Palladio-Übersetzer Georg Andreas Böckler rührt auch u. a. ein Compendium architecturae civilis, Frankfurt 1648, her. Das größte deutsche Werk über Gartenbaukunst ist Chr. v. Hirschfeld, Theorie der Gartenkunst, Leipzig 1775—1785, 5 Bände; auch französisch von Castillon, Leipzig 1779—1785. Von Hirschfeld ist auch eine Rede vorhanden Von der moralischen Einwirkung der bildenden Künste auf den Menschen, Frankfurt 1775.

Furttenbach d. Ä., Josef, Newes Itinerarium Italiae . . . was alda, als in einem Lust-Garten di Europa . . . denckwürdig zu sehen, Ulm 1627, mit 30 Kupfern. Seine Architectura universalis, das ist von Kriegs- Statt- und Wassergebäwen, erschien Ulm 1635 (vorher einzeln 1628—1630 als Architectura civilis, navalis, martialis), seine Architectura recreationis Augsburg 1640, die Architectura privata ebenda 1641. Über ihn sowie die übrigen deutschen Theoretiker vgl. Gurlitt, Barockstil II, 2, 40 ff. und Wackernagel, Die Baukunst des 17. und 18. Jahrhunderts in den germanischen Ländern (in Burgers Handbuch), S. 50 und 120 f. Paul Decker, Fürstlicher Baumeister oder Architectura civilis, wie großer Fürsten und Herren Palläste . . . anzulegen und nach heutiger Art auszuzieren, Augsburg 1711—1716, 2 Bände. Teile daraus erschienen früh in englischer Sprache, so: Chinese Architecture, und Gothic Architecture decorated, beide London 1759. Sehr wichtig ist seine mit J. W. Heckenauer herausgegebene Relation: Das Königliche Schloß zu Berlin, wie es nach Schlüters Gedanken gebaut werden sollte, Berlin 1703. Liechtenstein, Fürst K. E. v., Werk von der Architektur, bei V. Fleischer, Fürst K. E. v. L. als Bauherr und Kunstsammler, Wien und Leipzig 1910, S. 89—209. Izzo, Joh. S. J., Elementa architecturae civilis in usum nobilium Collegii Theresiani, Wien, bei Trattner 1784.

Krafft, Georg Wolfg., Resolutiones problematum spectantium ad architecturam civilem (Theorie der Wölbung), in den Verhandlungen der St. Petersburger Akademie der Wissenschaften, Bd. IV, 1750. Specimen emendationis theoriae Ordinum Architectonicorum, ebenda, Bd. XI, 1758.

Krubsacius, Friedr. Aug., Betrachtungen über den Geschmack der Alten in der Baukunst. Neuer Büchersaal der schönen Wissenschaften und freien Künste IV, 1745. Gedanken von dem Ursprung, Wachstum und Verfall der Verzierungen in den schönen Künsten, Leipzig 1759. Über ihn vgl. die allerdings ziemlich einseitige und etwas »kunstrichterliche« Darstellung bei Schumann, Barock und Rokoko, Leipzig 1885 (Seemanns Beiträge zur Kunstgeschichte, N. F. I), S. 56 ff.

Allgemein: Habicht, Die deutschen Architekturtheoretiker des 17. und 18. Jahrh. in der Zeitschr. f. Architektur und Ingenieurwesen (Hannover) XXXI/XXXII, 1916/17.

ITALIEN (in zeitlicher Folge). Galli-Bibiena, Ferdinando, L'Architettura civile preparata sulla geometria e ridotta alle prospettive, considerazioni pratiche, Parma 1711, fol., mit 68 Tafeln. Derselbe, Direzioni ai giovani studenti del disegno dell'architettura civile e della prospettiva teorica, Bologna 1731, 1745, 1753, 1777. Über die Bibiena s. u. a. Fiorillo, Geschichte der zeichn. K. in Italien II, 600 f. Ricci, I. Bibiena architetti teatrali, Mailand 1915. Eine große Zahl von Architekturwerken des 18. Jahrhunderts bespricht Comolli in seiner Bibliografia storicocritica dell'architettura civile ed Arti subalterne, Rom 1788—1792, besonders Bd. IV, die wegen ihrer Ergiebigkeit für die Geschichte der Theorie auch hier nochmals besonders anzumerken ist. Die Riflessioni sopra il buon gusto nelle scienze e nell'arti des berühmten Geschichtschreibers L. A. Muratori sind hier wenigstens im Vorbeigehen zu nennen; zuerst (pseudonym) »Colonia«, 1721 erschienen und dann öfter aufgelegt. Deutsch Augsburg 1772, spanisch Madrid 1782. Über M. D'Ancona-Bacci, Manuale IV, 16 f., wo auch die Literatur angegeben ist.

Ciocchi, Gio. Maria, La Pittura in Parnaso, Florenz 1725. Corsi, G. T., La filosofia del concetto in opere d'arte spec. di sacro argomento, Considerazioni su varj celebri dipinti, Florenz 1751, mit 6 Tafeln. Nelli, G. B., Clemente, Discorsi di architettura,... e due ragionamenti sopra le cupole die Aless. Cecchini architetto, Florenz 1753. (Bottari, Gio.), Dialoghi sopra le tre arti del disegno, Lucca 1754, Florenz 1770, Neapel 1772, Reggio 1826, Parma 1845; spanisch von Ortiz, mit Anmerkungen, Madrid 1801. Zanotti, Giampietro Cavazzoni, Avvertimenti per lo incamminamento di un giovane alla Pittura, Bologna 1756. (Später noch in dem Sammelwerk: Ammaestramenti per la pittura tratti da varii scrittori, Venedig, Gondoliere 1839.) Sie sind auch der vom Verleger Albrizzi herausgegebenen, schon (Buch VII) erwähnten Zeichenschule der Piazzetta (gestochen von Pitteri) vorausgeschickt, die in den Venezianer Kunstschulen als offizielles Lehrbuch eingeführt war. Über Zanotti s. D'Ancona-Bacci, Manuale della Letteratura Italiana IV, 82. Algarotti, Co. Francesco, Saggio sopra la Pittura, Bologna 1672 u. ö.; englisch London 1764; französisch von Pingeron, Paris 1769; deutsch (mit den Versuchen über die Architektur... und musikalische Opern) von Raspe, Kassel 1769. Saggio sopra l'Academia die Francia che è in Roma, Livorno 1763. Saggio sopra l'architettura in der Ausgabe von Pisa 1753 und in seinen Opere, Livorno 1764—1765, 8 Bände, Cremona 1778—1784, 10 Bände, und in der besten und vollständigsten, mit hübschen Vignetten von Raffael Morghen und Franc. Novelli gezierten Ausgabe, besorgt von Anglietti, Venedig 1791—1794, 17 Bände. Eine dreibändige Auswahl in den Classici Italiani, Mailand 1823. Auch Algarottis Briefe, die schon Venedig 1792 (Lettere varie) gesammelt herauskamen, sind von Belang. Über Algarotti vgl. D'Ancona-Bacci, Manuale IV, 276—290.

Zanotti, Eustachio, Trattato teorico-pratico di prospettiva, Bologna 1766 (mit Tafeln), Mailand, Classici Italiani 1825. Cristiani, Gir. Fr., Dell'utilità e della dilettazione de' Modelli, Brescia 1765. Derselbe, Della media armonica proporzionale da applicarsi nell' architettura civile, Brescia 1767 (an Bottari gerichtet). Chiusole, Adamo, Dell'Arte Pittorica libri VIII (Lehrgedicht), Venedig 1718; im Auszug: Precetti della Pittura libri IV in versi, Vicenza 1781. Pini, Ermenegildo, Dell'architettura, Dialoghi, Mailand 1770. Giovio, G. B. Conte, Discorso sopra la Pittura, London 1776. (Pisarri, Carlo), Dialoghi tra Clari e Sarpiri per istruire chi desidera essere un eccellente pittore figurista, Bologna 1778. Gallarati, Fr. M., Delle cagioni per le quali nel nostro secolo pochi riescono eccellenti disegnatori, Mailand 1780 (nur ein Heft ist erschienen).

Milizia, Francesco, Del Teatro a. S. E. il Sig. D. Bald. Odescalchi, 1. höchst seltene Ausgabe, deren vollständiger Wiederabdruck aus Gründen der Zensur nicht gestattet wurde (Cicognara n. 764); verstümmelter Abdruck: Trattato completo formale materiale del Teatro, Venedig 1794. Dell'arte di vedere nelle belle arti del disegno secondo i principj di Sultzer e di Mengs, Venedig 1781, 1792, 1823, Bassano 1813; auch in den Scelte Operette, Turin 1830; deutsch von Chr. Fr. Prange, Halle 1785; französisch Paris l'an VI (= 1798), par le général Pommereul (mit dem Verzeichnis der nach Frankreich verschleppten Kunstwerke); spanisch von Ceán Bermudez, Madrid 1827, und von de Marcho, Barcelona 1830. Principj d'architettura civile, Finale 1781, 3 Bände, Bassano 1785, 1804, 1813,

1823, Mailand 1832 und 1853; deutsch Leipzig 1784—1786. Derselbe, Roma, Delle belle arti del disegno, P. I. Architettura civile (alles was erschienen), Bassano 1787; französisch von Pommereul, Paris 1789. Dizionario delle belle arti del disegno, estratto in gran parte dalla Enciclopedia metodica, Bassano 1787, 2 Bände (daraus einzeln und vermehrt der Artikel della incisione delle stampe, Bassano 1796), Mailand 1802, Bologna 1807. Milizias Opere complete erschienen Bologna 1826 in 9 Bänden (I. Kleinere Schriften, II. III. Dizionario, IV. V. Memorie degli architetti, VI.—VIII. Principj, IX. Saggio di architettura civile, Briefe). Milizia berichtet über sich selbst in den Notizie intorno alla sua vita scritte da lui medesimo col catalogo delle sue opere, Bassano 1804. Cicognara, Memoria intorno all'indole e agli scritti di F. Milizia e progetto di pubblicare alcune sue lettere inedite (im Besitz Cicognaras), Pisa 1808; vgl. Lettere pubblicate per la prima volta da Ant. di Caldogno, Per nozze, Venedig 1823; über Milizia handelt auch B. Croce, Varietà di storia dell'estetica III, Di alcuni estetici italiani della seconda metà del Settecento, Rivista critica della letteratura Italiana VII (1902); über ihn ein paar kurze und feine Bemerkungen bei A. E. Brinckmann, Baukunst des 17. und 18. Jahrhunderts in den romanischen Ländern (Burgers Handbuch), S. 143.

Chi-Chiama, Anton (Ab. Ant. Martinelli), Bidello dell'Academia Veneziana, Quattro Discorsi che possono servire di risposta a quanto scrisse, scrive e scriverà in biasimo della scuola Veneta, e degli artisti, il Cavaliere Giosuè Reynolds Presidente dell'Accademia di Londra, Venedig 1783.

Requeno y Vives, Ab. Vincenzo, Saggi sul ristabilimento dell'antica Arte de' Greci e de' Romani Pittori, Venedig 1784; zweite, vermehrte Ausgabe Parma 1787. Das Buch dieses aus Spanien vertriebenen Jesuiten handelt über eine die Winckelmannzeit höchlichst anziehende Sache, seine Wiedererweckung der enkaustischen Malerei des Altertums; vgl. auch den Briefwechsel des Verfassers mit Tiraboschi bei Campori, Lettere artistiche 267, und den Aufsatz von Fiorillo in seinen Kleinen Schriften II, 153; über Requeno vgl. Menendez, Historia de la Ideas esteticas, zweite Ausgabe, VI, 296f.

(Memmo, Andrea), Elementi d'Architettura Lodoliana, ossia l'arte del fabbricare con solidità scientifica e con eleganza non capricciosa, erste Ausgabe Rom 1786; zweite, vollständige Ausgabe (mit ausführlichen biographischen Nachrichten über C. Lodoli) Zara und Mailand 1834, 2 Bände. Über Lodoli u. a. Moschini, Letteratura Veneziana nel sec. XVIII, III, 120, und Selvatico, Storia dell'Architettura Veneziana 454f. A. Memmo veröffentlichte auch: Riflessioni sopra alcuni equivoci sensi espressi dall'autore (P. Zaguri) della orazione recitata in Venezia nell'Accademia di Pittura nel 28 Settembre 1787 intorno l'architettura, Padua 1788. Hackert, Philipp, Lettera sull'uso della vernice nella Pittura, Perugia 1788. Prunetti, Michelangelo, Saggio Pittorico, Rom 1786 (I. Canoni della Pittura, II. Riflessioni sull'arte critico-pittorica, III. Caratteri distintivi delle div. scuole di Pittura ecc., IV. Esame analitico dei più celebri quadri . . . di Roma); zweite, vermehrte Ausgabe Rom 1818. Cicognara, Leopoldo Co., Le belle arti, Poemetto in tre canti con note (Jugendarbeit, mit eigenen Kupfern des Verfassers), Ferrara 1790. Diodoro Delfico (= Saverio Bettinelli), Lettere XX di una dama ad una sua amica sulle belle arti, Per Nozze Barbarigo-Pisani, Venedig 1793; über Bettinelli s D'Ancona-Bacci, Manuale IV, 329. Zuccolo, Leopoldo Pittore Udinese, Riflessioni Pittoriche, Udine 1793. Passeri, Niccolò, da Faenza, Esame ragionato sopra la nobiltà della pittura e della scultura, zuerst erschienen Neapel 1783, dann aufgenommen in das folgende: Del metodo di studiare la Pittura e delle cagioni di sua decadenza, Dialoghi (die Unterredner sind Mengs und Winckelmann), Neapel 1795, 2 Bände. Beltramini, Matteo Marco, Della Mestica e della Pittura discorsi due, Imola 1796. Mussi, Ant., Discorso sulle arti del disegno, Pavia 1798. Poesie Pittoriche, Pavia 1803. Von dem auch als Lokalhistoriker Pavias verdienten Marchese Luigi Malaspina di San Nazaro rühren her: Soggetti per quadri ad uso dei giovani Pittori (aus der Ilias, Aeneis, Gerusalemme Liberata), Wien 1798. Derselbe, Delle Leggi del Bello applicate alla Pittura ed Architettura, Pavia 1791; zweite, vermehrte Ausgabe Mailand 1828. Silva, Dell'arte dei giardini inglesi, Mailand anno IX = 1800, das wichtigste italienische Werk über den Gegenstand. Akademische Reden des 18. Jahrhunderts sind in Orlandis Abcdario (Ausgabe Neapel 1733) im Beginne der Tavola II (Kapitolinische Reden) aufgeführt, dann in Blankenburgs Zusätzen zu Sulzers Theorie II, 350, und in Cicognaras Katalog I, 223ff. Herauszuheben sind allenfalls: (Zanotti, Fr. Maria), Delle Lodi delle belle arti, Rom 1750; vgl. D'Ancona-Bacci, Manuale IV, 128f. Lazzarini, Gio. Andrea, Dissertazione sopra l'arte della Pittura letta nell' Accademia Pesarese l'anno 1753, Vicenza 1782 (auch im Anhang zu Beccis Guida von Pesaro 1783); dann in des Verfassers Opere e dissertazioni in materia di belle arti, Pesaro 1806, 2 Bände (enthält auch ein Opuscolo sull'Architettura des Archäologen G. B. Passeri; deutsch im »Zufriedenen«, Nürnberg 1783). Della Torre Rezzonico, Gastone, Discorsi accademici sulle belli arti, Parma 1772, und in den Opere ed. Mochetti, Como 1815—1830, 10 Bände.

VI. Einige Bemerkungen zur Kunsttheorie des Barock.

Die der Theorie gewidmeten Abschnitte in H. Schmerbers Betrachtungen über die italienische Malerei im 17. Jahrhundert, Straßburg 1906 (Zur Kunstgeschichte des Auslandes, H. 42), geben eine Menge von Einzelzügen, denen aber das einigende geistige Band fehlt. Viel tiefer führt das Buch des R. Wagners Kreis angehörigen Heinrich v. Stein, Die Entstehung der neueren Ästhetik, Stuttgart 1886; auch der historische Teil von B. Croces Estetica (in erster Auflage Mailand 1902 erschienen) enthält sehr viel Wichtiges für den Kunsthistoriker. Einem verwandten Gebiet, das aber vielleicht gerade um seiner formalen Beziehungen halber noch lehrreichere Vergleiche ermöglicht als das der Literatur, gehört das Buch von Hugo Goldschmidt an: Die Musikästhetik des 18. Jahrhunderts und ihre Beziehungen zu seinem Kunstschaffen, Zürich und Leipzig 1915; vgl. dazu jedoch die ausgezeichnete Besprechung von A. Schering in der Zeitschrift für Musikwissenschaft I (1918), 298ff., besonders seine höchst beherzigenswerten Ausführungen S. 301 über den (von uns häufig betonten) Umstand, daß unser Begriff von der Kunst ein ganz anderer als der der älteren Zeit ist, und die sich hieraus ergebenden Folgerungen an den Geschichtschreiber, denen Goldschmidt ebenso wenig gerecht wird als mancher »Kunsthistoriker«. Viele ergänzende Einzelheiten zum Thema bringt ein Aufsatz des zu früh verstorbenen O. Kutschera-Woborsky: Ein kunsttheoretisches Thesenblatt Carlo Marattas und seine ästhetischen Anschauungen (Mittheilungen der Gesellschaft f. vervielfältigende Kunst in Wien 1919, Heft 2/3).

Es ist eine der auffallendsten und wichtigsten Erscheinungen der Barocktheorie, daß nunmehr entschieden und ohne Rückhalt die Lehre von der Kunstschönheit als Zentralbegriff erscheint. Wenn schon G. Mancini unter den Merkzeichen zur Beurteilung von Gemälden die *Bellezza* an erste Stelle, vor dem *Decoro* und der *Grazia* stellt, so läßt vollends Belloris Ausspruch (in seiner berühmten Beschreibung der Stanzen), die Malerei bestehe in der Nachahmung der schönen Formen, kein Mißverständnis mehr zu. Er ist es auch, der in der ästhetischen Abhandlung, die seinem großen Vitenwerk vorausgeschickt ist, die *Idea del Bello* in dem modernen Sinne, der ihr von da an gegeben wird, aufstellt und erläutert. Der Manierismus hatte vorgearbeitet, ohne doch zur äußersten Folgerung zu gelangen; das Seicento zieht nun den letzten Schluß. Belloris Gedankengang ist ganz platonischer Art. Die Idee der ewigen übersinnlichen Schönheit erscheint in der sublunaren Materie nie anders denn getrübt, unvollkommen; damit die Idee der Schönheit überhaupt in sie eingehen könne, bedarf es einer dreifachen Vorbereitung: es müssen *ordine* (Proportion der Teile), *modo* (Quantität) und *specie* (Form, d. i. Linie und Farbe) gegeben sein. Diese drei Kategorien sind wesentlich und notwendig unkörperlicher, geistiger Art. Die Kunst der Malerei selbst ist daher eine geistige Tat, als *Idea delle cose incorporee*. Zwar hat sie es mit Naturformen zu tun, aber keineswegs in deren rohem Abklatsch — weshalb aller »Naturalismus« eine Verirrung ist und bekämpft werden muß — doch stellt sie das sichtbare Verhältnis zwischen jenen Kategorien her; die Idee des Schönen ist ihr letztes und einziges Ziel.

Ist die Schönheit also in der Natur nur getrübt vorhanden, so hat die Kunst die Aufgabe, diese ideale Schönheit aus ihr herauszuholen. Niemals hat ein sterbliches Weib die Schönheiten der Helena des Zeuxis besessen; die uralte, immer wieder angezogene Künstleranekdote wird in neue Beleuchtung gerückt. Während die Frührenaissance in ihrem naiven Wirklichkeitsstreben sich der Natur nur ehrfürchtig näherte, während noch die Hochrenaissance den Begriff der Nachahmung — freilich mit antiken Bestandteilen vielfach durchsetzt — in den Vordergrund stellte, wird das Verhältnis jetzt geradezu umgekehrt: an Stelle dieses ältern Zentralbegriffs tritt der neue der Schönheit (des Ideals) mit unumschränkter Geltung. Die Kunst ist der Natur überlegen, übergeordnet, wie aller Geist aller Materie; sie ist eine höhere Sprache, die dem *bell'ingegno* verliehen ist; dieses verkörpert sich für Bellori in Poussin. Die Natur muß also, wie es mit einem für diese Zeit höchst bezeichnenden Schulausdruck philologischer Färbung heißt, gereinigt, *emendiert* werden, durch unablässiges Studium, das die Auswahl der schönsten Teile zu gewinnen strebt. Daher die schon erwähnte Gegnerschaft gegen alles wirkliche oder vermeinte Kopieren der »rohen«, »gemeinen« Natur. Bellori stellt die Naturalisten seines Jahrhunderts, voran Caravaggio, den literarisch überlieferten Erscheinungen ähnlicher Art in der Antike gegenüber; die offizielle französische Theorie als getreue Jüngerin der auf italienischer Erde großgewordenen Lehrmeinungen hat ebenso die Niederländer mit ihrer Hingabe an die »gemeine« Natur, unbeschadet ihrer handwerklichen Vorzüge, stets überlegen abgelehnt und ihnen, die doch von den Sammlern eifrig geschätzt und gesucht wurden, höchstens ein Hintertürchen geöffnet; durch das Festportal dieses mächtigen und bis in alle Einzelheit großartig fundierten Prunkpalastes der klassizistischen Theorie durften sie nicht einziehen. Ein Boileau gebraucht das bezeichnende Gleichnis, die Natur sei ein Blinder, der der Führung (durch die Kunst) bedürfe; vorher dachte man das Gegenteil. Aus Plinius wird jetzt die Äußerung des alten Bildners Lysipp — freilich mit einem beträchtlichen Mißverständnis — wohlgefällig übernommen, die Kunst habe den Menschen nicht zu bilden wie er sei, sondern wie er sein sollte. Es ist sehr merkwürdig, wie ein Künstler gleich Bernini, mag sein getreuer Eckermann Chantelou auch seine Äußerungen im Sinne der offiziellen, auf römischer Erde eingesogenen Kunstlehre gefärbt haben, sich ganz auf den Boden solcher Überzeugung stellt. Die Natur ist *faible* und *mésquine*, für den Anfänger zumal gar nicht geeignet, dem das Naturstudium, als zu bloßem rohen Abschreiben führend, zu verwehren ist. Er muß vielmehr mit dem Studium im Gipssaal (vor allem nach der Antike!) beginnen; ein echt akademischer Grundsatz, der bis ins 19. Jahrhundert fortgewirkt und viel Unheil gestiftet hat. Denn diese Antike enthält, wie namentlich der gelehrte Antiquar Bellori schärfstens hervorhebt, eine schon bearbeitete Natur, in der die Gesetze des Kunstschönen klar zutage treten; ein Gedanke, der noch bei Schiller auftaucht. Aber Bernini meint doch die Sache im Grunde etwas anders, als diese schriftgelehrten Leute sie ansehen, und vollends anders als der platte und schulmeisterliche Rationalismus des *corriger la nature*. Er zielt auf die künstlerische Tat hin, im wahren Sinne jener angeblichen Äußerung des alten Lysipp; nicht um die rohe, mechanisch erfaßte »Daseinsform« handelt es sich, sondern um die künstlerische Erfassung der »Wirkungsform«. Das stimmt auch zu Berninis eigenem Schaffen, und einige Äußerungen fachlicher Art, die Chantelou überliefert, werfen darauf Licht. Teile, die in der Wirklichkeit zurücktreten, müssen, um zu künstlerischer Wirkung zu gelangen, vom Bildner stärker herausgearbeitet, die erhobene Hand einer Statue etwa, um richtig zu wirken, größer und voller als die dem Auge nähere, gesenkte gebildet werden — eine Sache, die übrigens schon im griechischen Altertum, ja bei dem großen Lehrer Platon selbst erörtert worden war. Wenn diese Berichtigung des Natürlichen, das jetzt kaum mehr als »Vorbild« im Sinn der ältern Zeit angesehen werden darf, nun ganz offen als Leitsatz angesprochen und in der Praxis durchgeführt wird — man denke auch an die optische Durchfeinerung berninischer Architektur — so hat das ein wesentlich anderes Gepräge als in der grauen Schultheorie. Bernini erwähnt zu Chantelou ausdrücklich, daß er die Männergestalt mit Absicht hochbeiniger und schulterbreiter, die Frauenfigur schmäler im Oberkörper als das lebende Modell bilde, in dem ausgesprochenen Bestreben, die vollendete ideale Bildung zu erreichen. Auch in Venedig äußert M. Boschini ähnliche Gedanken; *vera cosa trivial* sagt er und spricht ganz aus der Handweise der Venezianer, namentlich seines Lieblingshelden Tintoretto heraus, wenn er die »Wirkungsform« der breiten Pinselstriche (*colpi*, die Spanier sprechen von *golpes*) so stark unterstreicht, die in der Nähe gesehen ein wirres Durcheinander darstellen, während sie in richtiger Entfernung gesehen sich vollrund zur echten Kunstform zusammenschließen. Auch Bernini rät, zur Erzielung des »großen Stils« den Zeichenblock so weit als möglich vom Auge zu halten; die mikroskopische Sauberkeit der Quattrocentisten im Süden und Norden ist ein längst überwundener Standpunkt, wie auch die ganze Theorie des Seicento sich in scharfem Gegensatz zu jener Zeit befindet, die in der Kunst eine Tochter der Natur und Enkelin Gottes gesehen hatte. Denn diese Absage an die Natur ist ein Rückfall in die Sinnesweise, die ein Lionardo noch so heftig bekämpft hatte, fast ein Rücklauf zu jenem »gotischen« Formwillen, der, schon im Manierismus hervortretend, das Barock oft auf wunderlichen Wegen begleitet und denen man gerade in unserer jüngsten Zeit des »Expressionismus« so eifrig nachspürt. Der schon in den Traktaten des ausgehenden Cinquecento gerne gebrauchte Titel der *Idea* zeigt, wohin das Streben geht: die Verbesserung der Natur durch die Kunst, die Idee als das Höherstehende, das Prius, das Regel- und Maßgebende. Es ist höchst bezeichnend, wie sich Bellori ausdrücklich auf das berühmt gewordene Wort Raffaels von der *certa idea* bezieht und es mit großem Aufwande philosophischer Gelehrsamkeit aus des Proclus Kommentar zum Timaeus erläutert. In solchem Umkreise bekommt die bei Bellori überlieferte Äußerung des Guido Reni ein ganz anderes Gesicht als die im Grunde doch recht harmlose Malerfloskel des Raffael: er wäre, um die wahre Form seines St. Michael zu finden, gern in den Himmel eingedrungen; da das nicht möglich, müsse er sich mit der *idea* in seinem Geiste begnügen. Da ist es freilich auch erklärlich, daß Bellori auf jenes Wort des Lysipp — das übrigens schon Tasso in seinen Dialogen hervorgeholt hatte — so großen Wert legt.

Besonders ein bestimmtes Teilgebiet der Malerei, die Kunst des Bildnisses, mußte hier immer mehr in jene zweifelhafte Zwitterstellung geraten, die es bis in die Ästhetik des 19. Jahrhunderts (Vischer) hinein niemals recht losgeworden ist und die schließlich auch zu der zunächst sehr barock — ich vermeide den Doppelsinn absichtlich nicht — anmutenden modernsten These geführt hat, die »Ähnlichkeit« sei im Bilde überhaupt nicht das künstlerisch Maßgebende, ja der Kopf überhaupt als *over-expression* zu missen (Berenson). Das Fehlen der »Idee«, die bloße »Nachahmung« der Natur scheint es ja aus dem Bezirk der »hohen« Kunst zu verweisen. Schon bei Giulio Mancini wird eine sehr merkwürdige Dialektik versucht; in seiner Stufenleiter hat es den Platz zwischen Geschichtsbild und Landschaft. Er scheidet zwischen der einfachen Nachahmung, dem Bildnis ohne Handlung, und jenem, das *azione* und *effetto* aufweist: also etwa ein Staatsmann, der eine Denkschrift liest oder Antwort erteilt. Das große Staatsporträt des Barock kündigt sich hier an, aus dem bedeutsam allegorisch verbrämten der Manieristenzeit herauswachsend. Auch Bernini betont in seinen Unterhaltungen mit Chantelou, die bloße Ähnlichkeit genüge keineswegs, *noblesse* und *grandeur* gäben erst dem Bildnis die künstlerische Haltung. Seine Büste Ludwigs XIV. ist allerdings auch ein Beispiel dafür geworden. Hier hat der in Frankreich ja so hochverehrte, schon im Namen eingeheimatete »*Lomasse*« Schule gemacht; de Piles' Äußerungen bewegen sich ganz in seinem Fahrwasser. Damen und Kavaliere, so wird recht naiv erklärt, wünschten weniger Ähnlichkeit als Schönheit; und in dieser Zeit und Umgebung, die das Urbild der »Dame« eigentlich geschaffen hat, gibt sie, nicht nur in ihrem Salon, den Ton an. Gar im Rokokobildnis, auf das de Piles bereits blickt, wenn (wie schon bei Lomazzo) von der Verbesserung von Naturfehlern, wie einer *gorge trop sèche*, die Rede ist, die der »galante« Maler mit leichter Hand vorzunehmen bemüßigt sei. De Piles berichtet auch aus dem Munde des Kunstsammlers und Mäzens Jabach das bezeichnende Geschichtchen, daß der Modemaler Van Dyk sich eigene Modelle für seine berühmten schönen Hände gehalten habe. Der Klassizismus vom Ende des 18. Jahrhunderts hat dann, wenigstens in seiner Theorie, vielfach aber auch in der Praxis seiner Lieblingskunst, der Skulptur, den Gedanken in seiner strengen Weise sublimiert und zu Ende gedacht. In der offiziellen Porträtkunst, wie sie Napoleon vorzuschreiben suchte und über die sehr merkwürdige von Missirini gesammelte Äußerungen Canovas vorliegen, aber auch noch in der Thorwaldsens ist das individuelle Bildnis fast ganz hinter dem heroisch antiken verschwunden. Canovas berühmte Statue der Pauline Borghese ist trotz aller pikanten Geschichten ein Schulbeispiel dafür. Wie aber das Hochbarock ganz im Sinne seines eigenen Schaffens die Forderung des belebten und bewegten Porträts ausbaut, wie de Piles die Ansichten des Lehrmeisters Lomazzo weiterentwickelt, ist höchst lehrreich. Hinter seinen Worten steht das große Barockbildnis mit seinen weit ausladenden, geschwellten Faltenwürfen und Gebärden, mit seiner majestätischen Allongeperücke, die allein schon ein Programm ist, steht die Forderung des aufs höchste gesteigerten schwungvollen Ausdrucks. Das Bild soll zum Beschauer sprechen, ihm sagen: Siehe, ich bin ein großer König, ein tapferer Feldherr, ein tiefsinniger Gelehrter. Es ist die weitausgreifende Gebärde, das breitspurige Hinweisen auf sich selbst, im buchstäblichsten Sinne das Barockporträt, wie es in diesem Falle wirklich »im Buche« steht.

Höchst merkwürdig ist die Stellung dieser Zeit zum Häßlichen, das als Gegenpol des nunmehr so stark betonten Oberbegriffs des Schönen die Theorie notwendig beschäftigen mußte. Schon Vincenzo Danti hatte es in den Kreis seines Nachdenkens gezogen (Buch VI); nicht lange nachher beschreibt es Mancini als das Nichtproportionierte und mit dem Mangel an *lascivia,* als Gegensatz zum *decorum* Behaftete — das erste für uns zweideutig klingende Wort hat ja im Italienischen eine ganz besondere Färbung und kommt dem nahe, was die deutschen Ästhetiker später die Anmut nennen. Merkwürdig ist die Äußerung G. Renis über sein schon erwähntes Bild des hl. Michael; *si trova anche l'idea della bruttezza* (nämlich in dem besiegten Dämon), *ma questo lascio di spiegare nel demonio, perchè la fuggo sin col pensiero, nè mi curo di tenerlo a mente.* Ganz übereinstimmend damit verbannt die französische Theorie, voran Dufresnoy, alles Häßliche, Schmutzige, Ekelhafte aus dem Bereiche der Kunst; es ist der ewige Vorwurf, der gegen die Naturalisten vom Schlage Caravaggios, aber auch gegen die Niederländer erhoben wird und noch bei Lessing seine Rolle spielt. Aber diese Zeit des Schönheitskultus brauchte ein Gegengewicht und fand es in der »Karikatur«. Sie reicht ja schon zu Lionardo zurück, und im gleichen Zusammenhang mit den physiognomischen Studien, die das Cinquecento so eifrig betrieb, mit der Annäherung menschlicher an tierische Bildung — für die das vielgelesene Buch des Porta den Stoff hergab — wurde sie ein fruchtbares Feld. Die Carracci werden als Begründer, jedenfalls als Großmeister der Karikatur betrachtet, und Malvasia teilt merkwürdige Äußerungen des Annibale zum Gegenstande mit. Er hebt mit Recht hervor, daß sie große Künstlerschaft verlange und spricht geradezu von der *bellezza della deformità,* mit einer für diese Zeit sehr bezeichnenden Wendung; im Grunde steckt das alte und erneuerte Ausdrucksprinzip des *decorum* dahinter. Auch Berninis Äußerungen zu Chantelou sind hier zu nennen; gerade von ihm hat sich ja eine Reihe von sehr merkwürdigen Karikaturen erhalten, und nach des Gewährsmanns ausdrücklichem Zeugnis hätte er nicht nur die Sache, sondern selbst die Bezeichnung *charge* erst in Frankreich eingebürgert.

Es wurde schon oft gesagt, daß das Schöne als Oberbegriff aller Kunsttheorie erst von dieser Zeit nachdrücklichst festgestellt worden ist, namentlich auch von den Franzosen. Es gibt kein besseres Zeugnis dafür, als daß der Ausdruck der »schönen Kunst« (*beaux arts*), der vorher in diesem Sinne noch nicht gebräuchlich ist oder eine andere Färbung hat, bis heute im Französischen gang und gäbe ist, während er im Deutschen z. B. schon einen deutlichen Geschmack des Verwelkten und Verjährten angenommen hat. Wie die französische Kunstsprache überhaupt mit italienischen Fachausdrücken gesättigt ist, davon haben wir in dem Wort *charge* gerade einen unzweideutigen Beweis erhalten. Dufresnoy greift z. B. den alten Manieristengedanken der Schlangen- und S-Linie, die man auf Michelangelo zurückführte, auf und verkündet sie als Linie der Schönheit; im 18. Jahrhundert hat ihn Hogarth in seiner originellen Art noch einmal breit ausgeführt. Die Schönheit ist aber auf objektiv zu fassende Regeln gegründet; auch ein alter Gedanke, der hinter aller Proportionslehre steckt, aber jetzt erst zu starrer Dogmatik ausgearbeitet wird. Alle Schönheit unterliegt einer Norm; wo ist diese zu finden? Die Theorie des Seicento gibt einhellig zur Antwort: in der Antike. Bellori verkündet mit klaren Worten, daß die Gesetze des Kunstschönen in dieser enthalten seien, und die schulmäßige Begründung dieses längst vorbereiteten Gedankens gehört seiner Zeit an. Neben der Antike erscheint höchstens Raffael noch als *règle de beauté* (Félibien), und trotz der Bewunderung für den Künstler Rubens muß Bellori wie die ihm gleichgesinnte französische Theorie zugestehen, daß dieser die »Regelmäßigkeit« der vorbildlichen Antike niemals erreicht habe. Dufresnoy stellt vier Stilmuster auf, in denen der Geschmack der alten Griechen das ewige Vorbild für vier verschiedene Grundwesen verkörpert hat: den Antinous, den farnesischen Herkules, die Venus vom Belvedere und den sterbenden Fechter. Wieder steht der alte Leitsatz des Dekorums im Hintergrunde, das dem Lebensalter und Geschlecht Angemessene, wobei es sich übrigens (was z. B. Mancini nachdrücklich betont) so gut wie ausschließlich um den reifen Männer- und Frauentypus handelt. Es ist ganz folgerichtig, wenn Bellori, der (wie die Nachfolgenden bis zu Mengs und Winckelmann herab) den Fiammingo überaus hoch stellt, doch die von ihm meisterlich entworfenen Kindergestalten aus dem Bereich hoher Kunst ausschließt; er hat ganz richtig beobachtet, daß er es war, der dem schwammigen Putto des Barocks zum Leben verholfen hat.

Neben die Schönheit stellt sich die Grazie, die *Anmut* der spätern Deutschen: Mancini setzt sie in Handlung und Bewegung, Félibien in das, was das Herz bewegt; der alte, längst eingebürgerte Philologenausdruck der *elegantia* tritt bei de Piles schon in seiner echt französischen Färbung hervor. Aber hier ist die Theorie genötigt, von ihrer Strenge etwas zurückzuweichen; während die Schönheit an feste, verstandesmäßig zu erfassende Regeln gebunden ist, entzieht sich das luftige Wesen der Grazie diesen fast völlig; beide vereinigt bilden aber den Gipfel aller Kunstform.

Der in der ganzen Entwicklung der italienischen Kunsttheorie schon seit dem Mittelalter, vor allem im Manierismus so stark hervortretende intellektualistische Einschlag prägt sich jetzt in der Stellung der *Idee* und des *Ideals* aus. Die gern reglementierende Geistesart der Franzosen hat die Sache noch verschärft; durch Félibiens Mund verkündet die Akademie die Lehre, daß Kunst möglich sei und bestehe, rein in der Idee vorhanden, unabhängig vom Stoff und der Hand des Künstlers; ein Begriffsrealismus, der auf andern Gebieten z. T. noch weit in das 19. Jahrhundert, etwa in Schleichers Lehre von den Sprachwurzeln hineinreicht; neben die Kunst stellt sich die Sprache als selbständiger, außerhalb des Menschen vorhandener Lebenskörper. Selbst die moderne Kunstgeschichte evolutionistischer Richtung macht noch gelegentlich diesen Kopfsprung des Gedankens in die Welt des platonischen Seins. Es ist nur folgerichtig, wenn Félibien die Praxis der Kunst für *moins noble* als die Theorie erklärt und etwa bei Dufresnoy die Ausführung als der *mechanische* Teil von der höher zu wertenden Erfindung geschieden wird: abermals ein Rücklauf in alte Anschauungen, *ars mechanica* gegen *ars liberalis*. Aber Félibien selbst, der das künstlerische Genie doch sehr in den Vordergrund stellt, ist sich des Literatenmäßigen in der überstarken Betonung der Erfindung gegenüber der Form recht wohl bewußt, vermag sich aber vom klassizistischen Leitseil nicht loszumachen. Erst in der Romantik und der idealistischen Philosophie vom Beginn des 19. Jahrhunderts kehrt sich das Verhältnis nahezu um; vor dem selbstherrlichen Einzelwesen verschwindet die »objektive« Welt überhaupt, während freilich bei Schopenhauer die »platonische Idee der Kunst« in einer neuen, sehr merkwürdigen Umformung wieder emportaucht.

Daß das grundlegende 17. Jahrhundert diesen Intellektualismus noch stärker betont als die vorbereitende Epoche des Manierismus, ist verständlich. Auf der Grundlage der literarischen Kritik der Italiener entwickelt sich namentlich das französische »Kunstrichtertum« — Wort und Sache sind gleichermaßen bezeichnend. Für Boileau ist die Vernunft die einzige und höchste Instanz, und auf diesem Boden steht auch noch ein so wichtiges Erzeugnis wie Gottscheds *Kritische Dichtkunst*, als auf festen Regeln gegründetes »Lehrgebäude«. Wieder ergibt sich ein *ricorso*: auf der von der ersten Renaissance (durch Lionardo) hart bekämpften Anschauung des aristotelisch-scholastischen Mittelalters, daß das Begriffsvermögen deutlichere Unterlagen liefere als die sinnliche Wahrnehmung, erhebt sich Baumgartens neue *Ästhetik* als Wissenschaft niedrigerer Sphäre gegenüber der ältern und bevorzugten Schwester Logik. Diese Richtung behauptete zunächst das Feld: wenn auch schon der merkwürdige Erneuerer des Epikuräismus, Gassendi, gegen den Begriffsrealismus aufgestanden war und der Philosophie seiner Zeit das berühmte mahnende Beispiel vom Wachs zugerufen hatte: »Ihr nehmt dem Gegenstand alle seine Eigenschaften, Farbe, Form, Gestalt und meint ihn dann deutlicher und vollständiger zu erkennen, das ‚Ding an sich‘ in der Hand zu haben.« Dergleichen war vorläufig nur für die Zukunft gesprochen; ein Bellori wendet sich gegen die rein sinnliche Betrachtung der Kunst mit aller Schärfe und betont den Inhalt fast wieder im Sinne des Mittelalters ebenso einseitig wie eine spätere, erst jetzt in seltsamen Bahnen ablaufende Entwicklung die reine Form herauszusetzen sich müht. Seine berühmte Beschreibung der Stanzen Raffaels ist fast ganz der gedankenmäßigen Ausdeutung der *allegoria* gewidmet, das eigentlich Künstlerische tritt stark zurück, auf »Erfindung« und »Komposition« — deren formale Elemente von jener beherrscht sind — liegt der Nachdruck; und wenn diese Zeit überall den tiefen Sinn der *muta poesia* sucht und dieser uralte Einfall ihr besonderes Lieblingsthema bildet, so hat das guten Grund. Es ist höchst bezeichnend, daß jetzt ein aus dem Mittelalter herüberklingender Ausdruck in neuer Aufmachung erscheint: die *Moralitäten*, die Bellori ausführlichst in der Galleria Farnese der Carracci darzulegen sucht, ergeben eine »Philosophie der Malerei«, die dieses malerische Hauptwerk des beginnenden Seicento in größter Vollendung verkörpern soll; das geistreich flüchtige Malerwort des Luca Giordano über Velazquez' *Meniñas* als »Theologie der Malerei« hat ganz andern Sinn und Ursprung, obwohl es daran anklingt. Wenn Bellori die gelehrte Bildung seines Lieblingshelden Poussin stark unterstreicht, so hat auch das seinen besonderen Klang, und der Nachdruck, der bei Dufresnoy und Félibien auf das literarische Rüstzeug des Malers, seine Bibliothek, gelegt wird, stammt aus der nämlichen Sinnesart.

Es ist bemerkenswert, daß der alte Ovid, den das Mittelalter »moralisierte«, auch in dieser Zeit noch seinen Platz als »Bibel der Maler« behauptet, Sandrart nimmt ihn aus Van Mander in sein großes Werk hinüber. Die »Hieroglyphik« der Manieristenzeit setzt sich in die große Allegorik des Barock um, für die Rubens' Luxembourg-Gemälde mit ihren *raisonnements* ein Beispiel nach dem Herzen der Zeit waren; gegen jene richtet sich dann der Widerspruch des neuen Klassizismus im 18. Jahrhundert, aber Winckelmanns Versuch über die Allegorie zeigt, wie schwer es war, von jenen alten Vorstellungen loszukommen. Abermals stellt sich das Porträt als Hemmschuh dieser intellektualistischen Ästhetik entgegen; es ist höchst bezeichnend, wie abschätzig Sandrart von dem reinen Daseinsbild redet, als der sinnreichen Invention ermangelnd, und dagegen die Werke mit einem »Überfluß wohl aufgeräumter Gedanken« erhebt. Natürlich ist es die *Historie*, die hier den Preis gewinnt. Für die französische Theorie ist Raffaels Schule von Athen eine der höchsten Kunstleistungen, nicht sowohl, trotz des Raffaelkultus, ihres formalen Gehalts halber, als um des Bedeutenden und Deutsamen willen, das sie enthält. Nichts kann bezeichnender sein, als der Ausfall gegen einen Vertreter der ältern manieristischen Epoche, gegen den im 17. Jahrhundert überhaupt viel befehdeten Vasari (bei de Piles): er betrachte die Szenerie bloß formalistisch, als Bühnenhintergrund, während gerade sie den würdigsten, eindrucksamsten, ja den Hauptbestandteil des Ganzen umfasse, als die durch die großen Philosophen geheiligte Stätte des athenischen Gymnasiums. »Erfindung« und »Ausdruck« sind eben die edelsten Teile der Kunst; es wurde schon einmal erwähnt, daß noch J. S. Bachs berühmte *Inventionen* auf den alten rhetorischen Kunstausdruck zurückgreifen. Alle Malerei ist wesentlich geistiger Art, *toute esprit*, sagt de Piles ausdrücklich, voll intellektualistischer Überspannung eines an sich zweifellos richtigen Grundsatzes. Die schon früher berührte Scheidung zwischen »hoher«, von der Idee getragener Kunst und dem auf bloßer Handgeschicklichkeit, »mechanischer« Übung beruhenden Kunstgewerbe dringt nun, durch die halbgelehrten Kunstakademien mächtig gefördert, allenthalben durch; es ist seltsam, wie das also enterbte Gewerbe in gelehrtem Wesen und Sucht nach tieferer Bedeutung mit seinen Säulenarchitekturen und in krauser enzyklopädischer Allegorik der hohen Schwester zu folgen sucht. Daß die französische Barocklehre ferner die Überlieferungen der Virtuosenzeit Italiens fortsetzt und aufrecht erhält, ist nur zu begreiflich; *le merveilleux* ist noch immer das Ausschlaggebende, *l'admiration* der Mittelpunkt allen Kunstgenusses; das Herabsehen auf die primitiven Quattrocentisten mit ihrer peinvollen Sauberkeit, auf den langsam, handwerksmäßig arbeitenden Holländer Dou (bei Félibien) steht damit im Einklange; dergleichen ist ja auch das wahre Gegenfüßlertum zu aller elegant schwunghaften Virtuosität.

Es kann nichts Aufklärenderes geben als die Art, wie dann endlich diese ganz objektivistisch gestimmte Theorie, die man nur mit einem tief im französischen Wesen wurzelnden und ihm entspringenden Ausdruck als »borniert« bezeichnen könnte, sich mit der von Boileau wie von de Piles so auffällig in den Vordergrund gestellten Forderung des »Wahren« abfindet. Es ist von vornherein klar, daß hier nicht die Wahrheit im Sinne treuester Naturbeobachtung — die man mit einem Mißverständnis als »Nachahmung« bezeichnete — gemeint ist, so wie sie etwa ein holländischer Stilllebenmaler, aber auch ein Caravaggio — der böse Engel der Barocktheorie — in seinem wundervoll gemalten Blumenkorb in Mailand verstand. Dieses »Wahre« ist vielmehr ein Sprößling des alten Dekorumbegriffs, nicht subjektiv-künstlerisch, sondern außersinnlich-logisch und ganz abgezogen gefaßt. Boileaus berühmt gewordenes Wort: *rien n'est beau que le vray* zielt ganz verstandesmäßig nicht auf das innerliche Erlebnis des Künstlers, auf Goethes »Gelegenheitsgedicht«, sondern auf die außerhalb seines Geistes ruhende, ewig unbewegliche absolute Wahrheit der Idee. Alle »normative« Ästhetik ist in diesem Grunde verankert und erhält von da aus ihre bewunderungswürdige Geschlossenheit und Einheitlichkeit, gegen die die sonstigen, zerfahrenen, subjektivistischen und romantischen Systeme späterer Zeit nicht in die Schranken treten können. Daß die englische Ästhetik des 18. Jahrhunderts bei äußerlich gleicher Formulierung (*beauty is truth* bei Shaftesbury) ganz anderen Sinn birgt, hat namentlich Heinrich v. Stein schön gezeigt.

Dieses alte rhetorische Ausdrucksprinzip des »Dekorum« erhält nun in der französischen Theorie eine besondere, echt nationale Färbung. Es ist die *convenance* (Félibien), auch *bienséance*, schon bei Van Mander als *welstaend* (von Sandrart mit *Wohlstand* übernommen) auftretend. Welche Rolle sie in der Theorie der Baukunst spielt, wurde schon früher angedeutet. Dufresnoy findet sie als *principal magistère* aller Kunst namentlich bei Raffael, und es ist sehr bezeichnend, wie der Bildhauer Van Opstael in seiner Akademierede über den Laokoon das alte Kunstwerk von diesem Gesichtspunkt aus betrachtet. Auf demselben Grunde ruht letzten Endes auch die berühmte und berüchtigte Lehre von den »drei Einheiten«, die, von der italienischen Ästhetik des Cinquecento begründet, ihre eigentliche Wirksamkeit besonders in der regelmäßigen französischen Tragödie entfaltete und wahrhaftig auch diesem Volke der Konvention und des Begrenztseins auf den Leib paßte wie keinem andern. Mit ausdrücklichem Hinweis auf das Theater hat denn auch Félibien die Einheiten von Ort, Zeit und Handlung auf die bildende Kunst angewendet; die Tragödie liefert als Schwester der Malerei das vollkommenste Vorbild, die *grande machine*, die aller Kunst Gipfel ist. Auch ein so lehrhafter Künstler wie Le Brun, einflußreich als anerkannter Beherrscher der Akademie, verweist ausdrücklich auf die tragische Bühne. Der noch für einen Lessing so wichtige Leitsatz des fruchtbaren Augenblicks, der das Spiegelbild des der Handlung unmittelbar Vorangegangenen festhält, entstammt diesem Boden.

Auf dem Grundsatz des Dekorums, namentlich in seiner französischen Fassung als *bienséance*, beruhen zwei ästhetische Forderungen, die die Theorie jetzt in den Vordergrund stellt: der große Stil, die *grande manière* und der *bon gout*. Es ist kein Zufall, daß die berühmte Schrift des alten Rhetors Longinus vom Erhabenen jetzt so eifrig übersetzt und gelesen wird. In dieser pathetischen Zeit der feierlichen Roben und Allongeperücken bekommt die italienische große Manier, der »Stil«, einen ganz besonderen Widerhall. Nun hat allerdings

H. v. Stein in einer feinen Analyse gezeigt, daß Buffons berühmt gewordener Spruch (gemeinhin falsch und ohne den aufklärenden Vordersatz angeführt: ces choses — der Redeinhalt — sont hors de l'homme) *le style est de l'homme même* keineswegs im modernen Persönlichkeitssinne aufzufassen, sondern aus der ältern Psychologie heraus zu verstehen ist. Er besagt, der Mensch besitze das Vermögen des Stils potentiell, d. h. die Fähigkeit, das Naturgegebene in seiner menschlichen Art zu bearbeiten, zu formen, nicht aber (im Sinne der alten rückständigen Auffassung der Einbildungskraft) die Fähigkeit, grundsätzlich Neues zu schaffen. Alles Wahre und Wirkliche (Boileaus *le vrai*) ist objektiv außerhalb des menschlichen Geistes vorhanden, in der Idee; die eigentliche Würde der Kunst liegt daher nicht im künstlerischen Einzelwesen, sondern im Gegenstand, im Inhalt, nicht in der Ausführung, der Form, an der ein Geruch des verpönten »mechanischen« Handwerks haften bleibt. Darum ist die Historie, das Gegenbild der Tragödie, Gipfel aller Kunst, und Bellori stellt seinem großen zeitgenössischen Beispiel, der Farnese-Galerie der Carracci, mit vollem Bewußtsein das »bedeutungslose« Halbfigurenbild eines Caravaggio entgegen, gerade so wie sein Freund Poussin den großen Stil, das Idol der Zeit, in der bedeutungsvollsten menschlichen Handlung, der Haupt- und Staatsaktion findet. Das bloße Dasein, ebenso das Tier, die unbelebte Landschaft können nur Gegenstände platter Nachahmung, niemals des hohen Stils sein: der Gedanke war schon in dem gegensätzlichen Begriffspaar des ältern italienischen Manierismus, dem *ritrarre* und *comporre*, herausgearbeitet worden; es ist in gewissem Sinne abermals ein Rücklauf zu mittelalterlichem Denken. Der »Concetto« steht an erster Stelle, an letzter die *Manier*, der »Stil« als Ausdruck der Persönlichkeit, die gegenüber der Idee fast alle Bedeutung verliert. Vom großen Stil (stets objektiver Fassung) ist in Berninis Gesprächen mit Chantelou immer wieder die Rede; er ist der echte Ausdruck des »grand siècle« Ludwigs XIV., den seine Zeitgenossen ja auch den Großen nannten. *Le grand effet*, das ist Boileaus wie Félibiens Lieblingswort, das Götzenbild, dem die Theorie den Ausdruck des künstlerischen Einzelwesens unbedenklich opfert.

Echt französisch ist auch die Formulierung des *grand goût*, des Geschmacks, der mit der Maschine des großen Stils innigst zusammenhängt. Begriff und Wort — es soll aus dem Spanischen stammen — kommen in dieser Zeit auf und werden von den übrigen Völkern ebenso übernommen wie von den Deutschen zum Beispiel das Wort *Genie*, das seine französische Formung des ursprünglich italienischen Ausdrucks ebenso kennzeichnenderweise bewahrt hat wie das spätere Lehnwort der *Renaissance*. Die Sache ist im »geschmackvollen« 18. Jahrhundert viel erörtert worden, so von Montesquieu, aber auch von Muratori (1728). Auch der Geschmack beruht auf objektiven Regeln; die platte Weisheit des bekannten Sprichwortes findet hier keinen Boden; Félibien spricht vom *grand goût exact et régulier*. Auch hier führt vieles, beinahe alles auf italienische Vorgeschichte; die Forderung einer bestimmten Figurenzahl in der Historie, die ohne Gefährdung der Regelmäßigkeit und des »guten Geschmacks« nicht überschritten werden könne und die der Neuklassizismus in bewußtem Gegensatz zum Barock schaffend durchführte, leitet auf den Erzvater allen Klassizismus, L. B. Alberti, zurück. Annibale Carraccis Schüler Albani vermittelt dem Dufresnoy eine bezeichnende Äußerung des Meisters, die Höchstzahl der Figuren eines Bildes könne ein Dutzend ohne Gefährdung des Aufbaus der Komposition wie ihrer Klarheit, (die den Franzosen so sehr am Herzen liegt und ihrer Geistesart gut entspricht) nicht überschreiten. Freilich, die allzu symmetrische Komposition, wie sie dem Quattrocento, aber auch noch der Hochrenaissance eignet, wird jetzt als altmodisch und überholt empfunden. Es ist bedeutend und wiegt eine ganze lange Erörterung auf, daß Winckelmanns berühmtes Wort von der *Einfalt und stillen Größe* der Antike sich schon fast wörtlich im lateinischen Lehrgedicht des Dufresnoy findet: *majestas gravis et requies decora*, als Grundbedingung aller wahren und echten Kunst, des hohen Stils. Überhaupt ist es anmerkenswert, wie angelegentlich die Theorie, mitten im Überschwang des Barock, dabei ist, die Forderung nach Einfachheit aufzustellen und zu wiederholen.

Félibien macht einen merkwürdigen Versuch, den Geschmack der verschiedenen bodenständigen Kunstschulen zu umschreiben. Der der römischen (die Toskaner sind schon in ihr aufgegangen!) liegt im erhabenen Stil, von der Antike und Raffael begründet, in der Schönheit der Zeichnung, im Ausdruck, im Faltenwurf und der Stellung; das Kolorit steht hier an allerletzter Stelle, während es bei der venezianischen die erste einnimmt, die weniger Gewicht auf den Ausdruck legt; wir wissen längst, daß dies zum Gemeinplatz geworden ist. Die ihr verwandte lombardische Schule, deren Hauptvertreter Correggio, aber auch die Bolognesen sind, glänzt durch kräftige Zeichnung; sie hat *couleurs fondus*. Unter den Nordländern stellt der deutsche Geschmack die »gotische« Weise mit allen ihren Fehlern dar, nicht gereinigt im Sinne der Römer: er gibt den Menschen wie er ist, nicht wie er sein soll. Faltenwurf und Ausführung sind trocken und genau, die Farbe bloß leidlich, aber die hohe Schätzung Dürers vermißt man auch hier nicht. Der flämische Geschmack, dem deutschen verwandt, zeigt dennoch größere Einheitlichkeit *(union)* der Farbe, treffliches Helldunkel, saftigere Pinselführung; Rubens und

Van Dyck erheben sich über den allgemeinen Durchschnitt, ohne ihre völkischen Eigenheiten jemals ganz zu verleugnen. Der französische Geschmack endlich hält sich zwischen dem römischen und venezianischen in der goldenen Mitte. Von den Spaniern ist überhaupt nicht die Rede; sie bleiben ganz außer Betracht, ebenso wie die Holländer, die kaum in den Vorhof der Kunst zugelassen werden.

Wir sind hier aus der Gletscherregion der idealistischen Kunstphilosophie schon ziemlich tief in die Niederungen der Kunstkritik gelangt, die gerade von den Franzosen des 17. und 18. Jahrhunderts so eifrig und erfolgreich bebaut worden sind. Eine ihrer merkwürdigsten Äußerungen liegt in der *Balance des Peintres* des de Piles vor (in seinem *Cours de peinture par principes* von 1708). Die ungemeine Beachtung und Berühmtheit, die ihr zuteil geworden ist, verbietet uns von vornherein, in ihr nichts anderes als eine müßige Spielerei sehen zu wollen; auch sie ist trotz ihres barocken Gewandes und gerade durch die Neigung zum Gleichmachen und Bevormunden ein echt französisches Geisteserzeugnis, und ungeachtet alles Schul- und Schülermäßigen ein sehr ernsthaft zu nehmender Versuch, ganz im Sinne dieser Zeit die Kunstkritik auf feste objektive *Regeln* zu gründen. Er verdient daher wohl eine kurze Betrachtung. Schon die Auswahl der Künstler, die hier auf Herz und Nieren geprüft und zensuriert werden, ist bezeichnend genug. Es sind überwiegend Vertreter der drei (oder vier) großen italienischen »Schulen« des 16. und 17. Jahrhunderts, das Quattrocento ist außer Perugino lediglich durch Giambellin vertreten, der ziemlich schlecht wegkommt. Von den Vlaemen sind Rubens, Van Dyck, dann Jordaens, O. Venius, Pourbus und Teniers zugelassen worden, von den Holländern außer Lukas van Leiden, der den eifrigen Sammlern jener Zeit sich immer durch sein gestochenes Werk empfahl, nur Rembrandt. Von Deutschen erscheinen bloß Dürer und Holbein, von den Franzosen die vier Klassiker Poussin, Le Brun, Le Sueur und Bourdon. Die Spanier fallen auch hier durch, wie man sieht. Nach den alten Schulkategorien von Aufbau, Zeichnung, Farbe und Ausdruck werden nun die Zensurpunkte erteilt, von 0 bis 20, wobei der höchste Grad (20) dem niemals erreichten, auch niemals zu erreichenden Ideal — das ergibt sich folgerichtig aus der außerweltlichen und übersinnlichen platonischen Idee — vorbehalten bleibt. Auch der 19. Punkt wird als zuhöchst erreichbarer, aber noch niemals erreichter Gipfel nicht verliehen; die Bewertung beginnt somit erst bei 18.

Ich gebe einen Auszug:

I. Komposition.

18. Rubens.
17. Raffael, Guercino.
16. Le Brun, Pietro da Cortona.
15. P. Veronese, die Carracci, Domenichino, G. Romano, Leonardo, Pierino del Vaga, Poussin, Primaticcio, Rembrandt, Le Sueur, Teniers, Tintoretto, Van Dyck.
14. Albani, Baroccio.
13. Correggio, O. Venius, Salviati und T. Zuccaro.
12. Sarto, Palma giovine (!), Tizian.
10. Jordaens, Parmegianino.
9. Holbein.
8. Dürer, Seb. del Piombo, Michelangelo, Giorgione.
6. J. Bassano, Caravaggio.
5. Palma Vecchio (!).
4. G. Bellini, Perugino, Pourbus.

II. Zeichnung.

18. Raffael.
17. Michelangelo, die Carracci, Domenichino, Poussin.
16. Sarto, G. Romano, Leonardo, Le Brun.
15. Barroccio, Parmegianino, Salviati, Le Sueur.
14. Albani, O. Venius, P. da Cortona, Tintoretto, T. Zuccaro, Primaticcio.
13. Correggio, Guido, Rubens.
12. Perugino, Teniers.
10. Dürer, Holbein, P. Veronese Guercino, Van Dyck.
9. Giorgione, Palma Giovine.
8. J. Bassano, Jordaens.
6. G. Bellini, Palma Vecchio, Rembrandt.

III. Farbe.

18. Giorgione, Tizian.
17. J. Bassano, Rembrandt, Rubens, Van Dyck.
16. P. Veronese, Holbein, Jordaens, Caravaggio, Palma Vecchio, Tintoretto.
15. Correggio.
14. G. Bellini.
13. Teniers, die Carracci.
12. P. da Cortona, Raffael.
10. Albani, Guercino, Dürer, Perugino, T. Zuccaro.
9. Sarto (!), Domenichino, Guido.
8. Le Brun.
7. Primaticcio.
6. Barroccio, Parmegianino, Poussin.
4. G. Romano, Leonardo, Michelangelo, Le Sueur.

IV. Ausdruck.

18. Raffael.
17. Domenichino, Rubens.
16. Le Brun.
15. Poussin, Le Sueur.
14. G. Romano, Leonardo (!).
13. Die Carracci, Holbein, Van Dyck.
12. Correggio, Rembrandt.
10. Barroccio, Primaticcio.
9. T. Zuccaro.
8. Michelangelo, Dürer, Sarto.
6. Albani, Jordaens, Palma Giovine, Cortona, Teniers, Tizian, Parmegianino.
4. Giorgione, Guercino, Perugino, Tintoretto.
3. P. Veronese.
0. (!) J. Bassano, Caravaggio (!), Palma Vecchio (!).

Wollte man nach altem Schulbrauch das Gesamtergebnis ziehen (was de Piles übrigens nicht tut), so ergäbe sich folgende gewiß merkwürdige Stufenleiter. Zuhöchst (mit 65 Punkten) erscheinen Raffael und Rubens, ihnen folgen die Carracci (58), Le Brun und Domenichino (56), Poussin (53), Tizian (51), Rembrandt (50), G. Romano, Leonardo, Tintoretto, Le Sueur (49), Holbein und P. da Cortona (48), Sarto und Teniers (45), Correggio (43), Guercino (42), Palma Giovine (41), Giorgione (39), Michelangelo, Parmegianino (37), Dürer (36), J. Bassano (31), Perugino (30), Palma Vecchio (27), G. Bellini (24) an unterster Stelle!

Es braucht uns nicht zu beirren, daß dabei reichlich Willkür und Unstimmigkeit unterläuft; das Ganze ist trotzdem ein Zeitspiegel und als solcher von Wert. Noch das 18. Jahrhundert beschäftigt sich viel damit, so u. a. F. Algarotti, der auch den gescheiten Einwand eines französischen Mathematikers mitteilt, bei solchen Dingen könne es sich niemals um die Summe, sondern immer nur um das Produkt handeln. Jedenfalls ist diese ganze Betrachtungsart echt französisch, ein Italiener oder ein Deutscher wäre kaum darauf verfallen; sie läßt aber auch das allem Klassizismus innewohnende Streben nach objektiver Norm scharf hervortreten, wäre es auch bloß in einem Zerrspiegel.

Ein paar Schlußworte mögen hier endlich noch einer andern echten Ausgeburt dieses theoretischen Objektivismus gewidmet sein, die freilich schon die vorausgehende Zeit, namentlich des Manierismus (s. Buch VI) angebahnt und ausgebildet hat, der Lehre von den Gattungen der Kunst. Es ist für französische Sinnesart wieder ungemein bezeichnend, daß ein bedeutender Literaturkritiker wie Ferd. Brunetière, dessen Wirken als im höchsten Sinne national »borniert« bezeichnet werden kann, sie noch zu Ende des 19. Jahrhunderts scharf und einseitig vertreten konnte.

Die Rangordnung, die hier z. B. ein Félibien gibt, ist sehr belehrend. Die rein sinnliche Darstellung eines Körpers in Linie, Form und Farbe erscheint ihm als *travail mécanique*, fällt also ins Handwerk der Kunst. Je schwieriger und edler der Gegenstand, desto höher der Rang; alle Inhaltsästhetik hat noch lange an diesem Erbübel gekrankt. Die tiefste Stufe nimmt also die Blumen- und Früchtemalerei ein, die Landschaft steht schon um ein Stück höher, namentlich wenn sie staffiert ist. Es folgen die Darstellungen belebter Wesen, in denen der Mensch als vollkommenstes Geschöpf Gottes natürlich an der Spitze schreitet. Die bloße Zustandschilderung im einfachen Porträt (s. oben) befindet sich hier wiederum folgerichtig auf der untersten Staffel. Weit höher steht die Historie, überhaupt der würdigste und wichtigste Vorwurf aller Malerei, die den Menschen, vor allem den heroischen Menschen, in Bewegung und Tätigkeit, in der *großen Aktion* zeigt. Noch höher reicht aber die allegorische Komposition, die unter dem Schleier der Fabel die große sinnreiche Wahrheit birgt; Historie und Tragödie aber, die beiden Schwestern, durch das eherne Gesetz ihrer drei Einheiten gebunden, sind die höchsten Dichtungsarten überhaupt, ein Gedanke, der, wie man weiß, bis heute seine Macht nicht gänzlich verloren hat.

Wie merkwürdig zähe die alten Anschauungen hafteten, zeigt eine Stelle in dem für uns Kunsthistoriker sehr lehrreichen Zeitroman Immermanns, *Die Epigonen*, der, 1836 erschienen, uns mitten in ein ganz modernes »kunsthistorisches« Ereignis, die Begründung der Berliner Galerie, hineinführt. Dort heißt es (II. Teil, Buch 6, Kap. 4), daß »eine bedeutende Partei, welche die Kunst vom ideellen Gesichtspunkt betrachtete, gegen die Aufnahme des Genre und der Landschaft sich erklärte«!

Hört man diese zuletzt in theologisches Überlegen ausmündende Gedankenfolge, so glaubt man fast wieder das Mittelalter durch den Mund eines Dante reden zu hören. In der Tat ist dies wieder jener große Rücklauf, von dem (im Sinne G. B. Vicos) schon so oft die Rede war. Er ist auch keineswegs auf das Gebiet der grauen Schultheorie beschränkt, sondern hat in der lebendigen Kunstübung dieser Zeit sein Gegenstück. Die innere geistige Verwandtschaft zwischen Barock und Gotik ist in jüngster Zeit oft übereinseitig und gewaltsam lehrhaft betont worden, aber sie besteht ohne Zweifel. Nicht nur daß das Barock auf historischem Wege, wie wir schon früher gelegentlich gesehen haben, Anteil und Verständnis für die Gotik gewinnt, auch die merkwürdigen, neuerdings ebenfalls viel erörterten Versuche, in ihrem Geist zu bauen, gehören als letzte Ausläufer ebenso wie als Vorboten hierher. Vor allem aber jene merkwürdigen Umbiegungen der alten Formprobleme der Renaissance, die mit dem großen Ahnherrn dieser ganzen »Reformation« beginnen, Michelangelo, obwohl er mit seinem Jugendschaffen noch ganz im Quattrocento wurzelt. Wie einst der menschliche Körper unter der Hand des »gotischen« Bildners gleich weichem Wachse war, den innern Gesetzen des Ausdrucks sich ebenso fügen mußte, als das gleiche in dem neuesten *ricorso* unserer »expressionistischen« Zeit abermals mehr und mehr fühlbar wird, so wandelt sich das Problem objektiver Richtigkeit und Schönheit, des Ethos der Hochrenaissance, schon im Manierismus in das stärkster Bewegung und Unrast, dem großen Pathos der geistig auf das höchste gespannten Zeit unterworfen. Wie in der Gotik beginnt dann das Eigenleben des Gewandes — das bei Michelangelo fast gar keine Rolle spielt —, der »neapolitanische Scirocco« bläht die Falten zum »Ornament«. Die fast völlig auf sich gestellte Freiplastik — eines ihrer Hauptvorwürfe, das Reiterdenkmal, namentlich in dem nunmehr gelösten echten Barockproblem des steigenden Rosses, erlangt jetzt, von Florenz aus, internationale Bedeutung und Verbreitung — kehrt wieder in das architektonische Gesamtkunstwerk zurück wie einst; jene Art der Bildnerei, die Burckhardt mit einem feinen Wort Wandskulptur genannt hat, das fast panoramenartige Wand- und Nischenbild, nicht Rundplastik, nicht Relief, aber wie dieses über seinen Rahmen quellend, von Bühnenwirkungen verwegenster Art beherrscht und darum auch dem Puristen unserer Tage noch ein Greuel, tritt seine große Rolle an. Und ebenso nähert sich der Inhalt der neuen Malerei, nicht nur ihre Visionen und Ekstasen, sondern vor allem auch ihre wüst leidenschaftlichen Passions- und Martyrienbilder, dem nie gänzlich erloschenen »gotischen« Realismus. Es ist allzu bekannt, wie das Ethos der Früh- und Hochrenaissance dergleichen vermieden oder gemildert hatte; es ist aber auch begreiflich, daß diese »artistische« Art reiner Problemstellung vor allem dem Norden im tiefsten Innern fremd, ja widerwärtig bleiben mußte, daß jene Aufgaben nur äußerlich, mißverständlich, ja vertrackt übernommen wurden, ihre wahre innerliche Aneignung aber erst in jener neuen Form erfolgen konnte, die das südliche Barock unter gewaltigen Antrieben gewann und die es geeignet machte, zur Gemeinsprache eines neuen einheitlichen Europa zu werden.

Diese Aus- und Angleichung hat sich uns überall auch in der Theorie gezeigt, die wie der Schatten den lebendigen Körper der Kunst begleitet, und zu der wir nach dieser Abschweifung noch einmal zurückkehren.

Es ist nämlich sehr merkwürdig, wie mitten in der anerkannten Theorie dieser Tage bei einem Manne gleich de Piles sich die Erkenntnis der innerlich beseelten Landschaft (ihres Stimmungscharakters) Bahn bricht, die bei den stets antik-humanistisch gebundenen Italienern trotz aller Leistungen doch immer nur eine große Nebensache ihrer »Historie« geblieben ist. Es ist höchst bemerkenswert, wie de Piles von diesem Gesichtspunkt aus selbst der Einführung der von der Schultheorie verpönten gotischen Bauten (er nennt seinen Zeitgenossen Bourdon) in die Landschaft zustimmt; ein reiner Stimmungsgrund führt ihn dazu, der elegische Gedanke an das ehemalige Leben in diesen Ruinen, die einst von Feen bewohnt, jetzt die Heimstätte von Käuzen geworden sind. Das ist ganz nordische Nebel- und Geisterromantik, die Italien mit seiner klaren Atmosphäre trotz gewisser Anläufe im 18. Jahrhundert und trotz aller Bardenmode, die es auch mitgemacht hat, niemals gekannt hat. Diese Ruinenlandschaft im großen Stil Ruysdaelschen Gepräges hat einen völlig andern Charakter als die klassische Ruinenstimmung der Frührenaissance und des Raffaelkreises, die auf dem festen Grunde der Antike als heimischer Vergangenheit ruht und den andern Völkern im Grunde doch eben darum fern und fremd bleiben mußte; der Germane, der sich mehr als jeder andere diesem Zauber gefangen gab, hat die *Mirabilia Romae* sicher jederzeit mit andern Augen gesehen als der Sohn des Südens, der zwischen ihnen in naiver Lebensrealistik aufgewachsen war. Wie das 18. Jahrhundert dann solche Gedanken weiter ausgesponnen hat, bis zu der Schlußkadenz des englischen Landschaftsgartens, kann nicht mehr weiter ausgeführt werden; wir haben in der historischen Übersicht dieses Thema gestreift und auch eines merkwürdigen literarischen Zeugnisses gedacht, der Abhandlung Geßners von der Landschaftsmalerei.

Gerade diese bringt uns aber noch auf ein verwandtes Gebiet. De Piles scheidet zwischen der *heroischen* und der *pastoralen* (im Sinne Geßners idyllischen) Landschaft, jene die Natur darstellend, wie sie sein sollte, als Gegenstück der großen Historie und Tragödie und durch Poussin vorbildlich verkörpert, diese die sich selbst überlassene Natur schildernd, von dem eben erwähnten Stimmungscharakter beherrscht. Es ist sehr bedeutend, daß de Piles, dem darin übrigens schon der niederländische Romanist Van Mander voraufgegangen war, die Herbstlandschaft empfiehlt, zunächst aus formalen, koloristischen Gründen, um die Eintönigkeit eines *camayeu* zu vermeiden; es steckt aber doch noch etwas anderes darin, eben jener Reiz des Elegischen, den die Engländer zuerst und am stärksten empfunden und ausgedrückt haben. An sich ist diese Anschauung auch nichts Neues und senkt ihre Wurzeln abermals in italienisches Erdreich; auf nordländischen Boden verpflanzt wird aber ein Gewächs von ganz anderem Duft, anderer Färbung daraus. Schon Giulio Mancini teilt die Landschaft in das reine Daseinsbild und in die mit Figuren und Gebäuden staffierte, die er bezeichnenderweise *paese perfetto* nennt; aber bei ihm findet sich auch, trotz des abschätzigen Seitenblicks auf die »deutschen« Landschaften, der höchst bemerkenswerte Versuch, die Stimmung aus der reinen Ruhe der Betrachtung abzuleiten. Freilich bleibt dies alles in den Anfängen stecken und vermag gegen die objektive Schulnorm nicht recht aufzukommen. Das *genere boschereccio* ist ferner gerade der italienischen Poesie längst geläufig, und es war ein italienisches Gedicht, Guarinis *Pastor fido*, das Weltruf und Weltbedeutung erlangt hat. Die Idylle der Nordländer hat aber doch trotz aller klassischen Bühne einen ganz anderen Gefühlshintergrund, es ist die Landschaft selbst, das Leben der Natur, die mit tausend Zungen zu reden beginnt, bis sie endlich Ph. O. Runge in kühnem Wagemut der romantischen Jugend an Stelle der alten Historie als die eigentlich moderne Aufgabe setzt. Letzten Endes ist diese bukolische Welt, in die sich wie einst im Altertum die von ihren geistigen und weltlichen Kämpfen ermüdete und enttäuschte Welt flüchtete, in der sich das galante Schäferwesen des *ancien régime* zum letzten Male in seiner ganzen Anmut auslebte, doch auch wieder ein Rücklauf nach dem als barbarisch verschrienen gotischen Mittelalter hin. Denn sie taucht ganz so auch am Ausgang der Gotik auf, im Leben wie in redender und bildender Kunst, und die Szene am Kaiserhof im zweiten Teil des Faust ist ein letzter Wiederschein mittelalterlicher Welt, jenes *ballet des sauvages*, das einst in grauser Wirklichkeit am alten französischen Königshofe gespielt hatte.

Wir sind am Schlusse. Gegen die alte, noch immer unerschütterte Lehre erheben sich junge Geschlechter und schlagen die politischen und gesellschaftlichen Formen der Vergangenheit in Trümmer. Aber nicht in den Taumelreden schwärmerischer Literatenjünglinge vom Schlage Wackenroder-Tiecks, mit denen das Jahrhundert ausklingt, liegt die neue Selbstbesinnung der Kunst; sie erscheint von ganz anderer, schaffender Seite her: in den hinterlassenen Schriften jenes Ph. O. Runge, auf sicherem Boden des Handwerks gegründet, als köstliches Vermächtnis eines Vorwärtsstürmenden, früh Vollendeten und nicht zum Auswirken Gelangten. Mit diesem Ausblick sind aber die Grenzen, die wir von vorneherein unserer Darstellung gesteckt haben, erreicht, ja schon überschritten.

Nachträge.

Zu Villard (Buch I, S. 26) ist der philologisch wichtige Aufsatz von Schneegans (mit Glossar) in der Zeitschrift f. roman. Philologie 1901 nachzutragen; zu Buch IV der kurze Aufsatz von Adalbert Horawitz, Kunstgeschichtl. Miszellen aus deutschen Historikern (Lützows Zeitschr. f. bild. Kunst 1873, 126). Hier sind Auszüge gegeben aus Wimpfelings Epitome Rer. Germ. Straßburg 1505 (Isr. van Meckenem, Schongauer, Dürer, Joh. Hirtz von Straßburg) und aus B. Rhenanus, Rer. Germ. l. III Basel 1531 (besonders über die Häuser und Sammlungen der Fugger), dazu die Notizen aus einer Nürnberger Chronik (Deichsler, Aufz. des XVI. Jhdts. über V. Stoß) Zeitschr. f. bild. Kunst, X (1875), 127. Zur englischen Kunsttheorie des XVIII. Jhdts. (Buch IX) ist nachzutragen die Schrift des Malers James Barry, An Enquiry into the real and imaginary obstructions to the acquisition of the arts in England. London 1775 (gegen Winckelmanns Abschätzung der englischen Kunst gerichtet). Barry's gesammelte Schriften (darin seine Lectures of painting, seine Briefe aus Italien u. s. w.) sind (mit Biographie) London 1809 (The Works of J. B.) in 2 Bden. herausgekommen. Eine Übersicht der französischen Architekturlehrer (Bullant, De l'Orme, Ducerceau) ferner der hoch- und niederdeutschen Bautheoretiker, der Kunst- und Säulenbüchlein des XVI. Jhdts. jetzt auch bei Haupt, Baukunst der Renaissance in Frankreich und Deutschland (Burgers Handb. d. Kunstwissenschaft) S. 101 f. und 351 f.

Zur italienischen Ortsliteratur (Buch VIII):

Toskana. *Pienza*, Mannucci, Pienza e i suoi monumenti. Montepulciano 1915.
Latium. *Viterbo*, Scriattoli, Viterbo ne' suoi monumenti. Rom 1915—1923.

Abgeschlossen Abbazia, Hermitage, Oktober 1923.

Register

(zugleich Gesamtbibliographie).

Vorbemerkung:

Auf den folgenden Seiten hat mit geringen Ausnahmen nur die ältere Literatur, wie sie in den Rahmen der Quellenkunde fällt — und auch diese nur in den ersten Ausgaben Aufnahme gefunden. Als Gesamtbibliographie soll dieses Register eben eine Synopsis der Quellenkunde der Kunstgeschichte darstellen.

Seite

A

Accolti, Lo Inganno degli occhi. Florenz 1625 547
Adamnanus, Pilgerfahrt des heiligen Arculf 42
Adimari, Sito Riminese. Brescia 1616 514
Adriani G. B., Brief an Vasari über die alten Künstler. (Florenz 1567) 168, 294
Affò, Vita del pittore F. Mazzola. Parma 1784 508
— Il Parmigiano servitor di piazza. Parma 1799 . . . . 485, 508
Agincourt-D', Histoire de l'art par les monuments. Paris 1811 . 436, 449
Aglio, Le pitture e le sculture di Cremona. Cremona 1794 . . . 491, 503
Aglionby, Painting illustrated. London 1685 561
Agostino di Bramantino 127
Agnelli, Gallerie di pittura del Cav. Ruffo. Ferrara 1734 513
Agnellus, Pontifikalbuch von Ravenna 34
Agucchi (und Domenichino) Traktat (s. XVII) 534, 543
Akademiereden, Römische (XVIII. Jahrhundert) 524
Albani, Kunstlehrbuch (ca. 1635) 534, 543
Albericus, De deorum imaginibus . 22
Alberti L. B., X Libri de architectura. Florenz 1485 u. ö. . . . . . . 103 f., 105 f.
— De pictura l. III. Basel 1540 u. ö. 108, 134
— De statua 110
— Weitere Schriften zur Kunst. Gesamtausgaben, Übersetzungen . . . . 110 f.

Seite

Alberti L. B., Selbstbiographie . . . 99 f.
— Leandro, Descrittione di tutta Italia. Bologna 1550 195
— Romano, Origine e Progresso dell'Academia del disegno . . . in Roma. Rom 1599 . . . 347, 388, 525
— Trattato della nobilità della Pittura. Rom 1565 . . . . 348, 358
Albertini Francesco, Memoriale di molte statue e picture di Florentia. Florenz 1510 . . . . 186, 194
— Opusculum de mirabilibus novae et veteris Urbis Romae. Rom 1510 u. ö. 51, 188
— Septem mirabilia orbis et urbis Romae et Florentiae civitatis, Rom 1510 188
Albrizzi, Forestiere illuminato. Venedig 1740 498
— Memorie intorno a G. B. Piazzetta. Venedig 1760 497
— Antiquario istoriografo, Venedig 1806 497
Albuzio, Memorie . . . de' Pittori . . . Milanesi. (Ms. 1776) 504
Aldrovandi, Delle statue antiche Venedig 1556 527
Algarotti, Saggio sopra la Pittura. Bologna 1762 . . . . 577, 589
— Saggio sopra l'academia di Francia in Roma. Livorno 1763 589
— Saggio sopra l'architettura. Pisa 1753 . . . . 577, 589
— Opere. Livorno 1764 580
— Lettere varie. Venedig 1792 58
Alidosi, Istruttione delle cose notabili di Bologna. Bologna 1621 . . 484, 511

Seite

Alle Glorie immortali del Sig. G. M. Mazza. Padua (1703) 510
Allegranza, Spiegazione e riflessione s. alc. sacri monumenti antichi di Milano. Mailand 1757 504
Allori Aless., Ricordi (1579—1584) . 335
— Dialogo sopra l'arte del disegnare. Florenz 1590 (?) 357
Altan de Salvarolo, Del vario stato della pittura nel Friuli. Venedig 1772 495
Amichevoli, Architettura civile. Turin 1675 546
Amici u. Soliani, Descrizione de' quadri del Ducale appart. di Modena. Modena 1784 509
Amman Jost, Kunst- und Lehrbüchlein. Frankfurt 1578 245
Ammanati Bart., Lettera. Florenz 1582 382, 384
— Libro d'architettura (verschollen) 373, 377
Angelo, Lof der Schilderkonst. Leyden 1642 561
Angilbert, Denkschrift über die Abtei von St. Riquier 35
Annalen von St. Wandrille, Fleury, St.-Trond, Petershausen 34
Anonymus Bernensis 24
— des Comolli, Biographie des Raffael (gefälscht) 175
— des Tizianello 421, 496
— der Magliabecchiana . . . . . . 168 f.
Anonimo Morelliano (s. Michiel).
Ansaldi, Catalogo delle migliori Pitture del Valdinievole. Pescia 1784 . 517
— Descrizione delle Sculture . . . di Pescia. Pescia 1816 517
Antamori, Notizie istoriche della Cattedrale d'Orvieto. Rom 1781 . . . 521
Anthologie, Griechische 13
Antologia Romana. Rom 1774 ff. . . 525
Antonio da Pisa, Glasmalertraktat. (1395) 25
Anweisung zur Mahlerkunst. Leipzig 1744 (s. Goeree) 561
Aranagi Dion., Vita der Irene v. Spilimbergo. Venedig 1561 333
Arce y Cacho, Conversaciones sobre la Escultura. Pamplona 1786 . 567, 584
Archaeologia. London 1770 . . . 444

Seite

Architekturtraktat aus Venedig (16. Jahrh.) 169, 222
Arco-D' C., Delle arti e degli artefici di Mantova. Mantua 1857 504
— Gher., Della patria primitiva delle arti del disegno. Cremona 1785 . . . 449
Arend, Gedechtnis der Ehren A. Dürers. Goslar 1728 438
Aretino Pietro 349, 358, 381 f., 388, 402
Argelati, Bibliotheca scriptorum Mediolanensium. Mailand 1745 504
Argenville-D' A. J., Abregé de la vie des plus fameux peintres. Paris 1745 . . . . 431, 442
— A. N., Voyage pittoresque de Paris 1749 442
— Vie des fameux Architectes et Sculpteurs. Paris 1787 442
— (s. a. Guérin).
Aringhi, Roma subterranea novissima. Rom 1651 526
Arisi († 1725), Accademie dei Pittori . . . Cremonesi (M. S.) 503
Aristoteles, Kunstlehre . . . 47 f., 55
Armenini G. B., De' veri precetti della Pittura. Ravenna 1587 . 340 f., 359
Arnaldi, Delle basiliche antiche, Vicenza 1769 502
Arphe Juan de, De varia commensuracion para la Esculptura y Architectura, Sevilla 1585 . . . . 557, 560
— Descripcion de . . . la custodia de plata de la S. Iglesia de Sevilla. Sevilla 1587 . . . . 557, 560
Asterios von Amasa, Ekphrasis . . 18
Athos, Malerbuch von 14
Aubert, Contes moraux sur les tablede M. Greuze. Paris 1761 443
Audoënus, Leben des hl. Eligius . . 38
Auria, Il Gagino redivivo. Palermo 1698 530
Avelloni, Visione in morte di P. A. Novelli. Venedig 1804 497
Averoldo, Le scelte Pitture di Brescia 1700 . . . . 490, 502
Ayala, Pictor christianus. Madrid 1730 541, 546
Azevedo de (s. Jassaeus).
Azzolini, Diario di un viaggio da Madrid a Roma (1626) 494

Seite

B

Bachaumont F. de, Lettres sur les peintures etc. exposées au Salon du Louvre. London 1780 581
— L. de, Essai sur la Peinture etc. Paris 1751 581
Baglione, Le nove chiese di Roma. 1639 . . . . 482, 525
— Le Vite. Rom 1642 . . . . 411 f., 422
Baldelli, Proteo vagante ammiratore . . . di L. Pasinelli. Bologna 1691 510
Baldi Bernardino, Descrizione del Palazzo Ducale d'Urbino (in seinen Versi). Venedig 1590 . 331 f., 337, 523
— Laz., Breve compendio della vita e morte di S. Lazaro. Rom 1681 . . 448
Baldinucci, Listra de' nomi de' pittori di mano. Florenz 1673 424
— Notizie de' professori del disegno. Florenz 1681 . . . . 417, 423
— Cominciamento e progresso dell'arte d'intagliare in rame. Florenz 1686 419 f., 424
— Vocabulario Toscano dell'arte del disegno. Florenz 1681 . . . 420, 545
— Vita del cav. Bernini. Florenz 1682 420 f., 425
— Lettera al March. Capponi. Florenz 1687 . . . . 537, 545
— Lezione nell' Academia della Crusca. Florenz 1692 545
— La Veglia. Florenz 1690 . . 537, 545
— Lettera sopra i pittori del S. XVI. (Rom 1751) 545
— Raccolta di opuscoli. Florenz 1765 537, 545
— Lettera int. al modo di dar proporzione alle figure (ed. Poggiali). Livorno 1802 545
— Francesco, Biographie des Padre Pozzo (s. XVIII) 503
Baldovinetti Alessio, Ricordi . . . 102
Balestra, Selbstbiographie. (1703) . . 507
Bandinelli Baccio, Memorale (1552) 321 ., 334
— Theoretische Schriften (verschollen) . 357
— Descr. della Galeria Gaddi. Florenz o. J. (s. XVI) 516
Barbanti, Ristretto . . . di Spoleto. Foligno 1731 521

Seite

Barbaro Daniele, Vitruv-Kommentar. Venedig 1556 221
— Pratica della Prospettiva. Venedig 1569 u. ö. 368
Barca, Avvertimento circa l'Architettura civile ecc. Mailand 1620 . . . 546
Bardi Girol., Dichiaratione di tutte le Storie . . . nelle sale dello Scrutinio e del gran Consiglio. Venedig 1587 u. ö. 328, 499
Bardon, Vie de Ch. Vanloo. Paris 1765 443
— Vie de J. B. Vanloo. Paris 1779 . 443
Baretti, An Account of the Manners and Customs of Italy. London 1768 448 f.
Barotti, Pitture e Sculture . . . di Ferrara. Ferrara 1770 . . . 485, 513
Barri, Viaggio pittoresco. Venedig 1671 . . . . 432, 474, 493
Barry J., The arts in England. London 1775 610
Bartoli, Le glorie maestose del Santuario di Loretto. Macerata 1685 . . 522
— Bartolomeo dei, Lehrgedicht 29
— F., Le Pitture di Bergamo. Bergamo 1774 . . . . 490, 502
— Notizie delle Pitture . . . d'Italia. Venedig 1776 . . . . 476, 494
— Pitture . . . di Rovigo. Venedig 1793 489, 500
Bartolozzi, Vita di J. Vignali. Florenz 1753 514
— Vita di A. Franchi. Florenz 1754 . 519
Bartsch, Catalogue raisonné des Dessins du cabinet de feu le Prince de Ligne. Wien 1794.
— Le Peintre-Graveur. Wien 1803 f. . . 440
Baruffaldi, Vite de' Pittori e Scultori. Ferrara (1697—1722) . . . 469, 512/13
Basan, Catalogue raisonné . . . du cabinet de M. Mariette. Paris 1775 . . 442
— Dictionaire des graveurs. Paris 1767 442
Bassi Martino, Dispareri in materia d'architettura. Brescia 1572 . 368, 376
Bastide de, L'Homme du monde eclairé. Amsterdam 1774 582
Batteux, Les Beaux-Arts reduits à un même principe. Paris 1747 563
Baude Henry de, Dicts moraulx . . . 30
Baudri de Bourgeuil, Beschreibung der Kemenate der Adele v. Blois . . . 31

Seite

Becci, Catalogo delle Pitture . . . di Pesaro. Pesaro 1783 . . . . . 484, 523
Beham Hans Sebald, Maß oder Proportion der Ros. Nürnberg 1520 . . 245
— Kunst und Lerbüchlein. Frankfurt 1564 245
Belafinio, De origine et temporibus urbis Bergomi. Venedig 1532 . 195, 502
Bellei, Sposizione delle Pitture . . . di Sassuolo. Modena 1784 509
Bellori, Le Vite de' Pittori ecc. Rom 1672 . 416f., 423, 449f., 533, 575f., 591
— Vita di Maratta. Rom 1732 . 417, 423
— Descrizione delle Immagini dip. da Raffaelo d'Urbino nelle Camere del Pal. Vaticano. Rom 1695 416, 527, 599
— (s. a. Nota delli Musei) 527
Bellucci G. B., Nuova Inventione di fabricar fortezze. Venedig 1598 259, 373, 378
— Ricordi. (1535—1541) 378
Beltrami, Il forestiere istruito. Ravenna 1791 514
Beltramini, Della Mestica e della Pittura. Imola 1796 590
Benincasa, Katalog der Gal. Durazzo in Genua. Parma 1789 507
Bentham, History of Gothic and Saxon Architecture in England. London 1798 . . . . 432, 444
Berettini L., Vita di Pietro da Cortona. (1679) 519
Berg Joh., Beschreibung des kgl. Hauses Friedrichsburg. Kopenhagen 1646 . 441
Bermudez, Diccionario historico de los ilustres profesores de las bellas artes en España. Madrid 1800 . . . 446
Bernini Dom., Vita del Cav. L. Bernini. Rom 1713 . . . . 421, 425
— Lebensbeschreibung des 425
Berry, Herzog Jean von, Inventare 36, 192
Bertano G. B., Gli oscuri e difficili passi dell'opera di Vitruvio. Mantua 1558 373
Bertotti-Scamozzi, Il forestiere istruito . . . di Vicenza. Vicenza 1761 . . . . 489, 502
Bettinelli, Delle Lettere e delle Arti Mantovane. Mantua 1774 504
— Lettere XX. di una dama . . . sulle b. Arti. Venedig 1793 . . . 577, 590

Seite

Betussi Gius., Ragionamenti sopra il Catajo. Padua 1573. (Ferrara 1669) 336, 500
— Le immagini del Tempio della Sig. Giovanna d'Aragona. Florenz 1556 336
Bevilacqua, Vita di G. B. Cignaroli. Verona 1771 501
Beyer, Österreichs Merkwürdigkeiten. Wien 1779 438
Beyschlag, Beiträge zur Kunstgeschichte der Reichsstadt Nördlingen. Nördlingen 1798 429
s. Biagio, Fedele da, Dialoghi famigliari sopra la Pittura. Palermo 1788 530
Bianchi, Lettera al Co. R. Rasponi. Venedig 1768 513
— Ragguaglio e Rarità della Galleria di Firenze. Florenz 1779 516
Bianco Baccio del, Selbstbiographie. (1654) 514
Biancolini, Notizie storiche delle chiese di Verona. Verona 1749 . . 501
Bianconi, N. Guida di Milano. Mailand 1787 505
— Carlo, Guida di Bologna. Bologna 1782 511
— Lettere sopra il Libro del Crespi. Mailand 1802 510
— G. L., Vita del Piranesi . . 448, 497
— Lettere . . . su alc. particolarità délla Baviera. (1771) 440
— Elogio storico del Cav. A. R. Mengs. Mailand 1780 587
Bicknell, Painting personified. London 1790 444
Bie de, Het gulden cabinet. Antwerpen 1661 . . . . 426, 436
Billi Antonio, Buch des . . . . . 168f.
Biographien englischer Maler des 18. Jahrh. (s. Dryden.) London 1769 555
Biographie des Nic. Salvi. (Ms. s. XVII) 524
— des Solimena. (Orlandi, Abcdario. Neapel 1733) 529
Biondo Flavio, Roma instaurata. (Rom 1471) 184, 194
— Michelang., Della nobilissima Pittura. Venedig 1549 . . . . 213f.
Bisagno, Trattato della Pittura. Venedig 1645 . . . . 537, 545

Seite

Blaeu, Novum Italiae Theatrum. Haag 1633 494
Blankenburg, Zusätze zu Sulzers Theorie. Leipzig 1792 586
Blondel Fr., Cours d'architecture. Paris 1675 555
— J. F., Architecture française. Paris 1752 582
— Cours d'architecture. Paris 1771 564, 582
Blum Hans, Quinque Columnarum exacta descriptio. Zürich 1550. (Auch deutsch.) Von den fünf seulen. Zürich 1554 . . . . 367, 376
Boarini, Descrizione storica della ch. di S. Domenico. Perugia 1788 . 520
Boccacio, Amorosa Visione . . . 32, 40
Bocchi Franc., Eccellenza della statua di S. Giorgio di Donatello. Florenz 1584 . . . . 348, 358
— Bellezze di Fiorenza. Florenz 1581. 2. verm. Aufl. von Cinelli. Florenz 1677 . . . . 330f., 337
— Kleine Schriften 337
Böckler, Compendium Architecturae civilis. Frankfurt 1648 588
— Kunstbüchlein, handelt von der Radier- und Etzkunst. Nürnberg 1652 (s. Bosse) 556
Boffrand, Livre d'architecture. Paris 1745 . . . . 565, 583
— Description . . . de la figure equestre de Luis XIV. Paris 1743 583
Boileau, Livre des metiers de Paris. (1271) 37
(Bologna Giovanni), Gedichtsammlung auf den Raub der Sabinerin. Florenz 1583 334
Bolognini-Amorini, Vite de' Pittori Bolognesi. Bologna 1840 469
Bombaso Gabriele, Brief an Vasari über Prospero Clementi. (1572) . . 301
Bombognini, Antiquario della diocesi di Milano. Mailand 1790 505
Bonde Wilh., Thesaurus artis Pictoriae ex unius Julii Clovii operibus depromptus 1733 494
Bongiovanni, Vite dei Pittori antichi Napoletani. (Neapel 1674) 528
Boni, Elogio di P. Batoni. Rom 1787 519
Bonnani, Musaeum Kircherianum auctum. Rom 1679 527

Seite

Bonsi, Trionfo delle b. arti. Florenz 1767 515
Borboni, Delle Statue. Rom 1661 . . 524
Borghini Raffaele, Il Riposo. Florenz 1584 . . . . 307f., 332, 392
— Vincenzo 256
Borromeo Federigo, Cav., De pictura sacra. Mailand 1634 479, 506, 538, 545
Borromino F., Opus architectonicum. Rom 1760 546
Borroni, Guida di Milano 505
Borsetti, Supplemento al Compendio del Guarini. Ferrara 1670 513
Borsieri (s. Morigia).
Bos, Wegh-Wyser door Italien. Doordrecht 1661 494
Bosarte, Disertacion sobre los monumentos antiguos . . . en Barcelona. Madrid 1786 446
— Viage artistico. Madrid 1804 . . . 446
Boschini, Carta del navegar pitoresco. Venedig 1660 . . . . . 486, 497, 498
— Funeral fato de la pitura Venetiana etc. Venedig 1663 508
— Minere della Pittura. Venedig 1664 487, 497, 498
— I gioielli pittoreschi . . . di Vicenza. Vicenza 1676 . . . . 489, 502
Bosio, Roma sotteranea. Rom 1632 . 526
Bosse, Traicté de manières de graver en taille-douce. Paris 1645 556
— Sentiments sur la distinction des diverses manières de peinture. Paris 1649 556
— Le peintre converti aux . . . regles de son art. Paris 1667 556
Bossi, Liste des principaux objets . . . recueillis en Italie. Venedig 1797 . 497
— Guida di Milano. Mailand 1818 . . 505
Bottani, Descr. storica delle Pitture del Pal. del Tè. Mantua 1783 . . 504
Bottari, Sculture e Pitture sacre, estratte da i cimiteri di Roma. Rom 1737 . 526
— Dialoghi sopra le tre arti del disegno. Lucca 1754 . . . . 576f., 589
— Raccolta di Lettere sulla pittura. Rom 1754 . . . . 433, 447
Boulenger, De Pictura, Plastica, Statuaria. Lyon 1627 555
Bramante, Traktat (?) . . 127, 130, 177
Bramantino (Suardi) Bern., Traktat über die Altertümer. — Perspektivtraktat (nur in Auszügen erhalten) . 127

Seite

Bramantino (Suardi) Bern., Libro d'antichità di Milano (Ms. s. XVI) . . 505
Branca, Manuale d'architettura. Ascoli 1629 546
Brandolese, Le due chiese di S. Antonio e di S. Giustina. Padua 1767 . 500
— Catalogo de' libri spettanti alle tre arti del disegno. Venedig 1773 . . . 4
— Del genio dei Lendinaresi per la pittura etc. Padua 1795 500
— Pitture . . . di Padova. Padua 1795 488, 500
Breventano, Istoria . . . di Pavia. Pavia 1570 506
Briseux, Traité du beau essentiel dans les arts. Paris 1752 . . . . 565, 583
Brisighella, Le Pitture . . . di Ferrara. Ferrara 1706 (?) 513
Brocchi, Malerviten (1668) 425
Bromley, A philosophical and critical History of the fine arts. London 1793 444
Browne, An brief Account of some Tracts in Hungaria etc. London 1672 431, 445
— Ars pictoria. London 1675 561
Brun Le, Charles, Methode pour apprendre à dessiner les Passions. Paris 1667 . . . . 551 f., 555
Brunellesco Fil., Denkschrift über die Florentiner Domkuppel 104
Büsching, Entwurf einer Gesch. der zeichn. schönen Künste. Hamburg 1781 438
Bulifon, Cronicamerone (Ms. s. XVIII) 528
Bullant, Régle générale d'architecture. Rouen 1674 . . . . 555, 610
Bullart, Académie des Sciences et des Arts. Paris 1682 442
Bumaldo (s. Montalbani).
Buonamici, Metropolitana di Ravenna. Bologna 1748 513
Buonfiglio e Costanzo, Messina descritta. Venedig 1606 . . . 492, 530
Burtius, Elogium Bononiae. Bologna 1490 511
— Bononia illustrata. Bologna 1494 . . 511
Busenelo, Lettera panegirica a. D. M. Colomera. Venedig 1653 496
Butinone Bern. Architekturtraktat (verloren) 120

Seite

Butzbach Johannes, Libellus de praeclaris picturae professoribus. (1505) 180, 182

C

Caccavelli Annibale, Ricordi. (1546 bis 1567) 529
Cadioli, Descrizione delle Pitture . . . di Mantova. Mantua 1763 504
Caglieri, Compendio delle vite de' Santi orefici. Rom 1727 448
Calliari Paolo (Veronese), Libro . . 357
Calvi, Le Pitture misteriose del Pal. Moroni spiegate. Bergamo 1655 490, 502
— Verse e prose sopra una Serie di Pitture. Bologna 1780 512
— Notizia della vita e opere del . . . Guercino. Bologna 1808 512
Cambi (und Savonanzi), Traktat (s. XVII) 543
Cambiagi, Descrizione del Imp. Giardino di Boboli. Florenz 1757 . . 516
— L'Antiquario Fiorentino. Florenz 1765 515
— Il forestiere erudito . . . di Pisa. Pisa 1773 519
— Ristretto delle memorie della città di Prato. Florenz 1774 517
Camillo Giulio, L'idea del Teatro. Florenz 1550 215
Campo Ant., Cremona . . . illustrata. Cremona 1585 503
— Bernardino, Parere sopra la Pittura (in Lamo's Discorso). Cremona 1584 352, 359
Canal, Vita di Greg. Lazzarini. Venedig 1809 497
Cancellieri, Descrizione della Basilica Vaticana. Rom 1788 527
Capaccio, Il forestiero. Neapel 1634 . 529
Capodagli, Udine illustrata. Udine 1665 495
Caporali G. B., Vitruv-Übersetzung. Venedig 1506 221
Capra, La nuova Architettura famigliare. Bologna 1678 546
Carracci Agostino, Theoretische Schriften (verschollen) 357
— Funerale. Bologna 1603 333
Carraccioli, Neapoli sacra. Neapel 1623 529

Seite

Carasi, Le pubbliche Pitture di Piacenza. Piacenza 1780 508
Carboni (s. Chizzola).
Carducho, Diálogos de la pintura. Madrid 1633 . . . . . . 494, 558, 560
Carini, Trattato sopra la struttura de'teatri. Guastalla 1676 546
Carletti, Topografia di Napoli. Neapel 1776 529
Carlieri, Ristretto delle cose più notabili di Firenze. Florenz 1689 . . 515
Carrari, Orazione . . . in morte di L. Longhi. Ravenna 1681 513
Carriera Rosalba, Diario. (1720 bis 1721) 422, 497
Casa Gio. della, Traktat über die Malerei (verloren) 203, 204
Cassiani Giuliano, Sonette auf Kunstwerke 30
Castellamonte, Descr. del Palazzo detto la Veneria, Turin 1672 . . . 507
Castiglione, Il Cortegiano. Venedig 1527 . . . . 203 f.
Catalani, Ojetti d'arte della città di Ferrara 522
Catalogo delle Pitture . . . di Fano. Fano (ca. 1750) 522
— delle Pitture delle chiese di Fabriano (XVIII) 522
— delle Pitture . . . nella chiesa S. Pietro in Valle. Fano 1759 522
— de' quadri nella casa Colonna. Rom 1783 527
— de' quadri . . . in casa del Sig. Vianelli. Venedig 1790 499
Cataneo Pietro, Architettura. Venedig 1554 373
Catherinot, Traité de la peinture. Bourges 1687 555
— Traité de l'architecture. Bourges 1688 555
Cavazzone Francesco, Esemplare della nobil arte del disegnare. (1592, verschollen) 357
— Corona di grazie. (1608) 357
Cavazzoni, Guida di Bologna. (Ms. 1603) 511
Caylus Comte, Nouveaux sujets de Peinture et Sculpture. Paris 1755 . 582
— Künstlerbiographien. (Bouchardon, Paris 1762) 431, 443

Seite

Cechini, Descrizione di Firenze. Florenz 1723 515
— Descriz. delle pitture . . . di S. Lorenzo. Florenz 1798 516
Celano, Notizie del bello . . . della città di Napoli. Neapel 1692 . 492, 529
Celio, Memorie de' nomi degli artefici . . . di Roma. Neapel 1638 482, 525
Cellini Benvenuto, Selbstbiographie. (Neapel 1728) . . . . 320 f., 334
— Due trattati (dell' oreficeria e della scultura). Florenz 1568 . . . 339, 356 f.
— Kleine Schriften . . . . . 339, 356 f.
Cennini Bernardo, Ricordi 105
— Cennino, Traktat von der Malerei 77 ff.
Cesariano Cesare, Vitruv-Kommentar. Como 1521 . . . . 220, 225
Cesi Bart., Aufzeichnungen (s. XVI) . 510
Céspedes, Poema de la Pintura (s. XVII.) 558, 560
— Discurso de la comparacion de la antigua y moderna pintura y escultura (1604) 558, 560
Cethel, De lapidibus 22
Chambers, Deseigns of Chinese Building. London 1753 584
— A Dissertation on oriental Gardenings. London 1772 584
— Treatise of civil architecture. London 1752 584
Chambray De, Parallèle de l'architecture antique avec la moderne. Paris 1650 . . . . 553, 554
— Idée de la perfection de la peinture. Mans 1662 . . . . 549, 555
Chambre De La, Préface p. s. à l'histoire . . . du cav. Bernin. Paris 1686 425
Chantelou, Journal de voyage du Chev. Bernin en France 421, 425, 593 f.
Chattard, Nuova descrizione del Vaticano. Rom 1762 527
Chaucer, House of Fame 32
Chevalier, Catalogue de . . . la chambre de la ville d'Utrecht. Utrecht 1707 437
— Le cabinet du Sieur Giraudon. Paris 1716 (?) 443
Chi-Chiama (Martinelli), Quattro discorri. Venedig 1783 . . . . 496, 590
(Chigi), Descrizione delle cose più notabili di Siena. (Ms. 1625) . . . 518

Seite

Chiusole, Dell'Arte Pittorica. Venedig 1768 589
— Precetti della Pittura. Vicenza 1781 476
— Itinerario d'Italia. Vicenza 1782 476, 494, 503
— Le Pitture . . . di Roma. Vicenza 1782 525
Chizzola (Carboni), Le Pitture Sculture di Brescia. Brescia 1760 . . 490, 502
Chorikios 19
Christ J. F., Abhandlungen. Leipzig 1776. (Leben Cranachs) 428, 429, 440, 570
Christodoros, Beschr. der Statuen im Gymnas. des Zeuxippos 18
Christophoros v. Mytilene, Kunstepigramme 18
Ciampi, Notizie inedite della sagrestia Pistojese. Florenz 1810 519
Ciampini, Vetera monumenta. Rom 1690 526
Cianfogni, Memorie istoriche della Basilica di S. Lorenzo. Florenz 1804 516
Ciceri, Selva di notizie . . . della cattedrale di Como. Como 1811 . . 502
Cicognara, Le belle arti. Ferrara 1790 590
— Storia della Scultura Italiana. Venedig 1813 . . . . 435, 449
— Catalogo ragionato dei libri d'arte. Pisa 1827 4
Cignaroli, Selbstbiographie. (1765) . 501
— Ergänzungen zu Dal Pozzo, Pittori Veronesi 501
— Serie dei Pittori Veronesi 501
Cigoli G. B., Vita del Cigoli. (1628) . 514
— Perspektivlehre (Ms. s. XVII) . . . 546
Cima, Le tre faccie di Treviso (Ms.) . 500
Cinelli, Le Bellezze di Firenze (s. Bocchi.) Florenz 1677 . . 482, 515
— L'anonimo d'Utopia (Ms. s. XVII) . 424
— (s. Bocchi).
— Le Bellezze di Loreto. (Ms., 1763) . 522
Ciocchi, La Pittura in Parnaso. Florenz 1725 . . . . 576, 589
Cittadella Ces., Catalogo storico de' Pittori e Scultori Ferraresi. Ferrara 1782 513
Cochin, Voyage d'Italie. Paris 1758 477, 494
— Memoires inédites 443
— Ch. N., Recueil de quelques pièces conc. les arts. Paris 1757 584

Seite

Cochin Ch. N., Misotechnites aux Enfers. Paris 1758 581
Coddè, Memorie biografiche dei Pittori . . . Mantovani. Mantua 1837 . 504
Colaccio, De fine oratoris. (Brief an die Brüder Canozzi.) Venedig 1486 500
Colombina, Discorso. Padua 1623 (s. a. Esegrenio) 546
Colonna Francesco, Hypnerotomachia Poliphili. Venedig 1499 u. ö. . . . 117
Colucci, Antichità Picene. Fermo 1786 522
Comanini Greg., Il Figino. Mantua 1591 . . . . 355, 359
Commentarius de laudibus Papiae. (1320) 506
Comolli, Bibliografia storica-artistica. Rom 1788 ff. 4
— (s. a. Anonymus).
Compendio istorico . . . del Carmine. Florenz 1782 516
Componimenti poetici, a. G. B. Tiepolo. Verona 1761 497
Conca, Descrizione odeporica della Spagna. Parma 1793 446
Condivi Ascanio, Vita di Michelangelo. Rom 1553 . . . . 317, 333
Connoisseur, The English. London 1766 445
Contarino, L'antichità di Roma. Venedig 1575 523
Conti, L'Asio Serafico. Foligno 1663 . 520
Corazzi, Oratio habita in funere equ. Cav. Cignani. Bologna 1720 511
Cordemoy de, Nouveau traité de toute l'architecture. Paris 1706 . . 565, 583
Corner Alvise, Trattato dell'architettura 222, 226
Coronelli, Guida de' forestieri sacroprofana. Venedig 1699 498
— Ravenna ricercata (s. XVIII) . . . 514
Corradi-Bianchi, Guida del forestiere nella bas. di S. Antonio. Venedig 1768 500
Corsi, La filosofia del Concetto in opere d'arte etc. Florenz 1751 . . . 589
— Dettaglio delle chiese di Cremona. Cremona 1819 503
Cortinovis, Lettera sopra varie sculture antiche del Friuli. Venedig 1800 495
Cortona Pietro da (s. Ottonelli).
Cose più notabili di Padova. Padua 1791 500

Seite

Cossu, Della città di Sassari. Cagliari 1783 530
Costa, Lettere varie . . . su G. Cagnacci. Rimini 1752 511
— Il tempio di S. Francesco di Rimini. Lucca 1765 514
— Notizie de' Pittori Riminesi. (Rimini 1762) 514
Cotta, Museo Novarese. Mailand 1701 507
Cousin Jean, Livre de perspective. Paris 1560 . . . . 369, 376
Cowdry, Description of the Pictures . . . at the Earls of Pembrokes House. Sarum 1706 445
Coypel Ch., Discours. Paris 1721 . . 581
Cozzando, Ristretto dell' Istoria Bresciana. Brescia 1694 502
Craveri, Guida . . . di Torino. Turin 1735 506
Crespi, Vite de' Pittori Bolognesi. Rom 1769 . . . . 469, 510
— Vita di S. Giannotti. Bologna 1770 519
— La Certosa di Bologna descritta. Bologna 1772 512
— Descrizione delle Pitture . . . di Pescia. Bologna 1772 517
— Discorso sopra Innoc. da Imola e Bart. da Bagnacavallo. Bologna 1774 510
Crico, Lettere sulle b. arti Trevigiane. Treviso 1833 500
— Indicazione delle Architetture . . . di Treviso. Treviso 1829 500
Crispolti, Perugia Augusta descritta. Perugia 1648 520
Cristiani, Della media armonica proporzionale. Brescia 1767 589
— Dell'utilità e della dilettazione de' modelli. Brescia 1765 589
Croce Della, Descrizione del nobile Palazzo . . . di Tusculano. Bologna 1582 512
Cumberland, Anecdotes of eminent Painters in Spain. London 1782 . . 446

D

Daillé, De imaginibus. Leyden 1642 . 546
Dall'Olio, Pregi del R. Palazzo di Modena. Modena 1811 509
Daniele, I regali sepolcri del Duomo di Palermo. Neapel 1784 530

Seite

(Daniele, Scultore), Ravenna liberata da' Romani. Venedig (1767) 513
Dante, Kunstlehre . . . . 67 ff.
Danti Vicenzo, Il primo libro del trattato delle perfette proporzioni. Florenz 1567 . . . . . 343 f., 359, 396
— Selbstbiographie (verschollen) . . . 336
— Ignazio, La Prospettiva di Euclide Florenz 1573 . . . . 368, 376
— Leben des Vignola (vor Vignolas Due regole della prospettiva pratica). Rom 1583 . . . . 324, 336
Dauw, Wohlunterrichteter . . . Mahler. Kopenhagen 1721 587
David Lod., Dichiarazione della pittura della cappella del Coll. Clementino. Rom 1695 524
— Il disinganno . . . del disegno (um 1700) 419, 425
Daviler, Cours d'architecture. Paris 1691 555
De Arte Illuminandi 24
Decker, Fürstlicher Baumeister. Augsburg 1711 . . . . 572, 588
(— und Heckenauer), Das königliche Schloß in Berlin etc. Berlin 1703 . 588
Dekorationswesen, Schriften über 333 f.
Delfico (s. Bettinelli).
Della Pittura della Libreria di S. Michele in Bosco. Bologna 1681 . . 512
De l'Orme Philibert, Architecture. Paris 1568 . . . . 366, 610
Descamps, Vie des peintres flamands. Paris 1753 . . . . 426, 437
Description des principaux ouvrages de peinture et sculpture . . . d'Anvers. Antwerpen 1763 437
— des beautés de Gênes. Genua 1788 . 507
Descrizione della R. Galleria di Firenze. Florenz 1794 516
— della fabrica del duomo, Florenz 1786 515
— di tutte le pietre . . . in S. Lorenzo. Florenz 1761 516
— del Tempio del Carmine. Florenz 1782 516
— delle celebri Pitture a fresco . . . nella Gall. Riccardi. Florenz 1784 . 516
— di Milano. Mailand 1760 505
— storica del Monastero di Montecassino. Neapel 1751 530
— per Alfabeto di 100 quadri . . . nella Gall. Farnese di Parma. (Parma 1725) 508

Seite

Descrizione della ch. di S. Francesco di Perugia. Perugia 1787 520
— della ch. di S. Sebastiano di Perugia. Perugia 1787 520
— della città di Pisa. Pisa 1792 . . . 519
— della Galleria Sampieri. Bologna 1785 512
— de' Cartoni di C. Cignani e S. Ricci. Venedig 1749 . . . . 497, 499
— delle Pitture piu insigni (Rom) . . 523
Deseine, Description de la ville de Rome. Lyon 1690 526
Dichiarazione delle Pitture della Sala de' Sigg. Barberini. Rom 1640 . 524
Dichter, Ital., der Renaissance über Künstler 178
Diderot, Le Salon. (Paris 1798) 563, 581
— Essai sur la Peinture. Paris 1796 563, 581
Dieterlin Wendel., Architectura. Nürnberg 1593 . . . . . . 367, 376
Dimostrazione storica . . . di Padova. Padua 1767 500
Doissin, Sculptura. Paris 1753 . . . 581
Dolce Lodovico, Dialogo della Pittura. Venedig 1557 . . . . 349, 358
— Dialogo . . . dei colori. Venedig 1565 . . . . 349f., 358
Dolci M. A., Distinto ragguaglio delle pitture . . . in Urbino. (Ms. 1775) . 523
Dominici De, Vite dei Pittori . . . Napoletani. Neapel 1742 . . 472, 528
— Vita di Luca Giordano, Neapel 1720 . . . . 423, 528
— (s. Stanzioni).
Donatus, Roma vetus ac recens. Rom 1630 526
(Dondi), Due lettere sopra la fabrica della Cattedrale di Padova. Padua 1794 500
Doni Anton. Franc., Disegno. Venedig 1549 216
— Le Pitture. Padua 1564 u. a. Schriften 218
— Firenze illustrata (geplant) 194, 217, 330
Doppelmayr, Historische Nachrichten von den Nürnbergischen Mathematicis und Künstlern. Nürnberg 1730 428, 439
Dorfmeister I. G. Selbstbiographie . 441
Dort, Van der, A Catalogue of King Charles capital Collection. London 1757 445
Doxaras, Malerbuch. (1726) 16

Seite

Dubois de St. Gélais, Description des Tableaux du Palais Royal. Paris 1727 443
Dubos, Réflexions critiques. Paris 1719 . . . . 563, 584
Ducerceau Jacques Androuet, Livre d'Architecture. Paris 1559 . . 366, 610
— Leçons de perspective. Paris 1576 367, 376
Düsseldorf, Beschreibung der Kunstkammer (van Gool) 441
Dufresnoy, De arte graphica. Paris 1667 . . . . 554f., 597
Dupuy du Grez, Traité sur la peinture. Toulouse 1699 . . . . 443, 555
Dürer Albrecht, Theoretische Schriften (Speis der Malerknaben) . . 231 ff., 241
— Underweysung der Messung. Nürnberg 1515 241
— Etliche Underricht von Befestigung. Nurnb. 1515 241
— Vier Bücher von menschlicher Proportion. Nürnberg 1528 241
— Tagebuch der niederländ. Reise. (1520) . . . . 181 f.
— revived. London (1660) 561
Duris von Samos 10
Dryden, Paragone (vor seiner Übersetzung des Dufresnoy). London 1695 555

E

Eckhardt, Hamburgische Künstlernachrichten. Hamburg 1794 440
Ehemant, Die Beschreibung der Hauptstadt Prag und übrigen Städte Böhmens. Prag 1782 440
Ehrenstrahl, David Klöker v. (17. sc.), Kurzer Unterricht von der Malerey . 561
Ekkehard IV., Tituli für Mainz . . 28
Elogium auf C. Moli (Glorie degli Incogniti. Venedig 1647) 510
Elpios Rhomäos, Prosopographia . . 19
Elsum, The Art of Painting after the Italian Manner. London 1704 . . . 585
Embriachi Benedetto 25
Encyclopédie methodique. Beaux-Arts. Paris 1788 583
Equicola Mario, Discorso della pittura. Mailand 1541 265
Erasmus v. Rotterdam, De recte latini graecique sermonis pronuntiatione. Basel (1528). (Über Dürer) 180

Seite

Ermoldus Nigellus, Beschr. der Ingelheimer Pfalz 31
Ertinger F. F., Reisebeschreibung . 445
Eschinardi, Descrizione di Roma. Rom 1650 526
Esegrenio (d. i. G. Colombina), Li primi elementi della simetria. Padua (s. XVII) 547
Esequie di M. A. Buonarroti. Florenz 1564 333
Essay, An, on Landscapes Painting. London 1783 584
Estève, Dialogues sur les arts. Amsterdam 1756 582
Eugenikos Manuel, Beschr. eines Teppichs 19
Eustathios 20
Evelyn, Sculptura. London 1662 431, 443
— Epigrams on ancient and modern paintings. London 1700 443
— Diary (1665) 494

F

Fabri, Ravenna dominante. Ravenna 1715 513
Facius Barth., De viris illustribus 95f., 313
Fairfax, A Catalogue of the curious Collection Buckingham. London 1758 437, 445
Falco de, Descrittione dei luoghi antichi di Napoli. Neapel 1535 . . 529
Falconet, Réflexions sur la Sculpture. Amsterdam 1761 . . . . . 563f., 582
— Traduction des . . . livres de Pline l'ancien. Haag 1775 582
— Œuvres. Lausanne 1781 582
Faluschi, Breve Relazione delle cose notabili di Siena. Siena 1784 483, 518
Fanti, Descrizione completa della . . . Galleria Liechtenstein. Wien 1767 . 440
Fantini, Trattato della vita di Raff. Motta. Reggio 1616 509
Fantuzzi, Notizie degli scrittori Bolognesi. Bologna 1781 509
— Monumenti Ravennati. Venedig 1804 513
Farfa, Bauordnung von 36
Farinati Paolo, Ricordi (1603) 335, 500
Federici, Memorie Trevigiane delle opere del disegno. Venedig 1803 471, 500
— Memorie Trevigiane sulla tipografia del S. XV. Venedig 1805 500

Seite

Félibien, des Avaux André, Entretiens sur les . . . plus excellens Peintres. Paris 1666 . . . . 430, 442
— Conférences de l'Academie Royale. Paris 1669 . . . . 551, 555, 599, 603
— Des Principes de l'architecture etc. Paris 1676 555
— L'origine de la peinture. Paris 1660 555
— Memoires p. s. à l'histoire des maisons royales. Paris 1681 430
— Œuvres. Trévoux 1725 555
— J. F., Recueil historique des plus célèbres architectes. Paris 1687 . . 442
Felini, Trattato nuovo delle cose meravigliose della città di Roma. Rom 1610 526
Fénelon, Deux Dialogues sur la peinture. Amsterdam 1731 . . . 443, 581
Fernow, Carstens' Leben und Werke. Leipzig 1806 441
Ferrari, Notizie de' marmi di Padova (um 1734) 499
Ferretti, Diporti notturni. Ancona 1519 522
Fichard Joh., Iter Italicum (1536) . . 195
Ficoroni, Vestigia di Roma antica. Rom 1714 526
Filarete (Averlino) Ant., Traktat von der Baukunst 112f., 119, 139
Fineschi, Il forestiere istruito in S. M. Novella. Florenz 1790 . . . 516
Fino, Historia di Cremona. Venedig 1566 503
Fiorillo, Geschichte der zeichn. Künste. Göttingen 1798ff. 429, 438
Fischart Joh. († 1591), Lehrgedicht: Die Kunst 356, 360
Fischer von Erlach, Entwurff einer historischen Architektur. Wien 1721 429, 438
Follini u. Rastrelli, Firenze antica e moderna illustr. Florenz 1789 . . 515
Fontaine de la, Académie de la Peinture. Paris 1679 557
Fontana Carlo, Il Tempio Vaticano. Rom 1694 527
— Templum Vaticanum. Rom 1675 . . 527
— Dom., Della transportazione dell' Obelisco Vaticano ecc. Rom 1590 . 523
Fontanesi, Discorso academico sopra Prospero Spani. (1787) 508

Seite

Foppa Vincenzo, Traktat von der Malerei (verschollen) 125
Forster, Ansichten vom Niederrhein. Berlin 1791 . . . . 571, 587
Foscarini, Della Letteratura Veneziana. Padua 1752 497
Fossati, Il Tempio de' Malatesta. Foligno 1794 514
Francavilla P., Il microcosmo. (Ms. s. XVII) 536f., 544
Francesca Piero della, De Prospectiva pingendi . . . . 122f.
— Verlorener Traktat von den regelmäßigen Körpern 122
Franchi, Teorica della Pittura. Lucca 1739 545
Franchini, Vita di D. M. Viani. Bol. 1716 511
— Vita di Dom. Martinelli. Lucca 1772 519
Franzini, Roma antica e moderna. Rom 1643 526
Frézier, La théorie et la pratique de la coupe des pierres etc. Straßburg 1767 583
Frick, Templum parochiale Ulmensium. Ulm (1720) 429, 439
(Frisi), Saggio sopra l'architettura gotica. Livorno 1766 434, 448, 571, 573
Frizzi, Guida del forestiere. Ferrara 1787 . . . . 485, 513
— Memorie per la città di Ferrara. Ferrara 1791 513
(Frugoni), Istituzioni della R. Academia . . . in Parma. Parma 1760 . 508
Füessli J. C., Gesch. und Abb. der besten Maler in der Schweitz. Zürich 1755 429
— Leben der ber. Maler G. Ph. Rugendas und J. Kupetzki. Zürich 1795 439
— J. R., Allgem. Künstlerlexikon. Zürich 1763 . . . . 429, 438
— Annalen der bild. Künste für die österr. Staaten. Wien 1801 440
Fuidoro (s. Onofrio).
Fumagalli e Torre, Delle antichità Longobarde-Milanesi. Mailand 1792 . 504
Furttenbach, Itinerarium Italiae. Ulm 1627 . . . . 494, 572, 588
— Architectura universalis. Ulm 1635 . 588

Seite

Furttenbach, Architectura recreationis. Augsburg 1640 588
— Architectura privata. Augsburg 1641 . 588

G

Gaillard de Lonjumeau, Michelle, Inventar des Schlosses Bury. (1532) . 193
Galante, Breve Descrizione di Napoli. Neapel 1792 529
Galassi, Descriz. delle Pitture di S. Pietro. Perugia 1774 520
Galeriekataloge, ältere 441
Gallaccini († 1641), Trattato sopra gli errori degli architetti. Venedig 1767 (s. a. Visentini) 543, 546
Gallarati, Istruzione int. alle opere de' Pittori . . . di Milano. Mailand 1777 504
— Delle cagioni per le quali nel nostro secolo pochi riescono eccellenti disegnatori. Mailand 1780 589
Galli-Bibiena Ferd., L'architettura civile. Parma 1711 . . . . 578, 588f.
— Direzioni ai giovani Studenti del disegno. Bologna 1731 . . . 578, 589
Galliccioli, Descr. della fontana magg. . . . di Trento. Trient 1769 . 503
Gamba, De' Bassanesi illustri. Bassano 1807 501
— Catalogo degli artisti Bassanesi viventi. Bassano 1807 501
Gamba-Ghiselli, Lettera sopra . . . la Rotonda (di Ravenna). Rom 1765 . 513
— (s. a. Daniele).
Garlandia Joh. de, Dictionarius . . 25
Garofani, Parma città d'oro. Parma 1722 508
(Gasperi), Quadri e Gallerie accommodati. (Venedig 1779) 499
Gauricus Pomponius, De sculptura. Florenz 1504 . . . . 205f.
Gedichte auf G. Reni 510
Geest de, Kabinet der Statuen. Amsterdam 1702 . . . . 437, 526
Gelli G. B., Kurze Viten florentin. Künstler . . . . 171f.
— Vorlesung über Sonette Petrarcas 176f.
Gennari, Div. Composizioni in lode della Didone . . . di G. F. Barbieri Centese. Bologna 1632 512

Seite

Gervasius, Bericht über den Dom von Canterbury 35
Gessner, Brief über die Landschaftsmahlerey. Zürich 1787 . . . 571, 587
— Schriften. Zürich 1762 587
Ghiberti Lorenzo, I commentarii . 87 f.
— Traktat von der Baukunst 89
— Ausgabenbuch 91
Ghirlandajo Domenico, Ricordi 102, 170
Giachi, Saggio . . . di Volterra. Siena 1768 520
Giannone, Neapolitanische Malerviten (s. XVIII) 528
Gigli, La Pittura trionfante. Venedig 1615 545
— Diario Sanese. Lucca 1723 518
Gilio G. A., Due dialoghi . . . degli errori de' Pittori. Camerino 1564 378 ff., 384
Gilpin, An Essay upon Prints etc. London 1768 584
— Three Essays. London 1792 584
(Giordano Luca), Inventar der Galerie Colonna. (Ms. 1688) 527
Giorgi Fra Francesco, Gutachten über S. Francesco della Vigna. (1533) 525, 226
Giornale delle b. arti. Rom 1785 ff. 534
S. Giovanni Gio. da († 1636), Malersatiren 543
Giovio G. B., Discorso sopra la Pittura. London 1776 589
— Gli uomini della Comasca diocesi . . . illustri. Modena 1784 503
— Paolo, Elogien . . . . 173 f.
Giulini, Memorie della città e della campagna di Milano. Mailand 1760 . 505
Glasmalerei, Traktat über . . . 24 f.
Goeree, Inleyding tot de algemeene Teykenkonst. (Amsterdam 1705, übersetzt von Zesen, Hamburg 1669 561
— Inleyding tot de Praktyk der algemeene Schilderkonst. Amsterdam 1704 561
— Natuurlyk en Schilderkonstig Ontverp der Menschenkunde. (Amsterdam 1782) 561
Goldmann, Elementorum Architecturae militaris etc. Leiden 1643 572, 588
— Vollständige Anweisung zur Civilbaukunst (vermehrt von Sturm). Wolfenbüttel 1696 588

Seite

Gool, Niuwe Schouburgh. Haag 1750 (s. a. Düsseldorf) 426, 437
Gori, Descrizione della Capp. di S. Antonio. Florenz 1728 516
— Musaeum Florentinum. Florenz 1731 516
— Monumenta . . . baptisterii Florentini. Florenz 1756 516
Grapaldus M., De partibus aedium. Brescia 1501 u. ö. 221, 226
Graphia aurea Urbis Romae 42
Grasselli, Guida di Cremona. Cremona 1818 503
Grazioli, De praeclaris Mediolani aedificiis. Mailand 1735 504
Gregor v. Tours, Frankengeschichte . 35
Gregor v. Nissa 17
Gregori u. Patch, La Porta principale del Battistero. Florenz 1773 516
Gualandi, Nuova Reccolta di Lettere. Bologna 1844 433
Guarini, Compendio historico . . . di Ferrara. Ferrara 1621 513
— Architettura civile, Turin 1737 . . 546
— Modo di misurar. 1674 546
Guattani, Roma descritta. Rom 1805 526
— Memorie enciclopediche Romane. Rom 1806 ff. 525
Guercino, Tagebuch, (1629—1666) . 512
Guérin et D'Argenville, Description de l'Académie Royale 443
Guevara, Comentarios de la Pintura (s. XVI) 250, 557, 560
Guiccardini Lodovico, Descrittione de' Paesi Bassi. 1567 . . . 313 f., 332
Guida di Arezzo. Arezzo 1812 . . . 517
— sacra alle chiese di Lucca. Lucca 1753 519
— nuova di Milano. Mailand 1783 . . 505
Guidalotti, Vita di D. M. Viani. Bologna 1716 511
Guillaumot, Remarques sur un livre intitulé observations sur l'architecture de M. l'abbé Laugier. Paris 1768 583
Guilles de St. Georges, Memoires inéd. sur la vie des membres de l'Académie 443
Gulden Andreas, Fortsetzung der Nachrichten Neudörfers . . . . . . 181 f.
Gyllius, De topographia Constantinopoleos. Lyon 1561 17

H

Seite
Hackert Phil., Lettera sull' Uso della vernice nella pittura. Perugia 1788 . 590
— Memorie de' Pittori Messinesi. Neapel 1792 . . . . 472, 530
Hagedorn, Betrachtungen über die Mahlerey. Leipzig 1762 . . . 574, 586
— Briefe über die Kunst (her. von Torkel Baden). Leipzig 1797 . . . 586
Hainhofer, Relationen . . . 428, 439
Harff Arnold v., Reisebuch 42
Hartmann von der Aue, Beschreibung eines Sattels 32
Heineken, Nachrichten von Künstlern und Kunstsachen. Leipzig 1768 . . 438
Held, Ehrengedächtnis A. Dürers. Nürnberg 1797 439
Helpidius Rusticus, Tituli 28
Heraclius, De coloribus et artibus Romanorum 21
Herder, Blätter für deutsche Art und Kunst. 1773 (Goethes Hymnus an Erwin) 484, 571
— Plastik. Riga 1778 . . . . . 571, 586
Herrera Juan de, Sumario y breve declaracion ... del Escorial. Madrid 1589 446
— Discurso sobre la figura cubica (s. XVI) 557, 560
Hesse Eob., Epicedion in funere A. Dureri. Nürnberg (1528) 439
Hildegard St., Visionen 82
Hilarion, Architekturtraktat 582
Hilliard Haydock, A Tracte cont. the artes of curious Painting (Lomazzo). Oxford 1598 359
— A Treatise concerning the arte of Limning. (1598) 359
Hirschfeld, Theorie der Gartenkunst. Leipzig 1775 588
— Von der moral. Einwirkung der bild. Künste. Frankfurt 1775 588
Hirsching, Nachrichten von sehenswürdigen Gemälden und Kupferstichsammlungen. Erlangen 1786 441
Hirschvogel Augustin, Perspektivbuch. 1543 . . . . 154, 245
Hösch Hans, v. Gmünd, Steinmetzenbüchlein 26, 367

Seite
Hogarth, The Analysis of Beauty London 1753 . . . . 568, 585
— An Essay on Comic Painting. London 1788 585
— Biographical Anecdotes of —. London 1781 444
Holck, Det Kongelige Kunstkammer paa Christianborg-Slot sammt Rosenbergs Slot Inventarium. Kopenhagen (nach 1772) 441
Holl Elias, Selbstbiographie . . 428, 439
Hollanda Francisco de, Tractato de pintura antigua. (1548) . . . 246 f., 250
Holländische Ortsliteratur 437
Hoogstraeten S. van, Inleyding tot de Hooge Schoole der Schilderkonst. Middelburg 1641 . . . . . . 559, 561
Houbraken, Groote Schouburgh. Amsterdam 1718 . . . . . . 426, 437
Hrabanus Maurus 28, 63
Hüsgen, Raisonn. Verzeichnis aller Kupfer- und Eisenstiche A. Dürers. Frankfurt 1778 . . . . . . 429, 439
— Nachrichten von Frankfurter Künstlern. Frankfurt 1780 439
Hugford, Vita di A. M. Gabbiani. Florenz 1762 513

I

Idea del perfetto pittore. Turin 1769 (s. de Piles) 556
Indau Joh., Wiennerisches ... Säulenbuch. Wien 1686 . . . . . . 368, 376
L'Intelligenzia, Palastbeschreibung*) 32
Inventare 36, 192, 196
— der Margarete von Österreich (Mecheln) 192, 196
— der Herzoge von Burgund . . 192, 196
Istituzioni della R. Academia di Torino. Turin 1778 506
Izzo, Elementa Architecturae civilis. Wien 1784 . . . . 573, 588

J

Jamnitzer Wenzel, Perspectiva. Nürnberg 1548 246
Jassaeus (Azevedo), Venetae Urbis descriptio. Venedig 1780 498

*) Hierzu ist ein sehr wichtiger, die ganze Frage auf neue Grundlage stellender Aufsatz von Huelsen, im Jahrbuch des Kais. Deutschen Arch.-Instituts XVII. (Rom 1902) 225 f. heranzuziehen (Herkunft der Lemmata aus einem Glossar). Meine Behandlung des Themas ist jedoch H. ebenso entgangen, wie mir leider die seine.

Seite

Johannes Diaconus, Beschreibung der Laterankirche 34, 45
— von Gaza 19
— Pontifikalbuch von Neapel 34
— — von Italien, Künstlerleben (in der Biographie des Bischofs Balderich von Lüttich) 38
Jones Inigo, The most notable Antiquity of Great-Britain. (Stonehenge.) London 1655 . . . . 432, 444
Jouillain, Réflexions sur la Peinture et la Gravure. Metz 1786 582
Jünger, De inanibus Picturis. Leipzig 1678 . . . . 541, 546
Jürgensen, Schleswigsche Kunstbeiträge. Schleswig 1792 441
Junius, De Pictura Veterum. Amsterdam 1637 450
Junker, Grundsätze der Mahlerei. Zürich 1775 587
— Betrachtungen über Mahlerei etc. Basel 1778 587

K

Kallistratos 12
Kataloge französischer Sammlungen des 18. Jahrh. 443
Kedrenos 17
Kennedy, A new Description. (Pembrocke House.) London 1754 . . . 445
Kern Ulrich, Visierbuch. Straßburg 1531 225
Keyssler, Neueste Reise. Hannover 1740 . . . . 431, 445
King, Munimenta antiqua. London 1782 444
Kircher, Romani Collegii Musaeum. Amsterdam 1678 527
Knight Payne, The Landscape. London 1794 584
Knorr, Allgemeine Künstler-Historie. Nürnberg 1759 439
— Historische Künstler-Belustigung. Nürnberg 1735 439
Kodinos, Topographie von Konstantinopel 16
Koehler, Beiträge zur Ergänzung der teutschen Litteratur- und Kunstgeschichte. Leipzig 1794 440
— J. D., Anweisung für Reisende. Frankfurt 1762 441
Konrad v. Querfurt, Brief aus Italien (1194) 43

Seite

Konstantin der Rhodier, Beschr. der Apostelkirche in Konstantinopel . . 17
— Manasses 19
Krafft, Resolutiones problematum spectantium ad architecturam civilem. (St. Petersburg 1750) 573, 588
— Specimen emendationis theoriae ordinum Architectonicorum. (Petersburg 1758) 573, 588
Krubsacius, Betrachtungen über den Geschmack der Alten in der Baukunst. (1745) 573f., 588
— Gedanken von dem Ursprung . . . der Verzierungen. Leipzig 1759 573f., 588
Künstlernovellen und -anekdoten 39f.
Künstlerbriefe des 15. Jahrh. . . . 105
Kunstbüchlein, Deutsche 242, 245, 610

L

Labacco Ant., Libro appart. all' Architettura. Rom 1558 u. ö. 373
Lacher Lor., Unterweisung in der Baukunst. (1516) 26
Lafont de St. Yenne, Reflexions sur la peinture. Paris 1746 581
— Réflexions sur quelques causes de l'Etat présent de la peinture en France. Paris 1747 581
— Le Génie du Louvre. Paris 1756 . 581
— Sentiments sur quelques ouvrages de Peinture etc. Paris 1754 581
— Examen d'un essai sur l'architecture. Paris 1753 581
Lafri, Memoria . . . nella quale si relevano tutti gli errori e gli stracci che fece G. Vasari nella cupola grande del Tempio dell'Umiltà. (Pistoja) (s. XVI.) 517
Lagrime, Giustissime . . . per i funeralidi L. Scaramuccia. Mailand 1681 494
Lairesse G. de, Het Groot Schilderboeck. Amsterdam 1719 . . . 559, 561
Lambertini, Lettere e composizioni degli antichi pittori Bolognesi (s. XVII) 509
Lamo Aless., Discorso (mit dem Leben des Bernardino Campo). Cremona 1584 . . . . 323, 352
— Pietro, Graticola di Bologna. (1560) 329, 337, 484

Sei e
La Motte, Essay upon Poetry and Painting. London 1730 585
Lampsonius Dom., Lamberti Lombardi vita. Brügge 1565 301
Lancilotto Francesco, Trattato di pittura. Rom 1509 . . . . . . 199, 204
Landi, Racconto di pitture ... di Siena. (Ms. 1655) 518
Landini Cristoforo, Künstlerkatalog von Florenz . . . . 92f.
— Pliniusübersetzung . . . . 92f.
Landucci Luca, Tagebuch . . 102f., 195
Langley, New Principles of Gardening. London 1728 584
— Gothic Architecture. London 1747 . 584
— The Builders compleat Assistent. London 1738 584
Lanzi, Storia pittorica dell'Italia. Bassano 1789 . . . 3, 435, 449, 460f.
Lapini Agostino, Tagebuch . . . 103, 195
Lasarola, Origine di tutte le strade ... di Bologna. Bologna 1788 511
Lastri, L'osservatore Fiorentino. Florenz 1766 . . . . 482, 515
— Descrizione di S. Giovanni B. Florenz 1781 516
— Etruria Pittrice. Florenz 1791 . . . 514
Latuada, Descr. di Milano. Mailand 1737 505
Laugier, Essai sur l'architecture. Paris 1753 . . . . 566, 583
— Réflexions sur quelques causes de l'état présent de la peinture en France. Haag 1747 583
— Manière de bien juger des ouvrages de peinture. Paris 1771 583
Lauro, Breve descrizione di Orvieto. Rom 1635 521
Lautensack Heinrich, Gründtliche Underweisung. Frankfurt 1564 . . . 246
Lazari, Ascoli in prospettiva. Degli artisti d'Urbino (s. XVIII) 523
— Memorie di alc. celebri pittori d'Urbino. Urbino 1800 523
— Delle chiese di Urbino. Urbino 1801 523
— Dizionario storico degli artisti professori d'Urbino 523
Lazzari, Ascoli in prospettiva. Ascoli 1724 522
Lazzarini, Diss. sopra l'arte della Pittura. Vicenza 1782 591
Seite
Lazzarini, Opere e dissertazioni in materia di belle arti. Pesaro 1806 484, 591
— (s. Becci).
Le Bégue Jean, Traktat 25
Le Blond de Latour, Lettré ... touchant la peinture. Bordeaux 1669 . 555
Le Brun, Méthode. 1667 555
Le Clerc, Traité d'architecture. Paris 1714 583
Le Comte, Cabinet des singularités d'architecture etc. Paris 1699 . 431, 442
Ledoux, L'architecture. 1804 583
Legati, Poesie ... fatte nella morte di M. A. Buonarroti. Florenz 1564 . . 333
— Museo Cospiano (Aldrovandi). Bologna 1677 . . . . 479, 512
— Libro dei Pittori Cremonesi (1670) Ms. 503
Le Grant, Alain 37
Lellis de, Parte seconda ... a Napoli sacra. Neapel 1654 529
Lello, Descrizione del R. Tempio di Monreale. Palermo 1588 530
Lelonotti (s. Ottonelli).
Lemaire Jean, Couronne Margaritique. Lyon 1549 . . . . 179, 182
— Plainte du desire. Toul 1509 . 179, 182
Lemée, Traité des Statues. Paris 1688 . 556
Lemierre, La Peinture. Paris 1769 . 581
Lencker Hans, Perspectiva. Nürnberg 1571 245
— Perspectiva literaria. Nürnberg 1567 245
Leo von Ostia, Klostergeschichte von Montecassino 34
Leonardo Camillo, Speculum lapidum (Künstlerkatalog). Venedig 1502 . . 94
Lépicié, Vie des premiers peintres du Roi. Paris 1752 442
Lessing, Vom Alter der Ölmalerei. Braunschweig 1774 . . . . 17, 22f., 438
— Über die Glasgemälde im Kloster Hirschau. (Braunschweig 1773) . . 438
— Laokoon. Berlin 1766 586
Liber monstrorum 22
— pontificalis Romanus 32
— sacerdotum 24
Liberati, La Caprarola descritta. Ronciglione 1614 527
Libri Carolini 36, 64
Lichtenberg, Erklärungen der Hogarthischen Kupferstiche. Göttingen 1794 587

Seite

Liechtenstein, Fürst K. E., (1611 bis 1684), Werk von der Architektur 572 f., 588
Lioni, Ritratti di alc. celebri Pittori del Sec. XVII. Rom 1731 423
Liotard, Traité des Principes et des Règles de la Peinture. Genf 1781 . 582
Liruti, Notizie di Gemona. Venedig 1771 495
Listen florentinischer Künstler des 14. und 15. Jahrh. 103
Lodi al Sig. G. Reni. Bologna 1632 . 510
Lodoli (s. Memmo).
Lombard Lambert, Brief an Vasari über niederländische Künstler . . . 261
Lomazzo Paolo, Trattato dell'arte della Pittura. Mailand 1584 . . . . 352 f., 359
— Idea del Tempio della Pittura. Mailand 1590 . . . . 354 f., 359
— Selbstbiographie (Rime di G. P. L.). Mailand 1589 . . . . 322, 335
Longhi, Compendio d'é Pittori Veneziani. Venedig 1762 . . . . . 470, 496
Lotto Lor., Ausgabenbuch 178
Lucidi, Notizie della Santa Casa di Loreto. Loreto 1786 522
Lucio Franc., Vitruv-Übersetzung. Venedig 1524 221
Luca Ign. de († 1799), Kunstnotizen 440
Lucca, Traktat von 22
Ludolph, Liber de itinere terrae sanctae 42
Luitprand, König, Baugesetz . . 37 f.
Lustri . . . della città di Forlì. Forlì 1757 512
Lyser F., Architectura. Frankfurt 1672 374

M

Macedo, Pictura Venetae urbis. Venedig 1670 498
Machiavelli Aless., Dell'origine in Bologna della Pittura etc. Bologna 1736 510
Madonna di Reggio. Modena 1666 . 509
Maffei, Verona illustrata. Verona 1731 434, 489, 501
— Compendio. Verona 1795 . . 489, 501
— Elogio del F. Juvara. (Verona 1738) 506
Maggi, Memoria sulla vita di Ag. Bertelli. Brescia 1794 502

Seite

Maggiori, De Firmanae urbis origine. Fermo 1789 522
Magnavini, Fiori d'ingegno . . . in lode . . . della Primavera di C. Maratti. Venedig 1685 524
Malaspina, Soggetti per quadri. Wien 1798 590
— Delle Leggi del Bello. Pavia 1791 . 590
— Memorie della fabbrica della cattedrale di Pavia. Mailand 1816 . . . 506
— Guida di Pavia. Pavia 1819 506
Malvasia, Lettera . . . d'una pittura di G. A. Sirani. Bologna 1652 . . 510
— Felsina Pittrice. Bologna 1678 467 f., 509
— Le Pitture di Bologna. Bologna 1686 . . . . 485, 511
— Il claustro di S. Michele in Bosco. Bologna 1694 512
Mancini Giulio, Considerazioni . 414 422, 535, 544, 591
— Viaggio per Roma (vor 1630) . 422 482, 525
— Ragguaglio delle pitture di Siena 482, 518
— Girol., Istruzione stor.-artistica . . . di Città di Castello. Perugia 1832 . 521
— Memorie . . . di Città di Castello. Perugia 1832 . . . . 466, 521
Mander Karel van, Schilderboek. Alkmaar 1604 . . . . 312, 332
Manetti Giannozzo, Beschr. der Bauten Nikolaus V. in Rom 194, 524
— Tuccio, Leben des Filippo Brunelleschi . . . . 100 f., 132 f.
— (?), XIV Uomini singulari in Firenze 93 f.
Manfredi, De Maiestate Panormitana. Palermo 1630 530
Maniago, Storia delle b. arti friulane. Venedig 1819 . . . . 171, 495
— Guida di Udine, S. Vito 1839 . . . 495
Manni, Vita del Buffalmacco. Carpi 1762 514
— Addizioni alle vite di M. Angelo Buonarroti e. P. Tacca. Florenz 1774 . 514
Mantova descritta. Mantua 1729 . . 504
Manuale dei pittori. Florenz 1792 . 515
Manuel II., Kaiser, Beschreibung eines flandrischen Teppichs 19
Marangoni, Delle cose gentilesche e profane trasportate ad uso ed ornamento delle chiese. Rom 1744 . . 527

Seite

Marcheselli, Pitture delle chiese di Rimino descritte. Rimini 1754 . . 513
Marchesi, Vitae ill. Forolivensium. Forlì 1726 512
Marchiò, Il forestiere informato . . . di Lucca. Lucca 1721 . . . 484, 519
Marco da Pino, Architekturtraktat (verloren) 224
— Nachrichten über die Künstler von Neapel 332, 337
Marcucci, Grandezze della città di Roma. Rom 1628 526
Mariette, Abcdario. (Paris 1851) . . 442
— Description de traveaux . . . de la Statue équestre de Louis XV. Paris 1768 582
Marini, Indicazione delle chiese . . . di Verona. Verona 1797 501
Marino, La Galleria. Venedig 1619 31, 479, 495
— Lettere. Venedig 1623 . . . 480, 495
— Dicerie sacre. Turin 1614 . . 537, 545
Mariotti, Lettere pittoriche Perugine. Perugia 1788 . . . . 467, 520
Marliani, Topographia Urbis Romae. Rom 1544 526
Marolles, Livre des Peintres et graveurs. Paris 1677 442
— Tableaux du Temple des Muses. Paris 1655 442
Marperger, Historie und Leben der ber. europ. Baumeister. Hamburg 1711 . . . . 438, 442
Marsy de, La Peinture. Paris 1740 . 581
Mostin Jean, Französ. Vitruv. 1547 . 231
Martinelli, Ritratto di Venezia. Venedig 1648 498
— (s. Chi-Chiama).
Martinello, Roma ricercata nel suo sito. Rom 1644 526
Martinez, Discursos Practicables del nob. arte de la Pintura (s. XVII) 558, 560
Martini, Francesco di Giorgio, Traktat von der Baukunst. (1482) 120
Masini, Guida spirituale di Bologna. Bologna 1640 511
— Bologna perlustrata. Bologna 1650 484, 511
Maso di Bartolommeo, Ricordi . . . 103
Mason, The English Garden. London 1772 584

Seite

Mattioli, Il magno Palazzo del Cardinale di Trento. Venedig 1559 . . 502
Mauro, Antichità di Roma. Venedig 1556 527
Mayans, Arte de Pintar. (1776) . . . 584
Mazza Giuseppe, Alle Glorie di, Padua (1703) 510
Melchiorri, Vite de' Pittori Veneti. (1728) 496
Méhégan, Considérations sur les Révolutions des Arts. Paris 1755 . . 442
— L'Histoire considerée vis-à-vis . . . des Beaux Arts. Paris 1767 442
Meliteniotes, Beschr. des Palastes der Vernunft 20
Memmo, Elementi d'Architettura Lodoliana. Rom 1786 . . 577, 578 f., 590
— Riflessioni sopra alc. equivoci sensi etc. . . . int. l'architettura. Padua 1788 590
Memoria int. a. G. B. Novelli. Venedig 1799 499
Memorie della vita di D. Martinelli. Lucca 1772 519
— intorno alla vita di Pompeo Amalteo (s. XVIII) 495
— storiche dei più illustri uomini Pisani. Pisa 1790 518
Mengs, Gedanken über die Schönheit und den Geschmack in der Mahlerey. Zürich 1762 . . . . . . 570, 575, 586
— Opere (ed. d'Azara). Parma 1786 575, 586
Merian Matth., Topographia Italiae (s. XVII) 473
Méry, La Théologie des Peintres. Paris 1765 582
Meschinello, La chiesa ducale di S. Marco. Venedig 1753 497
Messerschmidt F. X., Merkwürdige Lebensgeschichte des. Wien 1794 . 441
Meusel, Teutsches Künstlerlexikon. Lemgo 1778 438
— Miscellaneen. Erfurt 1779 ff. 438
Meyssens, Images (Antwerpen 1661) . 436
Meytens M. v., Selbstbiographie . . 441
Michel J. F., Histoire de la vie de Feu. P. P. Rubens. Brüssel 1771 . 437
— Description des principaux ouvrages . . . dans les églises etc. d'Anvers. Antwerpen 1763 437
Michelangelo, Traktat von der Anatomie (geplant) 318, 357

Seite
Michelangelo, Ricordi 335
Michiel Marcanton, Notizie del disegno 189f., 195f., 220, 327
— Vite dei pitt. e scult. moderni (verloren) 190
Migliore, Del, Firenze illustrata. Florenz 1684 . . . . 482, 515
Milizia, Vite de' più celebri Architetti. Rom 1768 447
— Del Teatro. Venedig 1794 589
— Dell' arte di vedere nelle b. arti. Venedig 1781 580
— Principij d'architettura civile. Finale 1781 590
— Roma, Delle b. arti del disegno. Bassano 1787 . . . . 525, 590
— Dizionario delle b. arti del disegno. Bassano 1787 590
— Della incisione. Bassano 1796 . . . 590
— Notizie int. alla sua vita. Bassano 1804 590
Mini, Discorso della nobilità di Firenze. Florenz 1593 515
Mirabilia Urbis Romae 21, 42f., 183, 193
Miracoli della Croce. Venedig 1590 u. ö. 337
Moiolo, Quattro dialoghi del Domo di Brescia. Mailand 1617 502
Molanus Joh., De picturis et imag. sacris. Löwen 1570 . . . . . 383, 384
Moli Clemente, Elogium (1647) . . . 510
Molini, Lacrime di Parnaso in morte di G. Albanese. Vicenza 1633 . . . 502
Monier, Histoire des arts. Paris 1698 . . . . 442, 549f.
Montaigne, Reisetagebuch. (1580) 473, 493
Montalbani (Bumaldo), Minervalia Bononensia. Bologna 1714 . . 469, 509
— Le antichità più antiche di Bologna. Bologna 1651 511
Montani, Vite de' pittori Pesaresi. (Ms. s. XVII) 523
Montano G. B., Libro d'architettura. Rom 1608 u. ö. 373
Montelupo Raffaele da, Selbstbiographie 322, 335
Montfaucon, Monumens de la Monarchie Française. Paris 1729 430f., 442
Monville, Maziere de, Vie de P. Mignard. Paris 1730 . . . . 443, 581
Morelli G. F., Pitture e Sculture di Perugia. Perugia 1683 . . . 484, 520
Moreni, Notizie istoriche dei contorni di Firenze. Florenz 1791 517
— Descrizione della chiesa della S. S. Nunziata. Florenz 1791 516
— Descrizione delle cappelle Medicee. Florenz 1813 516
Morigia, Nobiltà di Milano descritta. Mailand 1595. (2. Aufl. mit Supplement von Borsieri. Mailand 1619) 325, 336, 504
— Il Duomo di Milano descritto. Mailand 1597 505
— Sommario delle cose mirabili . . . di Milano. Mailand 1609 505
Moritz, Über die bildende Nachahmung des Schönen. Braunschweig 1788 571, 586
Moro, Lagrime sulla morte del . . . Saraceno. Venedig 1620 496
Morrona da, Pisa illustrata. Pisa 1787 . . . . 466, 483, 519
Moroni, Le Pompe della Scultura. Ferrara 1640 545
Moscardo, Note . . . del suo Museo. Verona 1672 501
Moschini, Stato delle belle arti in: Letteratura Veneziana del sec. XVIII. Venedig 1806 . . . . 470, 496
— Guida per Murano. Venedig 1807 . 499
— Vita del Guarana. (Venedig 1808) . 497
— Vita di Gregorio Lazzarini, herg. von Moschini. 1809 497
— Guida per la città di Venezia. Venedig 1815 . . . . 487f., 498
— Guida per la città di Padova. Venedig 1817 . . . . 488, 499, 500
— Ragguaglio . . . di S. Maria della Salute. Venedig 1819 499
— Della origine . . . della pittura in Padova. Padua 1826 499
Mucianus 11
Mueller, De Pictura. Jena 1692 . . 546
Muratori L. A., Riflessioni spora il buon gusto. Coloniae 1721 589
Murr, Bibliothéque de peinture. Frankfurt 1770 3
— Journal zur Kunstgeschichte. Nürnberg 1775ff. 438
— Description du Cabinet de M. de Praun. Nürnberg 1791 439

Seite

Murr, Beschreibung der vornehmlichsten Merkwürdigkeiten von Nürnberg. 1778 438
— Merkwürdigkeiten von Bamberg. Nürnberg 1799 440
Museo della Casa Farsetti. (Venedig s. XVIII) 499
Mussi, Discorso sulle arti del disegno Pavia 1798 590
— Poesie pittoriche. Pavia 1803 . . . 590
Muzio, Theatrum Bergomense. Bergamo 1596 502
Mystiker des 15. Jahrh., Kunstnotizen 231

N

Nardi, Descrizione . . . del Tempio Malatestiano. Rimini 1813 514
(Nava), Distinto ragguaglio . . . del Duomo di Milano. Mailand 1723 . 505
Negri, Basilica Petroniana. Venedig 1680 512
Nelli, Discorsi di architettura. Florenz 1753 589
Neri di Bicci, Ricordi 102
Neudörfer Joh., Nachrichten von Künstlern und Werkmeistern von Nürnberg. (1547) . . . . 181 f.
Nicolai F., Nachrichten von den Baumeistern, Bildhauern, Kupferstechern, Malern in und um Berlin. Berlin 1786 440
Nicoli-Christiani, Della vita di L. Gambara. Brescia 1807 502
Niccolini, L'ombra del pennello di P. Bellotti. Venedig 1659 496
Nikephoros 20
Niketas Akominatos, Klageschrift über Konstantinopel . . . . 16 f.
Nota delli Musei, Librarie, Gallerie . . . di Roma. Rom 1664 . . . . 479, 527
— di pitture . . . di Firenze. (1600?) 515
— dei quadri . . . esposti per la festa di S. Luca. Florenz 1729 515
Notizia breve, degli Arazzi posseduti dall'ecc. Casa Dolfino. Venedig 1776 499
Notizie . . . di Padova (1623) . . . 500
— dove si ritrovano li originali di Tiziano e P. Veronese. Venedig 1683 496
Nürnberger Chronik. Anfang 16. Jahrh. 610

Seite

Nyssa Gregor v., Brief über die Märtyrerkapelle 17

O

Oderigo di Andrea di Credi, Ricordi 103
Österreich, Beschr. der kgl. Bildergalerie in Sans-Souci. Potsdam 1764 441
Olearius, Gottorpische Kunstkammer. Schleswig 1664 441
Oliger Jacobaeus, Musaeum Regium . . . Hafniae. Kopenhagen 1696 441
d'Onofri, Succinte Notizie int. la facciata della cattedrale Napoletana. Neapel 1788 529
— Giornali. (Ms. s. XVII) 528
Opera nuova delle Bellezze . . . di Firenze. Florenz (um 1600) 515
Opere di diversi Architteti, pittori ecc. in Roma 523
Oretti, Miscellaneen 494
Orlandi, Abcdario pittorico. Bologna 1704 . . . . 3, 433, 447
— Notizie degli scrittori Bolognesi. Bologna 1714 509
Orsini B.*), Guida al forestieri . . di Perugia. Perugia 1784 . . . 484, 520
— Antologia dell' arte pittorica. Augusta (= Perugia) 1784 586
— Descrizione delle Pitture . . . d'Ascoli Piceno. Perugia 1790 . . . . 484, 522
— Riposta alle Lettere pittoriche del Mariotti. Perugia 1791 520
— Dissertazione sull' antico Tempio di S. Angelo. Perugia 1792 520
— Vita di P. Perugino. Perugia 1804 . 520
— Memorie de' Pittori Perugini del Sec. XVIII. Perugia 1806 520
Ortiz y Sanz, Viage arquitectonico-antiguario de España. Madrid 1803 446
Osio, Architettura civile. Mailand 1641 546
Ottonelli und Pietro da Cortona, Trattato della Pittura e Scultura. Florenz 1652 . . . . . 534, 538, 545

P

Pacheco, Arte de la pintura. Sevilla 1649 . . . . 446, 541, 558, 560
Pachymeres, Beschr. des Augusteon 17
Pacifico, Cronaca Veneta. Venedig 1697 498

*) Zu Baldassarre Orsini vgl. jetzt den Aufsatz von Mariani L'arte XXVI, (1923), 118.

Seite

Pacioli Luca, De Divina Proportione. Venedig 1509 . . . . 123f.
— Summa Arithmeticae (mit Künstlerkatalog). Venedig 1494 124
— De V corporibus regularibus . . . 123
Pader Hilaire, Traicté de la proportion (Lomazzo). Toulouse 1641 359
— La Peinture parlante. Toulouse 1657 549, 555
— Songe énigmetique sur la peinture universelle. Toulouse 1658 555
Pagani, Le Pitturee Sculture di Modena. Modena 1770 509
Pagave, Biogr. des Bramantino. Ms. . 504
Page, The Art of painting. London 1720 585
Paggi G. B., Definizione e divisione della Pittura. Genua 1607 355, 359, 386
Paglia, Il giardino della Pittura. Brescia 1713 . . . . 490, 502
Paglari, Breve descrizione storica della città di Mantova. Venedig 1799 . . 504
Paleotti Gabr., Discorso int. le immagini sacre e profane. Bologna 1582 383, 384
Palissy Bernard, Récepte véritable. La Rochette 1564 . . . . 334f.
— Discours admirables. Paris 1580 . 334f.
— La grotte de Monsieur le connetable. 1562 335
Palladio Andrea, Quattro libri dell' Architettura. Venedig 1570 u. ö. 369, 377
Pallavicini, I trionfi dell'architettura . . . di Monaco. München 1677 440
Palomino, El Museo pictorico. Madrid 1715 . . . . 3, 432, 455, 567
— Las Ciudades, Iglesias y Conventos en España. London 1739 446
Pancaldi, Il trionfo di Giobbe dip. da G. Reni. Bologna 1637 510
Panciroli, Tesori nascosti dell'alma città di Roma. Rom 1600 526
Pandoni Porcello de, De arte fusoria 128, 130
Panelli, Descr. del Palazzo di Sassuolo. Ms. 1722 509
Panni, Distinto rapporto delle dipinture . . . di Cremona. Cremona 1762 491, 503
Panvinius, De praecipuis Urbis Romae basilicis. Rom 1570 527

Seite

Paradisi, Sopra lo stato presente delle Scienze e delle arti in Italia. Venedig 1767 448
Parrino, Napoli città nobilissima. Neapel 1700 . . . . 492, 529
Partenopeo, Descrizione del Friuli. Udine 1604 495
Paschetti, Le Bellezze di Genova. Genua 1583 507
Pascoli (Vite de' piu celebri pittori viventi) 422
— Lettere di un Academico Fiorentino 422
— (Vite de' scrittori delle Vite de pittori) 422
— Vite de' Pittori Perugini. Rom 1732 467, 520
— Vite de' Pittori ecc. . . . moderni. Rom 1730 . . . 413f., 422, 533, 543
Pasiteles 11
Pasquin (s. Williams).
Passeri G. B., Vite de' Pittori ecc. (Rom 1772) 413, 422
— Istoria delle pitture in majolica fatte in Pesaro. (Venedig 1758) . . 225, 523 (Hier ist die erste Veröffentlichung in den Opuscoli del Calogerà, Nuova Raccolta etc. IV, Venedig 1758, nachzutragen.)
— Opuscolo sull'architettura (s. XVIII). (Deutsch Nürnberg 1783) 590
Passeri Nicc., Esame ragionato s. la nobiltà della pittura e scultura. Neapel 1783 590
— Del metodo di studiare la Pittura. Neapel 1795 590
Passio IV Coronatorum 20
Pasta, Le Pitture notabili di Bergamo. Bergamo 1775 . . . . 490, 502
Patin, Relations. Lyon 1676 . . 428, 443
— Carla Caterine, Pitture scelte e dichiarate. Colonia 1691 443
Patrizi, Discorsi. Venedig 1545 . . . 205
Patte, Discours sur l'Architecture. Paris 1754 583
— Mémoires sur . . . l'architecture. Paris 1769 583
— Essai sur l'architecture théatrale, Paris 1782 583
— Monumens érigés en France à Louis XV. Paris 1765 442
Paulinus v. Nola, Tituli . . . 27f., 35

Seite

Porta, Alessandria descritta. Mailand 1670 507
Portinari, Della felicità di Padova. Padua 1623 . . . . 470, 499
Possevinus Ant., Tractatio de Poesi et Pictura ethnica etc. Rom 1593 356, 359
— De architectura. Venedig 1603 . . . 378
Poussin Nic. († 1665), Traktat über die Malerei 549, 554
Pozzo, De perspectiva Pictorum et Architectorum. Rom 1693 . . 543, 547
— Copia d'una lettera dir. al Principe A. F. di Liechtenstein. Rom 1694 . 547
— Dal, Le Vite de' Pittori . . . Veronesi. Verona 1718 . 470, 489, 500
Pranger, Entwurf einer Akademie der bild. Künste. Halle 1778 587
— Über den Geschmack. Halle o. J. . . 587
— Ob das Reisen eine notwendige Eigenschaft eines großen Künstlers sei. Halle 1783 587
— Über den Flor der Künste etc. Halle 1785 587
Preciado, Arcadia pictorica. Madrid 1789 . . . . 567, 584
Pregiudizio, Il, smascherato da un pittore colla descr. delle migliori pitture . . . di Torino. Venedig 1770 506
Price, Uvedale, Essays on the Picturesque. London 1794 . . . . 569, 584
— A Letter to H. Repton Esqu. etc. London 1795 584
— A Dialogue on the distinct characters of the Picturesque and the Beautiful. Hereford 1801 584
Primisser, Kurtze Nachricht von . . . Ambras. Innsbruck 1777 440
Priorato, Vita del Cav. Liberi. (1664) 499
Procés-verbaux de l'Academie Royale de Peinture (s. XVII—XVIII) 556
Prokopios, Über die Bauten Justinians 16
Prospettivo, Milanese depictore Antiquario. Prospettiche Romane. (Rom, um 1500) 128, 184
Prudentius, Dittochaeon . . . . . 27f.
— Peristephanon 31
Prunetti, Saggio pittorico. Rom 1786 525, 590
— L'osservatore delle b. arti in Roma. Rom 1808 525

Seite

Pucci, Bildergedichte 30
Puricelli, Ambrosianae Mediolani basilicae . . . monumenta. Mailand 1645 505

Q

Quadreria Medicea. Florenz 1733 . . 516
Quadt v. Kinkelbach Matthäus, Teutscher Nation Heiligkeit (1609) 428, 437
»Quelle K.« 170, 176
Querfurt, Handbuch für die Mahler. Prag 1776 561
Quintilian 47

R

Raccolta poetica per la statua di Venere . . . del Sig. G. M. Mazza. Venedig 1707 510
Racknitz, Briefe über die Kunst. Dresden 1792 586
— Darstellung und Geschichte des Geschmackes. Leipzig 1796 586
Raffaels (?), Gutachten über die Baukunst 175
Ragioni, Gran Maestro de' forestieri. Venedig 1711 497
Raguenet, Les monumens de Rome. Paris 1702 526
Ralph, A critical Review of the public Buildings etc. . . . in London. London 1734 445
Rambach, Einige Gedanken über den Wert der Altertumskunde f. d. bildenden Künstler. Berlin 1774 . . . 587
Ramdohr, Über Malerei und Bildhauerarbeit in Rom. Leipzig 1787 . 525
— Charis. Leipzig 1793 586
— Studien zur Kenntnis der schönen Natur etc. Hannover 1792 586
— Die Bildergalerie des Freiherrn von Brabeck. Hannover 1792 586
Ranghiasci, Elenco dei professori Eugubini (s. XVIII) 521
Ranieri, Historia di Pisa sino all'a. 1422 518
Raspe, A critical Essay on Oil Painting. London 1781 445
Rasponi, Ravenna liberata dai Goti. Ravenna 1766 513
Rastrelli, Illustrazione istorica del Pal. della Signoria. Florenz 1792 . . 516

Seite
Ratti, Istruzione di quanto può vedersi di più bello in Genova. Genua 1766 507
— Descr. delle Pitture ... dello Stato Ligure. Genua 1780 507
— Notizie ... int. la vita ed opere di Correggio. Finale 1781 508
Reden, Akademische, des 18. Jahrh. (Italien) 591
Relazione della Statua equestre di Carlo Magno (Cornacchi). Siena 1735 524
Renaldis, De, Della pittura Friulana. Udine 1796 495
Requeno y Vives, Saggi sul ristabilimento dell'antica Arte de' Greci e de' Romani Pittori. Venedig 1784 590
Resta, Parnasso de' Pittori. Perugia 1707 . . . . 419, 423
Reynolds, Discourses. London 1771 569, 585
— Literary Works. London 1794 . . . 585
— Anmerkungen zu Dufresnoy. York 1783 . . . . 569, 585
Rezzonico della Torre, Discorsi academici. Parma 1772 . . 508, 591
— Biographie Leonardos. (1779) . . . 449
Rhenanus Beatus. Basel 1531 . . . 610
Richa, Notizie istoriche delle chiese Fiorentine. Florenz 1754 515
Richardson, An Account of the Statues ... in Italy. London 1722 477, 494
— An Essay on the Theory of Painting. London 1715 . . . . 568, 585
— The Connoisseur. London 1719 568, 585
— Works. London 1772 585
Ricci, Memorie storiche delle arti e degli artisti della Marca d'Ancona. Macerata 1834 . . . . 467, 522
— Storia dell'architettura in Italia. Modena 1857 . . . . 435, 449
Ridolfi, Maraviglie dell'arte. Venedig 1648 . . . . 469f., 496
— Vita del Tintoretto (1642) 496
— Vita des Paolo Veronese (1646) . . 496
— Della Scultura e delle Imagini . . . 496
— Giov. Ricordo dell' andata di Milano a Venezia (1488) 196
Ricordanze della vita ... di C. Ulivelli. Florenz 1772 514
Ricreazione pittorica ... di Verona. Verona 1720 . . . . 489, 501
Rigamonti, Descrizione delle più celebri pitture di Trevigi. Treviso 1767 . . . . 488, 500
— Giornale per l'a. 1741. Treviso 1741 500
Rigaud H., Livre des comptes . . . 443
Righetti, Le Pitture di Cento. Ferrara 1768 . . . . 469, 512
Rinaldi, Al Sig. Gius. Ghezzi ecc. Rom (1699) 524
Ristoro d'Arezzo 31
Ristretto di notizie ... di S. M. del Carmine. Florenz 1782 516
Ritterhausen, Die vornehmsten Merkwürdigkeiten der Residenzstadt München. München 1787 440
Rivius Walter, Unterrichtung zu rechtem Verstand der lehr Vitruvii. Nürnberg 1547 . . . . 243, 246
Roberti, Lettera ... sopra Giac. da Ponte. Lugano 1777 501
Rocca, Naturae et artis certamen in exornanda D. Georgii majoris insula. Venedig 1679 497
— Descr. delle Pitture e Sculture ... di Reggio (Ms. 1782) 509
— Descrizione di Massa (s. XVIII) . . 520
Rodler Hieron., Kunst des Messens. Siemeren 1531 245
Röriczer Matthes, Von der Fialen Gerechtigkeit. Regensburg 1486 . . 26
Rogkerus s. Theophilus.
Rohr, Pictor errans. Leipzig 1679 541, 546
Roma sacra antica e moderna. Rom 1700 526
Romagnoli, Biografie degli artisti Senesi. (Ms. um 1830) 518
Romäos Elpios 19
Romanelli, Napoli antica e moderna. Neapel 1815 529
Rondinelli, Relazione sopra lo stato ... d'Arezzo (1583). Arezzo 1755 517
Rosa Salvatore, Le Satire. Amsterdam c. 1664 . . . . 540, 545
Roschmann, Tyrolis pictoria . 429, 440
Rosignoli, La Pittura in giudicio. Mailand 1697 546
Rosini, Lettere pittoriche sul Campo Santo. Pisa 1810 519
— Descrizione delle Pitture del Campo Santo. Pisa 1816 519

Seite

Rosselli, Sepoltuario Fiorentino. Florenz 1657 515
Rossetti, Descrizione delle Pitture . . . di Padova. Padua 1765 . . . 488, 499
— T., Breve Descrittione delle cose più notabili di Gaëta. Neapel 1673 . . . 529
Rossi, Elogi istorici dei Bresciani illustri. Brescia 1600 502
— Le Memorie Bresciane. Brescia 1616 502
— Agost., Descrizione delle Pitture e Sculture di Montalboddo (s. XVIII) 523
— de, Fil., Ritratto di Roma moderna. Rom 1645 526
— de', Vita di G. Pikler. Rom 1792 . 524
— Vita di A. Cavallucci. Venedig 1766 524
— N. Guida per la città di Torino. Turin 1781 506
Rossini, Il Mercurio errante . . . di Roma. Rom 1732 526
Rosso Fiorentino, Anatomielehre (verloren) 204, 205
Roth, Leben A. Dürers. Leipzig 1791 439
Rubens, De imitatione antiquarum statuarum 559, 560
— Théorie de la figure humaine. (Paris 1773) 560
— Leçons de R. Boussard. (Brüssel 1838) 560f.
Ruffo, Saggio sull'abbellimento . . . di Napoli. Neapel 1789 528
Runge Ph. O., Nachgelassene Schriften 609
Rusconi G. A., Dell'architettura. Venedig 1590 373
Ruta, Guida . . . di Parma. Parma 1739 508

S

Sabba di Castiglione, Ricordi. Venedig 1554 192
Sabellicus M. A., De situ urbis. (Venetiae) l. III (1502) 337
Sacchetti F., Bildergedichte . . 30, 40
— Capitolo s. il tabernacolo d'Orsanmichele (s. XIV) 516
Sacchi Andrea, Lehrbrief (1610) 533, 543
— Cronologia ossia Genova . . . ricercata. Genua 1692 507
Sagredo Diego del, Medidas del Romano. Toledo 1526 . . . . . 247, 249
Salmon, Polygraphice. London 1672 . 562
— Palladio Londinensis (London s. XVII) 562
Salvarolo, Stato della pittura in Friuli 1772 495
Salviati J., Regola di far . . . la voluta del capitello Jonico. Venedig 1552 . 375
— Lion., Leichenrede auf Michelangelo. Florenz 1564 333
Samperi, Messina illustrata. Messina 1742 530
Sandrart, Teutsche Academie. Nürnberg 1675 . . . . 426f., 437, 559, 561
Sangallo Antonio da, d. J., Autobiograph. Notizen 178
Sanseverini, Il Parmigiano istruito. Parma 1739 508
Sansovino Francesco, L'edificio del Corpo humano. Venedig 1550 . . . 224
— Delle cose notabili in Venetia. Venedig 1556 . . . . 327f., 337
— Ritratto delle città d'Italia. Venedig 1576 327
— Venetia descritta. Venedig 1581. N. verm. A. von Stringa, Ven. 1604, und Martinioni, Ven. 1663 326f., 336f.
— Jacopo, Architekturtraktat (?) . . . 377
Santagostini, L'immortalità e gloria del pennello ovv. Descr. delle Pitture di Milano. Mailand 1671 505
— Catalogo delle pitture insigni . . . di Milano. Mailand (s. XVII) . . . 505
Santi Giovanni, Reimchronik 97
Santos, Descripcion del Escorial. Madrid 1657 446
Saraina, De origine et amplitudine civ. Veronae. Verona 1540 501
Sardo, Historia di Pisa sino all'anno 1422 518
Sarnelli, Guida de' Forestieri curiosi. Neapel 1688 . . . . 492, 529
— Catalogo di tutti gli edifizi sacri di Napoli (Ms. s. XVII) 519
— Posileccheata. Neapel 1684 44
Sasso, Venezia Pittrice. Venedig (1780) 496
»Säulenbüchlein« des 17. bis 18. Jahrh. 94f., 610
Savonarola Michele, De laudibus Patavii 587
Scalabrini, Memorie istoriche delle chiese di Ferrara. Ferrara 1773 485, 513
Scaletta, Il Fonte publico di Faenza. Faenza 1719 512
Scamozzi, Idea dell'Architettura, Venedig 1615 u. ö. 371, 377

Seite

Scannelli, Microcosmo della Pittura. Forlì 1657 . . 415, 422, 469, 536, 544
Scaramuccia, Finezze de' pennelli Italiani. Pavia 1674 . . . 3, 475, 494
Scardeonius, De antiquitatibus Urbis Patavii. Basel 1560 . . . . . 324, 336
Schadaeus, Summum Argentoratensium Templum. Straßburg 1617 . . 428f., 439
Scharfenberg Albr. v., Beschr. des Grabtempels 32
Schedel, Hartmann 29, 39
Scheffer, Graphice. Nürnberg 1669 . 561
Schellinck, Reisebeschreibung (1661 bis 1665) 445
Scheurl Christ., De laudibus Germaniae. Bologna 1506 . . . . 179, 182
Scheyb, Köremons Natur und Kunst. Wien 1770 . . . . 574f., 587
— Orestrio. Wien 1774 . . . . 574, 587
Schiltberger, Reisebuch 42
Schickhardt, Reisetagebuch (1598) 376, 493
Schmuttermayer Hans, Kunstbüchlein 26
Schöber, A. Dürers Leben. Leipzig 1769 439
Schoen Erhart, Underweysung der Proportion. Nürnberg 1534 245
Schottius, Itinerarium Italiae. Antwerpen 1625 . . . . 473, 493
Sebastiani, Viaggio curioso di Roma sagra e profana gentile. Rom 1683 . 526
— Viaggio curioso de' palazzi e ville. Rom 1683 526
— Descrizione del Pal. di Caprarola. Rom 1741 527
Segreto per Colori 24
(Selva), Catalogo de' quadri . . . della Galleria Algarotti. Venedig (s. XVIII) 499
(Sendel), Curia Augustanae reipublicae. Augsburg 1625 439
Serie degli Uomini più illustri nella Pittura ecc. Florenz 1709 448
Serlio Sebast., 7 Bücher der Architektur. Venedig 1537ff. . . 361ff., 373f.
Sernini, Vite di uomini illustri Cortonesi (Ms. s. XVIII) 520
Serragli, La casa Santa abellita. Loreto 1637 522
Sgrilli, Descrizione . . . di S. Maria del Fiore. Florenz 1733 515
Siberus, Alchimedon. Dresden 1684 . 438
Siccardus, Mitralis 36
Sigismondo, Descrizione della città di Napoli. Neapel 1788 529
Silos, Pinacotheca. Rom 1673 480, 525
Silva, Dell'arte dei giardini inglesi. Mailand 1800 591
Sirigatti, Pratica di prospettiva. Venedig 1596 . . . . 368, 376
Soderini, Trattato d'agricoltura . . . 226
Soprani, Le Vite de' pittori . . . Genovesi. Genua 1674 . . . . . . 471, 507
Sormani, Passeggio . . . nella città e diocesi di Milano. Mailand 1751 . . 505
Sorte Cristof., Osservationi nella Pittura. Venedig 1580 . . . . 351f., 359
Spécification des peintures . . . de Rubens. 1640 437
Spelta, La Pavia trionfante. Pavia 1606 506
Spilimbergo Irene di, Gedichte auf ihren Tod (mit Biographie). Venedig 1561 333
Spon, Recherches des antiquités . . . de Lyon. Lyon 1673 443
Spreti Des., De amplitudine . . . urbis Ravennae. Venedig 1489 513
— Cam., Compendio istorico dell'arte di comporre i musaici. Ravenna 1793 513
— Memorie de' Pittori . . . Ravennati (s. XVIII) 513
Squadronius, Fasciculus laudum Regii Lepidi. Reggio 1620 509
Squarcione, Ricordi . (s. XV) 178, 499
(Stanzioni), Vite e memorie delli famosi Pittori e Scultori Napoletani (Ms. s. XVII de Dominici) 528
Statuten der Künstlerinnungen . . 37f.
Stefano de, Descrizione dei luoghi sacri della città di Napoli. Neapel 1560 529
Stetten, Kunst-, Gewerbe- und Handwerksgeschichte der Reichsstadt Augsburg. Augsburg 1779 . . 428, 439
— Nachrichten von den noch jetzt lebenden Künstlern in Augsburg. Augsburg 1768 439
Stettler, Bericht von dem rechten Wege der Mahlerey. Bern 1619 . . 561
— Der curiose Mahler. Dresden 1679 . 561

Seite

Strada, Descr. del Pal. del Tè d'Mantova (s. XVI) 504
Straßburger Münster- und Thurmbüchlein. Straßburg 1732 . . 429, 439
Sturm, Prodromus Architecturae Goldmannianae. Augsburg 1714 . 572, 588
— Der auserlesenste . . . Goldmann etc. Augsburg 1718 588
— Kurtze Vorstellung der gantzen Civil-Baukunst. Augsburg 1745 588
— Architektonische Reise-Anmerkungen. Augsburg 1719 588
— Architekton. Gedencken von protestantischer kleiner Kirchen Figur und Einrichtungen. Hamburg 1718 572, 588
— Vollst. Anweisung aller Arten von Kirchen wohl anzugeben. Augsburg 1746 588
Suger, Bericht über den Bau von St. Denis 35
Sulzer, Allgemeine Theorie der schönen Künste. Biel 1777 . . 4, 434, 571, 586
Summonte Pietro, Brief über die Kunstgeschichte Neapels. (1524) 191, 196
Superbi, Apparato degli huomini ill. della città di Ferrara. Ferrara 1620 512
Susini, Vite de' Pittori Messinesi (Ms. s. XVIII) 530
Suspensi, La Penna interprete del Pennello. (S. Alessandro.) Mailand 1706 506

T

Tadini, Le Sculture e Pitture di Ant. Canova. Venedig 1796 497
Tafuri, Delle Scienze e delle Arti . . . nel Regno di Napoli. Neapel 1738 528
Tagebücher, Florentinische 514
Tarcagnota, Del sito e delle lodi della città di Napoli. Neapel 1556 . 529
Tarsia G. M., Leichenrede auf Michelangelo. Florenz 1564 333
Tartaglini, N. Descrizione . . . di Cortona. Perugia 1760 . . . 511, 520
Taruffi, Breve Compendio. Bologna 1731 519
Tassi, Vite de' Pittori . . . Bergamaschi. Bergamo 1793 502
Tassoni Al., Pensieri. Modena 1612 451, 537, 544, 552

Teatro, Gran, delle Pitture, Prospettive di Venezia. Venedig 1720 497
(Tebaldini), Breve descriz. . . . di Bologna. Bologna 1623 511
Temanza, Vite dei . . . Architetti e Scultori Veneziani. Venedig 1778 470, 496
— Antica Pianta di Venezia. Venedig 1781 498
Terribilia Fr., Gutachten über S. Petronio. (1589) 373
Terzaghi, Museum Septalianum. Tortona 1662 506
Tessi, Raccolta di disegni . . . agg. la Vita dell'Autore. Bologna 1787 . . 511
Testelin, Sentiments des plus habiles peintres sur la pratique etc. Paris 1686 . . . . 551, 555
Thangmar, Leben des hl. Bernward von Hildesheim 38
Theodoros Prodromos, Epigramme 18
Theodulf von Orléans. Beschreibungen von Kunstwerken 19, 31
Theophilus, Presbyter. Schedula diversarum artium 22
Thicknesse, Life and paintings of Th. Gainsborough. London 1788 . . 444
Ticozzi, Storia . . . degli artisti del Dip. della Piave. Belluno 1813 . . 497
— Vite de' Pittori Vecelli di Cadore. Mailand 1817 497
Tiraboschi, Notizie de' Pittori . . . di Modena. Modena 1786 . . 469, 508
Tischbein Ant., Unterricht zur gründlichen Erlernung der Mahlerey. Hamburg 1771 587
Titi, Studio di Pittura . . . delle chiese di Roma. Rom 1674 . . 482, 521, 525
— Ammaestramento utile e curioso di Pittura ecc. Rom 1686 525
— Guida . . . di Pisa. Lucca 1751 483, 519
Tituli . . . . 27 ff.
Tizianello (s. Verdizotti).
(Todero), Galleria di pitture. Venedig 1755 499
Tolomei, Guida di Pistoia. Pistoia 1821 483, 517
— Claudio, Programm der vitruvian. Akademie 223
Tonci, Descrizione ragionata della Gall. Doria. Rom 1794 527

Seite

Torre, Il Ritratto di Milano. Mailand 1674 505
Tortebat, Abrégé d'Anatomie accomodé aux arts de Peinture et Sculpture. Paris 1667 556
Tory Geoffroy, Champ fleury. Paris 1529 . . . . 230f
Tosano, L'edificatione di Mantova. Mantua 1587 504
Trattato della Pittura Veneziana. Venedig 1797 497
Treatise, A very proper. London 1573 561
Trissino G. G., Bruchstück eines Architekturtraktats 222f., 226
Troili, Paradossi per pratticare la prospettiva senza saperla. Bologna 1672 542, 547
Tronci, Descr. delle chiese . . . di Pisa (Ms. s. XVII) 518/19
Tutini, De' Pittori . . . Napoletani (Ms. s. XVII) 528

U

Ubaldi Guido, Perspectivae libri VI. Pesaro 1600 . . . . 368, 376
Ubriachi (?) Benedetto degli, Traktat über Glasmalerei 25
Udalricus, Tituli 28
Ugonio, Storia delle stationi. Rom 1588 525
Ugurgieri, Le Pompe Sanesi. Pistoia 1649 . . . . 466, 518
Urbani, Memorie de' risarcimenti fatti nelle stanze di Raffaelle . . . dal Cav. Maratti. (1703) 527
Ureña, Reflexiones sobre la arquitectura. Madrid 1785 545

V

Vaernewijk Marcus 314
Valerini, Le Bellezze di Verona. Verona 1556 . . . . 489, 501
Valle Fil., Biographie des C. Rusconi. (1732) 504
— della, Lettere Sanesi. Rom 1782 466, 518
— Storia del Duomo di Orvieto. Rom 1791 521
— Delle Pitture del chiostro magg. di S. Giustina. Lettera (s. XVIII) . . 500
Valori, Termini de mezzorilievo etc. Florenz 1604 516
Vanetti, Notizie int. al Pittore G. Cavalcabò. Verona 1781 501
Varchi Benedetto, Lezioni sopra la pittura e scultura. Florenz 1549 200, 204
— Leichenrede auf Michelangelo. Florenz 1564 . . . . 200, 204, 318, 333
— Rundfrage über den Wettstreit der Künste 200f., 204
Vasari Giorgio, Le vite. 1. A. Florenz 1550. 2. A. Florenz 1568 . . 253ff., 294
— Vita des Jacopo Sansovino. Florenz 1570 294
— Ragionamenti. Florenz 1588. (= Trattato della Pittura. Florenz 1619) 293, 516
— d. J., Città ideale. (1598) . . 373, 378
Vasi, Itinerario istruttivo di Roma. Rom 1763 . . . . 482, 526
— Itinerario istruttivo da Roma a Napoli. Rom 1819 529
Vedriani, Raccolta de' Pittori . . . Modanesi. Modena 1662 . . . 469, 508
Vegio Maffeo, Beschr. der Peterskirche (um 1457) 186
Velasquez (?), Memoria de las pinturas del Escorial. Rom 1658 . . . 446
— Angebl. Tagebuch 446
Venantius Fortunatus, Tituli 27
Vendramini-Mosca, Descr. delle Architetture . . . di Vicenza. Vicenza 1779 . . . . 489, 502
Venuti, Accurata e succinta descrizione . . . di Roma. Rom 1766 . . 526
Verci, Notizie int. alla vita ed alle opere di Pittori . . . di Bassano. Venedig 1775 . . . . 489, 501
(Verdizotti), Vita del Tiziano. Venedig 1622 . . . . 421, 496
Verino Ugolino, Künstlerkatalog in seiner Illustratio urbis Florentiae (nach 1502) 94
(Vermagi), Antialmanacco. Brescia 1774 503
Vermeulen (s. Molanus).
Vernazza, Notizie patrie spett. alle arti del disegno. Turin 1792 506
— Elogio del Molinari. Turin 1793 . . 506
Veronese Paolo, Libro 357
Versi sciolti sopra . . . la nuova chiesa della Pietà. Venedig (1760) . . . 498f.
Viator (s. Pélerin).

Seite

Vigenère B. de, Philostrat-Übersetzung: Les images ou tableaux de plate peinture. Paris 1579 u. ö. . . 12
Vignola, Jacopo Barozzi da, Regole delle cinque ordini. Venedig (1562) u. ö. 365 f., 375
— Le due regole della prospettiva pratica 368, 376
Villani Filippo, Kapitel über Florentinischen Künstler 41
Villard de Honnecourt, Livre de portraiture 26, 610
Vinci Leonardo da, Malerbuch 125 f., 140 f.
— G. B., Elogio storico del celebre pittore A. Cavallucci. Rom 1765 . . 524
Viola, Della architettura. Padua 1629 526
Virloys Le, Dictionnaire d'architecture civile. Paris 1770 583
Visentini, Osservazioni . . . di continuazione al tratatto del Gallacini. Venedig 1772 546
Vitruvius, De architectura l. X 8 ff., 220 f., 225
— -Akademie (1542). Programm . . . 556
Vittoria Alessandro, Riccordi . . . 335
— Osservazioni sopra il libro della Felsina Pittrice. Rom 1703 510
Vittorio, Funerali di C. Gennari. Bologna 1668 510
Vivio Jac., Discorso sopra la mirabil opera . . . di cera stuccata etc. Rom 1590 357
Vizzani, Descrizione . . . di Bologna. Bologna 1602 511
Vogtherr Heinr., Kunstbüchlein. Straßburg 1537 245
Volaterranus Raphael, Anthropologia (mit Künstlerkatalog). Rom 1506 . . 94
Volkmann, Nachrichten von Italien. Leipzig 1770 . . . . 473, 494
Volpato G. B., Il vagante corriere ecc. Vicenza 1685 . . . . 534, 543
— (Stecher), Modo del tener nel dipingere (Ms. s. XVIII) 543
Volta, Notizie de' professori Mantovani. (Mantua 1777) 504
Vries Vredeman de, De Architectura. Antwerpen 1565 . . . . . . 367, 376
— Artis perspectivae . . . formulae. Antwerpen 1568 . . . . . . 369, 376 f.

W

Wackenroder, Ehrengedächtnis A. Dürers. Nürnberg 1797 439
— Herzensergießungen eines kunstliebenden Klosterbruders. Berlin 1797 587
— und Tieck, Phantasien über Kunst. Hamburg 1799 587
Walafrid Strabo, Gedicht über die Reiterstatue Theodorichs 31
Wallmann, Abhandlungen von den schätzbaren Altertümern in Quedlinburg. Quedlinburg 1776 440
Walpole, Anecdotes of painting in England. Strawberry 1762 . . 431, 444
— A catalogue of Engravers in England. London 1757 . . . . . 431, 444
— Aedes Walpolianae. London (1752) . 445
Watelet, L'Art de Peindre. Paris 1760 564, 581
— und Levesque, Dictionnaire des Arts de Peinture. Paris 1795 . . . 581
Webb John, Vindication of Stoneheng restored. London 1665 569
— Dan., An Inquiry into Beauties of Painting. London 1760 . . . 569, 585
— A Letter to H. E. Count (Algarotti). London 1771 585
Weinkopf, Beschreibung der k. k. Akademie der bild. Künste in Wien. Wien 1783 441
Weijermann Campo, Levensbeschrijvingen. Haag 1729 . . . . . 426, 437
Weyermann, Nachrichten von Gelehrten, Künstlern. Ulm 1798 . . . 439
Will M., Gesch. der Nürnberger Maler-Akademie. Altdorf 1762 439
Wille J. C., Journal 443
Williams, Lives of Irish and English Artists. London 1794 443
— An authentic History of the Professors of Painting . . . in Ireland. London 1795 444
Willis, Survey of the cathedrals. London 1727 . . . . 432, 444
Wimpheling 610
Winckelmann, Gedanken über die Nachahmung der Griechischen Werke. Dresden 1755 585

Seite
Paulos Silentiarios, Beschreibung der Sophienkirche 17
Pausanias 12
Pecchi Fil., Selbstbiographie (s. XVI) 510
Pecci, Ristretto delle cose più notabili di Siena. Siena 1759 . . . . 483, 518
Pélerin Jean, De artificiali Prospectiva. Toul 1505 . . . . . . 179, 227f., 231
Pelletier, Remarques sur les erreurs des peintres. Trévoux 1704 546
Pelli, Saggio storico della Galleria di Firenze. Florenz 1779 516
Pepoli March., Della Scuola Bolognese di pittura. Bologna 1783 510
Perrault Charles, Parallèles des Anciens et des Modernes. Amsterdam 1693 . . . . 553, 555
— Le Cabinet des beaux arts. Paris 1690 555
— Hommes illustres. Paris 1696 . . . 442
— Claude, Ordonnances des cinq espèces de colonnes. Paris 1676 555
Perspektivbücher, Deutsche . . 242ff.
Perspektivlehre 128, 209, 231
Peruzzi Baldassare, Architekturtraktat (verloren) . . . . 224, vgl. 177f.
Pessani, Dei Palazzi Reali . . . di Pavia. Pavia 1771 506
Petrarca, Kunstanschauung . . . 41, 77
Petrus Malleus, Beschreibung der alten Peterskirche in Rom 45
Philes Manuel, Epigramme . . . . 18f.
Philostrat 12
Photios 17
Pianigiani, Il Duomo di Siena descritto. Siena 1760 518
Piccolomini, Siena illustrata. (Ms. s. XVII) 518
Piccolpasso Cipriano, I tre libri dell' arte del vasajo. (1548) . . . 225f.
Picenardi, Nuova Guida di Cremona. Cremona 1762 503
Picinardi, Il pennello lagrimato . . . in morte di E. Sirani. Bologna 1665 510
Pietri de', Historia Napoletana. Neapel 1634 528
Piles De, Cours de peinture par principes. Paris 1708 . . . 554, 556, 604f.
— Elemens de la Peinture pratique. Paris 1784 556
— L'idée du Peintre parfait. Paris 1699 556
Piles De, Dialogue sur le Coloris. Paris 1699 . . . . 554, 556
— Dissertations sur les ouvrages de plus fameux peintres. Paris 1681 . 430, 442
— Abrégé de la Vie des Peintres. Paris 1715 . . . . 430, 442
— Recueil de divers ouvrages sur la peinture. Paris 1755 556
Pilgerfahrten ins hl. Land 42
Pilkington, The Gentlemans and Connoisseurs Dictionary of Paintres. London 1767 444
Pinarolo, Trattato delle cose più memorabili di Roma. Rom 1721 526
Pini Erm., Dell'Architettura. Mailand 1770 589
Pino Marco da, Discorso (über die Künstler von Neapel) 337
— Paolo, Dialogo di Pittura. Venedig 1548 210
— Storia genuina del Cenacolo insigne dip. da Leonardo da Vinci. Mailand 1796 506
Pio, Vite de' Pittori. (1714) . . 414, 423
Piranesi, Della magnificenza et architettura dei Romani. Rom 1761 435, 448
(Pisarri), Dialoghi tra Clari e Sarpiri. Bologna 1778 589
Pitture, Sculture et Architetture . . . di Verona. Verona 1801 501
Platon, Kunstlehre 54
Plinius d. Ä. 11
Poesia muta, La. (Lodi al pennello d'Elisabetta Sirani.) Bologna 1666 . 510
Poesie dedicate a. G. B. Tiepolo. Mailand (1740) 496
Polemon 10
Polidoro, Religiose memorie . . . della chiesa del glorioso S. Antonio. Venedig 1590 500
Polyklets Kanon 52
Pompei, Orazione in morte di G. B. Cignaroli. Verona 1771 501
Pontanus Iovianus, De magnificentia. (Basel 1538) 226
Pontormo Jac., Ricordi. (1554) . . . 335
Ponz, Viaje en España. Madrid 1772 433, 455
Porcacchi, La nobiltà della città di Como. Venedig 1568 502

Seite

Winckelmann, Abhandlung von der Fähigkeit der Empfindung des Schönen in der Kunst. Dresden 1763 . . 585
— Versuch einer Allegorie besonders für die Kunst. Dresden 1766 . . . 585
Wolkott, Subjects for Painters. London 1789 585
Wormius, Danicorum Monumentorum l. VI. Kopenhagen 1643.
— Museum Wormianum. Leyden 1655 441
Wynne-Rosemberg, Comtesse, Altichiero. Padua 1787 . . . . . 488, 500

Y

Young, Conjectures on original Composition. London 1750 585

Z

Zacchi Zaccaria, Ricordi 178
Zaccolini, Perspektivlehre 547
Zagata, Cronaca Veronese. Verona 1745 501
Zaist, Notizie storiche de' Pittori . . . Cremonesi. Cremona 1774 503
Zamboni (und Albani), Traktat (s. XVII) 534, 543
— Memorie int. alle pubbl. fabbriche . . . di Brescia. Brescia 1778 502
Zanelli, Vita del gran pittore Carlo Cignani. Bologna 1722 511
Zanetti A. M., Descrizione di tutte le pubbl. pitture di Venezia. Venedig 1733 497
— Della Pittura Veneziana. Venedig 1771 . . . . 487, 497
— Girol., Dell' origine di alc. arti principali appresso i Viniziani. Venedig 1758 496
— Elogio di Rosalba Carriera. 1818 . 497
Zani de, Nomi e cognomi di tutte le strade . . . di Bologna. Bologna 1583 484, 511

Seite

Zani de, Enciclopedia metodica delle b. arti. Parma 1794 . . . . 433, 448
Zannandreis (†1835), Vite de' Pittori . . . Veronesi 470, 501
Zanoni, Ragguaglio della nuova pittura del Sig. Gherardi. Rom 1690 . . . 524
Zanotti Eustachio, Trattato di Prospettiva. Bologna 1766 589
— F. M., Delle Lodi delle b. arti. Rom 1750 591
— G. P., Nuovo fregio . . . nella vita di L. Pasinelli. Bologna 1703 . . . 510
— Lettere famigliari . . . in difesa della Felsina Pittrice. Bologna 1705 . . . 510
— Dialogo in difesa di G. Reni. Bologna 1710 510
— All'egregio pittore G. G. dal Sole. Bologna 1717 511
— Storia dell'Academia Clementina. Bologna 1739 469
— Avvertimenti per lo incamminamento di un giovane alla Pittura. Bologna 1756 589
Zappi G. B., Sonette auf Kunstwerke 30
Zenale Bern., Traktat über Perspektive (verloren) 125
Zesen, Phil. von (s. Goeree) 561
Zorn, Historia bibliorum pictorum. Leipzig 1743 438
Zorzi, Vita del Co. Silvestri (Museum in Rovigo). Padua 1720 500
Zuccaro Federigo, L'Idea de' scultori, pittori e architetti. Turin 1607 345, 358
— Passaggio per l'Italia. Bologna 1608 323, 336
Zucchi Giacomo, Discorso sopra i dei gentili e loro imprese. Rom 1602 . 335
Zucchini, Nuova Cronaca Veneta. Venedig 1785 . . . . 487, 498
Zuccolo, Riflessioni Pittoriche. Udine 1793 590